肌电图诱发电位
基础与实践

主　编　邵西仓　李晓裔

副主编　乔　慧　韩　梅　王　珏
　　　　肖　波　朱　艺

人民卫生出版社
·北京·

图书在版编目（CIP）数据

肌电图诱发电位基础与实践/邵西仓，李晓裔主编
. —北京：人民卫生出版社，2022.10
ISBN 978-7-117-33349-8

Ⅰ. ①肌… Ⅱ. ①邵…②李… Ⅲ. ①肌电图－诱发
电位 Ⅳ. ①R741.044

中国版本图书馆 CIP 数据核字（2022）第 132249 号

人卫智网 www.ipmph.com	医学教育、学术、考试、健康，	
	购书智慧智能综合服务平台	
人卫官网 www.pmph.com	人卫官方资讯发布平台	

肌电图诱发电位基础与实践
Jidiantu Youfadianwei Jichu yu Shijian

主　　编：邵西仓　李晓裔
出版发行：人民卫生出版社（中继线 010-59780011）
地　　址：北京市朝阳区潘家园南里 19 号
邮　　编：100021
E - mail：pmph @ pmph.com
购书热线：010-59787592　010-59787584　010-65264830
印　　刷：北京顶佳世纪印刷有限公司
经　　销：新华书店
开　　本：889×1194　1/16　印张：49
字　　数：1449 千字
版　　次：2022 年 10 月第 1 版
印　　次：2022 年 11 月第 1 次印刷
标准书号：ISBN 978-7-117-33349-8
定　　价：228.00 元
打击盗版举报电话：010-59787491　E-mail：WQ @ pmph.com
质量问题联系电话：010-59787234　E-mail：zhiliang @ pmph.com
数字融合服务电话：4001118166　E-mail：zengzhi @ pmph.com

主编简介

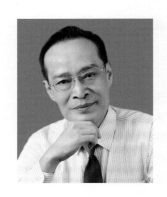

邵西仓

贵州省人民医院副主任技师。曾任中国老年学与老年医学学会骨质疏松分会临床神经电生理专家委员会主任委员、山西省医学会临床神经电生理分会副主任委员；现任中国医师协会神经病学分会临床与肌电图专家委员会委员、中华医学会神经外科分会术中神经生理检测专家委员会委员、贵州省医学会临床神经电生理学分会主任委员。

1990 年起从事临床肌电图诱发电位研究，将肌电图诱发电位与各相关学科密切结合，不断创新。首创"运动末梢传导速度检测法"；改良"手部顺向感觉传导速度检测法"；提出"神经电生理中枢神经系统定位诊断方法"；擅长神经、肌肉系统疑难病神经电生理诊断与鉴别诊断。

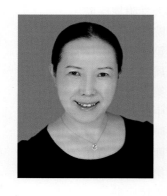

李晓裔

贵州省人民医院神经科主任医师、硕士研究生导师、贵州省人民医院神经电生理科主任。中华医学会神经病学分会肌电图学组委员、中国医师协会神经外科分会神经电生理监测专家委员会委员、中国抗癫痫协会常务理事、贵州省抗癫痫协会会长、贵州省医学会神经电生理学分会主任委员。

从事临床神经电生理、癫痫及神经系统相关疾病的研究。获得国家科研项目省级分项目基金、省级及厅级多项科研基金等项目资助；在各级各类杂志发表论文 60 余篇。

前　言

历时逾八年，《肌电图诱发电位基础与实践》终于要出版了。

本书编写立意是将临床神经电生理（肌电图诱发电位）检测技术视为一门学科，学习其数理基础、生物学基础，研究其基本原理，总结其在各种疾病中的变化规律，探索如何将其更好地运用于临床诊断。

本书编写架构是在介绍临床神经电生理"能做些什么"和"为什么这样做"的基础上，结合病例重点解决针对具体患者个性化"我应该怎样做"的问题。

本书编写宗旨是继承、思考、创新。既充分理解、继承前人理论和实践经验，又汇集近年来最新研究发现，也介绍了作者数十年来通过基础研究、临床实践提出的基本观点更新、方法学改良和创新、观察指标新的解读和分析思路，以及如何将这些创新的观点、方法、思路运用于神经肌肉系统疾病更精准地诊断和鉴别诊断。

本书编写方法紧扣临床神经电生理特有的生物电→函数→二维图→三维解剖→"四维"生理病理本质，以图文并茂的形式阐释其原理及应用。

本书首要面向专职临床神经电生理工作者。第一部分介绍神经电生理医生必备的数理基础知识和关于仪器设备及实验室建设的基本要求；第二部分重点介绍了与神经电生理检测原理相关的神经肌肉解剖学、生理学和病理学知识；第三部分为检测方法学，除介绍每个检测项目不同方法的检测要领和优缺点外，重点介绍各观测指标的生物学基础及其异常改变的病理学依据；第四部分为神经电生理检测临床应用，分周围和中枢神经系统重点各种疾病的病理改变和电生理异常特点，并精选部分病例重点解读其电生理检测和诊断过程以及术中监测应用实例。附录部分亮点是由作者创意、亲自制作的彩色图片，涵盖了头、颈、躯干、四肢主要肌肉解剖定位和肌电图检测以及主要神经走行路径和感觉运动功能检测方法，图片制作兼顾立体具象性和三维抽象性，具有较高参考价值。附录还汇总了各检测项目参数设置和正常参考值以供读者快速查阅。

本书也适合神经内科、神经外科、骨科、手外科、康复科、小儿科、内分泌科、免疫风湿科、五官科等临床学科医生参考，通过阅读临床应用部分了解各学科相关疾病的神经电生理检测方案、结果解读、判定原则。也可参考其他部分强化神经解剖知识和深入了解神经电生理原理以将其更好地运用于协助临床诊断。

本书编写过程中幸得国内临床神经电生理界数位前辈和国际专家的鼓励和指导，又得诸多电生理同仁的分享与指正，还有许多学生在资料查询、文字校对等方面给予了极大帮助；本书编纂得到了以孙兆林教授为首的贵州省人民医院历任领导的关怀和各相关学科的协助。本书在编写方法及临床相关知识方面得到原中国人民解放军火箭军总医院张雄伟教授指导。在这里一并致以诚挚敬意、表示衷心感谢！

受限于作者知识积累和文字写作能力，书中错误在所难免。诚恳欢迎同仁和读者批评指正！

邸西仑　李晓裔

2022 年 7 月

目　录

第一章

临床神经电生理学概述

第一节 临床神经电生理学基本概念

临床神经电生理学是通过研究人体神经系统生理状况下生物电现象、病理状况下改变特征进而为临床神经系统疾病诊断提供依据的检测技术，所以也称为临床神经电生理检测诊断技术，或简称为临床神经电生理检测。根据研究手段、方法和对象的不同，临床神经电生理检测可分为临床脑电图学、临床肌电图学和临床诱发电位学。

临床神经电生理检测对象为神经系统，包括脑、脊髓和周围神经。骨骼肌作为受运动神经系统支配的效应器，其生物电功能改变与神经系统紧密关联，自身病理改变也可表现为生物电异常，

亦成为临床神经电生理检测对象之一。所以临床神经电生理检测对象又可以表述为神经肌肉系统。

临床应用最早、普及最广泛的神经电生理检测技术为脑电图，经数十年研究发现脑电图对癫痫病的定性、定位诊断、分类、分型、用药指导、疗效评估具有不可替代性；而对于其他神经系统疾病的特异性诊断价值有限。因此临床上通常将脑电图单列出来，并与癫痫的诊治联系在一起，而临床神经电生理则专指除脑电图之外的上述有关神经、肌肉以及运动终板功能检测技术。故在本书中除特别指明外，所有用"临床神经电生理"的表述将不包括脑电图在内。表 1-1 列出了临床常用或常见诸报道的临床神经电生理检测项目，也是本书方法学部分讨论的顺序。

表 1-1 临床神经电生理检测项目

分类	大项/功能		项目名称	缩写
临床神经电生理	临床肌电图（广义肌电图）EMGs	针极/狭义肌电图 electromyography EMG	自发电活动（纤颤电位和正锐波）fibrillation potential and positive sharp wave	F&P
			运动单位电位 motor unit potential	MUP
			最大用力分析	
			其他：束颤电位等	
		特殊肌电图	单纤维肌电图 single fiber electromyography	SFEMG
			巨肌电图 macro electromyography	Macro EMG
	神经传导功能 nerve conduction velocity NCV/NCVs	运动神经	运动传导速度 motor nerve conduction velocity	MCV
			F 波 F wave	FW
		感觉神经	感觉传导速度 sensory nerve conduction velocity	SCV

续表

分类	大项/功能		项目名称	缩写
临床肌电图（广义肌电图）EMGs	神经传导功能 nerve conduction velocity NCV/NCVs	感觉→中枢→运动	H 反射 H reflex	HR
			瞬目反射 blink reflex	BR
			阴茎球海绵体反射 bulbocavernosus reflex	BCR
		终板功能	重复电刺激试验 repetitive nerve stimulation	RNS
		自主神经	皮肤交感反应 sympathetic skin response	SSR
临床神经电生理 临床诱发电位	感觉相关诱发电位 EPs	外源性		
		躯体感觉诱发电位 Somatosensory evoked potential，SEP	上肢体感诱发电位 upper limb SEP	USEP
			下肢体感诱发电位 lower limb SEP	LSEP
			节段性体感诱发电位 segmental SEP	SSEP
			阴部神经体感诱发电位 pudendal nerve SEP	PSEP
			三叉神经体感诱发电位 trigeminal SEP	TSEP
		听觉诱发电位 auditory evoked potential AEP	脑干听觉诱发电位 brainstem auditory evoked potential	BAEP
			皮质听觉诱发电位 cortical auditory evoked potential	CAEP
		视觉诱发电位 visual evoked potential VEP	模式翻转视觉诱发电位 pattern-reversal visual evoked potential	PRVEP
			闪光刺激视觉诱发电位 flasn-risual evoked potential	FVEP
		内源性 事件相关电位 event related potential ERP	听觉刺激 P300 auditory ERP　P300	P300
			其他 ERP	N400 等
	运动诱发电位 motor evoked potential MEP		经颅磁刺激运动诱发电位 transcranial magnetic stimulation motor evoked potential	TMS-MEP
			经颅电刺激运动诱发电位 transcranial electrical stimulation motor evoked potential	TES-MEP

第二节　国际历史及流派

一、国际神经电生理发展简史

早在 200 多年前，现代西方医学早期实践者就发现了肌肉的生物电现象。利用当时的条件，电刺激神经可以引起肌肉收缩，并用"电流计"记录到肌肉放电。19 世纪中后期，观察到肌肉失去神经支配后的生物电活动现象。20 世纪初，出现了用电流计观察肌肉随意收缩的放电现象，并认为其产生与神经冲动有关。随着对人体神经系统认识的加深，20 世纪 20 年代末期出现了在头皮记录脑电波的技术。

自 20 世纪 20 年代之后，随着对神经肌肉解剖学、生理学、病理学等研究的深入，逐渐产生了脑电图、肌电图和诱发电位的各个子项目。至 20 世纪 50 年代前后，现代电生理检测得到进一步完善逐渐定型，并得以在临床推广应用。

回顾临床电生理发展历史不难发现，电生理的发展与电子技术进步紧密相关。从最初的电子管元器件，到后来的晶体管电路，临床神经电生理检测技术有一个飞跃；20 世纪 70 年代至 80 年代大规模、超大规模集成电路的出现，特别是 20 世纪 80 年代出现了个人计算机（微型计算机，即台式电脑），肌电图诱发电位才具有了全球范围临床推广的技术基础。

二、国际电生理流派简介

临床神经电生理检测技术经数十年发展，可检测的子项目越来越多，在对各子项目深入研究的过程中，由于应用目的等不同产生了方法学和观测指标的不同，进而形成了不同的流派。其中最具代表性的为欧、美两大派别，二者最重要的区别在于对针极肌电图检测运动单位电位观测方法、神经传导检测中感觉传导速度的检测方法等。近年来，二者的观点虽未完全统一，但也有趋同现象。可能由于临床诱发电位检测技术出现相对较晚，欧、美学者在诱发电位检测方法和临床应用方面无明显差异。

第三节　国内历史及现状

一、国内神经电生理发展简史

20 世纪 70 年代初期，以北京协和医院神经内科汤晓芙教授为代表的我国临床神经电生理奠基者引进了肌电图检测技术，还有康德瑄、沈定国、宋新光、黄绥仁教授以及其他许多默默付出的电生理前辈，他们共同开拓了我国肌电图技术在临床各类疾病诊断中的应用。至 1988 年，北京友谊医院潘映辐教授会同国内多位在临床诱发电位研究方面颇有造诣的知名专家如孙相如、李兴启、杨文俊、王纪佐及马仁飞教授等，编纂了国内首部《临床诱发电位学》；1995 年北京协和医院汤晓芙教授编著了《临床肌电图学》；2000 年湖北省人民医院卢祖能教授编著了《实用肌电图学》。这些专著为临床电生理检测技术在国内普及起到了至关重要的推动作用。

进入 21 世纪后，在以北京协和医院崔丽英教授为代表的新一代电生理领军人物不懈努力、积极推动下，我国电生理检测应用水平呈现出可喜局面：一是高水平研究硕果累累，得到国际认可；二是理论研究、应用技术百花齐放百家争鸣；三是普及应用遍地开花。目前临床电生理检测技术已推广到县级医院，在一些发达地区，甚至乡镇级医院也开展了电生理检测项目。

二、临床神经电生理应用范围

本质上讲，临床神经电生理检测适用于一切神经肌肉病理性改变引起的疾病。这些疾病涉及按临床划分的大多数学科，适应病种最多、应用水平较高的代表性学科有：神经内科、骨科及手外科、康复科、肌肉疾病科、术中监护。其他患者来源涉及的学科有免疫风湿科、内分泌科、神经外科、小儿科、眼科、耳科、泌尿科、呼吸科、肾内科、消化内科甚至心内科、新生儿科、高压氧科等。

现阶段，我国临床神经电生理技术研究与临床应用大部分领域可做到与国际同步，或紧跟国际先进水平。但不能否认的是，在基础理论研究、创新性应用等方面与国际先进水平尚有差距。

三、关于基础研究与方法学

数十年来，国内外专家学者大量的研究阐明了大多数临床神经电生理现象的机制，并逐渐完善了现代临床电生理检测方法。近年来，又有学者进一步深入探讨神经电生理原理，不断推出新的检测方法以及对原有方法观察指标新的解读。这些都是神经电生理临床应用的理论依据。

由于前人知识的局限性及电子科学、医学科学的进步，原有的理论和方法在诸方面存在瑕疵，有进一步改进的必要和空间。但需切记的是，临床神经电生理检测技术是建立在严格的物理学、电子学、神经系统解剖学、生理学及病理学基础理论之上的，一切对前人技术的质疑、新理论和新方法的提出前提是必须遵循这些基本理论。

四、关于临床应用

（一）正常值与规范操作

临床神经电生理检测有多个项目，许多项目应用在不同的神经、肌肉可以得到不同的检测结果，根据结果对比正常值判断是否异常。正常值的来源一般要求各个实验室自己建立，也就是每个项目都要搜集足够多的正常人数据，统计学处理得到正常值。需要注意的是，无论搜集的样本多大，所谓的正常值都只是"正常参考值"，切忌机械套用。某个项目应用于某个神经或肌肉检测"异常"时，通常要结合此项目其他神经肌肉的检测结果、甚至要结合其他检测项目的检测结果综合分析。检测数据的准确性源于严格的规范操作，是电生理工作者的基本功。

（二）检测项目与临床表现的关系

临床神经电生理每个检测项目均有其特定的指向性，即该项目异常通常反映了神经系统某个解剖部位发生了某种病理改变；这个病理改变会引起相应的症状、体征；特定的症状、体征又与某种临床疾病相关联。这是神经电生理临床诊断的基本原理。因此说，电生理与临床表现的交汇点在病理改变。

在对神经电生理临床应用研究中，常有一个项目在不同疾病中的阳性率分析，这可以作为临床检测方案设计、诊断分析的依据，但不可绝对化。相同或相似的病理改变可以出现在多种疾病中，即使在某个疾病中其异常率最高，也不能够仅以此项目异常判定这个疾病，通常需要结合其他项目综合分析。例如，项目 M 在疾病 A、B、C 中的异常率分别为 80%、20% 和 5%，临床受检者表现为 M 异常时，显然不能判定其必然为疾病 A 患者。目前临床应用中多个项目均存在被绝对化的现象，这种现象严重限制了电生理工作者应有的思路、影响诊断准确性。

（三）专项研究与临床应用的关系

数十年来，无数神经电生理研究者对各种疾病的神经电生理表现做了广泛、深入的专项研究，这些成果是电生理临床诊断的重要依据。对于这些成果的应用同样要注意其与临床诊断的不同之处：专项研究是在明确临床诊断下，研究某些电生理指标的改变；而临床上通常是在无明确诊断，需要电生理提供关键诊断依据。所以，对专项研究结果的应用同样要结合其他项目综合分析。例如，研究显示疾病 A 的电生理项目 M 异常率高达90%，临床检测中，根据项目 M 的异常只能说明疾病 A 的可能性较大，但绝不能断定就是疾病 A。

（四）检测波形变化与数学、物理学的关系

受限于医学院校教育的课程设置，各级医务工作者普遍缺乏扎实的高等数学和物理学基础。然而临床神经电生理各种波形变化除其特有的病理学意义外，与数学、物理学原理紧密相关，所以临床神经电生理工作者有必要补上这块短板。要求神经电生理从业者系统地再学习数学、物理学也不现实，理解并掌握本书中涉及的相关知识对神经电生理原理学习大有裨益，也利于将神经电生理技术更好地应用于临床。

（五）神经电生理检测与其他检查的关系

神经电生理作为一种功能学检测因其"非直观性"，临床认知度、接受度远低于 MRI 等影像学检查。故经常出现临床医生以患者的症状、体征、影像学结论而质疑神经电生理检测结果。这就要求神经电生理医生一方面练好内功——提高定位、定性、定程度诊断能力，另一方面要加强与临床医生交流和沟通。出现神经电生理检测结果"不符合临床"或"不符合影像学"的情况，多源于电生理检测的敏感性检出临床下、影像学下（指影像学不能显现神经电生理所反映的相应结构学改变）病变，或者检出其他手段不能发现的合并症。

第四节 临床神经电生理应用展望

一、肌电图诱发电位结合应用的"1+1>2"效应

临床神经电生理的应用国内外均有一个普遍的现象，就是将针极肌电图检测技术与神经传导检测技术、广义肌电图检测技术与诱发电位检测技术割裂开来。部分机构肌电图室和诱发电位室相互独立，一个患者若需两项检测则要分时、分地进行。产生这种现象的原因除各自技术演变历史外，主要依据之一是肌电图检测对象为周围神经和肌肉系统、诱发电位检测对象主要为中枢神经系统。然而人体神经系统本质上是一个有机整体，临床实践也证实中枢神经系统与周围神经系统病变在很多时候有相同或相似症状，更有许多患者是中枢神经系统病变合并周围神经病变或肌肉病变。所以，综合应用肌电图与诱发电位技术可以更准确地判断神经系统损害的部位、范围、程度、性质，达到"1+1>2"的效果。

二、学科发展

学科发展离不开人才。虽然经过数十年的发展，但相对于临床其他专业，神经电生理人才队伍力量还显得十分薄弱，从业人员较少，高学历、高素质人员更是少之又少。除了由于自身原因不被

临床重视等因素外，在职称晋升中没有专门的"临床神经电生理医生"序列也是重要原因之一。目前，专职神经电生理从业人员职称晋升通常是挂靠在相近或相邻专业，例如神经内科学、康复科学、骨科学、心电图甚至放射影像学等，这种局面极大地加重了从业者的负担，使其在竞争中处于劣势，流失了很多高素质人才。所以迫切需要尽早建立专职临床神经电生理医生考核、晋升体系。

三、临床神经电生理工作者的知识结构

临床神经电生理检测用于神经系统疾病诊断本质上是通过综合分析各项目数据、波形变化，推断神经系统病理改变部位，进而判定疾病性质。仅仅能测定各个项目的数据、波形，对照正常值给出项目的正常与否远不能满足临床诊断需求。要发挥神经电生理应有的作用，就要求神经电生理医生不仅能够熟练操作仪器、测出准确数据和波形，还要有扎实的神经系统解剖学、神经生理学、神经病理学基础，更要全面掌握神经电生理基本原理，并且熟悉相关学科疾病的病理改变及临床表现特征。图1-1直观表达了临床诊断思路与结合神经电生理后的诊断思路。

（一）神经解剖与神经生理

神经肌肉系统解剖和生理及病理是神经电生理医生的基础中的基础。对于神经电生理涉及的神经解剖结构要在大脑中建立起系统完整的、三维立体的"影像"，并且要理解和记忆任何一个部位发生病理改变对神经肌肉功能影响的机制和特点。

（二）神经电生理原理

所谓神经电生理原理就是要掌握每一个检测项目所针对的解剖结构，相应结构发生不同性质、不同程度病理改变后影响检测数据的特征和机制。这部分内容是学习临床神经电生理的重中之重，也是难点。

（三）临床相关疾病知识

患者的临床症状与体征是神经电生理初始检测方案设计、检测过程中方案调整的依据。临床症状、体征本质源于特定解剖结构的病理改变，所以临床神经电生理医生对相关学科疾病，从解剖、病理、病因到临床表现及鉴别诊断，必须全面掌握，治疗的基本方法也应有所了解。只有如此，才能根据检测数据和波形改变的特征与相应疾病关联起来。

（四）规范化检测方法

相对于前三部分内容，仪器操作是神经电生理医生最容易掌握的，但也是最容易出错的。严谨的态度、规范化的操作，才能得到真实的检测数据和波形，是正确的神经电生理诊断的前提条件。

（五）指南和共识的使用

针对某种疾病制定"诊疗指南""专家共识"，对规范、指导临床诊疗行为有重要价值，也是目前临床各学科的通行做法。但需要注意的是任何详尽的指南或共识均不能100%适合每一个患者，特

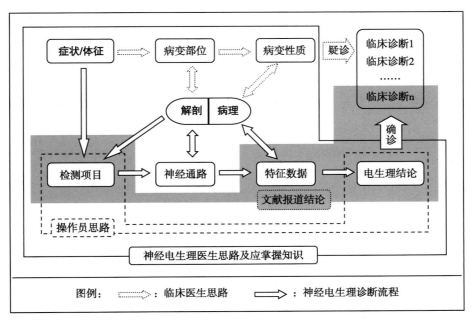

图1-1 神经电生理诊断思路与临床思路的比较

别是在患者存在多系统或多脏器病理改变时，任何单一疾病指南显然均不能完全适用于该患者诊疗过程。一般而言，指南和共识也是随着医疗技术的发展在不断修订和更新。国际上已有部分疾病的电生理诊断标准，国内也有类似标准且推出了肌电图临床应用专家共识。对这些诊断标准、指南和共识的应用，切忌生搬硬套。临床每一位患者的检测均应制定个性化方案，结果也应综合分析。

由上述对神经电生理从业者的要求可见，在其他诊断学科广泛采用的"操作员＋报告医生"模式并不适用于临床神经电生理检测。例如，MRI操作员只要能正确操作设备、准确摆放体位扫描即可，即使扫描失误，后期阅片医生也可以发现并有纠正机会。但神经电生理临床检测的特点是：方案制定、调整等均需操作者实时决策，才能做到全面检测、不漏诊；操作者检出的结果即使有错误，后期报告医生也无法发现；有些时候操作者的手感都可作为诊断的重要依据。所以要培养能够做出准确诊断的"临床神经电生理医生"，而不是仅能够检测数据、比较正常值的操作员。

四、设备研发

临床神经电生理检测所用仪器从最早的电子管电路肌电图仪、脑电图仪（早期诱发电位研究使用）到现在的全电脑控制肌电图诱发电位仪，历经数十年发展，其进步是不言而喻的。但现有电生理设备也有各自不尽如人意之处。总结起来在如下几个方面似有改进空间。

（一）人机界面更友好

一方面，电生理检测设备的操作者为电生理医生，他们对设备的操作更多考虑的是临床使用习惯和节约检测时间；另一方面，电生理经数十年发展形成了一些约定俗成，开发出的设备应该符合这些操作习惯、约定名称等。设备开发工程师在软硬件开发中应充分考虑到上述两个方面。

（二）更强的抗干扰能力

临床检测中来自周围环境、设备自身、受检者等的干扰总是不可避免的，随着电子技术的发展和计算机运行速度的提高，一些新技术、新算法的实时、准实时运行成为可能，这些新技术的应用可以大幅度改善采集信号、缩短检测时间、减少受检者痛苦、提高工作效率。期待在抗干扰、伪迹消除方面有更大提高。

（三）现有操作程序的改进

在现有检测项目界面提供的功能基础上，可考虑提供更为丰富的对曲线各种后期操作功能，包括各种参数改变对曲线的影响、不同曲线的对比、运算等等。总之要使每个检测项目能提供更多实用信息、操作更便捷、更节省时间。

（四）新技术应用

数十年间，临床神经电生理在理论研究、方法学创新以及临床实践等方面均产生了不少全新技术，这些技术经临床检验后应尽快融入设备形成单独检测程序。

（五）实时帮助系统

对于临床神经电生理初学者，有大量的解剖学、检测方法等需要记忆，特别是对于一些不常用的方法，如果设备可以提供便捷、准确地帮助系统将会极大提高工作效率。

（六）智能辅助系统

近年来人工智能技术飞速发展，临床神经电生理检测也形成了较为完整的理论体系、方法学及诊断流程。基于神经电生理诊断的逻辑性，这些经验和思路可以转化为"智能专家辅助诊断系统"。更进一步，可将人工智能技术与电生理诊断思路结合使系统具有自学习功能，其"诊断"准确性逐步提高，这对临床神经电生理技术的普及应用和水平提高将有极大帮助。

（七）网络会诊系统

随着临床神经电生理应用的普及，各实验室之间的数据交流、病例讨论、远程会诊等需求越来越大。如果检测设备内部具有专门的远程数据交换功能，可以实现同厂家、甚至不同厂家设备的互联互通，将有利神经电生理事业的发展。

第二章

生物医学工程基础

第一节　概　　述

临床神经电生理的研究对象为人体神经肌肉系统的生物电变化。生物电是电的一种特定表现形式，也遵循自然界电现象的基本规律。电又是一种能量形式，电能也遵循能量的基本规律；电有极性、大小、方向等特征，这些特征在生物电中表现尤其明显，即偶极子概念和电矢量；人体特定部位的生物电总是随时间变化的特点又符合函数的基本概念。临床神经电生理技术与工程学基础是紧密相关的，神经电生理医生必须具备相关知识才能更深入理解神经电生理原理的本质：神经电生理检测的正常波形既取决于特定解剖结构固有的生物电特性，又遵循矢量投影、容积传导等数学和物理学原理；波形异常变化既取决于病理改变导致的异常生物电发放，又会体现在生物电时空改变导致的电场变化以及对函数运算结果的影响等等。本章介绍临床神经电生理医生必备的数学、物理学、电子学等基础知识。

第二节　数学与普通物理学相关基础

一、数学

（一）数与量及函数

1. 数　人类从远古时期的"结绳计数"开始，慢慢地产生"数"的概念。数的本质不因数的表达方式而改变，例如，"正常人每只手有 5 根手指"，这里是用"5"表达的，把它表述为"正常人每只手有五根手指"或"正常人每只手有伍根手指"，仅是文字符号表达的区别（罗马数字"Ⅴ"也可以表达"5"的概念），并不改变有"5 根手指"这个事实。

2. 常量与变量　对于某个特定事物，数可以是不变的（例如太阳系中只有 1 个地球），也可以是可变的（例如地球上生活的人数是可变的）。大小不变的数称为常量（或常数）；大小可变的数称为变量。

3. 函数与函数的图形　如果一个变量（因变量）随另一个变量（自变量）的改变而改变，称为两个变量之间有函数关系，一般用符号"f( )"表达函数关系。例如因变量 y 随自变量 x 的改变而改变，则函数的表达式为：$y = f(x)$。

自变量 x 可以取值的范围用 D 表示，称为值域。D 可以是连续的，也可以是分段的，也可以在不同的节段有不同的函数关系。神经电生理检测的波形为连续函数。

函数可以用图形直观表达，如：$y = 2x$ 是最简单的函数之一，用图形则如图 2-1a 所示。

正弦函数 sin（或余弦函数 cos，以下均用 sin 说明）是用途广泛的一类三角函数，分别表示为：$y = \sin(x)$；$y = \cos(x)$。sin 函数具有"周期性"，称为周期函数，用图形表达则如图 2-1b 和图 2-1c 所示。

生活中应用的民用交流电（以下简称交流电）即为标准的正弦函数，其自变量 x 计量单位为时间单位，通常用 t 表示。周期函数有以下几个重要物理量：

周期：用 T 表达，满足条件 $\sin(x + nT) = \sin(x)$，n 为 0，1，2，3……的自然数。通俗地理解，周期性随时间增加函数值总是重复相同的波形。交流电的 T 为 0.02s。

频率：每秒重复的 T 个数称为频率，用 F 表达，单位赫兹，用 Hz 表达。交流电的频率为 50Hz。F 与 T 为倒数关系：$F = 1/T$（T 单位：s）

面积：定义函数在一个值域内的积分为函数的面积，图示方式用图形表示即为函数曲线与横轴包围的阴影部分。如图 2-2 所示。

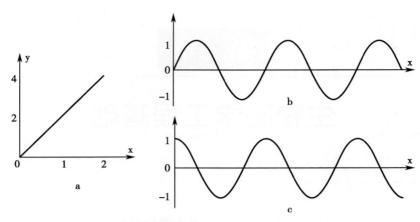

图 2-1 线性函数以及正弦函数和余弦函数图形
注：a. y＝2x；b. y＝sin(x)；c. y＝cos(x)。

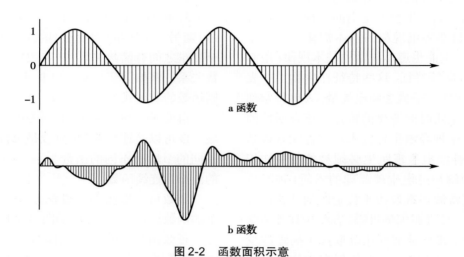

图 2-2 函数面积示意

对于任意函数，面积的定义均相同。如图 2-2 所示，a 和 b 曲线形态不同，面积均为函数曲线与基线所包围的面积（可以位于基线上、下方）。这些基本的概念对理解临床神经电生理检测波形是十分重要的。

神经电生理记录的波形是以时间为自变量的函数。

（二）函数的运算

函数计算有许多方法，这些内容非常繁杂。在此仅以图解的方式学习与神经电生理波形分析紧密相关的两个方法：函数的代数和与傅里叶转换。

1. 函数的代数和　将数的加减法算式视为省略加号的几个有理数的和。例如：

（－2）＋（－5）＋（＋8）＝－2－5＋8＝＋8－2－5＝1

用公式表达函数。设有连续函数：

$y_1＝f_1(x)$ 和 $y_2＝f_2(x)$，x 值域范围为 0～∞；

再设函数：

$$y＝y_1＋y_2＝f_1(x)＋f_2(x)；$$

则当 $x＝x_0$ 时（若 x 取值为时间，则代表某一时刻）

$$y＝f_1(x_0)＋f_2(x_0)$$

则可知，若：

$$f_1(x_0)＝-1 \text{ 且 } f_2(x_0)＝1$$

则 y＝0

无论 $f_1(x_0)$ 和 $f_2(x_0)$ 可为任何函数值，计算方法都如此。

鉴于用公式表达理解起来比较困难，此处使用图形方式直观表达函数叠加。

设有函数及运算结果如图 2-3 所示。

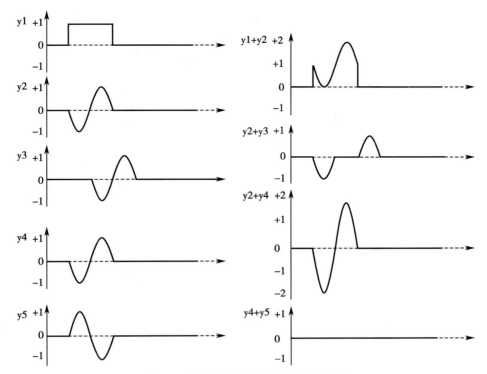

图 2-3 函数图形及函数叠加后的图形

上图中举例两个函数典型的运算结果，多个函数运算同样遵循上述原理。如图 2-4 所示。

神经电生理检测的正常波形常类似于图中 y1 等所示的正弦函数。在发生病理改变时，本质上出现了 y2、y3 所示的变化，最后记录到的波形可能会如 y1 + y2 + y3 所示。可见理解并掌握函数知识对学习电生理原理之重要性。如果从函数表达式角度理解有困难，则记住图 2-3 和图 2-4 所表达的"同向波形相加增大；反向波形相互抵消"的"函数代数和"基本原理即可。

2. 傅里叶转换 将满足一定条件的某个函数

表示为三角函数或者它们的积分的方法称为傅里叶转换（fast Fourier transform，FFT）。由法国数学家傅里叶（Fourier）首先提出而得名。FFT 方法可将任何复杂函数分解为无穷多个正弦函数；FFT 逆运算可用有限个正弦波近似合成任何一个复杂函数（图 2-5）。

FFT 是电生理波形分析的最重要方法，设备中 FFT 的应用对操作者是"透明的"。形象地理解 FFT 基本原理有助于对采集到的波形进行分解分析，这在病理情况下尤其重要。

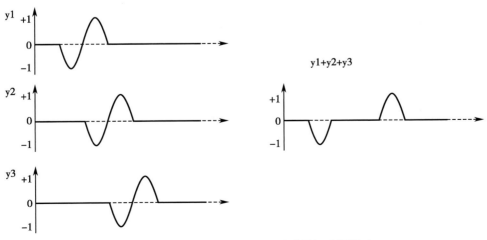

图 2-4 3 个相差 1/2 周期的正弦波叠加后的图形

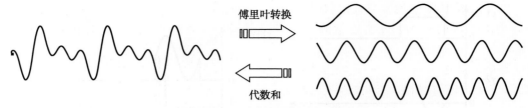

图 2-5　傅里叶转换与代数和的关系

（三）矢量

中文的"矢"就是指箭，箭有箭头、箭体，就决定箭不仅有长度，还有方向。矢量的概念就是指所度量的量不仅有大小，而且有方向。矢量在数学中称为向量（有方向的量）。

与矢量相对的概念是标量，即只有大小没有方向的量，标量的代数和可以直接将数值相加，例如三个标量分别为 2、3、4 时，其代数和为 $2+3+4=9$。但是矢量 $\vec{2}$、$\vec{3}$、$\vec{4}$（箭头表示矢量，下方的数值称为矢量的模数）的代数和，只有在三个矢量在三维空间中方向相同时，才有 $\vec{2}+\vec{3}+\vec{4}=\vec{9}$；如果矢量方向不同，其运算结果不仅与模数有关，也与方向有关，一般用图形表达矢量的运算较好理解。为了便于理解，这里仅讨论二维平面中的矢量，原理可推广至三维空间，如图 2-6 所示。

图 2-6a 中矢量 $\vec{A}$、$\vec{B}$、$\vec{C}$ 具有相同的模数，$\vec{A}$ 与 $\vec{B}$ 方向相反，二者相加模数为 0（矢量零，可理解为"失去了"方向）；$\vec{B}$ 与 $\vec{C}$ 具有相同方向，二者相加则模数为二倍的 $\vec{B}$ 且方向不变。

度量一个已知空间的矢量时，要确定一个矢量数轴。在二维平面中，已知矢量的模数，以及矢量与数轴的夹角共同决定矢量在数轴上的"投影"。在图 2-6b 中，矢量 $\vec{C}$ 与矢量数轴夹角为 0°，投影矢量最大，即 $\vec{C0}=\vec{C}$，模数与方向均不改变；矢量 $\vec{B}$ 与矢量数轴夹角为 90°，投影矢量 $\vec{B0}=0$；矢量 $\vec{A}$ 夹角介于 0°～90°，夹角越大投影矢量 $\vec{A0}$ 的模数越小。

神经电生理检测时，两个记录电极构成记录矢量可视作图 2-6b 中数轴 x；神经、肌肉的生物电信号同时具有大小（模数）和方向，则可视作图 2-6b 中矢量 $\vec{A}$、$\vec{B}$、$\vec{C}$。

神经电生理检测记录到的波形是信号矢量在记录矢量上投影大小随时间变化的函数。

（四）离散数学

离散数学是现代数学的一个重要分支。与传统数学研究的数不同，离散数学研究的是离散量。涉及神经电生理的离散数学概念主要有"集合""单位"等。

集合是指将相互独立、可数的元素作为一个整体研究。例如"医生看病"作为一个集合，其中的元素有医生、患者、各种检查报告等等。

单位是指构成某个特定集合或完成某项功能所需最少元素的集合。例如构成"医生给患者看病"这个集合，医生和患者这两个元素是必不可少的，一个"医生看病"单位就必须包括 1 个医生、1 个患者。用离散数学中"单位"概念去理解"运动单位"，将有助于要深入理解神经电生理原理。

二、物理学

（一）力学

力学是现代自然科学各学科的基础。运动神经兴奋传递给肌肉使肌肉收缩产生肌力，肌力也遵循力的一般规律。

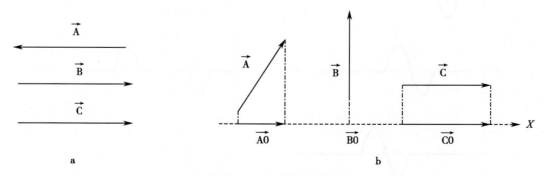

图 2-6　矢量与矢量投影

注：a. 矢量 $\vec{A}$、$\vec{B}$、$\vec{C}$；b. $\vec{A0}$、$\vec{B0}$、$\vec{C0}$ 为矢量 $\vec{A}$、$\vec{B}$、$\vec{C}$ 在矢量数轴（x）上的投影。

1．力　力是自然科学中最早被认识和研究的现象之一。力最基本的性质为既有度量的大小，又有方向。

人们最熟悉的莫过于重力——即地心引力的作用，重力的方向总是与地面垂直向下，重力的大小与物体质量有关。定义：质量1kg的物体具有的重力为9.8N（牛顿，简称牛），N是力的单位。

2．功　力作用于物体使物体移动，这个过程称为力做功。1N的力推动物体、沿力的方向移动1m所做的功为1N•m，定义1N•m＝1J（焦耳，功的单位）。

3．功率　功率定义为力在单位时间内做的功，单位为W（瓦特，简称瓦），1W＝1J/s＝1（N•m）/s。功率反映做功的"快慢"。

4．能量　能量可简称为能。能量通俗的表述为"能量指具有做功的能力"。所以能量的单位与功的单位相同，都是J（焦耳），能量还有千瓦时、大卡等表达方式。

人们最熟悉的能量有势能和动能，还有电能、磁能（电磁能）以及其他形式的能量。能量不能凭空产生，也不会凭空消失，总是以不同形式能量之间相互转换的方式来体现。这就是能量守恒定律。

例如，一个物体离开地面一定高度后，相对于地面，它就具备了势能（重力势能）；高出地面的物体自由落下产生运动，具有了动能；动能又可以转化为其他形式的能量。

（二）函数与能量

当使用图形方式表达一个物理量随时间变化的函数时，函数曲线与基线包围的面积就代表这个物理量的能量。

神经电生理记录到的波形与基线包围的面积反映了生物电信号所具有的能量。

第三节　电 与 电 场

电作为一种能源形式，已经渗透到人们日常生活、工作的方方面面。由人类用电历史可见，电的发现彻底改变了人类文明的进程；如果电的发现和使用是偶然的，是否存在可能"在人类发现电之前，发现了另一种能源形式可以取代电，人类文明就会走上另外一个完全不同的进程"，答案显然是否定的。电是人们生活的自然界中一种客观存在——例如自然界中的雷电现象等；电也是人体生理机能的一种客观构成——生物电。学习医学知识，特别是神经系统功能的学习离不开生物电，而理解生物电的原理必须学习基本的电学知识。

一、电现象与静电场

（一）电现象

人类对于电现象的研究始于对闪电和摩擦起电现象的观察：两种不同物质之间的摩擦产生静电；带有静电的物体可以互相吸引或者互相排斥；带有静电且互相吸引的物体接触后，会因"放电"而产生火花；物体放电后就不再带有静电。

自然界最常见的静电现象是闪电。闪电的本质是天空中的两片云，由于在空气中运动的不同，分别带有了性质不同的静电。当两片云接触时，两种静电瞬间"放电"而形成了闪电。闪电可以照亮夜空；闪电同时让空气产生剧烈震动产生巨大的雷声；闪电可以击毁树木和建筑物等。这些现象提示随着闪电伴有巨大的能量释放，这些能量是以静电的形式存在于物体中，即静电是具有能量的。

（二）电荷

带电物体因为所带"电荷"性质不同可相互吸引或排斥。电荷是电学中的最基本概念。电荷的性质有正、负之分，分别称为正电荷、负电荷。即带有正电荷的两个物体相互排斥，带有负电荷的两个物体同样相互排斥（同性相斥），分别带有正电荷和负电荷的两个物体之间互相吸引（异性相吸）。带电物体具有的能量大小由所带电荷量决定，衡量电荷量大小的单位为"库仑"，最小的电荷量为一个电子所带有的电荷量，其数值为1.6×10^{-19}库仑。电荷量的数值是非连续的，以一个电子所带电荷量为单位间断变化，这就是所谓电荷的量子化性质。

在研究两个带电物体电荷相互作用时，认为带电物体的长度远小于两物体间距离，因物体形状带来的两电荷之间的影响可以忽略，即认为两物体满足"点电荷"的条件。

（三）静电场

一个电荷在空间形成电场，将另一个电荷置于其中，两个电荷将发生相互作用，无论是吸引或排斥，总是通过力实现，这个力称为电场力。第二个电荷在第一个电荷的电场中所受电场力的大小与两个电荷的所带电荷量成正比（电荷量越大受力越大）、与二者距离成反比（距离越远受力越小）。电场可量化表达为电场强度，简称为场强，场强既有大小也有方向，故为矢量，定义单位正电荷在电场中任意一点所受电场力为该点场强，方向为正电荷所受力的方向。

在带电物体的长度不可忽略时，可以形成"面电荷"，面电荷具有与点电荷类似的电场。

电学研究通常用电力线形象、直观地描绘电场。图 2-7 显示了点电荷与面电荷的典型电场结构。

（四）电势能

静电场通过电场力能够使置于其中的可移动电荷发生位移，即电场力可以做功，称为电场具有电势能。电势能与人们熟悉的重力势能类似：一个物体所具有的重力势能大小既与物体所处位置有关，也与物体本身质量有关；一个电荷所具有的电势能既与所处电场有关，也与可移动电荷本身电荷量有关。与研究重力势能需要规定一个重力势能为零的参考点一样，电场也需要一个电势能为零的点作为参考点，定义为距离产生电场的源电荷无穷远处零电势点。

（五）电势与电势差

电荷在电场中具有的电势能与电荷本身的量有关，不能反映电场本身的性质。电场力把单位正电荷从电场中某点移动到无穷远所做的功为电势，即单位正电荷在该点所具有的电势能，也就是电势能与电荷量的比值。电势与电场中电荷本身的量值无关，客观反映了电场本身的性质。电势只有大小、没有方向，为标量，单位为伏特（用 V 表示）。电场中两点之间电势大小的差值称为两点间电势差，单位也是伏特，数值的本质为电场力将单位正电荷从一点移动到另一点所做的功。如图 2-7e 所示。

（六）小结

电的本源为电荷，电荷分为正负的特点决定神经电生理设备的基本工作原理和所记录波形分析的理论基础。

二、偶极子

电本质上是一种能量形式。能量守恒定律指明自然界的能量既不能创造、也不会消失，只能从一种能量转化为另一种能量，或者从一个物体传递给另一个物体。电荷同样守恒：电荷既不能创造、也不会消失，只能从一个物体转移到另一个物体，或者将电势能转化为别的能量形式。生物体内的电荷也可以正负电荷分别存在，但总体的电荷量正负相等，对外界不呈现带电性。冬季穿脱衣服摩擦产生的静电，是人体带有过多单种电荷表现，相反的电荷在衣服上，二者电量相等；电鳗等动物可对外放电的现象有其能量转换、储备、释放机制，与电荷守恒并不矛盾。

（一）电偶极子

两个相距足够近的、分别带有等量正电荷和负电荷的点电荷组成的系统称为电偶极子，简称为电偶。

衡量电偶大小的量为电矩。电矩为矢量，其方向为从负电荷至正电荷连线的方向，大小为单个电荷量与两电荷间距离的乘积。位于电偶电场中的某一点，其电势受正负电荷共同影响，且与该

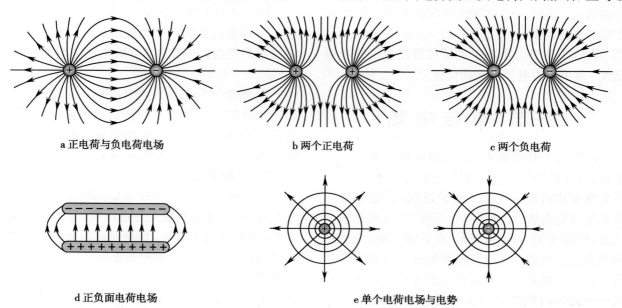

a 正电荷与负电荷电场　　　　b 两个正电荷　　　　c 两个负电荷

d 正负面电荷电场　　　　e 单个电荷电场与电势

图 2-7　电力线表示的电场

点至电矩中点连线与电矩矢量的夹角有关,夹角为90°垂直于电矩、位于电矩中点的面上,电势能为零。有多个电偶时,空间某点的电势遵循电矩矢量叠加的规律。多个相邻电偶电矩的矢量和形成一个等效电偶。神经电生理检测许多项目记录到的波形本质上就是这个等效电偶电场中某个点电势对于时间变化的函数。

(二)电偶层

相邻很近的两个带有等量、符号相反电荷的平行平面组成的系统称为电偶层。在电偶层系统中,带正电荷的平面电势最高,带负电荷的平面电势最低,两平面中央的平行平面处电势为零。开放的电偶层周围任一点的电势取决于该点与电偶层的立体张角,与电偶层的形状无关;闭合曲面的电偶层因电场被限制在两层电荷之间,在其周围远处电势为零。

生物体内的神经细胞膜和肌细胞膜,在静息状态下形成闭合的电偶层。

三、电介质与导电体

关于电荷、电偶及其电场、电势的讨论中,为消除电荷所处环境的影响,默认电荷位于真空中。除了在外太空和人为制造的真空环境,人们生活的自然界中电荷总是依附某种物质,在电荷之间也总是有某种物质存在,即使没有有形物质,也有空气存在。存在于电荷之间的物质,由于结构性质不同可分为电介质和电导体。

构成物质的是分子,分子由原子组成,原子又可分原子核与电子。电子在不同原子核外部受原子核引力大小不同,受引力较大的电子被束缚在原子内部,受引力小的电子可以脱离原子核自由运动,称为自由电子。一种物质中,自由电子的多少决定其导电性。

(一)电介质

不导电的物质就是电介质,又称绝缘介质(绝缘体),其本质即物质内部没有或仅有极少量自由电子。

电介质可以带电荷,例如用丝绸摩擦塑料棒,塑料棒可吸附碎纸屑,但塑料棒本身并不导电。电介质由于其分子结构不同又分有极分子电介质和无极分子电介质,前者如水(H_2O),后者如惰性气体氦(He)、氖(Ne)等。

(二)导电体

导电体简称导体,此类物质具有大量自由电子,如金属银、铜、铝等均为良好的导体。导体的导电能力称为导电率,导电率较低的物体如电介质,也称为不良导体。自由电子带负电荷,在外电场的作用下,总是向电势较高的方向运动产生电流。所以导体不能积累电荷形成静电。

纯水(H_2O)中,氢(H)原子核与氧(O)原子核对电子的束缚力均很大,所以纯水为电介质、不良导体,生活、工作中导电的"水"是纯水中加入了其他带电粒子,例如钾离子 K^+、钠离子 Na^+、氯离子 Cl^- 等,这些加入了带电离子的纯水称为电解质。外电场施加于电解质,电解质中带电的正负离子分别向电势较低和电势较高处运动形成电流,这就是电解质导电的原理,电解质同样不能形成静电。

人体之于电,是一个奇妙复杂的结构:既有各种蛋白质膜形成的电介质,又有各种体液形成的电解质。所以人体既可以整体表现为电的良好导体,又可以局部表现为不良导体(电介质)。正是这些特性保证了电信号在人体内的正确传播。

第四节 直流电与直流电路

临床神经电生理检测记录到的生物电是极其微弱的,无法直接观察、分析,需要将其放大。生物电信号的放电通过电子设备实现,一切电子设备工作均需要电作为能量。驱动电子电路工作的电多为直流电——即大小、方向恒定不变的电。所以需要对直流电及直流电路基础知识有一些了解。

一、直流电源

用导体连接前述静电场中的正电荷与负电荷,导体中的自由电子把负电荷的电量转移到正电荷,正负电荷"中和"、静电场消失,导体中将不再有自由电子流动。为了维持导体中的自由电子流动,需要有一个能持续提供电场的设备,维持导体两端的电势差,这个设备就是电源。电池是人们使用最多的、最为熟悉的直流电源。

直流电源有两个极,即正极与负极,是由自然界静电现象本质决定的,不是人为定义的。正负极电势的差值为电势差,电势差习惯上又称为电压,电压的单位为伏特(符号 V)、毫伏(mV)、微伏(μV),1V = 1 000mV = 1 000 000μV。

在电子电路中,电源用如图2-8所示的符号表示,文字描述代号U。

所有的电子电路工作必须有电源提供能量。

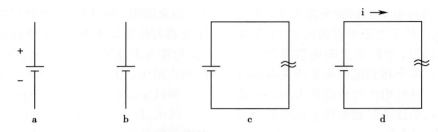

图2-8　电源在电路中的表示

注：a. 标明正负极的电源；b. 一般情况下默认的正负极；c. 电源接入电路，"≈"代表接入电路的其他元器件，这些元器件统称为电路的负载；d. i代表电流，箭头代表电流的方向。

根据电路工作的不同需要，电源分为恒压源和恒流源两种：恒压源无论负载如何变化，保持电池两极的电势不变，典型的恒压源如干电池、蓄电瓶等；恒流源则保持负载中的电流不变，典型的恒流源如光伏电池。电子电路中使用较多的是恒压源，神经电生理检测仪的刺激器更多的是恒流刺激（相当于恒压源），也有恒压刺激，还可根据需要在恒流和恒压之间转换。

二、直流电路

（一）电流

电流是描述导体（或电解质）中自由电子（或带电粒子）流动快慢的物理量，全称为电流强度，定义为单位时间里通过导体任一横截面的电荷量。单位为安培（A）、毫安（mA）、微安（μA），$1A = 1\,000mA = 1\,000\,000μA$。

在电路中，常用大写I或者小写i加箭头表示，如图2-8中d所示。箭头代表电流流动方向，即正电荷流动的方向——它总是从电势较高（正极）流向电势较低（负极）处。电流的方向与自由电子流动的方向相反，自由电子总是从负极流向正极。

在电源（如干电池）内部（也称为内电路），电流方向与外电路一致，自由电子也需要从正极流向负极，这个过程不像外电路中可以依靠电场力"自行"流动，需要消耗其他形式的能量做功才可

以完成，在干电池中依靠化学能完成，这就是电源实现能量转换的过程。

电流的另一个特性为速度，电流速度等于光速，为300 000km/s。在金属导体中，电流是自由电子从负电极向正电极运动形成；在电解质中，是带电离子向与其电荷相反的电极移动形成的。但是自由电子（或带电离子）移动的速度不等于（远远小于）电流速度。它们之间并无矛盾，因为电流速度是依靠电场力建立的。当给一个电路接通上电源后，并不是自由电子从负极出发，运动到负载位置，才在负载上建立电流。理解电流速度的概念对于神经电生理工作者及其他医务工作者极为重要，因为人体空间长度有限，"电"在人体中传播所需时间可以忽略不计。

（二）电阻

在电源的电场作用下，自由电子在导体中定向运动受到导体分子晶格的阻碍，并非无阻力运动。阻力大小用导电率表达，定义导电率的倒数为电阻，单位为欧姆（Ω）、千欧（kΩ）、兆欧（MΩ），$1MΩ = 1\,000kΩ = 1\,000\,000Ω$。电源加电阻电路是一切电路分析的最基本要素（图2-9）。在电路分析中，电源为理想电源，即电源的内部电阻为零；导线为理想导线，即导线电阻为零。

理想电路中，电流、电阻与电压的关系为欧姆定律：电压＝电流×电阻（$U = I × R$）。图2-10显示

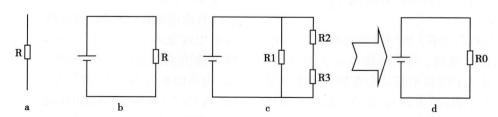

图2-9　电阻与电阻电路

注：a、b. 电阻在电路中的表示符号；c. 复杂电路中，多个电阻用R加序列号下标表示；d. 复杂电路中，对于电源而言，多个电阻可以通过并联、串联计算法则简化为一个等效电阻（R0）。

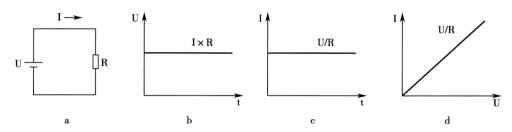

图 2-10　直流电路中 U、I、R 三者关系及其与时间的关系

注：a. 电阻电路；b. 电流不随时间改变则电压不变；c. 电压不随时间改变则电流不变；d. 电流随电压增大而线性增大，斜率取决于电阻大小。

直流电路中 U、I、R 三者关系及其与时间的关系。

电流在电解质中的容积传导，任一点的电流密度、导电率与场强的关系为：电流密度 = 导电率×场强。电流密度公式本质上为欧姆定律的微分形式。

（三）电容

电容器是电子电路中的储能元件，简称电容，电容的容量单位为法拉（F）。一般的电子电路，1 法拉的电容就显得过大，常用微法拉（简称微法，μF），1F = 1 000 000μF。电路中电容用如图 2-11a 所示符号表示。

电容的结构为两个面积很大、距离很近的导体，称为极板，极板间填充有电介质或者空气。电容两极板分别与电源正负极连接时，两极板将分别有正负电荷的累积，极板上可以累积的电荷量多少就是电容量的大小，取决于极板的形状、结构和极板间电介质的性质。电容极板上电荷累积的过程称为充电过程；电容充电完成断开电源，在电容两极板间仍然有静电场存在，电场具有电势能，所以说电容是储能元件；将充满电的电容接入负载电路如电阻，电容两极板之间的电势差将在电路中产生电流，是为电容的放电过程。如图 2-11 所示。

（四）电感与电磁感应

电磁感应现象是指当电流流过导线，在导线的周围会产生电磁场，这个电磁场对处于其中的导线发生感应作用，包括产生电磁场的导线。

电感作为电子电路中的一种元器件又称为电感线圈，这是因为为了增加电感元件的感应效率，通常制作成线圈结构。在电路中的表示如图 2-12a 所示。电感对于直流电的阻碍作用（电阻）几乎为零，接入纯电阻电路中将无影响，如图 2-12b；接入电容充电电路中，因为电流是变化的，电感将产生阻碍作用使得充电曲线变得平坦，如图 2-12c。

（五）阻抗

实用的、完成某种功能的电子电路不可能仅为纯电阻电路，往往是很多电子元器件组成的复杂电路，其中包括电阻、电容和电感，这些元器件组合的电路对电流的阻力统称为阻抗，阻抗的基本单位与电阻单位相同，也是欧姆（Ω）。也可以将阻抗理解为"相当于某一时刻的电阻值"。

临床神经电生理检测不同的需要对阻抗的要求不同：对于记录电极与皮肤的连接，阻抗越小干扰信号越小；对于神经电生理仪器的输入级电路，阻抗越大记录的信号越真实。

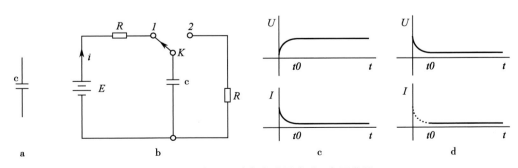

图 2-11　电容充放电电路及电流、电压曲线

注：a. 电容在电路中表示符号；b. K 为开关，K 与"1"连通为电容充电过程，K 与"2"连通则为电容放电过程；c. 电容充电过程的曲线；d. 电容放电过程的曲线。

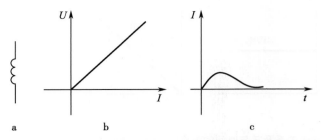

图 2-12 电感对电阻、电容充电电路的影响曲线

注：a. 电感在电路中的表示符号；b. 电感串接在直流纯电阻电路中对电压和电流无影响；c. 电感对电容充电曲线的影响。

三、电源内部电阻与电压测量

理想的电源无论是恒压源或恒流源，其内部电阻（简称内阻）为零，这在实际电路中的实现是十分困难的，电源总是有内部电阻的，在图 2-13 电路中，设电源内阻为 r_0，则有公式：$U = I \times (r_0 + R_1) = I \times r_0 + I \times R_1 = U_0 + U_1$。

图 2-13a 所示电路可等效为 2-13b 电路，如图 2-13c 所示，当电压源 U（c 中水平直线）给定（其内阻 r_0 同时给定）时，负载（R_1）两端的电势差 U_1（电压）随着 R_1 的增大而增大（c 中点画线），U_0 则反之越来越小（c 中虚线）；当 R_1 足够大时，U_0 可以忽略不计，此时认为 $U \approx U_1$。复杂电路等效电阻（阻抗），也符合此规律。

把图 2-13b 电路虚线右侧部分看作"电压检测仪"、左侧视作"被探测电压源"，则可知检测仪的输入电阻（阻抗）R_1 越大，显示的电压越接近真实。这就是为什么电生理检测仪要求输入阻抗足够大的原因。

神经电生理记录到的波形本质上为两电极之间电势差（电压）对于时间的函数。所以对波形变化的分析要在函数和电学原理基础上分析生理、病理改变。

第五节　电磁感应与交流电

一、电磁波与光

电磁波是由同相且互相垂直的电场与磁场在空间中衍生发射的震荡粒子波，是以波动的形式传播的电磁场，具有波粒二象性（波动性与粒子性）。电磁波不依靠介质，在真空中电磁波的传播速率为光速。电磁波具有能量，分别以电场和磁场形式存在并传播。

电磁波由低频率（波长较长）到高频率（波长较短）主要分为：无线电波、微波、红外线、可见光、紫外线、X 射线和伽马射线。最为熟悉、人眼可接收到的电磁波即为可见光（波长 380~780nm），这也就是为什么把电磁波的传播速率称为光速的原因。

太阳光覆盖了可见光所有的频率范围，且在任一频率段内能量相同，故呈现为白光。理解这一点，对于以后学习光刺激、甚至声刺激均有重要意义。

电磁波的频率越高对人体的穿透力越强，例如 X 射线和伽马射线等就被用来检测人体内部结构或用于放射治疗。这也是电磁波具有能量的体现。

二、电磁感应与发电机

通电导线（线圈）可在其周围产生磁场将电能转化为磁场能。磁场能量的大小用磁感应强度（磁场强度）来描述，单位为特斯拉（T）。

磁场有磁极，分别为 N 极和 S 极，表示为图 2-14a 和图 2-14b。与电磁转换相同，磁场能也可以转换为电场能，如图 2-14c 所示，就是著名的法拉第定律——闭合导线切割磁力线导线内产生感生电流，是发电机工作的基本原理。

切割磁力线能产生电流的本质是通过闭合导

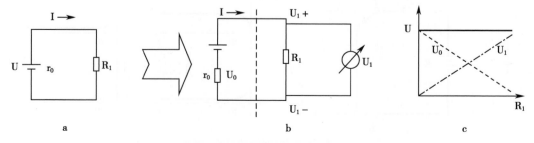

图 2-13 电源内阻及其影响图示

注：a. 电源有内阻的电阻电路；b. 被测信号视为有内阻电源时的电生理检测仪原理等效电路；c. 电源电压 U 和内阻 r_0 不变时，被测电压 U_1（点划线）和内阻消耗电压 U_0（虚线）随 R_1 增大的变化形式。

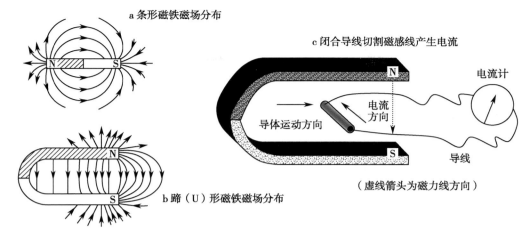

a 条形磁铁磁场分布

c 闭合导线切割磁感线产生电流

电流计

N

电流方向

导体运动方向

导线

S

（虚线箭头为磁力线方向）

b 蹄（U）形磁铁磁场分布

图 2-14　磁场的基本表达与切割磁力线产生电流示意

线一个单位面积的磁场强度（磁通量）发生了改变。导线运动需要消耗其他形式力能量来推动，火力发电消耗的是热能、水力发电由水的势能转化而来、风力发电则由风的动能先转化为机械能带动发电机产生电能等。电不是凭空产生的，而是由其他能量转化而来。

在导线构成的平面不改变（导线不运动）的情况下，让磁场强度瞬间发生变化使磁通量发生改变也可引起导线产生电流。将同样原理应用于人体变化的磁场可在人体中产生"涡流"从而兴奋神经、肌肉组织，是磁刺激技术的基本原理。

三、线性元件与非线性元件

电阻、电容与电感等为线性元件——它们对电路中电流、电压的影响总是连续的、呈不同曲度和斜率的曲线。

组成电子电路的另一类元件为非线性元件——它们对电路中电流、电压的影响往往是非连续的、条件性的。这就使它们具备对电信号进行更为复杂的"加工处理"能力。最基本的非线性元件为半导体元件二极管和三极管。二极管特点是对电流的单向导通作用；三极管有三个连接电极，可以实现对输入信号的"等比例放大"。

四、信号放大电路

自然界的大多数信号需要由传感器转换为电信号才能进一步加工处理。人体中，眼、耳就分别是光和声的传感器。传感器将特定信号转换后的电信号通常较微弱；直接采集到的人体生物电信号更为微弱，均需要对其进行放大才能观测到。具有将微弱电信号放大能力的电路称为放大电路，所有实用的、复杂的放大电路都源于三极管放大的基本原理，在电路原理图中常用三角形表示放大电路（图 2-15）。

如图 2-15 中所示，放大电路就是将一个小的输入信号放大为一个大的输出信号，并且不"失真"。放大倍数越大，保证信号不失真的难度也就越大。主要由放大电路组成的电路单元称为放大

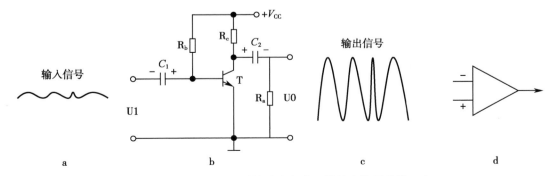

+V_{CC}

R_b　R_c　C_2

输出信号

输入信号

C_1

T

R_a　U0

U1

a　　　　　b　　　　　c　　　　　d

图 2-15　最基本的三极管放大电路及其放大作用曲线示意

注：a. 输入放大电路的低电压信号；b. 基本三极管放大电路原理，T 代表三极管，+V_{cc} 代表工作电压，U1 为信号输入端，U0 为信号输出端；c. 为 a 所示信号的放大；d. 代表电子电路中放大器（电路）的符号。

器，放大器是神经电生理检测设备质量好坏的最关键单元。

五、脉冲电流与脉冲发生电路

脉冲电流（或电压）是一种特殊的交流电，只不过它的波形变化不是正弦函数模式，而是类似于开关"通-断"节律性交替的模式。如图 2-16 所示。

图 2-16a 所示的电源、开关及电阻组成的直流电路是最简单的脉冲发生电路。实际的脉冲电路显然不像图 2-16a 所示那样简单，通常可用图 2-16b 所示的描述脉冲电路。在图 2-16c 中，坐标系示电压 u 和电流 i 均可以脉冲式变化，脉冲周期用 T 表示，其倒数即为脉冲频率，单位 Hz，在实际应用的描述中，也称为重复频率、重复速率、每秒重复次数等。脉宽用 dr 表示，一般单位是毫秒（ms）或秒（s），也称作持续时间等。脉宽总是小于周期的（在图 2-16 所示的电路中，若脉宽等于周期，则代表开关总是闭合的，电阻 R 上的电压持续存在，成为直流电）。在后续检测项目原理部分，脉冲的概念经常用到，在图示时常去掉坐标系如图 2-16d 所示，而且一般不标示 T 和 dr，仅在文字中描述。

六、交流电与交流电路

由于工业技术的原因，人们日常使用的电源并非电压保持恒定的直流电，而是电压随时间而周期性变化的电。这种电压（电流）随时间周期性变化的电统称为交流电，日常使用的交流电为单相正弦交流电，简称交流电，其他非正弦交流电则有各自专有名称。

常用的交流电分工业用电的三相正弦交流电（通常为大功率用电设备）和单相正弦交流电（家用电器、小功率医用仪器等）。单相正弦交流电也称为日用电，分火线和零线两相。日常的家用电器和医用仪器的电源插头常有三个接头，并不是使用三相电，其中除了火线和零线外，有一个是专用

接地线（通常为中间的接头）连接于楼宇地线。对于神经电生理仪器来讲，接地线非常重要，如果楼宇地线阻抗不能满足需求，应安装专用的接地线以保障充分消除对采集信号的干扰。

正弦交流电有三个要素：频率（周期或角频率）、最大值（峰值）和相位（初相位）。描述通常不使用最大值，而是使用电压等效值。国内使用的交流电为频率为 50Hz、电压（等效电压）为 220V。交流电的初相位仅在部分设备的原理设计时考虑，普通用户无须关心。在任一时刻，交流电的等效电压是固定值，电流与接入电路的用电器电阻（阻抗）有关。

将电阻、电容、电感等元器件接入交流电路中，元器件两端的电压和电路中的电流将有不同于在直流电路中的变化。它们的变化主要体现在交流电的三要素。虽然这些变化是神经电生理采集信号和信号分析的基础，但这些影响对电生理工作者是"透明的"。

第六节　生物电及其记录

学习枯燥乏味的数学、物理学和电场知识是为了能够较为顺利的理解生物电产生、特性和记录等理论。本节介绍与生物电记录相关的偶极子电势理论。

一、容积导体

人体内组织主要由蛋白质、脂肪等组成，这些物质大多为不良导体，人体主要依靠各种体液和存在于细胞间隙的细胞外液中的电解质传导电流，这种传导电流方式称之为容积导体。与金属导体"均匀"传导电流不同，容积导体的电流与导体的形状有关、导体中不同位置传导的电流密度可以不同（给定任一位置传导电荷量的度量用电流密度表示）。图 2-17 显示典型的电源（电场、电势）在人体中的传导形式。

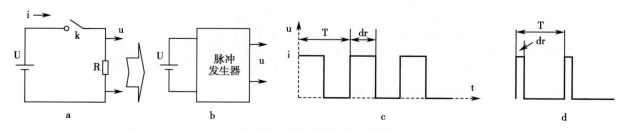

图 2-16　脉冲电路与脉冲示意

注：a. 由电源、电阻和开关组成的脉冲电路原理；b. 实际使用的电脉冲由脉冲发生器产生，电源 U 提供工作电压，产生脉冲电压 u；c. 理想的电脉冲信号电压 u 或电流 i 随时间变化的形式，T 代表周期，dr 代表脉宽；d. 脉冲信号的一般图示方式。

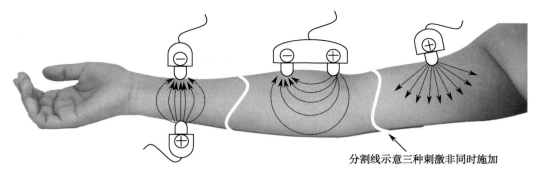

分割线示意三种刺激非同时施加

图 2-17　三种典型的人体容积传导对电流的传导方式

二、偶极子电场与容积传导

产生于人体组织、器官的生物电对于组织、器官外任一点相当于一个电偶极子（等效偶极子）。人体为容积导体，在偶极子电场中某一点的电流密度（电势）与该点与偶极子的距离成反比（距离越远电势越小），并与偶极子空间角度有关。如图 2-18 所示。

临床检测记录到的波形中的某个成分通常称之为"某某电位"或"某某波"，这些电位为特定神经结构偶极子电势随时间变化的函数，产生某个电位的神经结构称为该电位的神经发生源。

三、近场电位与远场电位

生物电的采集总是需要两个电极，即记录电极和参考电极。记录电极和参考电极分别简称为 G1、G2。在肌电图、诱发电位的应用中，G1 更多称为记录电极、主记录电极、活动电极（A）、负极，有时也简称为 G− 或直接标识为符号"−"；相应地，G2 称为参考电极（R）、正极，简称为 G+ 或直接标识为"+"。本书根据文字或图示的需求，混合使用上述表述和标识方法。

记录电极的正 - 负极构成一个记录矢量（三维空间），神经发生源偶极子矢量可视作"电源"，用 U_0 表示，U_0 经空间投影在记录矢量上产生的电势差大小为 U，根据偶极子电场在容积导体的分布有公式：

$$U = kU_0 \cos(\theta)/r^2$$

式中 k 为常数，表示容积导体（人体）的电导率；θ 表示记录矢量与偶极子矢量在二维平面上的夹角，为变量；r 表示记录电极与偶极子的距离，为变量。由公式可见，影响记录到电势差的大小同时受 r 和 θ 的影响。对人体生物电神经发生源与记录电极位置而言，偶极子两极之间的距离远小于记录电极与偶极子间的距离，偶极子可视为一个"点"，即记录位置与偶极子两极之间的距离差、角度差均可忽略不计，记录电极记录到偶极子电势的大小仅与距离 r 有关。

当记录电极距离偶极子足够近，记录电极可记录到足够大的偶极子电势参考电极置于远离偶极子的位置，其电势视为零。此种情况记录到的生物电活动称为近场电位。

当记录电极不可能接近偶极子电源时，例如采集大脑深部神经核团的生物电活动，则可选择

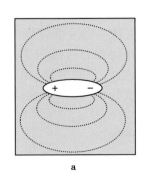

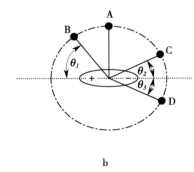

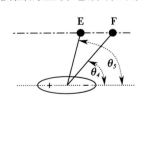

a　　　　　　　　　　　b　　　　　　　　　　　c

图 2-18　偶极子电势与记录位置距离、角度关系示意

注：a. 偶极子电流在容积导体中的分布；b. A、B、C、D 各点与偶极子距离相等，电势取决于与偶极子的夹角 θ，A 点与 B、C、D 各点的电势差均不为零，C、D 两点与偶极子夹角相等且方向相反、电势差为零；c. E、F 两点与偶极子距离、角度均不同，电势差不为零。

合适的记录电极、参考电极位置，使偶极子矢量在记录矢量上投影最大（图2-19）。即使如此，偶极子电源的生物电活动因为远距离传播的衰减，其电势（记录到的生物电活动的波幅）已十分微弱，除需高倍率放大之外，有时还需采用其他技术使之更加清晰可辨。

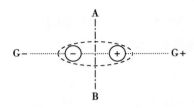

图2-19 远场电位记录示意

注：记录电极与参考电极分别置于G-和G+处可记录到最大电势差，A、B两点间电势差为0。

因为电流速度为光速，即偶极子电场建立在"瞬间"完成。在人体这个有限空间中，皮肤表面记录到的电位即时反映了偶极子电场中的电势差，与其是近场电位或远场电位无关。远场电位传导到皮肤表面并不比近场电位需要更多的时间。

临床神经电生理检测中主要波形的电位远近场属性如下：①感觉神经动作电位（sensory nerve action potential，SNAP）：SCV检测引出的SNAP主要为近场电位；②针极肌电图（EMG）：EMG各观察波形以近场电位为主、部分远场电位；③复合肌肉动作电位（compound muscle action potential，CMAP）：MCV检测引出的肌肉CMAP以近场电位为主、部分远场电位；④躯体感觉诱发电位（SEP）：近场电位为主、部分远场电位；⑤视觉诱发电位（VEP）：远场电位为主、少部分近场电位；⑥脑干听觉诱发电位（BAEP）：远场电位。

第七节 微弱生物电信号的增强记录技术

有了微弱生物电发生原理、电子电路、设备构成和程序的基础，这里再进一步讨论临床神经电生理检测的生物电记录相关技术。

一、生物电量级及其影响因素

临床神经电生理检测记录的是两电极间电势差对于时间的函数，函数波形的振幅即为记录信号的波幅。一方面，临床神经电生理检测的不同生物电信号既可低至<1μV，也可高达10～30mV，

故各自抗干扰能力差异很大；另一方面，不同信号所处背景不同，干扰的性质也有所不同。所以对不同的信号有不同的处理方法。①CMAP是临床神经电生理检测中量值最大电位，一般为mV级。单次扫描即可清晰记录，无须特殊处理。②EMG信号需实时扫描，主要依靠硬件（放大器）性能保证信号质量。又分为运动单位电位（MUP）和自发电活动（F&P）。MUP波幅略低于CMAP；F&P波幅又低于MUP，可低至约50μV。③VEP记录的信号波幅常在5～50μV间，一般不低于2μV、也不超过100μV。因记录部位在头部，影响其信号辨识的主要是自发脑电（脑电背景波），需要多次采集、叠加平均以消除脑电干扰。④SNAP为微伏级信号，多在1～50μV间，病理情况下可低于1μV。对其影响的主要干扰为记录部位附近的肌电信号（远场），最基本的消除方法是令受检部位放松，通常还需叠加平均处理。⑤SEP信号波幅通常在1～20μV间，病理情况下可低于1μV。其影响因素及消除与VEP相同。⑥BAEP是临床神经电生理记录的最微弱信号（远场电位），一般仅有约1μV，偶可达2～3μV，极少超过5μV。故脑电背景波对其影响最大，需要重复采集（叠加平均）次数最多。

二、影响信号质量的因素及消除

（一）噪声的影响及消除

噪声可影响所有类型的临床神经电生理检测信号。噪声分为电路噪声与环境噪声，前者需通过提高电路质量，通常在选购设备时考虑；后者过大时则应改善设备工作环境。环境噪声具有随机性特征，通过叠加平均可得到一定抑制。

（二）心电

人的心电信号持续存在且电场强度较大（mV级）、可以投射在人体表面的任何部位，特别是在躯干部位记录的神经生物电信号很容易引入心电信号。实时扫描的信号可用目视法识别；需叠加平均的信号选择记录位置（记录矢量）时，在保证神经信号矢量投影最大化的同时，应考虑心电矢量投影尽可能为零。

（三）眼动和眼震干扰

在SEP、BAEP检测时，部分受检者可因难以控制的快速眼球运动或病理性眼球震颤对诱发电位信号产生较大干扰，且叠加平均不能有效抑制。生理性的眼动可通过眼部遮挡物、受检者手指轻压眼球等方法得到改善；病理性眼震则遮挡与按

压通常也无效,可尝试改变参考电极位置来改善目标信号质量(改变了记录矢量),但这样做可能会改变信号波形,需要针对性预检测获得正常波形及相关正常值。

三、叠加平均技术

临床神经电生理(除脑电图外)检测记录到的各种波形称为目标信号;人的脑电活动及其他生物电信号称为背景信号;目标信号"寄生"在背景信号中。当目标信号(如 MUP、CMAP 等)显著高于背景信号时,单次扫描即可明确辨识目标信号;当目标信号(如 SEP、BAEP、SNAP 等)与背景信号相当或低于背景信号时,则单次扫描无法辨识目标信号,通常采用多次扫描、叠加平均使背景信号降低或消失、目标信号显现的方法称为叠加平均技术。

第八节 数与数制及数字电路

一、基本概念

(一)数与数制

数为客观存在,不以表达方式不同而改变。数制是人类科学发展过程中产生的数的表达方式。日常学习、工作使用的最熟悉的数制为"十进制数"。关于"进制",有两个最基本的概念:一是"几进制就是满几进一";二是"几进制就有几个数元符号"。

十进制:满十进一,数元为 0、1、2、3、4、5、6、7、8、9。

二进制:满二进一,数元为 0、1。

八进制:满八进一,数元为 0、1、2、3、4、5、6、7。

十六进制:满十六进一,数元为 0、1、2、3、4、5、6、7、8、9、A、B、C、D、E、F。

通常使用的是十进制,书写时不需要特别注明,直接写阿拉伯数字即可,如"今天共检测了 28 个患者"等。当需要指明数制时将数元写在括号里,在括号右下标出以十进制阿拉伯数字标识数制。例如:

$$(28)_{10} = (11\ 100)_2 = (34)_8 = (1C)_{16}$$

该公式为十进制数"28"分别以二进制、八进制和十六进制书写的形式,同时也表示不同数制之间转换关系。

日常生活中,几乎每天都要接触的还有对时间的计数:每天 24 小时,每小时 60 分钟,每分钟 60 秒。虽然小时与天之间有"满二十四进一"的关系,秒与分钟、分钟与小时间有"满六十进一"的关系,但因没有相应的数元,故它们并不是"二十四进制"或"六十进制",而只是时间度量单位间的换算进位关系。

(二)二进制的优势

二进制是现代数字计算机(电子计算机)工作使用的数制,八进制和十六进制是计算机内部编程使用的数制。现代神经电生理设备基本上都是由计算机控制的,对数制的了解利于人们对电生理检测波形的深入理解。

二进制表达较大数时,位数势必很长。十六进制与二进制有"二的指数整倍数"关系,即 $(2^1)_{10} = (2)_{10}$,$(2^4)_{10} = (16)_{10}$。所以早期计算机编程常用十六进制。

二进制之所以适合作为数字电子计算机使用的数制是因为其只有两个数元即 0 和 1,方便用电路实现其表达,形象地理解在电路中,灯亮代表 1、灯灭代表 0;多个灯的亮、灭组合在一起,就可以表达多位二进制数。

以各种元器件组合成不同的电路可以实现二进制数的记忆、存储、运算,用电路不仅可以实现简单的二进制加、减、乘、除运算,还可以通过这些电路单元的组合实现更为复杂的高级科学运算。

二、逻辑与逻辑函数

逻辑指对给定条件的推理过程。例如:设有条件 A 和 B,如果 A 成立、B 不成立,则导出结论 C;A 不成立、B 成立,导出结论 D;A、B 均成立,导出结论 E;A、B 均不成立,导出结论 F。

如果条件 A 成立,直接用 A 表示,不成立用 $\overline{A}$ 表示,则上例可表示为:

$$A\ 与\ \overline{B} = C,\ \overline{A}\ 与\ B = D\cdots\cdots$$

式中的"与"即为"逻辑函数",基本的逻辑函数(逻辑运算)有三种:

"与"运算,又称"逻辑乘",表示为 $A \cdot B$。

"或"运算,又称"逻辑加",表示为 $A + B$。

"非"运算,又称"求反运算",表示为 $\overline{A}$。

此三种基本运算的不同组合可以组成多个逻辑数的复杂逻辑算式。

逻辑数取值及其结果只有"是"与"否"两种,可用二进制数 1 和 0 表达逻辑数数值及其运算结果。例如:令 $A = (1)_2$,则 $B = (0)_2$,则有:

$A \cdot B = (0)_2$; $A + B = (1)_2$; $\overline{A} = (0)_2$; $\overline{B} = (1)_2$

可见逻辑数非常适合二进制计算，也就适合数字计算机处理。

三、数字电路

数字电路是指不同于直流电路、交流电路、放大电路等直接处理连续物理量的电路，数字电路只有两种状态——开关的开（高电平）或关（低电平），所以数字电路也称为开关电路。用电路高电平代表二进制 1、低电平代表二进制 0，则开关电路就可以用来处理数值，这就是数字电路称谓的由来。

利用数字电路的不同组合可以组成满足上述三种逻辑函数运算的基本逻辑电路单元：与逻辑电路、或逻辑电路、非逻辑电路。电子工程学里通常用图示逻辑电路，其形状就像信号通过的"门"，故三种逻辑电路基本单元又称为门电路：与门、或门、非门。如图 2-20 所示。

图中所示的门电路运算结果与上小节公式运算结果相同。

通过基本门电路的组合可以组成更为复杂的逻辑电路；通过多个复杂逻辑电路的排列可以进行多位数的二进制数表达和计算。

门电路与其他数字电路组合可构成具有特定功能的电路单元，例如编码器、译码器、加法器、触发器、计数器等等。这些电路单元是老式肌电图诱发电位仪的必需组件。现代神经电生理检测仪已经完全由计算机控制，上述电路单元的大部分功能已被计算机程序所代替。

四、模数转换与数模转换

（一）模拟信号与模拟电路

模拟信号是相对于数字信号而言的，直流电路、交流电路所处理的都是模拟信号，这些电路也称为模拟电路。这些信号是连续的物理量，经放大后可以直接带动指针、描记笔等机械部件将信号对于时间的函数描记下来以供分析。

（二）数字信号与模数转换

计算机、电脑的全称为"数字式电子计算机"，它们内部只能处理二进制数字信号。所以需将模拟信号转换为二进制数字信号，方能送入计算机加工处理，这个过程称为模数转换（A/D 转换，也可简称 A/D），完成这个过程的电路单元称为模数转换器（A/D 转换器）。微弱的生物电需放大后才能满足 A/D 转换器对输入信号的要求。

（三）数模转换

经过计算机处理过的数字化信息有时需要转换为模拟量输出，这个过程称为数模转换（D/A 转换，简称 D/A），完成这个过程的电路单元称为数模转换器（D/A 转换器）。D/A 为输出信号。肌电图诱发电位仪的各种刺激输出，均需 D/A 转换。

五、集成电路与集成元件

集成电路是指将完成某个功能的一组电子元器件制作在一个单晶硅材料上，封装在一个器件里。集成电路产生与发展与计算机技术的应用和普及密不可分、相互促进。从最初完成简单功能的小规模集成电路发展到大规模集成电路，再到现在的超大规模、超大规模集成电路，其复杂程度以指数级增长，其功能也指数级增长。

大规模和超大规模集成电路的出现使得神经电生理检测仪随计算机技术发展，在小型化、易用性、低价格等方面才取得长足进展，具备了普及的条件。

第九节　电子计算机技术简介

一、概述

现代临床神经电生理检测仪均为计算机控制，所以电生理医生要具备计算机的一些基本知识，并能熟练操作，以顺利、高效完成工作。

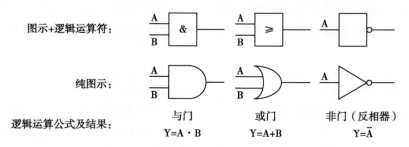

图 2-20　三种门电路不同形式表示的示意

二、计算机原理与硬件参数

自 20 世纪 40 年代诞生第一台数字式电子计算机、20 世纪 80 年代初出现全球首台 Personal Computer（个人计算机，又称 PC 机、微机、电脑、台式计算机等）后至今，计算机性能提高的倍数已无法准确计算，但是其工作原理依然为冯·诺依曼式结构——预存程序、顺序执行。

（一）现代计算机的基本构成和工作原理

计算机的最基本单元由内存（ROM、RAM）、中央处理器（CPU）、硬盘（HD；外存储器）构成，其基本工作流程为：CPU"取出"预先保存在 ROM 中的程序，根据程序的指令对 RAM 或 HD 中的数据进行运算，运算的结果再放置回 HD 中保存或者显示给操作者。

作为输入工具的键盘和鼠标、输出工具的显示器也是现代计算机必不可少的组成部分。

（二）中央处理器

CPU 是电子计算机的"大脑"，其性能决定整个计算机的性能。通常用主频作为衡量 CPU 的指标，单位为 Hz。一般来讲，CPU 主频 Hz 数越高，处理速度就越快。第一台 PC 机的 CPU 主频为 4.77MHz。现代台式 PC 计算机 CPU 主频可达 5GHz，与第一代 CPU 比较，其主频提高约千倍。在计算机技术中，G、M、K 为数量单位，分别读作"吉""兆""千"（K 也可直接读英文字母音），其关系为：1G = 1 024M；1M = 1 024K；1K = 1 024。这里"千"不是十进制整数 1 000，而是 2^{10} = 1 024。

（三）内存

计算机内存主要指与 CPU 协同工作的内置可读写存储器（RAM），其大小单位为字节（B，Bytes），通常应大于 2GB。RAM 越大，计算机的运行速度也越快。第一代 PC 机 RAM 为 64K。

（四）硬盘

硬盘（HD）为外置磁盘存储器，为永久性数据存储设备，其中数据可随时调入 RAM 或由 RAM 写入 HD，现代计算机 HD 容量通常为数百 G 至数 T（1T = 1 024G）。第一台带有 HD 的 PC 机其容量为 10M。

三、计算机操作

在 20 世纪 80 年代，会使用计算机是一个人的特长之一；而现在不会使用计算机已成一个人的"特短"。特别是对于临床神经电生理工作者，计算机操作必须熟练。计算机操作的内容很多，这里仅介绍几种必要软件的用途。

（一）操作系统

计算机操作系统是负责管理计算机所有输入输出设备、存储设备以及其他所有外置设备，为用户提供交流界面的特殊软件系统。国内大多数计算机使用的均为 Windows 系列操作系统（简称 Windows 系统）。

（二）文字处理软件

Windows 系统下的文字处理软件主要为 Microsoft Office Word。几乎所有神经电生理检测仪均可以生成 Word 格式报告，熟练使用 Word 是电生理医生高效工作的必须技能。国产软件 WPS 也有功能相同的文字处理模块。

（三）数据处理软件

数据处理软件 Microsoft Office Excel 可以完成对科研数据等的初步加工处理，其中有各种数学函数、逻辑函数运算功能，而且可以完成简单的统计学处理。WPS 也有功能相同文字处理模块。

（四）幻灯片制作演示软件

Microsoft Office PowerPoint 不仅可以制作用于计算机演示的讲稿，其固有的绘图、图片处理等功能对于检测波形的标注、交流讨论带来很大方便。

（五）统计学软件

Windows 系统下成熟、易用的统计学软件当属 SPSS，它提供所有医用统计学处理功能，是电生理工作者应熟练掌握的应用软件之一。该软件的网络教程也十分丰富，利于学习使用。

第十节　正常参考值

一、概述

临床神经电生理检测针对于每一个项目每一个检测对象（神经、肌肉等）都可以得到一个检测值，这个检测值如何判断，必须有对应的正常数据作对照，这个用于对照的正常数据即为"正常参考值"，简称为正常值。名称可以省略，但"参考"二字的意义在临床应用中不可忽视。

二、获取正常值的途径

对临床诊断而言，各种条件都可以影响正常值，所以从科学角度出发，每个实验室都应该使用自己的正常值。但这个要求对于几乎所有的临床实验室都不具备可行性，因为无法征集到所有项目的所有年龄段正常人供检测。

新开展工作的检测室较为可行的方法是先利用国内权威学者报道的正常值；国内没有报道的可参考应用国外正常值，但需做必要的修正，特别要修正的是身高因素的影响。在平时工作者应主动搜集正常值原始数据，积累够某个项目的原始数据即可进行统计学处理，利用处理结果修正或取代原来使用的正常值，如此累积可最终形成自己完整的正常值库。

自己实验室发明的新方法、新项目，则必须由自己实验室建立正常值。

三、关于正常人及样本量

（一）正常人的选择

建立正常值要面对的第一个问题就是正常人的选择。神经电生理检测为神经系统功能检测，正常人的总体要求是无神经系统症状、体征及其他可能引起神经系统病理改变的系统性疾病。严格来讲，"无神经系统症状、体征的人"并不完全等同"无神经系统损害的人"。作为正常值采集的人群，显然后者更适合。但临床上通常只能以前者作为判定后者的依据，这看起来像个悖论。这也正是临床检测正常值使用中应充分考虑到的问题。

（二）正常人获得的困难性

正常人征集是十分困难的，特别是临床神经电生理大多数项目的正常值与年龄相关，常需要分婴儿、幼儿、儿童、少年、青年、中年、老年、高龄老年（超过80岁甚至90岁）分组采集。对于一个新开展工作的实验室，不是不愿意采集正常值，而是建立好正常值库后再开展工作是不现实的。

健康成年人的数据获得途径通常是实验者本人、实验室工作人员、学生志愿者，更大范围采集可搜集院内同事志愿者数据。这种方法收集到的数据在后期处理时和临床应用时要考虑到其职业特点。

理论上不主张选取有局部外伤、其他条件符合"正常人"标准的受检者用于对照检测的健侧部位数据作为正常值。这是因为首先要考虑到此类患者健康史的可信度较差；其次可能有外伤后机体应激反应带来的神经系统功能改变等。但在临床上，对于婴幼儿和少年儿童以及高龄和超高龄老人，这个方法可能是唯一途径。

（三）样本数量

作为正常值采集，样本数量越大精确度越高，参考价值越大。原则上要求任一具体项目采集的"个体数量"不得少于20。这里的个体数量具体说就是一个自然人，拿肌肉来讲，人体上大多同名肌肉左右两侧各有一块，采集正常值时，每个人只能采集其中一侧，具体采集哪一侧，要根据随机原则或者分侧别研究的需要而定。

四、正常值的统计学处理

（一）统计学方法的应用

统计学是工具，正常值是统计学处理结果应用的主要方面针对某些疾病电生理检测变化规律的分析，也离不开统计学知识。所以临床神经电生理医生应该掌握统计学的基本原理，正确选用统计学分析方法和参数，如果自己不能掌握，只能求助于从事医学统计研究的专业人员或其他懂统计学的医务人员。

（二）统计学处理的指标

医学研究指标种类繁多，有划定属性的指标（例如性别）；有判断是否存在的指标（有无感染史）；有人为划分的等级指标（例如高血压的分期、心脏病的分级等）。这些指标不能用统计学方法计算正常值范围。临床神经电生理检测也有类似指标。

适合用统计学方法计算正常值范围的指标通常是具有连续变化的、可进行基本代数运算（加、减、乘、除）的数量值。例如人的身高、体重、血压等均可进行统计学分析，临床神经电生理观察指标大多为此类数据。

统计学对正常值数据处理的本质是在采集到具有代表性的、足够大样本的前提下，用统计学方法计算出所研究数据的范围作为判定实测数据的依据。在研究某个观测指标时，不可能穷尽研究对象，例如研究中国男性身高，不可能测量到每一名男性中国人的身高。所以说统计学所得到的正常值本质上是"由部分个体反映全体"。

五、正常值的正态分布

（一）概念与名词

正态分布又称高斯分布，是统计学中一个非常重要的概念。自然界中，特别是人体的很多观测指标都具有正态分布特点。在数和数学研究中常直观地用图形表示，用图形表示的正态分布如图2-21所示。

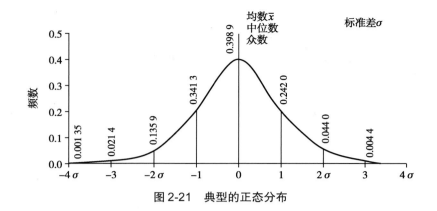

图 2-21 典型的正态分布

正态分布图形像一口钟，被形象地称为钟形频数分布。其中名词的意义、图形特点如下：

纵坐标——频数：是样本数中出现的个数，最大刻度大于样本中最大个数的"整数"。

均数（$\bar{x}$）：全体样本数值相加（$\sum$）除以样本数（n），即平均数。

横坐标——标准差（SD，也用 σ 表示）与值域：正态分布通常用标准差作横坐标，可直观反映观察指标的左右分布。$\bar{x} \pm n\sigma$（n>0，n 表示"n 倍标准差"），表示样本均数两侧的取值范围。一般来讲，研究的样本量越大，则 σ 越小，样本取值范围越窄也意味着精确度越高。

（二）正态分布的特征

对称性——正态曲线均数两侧完全对称。

峰特性——均数、中位数、众数相同，为最高峰代表的样本值。

面积——设定 $\bar{x} \pm n\sigma$ 后，正态曲线下的面积代表样本个数，值越大包含的样本个数越多。

（三）正态分布的正常值范围与概率

正态分布的两倍标准差即 $\bar{x} \pm 2\sigma$，涵盖样本取值范围的 95.44%，统计学认为超过 95% 可信区间是研究对象的正常范围。临床神经电生理检测观测指标符合正态分布时，可用 $\bar{x} \pm 2\sigma$ 为正常值范围，这个范围涵盖超过样本的 95%。在 $\pm n\sigma$ 中，n 的取值越大，统计学上涵盖的范围越大。若用 $\bar{x} \pm 2.5\sigma$ 为作为正常值范围，这个范围涵盖接近样本的 99%，临床上的阳性率减小。

（四）偏态分布

正态分布的众数与均数相等，如果均数与众数差值不为 0，而样本经统计学检验又符合正态分布条件，则称为偏态分布。如图 2-22 所示。均数大于众数为正偏态（图形中实线，峰向左偏）；均数小于众数为负偏态（图形中虚线，峰向右偏）。均数与众数的差值称为偏度。对于偏态分布可以理解为以众数为中线，图形两侧分别"补齐"与对侧对称的数据可得到两条曲线，它们均满足标准正态分布。图 2-22 中左侧实线与右侧虚线、左侧虚线与右侧实线构成两个标准正态分布。

在偏态分布中，统计学计算所得的 σ 使用不同于正态分布。以负偏态分布为例，$\bar{x} \pm 2\sigma$ 也涵盖 95% 以上的样本取值范围，但大于 $\bar{x}+2\sigma$ 样本值的样本数几乎为 0，不具有参考价值；而小于 $\bar{x}-2\sigma$ 样本值的样本数则明显多于标准正态分布，并不符合正态分布中的 95% 可信区间要求。因此，对于负偏态分布的观测指标，用 $\bar{x}-2.5\sigma$ 作为低限观测值，正偏态分布的观测指标用 $\bar{x}+2.5\sigma$ 作为高限

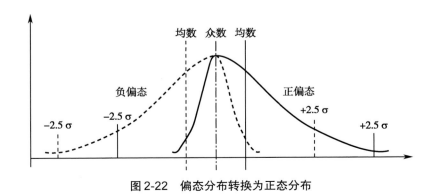

图 2-22 偏态分布转换为正态分布

观测值。临床神经电生理检测观察指标的数据，一部分为标准正态分布，采用样本值的 $\bar{x} \pm 2\sigma$ 正常参考值范围，大于或小于参考范围的实测数据均可判为异常，代表性指标为计量法分析肌肉主动收缩放电 MUP 的时限、波幅检测值。另一部分数据，在"正常人群"中所采集数据符合正态分布，但实测值仅单侧变化具有病理意义，代表性指标为反映神经传导功能的潜伏期和传导速度值：潜伏期大于 $\bar{x} + 2\sigma$ 和／或传导速度小于 $\bar{x} - 2\sigma$ 为异常；潜伏期小于 $\bar{x} - 2\sigma$ 和／或传导速度大于 $\bar{x} + 2\sigma$，均提示神经传导速度快于"正常人群"、神经功能更好，不具有神经损害的病理意义。仅单侧变化具有病理意义的观察指标可视为"单向正态分布"，实际使用中应注意两方面：一方面是正常参考值设定，需在 $\bar{x} - 2\sigma$ 或 $\bar{x} + 2\sigma$ 基础上做或大、或小的矫正；另一方面，神经传导速度固然是越快越好，但实测出过大的速度值则应考虑技术失误的可能性，例如运动神经纤维的理论最大值可达 120m/s，但实测值极少有大于 90m/s 者，笔者常见初学者测出某条神经传导速度超过 100m/s、经复测实际为 60～70m/s 的现象。

六、正常值的应用原则

正常值的应用本质上是由群体数据判断个体。

（一）正常值的权威性

对自然界一切以数据为观测指标的研究，数据变化总是有某种范围，这个范围就是正常值范围；在样本足够大时，经统计学处理的正常值涵盖接近 99% 的取值范围，是用来判断某个个体数据归属的最佳标准。

（二）正常值的局限性

统计学处理后的正常值无论多么科学、准确，对于特定的观察指标总有"例外"存在，特别是对于人体各种指标的研究更是如此。这部分落于正常值之外的正常人，通常称为"异常的正常人"，在神经电生理检测中这种现象尤其明显。

七、正常值的临床应用

（一）正常值的正确解读

当一个检测值落于正常值范围之外时，这个检测值必然判定为异常。但这个异常的检测值"并不一定"说明其反映的生理指标发生了病理改变，这一点看上去似乎有些不符合统计学正常值基本原理，但这恰恰是人体个体差异巨大的体现。

临床神经电生理检测必须有科学的、精确的、适合自己实验室使用的正常值。神经电生理报告仅体现各种数据是否超出正常值范围，其临床应用价值是极其有限的。正确的做法是以严格的正常值作为判断基础，综合分析各种观测指标之间关系，某些轻微超出正常值范围的指标就可以被"忽略"。这是对"异常的正常人"检测结果的正确处理方法。

（二）数据异常与疾病诊断的关系

神经系统是人体最为复杂的系统。神经系统病理改变种类繁多，加上病理改变发生部位、进展程度等的不同，导致的功能改变错综复杂，体现在神经电生理检测上就是其数据变化多端。在不同的疾病中，神经电生理各个项目检测数据具有不同的诊断价值，或者称为"权重"不同，这就要求神经电生理医生能够根据数据权重，合理取舍异常数据以作出最为准确的病理改变判断，进而为确诊疾病提供确切依据。

（三）病变组数据统计学处理对正常值范围的价值

对于神经电生理检测的某些数据，有时候对比研究正常组和疾病组各自的正态分布曲线对正常值范围的校准具有很高价值，如图 2-23 所示。

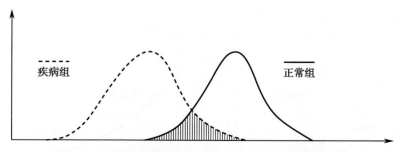

图 2-23　正常组与疾病组检测值的正态分布曲线重合示意

第三章

临床神经电生理实验室建设及仪器设备

第一节　实验室建设

实验室通常也称为检查室，是工作人员对受检者实施检测的场所，是满足工作需求的基础设施。一个实验室的建立一般包括前期事务性工作和后期技术性工作。实验室负责人应主动配合后勤部门做好前期的事务性工作，并根据实验室中仪器的特殊性能提出相应要求。忽视前期工作，则可能会带来实验室后期运行的诸多困难。

一、室内外环境

（一）电磁环境

实验室应远离高压供电线路、变压器、动力设备机房、高频电辐射源（如放射科、理疗科）等，以免引起基线不稳或50Hz交流电干扰。

现代电生理检测仪可对抗一般性环境干扰，无须配置专业电磁屏蔽室。室内照明应避免使用大容量整流器的日光灯，整流器常会带来很难消除的交流干扰；照明灯应可分部控制，以便根据需要调整室内照明灯光强度。

（二）噪音控制

过大的环境噪音会影响与声刺激有关的检测项目，所以电生理实验室应远离机动车道路，周边候诊者噪音应该可控。实在无法选择时，可采用通风的隔音窗户，在需要时隔绝室外噪音。

（三）通风控温

通风和恒温是电生理实验室基本条件。湿度过大也会造成对采集信号的干扰，在湿度过大地区，应有除湿设备保证室内干燥。室温应保持在22～25℃，室温过低会使受检者皮温下降，造成检测数据不准确。

（四）热水供应

在冬季，特别是北方地区，会出现因受检者肢体温度过低而影响检测结果，实验室要有热水供应，并备好浸泡肢体的塑料桶之类的容器。

二、接地线

是指仪器外壳连接大地的接地线。

（一）地线的作用

检测仪器机壳接地的作用有二：一是安全需要；二是抗干扰。神经电生理检测仪因为有电极与受检者皮肤或肌肉直接接触，如果仪器内部漏电或有其他设备漏电的导线搭在电生理设备上，没有接地线就可能造成受检者电击伤，也可能伤及操作者，重则可致命。

现代电生理检测仪虽不需专用电磁屏蔽，但由仪器电路工作原理决定必须有可靠的"零电位"参考点，这就是地线。良好的接地线可有效消除50Hz干扰，保证采集信号的准确、可靠。

（二）地线安装与维护

现代医疗建筑内应有合格的楼宇接地。部分建筑有专用地线接线柱，直接连接设备即可；无专用接线柱者，供电三相插座的中间接线即为合格地线，打开接线盒将其引出连接仪器亦可。在上述条件都不满足时，必须埋置专用地线。

地线埋置须请专业公司或电工完成，最好用一米见方、厚度5mm以上的铜板牢靠焊接（或螺栓紧固连接）直径不小于8mm铜质导线。铜板埋置深度不小于一米，且为地层原始土质，用土封埋之前在铜板周围加入食用盐1kg，并灌浇自来水约10kg，封埋好之后将导线引入室内。导线的阻抗测试读数应小于2Ω。在周边土层条件不许可、铜板只能埋置在浅层土中时，在干燥少雨季节，对铜板埋置处地面浇灌自来水，可有效降低地线阻抗，减小电生理仪器的干扰信号。

原则上不提倡以暖气管道、供水管道作为常规接地线，但在重症监护室或其他特殊场合使用时,为了消除干扰可作为临时措施。如果必须连接水管等,要在仪器连接主电源、未开机之前,用仪器的接地线快速触碰管道,如果有放电火花或者听到有"噼啪声",则绝不可连接地线在此管道上。作为临时措施,还可以尝试将接地线扣在铝合金窗框上,在接触部位放置一块生理盐水浸湿的纱布,有时也可起到消除干扰的作用。

三、房间布局

神经电生理实验室工作用房要根据单位实际情况而定,下面以各方面条件许可情况下,具有多台检测设备的电生理中心较为理想的布局供参考。如图3-1所示。

规模较小的实验室也应具备检测间和报告间,这样利于提高工作效率。有多个检测间时,应专设一间独立、隔音效果较好的房间作为检测儿童和重症患者专用,以免影响其他患者;其他检测间与报告间可采用半墙隔断,利于通风。检测间内设备布局除便于检测外,应考虑受检者隐私保护,门的大小应容许轮椅和医用推车方便出入。其他诸如洗手池等附属设施也应齐全。

四、网络与通讯

现代电生理实验室网络设施必不可少,且应有多套不同网络用于完成不同功能,网络间在严密防火墙隔离情况下,应容许特定数据传递。如图3-2所示。

(一)内部网络

用来连接实验室内所有检测仪器,包括用于报告书写和审阅的计算机,方便内部数据的传输。对外应设严密防火墙。

(二)医院管理网络

报告计算机透过防火墙与医院管理系统相连,便于查阅患者资料、提交报告以及完成诸如记账之类的事务性工作。

(三)外部网络

教学用计算机不止可以连接医院管理网络,也可以连接外部网络,方便与别的实验室远程交流等,此计算机使用应严格限制权限。

(四)内部电话

内部电话也是电生理实验室必备设施。

五、消防与电源控制

(一)电源设备与控制

在供电条件较好的情况下,神经电生理实验室无须特殊供电,使用市电即可。但应在每台设备上配备不间断电源(UPS),在市电故障时保证设备正常工作10分钟左右即可,以便快速完成检

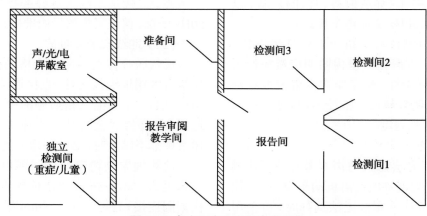

图 3-1　电生理中心布局参考示意

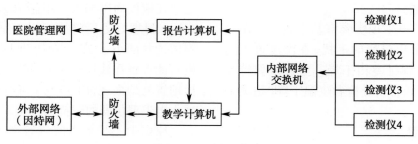

图 3-2　网络结构示意

测和保存数据。若市电干扰过大，又无法独立供电时，应配备大功率独立洁净电源为整个实验室供电。

无论何种供电形式，都应有一个总电源开关，最好为空气开关，夜间无人值守时，断开总开关。

（二）消防设施

实验室构建还应考虑满足消防要求，配备必要消防设施和器材，以防意外。

第二节　仪器设备组成及要求

一、概述

"工欲善其事，必先利其器"。一台好的检测设备是完成诊断的必备条件。在早期，受设备功能的限制，肌电图检测和诱发电位检测是独立的两个部门。现代电生理设备已将二者功能整合为一台设备，从使用功能划分，大致可分为以下几种。

（一）门诊检测

常规肌电图诱发电位仪，是最常见的临床神经电生理仪器，包括肌电图和诱发电位门诊检测、诊断所需的所有项目，有些设备还整合了一些非常规检测项目。

此类设备选择时首先要考虑输入通道数，即可同时采集数据的导联数。较早型号多为2通道或4通道。2通道设备由于通道数少在进行诱发电位检测时有些不便，目前市场主流设备，2通道已经很少见，多为4通道，更有10通道甚至更多。

（二）术中监测专用

专用的神经电生理术中监护仪，包括肌电图和诱发电位用于术中监护的所有程序，但不包括门诊检测程序。适用于术中监护需求量大的实验室，一般长期放置在手术室中。用于颅脑外科、脊柱外科等监测项目较多的设备通道数通常要达到或超过10个；用于手外科及其他周围神经监护的设备通道数通常4～10个。

（三）门诊和术中两用设备

此类设备将上述两种设备的功能整合在一台设备上，具有足够数量的通道，既可满足门诊使用，也可满足术中监护。适用于术中监护量不大的实验室。

近年来，神经超声技术多有报道且较多关注其与神经电生理检测的联合应用，亦有厂商将神经超声功能整合进常规肌电图诱发电位仪中。

（四）设备选择的基本原则

第一，设备选购要依据需求。仅用于门诊检测的无须带有术中监护程序的设备；未来有可能开展术中监护的、又无法预测监护需求量的，应考虑选购两用设备；以科研为主的，则应选购支持二次开发、多道输入的设备。功能上，原则是现在够用、留有发展空间即可，一味追求高大全的采购思想，会造成不必要的浪费。

第二，要考虑配件和耗材的易得性与价格。设备运行中，零配件的损耗、耗材如果不能及时补充，则会严重影响工作正常开展，耗材价格太贵，无疑会增加运营成本。

第三，要有及时、完善的售后服务。不能要求每一个临床神经电生理医生都精通设备维修和故障排除，而设备使用中，总会发生各种意想不到的故障影响使用。所以售后服务是选购设备考虑的重要选项。

第四，价格性价比是自然要考虑的问题。

二、设备构成及基本原理

肌电图诱发电位仪从最早的电子管时代，历经晶体管时代、小规模集成电路时代等，发展至今已经进入了PC计算机主控、大规模集成电路的时代。但是万变不离其宗，仪器的主要功能模块并未发生本质改变，只是将很多功能集成或由硬件电路处理改为软件处理。

本质上讲，肌电图诱发电位仪是一个微弱电信号的高精度放大器，其主要功能模块如图3-3所示。

输入输出信号处理流程如下：

（一）信号流

生物电信号输入、处理、显示的流程如下：

电极→电极线→前置放大器→二级放大→模数转换→计算机主机→显示→打印。

（二）控制流

计算机主机发出相应控制信号经控制单元处理，分别控制前置放大器、二级放大、模数转换、扬声器，其方式是通过设置不同参数来实现。输出通路中，刺激单元为主要部分，控制单元设置好相应参数，刺激单元将输出相应声、光、电信号，这些信号通常以脉冲形式输出。

（三）打印机

现代肌电图诱发电位仪都应该配备用于报

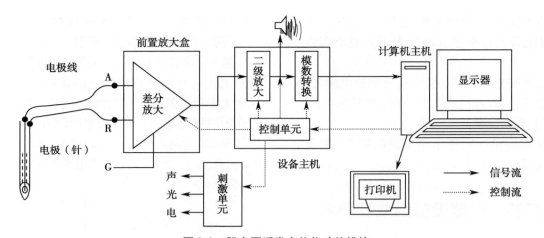

图 3-3 肌电图诱发电位仪功能模块
注：A，活动（主）输入极；R，参考输入极；G，地线。

告、波形输出的打印设备，电生理报告通常不需要彩色输出，使用激光打印机可以加快速度和降低成本。

以下分述各功能模块原理及其重要参数。

三、电极与电极线

（一）常用电极简介

临床肌电图诱发电位检测根据不同需求、不同项目及操作习惯的不同选择相应电极。在同一个项目中也有理念、习惯不同而选择不同的方法，至于各自的优势并无统一认识。

（二）同心针电极

构成：同心针电极分针柄（接头）、针体、针尖三部分。如图 3-4 所示。

用途：针极肌电图检测。

用法：参见第五章第二节。

规格型号：常用的同心针电极规格及其适用范围见表 3-1。

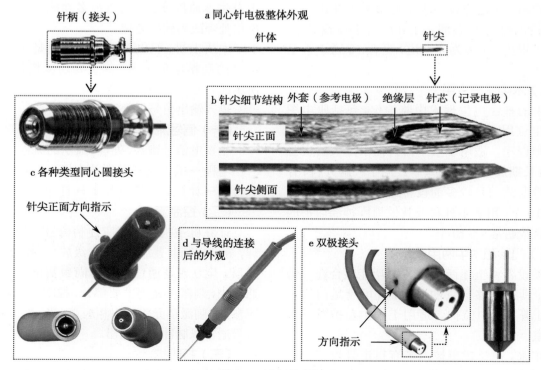

图 3-4 同心针电极

表 3-1 部分同心针电极规格及适用范围

长度/mm	直径/mm	适用	备注
25	0.35	婴幼儿/成人颜面部	
28	0.45	手部/足部	
38	0.45	肢体/躯干	
50	0.45	肢体/躯干	
≥60	≥0.50	肢体/躯干（深部）	肥胖者

图 3-4a 示同心针电极外观分针体、针尖、针柄（接头）三部分。图 3-4b 为针尖放大后的细节，其各方向的角度均为在工程学、生物学研究及临床研究基础上确定的，可保证采集数据的准确性，使用中应小心保护。图 3-4c 为目前广泛使用的各种同心圆接头（针柄），有些带有针尖斜面指示，利于临床检测时进针方向的选择。每一种针柄均有其对应的导线接头，有些型号的针柄因规格不同也有不同的导线接头，使用中应注意其匹配（图 3-4c、d）。图 3-4e 为早期广泛使用的双极接头，尽管在针柄和导线接头上均有方向指示标记，但临床使用中常发生记录电极、参考电极接反的情况，导致采集的波形翻转（同心圆接头不会发生）影响波形识别，目前已基本弃用。

材质：为了保证针的强度，一般针的外套采用特种不锈钢，针芯则有黄铜、银合金、铂金、镍合金等材质，以黄铜和银合金较为多见。二者之间填充绝缘材料，接头内多为塑料材质绝缘材料隔离外套和针芯的连接线。

清洁消毒方式：可重复使用的同心针电极用过后，应洗净再进行灭菌处理。推荐采用环氧乙烷灭菌消毒；也可戊二醛浸泡针体（不可淹没针柄即接头）10 小时以上，生理盐水冲洗后使用；还有用特制煮沸器煮沸针体 30 分钟的方法。

乙醇类消毒液易造成电极间绝缘材料变性，不建议使用乙醇清洁，常用的高压高温灭菌消毒法可导致针体中的绝缘层和接头处的塑料成分受热膨胀损坏电极，禁止使用。

一次性使用的同心针电极在出厂时已严格灭菌处理，可有效避免交叉感染，各实验室可根据当地政策法规的规定酌情使用。

注意事项：同心针电极在使用中切忌折弯，折弯后的电极即使处理平直，也可能造成针芯断裂或绝缘层破坏，电极也就报废了。

（三）同心针电极线

用途：传输同心针电极采集到的肌电信号至前置放大器。

结构：由电极接头、导线和放大器插头三部分组成。

规格型号：电极接头必须选择与所用同心针电极匹配。

导线一般有两种：一种为并行双信号线、单独屏蔽；另一种为并行双信号线、共用屏蔽。无论何种导线，均应注意信号线不能绞扭、打结和用力折弯，否则会影响信号质量、甚至导致金属线芯断裂。

通用的电极线插头为标准 DIN 插头，分为 5 脚（芯，即接线柱）和 6 脚两种规格（图 3-5），信号线通常接第 1 脚（对应针芯，记录电极）和第 2 脚（针外套，参考电极）。一般 5 脚 DIN 头可插接 6 脚插座，因为第 6 脚通常为浮空，也有接在导线屏蔽层或机内地线的，5 脚插头连接可能会使信号质量变差。不同厂商由于采用欧、美标准的不同，第 1 脚或第 2 脚对应放大器输入的记录电极和参考电极不同，原机配线一般是正确的，若采购不同品牌的电极线，则应保证接线对应方式正确——本质

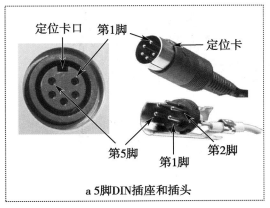

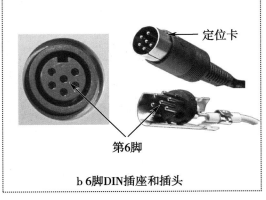

图 3-5 标准 DIN 插头与插座

是放大器的 A 脚要对应同心针电极的针芯，否则波形将倒置，信号质量也会变差。

注意事项：同心针电极线使用时应小心保护针体与接头连接处，不要过度折弯，否则容易在此处发生导线内部的信号线折断。

门诊检测同心针电极导线无须灭菌，用于术中监护时应环氧乙烷灭菌。

（四）表面电极与皮下电极及导线

用途：感觉神经传导速度检测、各种诱发电位检测、运动神经传导速度及各种反射、F 波检测。

规格型号：常用的表面电极有盘状电极、胶粘电极、环状电极；皮下电极有专用皮下针电极，现在多以长度 13～15mm 针灸毫针替代。如图 3-6 所示。

表面电极和皮下电极连接放大器的导线多为单极线，带或不带屏蔽层，用标准 DIN1.5 插头（脑电图通用）连接放大器。也有用 DIN5/6 脚插头、导线类似于针极肌电图连接线，前端引出 2 或 3 根单极线接鳄鱼夹。少部分专用皮下针电极需专用接头连接，多数可用鳄鱼夹连接。

用法：使用表面电极时，应先处理记录部位皮肤，即用磨砂膏或医用砂纸磨去角质层、乙醇脱脂、生理盐水清洁、干棉签擦拭。盘状电极敷适量导电膏胶布固定；导电胶粘电极直接粘贴即可，重复使用次数不宜过多，且应注意保护连接部分。

使用皮下电极时，用碘伏消毒记录部位，将电极以约 30°角刺入皮下即可。应避开动静脉血管，以免引起出血；若刺入肌腱，会带来较大干扰，也应避免。

使用鳄鱼夹连接时要注意调整好方向、角度，一方面不能使皮下针电极受力过大，另一方面防止两个鳄鱼夹触碰在一起造成短路。

表面电极与皮下电极的选择，不同实验室有不同喜好。一般认为表面电极无创、受检者易接受，但如果用砂纸磨掉角质层，造成的疼痛感与皮下电极刺入并无太大差异。

用针灸毫针替代专用皮下电极，一次性使用后抛弃。首先可有效避免交叉感染的问题，其次记录点距离测量准确，再次可大大降低成本，最后其带来的痛苦感亦在可承受范围。但对于已知凝血机制障碍患者，或事先不知道凝血障碍，对第一处扎针后出血较多的受检者，应改用表面电极。婴幼儿、超高龄老人等依从性较差、不能接受皮下电极者也应使用表面电极。

（五）特种电极

为满足检测某些特殊部位肌肉或神经的临床需求，厂商还设计生产了一些特殊电极。这些电极部分实用价值较大，沿用至今；部分因各种原因，已不再使用。

肉毒毒素注射肌电图电极：用于在肌电图监测痉挛放电下，有针对性的肉毒毒素注射治疗痉挛性疾病的专用电极（图 3-7）。

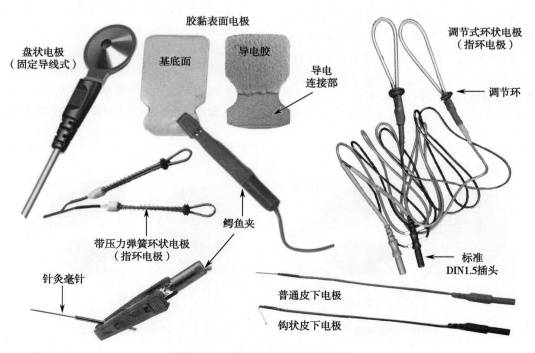

图 3-6 各种表面电极和皮下电极

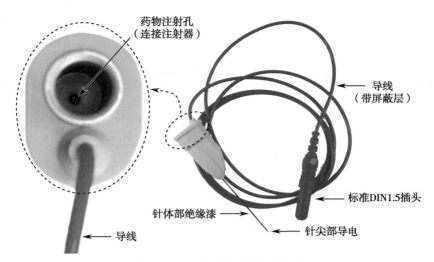

图 3-7 肉毒毒素注射肌电图电极

单极深部电极：直径一般为 0.8～1.0mm，长度从 20～120mm 不等，针尖处通常为三棱形、仅有约 3mm 导电，针体覆盖一层无毒绝缘漆，针柄既可接标准皮下电极接口，也可接鳄鱼夹。用于引出深部神经组织电信号且不受浅层肌肉、皮肤的影响；或者用于深部神经直接刺激。由于针体较粗，组织创伤较大，带来的痛感较强，所以并不作为常规电极使用。

单纤维肌电图电极：为单纤维肌电图检测专用电极，昂贵且易损，非常规检测使用。

食管电极：为直径约 2mm、长约 80～100mm 的无毒塑料管状基质，顶部为两个金属环，由两条细导线在基质中央引出，接 DIN1.5 插头。经食管送入贲门水平，用于检测膈肌表面肌电图。

手套电极：又称阴部电极，一般在手套的示指掌侧面并列固定两条薄片状导体作为记录电极。使用时戴好手套、示指伸入肛门，记录膀胱逼尿肌、肛门括约肌表面肌电图，实用价值有限，现已不多用。

（六）地电极（地线）

地电极是指仪器放大器与受检者皮肤的连接电极，简称为地线，常见的专用地线如图 3-8 所示。

过去一般仪器配置的专用地线为内置导电金属片的魔术贴，使用时要用生理盐水浸湿，其缺点是使用麻烦且容易生锈，特别是接头处容易生锈、断裂。现多采用标准心电图腕夹电极作为地电极，用鳄鱼夹连接，使用时在金属片上涂抹生理盐水即可，方便可靠。某些特殊部位检测必需时，也可用胶粘表面电极、皮下电极等替代地线。

（七）关于电极阻抗

现代电生理检测仪均设有简便、可靠的电极阻抗测量方式。操作者要养成一个良好的习惯：在进入任何一个检测程序之前，应首先测试各电极阻抗。

足够小的电极阻抗是保证检测成功的前提条件之一。一般来讲，表面电极、皮下电极、地电极要求阻抗小于 5kΩ。当皮肤处理无法达到小于 5kΩ 时，且尽量保证记录电极与参考电极的"阻

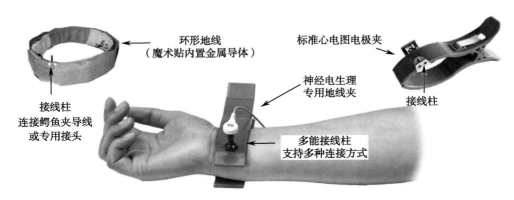

图 3-8 常见地线种类

抗平衡"——即二者阻抗差值尽量小。一般情况下，超过 50kΩ 的电极阻抗无法正常完成检测；超过 100kΩ 或者更高，提示电极、电极连接部接触不良，或者电极线内部导线有可能虚接、断路。

同心针电极针芯的阻抗在正常情况下就比较高，通常要求不超过 50kΩ，如果超过则应进行相应处理。

四、前置放大器（盒）

放大器作为神经电生理检测设备电路部分的第一级，直接接受导线送来的微弱电信号，其质量好坏决定整个设备的品质。二十余年前，由于国内电子元器件生产水平较低、国际上对高质量元器件的封锁，国产肌电图诱发电位仪主要受限于前置放大器的品质，很少有能满足临床需求的产品。近十余年来，国产设备随着国内电子元器件品质的提高，前置放大器品质已经达到可与进口设备匹敌的水平。

（一）差分放大原理及主要参数

为实现对微弱电信号放大，放大电路通常要采用差分放大原理设计，对其有基本概念性的了解，有助于理解放大器各参数的要求和设置。如图 3-9 所示。

如图 3-9a 所示，对于输入信号 U，放大电路输入级相当于一个负载 R0，在任一时刻信号 U 可等效为一个电源 E，电源有内阻 r0，r0 通常为不变值，根据电源 - 电阻电路原理可知，R0 越大则其两端的电压越接近 E 的真实值。R0 本质上就是放大器的输入阻抗，由此可见前置放大器的输入阻抗越大越好。现代肌电图诱发电位仪的输入阻抗可达 3 000MΩ 以上。

差分放大器工作原理不是直接放大两个输入级（A、R）间的信号，而是以地电极 G 为零电位参考，分别得到 A-G 和 R-G 的信号，将两个信号加以比较、并将其"差别"加以放大，如图 3-9b 所示；两

个信号若无差别，则视作 0，如图中 3-9c 所示。电路原理上将差分放大电路两输入电极之间无差别的信号称为"共模信号"，用"共模抑制比"作为衡量差分放大电路将共模信号降为 0 的能力，其单位为 dB。前置放大器的共模抑制比越大越好。现代肌电图诱发电位仪的共模抑制比要求达到或大于 115dB。

由上述差分放大器原理可知，地电极 G 作为两个输入级的公共参考点，对其正确使用极其重要。即患者接地线，由共模放大器原理可知在选择受检者身体上连接地电极 G 的部位时应尽量远离检测信号发生源，以免将信号波形作为共模信号引入地电极从而影响信号波形的检出。地电极接触不良则是采集信号干扰过大的主要原因之一。

（二）频率特性

一个放大电路通常对一个频率范围内的信号具有稳定的放大倍率，称为通频带，超过这个范围则信号发生明显失真。通频带的最低频率称为低频（下）截止频率、最高频率称为高频（上）截止频率。生物电信号通常频率较低，要求放大器的通频带在 0.1～10kHz。通常放大器的硬件通频带可通过参数设置（滤波范围）改变，设置操作在各检测程序中完成。

（三）通道与导联的设置

每一个通道由主记录电极（A）和参考电极（R）构成，通常有几个通道就有几个插口。有些设备具有"蒙太奇头盒"，给通道设置与导联组合带来极大方便，但需要在参数设置中将每个通道的导联方法、滤波范围等设置正确，否则将影响采样质量。对于蒙太奇头盒，还有一点要特别注意，在其用于连接同心针电极的专用接口（DIN5/6）旁通常有连接单极导线的插孔（DIN1.5）。在 DIN5/6 上连接导线用于肌电图检测时，DIN1.5 插孔上不可同时连接单极导线，即使单极导线浮空也会严重影响针极肌电图采集信号质量。如图 3-10 所示。

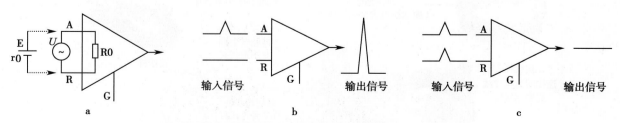

图 3-9　差分放大器原理

注：a. 差分放大器结构示意；b. 两输入极 A、R 间小的信号差异被放大；c. 两输入极 A、R 输入信号均有变化，但无差异，输出信号为 0（直线）。

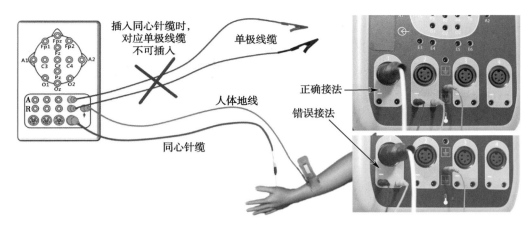

图 3-10　蒙太奇头盒肌电图正确和错误的接线示意

（四）信噪比

放大器在放大信号的同时，也会放大噪声（无规则、持续的背景干扰信号），放大后的信号功率与噪声功率比值称为信噪比。显然，放大器信噪比越高越好，电生理检测仪信噪比是否达标，需要专用仪器检测。

五、设备主机

（一）模数转换单元

经放大单元放大到合适大小的生物电信号传递给 A/D 转换器生成数字信号。A/D 的两个关键参数为位深度和转换速率，分别决定对采集信号的空间分辨率和时间分辨率。

位深度：即转换后的二进制位数，位数越多越精确，对信号大小的微小变化识别率越高。例如，在送入 A/D 的电压一定时，8 位 A/D 转换范围为 0 至 255（$2^8=256$），12 位 A/D 则为 0 至 4 095（$2^{12}=4\,096$），依此类推。现代肌电图诱发电位仪 A/D 转换位数至少应为 12~16 位，有些仪器转换位数可达 24 位（16 777 216）。比 24 位更高的转换位数则无必要。

转换速率：也称采样频率，速率越高对信号随时间的微小变化识别率越高。神经电生理检测项目不同，对转换速率要求也不同，基本原则是信号频率越高、转换速率越快。在各程序中设置好扫描速度，程序则会自动设置合适的转换速率。

足够的位深度和转换速率是采集到真实波形信号的保障，但过高的位深度和转换速率除大幅度增加成本外，并不能再提高采样精度，是无必要的。

（二）控制单元

控制单元连接并控制放大器、刺激单元、模数

转换、数模转换、扬声器等，实现检测程序对各部分电路的工作状态设置和数据交换。控制单元对用户是"透明"的，其结果总是通过被控制部分的功能改变来体现。

（三）刺激单元

刺激单元也可称刺激器、刺激发生器，通常为一个外置的、独立封装的盒子，也有内置在设备主机中，具有各种刺激的输出插孔。刺激单元输出的主要有直流电脉冲、声刺激、闪光刺激和棋盘格模式翻转刺激等。

六、电刺激与电刺激器

方波脉冲电刺激是肌电图诱发电位仪必须具备的刺激输出，主要用于兴奋周围神经，术中监护时，也被用于兴奋运动皮质。输出的刺激波形、接口及刺激电极如图 3-11 所示。部分设备具有不止一个电刺激输出接口，用于需要同时刺激或轮流交替刺激的检测项目以及术中监护。

（一）刺激方式

电刺激输出依照电路原理不同，有恒流方式和恒压方式的区别。有些设备同时具备两种刺激方式，且检测程序可在二者间切换。

恒压（变流）方式：指无论施加于何种刺激对象，刺激输出电压总是保持不变，刺激强度用输出电流量的大小调节。恒定电压值一般为直流 300V，用于皮肤表面刺激时，刺激强度调节范围 0~100mA、调节精度为 0.1mA；用于单极电极深部近神经刺激、术中神经干刺激或大脑皮质刺激时，刺激强度调节范围 0~30mA、调节精度为 0.01mA。常规检测项目周围神经电刺激一般都采用恒压方式。

恒流（变压）方式：指无论施加于何种刺激对

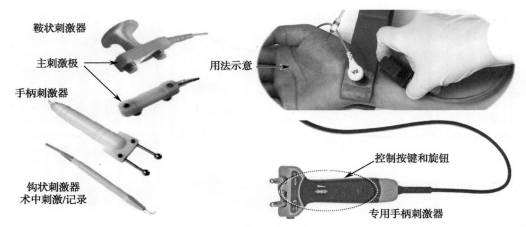

鞍状刺激器

主刺激极

手柄刺激器

钩状刺激器
术中刺激/记录

用法示意

控制按键和旋钮

专用手柄刺激器

图 3-11　不同类型的刺激电极

象，刺激输出电流总是保持不变，刺激强度用输出电压值的大小调节。恒定电流值一般为直流100mA，用于皮肤刺激时强度调节范围0～300V，调节精度为0.5V；用于单极电极深部近神经刺激、术中大脑皮质刺激时，刺激强度调节范围0～100V，调节精度为0.1～0.5V。术中头皮刺激运动皮质时，最高刺激电压可达500～800V。

（二）刺激脉冲

刺激脉宽：也称刺激持续时间。在刺激电流/电压值不变的情况下，脉宽越宽总刺激强度越大，刺激脉宽调节范围一般在0.01～1ms。常规检测一般用0.1～0.2ms，对于皮肤阻抗过大、过度肥胖、皮下水肿等受检者，可适当增加脉宽以增加总刺激强度，达到兴奋周围神经的目的，但增加刺激脉宽会带来更大的刺激伪迹，一般不建议刺激脉宽超过0.5ms。

刺激速率：又称刺激频率、刺激间隔时间等，指每秒钟输出的刺激脉冲个数，与每个检测程序所测信号的分析时间（扫描速度）相关。

脉冲极性：电生理仪器脉冲电流刺激输出通常为负向脉冲，有些项目也可选择负/正交替输出。部分设备也可设置为正向脉冲刺激，较少使用。

（三）刺激电极

刺激电极通常被简称为刺激器，临床检测常用刺激器为鞍状刺激器和手柄刺激器（见图3-11）。用于记录的表面电极也可用作刺激电极，同样也可将鞍状刺激器和手柄刺激器用于记录。下面介绍几种常见刺激器的使用方法和适用范围。

鞍状刺激器与刺激极性：刺激电极分主刺激极（负极）和辅助刺激极（参考刺激极；正极），一般引出导线的一端为正极，另一端为负极。仪器端

接口为DIN5/6的刺激器，使用时应注意1号接脚的正负极不同厂商定义可能不同，极性倒置会造成刺激位置不准确影响检测数据。

手柄刺激器：可以理解为变形的鞍状刺激器，适用于某些体位受限情况下使用。部分操作者比较偏爱，常用其替代鞍状刺激器。其缺点有重量较大、刺激位置不易掌控、容易混淆正负极等，使用时应注意避免。现代专用手柄刺激器在手柄上集成了多个旋钮、按键，可在不使用控制面板和计算机键盘情况下，完成常规检测大部分项目，熟练操作这些按键为检测带来极大方便、节约检测时间。专用手柄刺激器由专用导线和接口连接仪器，对其导线的保护尤为重要，一旦受损常需重新购置或返厂维修。专用手柄刺激器多可以将刺激头更换为DIN1.5插头转接为鞍状刺激器或其他刺激电极，通用手柄刺激器一般用DIN5/6或DIN1.5插头与仪器连接。

环状刺激器：用于记录的环状电极（指环电极）也可以用于刺激，适用于手指、足趾、阴茎等部位。使用时需要注意刺激极性不要接反，而且要防止接头处短路（两个接头接触在一起），造成刺激不能正确施加给刺激部位皮肤。

胶粘电极刺激器：与指环电极一样，胶粘电极也可作为刺激电极使用，通常用于术中监护需固定刺激部位给予长时间多次反复刺激。门诊检测也用胶粘电极在特殊部位刺激时使用。

（四）刺激电极阻抗与刺激伪迹

无论采用何种刺激电极，都要注意保证电极阻抗小于10kΩ。阻抗过高将影响神经刺激效果。

阻抗指示：部分设备具有刺激阻抗过高警示功能，以不同颜色LED显示、屏幕指示等表示阻

抗是否在容许范围。如果所用设备不具备此功能，因刺激效果不佳而怀疑刺激电极阻抗过高时，可将刺激器连接到某个输入导联测量其阻抗。

刺激伪迹：皮肤表面电刺激或大或小总会有因刺激电流导致的信号干扰，称为刺激伪迹。一般来讲，刺激伪迹波幅有限、持续时间很短，不影响目标分析信号波形。但刺激伪迹过大则会影响波形识别，需要采取措施消除。

七、听觉刺激与耳机选择

现代电生理检测仪标准配置均为耳机，主要用于听觉系统电生理检测。这里介绍与仪器配置、参数相关的内容。

（一）脉冲声刺激

将脉冲电流输入耳机线圈，驱动耳机振动膜可产生脉冲声。脉冲声刺激是现代电生理仪基本配置之一，脉冲频率和脉宽视检测需要在一定范围内可调，部分设备为分级调节，也有连续可调的。

（二）脉冲声类型

声刺激器的声音类型可选择短声、短音、短纯音、连续纯音等。

（三）刺激声强度

刺激声的声强应在一定范围内连续或分级可调，最好有可选的"最大声强限制"功能。

（四）耳机选择

用于听力测定的专用耳机 TDH39 和 TDH49 均可作为神经电生理检测的声刺激器。也有设备配有参数、规格、精度与上述专用耳机相符合的其他替代型号耳机。用于术中监护、危重症床旁检测、婴幼儿检测等时，可选用符合 TDH39/49 标准的气道耳机。气道耳机的振动膜远离外耳，声音经过一个软质气导管传入外耳道。气道耳机的接口可为专用插头或 DIN5/6。如图3-12所示。

（五）其他声音刺激

作为一般门诊检测、术中监护等应用的设备，上述声刺激器已可满足要求。如果作为研究性用途，声刺激控制单元最好提供"可编程"功能，即支持由用户在检测程序界面中定义输出以文件或其他形式存储的声音、音乐等。可编程功能非肌电图诱发电位仪标准配置，需与厂商沟通另行购置。

八、视觉刺激

人类视觉系统较为复杂，相应而言，视觉刺激及视觉电生理研究也就更为复杂。

（一）闪光刺激器

将脉冲电流输入发光元件（发光二极管等）可产生脉冲式闪光，用于闪光刺激诱发电位检测。脉冲频率、脉宽（闪光持续时间）可调。若操作者在检测程序中可设置闪光刺激器的光照度和光的颜色，则可满足某些特殊患者检测和研究性应用，但目前多数设备不支持。

（二）棋盘格模式翻转刺激器

现代棋盘格视觉刺激器均为标准显示器。应注意选择高质量显示器，保证其亮度、对比度、闪烁等指标符合要求。

（三）其他视觉刺激方式

在研究与大脑高级功能相关的事件相关诱发电位时，有时需要文字、图形、图案、视频等复杂视觉刺激，需要仪器提供相关程序，但这些功能也非常规肌电图诱发电位仪的标准配置。

九、计算机主机

选购仪器时，整个设备性能与计算机主机的硬件配置、软件系统有很大关系，应作为选择的指标之一。

（一）硬件配置

影响计算机性能的硬件主要是 CPU、内存、硬盘，其他硬件配置对于电生理检测而言无特殊要求。硬件配置过低会在使用一段时间后出现运行速度减慢甚至卡顿影响检测；过高配置也是不必

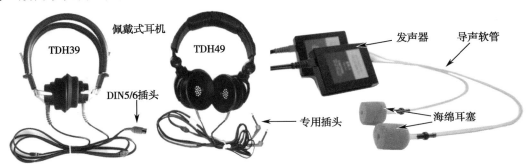

图 3-12　标准 TDH 耳机与气道耳机

要的浪费。由于计算机硬件性能发展速度惊人，选择设备时应掌握的一般原则是：CPU、内存、硬盘均选择可靠的、故障率低的品牌，性能方面选择当时的主流配置即可。部分设备选用工控机主板搭建，可靠性较高。

（二）公用软件

文字处理软件（多为 WORD）是必要的公共软件，除此之外，作为一台专用检测仪器，不推荐安装与工作无关的过多软件。过多软件不仅会影响计算机运行速度，而且可能导致计算机系统崩溃影响工作。

为了保留原始动态资料，以便于患者复诊或交流、教学使用，屏幕录像软件是可选择的公用软件之一，但应购买正版。屏幕录像软件通常要求硬件配置较高，应与厂商沟通，选择较高配置硬件或升级硬件配置。

为了防止计算机病毒感染导致系统崩溃，不推荐检测设备连接外部网络。如果由于远程会诊、教学、协作等需要，必须连接因特网，则应在网络工程师指导下，设置专用防火墙以保证系统和数据安全。

简单的数据处理（如 EXCEL 等）、统计学软件，根据实验室需要酌情考虑，一般推荐安装在专用的报告处理计算机里。

肌电图诱发电位仪的计算机主机里绝对禁止安装使用游戏类、网络影视观看类软件。

（三）神经电生理检测软件

检测程序软件是仪器的主体软件，包含所有检测项目。不同厂商设备虽有各自独特的界面操作方法，但不应存在检测项目的本质不同。对于操作者而言，仅涉及使用习惯的问题。

1. 通道定义与阻抗测试 在每一个检测程序中，应支持多通道采集，每个通道可单独阻抗测试、定义名称及与曲线的对应关系等。程序应容许定义屏幕中显示的波形总数、显示方式，并可以定义每个波形标题名称。

2. 灵敏度 这里的灵敏度主要指显示灵敏度，也称分辨率，即每格（D）代表的波幅电压（mV 或 μV）值，表示为 mV/D 或 μV/D。灵敏度由于所测信号的大小不同，变化范围可在 0.1μV～10mV 自行设定，数值越小灵敏度越高、反之灵敏度越低，设置的原则是最高波幅恰好充满显示范围又不超出。波形超出显示范围的部分会显示为直线，称为出现削顶现象。灵敏度设定过低，显示的曲线平坦，较小的波形成分将无法辨识。每个检测程序采集信号幅度不同，灵敏度均应设置在合适范围。大多数设备采样分辨率（放大器放大倍数）与显示灵敏度设定自动关联，如果显示灵敏度设置过低，不仅显示波形不易分辨，而且由于放大倍数过低，波形的细节也不能被正确采集。即使在采集完成后提高显示灵敏度，显示波幅虽然提高，但波形细节也不能显现。如图 3-13 所示。

最新的肌电图诱发电位仪对显示灵敏度与采样灵敏度之间的关系处理已有新的算法，可在较低灵敏度采集的情况下，用较高灵敏度显示波形与正常采集没有肉眼可分辨的差异。虽然此功能容许操作者灵敏度设置有一定程度误差，但仍建议采集时设置合适的灵敏度。

3. 扫描速度与数据缓冲 扫描速度指程序显示中每格（D）代表的时间（ms）值，表示为 ms/D。每一条曲线的总格数乘以扫描速度为总分析时间，扫描速度、总格数、分析时间在每个检测程序中可能不同。在特定程序中，总格数一般是固定的，根据分析信号的不同，扫描速度应容许用户在一定范围内可调整，分析时间随扫描速度调整而变。

检测程序中数据缓冲区的大小与分析时间和采样精度（每毫秒采样个数）相关。现有设备大多采用固定缓冲区模式，在采集完成后改变扫描速度，曲线发生如图 3-14 的变化，无法提供更多期望的后续波形细节观察。

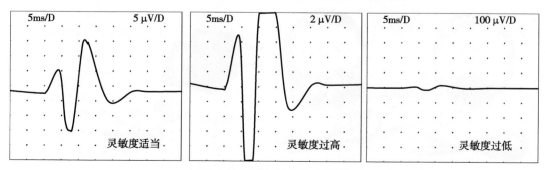

图 3-13 不同灵敏度的波形表现

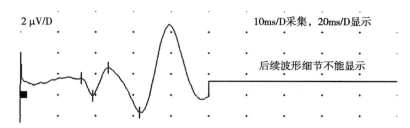

图 3-14 采样精度对波形分析的影响

理想的缓冲设置为：以容许的最短分析时间（最快扫描速度）设定采样精度、以最长分析时间采集数据。这样做的好处是在采集完成后改变扫描速度观察波形时，既不会出现因采样精度过低而显示折线，也不会出现因采样时间不足而导致后续波形缺失。这样的数据缓冲设置为波形分析提供很大便利，但会大大增加数据量，在永久保存时，采用一定取舍方法则可以兼顾精度和数据量。此功能在神经传导速度、多种诱发电位检测的波形出现异常时均有极大意义。

4. 滤波范围　虽然要求放大器电路有很宽的通频带，但临床检测的每个项目所采集的目标信号均有特定的频率范围，超出这个范围的信号对目标信号而言反而会引入更多的干扰信号，所以需要设定高频截止频率和低频截止频率——即滤波范围。滤波范围一般可与扫描速度相关联：扫描速度快（分析时间短），则高频截止与低频截止频率较高；反之，截止频率较低。临床上经常遇到无意中或因为特殊需要改变滤波范围，致使在其后的检测中采集的信号变差。所以在遇到出波不好时，应再次确认滤波范围是否正确。滤波范围改变会导致采集到的波形形态、波幅改变，建议不要随意改变每个检测程序设定好的滤波范围。

5. 刺激速率　刺激速率又称刺激频率，用 Hz 表示。刺激速率的大小设置首先取决于分析时间，刺激间隔时间（即一个刺激周期，为刺激速率的倒数）应大于分析时间；其次考虑采样信号为单次或叠加平均，单次采样速率一般不高于 1Hz，以便留有足够时间决定继续或停止刺激；最后，对需叠加平均的信号则应在分析时间容许的范围内和受检者可承受的前提下，选择较快刺激速率，以便缩短检测时间，并且将刺激速率值设为不能整除 50 的数值，例如 2.7、3.3 等，以利于消除 50Hz 工频干扰。

6. 工频陷波功能　50Hz 陷波功能在不同的设备中可能名称不同，例如 50Hz 排除、滤波等，其目的是特定地排除采集信号中的 50Hz 成分，以消除工频干扰。一般是在参数设置界面中有一个开关选项，通常选择打开。不是任何设备、任何程序中打开 50Hz 陷波都能改善采样信号质量，有时需要在试验后确定在哪些程序中打开、哪些程序中关闭 50Hz 陷波。

7. 波形后处理　在有些检测程序中，用户需要在采集完成后。对波形做一些必要的后处理。程序应支持对每条波形单独或所有波形作翻转、平滑、二次滤波、特殊滤波（功率谱滤波、能量滤波）等处理；数个波形间应可进行任意组合的相加、相减、自动重合、手动重合等后处理功能，以便根据需要观察波形的重复性、差异性等。

十、扬声器与打印机

（一）扬声器

这里的扬声器是指将肌电图波形信号放大到可以推动音圈振动而发声的专用扬声器，不是计算机开机时发出嘟嘟声的蜂鸣器、更不是前述用于输出声音刺激的耳机或扬声器。

肌电图仪使用扬声器源于电子管时代，那时肌电图信号显示设备为阴极射线荧光管显示器，只能显示一条曲线，每 0.1～0.2 秒扫描一次，肌电图信号的波形变化可以用"飞快"形容，人眼很难清楚分辨波形。工程师就想出了利用"人耳听觉记忆功能"的方法让肌电图医生"听到"信号波形——用肌电图波形信号驱动扬声器发声。这样做可以使医生不漏掉快速变化的肌电信号，所以就有了对肌电图检测中某些波形成分用形象的声音特征描述方法，例如，"听起来像雨点打在屋顶瓦片上的声音""像时钟嘀嗒声"等等。不可否认，这一技术对早年的肌电图检测起到了非常重要的作用，但这种靠听觉分辨波形的方法一方面不同设备的扬声器发声有差异，另一方面不同操作者对声音的感受不同会带来较大差异，故可靠性有限。

现代肌电图诱发电位仪的波形显示均为计算机显示器，显示方式常为多条曲线，人眼完全可以追踪屏幕内容，而且可以随时"冻结"屏幕回放历史波形，做到对波形的精细辨识。所以扬声器在现代肌电图仪使用中的价值相应变小，但因为习惯传承的原因，各厂家的设备通常都会保留扬声器功能。初学者在学习阶段，可用心体会二者之间的关联性，用声音作为快速判断肌电图改变趋势的补充。

一般情况下，在针极肌电图检测观察放松状态下的自发放电、轻用力收缩时的动作电位时建议打开扬声器；运动神经传导速度、F波和H反射检测时，也可打开扬声器。除此之外的其他检测项目应该关闭扬声器。

（二）打印机

打印机是肌电图诱发电位仪用于出具纸质报告及波形图的必备设备。因报告、波形图均为单色，推荐使用普通黑白激光打印机，既快速又节省。如果需要输出彩色报告或图形，可采用彩色喷墨打印机（速度较慢、成本较低）或彩色激光打印机（速度快、成本高）。

第三节 设备维护与保养

肌电图诱发电位仪作为一种电子仪器设备，对其良好的清洁、保护可以保证仪器正常工作、延长使用寿命。精心维护下，设备使用寿命可超过10年，随技术发展而更新性能者另当别论。一般的外部清洁、夜间停止使用严密遮盖等常规保护不再赘述。这里主要讨论可能影响设备使用的内部清洁保养，重点介绍一些配件、耗材的维护。

一、主机保养

仪器设备长期使用后，主机内部难免有灰尘进入。灰尘过多有可能在电路间形成小的干扰信号，所以要定期清洁。主机保养分专用主机、计算机主机，内部清洁保养最好由厂商售后工程师完成，如果必须使用者自己完成时，也应在工程师指导下，小心操作。一般来讲主机清洁每年进行一次即可。

肌电图诱发电位仪的前置放大盒与刺激单元一般均为密闭结构，无须内部清洁。若怀疑其内部积尘影响信号质量，必须由厂商售后工程师确认并完成清洁操作，使用者不得随意拆解。

二、配件与耗材维护

肌电图诱发电位仪的高值配件与耗材主要是同心针电极和各种导线，日常的正确使用和精心维护可大大延长使用寿命。但即使在正常使用的情况下，电极和导线也会出现一些小的故障。学会排除这些故障的方法，除延长使用寿命、减少延误工作时间外，可大幅度节约成本且利于环境保护。

（一）故障发现与初步定位

检测过程中发现采集的信号突然变差以至于无法分辨，要想到可能是电极或导线出现故障。应暂停检测，采取如下思路与方法初步判断故障类型：

测试阻抗，包括主记录极、参考极和地线阻抗。以同心针电极及导线为例，三者阻抗全部增高，通常为地线故障，检查是否接触不良，接触良好可更换地线再测试；地线接触阻抗正常，其余两极增高，更换通道插孔，更换后正常，再接回原通道又异常，则有可能为通道电路或插孔故障；仅主记录极或参考极阻抗增高，先考虑导线故障，更换导线再测阻抗；仅主记录极阻抗增高，可检查是否电极与导线接头的接触不良，调整导线或针电极接脚再测阻抗；若上述方法都不能解决，则可能为针电极故障，更换针电极；三者阻抗正常，而检测信号异常，检查参数设置是否正确。皮下电极（表面电极）可参照上述思路。

上述过程要尽量迅速完成，如果不能快速完成故障分析，则应第一时间更换新导线和电极，先完成检测，然后再分析、处理故障配件；更换配件还是不能解决的，应停止检测，与受检者良好沟通，约定继续检测的时间。

（二）同心针电极使用

近年来随着同心针电极成本下降以及考虑到交叉感染的风险，多数实验室开始使用一次性同心针电极，电极的质量保障依赖于生产厂商。临床使用中，在更换新的生产批次产品时，应留意观察在"正常肌肉"中验证各观察指标没有明显的变化。

可重复使用的同心针电极应养成在每次使用前检查针体与针柄（接头）结合部连接是否可靠的习惯，当发现有松动现象应做报废处理。若继续使用，就有可能造成针体脱落，一旦脱落的针体陷入皮肤内，将给受检者带来不必要的痛苦。

可重复使用同心针电极使用久后，发生针芯表面氧化会使阻抗增高影响检测结果，是常见故障之一。临床检测中，如果发现一个电极记录到各肌肉（特别是肢体远端肌）的 MUP 普遍减小，通常是针芯表面氧化所致。在过去有通过电解的方法解决针芯表面氧化问题，已较少使用；对于氧化的电极和针尖锋利度下降甚至产生"倒钩"的电极，还可采用打磨针尖的方法处理，也已非提倡方法。

（三）同心针电极及导线检测方法

在发生采集信号异常的情况下，若不能快速判明故障，推荐更换新电极、导线，尽快完成检测。对于可能发生故障的导线、电极，可采用水杯法模拟人体检测环境，通过测试阻抗，无须特殊仪器、仪表亦可准确判断故障原因（图 3-15）。

如图 3-15 所示，在塑料透明或纸质一次性水杯中盛约 1/3 蒸馏水（纯净水替代也可），针电极从杯子侧面近底部刺入水中，将地线置于水中、不要与针电极接触。地线、针电极及导线与放大器正确连接，打开测试阻抗界面，正常时会发现此时阻抗测试值读数很大。由于阻抗测试电路的差异，不同设备间阻抗值读数可不相同，即使同一个厂商生产的设备，也可能读数不同，这种现象是容许的。保持电极的位置不变、保持设备处于阻抗测试状态，在杯中缓慢加入生理盐水（可慢到一滴一滴地加入）或自来水，阻抗测试值的三种变化形式代表了电极的三种状态：开始时阻抗值很大、随着加入生理盐水逐渐减小——正常；开始时阻抗极小（可为 0 或接近 0）、加入生理盐水的过程中不变——电极或导线短路；阻抗值不随生理盐水加入而改变、一直保持很大——电极或导线断裂。当出现上述后两种情况时，通过更换导线或针电极重复测试，即可判明故障位置。该方法同样适用于鳄鱼夹导线或盘状电极导线的检测。

目前，已有最新型设备在前置放大器面板上集成了电极、导线通断检测端子，为临床操作提供了极大方便，参照使用说明书即可。

（四）导线极性的问题

由于不同设备对正负极定义的差异（本质来源于欧标、美标的差异），同心针电极的针芯连接放大器输入端口的正负极有区别，在购置配件时应注意是否与所用设备匹配。一个实验室可能会有不同机型，配件使用时也应注意不能搞混。判断极性是否正确的最简单方法是观察常用观测波形的方向是否正确。

若仅有一种电极导线而恰好极性相反，交换导线 DIN5/6 插头里第 1 脚与第 2 脚两个信号线的连接位置即可。该操作通常需请设备维修专业人员进行，有条件的实验室也可自行完成。

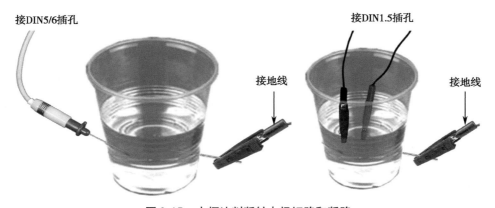

接DIN5/6插孔　　　　　接DIN1.5插孔　　接地线　　接地线

图 3-15　水杯法判断针电极短路和断路

第四章

神经系统解剖学和生理学及病理学基础

第一节　神经系统解剖学和生理学概论

西医学对人体的研究从大体解剖、总体功能，到局部解剖、局部功能，再到显微解剖、精细功能研究，直至超微结构、生物化学、分子生物学等研究。其趋势为越来越微观，用精确的微观改变解释临床的宏观表现。本质上所有临床表现都有其相应的解剖学、生理学、生物学改变基础。

临床神经电生理检测作为神经系统功能研究的物理医学手段，与神经系统解剖学、生理学、病理学及病理生理学的关系极为密切，它们是临床电生理医生需要牢固掌握的医学基础知识。要求是：解剖学方面，对与临床神经电生理相关的神经系统（例如运动系统、本体感觉系统等），要在脑海中建立起"三维立体"结构，并且能够对每一部位进行定位分析；生理学、生物学方面，结合神经系统显微结构、超微结构，掌握每个神经结构的微观生理活动，以及这些活动与解剖学的关联；病理学与病理生理学方面，要在解剖学与生理学基础上，掌握各种病理改变所致的神经系统功能改变以及这些改变对于生理功能的影响。学习的方法为：先基础再深入、先常用再特殊，在工作中不断强化、不断深入。

在本章中，对于神经系统解剖主要讨论大体、系统的内容以及神经系统生理、生物电的共性知识，各系统的局部解剖、生理及病理生理等详细内容，将在方法学篇章中，结合检测方法讨论。

需要说明的是，人体神经系统既是人生物学特性重要的构成部分、又作为人类智慧的载体，其结构的复杂超乎想象，对其功能的研究事实上还很肤浅。本书主要讨论与临床神经电生理检测相关的神经系统、骨骼肌系统解剖、生理及病理改变内容，以及与之相关的生物学特性；在图形表达方式上，采用实体解剖＋模式图＋示意图＋简化示意图的形式，以便于理解和记忆。

一、神经系统概述

人体神经系统从空间位置划分，位于软脑膜或软脊膜包围中的为中枢神经系统，除此之外的为周围神经系统（图 4-1）。神经系统由形状、结构、功能不同的神经细胞构成，其中能够产生和传递神经生物电信号的神经细胞称为神经元，其他细胞则为神经元提供支撑、保护、营养等。神经元胞体发出长长的轴突是神经纤维的组织学基础，神经纤维的作用是传导生物电信号给与其相联系的神经元，这种联系的方式称为突触。在突触中负责传递生物电信号的化学物质称为神经递质。

（一）中枢神经系统

中枢神经系统自上而下大致分为大脑、脑干、小脑和脊髓。大脑分为左、右半球，其表层主要为神经元，称为大脑皮质（简称皮质），皮质下方主要为神经纤维，称为大脑白质（简称白质）。在大脑深部和脑干中，负责传递各种信号的中间神经元聚集在一起，较为紧密的称为神经核、不太紧密的称为神经团。在脊髓中位于外围的是成束分布的神经纤维，称为脊髓白质，内部为中间神经元，称为脊髓灰质，脊髓灰质为左右对称的蝴蝶形，前后部分别称为脊髓前角和脊髓后角，二者分别参与运动和感觉功能，又分别发出纤维形成脊神经前根和脊神经后根，后根上有感觉神经元形成的脊神经节，前后根在脊柱的椎间孔处汇合形成脊神经根。

（二）周围神经系统

周围神经系统包括两大部分：肢体和躯干的周围神经由 31 对脊神经根出椎间孔后反复交叉、分支形成；头面部周围神经由 12 对脑神经构成，部分脑神经也有类似脊神经节的结构。来自后根的各种感觉纤维，与身体各部位的不同感受器相连；来

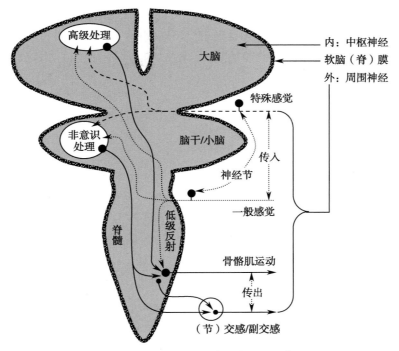

图 4-1　人体神经系统大体结构示意

自前根的运动纤维与骨骼肌相连。周围神经中还有负责调节皮肤、脏器等功能的自主神经纤维。

从功能角度划分，周围神经中的各类感觉纤维及脊髓、脑干、大脑中传递感觉神经信号的神经元和神经纤维组成各种感觉传导通路，统称为上行传导通路。在感觉神经通路上存在一个特殊结构，即神经节。从大脑皮质经中枢运动纤维、周围神经运动纤维直至骨骼肌的运动传导通路，及其他由中枢向周围传递运动神经冲动的通路，统称为下行传导通路。第三大类即为自主神经通路。

（三）神经系统的交叉支配

大脑半球对头面部、肢体、躯干的感觉运动均为交叉支配，即左半球支配右侧肢体、右半球支配左侧肢体。

二、神经细胞

（一）分类及功能

与所有人体组织相同，神经系统也是由多种细胞组成，这里仅介绍起主要作用的细胞结构与作用。

1. 神经元　神经元是神经系统特有细胞，除一般细胞均具有的细胞结构外，其特征结构有接收信号的树突和传出信号的轴突。轴突是神经纤维生物电传导的基础，在周围神经中轴突又称为轴索，其末端与其他神经元或肌细胞或感受器形成突触连接（图 4-2）。神经信号产生和传递以细胞膜（包括胞体、树突和轴突）的生物电变化来实现。神经元主要位于中枢神经系统和周围神经节。

神经元的结构反映了神经元的功能特点，传

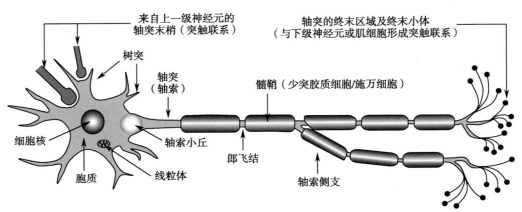

图 4-2　神经元及其附属结构

入信息主要通过神经元胞体和树突与上一级轴突末端形成突触传递。这些突触彼此是分离的，并受星形胶质细胞的突起保护。树突的存在大大增加了神经元的表面积，树突分支处的突起是轴-树突触的特异位点。不同类型神经元的树突都有独特的分支形式。神经元胞体的直径从几微米到上百微米不等。神经元的细胞质含有大量的粗面内质网，说明维持神经元功能需要大量的蛋白质合成。高尔基体涉及信号分子的包装、转运和释放。大量的线粒体保证神经元的能量消耗，特别是为离子泵提供能量，以维持细胞膜电压。神经元在轴丘处胞体逐渐变细形成轴突，每个神经元只有一个轴突。轴突起始部位含有钠离子通道，是轴突电位产生的第一个位点。轴突长度可从数微米至超过 1 000mm，直径约 0.2μm。轴突可分支出多达 500 000 个以上的轴突末端用于广泛传递信息；也可以仅投射至特定部位传递精确信息。存在于大脑皮质的锥体细胞和脊髓前角 α 运动神经元通常被作为"典型的"神经元结构予以讨论，但事实上每一种神经元由于其功能的不同，都有自己独特的形态结构。每个轴突（轴索）与其外围的髓鞘构成一条神经纤维。

2. 神经胶质细胞　神经胶质细胞也是神经系统特有细胞，除为神经元提供支撑结构外，也参与神经信号传递的过程。中枢神经系统有三种神经胶质细胞：少突胶质细胞、星形胶质细胞和小胶质细胞。

少突胶质细胞形成中枢神经系统内的髓鞘结构，直接参与神经冲动的传递过程，也是中枢神经系统病变易累及的结构。

星形胶质细胞不直接参与神经信号的传递过程，主要起支持和分割神经元的作用，使神经元及树突在结构上保持独立性，并为神经元提供营养支持、生长支持。星形胶质细胞通过参与 K⁺、Na⁺ 等离子的转移过程保证信号在单一神经纤维（轴突＋少突胶质细胞形成的髓鞘）的传递，起到神经纤维间的"电气绝缘"作用，还在轴突末端包绕突触结构，保障神经信号在突触内传递。近年来对星形胶质细胞功能研究又有新的发现，显示其尚有更为复杂的未知功能。

小胶质细胞为清除细胞，参与吞噬作用、炎症反应、细胞质转移和生长因子的分泌以及中枢神经系统的免疫反应。

3. 施万细胞　施万细胞（又称雪旺细胞、雪旺氏细胞）形成周围神经轴索外的髓鞘，并为轴索提供营养支持、参与周围神经损伤后的修复过程。

4. 其他细胞　激活的 T 淋巴细胞可以进入中枢神经系统进行 24h 的免疫监控；位于神经系统内的形成血管、脑室壁等结构性细胞不再赘述。

（二）神经元结构

1. 形态划分法　①多极神经元：胞体上发出一个轴突和多个树突的神经元，是神经系统最广泛存在的神经元形式（图 4-3）。②双极神经元：仅有一个树突和一个轴突的神经元，通常为负责传递信号的中间神经元。③假单极神经元：存在于脊神经节（或脑神经节）的初级感觉神经元，胞体上发出一个突起，很短距离后，又分为两支：一支进入周围神经形成周围神经感觉纤维，本质为树突，但作用和结构等同于轴突，另一支构成脊神经后根、进入脊髓（中枢）。

本书在仅讨论信息传递过程时，多使用图 4-3 中所用的简化或极简化示意图表示神经元及其轴突。

2. 功能划分法　①运动神经元：直接发出或传导神经信号给肌细胞的神经元。运动神经元一般为多极神经元。位于大脑运动皮质的运动神经元（cortical motor neuron, CMN）称为上运动神经元（upper motor neuron, UMN）；位于脊髓或脑干、直接支配骨骼肌的称为下运动神经元（lower motor

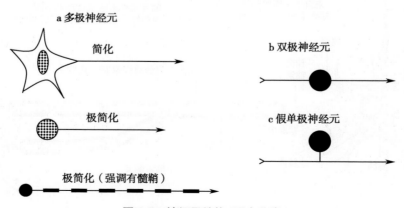

图 4-3　神经元结构、形态分类

neuron，LMN）。下运动神经元按其支配对象不同又分多种类型，支配骨骼肌的主要为 α 运动神经元（α-motor neuron，α-MN），是临床神经电生理检测主要涉及的对象之一，故本书中缩写使用时 α-MN 与 LMN 等价。②感觉神经元：其轴突（或树突）传导各种感觉信息的神经元。感觉神经元包括单极、双极和假单极神经元。③自主神经元：传导自主神经信息的神经元。④中间神经元：传导调控、反馈等信息的神经元。

三、神经纤维

神经信号由神经纤维传递，神经纤维的核心为神经元的轴突。轴突在组织结构上虽然属于神经元的一部分，但在解剖位置与功能上常表现为独立结构，特别是神经纤维可以独立于神经元发生病理改变。神经纤维分为有髓鞘与无髓鞘两种，二者主要区别为传递神经信号的速度不同。

（一）有髓鞘神经纤维

神经元的轴突外，由少突胶质细胞（中枢神经系统）或施万细胞（周围神经系统）层状包绕形成一个个髓鞘节段，髓鞘节段间未被包绕的轴突细胞膜称为郎飞结。被髓鞘节段包绕的神经细胞膜 K^+、Na^+ 等离子通道被阻滞，使神经信号只能在相邻两个结之间的细胞膜传递。一个少突胶质细胞可伸展出多个细胞质臂，包绕多个轴突在同一个髓鞘节段内，如图 4-4 所示。

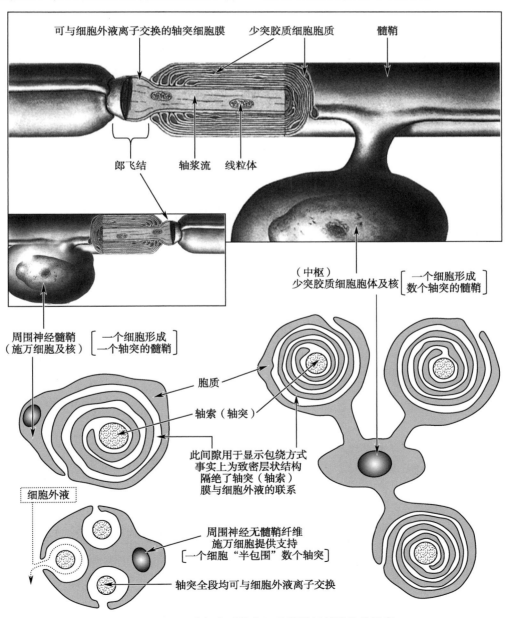

图 4-4　周围及中枢有髓鞘和无髓鞘神经纤维结构示意

（二）无髓鞘神经纤维

周围神经的部分轴突虽然也有施万细胞提供支撑和营养等，但不形成层状包绕，而是"半包围"——在轴突和施万细胞膜之间留有轴突周围间隙，轴突细胞膜的全段离子通道不受影响，称为无髓鞘神经纤维。

四、神经元的连接

（一）突触的概念与分类

在神经系统中，突触是神经元彼此间的功能性接触点，神经元通过突触传递神经冲动。突触的组成有多种类型，神经元彼此的任何部位几乎都能组成突触，但以轴突细支末端所成的突触小结贴附于另一神经元胞体或树突表面所成的居多。根据突触传递神经冲动是否借助神经递质（化学物质）以及突触的结构特点，可将突触分为化学性突触和电突触，人体神经系统突触以化学突触为主。运动神经元轴突末梢，与效应细胞接触部位的细微结构、信息传递机制，与化学性突触基本相同，也常称它们为突触。α-MN 轴突末梢与骨骼肌细胞形成的突触，称为神经肌肉接头（neuro-muscular junction，NMJ）或运动终板。

（二）化学突触

人体神经肌肉系统中，大多数突触为化学突触，所以单用"突触"时通常即表示化学突触。典型的化学突触由突触前膜、突触间隙和突触后膜形成一个密封结构，如图 4-5 所示。

1. 突触结构　突触前膜为前级神经元轴突末梢的突触小结（或称突触小体）的终末；突触后膜为后级神经元的胞体或树突细胞膜与突触前膜相接触的局部区域。突触前膜与突触后膜的结构呈现特殊变化，与其附近的细胞膜结构不同。两膜之间有宽约 10～20nm 的间隙，称突触间隙。间隙内含中等密度的物质和连接两膜的细丝，为蛋白质和糖胺聚糖。更重要的是突触间隙中可合成针对性的神经递质分解酶。

突触前膜前的突触小结中，含线粒体、滑面内质网的小囊和小管、成束的神经丝和微管，最重要的特点是含有许多有膜（与细胞膜同质）包裹的小泡，称突触囊泡，是神经递质的主要贮存所在。各类突触中突触囊泡的大小、形状和内容物的密度不一。

突触后膜有特殊的蛋白，分别起受体、离子通道和泵的作用。受体与特定神经递质结合后可改变突触后膜对各种离子的通透性，从而改变突触后膜电位（见下文）。

2. 神经递质　已知的神经递质和拟神经递质多达数十种，按其化学结构可分为四大类：胆碱类、单胺类、氨基酸类和肽类；按其功能分为兴奋性递质和抑制性递质两大类，同一种化学结构的递质在不同突触中兴奋性和抑制性作用可不同。

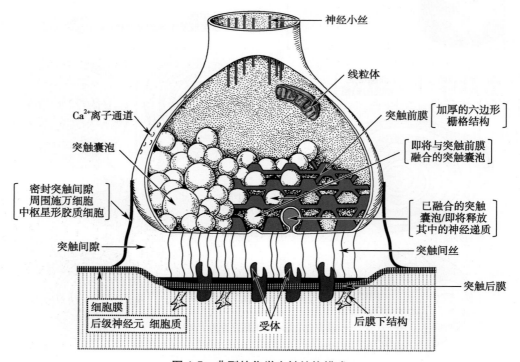

图 4-5　典型的化学突触结构模式

神经递质存储于突触囊泡内，一个轴突末梢内的突触囊泡可多达数千个，每个囊泡含有约 1 万～20 万个递质分子。

3.突触传递原理 突触的结构、类型、神经递质及功能等不同，其传递神经信号的方式亦有不同。但各种突触传递信号的基本过程有三个步骤：①传递到突触前膜的动作电位致突触小体去极化，使膜对 Ca^{2+} 通透性增大，Ca^{2+} 由胞外进入膜内，促使突触囊泡与突触前膜融合，释放递质；②递质经突触间隙到突触后膜，与其特异性受体结合；③受体改变引起突触后膜特定离子通道开放，改变突触后膜电位。

4.兴奋性递质作用 提高突触后膜对 Na^+、K^+（特别是 Na^+）的通透性，突触间隙的 Na^+ 扩散进入细胞内，突触后膜膜电位降低，局部去极化，即产生突触后电位。单个突触囊泡中递质引起的突触后电位，不足以引起突触后动作电位。但突触后电位可以通过时间和空间的累积效应，使得突触后膜的局部去极化达到阈值（20～40mV），从而引发后膜动作电位，并向突触后神经细胞膜上扩散开来，即突触后神经元兴奋。

5.抑制性递质作用 改变突触后膜对 Cl^- 的通透性，突触后膜膜电位升高（超极化），起到抑制突触后膜兴奋的作用。

（三）电突触

生理学研究发现神经元之间有直接电耦联，并借此方式传递神经冲动。电镜下其结构为缝隙连接。神经细胞之间的缝隙连接，与别的细胞间结构基本相同。电突触传递信息不借助神经递质，是细胞间的低电阻通道，其传导可能是双向的，由神经通路中神经元的关系决定其传导方向。电突触只存在于某些特殊的神经结构中，如视网膜。

五、神经冲动的产生与传递

周围神经内膜（在中枢为星形胶质细胞）在神经纤维（轴索／轴突＋髓鞘）间起相互绝缘的作用，保证每个神经纤维具有独立的生物电环境，是神经生物电活动的基本组织学结构保障之一。因神经内膜不直接参与神经生物电产生、传递过程，故后续内容中非必要时不再讨论。

（一）神经细胞膜及其静息电位

1.神经细胞膜的结构 神经细胞膜结构是产生和维持神经细胞生物电特性的生物学基础（图4-6）。

（1）生物电产生基础：神经细胞膜的特殊结构及膜内外离子浓度差。在神经细胞膜内、外的细胞内液和细胞外液中，有钾离子（K^+）、钠离子（Na^+）、氯离子（Cl^-）等带电离子（小分子），细胞内液中还有带负电的大分子蛋白质（A^-），各种带电粒子（包括 A^-）在膜内外的浓度分别如图4-6中所示。Cl^- 可通过渗透作用在膜内外做少量扩散，A^- 则完全不能通过膜。在膜上，K^+ 的扩散通道由内向外、主动转运通道（K^+ 泵）由外向内；Na^+ 的扩散通道由外向内、主动转运通道（Na^+ 泵）由内向外。这些通道由特殊的受控蛋白质构成。通常情况下，通道的通透性维持较低水平；膜内外电势差的改变，可激活特定通道，使其通透性或转运速度大幅度提高。

（2）离子浓度差的维持：主动转运通道＋扩散通道。自然状态下带电离子的运动受电场力和离子浓度梯度两个因素影响：正负电荷相互吸引，使得膜内外电势差为0（趋于0）；从浓度梯度高处向低处转移，使浓度梯度为0（趋于0）。例如，一滴墨水滴入一杯清水中，墨水会在清水中慢慢扩散，最终使整杯水中墨水浓度相同。K^+、Na^+、Cl^- 各离子在膜内外的浓度分布同样受这两个因素影响，各离子移动趋势总是朝使膜内外电势差、离子浓度梯度趋于0的方向，经 K^+、Na^+ 的扩散通道和主动转运通道共同作用形成静息状态下膜内外的离子浓度梯度。

2.静息电位 静息电位指神经细胞膜在静息状态下维持的膜内外电势差。

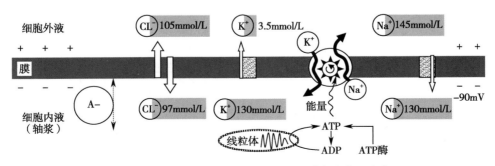

图 4-6 神经细胞膜结构及静息状态下膜内外离子分布

（1）静息电位的产生：静息状态下，离子浓度梯度的作用使 K^+、Na^+ 的扩散通道以较低通透性使二者分别向膜外、膜内扩散；而转运通道（泵）通过消耗 ATP（能量）将 K^+ 和 Na^+ 逆离子浓度梯度分别向膜内、膜外转运。K^+、Na^+ 的扩散和主动转运达到动态平衡（即净移动为零），膜内外稳定的离子浓度差形成了膜外正电离子较多（K^+ 和 Na^+）、膜内负电离子较多（A^-），即外正内负的状态，称为神经细胞膜处于极化状态，其电势差称为静息电位。静息电位的维持需要消耗能量。由于 K^+ 泵的转运速度远高于 Na^+ 泵、膜对于 K^+ 的扩散速度远大于 Na^+，造成 K^+ 浓度梯度远大于 Na^+ 浓度梯度，所以静息电位主要由 K^+ 的扩散形成。静息电位的电场力一方面阻止 K^+ 向膜外扩散，另一方面促使 Na^+ 向膜内扩散，但由于 Na^+ 扩散通道的扩散作用很小，其内流带来的电势差变化需要 K^+ 向外扩散补充的量也很小，也就是说，并不需要消耗太多能量就可以维持静息电位。

（2）静息电位的大小：有两种方法可获得静息电位大小。

1）测量法：用微电极刺入神经纤维细胞膜内、参考电极置于细胞膜外的方法，以膜外电势为 0，可测出膜内约为 -90mV。如图 4-7 所示。

2）计算法：根据化学能计算公式——Nernst公式，在 37℃ 时，设膜外电位为 0，则膜内 K^+ 平衡电位（Ek）为：

Ek（mV）$= 61.5 \times$ lg（细胞外 K^+ 浓度 / 细胞内 K^+ 浓度）$= 61.5 \times$ lg（3.5/130）≈ -96.55（mV）

计算值与实测值十分接近，二者的差异可能由于 Na^+（或者还包括其他带电离子）少量扩散对静息电位的影响。

（3）静息电位的普遍性：事实上，检测显示不仅神经细胞和肌细胞具有细胞膜静息电位，其他的组织细胞也有大小不等的静息电位（远小于神经细胞膜的静息电位），只是由于细胞膜中没有 K^+ 泵和 Na^+ 泵，细胞膜内外 K^+ 浓度仅靠细胞膜对 K^+ 和 Na^+ 通透性不同形成，不能表现出神经系统的生物电现象。

（4）静息电位的远场记录：每个神经细胞，其膜内外电势差形成一个封闭的电偶层，电偶层的电场被限制在膜中，对外界而言，不呈现电势差。如图 4-8 所示。

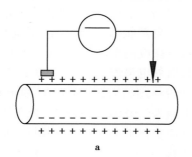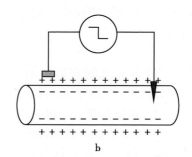

图 4-7　微电极测量静息电位

注：a. 微电极与参考电极均置于细胞膜外，电极间无电势差；b. 微电极刺入细胞膜内，两电极间有电势差。

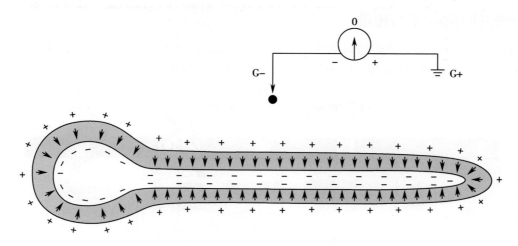

图 4-8　神经细胞膜电偶层示意

如图中所示，对细胞外的任一点 a，神经细胞膜电偶层的电势为零。临床检测中，记录细胞电活动的并不是用微电极，因此膜电偶层电势是不能在膜外部记录到的。

（二）动作电位产生机制

1. 去极化与复极化　图 4-9a 显示膜的极化状态，膜内电势为 -90mV。图 4-9b 显示，在膜外施加负电，使膜外电势降低（相当于膜内电势升高），当膜内电势升至 -70mV 时（上升了 20mV；阈电位），触发 Na^+ 通道开放、Na^+ 快速内流，使得膜内电势迅速升高，Na^+ 通道开放约 0.1ms 后关闭。图 4-9c 显示，膜内电势升高至 +30mV 时，形成膜的去极化状态，触发 K^+ 通道开放，K^+ 快速外流，同时 K^+ 泵和 Na^+ 泵转运加速，结果使膜又回到图 4-9a 所示的外正内负的极化状态，K^+ 通道开放约 0.4ms，膜外约 0.5ms 处于超极化状态（高于静息电位约 5～10mV）。一个完整的去极化、复极化过程称为神经细胞膜动作电位。去极化时间短于 0.5ms，动作电位总持续时间约 1ms，这是临床检测中刺激脉宽不宜大于 0.5ms 的生物学基础。

去极化的 Na^+ 向内扩散和复极化的 K^+ 向外扩散不需要消耗能量，但是因此导致的膜内外离子浓度失衡，需要 K^+ 泵和 Na^+ 泵耗能转运实现再平衡。所以动作电位的产生需要消耗能量，而且在相同的时间段内产生动作电位显然比维持静息电位需要消耗更多能量。

用微电极记录动作电位期膜内外电势差随时间的变化，则如图 4-9 中下方曲线图。图 4-9c 中可见，动作电位的上升支（去极化）并不在膜内外电势差为零时停止，而是要达到膜内高于膜外 +30mV（图中上升支虚线部分所示），这个现象称为超射，也称倒极化。超射现象可能源于 K^+ 泵较 Na^+ 泵转运速度更快，以及 K^+ 和 Na^+ 的扩散通道、离子泵在动作电位产生期间开闭的时序关系。

神经纤维（轴突）大体为圆柱形结构，膜动作电位发生在整个轴突断面，如图 4-10 所示。偶极子电场在其周围任一与膜等距离位置具有相同电势，也就是说整个神经轴突对外等效为一个偶极子。

图 4-10 是"无限"放大了的神经轴突横断面，去极化发生在整个圆周（图 4-10b），不能错误地理解为在圆周的某个局部（图 4-10c）。

2. 动作电位的起源——突触后电位　在讨论动作电位产生机制时，默认神经纤维（或神经元）的细胞膜局部受外加负电影响，使神经纤维局部去极化启动动作电位过程。生理性去极化，显然不是依靠外加电场实现，它来自神经元胞体（树突）的突触后电位或轴突末端（感受器和游离末梢）。动作电位产生后可在神经纤维上传导，也可在神经细胞间传递，动作电位的传导称为神经冲动。神经冲动传递给肌细胞，则引起肌肉收缩。

神经冲动传到轴突末梢触发突触前膜钙通道开放，大量钙离子进入使突触囊泡与突触前膜融合，以出泡方式（囊泡向突触前膜运动→囊泡膜与

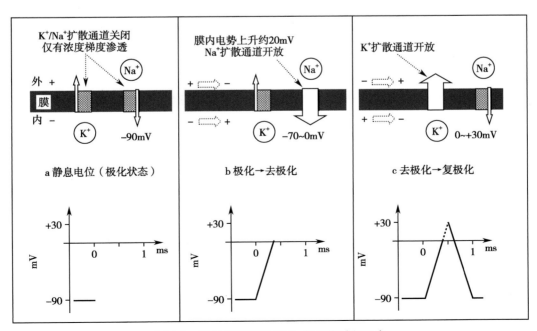

图 4-9　神经细胞膜去极化、复极化过程示意

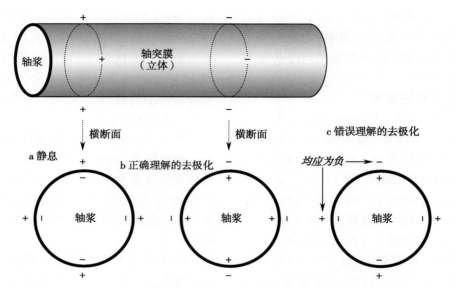

图 4-10　神经纤维去极化横断面示意

突触前膜融合→面向突触间隙中的囊泡膜开放）释放神经递质到突触间隙，且递质的释放是"量子化"的。释放的递质中，只有一部分与突触后膜的受体结合，产生兴奋性或抑制性生理效应。

在兴奋性突触中，突触后膜的受体通过特定方式与 Na^+ 通道相关联，相当于 Na^+ 通道开关。兴奋性递质（如乙酰胆碱）与受体（乙酰胆碱受体）结合后，"量子式打开" Na^+ 通道开关、Na^+ 内流、突触后膜外电位下降；膜外电位下降超过阈电位时则触发一个动作电位过程。如果由于递质"量子"不足以打开足够多的 Na^+ 通道、膜外电位下降不足阈电位则不会触发动作电位，称为阈下电位。若前一个阈下电位消失前，后一个阈下电位到达，两个阈下电位总和超过阈电位，也可以触发一个动作电位产生，称为突触后电位的时间总和效应；如果神经元接受两个以上突触的信息，两个阈下电位的总和超过阈电位时，也可以触发一个动作电位产生，称为突触后电位的空间总和效应。在没有时间或空间总和效应发生时，阈下电位将在离子泵的作用下，恢复到静息电位。临床神经电生理检测主要涉及对象之一是兴奋性突触后电位。

抑制性突触是通过突触后膜受体打开 Cl^- 通道，Cl^- 内流使得膜外电位较静息电位更高（超极化），神经元则更难于对神经冲动产生响应，从而起到调节神经元兴奋性的作用。

神经递质的作用除其本身的化学结构相关，还与所在组织中突触后膜的离子通道构成特性有关。例如，乙酰胆碱在神经肌肉接头处为兴奋性

递质，但在心脏的迷走神经末梢为抑制性递质。事实上对于递质的研究还有很多是未知的。

3.突触后电位与神经冲动　兴奋性突触的突触后电位触发一个动作电位后，这个动作电位将由神经元胞体传导给轴突，从而在轴突上形成一个生理性神经冲动，传递给与该轴突连接的下一级神经元。

电刺激周围感觉神经，经初级感觉神经元传递给第二级神经元的信息，从单个神经冲动的角度看，没有生理性与外源性之分，不同的主观感受可能由神经冲动不同的"编码方式"决定。

六、动作电位传导和局部电流学说

（一）动作电位的特性

施加在神经细胞膜的负电位刺激引起膜电位改变：阈下刺激时，因膜电位的变化不足以触发离子通道开放，动作电位不会产生；阈上刺激时，产生动作电位。动作电位一旦产生，其大小、波幅和持续时间是固定的，不再受负电位刺激强度大小影响。这个特点称为动作电位的"全或无"特性。

动作电位一旦在神经元胞体、树突或轴突的某个部位产生后，不会仅在局部完成去极化-复极化过程，而是将在神经纤维膜上传导形成所谓神经冲动（动作电位），神经冲动在传导过程中不会衰减。神经细胞膜需要阈上刺激、膜去极化发生超射，而且超射电位绝对值大于阈刺激绝对值，是保证神经冲动传导过程中的生理学和生物化学基础。

从能量守恒角度理解神经冲动不会衰减的原

因：一个神经元（包括神经元上、轴突局部）无论是接受上一级神经元传递来的冲动、还是接受外加刺激导致去极化都是接受了能量，根据能量守恒原则，每个系统中的能量都是恒定的，神经元接受多少能量必须传递出去多少能量。

（二）局部电流学说

神经冲动在神经纤维上的传导机制，目前最好的解释仍是局部电流学说。局部电流学说是用来解释生理性神经冲动（或称为神经动作电位、神经兴奋信号）及外加电刺激兴奋神经所引起的神经冲动，在单个神经纤维（无髓鞘纤维、有髓鞘纤维）上传导的机制。局部电流学说之所以重要，是因为它是几乎所有电生理检测到的正常波形以及病理改变引起波形异常变化的生理学基础，也是许多电生理项目设计原理的生理学依据。

在讨论神经细胞膜局部去极化、复极化过程时，为便于理解，此处只讨论单根神经纤维上局部膜自身的离子通道改变对膜内外离子浓度的影响（这也是局部电流产生的本质），没有考虑局部膜与其邻近神经纤维膜之间的关系。不言而喻，轴突内的细胞内液是连通的；事实上贯通神经纤维全长的细胞外液也可视作为连通的。这就是说，带电离子可以分别在细胞内液和细胞外液中自由移动，其移动方向同时受电场力和离子浓度梯度两个力的作用。图 4-11 示意无髓鞘纤维、有髓鞘纤维局部电流的产生及生理性神经冲动传导机制。

在图 4-11a 示无髓鞘纤维局部电流产生机制：①B 处去极化时，膜外呈负电，临近 B 处的 A 处和 C 处膜外正电离子被负电场吸引，分别因离子运动产生电流 A→B 和 C→B，即为局部电流；在有髓纤维中，局部电流只能在与 B1 处临近的郎飞结间产生，即 A1→B1 和 C1→B1。②由于去极化时 Na^+ 的大量内流，B 处的 Na^+ 浓度降低，C 处的 Na^+ 向 B 处移动，形成 C→B 局部电流（去极化电流，又称 Na^+ 电流）；A 处刚完成复极化，膜外 K^+ 离子浓度较高，形成 A→B 局部电流（复极化电流，又称 K^+ 电流）。③局部电流 C→B 使 C 处膜外的 Na^+ 浓度降低，膜外电位下降超过阈电位时，触发 C 处 Na^+ 离子扩散通道改变，开始去极化过程。去极化的超射电位，在此步骤保证了动作电位的无衰减传导。④与 C 处去极化的同时，B 处完成复极化过程，也就完成一个动作电位由 B 处至 C 处的传导过程。与上述过程相同原理，接下来动作电位从 C 处传导至 D 处。

图 4-11b 和图 4-11c 分别分步骤图示无髓纤维和有髓纤维神经冲动传导过程。神经冲动从 Ⅰ 到 Ⅱ 的传递，有髓纤维仅需在两个郎飞结的膜完成一次去极化 - 复极化过程；无髓神经纤维完成同样距离（Ⅰ→Ⅱ）的传递，则需数次或数十次甚至更多的去极化 - 复极化过程。

（三）神经冲动在神经纤维上的传导速度

"电流速度"约每秒 30 万千米，所以在神经纤维轴突（索）上给定两点之间，电流的建立所需时间对于神经冲动传导时间的影响可以忽略不计的；细胞膜上的 K^+、Na^+ 离子通道开放所需时间，也就是膜的去极化 - 复极化过程所需时间约 1ms。由此可见，神经纤维对神经冲动的传导速度可形象地理解为"取决于单位长度内去极化 - 复极化的次数"。

1. 无髓神经纤维的传导　生理性神经冲动在无髓鞘神经纤维上的传导方式为去极化的膜与邻近膜之间形成局部电流，渐次向前传递。将去极化的细胞膜范围理解为一个"有限小的点"（图 4-11a 中的 B 处），当这个点完成复极化的时刻，下一个去极化的"点"（图 4-11a 中的 C 处）位于此点（B）之后约 1mm（等效距离），一个动作电位完成的时间约 1ms，所以，无髓鞘纤维的传导速度约为 1m/s（0.7～2.3m/s）。

2. 有髓神经纤维的传导　对于有髓鞘神经纤维，神经细胞膜被施万细胞或少突胶质细胞包绕部分的膜与细胞外液的离子交换功能被阻断，膜与膜的局部电流只能在两个郎飞结之间产生，如图 4-11b 所示，这种动作电位从一个结"跳到"另一个结的传导方式称为跳跃式传导。由于两个郎飞结间有约 0.2～2mm 的距离、每次去极化 - 复极化需要约 1ms，传导相同长度（大于郎飞结间距）的一段神经纤维时，有髓鞘神经纤维较无髓鞘神经纤维所需的去极化 - 复极化次数更少，就使得有髓鞘神经纤维对神经冲动的传导时间减少也就是传导速度更快。

有髓纤维的跳跃式传导使相邻的两个郎飞结先后兴奋是必然的，但并不是在一个去极化 - 复极化过程完成后下一个才开始去极化，若如此，则结间传导时间等于去极化 - 复极化时间，亦为 1ms，传导速度亦为 1m/s 左右，显然不符合有髓鞘神经纤维每秒数十米至上百米传导速度的测定数值。事实上，神经冲动在郎飞结间传导，也遵循容积导体中电流（电场分布）的规律。在前面讨论神经冲动传导的基本原理时，表述为"神经冲动在相邻的

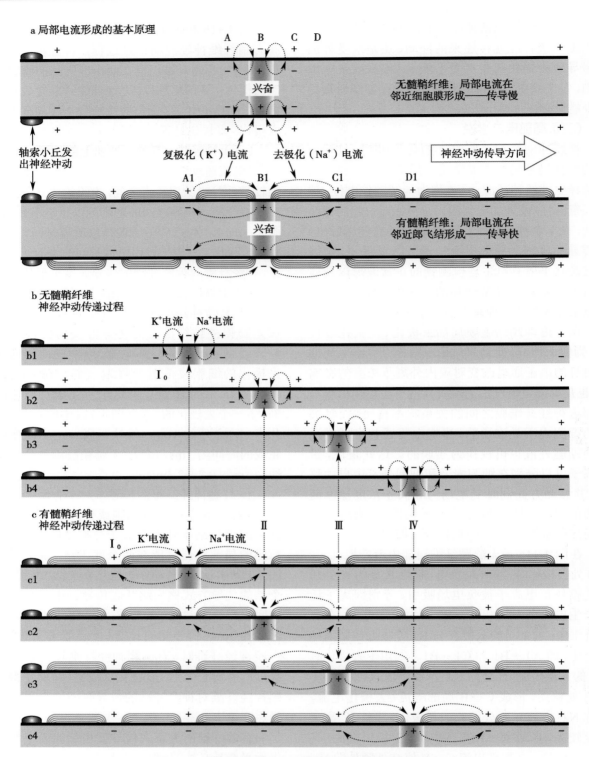

图 4-11 局部电流学说生理性神经冲动传导过程示意

注：a. A、B、C、D 和 A1、B1、C1、D1 分别代表无 / 有髓鞘轴突膜上不同部位；b、c. Ⅰ～Ⅳ表示神经冲动传导过程中相互间等距离的四个部位，b 与 c 中有髓鞘纤维对应。I_0 仅代表一个部位。

郎飞结间跳跃式传导"，本质上如图 4-12 所示，当一处轴突（图中为轴索小丘）膜去极化时，因 Na^+ 内流而建立的电场，不仅与相邻的郎飞结（a）形成局部电流（去极化电流、Na^+ 电流），同时还与其后的数个甚至更多结（b、c、d……）间均形成 Na^+ 电流，可以理解为在相邻郎飞结（a）去极化的同时，其后的郎飞结（b、c、d……）发生了不同程度的"预极化"——膜内电压有不同程度升高，但未达到阈

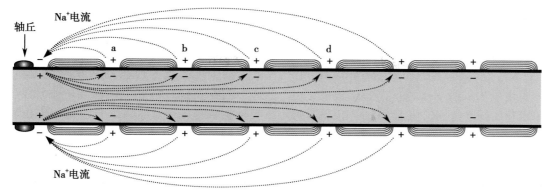

图 4-12 郎飞结去极化局部电流示意

注：a、b、c、d 表示郎飞结。

值。这就使在 a 去极化后，b 去极化所需时间大幅度缩短——两个相邻郎飞结间去极化的时间差约为 20μs，由结间距离约 0.2～2mm 计算可得，有髓鞘纤维的传导速度约为 10～100m/s。

3. 神经纤维的功能与传导速度分布　有髓鞘神经纤维的郎飞结间距离越长，神经纤维传导速度越快。从解剖上看，神经轴突的直径、髓鞘的厚度与郎飞结间距离三者具有正相关性，即直径较粗的轴突具有较厚的髓鞘和较长的郎飞结间距离、传导速度也就越快。所以从神经纤维结构角度，以有无髓鞘及髓鞘厚度可将其划为：无髓鞘神经纤维、极薄髓鞘神经纤维、薄髓鞘神经纤维和厚髓鞘神经纤维。

神经纤维传导各种感觉与运动信息，不同的信息对于机体来讲有不同的"重要性"，由不同速度的神经纤维传导。总体原则是：需要快速响应、处理的信息由厚髓鞘纤维传导，例如支配骨骼肌运动、传导骨骼肌内部感觉、关节位置觉和触觉的神经纤维；而传导皮肤灼伤性疼痛、内脏痛以及传导自主神经系统运动冲动的神经纤维，则为无髓鞘或极薄髓鞘纤维；一般感觉，例如温度觉、热痛觉等感觉信号的纤维，则处于上述最快纤维与最慢纤维之间。这可能是生物进化选择的结果。图 4-13 显示各种功能的神经纤维直径与传导速度的关系。

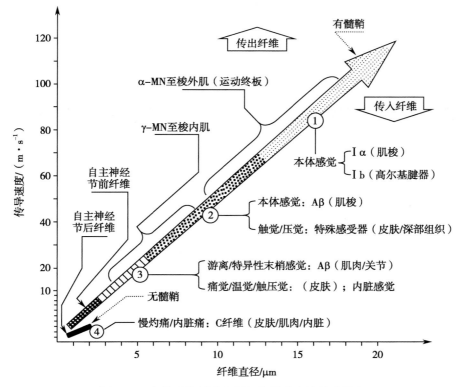

图 4-13 各种功能纤维直径与传导速度的关系示意

（四）神经冲动的传导方向

1. 生理性冲动的单向性 如图4-11b、c所示，来自轴索小丘的神经冲动传导至Ⅰ处时，I_0处膜（郎飞结）外K^+浓度高于Ⅰ处，Ⅱ处Na^+浓度高于Ⅰ处，在Ⅰ处负电场力的吸引下，Na^+电流（去极化电流）只能在Ⅱ→Ⅰ间产生、K^+电流（复极化电流）只能在I_0→Ⅰ间形成。同理，去极化依次传至Ⅱ、Ⅲ、Ⅳ，保证了生理性神经冲动总是向前传递。所以，生理性神经冲动总是从其起始部位沿神经纤维单向传导，不会发生逆行传导现象。

2. 外源性冲动——电刺激 在外电场（负电刺激）作用下，引起神经纤维上被刺激部位郎飞结去极化，并与其左右两侧处于静息状态的郎飞结形成Na^+电流（去极化电流），结果是刺激部位郎飞结完成复极化、恢复静息电位的同时，其左右两侧邻近的郎飞结发生了去极化；左右被去极化郎飞结又分别与左右更远的郎飞结形成Na^+电流，这个过程反复重复就形成了两个方向相反传导的神经冲动，如图4-14所示。对于无髓鞘神经纤维，去极化的是神经纤维局部膜，但双向传导的原理与有髓鞘纤维相同。可见，由电刺激引起的周围干上的神经冲动从刺激部位分别向中枢和周围两端传导，每个方向的传导都相当于生理性神经冲动传导，而与神经纤维本身原有的生理性传导方向无关。掌握电刺激在神经纤维上双向传导的机制，对理解临床神经电生理检测诸多项目的原理非常重要，例如F波、H反射、神经对冲技术等。

七、临床检测记录的电位和波形

临床神经电生理检测有多种项目，观察的波形、电位名目繁多，但其最重要的生理学基础来自两种生物电活动：神经纤维的动作电位和神经元的突触后电位。前者通常作为近场电位记录，后者可作为近场电位记录、也可作为远场电位记录。

（一）神经动作电位记录——三相波

1. 单个神经纤维的三相波记录 由前面讨论可知，神经细胞膜处于静息电位状态时，膜外无法记录到电势差。当神经纤维膜局部去极化时，则与其相邻的膜（郎飞结）分别形成去极化电流、复极化电流，对于膜外的任一记录点，去极化-复极化电流就构成了两个极性相反的成对偶极子，即正→负偶极子和负→正偶极子。如果记录点距离偶极子源（神经纤维）足够近，就可以记录到偶极子近场电位。如图4-15所示，神经冲动自左向右传导，朝向记录电极G-的方向，在远离神经纤维（零电位）处放置参考电极G+。

在神经纤维上传导的成对偶极子被G-记录下来的过程是：①在去极化膜距离记录电极G-较远时，由于容积传导的衰减，G-点电势不足以记录到；当神经冲动传导至G-附近时（图4-15中A），影响G-的首先是正-负偶极子，正电势开始被记录到、波形向下偏转。②随着正-负偶极子的

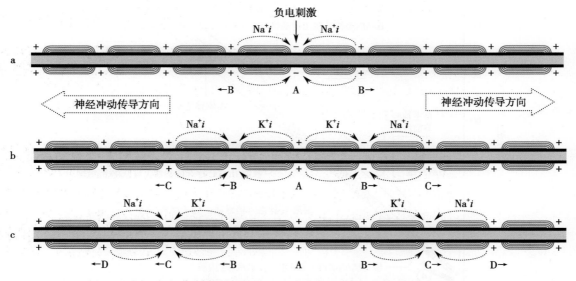

图4-14 电刺激引起的神经冲动在有髓纤维上双向传导示意

注：a. 负电刺激使A处郎飞结去极化，分别与←B处和B→处形成双向去极化（Na^+）电流；b. ←B处和B→处去极化，分别与A处形成复极化（K^+）电流、与←C处和C→处形成去极化电流；c. ←C处和C→处去极化，B→与←C、←B与.←C形成复极化电流，D→与←C、←D与←C形成去极化电流。图中略去膜内电流示意，用i表示电流。

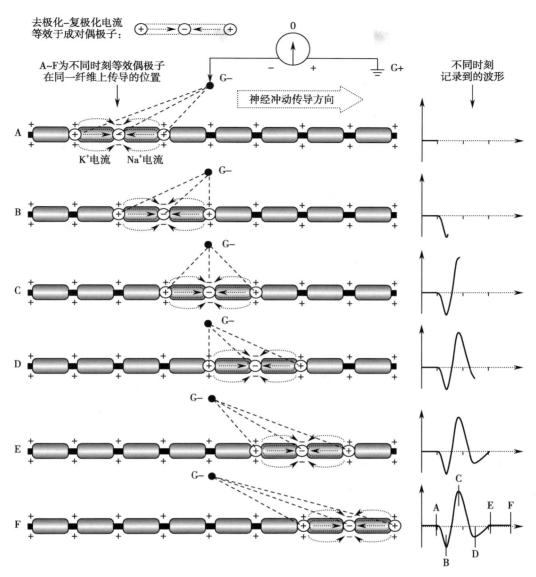

图 4-15　在神经纤维上记录到的神经冲动传导三相波原理

正极逐渐移动至 G– 正下方（图 4-15 中 B），正电势达到最大、波形到达波谷，并开始向上偏转，形成第一个正波。③在正 - 负偶极子正极继续右移过程中，G– 记录的电势迅速减小、并变为负电势，波形快速向上；去极化膜位于 G– 正下方时（图 4-15 中 C），负电势绝对值达到最大，形成负向波峰；继而开始受负 - 正偶极子影响，负电势开始减小，波形向下偏转。④随着负 - 正偶极子在 G– 下方右移，偶极子负极电势影响快速减小，G– 点电势快速上升，形成负峰的下降支；其后，偶极子正极电势影响占优势，G– 点电势上升为正电势，形成第二个正波；负 - 正偶极子的正极移动到 G– 正下方时（图 4-15 中 D），G– 点电势达到第二个最大值，形成第二个波谷。⑤随负 - 正偶极子远离 G– 点

（图 4-15 中 E），偶极子电场在 G– 点的电势绝对值逐渐减小，直至为零。完成一个完整的正—负—正三相波记录。

神经动作电位三相波中，负向波波幅绝对值明显大于正向波，原因是正向波记录时的电势，受两个偶极子的负极电势影响，而负向波记录时，是两个偶极子负极电势的叠加，正极对其影响较小。

神经动作电位三相波，是深入理解临床神经电生理检测记录到的神经动作电位波形，及病理情况下波形改变特征的基础。

2. 多个神经纤维的偶极子叠加　临床检测的周围神经，均由数十、数百甚至成千上万根神经纤维（轴突）组成，显然记录的不是单个神经纤维的冲动，而是全部神经纤维冲动的总和波形，如图 4-16 所示。

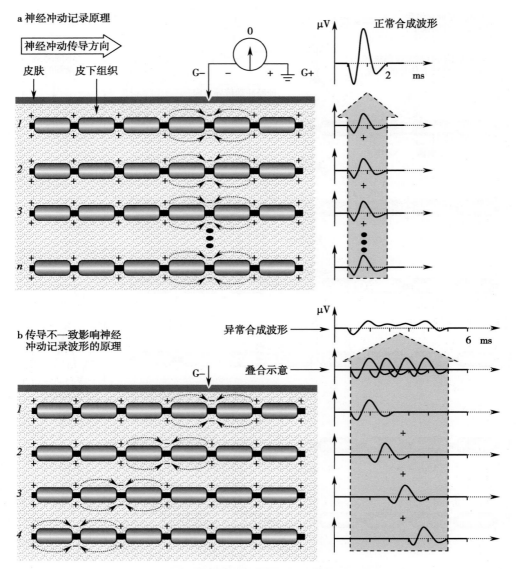

图 4-16　周围神经动作电位三相波记录原理

　　图 4-16a 中，标号 1～n 表示组成周围神经的
n 条神经纤维，传导同类型感觉的纤维（临床检测
到的为感觉神经Ⅰα纤维的神经动作电位）速度通
常一致。当每条神经纤维上的神经冲动同时到达，
并通过记录电极（G-）下方后，均可贡献其右侧所
示的一个小的波形，这些波形的代数和（虚线大箭
头所示），则叠加为图中右侧上方的合成波形。本
质上，G- 记录到的波形，是每条神经纤维传导的
神经冲动的两个偶极子（正 - 负、负 - 正）电场的矢
量和，由于记录电极（G-）与神经纤维间的距离远
大于神经纤维间的距离，后者可忽略不计，同时各
神经纤维与记录矢量的角度差异也可忽略不计，
故认为所有神经纤维在记录矢量上的投影相同、
即记录到的波形相同。

　　病理情况下，可出现每条（更多是成组）神经
纤维对神经冲动的传导速度不一致。图 4-16b 中，
标号 1～4 表示 4 条（组）神经纤维，发生了传导
不一致的现象，导致神经冲动到达 G- 有时间差。
图中左侧表示每条（组）神经纤维的传导有"一个
单位"的延时，当第 1 条（组）神经纤维的冲动到
达 G- 处时其他神经纤维冲动所在的位置依次延
迟。右侧显示记录到每条（组）神经纤维产生的子
波形依次后延。将这些子波形叠放在一起，即如
图中"叠合示意"所示，各子成分的代数和即为图
中合成波形，合成波形的波幅显著下降、波宽（波
的持续时间）显著增加（与图中的正常波形对比
阅读）。

　　临床检测记录的神经动作电位主要有：感觉

神经动作电位、周围神经监护电位、脊髓动作电位等。关于各电位的具体记录和性质以及成分分析，将在相关章节中讨论。

（二）突触后电位记录——双相波

突触后膜是突触后神经元胞体或树突的一部分，突触后电位也可以理解为突触后神经元动作电位。突触后电位是神经系统生理活动的必然存在，由于其空间位置不会像神经冲动在神经纤维上移动，不能记录出上文讨论的三相波。

1. 突触后电位的形态　在图 4-17a 中，圆柱体 E_1 表示单个神经元去极化后的电矢量，负极位于圆柱上方，等效偶极子用虚线椭圆 E_0 表示。在采用非细胞侵入式的体表记录时，由于 E_0 过于微弱，再经容积传导的衰减，不能在 G- 上引起可记录的电势变化，即现有的体表生物电记录技术不能记录到单个神经元的突触后电位。

图 4-17b 示足够多的神经元去极化后的电矢量（E_1, E_2, E_3, ……, E_n）合成的等效偶极子 E_0 在 G- 上引起了可记录的电势变化，波形图的负向（上）波反映了神经元的去极化、正向（下）波反映了复极化过程中的超级化现象。突触后电位的形态为负 - 正双相波。

2. 空间一致性　在中枢神经系统中，具有相同、相似功能的神经元通常集中分布在一个区域，组成神经功能区、神经核、团等。在这些区域中，神经元一般具有规则的排列方式（图 4-17b），这就使每个神经元的突触后膜电位偶极子矢量方向大致相同，和矢量具有与大多数分矢量相同的方向，整个区域的偶极子矢量和不会相互抵消。设想图 4-17b 中所有神经元突触后电位矢量恰好有 50% 矢量方向相反，则合成偶极子 E_0 的模数为 0。这就是某些疾病虽无神经元变性，但可因相应部位的空间形态改变使相关电生理检测项目的波形成分异常甚至消失的生物电基础。

神经系统的功能区分布特点意味着只要选择合适的记录矢量（记录位置），就可能记录到功能区生物电偶极子随时间变化的函数。

3. 时间一致性　在生理状态下，神经功能区所有神经元的电活动并不完全同步。同一时刻内各神经元的生物电矢量可有、可无；即使有，也可能方向不同。这就是神经系统（特别是中枢神经系统）生物电背景产生的机制。

电刺激（或其他类型刺激）与功能区相关的周围神经（或特殊感受器），可以使相应功能区神经元发生同步生物电变化，结合功能区的空间一致性，其生物电偶极子矢量的记录成为可能。图 4-18a 示，神经传导通路中的所有神经纤维（$1 \sim n$）传导的神经冲动同时到达神经功能区，使 n 个神经元产生突触后电位，$E_1 \sim E_n$ 合成大的偶极子 E_0 即可被记录到；从波形的合成 / 分解（参阅图 2-3、图 2-4 和图 2-5）角度来讲，虽然每个神经元产生的波形（f_1, f_2, f_3, ……, f_n）不能被记录到，但其函数代数和合成的波形 A 可被记录到。这是临床诱发电位检测的生理学和生物电基础。

即使满足了空间一致性和时间一致性，功能区生物电偶极子矢量模数绝对值依然很小，临床检测中还需要利用叠加平均技术从背景生物电活动中提取。

4. 突触后电位的整合　病理改变使得神经传导通路中各神经纤维的传导速度不一致。图 4-18b 示神经纤维传导速度分为 4 个部分（$1, 2, 3, 4$），传导至神经功能区形成的 4 个部分性偶极子（E_1, E_2, E_3, E_4）依次出现时间延迟，合偶极子 E_0 因时间一致性丧失导致其矢量模数减小、持续时间延长；从

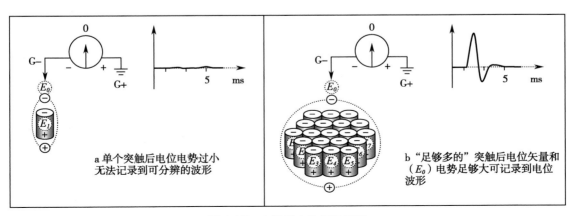

图 4-17　突触后电位记录原理

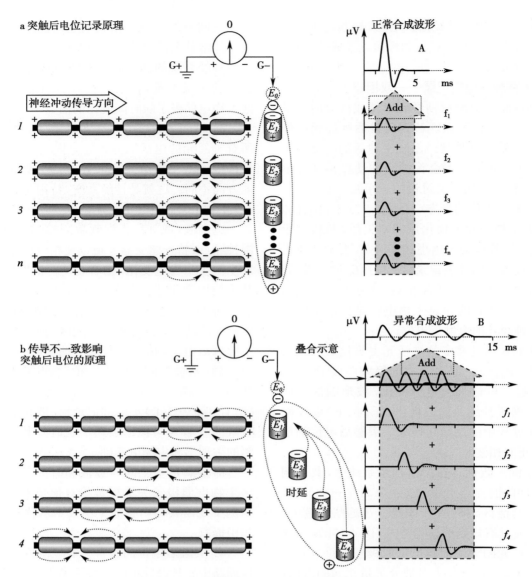

图 4-18　神经传导通路改变对突触后电位的影响

波形的合成 / 分解角度来讲，E_1～E_4 分别可记录到子波形 f_1～f_4，这些子波形的函数代数和形成的波形 B 则失去了生理状态下的双相波形态，出现了多棘化、波幅下降甚至波形"消失"。

上述关于突触后电位的分析，既适用于解释刺激周围神经引出的肌肉动作电位（CMAP）产生机制和病理改变导致 CMAP 形态改变的分析，也适用于解释诱发电位的皮质波形成分产生机制和传导通路（包括周围段和中枢段）病理改变导致波形异常的分析。

（三）临床检测记录的其他性质电位

临床神经电生理检测到的波形中，通常无法直接记录到走行在深部的神经纤维所传导的神经动作电位（三相波）。图 4-19 显示了特殊情况下记录到的锋面电位和界面电位。

图 4-19a 显示，由于在深部走行的神经纤维产生的神经动作电位（三相波）经皮下组织衰减（例如 A 处），在 G-A、G-B 处均无法直接记录到（设备灵敏度不可能无限提高）；但在 B 处，神经纤维走行发生大幅度转折，到达 B 处的偶极子和离开 B 处的偶极子抵消作用减小，偶极子电场"开放"，在 G-B 处的电势最大。在 G-B 处记录到的因神经纤维转折而产生的电位，称为锋面电位。需要说明的是，锋面电位的观点，并未被所有学者接受。

图 4-19b 显示，走行于深部组织中的神经纤维，在穿过两种电导率差异较大的组织时（例如由脑脊液进入脑干、脊髓等），在两种组织的交界处神经动作电位因"界面效应"被"放大"，故在 G- 处可记录到原本无法记录的神经动作电位。

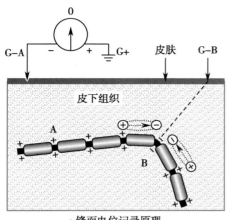
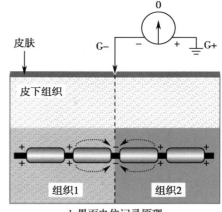

a 锋面电位记录原理　　　　　　　　b 界面电位记录原理

图 4-19　锋面电位和界面电位记录原理

第二节　中枢神经系统解剖

一、大脑

（一）端脑

端脑是中枢神经系统的最高级部位，分为左、右两个大脑半球，简称左半球、右半球。两半球间的裂隙称大脑纵裂，其下方为粗大的连合纤维——胼胝体（corpus callosum）连接两侧半球。每侧大脑半球按区域又分五个叶：额叶、顶叶、颞叶、枕叶和岛叶。大脑各叶外层由各种不同的神经元组成复杂的结构称为大脑皮质，简称皮质；皮质下方为皮质神经元发出的轴突组成的联络纤维，称为大脑白质（图 4-20）。

1. 额叶　为半球的前部（嘴侧区），后界为中央沟，其上外侧面有 3 条沟——中央前沟、额上沟、额下沟；4 个脑回——中央前回、额上回、额中回、额下回。中央沟与中央前沟之间即中央前回，为运动皮质（一级运动皮质）。

2. 顶叶　前面以中央沟与额叶分界，后面以顶枕裂和枕前切迹的连线与枕叶分界，下面以外侧裂与颞叶分界。中央沟后有与之略平行的中央后沟，两沟之间为中央后回，是大脑皮质感觉区（一级感觉皮质所在位置）。

3. 颞叶　位于外侧裂的下方，以此沟与额、顶叶分界，其前端为颞极，后面与枕叶相邻。颞叶上有横行的沟回，外侧面有两条与外侧裂平行的颞上沟及颞中沟，底面有颞下沟。外侧裂和颞上沟间为颞上回，颞上、中沟间为颞中回，颞中、下沟间

为颞下回。外侧裂较深，颞上回的一部分掩入外侧裂中，后端为颞横回。听觉中枢位于颞上回中部及颞横回，颞横回为一级听觉皮质。

4. 枕叶　位于大脑半球后部的小部分，在顶枕裂至枕前切迹连线的后方，其后端为枕极。枕叶内侧面由距状裂分成楔回和舌回。距状裂周围的皮质为视觉中枢，亦称纹状区。枕叶的功能主要与视觉有关，纹状区为一级视觉皮质。

5. 岛叶　深位于外侧沟底，几乎完全被环状沟围绕，并被邻近的皮质区生长所覆盖，只有将外侧沟人为打开才能看到。一些学者将岛叶看作大脑皮质和端脑的一个独立区域，与额叶、颞叶等并列；另外一些学者将岛叶视为颞叶的一部分。普遍认为，岛叶是脑边缘系统的一部分。

6. 皮质的结构及相互联系　大脑皮质依神经元不同而分 6 层，如图 4-21 所示；皮质间联络如图 4-21 所示（仅说明皮质间联络广泛存在，不代表具体联络纤维束）。

大脑皮质各区域有其特定的功能，如躯体感觉皮质、躯体运动皮质等，其组织学特点可反映其功能的不同。感觉皮质有发达的颗粒细胞层（颗粒皮质），可接受大量的传入信息；运动皮质则有发达的锥体细胞层和较少的颗粒细胞层，可发出大量的传出信息。特异和非特异传入纤维分布终止于相应区域。感觉皮质中，与来自白质传导纤维形成突触联系的第一级神经元，是一级感觉皮质的核心；由运动皮质神经元发出轴突与脊髓前角运动神经元形成突触联系的神经元为上运动神经元，可以理解为"一级运动皮质"；听觉、视觉为特殊感觉，同样有一级感觉皮质。

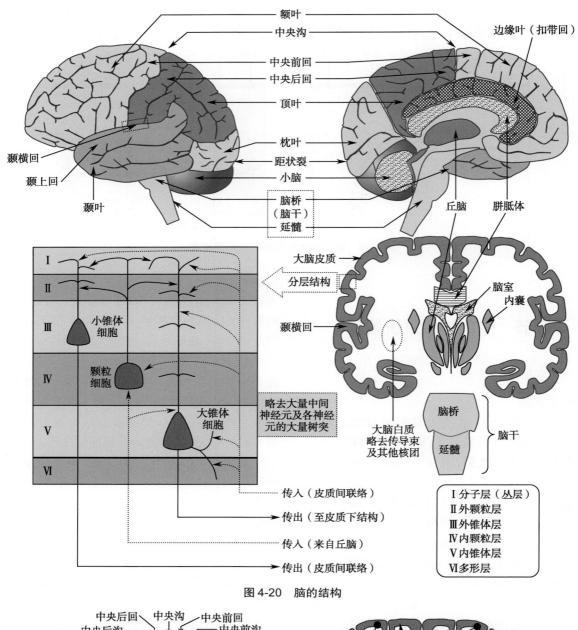

图 4-20　脑的结构

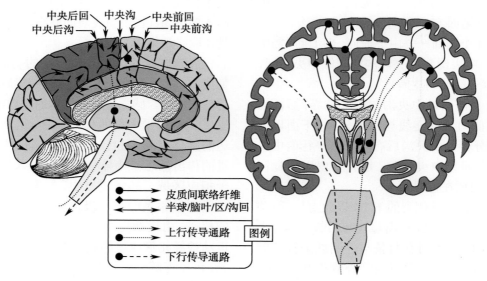

图 4-21　大脑皮质联络

大脑皮质神经元与其他皮质下区（投射神经元）、对侧大脑半球（交叉神经元）、同侧半球其他区域（联络纤维）有极为广泛的纤维联系。皮质的联络纤维一方面将一级感觉皮质与邻近的联络区（如视皮质、躯体感觉皮质）联系起来，另一方面也可将大脑皮质的多个区整合为复杂的联络区（多种感觉整合区）。另外，还可参与语言功能、认知功能以及情感活动与分析等高级功能的重要区域。ERP检测与认知功能有关。

大脑皮质下，由各种传导纤维（传导束）构成的区域统称为大脑白质（髓质），这些传导纤维大多为有髓鞘神经纤维。其中锥体束、丘脑皮质束、听辐射以及视辐射等与临床神经电生理检测相关。胼胝体将大脑两半球连为一体，其中为大量的横行联络纤维。

在大脑半球中由丘脑皮质束介导、一级本体感觉皮质产生SEP检测波形；一级运动皮质发出、锥体束介导、肌肉中记录到MEP波形；由视辐射与一级视觉皮质介导、更高级视觉皮质记录到PRVEP波形。

7. 嗅脑　嗅脑由嗅神经、嗅球及嗅束、前穿通质的一部分、皮质的梨状区、海马旁回的嗅脑内皮质及杏仁核的皮质内支组成。嗅神经为第Ⅰ对脑神经，嗅球及嗅束属端脑膨大的一部分，即由端脑长出。目前，虽有关于嗅觉功能电生理检测的试验研究，但尚未形成临床可行的检测方法。

（二）间脑

间脑位于脑干和端脑之间，一般划分为背侧丘脑或丘脑、上丘脑、下丘脑、后丘脑和底丘脑5部分。上丘脑居丘脑后上方，第三脑室顶的周围。下丘脑在丘脑下方；后丘脑位于丘脑后外侧的下方，包括外侧膝状体和内侧膝状体；底丘脑是中脑被盖和丘脑间的过渡区域，只能在切面上辨认其范围。

丘脑位于第三脑室两旁、由众多不同功能的神经核团组成，它是大部分传入性神经通路通向大脑皮质的换元站。各种刺激冲动（特别是痛觉刺激）在丘脑水平即已被粗略感知、整合和形成情感色彩，传入后在大脑皮质内产生本身意识；背侧丘脑还与基底节、脑干、小脑和运动性皮质区相联系，与运动调节有关。

与神经电生理检测相关的主要感觉通路均在丘脑最后一次换元，神经核团与感觉通路的对应关系为：腹后外侧核对应躯干和四肢躯体感觉；腹后内侧核对应头面部躯体感觉；外侧膝状体对应视觉；内侧膝状体对应听觉，如图4-22所示。

（三）视交叉

视交叉是由来自视网膜的视神经（第Ⅱ对脑神经）纤维呈"X"形交叉构成，其位于垂体之上（图4-23）、蝶骨的蝶鞍之内，外被鞍膈包裹；交叉前为视神经、交叉后为视束，视束终止于外侧膝状体。视网膜（包括视神经等）本质上由脑长出，属脑组织一部分，有"外周脑"之称，其详细解剖结构、功能、投射等，将在"视觉诱发电位原理"章节中讨论。

二、脑干和小脑

颅底、脑干、脑神经有极为复杂的解剖结构，

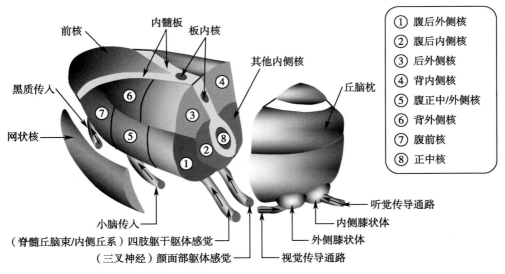

图4-22　丘脑的主要核团（左半丘脑）

在此将与电生理相关的主要内容——临床电生理医生必须掌握的内容，汇总在一起，以图4-23示意，并给予简要文字介绍，为电生理医生理解各检测项目的原理及临床应用时分析、定位病理改变部位提供参照。

脑干自上而下分为中脑、脑桥和延髓三部分。

（一）中脑

中脑位于脑桥和间脑之间，仅约长15～20mm。腹面观：可见向脑桥汇聚的两个纤维束，即大脑脚。两者之间有一窝，称脚间窝，窝内有两侧的动眼神经（第Ⅲ对脑神经）穿出。大脑脚在腹侧汇入脑桥内，两侧大脑脚在进入大脑半球之前被视束围绕。背面观：中脑背面（顶盖）有四个圆形隆起，即四叠体。前四叠体（上丘）接受视觉刺

激，较小的后四叠体（下丘）接受听觉刺激。在下丘后方有滑车神经（第Ⅳ对脑神经）穿出，它是背侧唯一的脑神经，绕过大脑脚向腹侧走行。侧面观：四叠体侧面可见两侧小的隆起，内侧膝状体（听觉传导束的换元站）和外侧膝状体（视觉传导束的换元站），为丘脑的一部分属于间脑。

在中脑横切面上，前外侧的大脑脚主要为下行传导束纤维，例如锥体束等；背侧部中央有中脑导水管。紧邻中脑导水管前外侧自上而下依次有动眼神经核、三叉神经中脑核及滑车神经核；相应地依次发出视束、动眼神经、滑车神经。在上述神经核与大脑脚之间，为上行传导束及红核、黑质等，例如脊髓丘脑束传导四肢本体感觉信号等、内侧丘系传导听觉信号等。

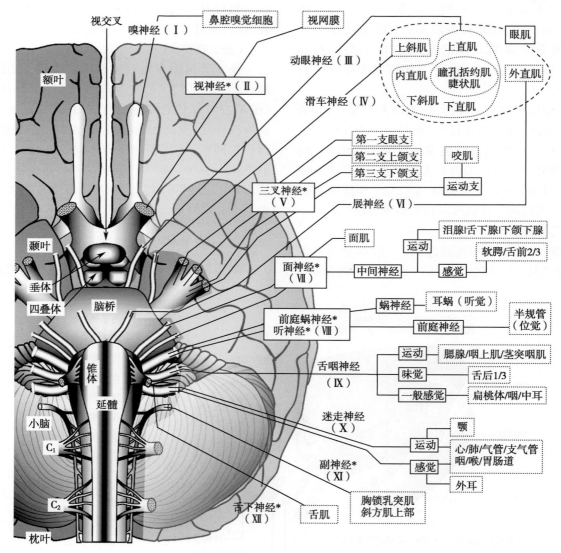

图 4-23　颅底、脑干及脑神经示意

注：* 为与神经电生理检测关系密切的神经。

因为视觉、听觉、躯体感觉、锥体束纤维均经由中脑中转或直接传导，故中脑病变几乎所有临床实用的诱发电位检测均有可能异常。

（二）脑桥

也称桥脑。腹面观：两侧小脑半球似乎由脑桥连接，因此而得名脑桥。脑桥腹侧面呈宽阔的横隆起，称为脑桥基底部，其内为延髓至中脑、大脑脚之间横向走行的神经纤维。其中的皮质脑桥纤维在脑桥内于同侧交换二级神经元，形成脑桥小脑纤维后交叉到对侧，通过小脑中脚到达小脑。在正中线上有一个浅沟，与基底动脉走行一致，但它并不是受基底动脉压迫而形成的，侧面的隆起则是由于锥体束形成的。

侧面观：横向的脑桥纤维合并入小脑中脚（又称脑桥臂）的粗大纤维束内。侧面有三叉神经（第 V 对脑神经）进入小脑中脚。

背面观：脑桥背面构成第四脑室底的上部呈三角形，一直延伸到延髓与脑桥的交界处。两侧分别有一个隐窝，有开口，与蛛网膜下腔相通。不成对的第四脑室正中孔在第四脑室下端。菱形窝上部被小脑上脚（又称结合臂）和上髓帆覆盖。

在脑桥下方与延髓交界处，自前内向后外依次穿出展神经（第 VI 对脑神经）、面神经（包括中间神经；第 VII 对脑神经）和前庭蜗神经（又称位听神经；第 VIII 对脑神经）。

脑干听觉诱发电位（BAEP）检测主要反映脑干内听觉通路功能；三叉神经诱发电位（TSEP）和瞬目反射（BR）可以反映相应神经通路的功能。

（三）延髓

延髓如倒置的圆锥形，其下端以第 1 颈神经上方为界，相当于枕骨大孔处，向下与脊髓相连；其上端在腹侧面上以横沟与脑桥分隔，称脑桥延髓沟；其背侧面以菱形窝的髓纹与脑桥分界。延髓腹侧斜卧于后颅窝枕骨斜坡上，延髓背侧与小脑扁桃体为邻，两者均位于枕骨大孔上方，当颅内压增高时，两者可能被向下推挤入枕骨大孔内，引起枕骨大孔疝压挤延髓心血管和呼吸调控区，危及生命，须抢救治疗。延髓长约 30mm，可分上、下两部：上部内腔较大为第四脑室下半部，称开放部；下部外形与脊髓相似，内腔为中央管，称闭锁部。在前正中裂两侧，延髓上部有一对棒状隆起，称锥体，其深部有皮质脊髓束通过。两侧锥体下段形成发辫式交叉，称锥体交叉。在锥体背外侧有卵圆形隆起称橄榄，其深部为下橄榄核。在

锥体与橄榄之间有前外侧沟，舌下神经（XII）自此沟出脑。在橄榄后方有橄榄后沟，自上而下有舌咽神经（IX）、迷走神经（X）及副神经（XI）在此出脑。可见，延髓与第 IX～XII 对脑神经（统称为后组脑神经）有关。

在延髓背侧面闭锁部可见由脊髓上行的薄束和楔束，向上分别终于膨大的薄束结节和楔束结节，两者各为薄束核和楔束核。在楔束结节与橄榄之间，有一不明显的纵行隆起，称为灰小结节（又称三叉结节），其深部为三叉神经脊髓束及其核（称为三叉脊束核）。

薄束核与楔束核为躯体感觉的第二级神经元，与 SEP 检测紧密相关；上述各脑神经的运动纤维支配肌，大多可以行针极肌电图检测。理论上眼外肌也可行针极肌电图检测，但在临床上，由于其进针风险性较大，一般不作为常规检查。必须检测时，应在眼科医生指导下，或由眼科医生进针、电生理医生观察肌电变化，合作完成检测；面神经各支及三叉神经运动支还可行 MCV 检测。

（四）网状结构

网状结构是指脑干内有明显边界的灰质和白质以外的细胞体与纤维相互混杂分布的部分。其特点是细胞分散、形态各异、大小不一，神经纤维纵横交错穿行其间。这些纤维一部分来自网状结构神经元本身的轴突或树突，另一部分为传入纤维的轴突。严格地讲，这样的结构从脊髓的上胸段起至间脑都有，但在脑干最为发达，故通常所说的网状结构主要指脑干网状结构。几乎所有来自外周的传入纤维，都有终支或侧支进入网状结构，而网状结构又直接或间接与更高级中枢各部分保持密切联系，影响中枢神经的各方面活动。所以，从某种意义上说网状结构是中枢神经内的一个整合中心，从此中心不断地发放冲动传递信息到大脑皮质、脊髓和小脑等其他脑区发挥调节作用。

瞬目反射检测的第二条神经通路介导的波形成分与三叉脊束核及网状结构有关。

（五）小脑

小脑位于脑干背部的后颅窝，被小脑幕覆盖。小脑幕为幕状硬脑膜皱褶，将小脑与大脑分开。小脑以三对小脑脚与延髓、脑桥及中脑相连。小脑功能是调节肌肉的紧张度、维持身体姿势及平衡，顺利而精确地完成随意运动的调节中枢，而不是发动随意运动的指令中枢。小脑虽然也接受来自前庭器官和脊髓传入的感觉信息，但它们主要

是反映身体各部的位置、姿势、运动状态等，供小脑分析、综合，从而调节肌肉的活动，并不在小脑产生感知意识性活动。

临床神经电生理检测的震颤放电与小脑功能有关，但无明确解剖通路的对应关系，故对其结构及功能不再详述。

（六）脑的被膜与脑脊液

脑膜对中枢神经系统起保护和支持作用，最内的软脑膜贴附在神经组织表面并延伸入脑沟、叶及内褶，最终与星形胶质细胞的终足突起相粘连。蛛网膜薄而透明，位于软脑膜外，亦延伸至神经沟和褶。蛛网膜与软脑膜的间隙称蛛网膜下腔（或蛛网膜下隙），与脊髓部分的蛛网膜下腔连通。硬脑膜位于蛛网膜之外、颅骨内侧，为坚硬的外膜，在某些区域分成两层形成静脉窦，是静脉血引流的通道。

两大脑半球内侧各有一个侧脑室，间脑有第三脑室，脑桥与延髓结合部后方有第四脑室，第四脑室底部通过延髓中央管与脊髓中央管连通。脑脊液主要产生于侧脑室、第三脑室和第四脑室的脉络丛。由侧脑室脉络丛产生的脑脊液，经室间孔流至第三脑室，与第三脑室脉络丛产生的脑脊液经中脑导水管流入第四脑室，再汇合第四脑室脉络丛产生的脑脊液，经第四脑室正中孔和外侧孔，流入蛛网膜下腔。然后，脑脊液再沿蛛网膜下腔流向大脑背面，经蛛网膜颗粒渗透到硬脑膜静脉窦（主要是上矢状窦）内，回流入血液中。

脑、脊髓和脑神经、脊神经均"浸泡"于脑脊液中，脑脊液为它们提供浮力缓冲，从而起到保护作用；脑脊液还有为中枢神经系统输送营养、运输代谢产物以及维持正常的颅内压力的作用。脑脊液回流障碍可导致相关病理改变，如脊髓空洞症，其电生理的特征性改变对诊断、鉴别诊断有重要价值。

三、脑干核团与传导纤维

（一）脑干的主要神经核（图4-24）

1. 三叉神经核　三叉神经有4个核团，包括3个感觉核团和1个运动核团。三叉神经感觉主核位于脑桥被盖背外侧，相当于后索的区域，接受由三叉神经半月节（位于颞骨岩尖三叉神经压迹处，相当于周围神经脊神经节）传递过来的触觉、辨别觉纤维。三叉神经中脑核位于中脑导水管外侧，其神经元相当于脊髓神经节细胞，被认为是移行入脑干的神经节，主要管理咀嚼肌和表情肌的本体感觉，并参与调节咀嚼肌肌力。三叉神经脊束核位于脑桥下部，贯穿延髓至第二颈髓后角，它是最长的脑神经核，接受来自面部的痛温觉纤维。来自面部中央区的纤维止于脊束核上部、面部周围区的纤维止于下部（脊束核的下部从下至上依次接受眼、上颌、下颌神经的痛觉纤维，脊束核的中、上部的情况尚不清楚，可能接受压觉、触觉纤维）。之后，由感觉核发出的纤维交叉至对侧组成三叉丘系，向上止于丘脑腹后内侧核。

三叉神经运动核位于脑桥中部网状结构背外侧、第四脑室底的深面、三叉神经感觉主核内侧，其发出的运动纤维是很小的一部分，于脑桥外侧出脑后支配咀嚼肌及张口运动。它接受双侧皮质脑干束支配，因此，一侧核上性三叉神经通路损坏，不会出现明显的咀嚼肌瘫痪。

2. 面神经核　面神经运动核位于脑桥下部被盖腹外侧部，它相当于脊髓前角运动细胞，它是第二鳃弓的衍生物，由其发出的运动纤维为特殊内脏运动纤维。该纤维绕展神经后，于脑桥下缘邻近听神经处出脑，支配面部表情肌。支配上部面肌（眼轮匝肌以上）的神经元受双侧皮质脑干束控制，支配下部面肌的神经元仅受对侧皮质脑干束控制，因此，中枢性面瘫仅表现为病灶对侧下部面肌瘫痪。面神经核还接受间脑、基底节的支配，参与多个反射弧，如角膜反射、镫骨肌反射。

3. 耳蜗神经核　耳蜗神经核位于延髓头端浅层，紧邻小脑下脚基底部，包括耳蜗神经背侧核和腹侧核。它接受耳蜗内蜗神经节（双极神经节）的中枢突蜗神经纤维，神经节的周围突分布于内耳螺旋器的毛细胞。耳蜗神经腹侧核在斜方体、上橄榄核、外侧丘系核、网状结构内交换神经元后经外侧丘系向上行至下丘，耳蜗背侧核从小脑下脚背侧至对侧，经网状结构与腹侧核纤维上行至下丘。

4. 薄束核与楔束核　薄束核与楔束核位于延髓背侧薄束结节和楔束结节的深面。来自第5胸髓以下进入脊髓后索的深感觉纤维止于薄束核，第4胸髓以上深感觉纤维止于楔束核。从此二核发出的纤维经腹侧（弓状纤维）交叉后形成内侧丘系，最终传导至对侧丘脑。它们是向高级脑部传递躯干和四肢本体感觉和精细触觉的重要中继核团。

5. 舌下神经核与疑核　舌下神经核位于延髓

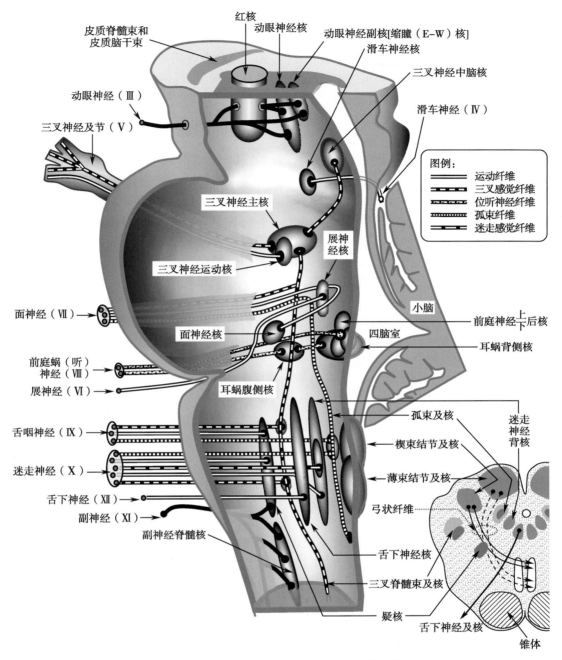

图 4-24 脑干主要脑神经核团及纤维走行模式示意

注：1. 本图示意主要的、与电生理原理相关的颅神经核团及部分传导纤维的位置关系，非核团的真实形态
结构；2. 略去了泌涎核及椎体水平的橄榄核、网状结构等细节。

下方 1/3 部，紧靠中线两旁和菱形窝底下方（舌下
神经三角深面），由大型运动神经元集合而成，发
出的运动纤维走向腹外侧，自前外侧沟出脑，支配
舌肌运动。舌下神经核主要受对侧皮质脑干束支
配，此外还接受网状结构、孤束核（味觉）、中脑（顶
盖脊束）和三叉神经的传入纤维，参与吞咽、咀嚼、
吸吮和舔等反射。

疑核位于网状结构中较深的位置，自髓纹延

伸到内侧丘系交叉高度。疑核为舌咽神经、迷走
神经和副神经颅内部分共同的运动性神经核团，
核的头端发出纤维加入舌咽神经，其余部分发出
纤维作为迷走神经、副神经的一部分一起支配软
腭肌、咽喉肌群以及食管上部的横纹肌。疑核接
受双侧皮质脑干束支配，同时还接受三叉神经脊
束核和孤束核的传入性纤维，参与诱发咳嗽、干呕
和呕吐的反射。

6. 橄榄核与网状结构 橄榄核群位于延髓嘴部，下橄榄的灰质呈多褶的袋样排列，其传入冲动主要来自中脑红核，经中央被盖束传导。此外，还接受来自纹状体、中央导水管周围灰质、网状结构以及大脑皮质的传入冲动，这些冲动经皮质脊髓束传导。下橄榄核的传出纤维交叉后成为橄榄小脑束经小脑下脚进入小脑。

上橄榄核位于斜方体两端的背侧，自脑桥下部延伸至脑桥中部。上橄榄核与斜方体、三叉神经运动核、面神经核、内侧纵束、网状结构都有联系，借以完成声响引起的各种反射活动。上橄榄核还发出橄榄耳蜗束到达内耳，调控毛细胞的活动。

网状结构交织于整个脑干，其核团和轴索充斥于脑神经核团、橄榄体以及上行和下行传导束之间，网状结构接受来自脊髓、脑神经核团、小脑以及大脑半球的传入冲动，同时也发出冲动至上述结构。网状结构的部分核团经下行传导束影响脊髓运动功能和自主神经功能。网状结构通过上行网状激活系统及上行网状抑制系统参与睡眠 - 觉醒周期和意识状态的调节。另外，网状结构还参与躯体运动、躯体感觉、内脏活动的调控以及一些自主神经功能的调节。

（二）脑干的主要传导纤维（图4-24）

1. 皮质脊髓束和皮质脑干束 皮质脊髓束（corticospinal tract）由中央前回上、中部和中央旁小叶前半部等皮质处的锥体细胞轴突汇聚而成，它们集中通过脑白质的放射冠，走向内囊后肢，按躯体定位紧密排列顺序通过内囊，进入中脑大脑脚的中部，经过两侧脑桥基底的中部下行至延髓，在延髓前部中线的两侧形成拉长倒置的锥体形状，因而又名"锥体束"。在延髓下端，每侧锥体束约80%～85% 的纤维在锥体交叉处交叉至对侧，成为皮质脊髓侧束。皮质脊髓侧束下行中沿途发侧支，逐节终止于前角运动神经元，支配四肢肌。在锥体交叉处，皮质脊髓束有小部分纤维不交叉，在同侧脊髓前索内继续下行，成为皮质脊髓前束。该束仅达上胸髓节段，经白质前联合逐节交叉至对侧，止于前角运动神经元，支配躯干和四肢骨骼肌。皮质脊髓前束中有一部分纤维始终不交叉止于同侧脊髓前角运动神经元，主要支配躯干肌。所以颈部、躯干的肌肉接受双侧皮质的神经支配，而上、下肢仅受对侧支配。

2. 弓状纤维和内侧丘系 由薄束核、楔束核发出的纤维弓形走向中央管腹侧，故称弓状纤维；左、右交叉后的纤维在中线两侧上行成为内侧丘系，又称为内侧丘系交叉。内侧丘系位于延髓锥体束背面、中线两旁上行，经脑桥、中脑止于背侧丘脑。

四、脊髓

（一）脊髓的大体结构及与脊柱的关系

人体脊柱由脊椎骨组成，分为颈椎骨（简称颈椎，C）7 节、胸椎（T）12 节、腰椎（L）5 节、骶骨（S）和尾骨（Co），常用 C_3、T_4、L_5 表示第三颈椎骨、第四胸椎骨、第五腰椎骨（以下用代号简称），依此类推；C_1 和 C_2 因其结构较为特殊，分别又称寰椎和枢椎。脊椎骨前方为类圆柱状骨质结构，称为椎体，椎体后外侧分出两个椎弓根，两椎弓根后方连接为椎弓，椎弓后方有棘突；各椎体间、L_5 与骶骨间由椎间盘相连，起到缓冲作用；椎体、椎弓根、椎弓围成的孔洞称为椎孔，骶骨有穿通上下的骶管，全部椎孔与骶管构成脊椎管（简称椎管）；上下两个椎体的椎弓根与椎弓根切迹组成椎间孔，骶骨有 5 对固有的椎间孔，人体共计有 30 对椎间孔。如图 4-25 所示。

脊髓位于椎管内，是中枢神经系统中结构相对简单的部分。脊髓与脑的各部在结构上有着广泛的双向联系；在功能上，脊髓的活动总是在脑的调控下进行的。成年男性脊髓平均长 420～450mm，重约 30g。脊髓上端在枕骨大孔处与延髓相接，其下缘的高度随年龄变化：新生儿脊髓下缘约在第 3 腰椎下缘，后随年龄增长逐渐上移；至成人，脊髓下缘通常止于第 1、2 腰椎椎间盘中点位置。

脊髓外形略呈扁圆柱状，全长粗细不等，在颈部和腰部有两处明显的膨大，分别称为颈膨大和腰膨大，脊髓末端变细呈圆锥状，称脊髓圆锥。颈膨大是脊髓全长中最粗大的部位，自第 3 颈节延伸到第 2 胸节，相当于第 3 颈椎到第 1 胸椎的高度。在第 6 颈节（相当于第 5 颈椎高度）其最大周径达 38mm。颈膨大的出现与人的上肢功能相关，支配上肢的神经（臂丛）自颈膨大处发出。腰骶膨大与下肢的神经支配（腰、骶丛）有关，它自第 1 腰节延伸到第 3 骶节，相当于第 9 胸椎至第 12 胸椎的高度，最大周径位居第 12 胸椎体下部，可达约 35mm，向下迅即缩窄为脊髓圆锥。脊髓前后各有一分割左右两半的裂隙，分别称为前正中沟和后

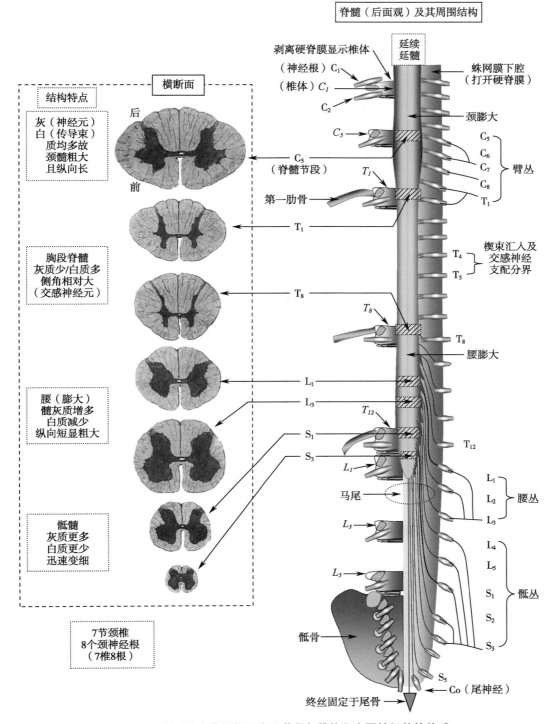

图4-25 脊髓的大体结构及脊髓节段与椎体和主要神经丛的关系

正中沟,前者较深,后者较浅,二者均贯穿脊髓全长。在脊髓后外侧的表面有后外侧沟,是脊神经后根(传入纤维)进入脊髓的部位;前外侧表面有前外侧沟,是脊神经前根(传出纤维)穿出脊髓的部位(图4-26)。

脊髓在纵向结构上并不分节,但由于发出31

对脊神经,所以将与每对脊神经相连接的脊髓范围(人为地划分)称之为一个脊髓节段。据此,脊髓可分为8节颈段(颈髓,C)、12节胸段(胸髓,T)、5节腰段(腰髓,L)、5节骶段(骶髓,S)、1节尾段(尾髓,Co)。人为划分的脊髓各节段也用英文字头加数字方式表示,即 C_1、C_5、T_6 等,相应发出

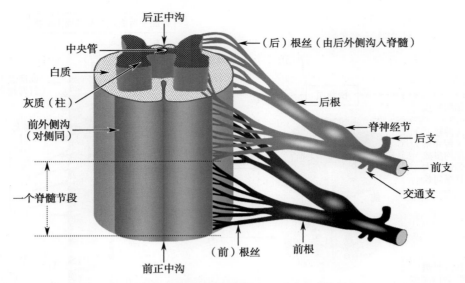

图 4-26　脊髓结构细节（白质、灰质及节段）

的神经根也用同样序列代号表示。颈髓发出的第一个神经根（C_1）位于第一颈椎上方、C_2 位于第一颈椎下方，由椎间孔出椎管，这样依次排列下去，第七颈椎下方为 C_8，这就是"7 椎 8 节 8 神经"的由来；在胸、腰、骶段，脊髓节段、脊神经代号与其上方的椎体代号相同，即 T_5 椎体下方为 T_5 神经根、对应脊髓的 T_5 节段，依此类推。由此可见，同一套代号系统，被用于脊椎骨、脊神经根和脊髓节段划分，图 4-25 显示了三者的对应关系。

　　在胚胎 3 个月以前，脊髓充满椎管的全长，脊髓的各节段几乎平齐相应的椎骨，31 对脊神经近于直角从相应的椎间孔发出。此后，椎骨发育的速度较脊髓快，使脊髓的长度相对变短、脊髓节段的位置高于相应椎骨。与此相应，脊神经根改变了以水平走行到达相应椎间孔的关系，尤以腰骶部为甚，在它们到达相应椎间孔之前，在椎管的硬膜囊内几乎垂直下降很长一段距离，形成"马尾"。如图 4-27 所示。

（二）脊髓的横断面（内部结构）

　　脊髓在横断面上，分为左右两半，在两半的结合部中央，有贯穿脊髓全长、上与第四脑室连通、下终止于脊髓圆锥的细管，称为脊髓中央管，内含有脑脊液；中央管周围是呈蝴蝶型（又称 H 型）分布的脊髓灰质，灰质外包围的是脊髓白质，白质外即为中枢神经系统与周围神经系统的分界——软脊膜（见下小节）；脊髓白质在灰质前连接左右两半的部分称为白质前联合。

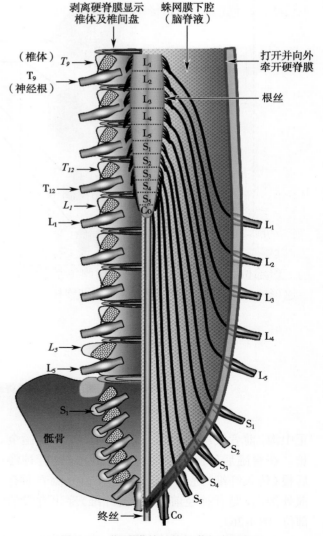

图 4-27　"马尾"的结构细节（后面观）

1. 脊髓灰质 脊髓灰质简称灰质,主要由神经元胞体、树突和上一级神经元的神经末梢组成。呈"H"形的灰质中间横行部分为灰质连合,位于中央管腹侧者称灰质前连合;背侧者称灰质后连合。灰质的两侧部向前、后伸展,向前伸展的部分较为膨大,称为前角;向后延伸的部分狭小,几乎达脊髓表面,称为后角。前、后角之间的灰质为中间带,与灰质连合相接,在脊髓胸段和上腰段($T_1 \sim L_3$),中间带向外侧突出,形成了一个近三角形的侧角。由于脊髓的灰质纵贯脊髓的全长,在整体上构成灰质柱,因而前角、后角、侧角也分别被称为前柱、后柱和侧柱。

脊髓灰质内含功能不同、大小不等、形态各异的多种神经元,其中发出轴突组成脊神经前根,继而经脊神经分布于躯体和内脏效应器的神经元称为根细胞,它们的胞体位于脊髓灰质前角和侧角内。前角内含支配、调节骨骼肌运动的神经元,称下运动神经元;后角为传递痛觉、温度觉和部分触觉的二级感觉神经元;$T_1 \sim L_2$ 侧角内主要是交感神经元,发出纤维经前根、通过交感神经路径支配和调节内脏及腺体的功能;$T_1 \sim T_4$ 发出的交感纤维,还有一部分沿颈内动脉壁进入颅内,支配同侧瞳孔扩大肌、睑板肌、眼眶肌,以及支配同侧面部血管及汗腺。$S_2 \sim S_4$ 的侧角为脊髓副交感中枢,发出纤维支配膀胱、直肠和性腺。

位于脊髓灰质的神经元,另一类称为柱细胞,是中枢性或联络性神经元。它们发出的突起位于中枢神经系内,大多数发出纤维进入白质内,并分为升支或降支,形成脊髓节段间联络纤维的一部分,其中长的升支则组成上行的纤维束,终止于脑的高级部位。脊髓灰质内的神经元胞体常聚集在一起形成神经核团,在纵向上延伸为细胞柱。

由于脊髓的不同部位所支配的器官类型、数量不同,所以其 H 型结构的形态差异很大。在胸段脊髓,交感神经元位于侧角;就前角运动神经元的分布而言,又有如下规律:支配躯干、颈部、肢体近端肌的神经元位于前角内侧,远端肌位于外侧;支配伸肌的神经元位于前角前部(腹侧),屈肌位于后部。在颈膨大和腰膨大处,这一支配规律尤为突出。了解这些规律,对于分析电生理异常表现与脊髓病理改变部位的关系有重要意义。如图4-28所示。

2. 脊髓白质 脊髓白质主要包括上、下行有髓纤维组成的传导束。皮质脊髓侧束传递对侧大脑皮质运动冲动至同侧前角细胞,产生随意运动;脊髓丘脑侧束及前束分别传递对侧躯体的皮肤痛温觉和轻触觉至大脑;薄束传递同侧 T_5 及以下的深感觉和精细触觉;T_4 水平以上出现楔束,传递同侧上半身的深感觉和识别性触觉;脊髓小脑束传递本体感觉至小脑,功能与同侧躯干、肢体的平衡和协调相关。如图4-29所示。

解剖上,脊髓白质又按整体分"索":位于两前外侧沟之间的为前索;两后外侧沟之间的为后索;两侧前外侧沟、后外侧沟之间的分别为左右侧索。与神经电生理检测直接相关的上(薄束和楔束)、下(皮质脊髓束)行传导通路分别位于后索与侧索;位于前外侧的脊髓丘脑束和脊髓网状束,电生理检测项目虽不直接涉及,但对定位诊断分析有重要意义,故也应重点掌握其走行和功能。

(三)脊髓的被膜与脑脊液

覆盖大脑等颅内神经组织的软脑膜,经过延髓、移行至脊髓称为软脊膜。软脊膜与软脑膜结构、作用均相同,仅因解剖位置而得名。软脊膜覆盖脊髓全长,在脊髓圆锥的终止处(约在 L_1 与 L_2

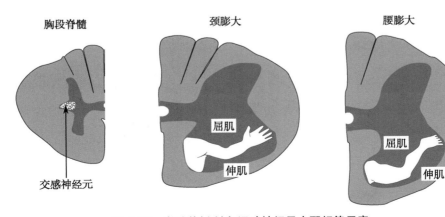

图4-28 脊髓前(侧)角运动神经元支配规律示意

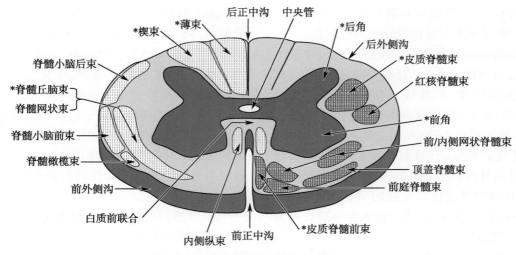

图 4-29 脊髓的主要传导束
注：* 为重点结构。

椎体之间）延续形成终丝。

硬脊膜依附于椎管内侧，上与硬脑膜延续，下终止于 S_2 椎体水平，形成闭合囊腔；硬脊膜内同样附着有蛛网膜、与软脊膜间形成蛛网膜下腔，腔内充满脑脊液，在 L_2 椎体至 S_2 椎体间约 150mm，蛛网膜下腔扩大，形成终池；终丝经终池末端穿出硬脊膜，且被硬脊膜包裹，向下止于尾骨的背面，起固定脊髓的作用。参见马尾细节示意图。

（四）脊髓的功能

脊髓的功能由其结构决定，主要是传导功能、反射功能以及营养功能等。

1. 传导功能 脊髓白质构成长短不等的上行和下行传导束联系脊髓和脑的不同部位，完成神经信息的传递，实现机体的感觉和运动功能，因而可以把脊髓看作是联结脑与躯干及四肢之间的高速公路主干道。

由脊髓后角传入的各种感觉神经信号在脊髓内交换神经元（如脊髓丘脑束）或不交换神经元（如薄束、楔束），形成脊髓白质中长的上行传导束，把感觉信息传导到脑的更高级部位；传导来自大脑皮质运动区的运动信号（皮质脊髓束），或其他脑部发出的与骨骼肌肌张力调节有关信息的神经纤维在脊髓内聚集为白质的下行传导束，最终将有关运动信号传递至脊髓前角运动神经元，再经脊神经中的运动纤维至骨骼肌完成随意运动。

2. 反射功能 感觉信号经大脑加工处理，作出判断、决策，指挥外周系统的语言、行动等，为高级反应过程；相对而言，感觉信号经过脊髓内部通路直接到达脊髓前角，引起骨骼肌运动的反应过程为低级反应，也就是所谓的脊髓反射功能。

脊髓的反射功能包括躯体反射和内脏反射，各自在脊髓内有相应的反射中枢和特定通路。躯体反射又包括了牵张反射和屈曲反射两种。与临床神经电生理检测相关的脊髓反射主要是牵张反射。牵张反射属深反射，当骨骼肌受到外力牵拉时，引起受牵拉的同一肌肉收缩、以抵抗牵张。详见本章第四节"主要的反射通路"部分内容。

3. 营养功能 脊髓前角神经元对于它所支配的骨骼肌具有神经营养作用。前角神经元的损伤，可致其支配的肌肉发生萎缩。另外，前角细胞对躯体骨骼亦有营养作用，在前角细胞受到损伤后，由受损节段所支配的相关骨骼出现明显的骨质疏松等现象。

但是，上述运动神经元为骨骼肌和骨骼"输送营养物质"的观点并未被普遍接受，一般认为神经对肌肉仅有电冲动传递，肌肉萎缩是因为失去神经电冲动后肌细胞代谢减弱、骨质疏松是由于肌肉萎缩所致骨骼受力改变引起。例如，宇航员长期太空生活后，可出现骨质疏松等。

第三节 周围神经解剖

如果说脊髓是主干高速公路，从这个主干高速上就有许许多多的匝道分出，这些匝道再合成省际高速——神经根；省际高速又分出很多条省内高速——周围神经；省内高速再分出省道、县道、乡村道路，直至各个村镇——神经末梢及感受器和效应器。这就是人体周围神经系统整体的形象结构。

一、周围神经纤维结构

（一）周围神经纤维分类

周围神经纤维从功能角度分为 4 类：躯体感觉纤维、内脏感觉纤维、躯体运动纤维和内脏运动纤维。大多数周围神经为混合神经，即包含有上述四种纤维中的两种以上；少部分神经为纯感觉或纯运动神经。

1. 躯体运动纤维　是脊髓前角运动神经元的轴突，分布于骨骼肌，支配其运动和维持肌张力。

2. 躯体感觉纤维　始于脊神经节的假单极神经元，中枢突进入脊髓后索，周围突分布至相应的皮肤、骨骼肌、肌腱和关节，传导皮肤的痛、温觉以及肌肉、肌腱、关节的本体感觉冲动。

3. 内脏运动纤维　是交感神经和副交感神经的节前纤维。交感神经的节前纤维是 T_2～L_3 中间外侧核细胞的轴突至交感干上相应的神经节（椎旁神经节），与节内的神经细胞（节后神经元）构成突触交换神经元。有的节前纤维在交感干内上升或下降至上位或下位椎旁神经节或穿经交感干到椎前神经节交换神经元。发出节后纤维分布到心肌、平滑肌和腺体。

副交感神经节前纤维是骶副交感核（S_2～S_4 相应侧角处）神经细胞的轴突，它们经盆内脏神经至盆丛，再由盆丛发出分支分布至盆腔脏器及结肠左曲以下的消化道。

4. 内脏感觉纤维　这类纤维亦始于脊神经节细胞的中枢突并经脊神经后根进入脊髓，其周围突经白交通支至交感干，穿经交感干神经节，随交感神经分布至心肌、平滑肌和腺体，或随盆部副交感神经分布至平滑肌和腺体传导感觉冲动。

（二）周围神经基本结构

周围神经系统的神经纤维分有髓纤维和无髓纤维。神经纤维之外，依次有神经内膜、神经束膜和神经外膜组成完整的周围神经结构，这类周围神经走行于人体各部位，是肉眼可见的"周围神经"。如图 4-30 所示。

神经因分布的部位、器官及功能不同，其所含的神经纤维粗细以及有髓和无髓纤维的数目比例不一。神经表面包被的致密结缔组织称神经外膜；神经内的纤维集合成多个大小不等的神经束，束的周围包被神经束膜；每条神经纤维周围的结缔组织称神经内膜。此三层膜有延续性，即外膜分出束膜、束膜分出内膜，越是粗大的神经，三层膜结构越清晰。神经分支时，神经束数目减少，结缔组织膜变薄。细小的神经可只有一个神经束，神经外膜不易辨认，或呈断续状，或与神经束膜合并一起。但是神经内膜总是存在的，在神经内膜与神经纤维间为约 25nm 厚的"基板"，本质上为细胞外液，带电离子可在此处自由移动，是局部电流形成、神经冲动传导的组织学基础。神经内膜阻挡离子移动，是神经纤维间真正起绝缘作用的组织，起到隔离纤维间神经冲动的作用。周围神经含丰富的血管，其血液供应来自局部的血管，小血管在神经束膜中分支后穿过神经束膜，在神经内膜中形成毛细血管丛，其相邻内皮细胞间连接紧密，因此在神经内膜中大分子物质不能渗出毛细血管，成为"血 - 神经屏障"。但在神经根和神经节并无

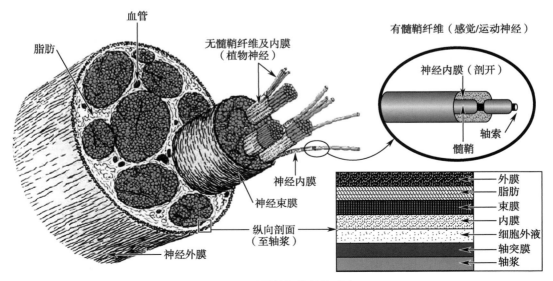

图 4-30　周围神经的结构示意

血 - 神经屏障，这可能是某些免疫性或中毒性疾病在神经根处易于致病的原因之一。

在周围神经膜内，还分布有少量的游离感觉神经末梢。这些末梢纤维并不来自周围神经自身或同节段脊神经根，而是来自更高节段的脊神经。它们是部分周围神经慢性、外源性损伤早期产生非受损神经支配区域感觉异常的生物学基础。

（三）脊神经与周围神经

在临床上，通常称 31 对脊神经为"神经根"或"脊神经根"，脊神经根纤维向外周延续部分和 12 对脑神经统称为周围神经。就运动神经而言，临床神经科又视脊髓前角运动神经元及其外周轴突均为"周围神经"（脊髓前角病变所致肌肉无力称为周围性瘫）。事实上，即使就神经系统中最"简单"的周围神经而言，近年来也不断有新的研究结论出现，或填补经典理论的空白，或补充阐明、修正甚至推翻已有理论。人体神经系统的复杂性由此可见一斑。本书中将采用经典的周围神经解剖学概念。图 4-31 为脊神经基本构成示意。

二、脊神经结构

（一）脊神经与脊神经根

1. 根丝　一个脊髓节段前角细胞发出的躯体运动纤维合并成若干个细束，由脊髓前外侧沟穿出脊髓；感觉神经纤维在进入脊髓后外侧沟前同样分成若干细束。这些细的神经纤维束均称为根丝（图 4-31）。

2. 前根　脊髓前外侧沟发出的根丝汇合称为前根，其纤维主要由脊髓前角细胞发出的躯体运动纤维、$T_2 \sim L_3$ 节段侧角细胞发出的交感神经节前纤维、$S_2 \sim S_4$ 四个节段的骶副交感核发出的副交感神经节前纤维组成。神经纤维类型主要为不同粗细的有髓鞘神经纤维，对神经冲动的传导速度在 $15 \sim 120 \text{m/s}$。神经电生理检测主要涉及的是前角 α 运动神经元发出的神经纤维功能。

近年来研究显示，脊神经前根中也含有一定数量的传入（感觉）纤维，但在临床电生理原理中仅研究前根的运动纤维。

3. 后根与脊神经节　脊髓后外侧沟的根丝向外周移行过程中，先汇成内侧束和外侧束，再合成一个根至脊神经节，称为节前纤维；脊神经节（或称后根神经节）由感觉神经系统的第一级感觉神经元（假单极神经元）聚集形成，位于椎间孔内或椎管内近椎间孔处；脊神经节外周端纤维与前根纤维汇合成一个脊神经根穿出硬脊膜，是为节后纤维。

后根内有无髓纤维、薄髓纤维及有髓纤维。粗的 A 类有髓纤维是脊神经节内大细胞的突起，传导速度快（$30 \sim 120 \text{m/s}$），传导本体感觉和触压觉；B 类薄髓纤维（$10 \sim 30 \text{m/s}$）和细的 C 类无髓纤

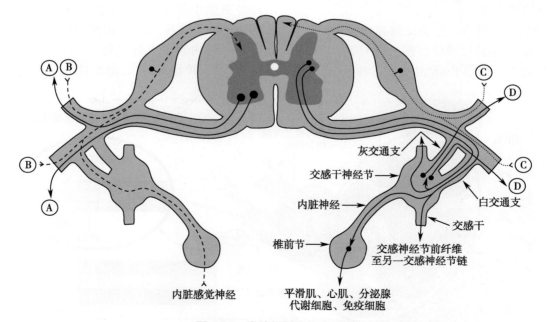

图 4-31　脊神经纤维构成示意

注：双侧神经纤维结构相同，图中两侧分别示意不同功能神经纤维，真实的单侧脊神经包括所示的全部功能纤维。A，来自脊髓前角的运动纤维，至骨骼肌；B，浅感觉，至脊髓后角；C，深感觉，至脊髓后索；D，交感神经节后纤维，至皮肤的血管平滑肌、汗腺、立毛肌。

维（0.7～2.1m/s），是脊神经节小细胞的突起，为传导温度觉和痛觉的纤维。

由于脊神经节的存在，周围神经感觉纤维的节前损害，不会影响神经节及节后纤维；节后纤维的损害，同样不影响节前纤维功能，是神经电生理定位诊断的重要解剖学、生理学基础。脊神经节的隆起，除其中神经元的功能性作用外，在结构上起到保护脊神经根丝的作用——在周围神经受牵拉时，脊神经节可缓解或消除对根丝的拉力，减轻或避免根性撕脱伤发生。这一点在周围神经外伤章节中将有介绍。

（二）脊神经被膜与周围神经被膜的延续关系

图 4-32 中，以单根神经纤维分别示意脊神经前根和后根的全部有髓鞘神经纤维。脊髓和脊神经根被膜的最外层为硬脊膜，出椎间孔后，硬脊膜延续为周围神经外膜；紧贴硬脊膜内是蛛网膜，蛛网膜与包绕脊髓的软脊膜（可深入脊髓的前／后正中沟等内陷结构中）间形成充满脑脊液的囊腔，称为蛛网膜下腔，脊神经根及根丝即位于脑脊液中，在蛛网膜与软脊膜间有起固定作用的齿状韧带（图 4-32 中未示意）；蛛网膜在硬脊膜与神经根结合部（称为蛛网膜下角）折返，包绕在神经根、根丝

的最外层，直至前／后外侧沟与软脊膜融合；蛛网膜在硬脊膜延续为神经外膜前，已移行为神经束膜；每一根神经纤维出脊髓（软脊膜）后，即获得神经内膜，神经内膜与软脊膜融合、并延续至神经纤维支配的效应器（肌肉或感受器）；每一根有髓鞘神经纤维出脊髓之前，其髓鞘由少突胶质细胞构成，出脊髓（软脊膜）后，则"立刻变为"由施万细胞。由此可见，在脊神经根（包括根丝）向周围神经"演变"过程中，神经结构不发生变化的是轴索、髓鞘和神经内膜（主要是其内层结构）；周围神经束膜、外膜进入神经根后，分别与蛛网膜、硬脊膜延续。神经根鞘结构较为复杂，在近脊髓处，由蛛网膜、软脊膜（外层）、神经内膜（外层）移行、融合而成，这个移行过程在根丝汇合成前（后）根前完成；在近椎间孔段，部分神经束膜深入至硬脊膜内，与蛛网膜逐渐移行、融合成为根鞘。脊神经节位于椎间孔内侧，由感觉神经元构成。

有学者对软脊膜部位的神经髓鞘进行超微结构观察提出，少突胶质细胞在此处以"出芽"形态或"五指交叉"形态突出至软脊膜外根丝部位，与施万细胞形成相互"嵌合"。此形态结构或者前述神经内膜与软脊膜的移行、蛛网膜与软脊膜的移

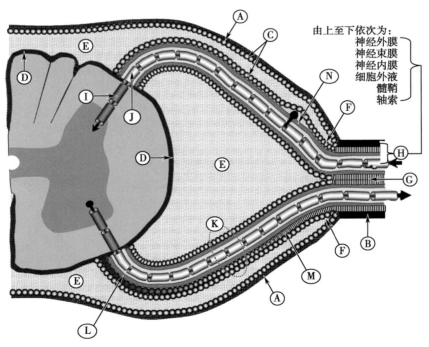

图 4-32　脊神经根与周围神经的被膜延续示意

注：A，硬脊膜；B，神经外膜；C，蛛网膜；D，软脊膜；E，脑脊液；F，蛛网膜下角；G，神经束膜；H，周围神经近心段由外至内完整的膜和其他结构，神经内膜与髓鞘间的浅色间隙表示细胞外液；I，周围神经感觉／运动纤维出软脊膜前的髓鞘（少突胶质细胞）；J，周围神经感觉／运动纤维出软脊膜后的髓鞘（施万细胞）；K，脊神经根根鞘；L，软脊膜与蛛网膜、软脊膜与神经内膜的移行；M，蛛网膜与神经束膜的移行，因根鞘在近脊髓处和近椎间孔处的移行、融合有差异，仅在 L、M 处示意；N，脊神经后根神经节及其中的感觉神经元。

行，可能与某些免疫介导周围神经根病的起病机制相关——突出至根丝部位的少突胶质细胞蛋白质、软脊膜与神经内膜移行过程中不同于二者的蛋白质结构可能会被脑脊液中的免疫监控系统识别为"外来物质"而攻击，该推测是否成立似值得进一步研究。

脊神经根不总是以整体穿出硬脊膜（称为单孔穿出），有时会前后根分别穿出硬脊膜后再汇合在一起称为双孔穿出，甚至有报道存在三孔穿出的形式；在单一个体中，高位脊神经根（颈段、上胸段）与低位可有不同的穿出形式。但无论何种穿出方式，均不影响上述神经内膜和髓鞘的结构特点。

马尾（马尾神经）本质上为"拉长了的"脊神经根，其根丝、前/后根、根鞘结构与上述结构相同，且脊神经节亦位于椎间孔附近。马尾的神经根解剖特点，是神经电生理定位马尾损害的解剖和生理基础。读者可结合图4-32与图4-27理解马尾被膜的结构，不再另行赘述。

（三）脊神经的分支

脊神经分支及与椎体关系如图4-33所示，各分支功能见下文。

1．脊膜支　脊膜支又称脊膜返神经，是脊神经的一个极小的分支，内含来自脊神经节的感觉纤维和来自邻近椎旁神经节的交感神经纤维。在脊神经分为前支和后支之前发出，经椎间孔入椎管。在椎管内分为较大的升支和较小的降支，相邻脊神经的升支和降支相互吻合并分别在脊髓的前、后形成脊膜前丛和脊膜后丛，该丛纵贯脊髓全长并伸延至颅内。由丛发出分支，分布到脊膜、血管、椎骨的骨膜、韧带及颅后窝的硬脑膜。

2．脊神经后支　后支是混合神经，除 C_1、C_2 后支较粗大外，其余各脊神经后支均较前支细小。后支从脊神经分出向后绕椎骨的关节突，经相邻椎骨的横突之间（骶神经后支经骶后孔）分为内侧支和外侧支（C_1、S_4、S_5 及 Co 除外；图4-33），它们发出分支分布至颈项部和躯干后部的肌肉和皮肤。

在 $C_3 \sim L_5$ 棘突间、棘突旁、横突后的肌群统称为脊旁肌（或称椎旁肌），均受脊神经后支支配。每个脊神经根支配相应椎体高度约 1.5～2 倍区域的肌肉。临床神经电生理检测利用这一支配特点可协助准确定位脊神经根、脊髓损害的节段。

3．脊神经前支　前支为混合神经，分布于躯干前外侧面和上、下肢。除 C_1、C_2 前支较小外，一般都较后支粗大，可看作脊神经主干的延续。胸神经前支较细且呈明显的节段性分布；颈、腰、骶、尾神经前支均在起点附近汇合、交织成神经丛，经过神经丛的反复交叉、组合后再发出具有解剖学名称的分支，即神经，例如正中神经、尺神经、胫神经等，最后支配相应的皮肤区域及肌肉。临床神经电生理及相关学科在描述各神经和神经丛构成时，通常用"神经根"表述，不再强调其"前支"的本质。

4．交通支　在脊神经前支起始部的附近有与交感干神经节相连的交通支。其中白交通支是 $T_1 \sim L_3$ 神经前支发出的小分支与相应的交感干神经节连接，主要由细的有髓纤维（交感神经节前纤维）组成；灰交通支则是脊神经前支接受的来自交感干神经节的小支，主要由无髓纤维（交感神经节后纤维）组成，它们经灰交通支到达脊神经后，随脊神经及其分支分布于心肌、平滑肌及腺体。每对脊神经前支都接受灰交通支。灰交通支与脊神

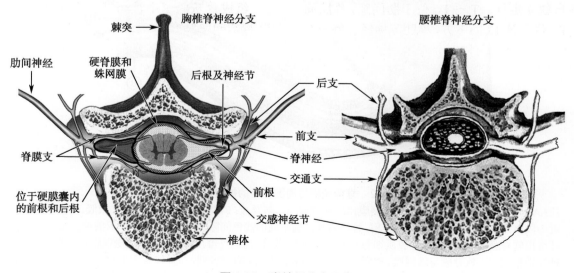

图4-33　脊神经分支示意

经前支相连的位置一般在白交通支连接位置的内侧。有时灰交通支也可以连接到脊神经主干。此外，L_2～S_4前支还发出盆内脏神经（属副交感神经）直接进入盆丛，不连接交感干神经节。

三、神经丛及其分支

（一）概述

正常情况下除 12 对胸神经外，其余脊神经根前支经复杂的交叉、分支、再交叉，分别形成颈丛、臂丛、腰丛、骶丛和尾丛，最后形成支配特定部位皮肤、肌肉的神经。临床电生理检测定位各种原因导致的周围神经损害，学习这些神经丛及其分支的解剖走行、沿途支配肌肉的分布是必须掌握的基本功。在讨论周围神经丛及其分支时，通常默认"神经根"这个概念就是指脊神经根前支，一般不再特别说明。

（二）颈丛

颈丛由 C_1～C_4 构成，位于上 4 个颈椎的外侧，肩胛提肌和中斜角肌的前方，胸锁乳突肌和颈内静脉的深面。除 C_1 外，其余 3 条颈神经前支都分成升、降两支相互联合、交织成袢，再由袢发出分支分布至颈部的肌肉、肩及头、颈、胸部的部分皮肤。

颈丛的分支分为深、浅两组，浅支穿颈筋膜分布于皮肤，而深支则多分布至肌肉。颈丛发出的膈神经支配膈肌，是临床神经电生理鉴别呼吸功能障碍类型、原因时可检测的神经；其他分支支配的肌肉通常不作为电生理检测的目标肌肉。

（三）胸神经

胸神经（前支）共 12 对，除 T_1 有纤维参加臂丛、T_{12} 有纤维（可能）参加腰丛外，其余的均不成丛，各自独立走行。T_1～T_{11} 位于肋间隙，称肋间神经；T_{12} 位于第 12 肋下方，称肋下神经。每一对胸神经都借灰交通支和白交通支与相应的交感干神经节相连，灰交通支和白交通支一般都在肋间隙后部连接于肋间神经，灰交通支在白交通支穿出的近侧端连于胸神经。胸神经从脊神经发出后，沿肋沟由后行向前外侧，继而行向前内侧，沿途发出肌支、外侧皮支，其终支穿出皮下成为前皮支。

胸神经主要分布于胸壁和腹壁。T_3～T_6 分布于胸壁，T_7～T_{11} 分布于胸部及腹部，T_1、T_2 除分布于胸壁外，还分布到上肢，T_{12} 除分布到腹部外，还分布到臀部皮肤。具体分布参阅下一节脊神经节段性分布。腹直肌主要由 T_{10} 支配，近年来，有用腹直肌肌电图异常反映 T_{10} 脊髓前角损害的检测方法。

（四）臂丛

人的上肢是自然界已知的、将所有肢体功能最完美结合在一起的肢体器官：既要如举重运动员一样产生巨大爆发力，又要如攀岩者具有长时间的耐久力；既要有钢琴演奏家的快速灵活，又要有微雕大师的精细准确，如此等等。这些复杂的功能要依靠臂丛神经发出的众多分支、支配众多感受器及肌肉来精密配合完成。

1. 臂丛的构成与走行　臂丛也称臂丛神经，是人体最为复杂、也最为重要的神经丛。运动方面，臂丛的分支支配上肢全部、肩周围大部分肌肉；感觉方面，它的纤维分布在上肢的大部分区域，及肩部的部分区域。在各类型神经外伤、神经麻痹、神经卡压等病损中，以臂丛及其分支受累最为常见。可见临床神经电生理医生必须全面掌握臂丛的组成及其分支的走行、支配等解剖学、生理学和病理学知识。

如图 4-34 所示，臂丛一般由 C_5～C_8 和 T_1 的大部分纤维组成，是最常见的臂丛神经根构成方式，称为正常型，在人群中约占 88.4%。C_4 会发出一支与 C_5 连接，T_1 也会接受来自 T_2 的纤维，即 C_4 和 T_2 也可能参与臂丛的构成。当来自 C_4 的纤维较多时，来自 T_1 的纤维就较少、T_2 不参与，这种组成方式称为臂丛的前置型（约占变异型的 57.93%）；若 C_4 来的纤维很少或缺失时，C_5 纤维也往往较少，此时来自 T_1 的纤维便很多，且 T_2 也有分支参加，这种组成形式称为臂丛的后置型（约占变异型的 25%）。在临床神经电生理检测定位分析中，一般以正常型为准，当出现以正常型臂丛构成无法解释的结果时，要考虑到有上述两种变异存在。

组成臂丛的 5 个神经根经椎动脉后方和前、后"横突间肌"间向外走行，再经斜角肌间隙穿出，C_5、C_6 在中斜角肌外侧缘联合形成上干；C_7 独立成为中干；C_8 和 T_1 在前斜角肌后方联合构成下干。3 个干向外侧斜下行，约在锁骨上方或者后方，每干又分为前、后两股，共有 6 股。上、中干的前股合成外侧束，位于腋动脉外侧；下干前股独立成束，在腋动脉后方下行至其内侧，形成内侧束；3 个干的后股联合，由腋动脉上方行至其后方，构成后束，下干的后股比其他干的后股小，其纤维主要来自 T_1；3 个束往下，分成 6 支，这里的支常被忽略，看作直接分出神经；除正中神经的内侧支来自内侧束、外侧支来自外侧束外，其余 4 个分支分别构成肌皮神经、腋神经、桡神经、尺神经的起始部。

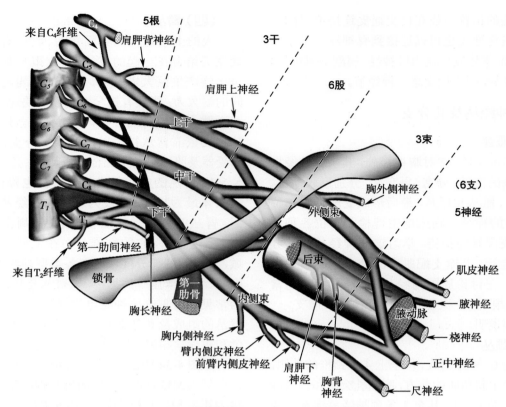

图 4-34　左臂丛的组成与分支示意（前上观）
注：略去脊神经后支与交通支。

臂丛的干、股、束任何部位均可能发生变异，称为变异臂丛，人群中约占 11.6%。正常臂丛构成可用"五根合三干、三干分六股、六股合三束、三束分六支、六支五神经"描述，简化为"5 根 3 干 6 股 3 束 6 支 5 神经"，仅用数字可表示为"536365"，如果忽略支，则为"53635"。

在临床上，各种原因所致的神经损害，可发生在臂丛的根、干、股、束及其各个分支上。臂丛神经的直接分支或分支后再合成的神经，通常具有解剖学特定的名称。以锁骨为界，臂丛的分支分为上下两组。所以临床神经电生理检测对臂丛损伤定位时，也有用锁骨上和锁骨下损伤的划分方法。

2. 臂丛的锁骨上分支　臂丛神经锁骨上分支主要有肩胛背神经、胸长神经、肩胛上神经。

（1）肩胛背神经：由 C_5、C_4 小分支合成，支配肩胛提肌及菱形肌。

（2）胸长神经：由 C_5、C_6、C_7 发出的小分支合成，在臂丛和腋动脉第 1 段后方下行，进入腋窝，沿前锯肌的外侧面下降，沿途发出分支支配前锯肌的各个肌支。前锯肌可分为上、中、下 3 部：上部为 C_5 的纤维、中部为 C_6（或 C_5+C_6）的纤维、下部为 C_7（或 C_6+C_7）的纤维支配。

肩胛背神经和胸长神经及其支配肌异常，是临床神经电生理检测定位臂丛根性损伤的重要依据。

（3）肩胛上神经：是臂丛上干的大分支，纤维主要来自 C_5、C_6，约有 50% 的人包含 C_4 的纤维。由上干分出后，向外上方行走，经斜方肌和肩胛舌骨肌深面、在肩胛上横韧带的深面经肩胛上切迹进入冈上窝，行于冈上肌深面，并发出分支支配冈上肌；然后绕肩胛冈外侧缘到冈下窝支配冈下肌。在冈上窝时，肩胛上神经可发出感觉分支支配肩关节及肩锁关节。

肩胛背神经、胸长神经正常，而肩胛上神经异常，可判定上干损伤而未伤及根。

3. 臂丛的锁骨下小分支　臂丛在锁骨以下的分支均起于臂丛的 3 个束，形成支配上肢主要肌肉、感觉的重要神经，这些肌肉及感觉功能正常是保证肩、肘、腕、掌指关节及指间关节功能正常的前提。

（1）胸外侧神经：由臂丛上干及中干的前股合成，含有 C_5～C_7 的纤维，主要支配胸大肌锁骨部，有一小部分 C_7 纤维进入胸大肌肋骨部，还发出一小支与胸内侧神经的分支联合支配胸小肌。

（2）胸内侧神经：由臂丛内侧束发出，较胸外侧神经细小，含 C_8、T_1 纤维，主要支配胸大肌肋骨部，还发出分支与胸外侧神经的分支联合支配胸小肌。

胸内、外侧神经因为有联合支支配胸小肌，故有将二者合称为胸前神经，是不太准确的概念。在臂丛锁骨上分支均正常的情况下，胸内、外侧神经支配肌异常，可判定为臂丛内侧束或外侧束损伤。

（3）肩胛下神经：又分上肩胛下神经、下肩胛下神经两支，均起于后束，含 C_5、C_6 纤维，前者较细，支配肩胛下肌上部；后者较前者粗，支配大圆肌。

（4）胸背神经：在上肩胛上神经和下肩胛上神经之间发自臂丛后束，纤维来自 C_6～C_8（有时无 C_6 纤维参与），支配背阔肌。

肩胛下神经和胸背神经也可用作臂丛后束损伤的定位依据。

（5）臂内侧皮神经与前臂内侧皮神经：此二神经同由臂丛内侧束发出，为纯感觉神经，支配区分别为上臂内侧和前臂内侧。有推荐用它们的感觉传导检测，作为束性损伤及根性撕脱伤鉴别诊断的依据，但可靠性、敏感性及特异性均不理想。

4．锁骨下分出的主要神经　肌皮神经（外侧束）、腋神经（后束）、桡神经（后束）、正中神经（外侧束＋内侧束）和尺神经（内侧束）五大神经（见图 4-34），是臂丛在锁骨下发出的除前述较细小神经外的主要神经，支配肩关节大部分、肘关节及手部的全部运动功能和上肢的大部分感觉功能。

五大神经在上肢的走行路径、支配的肌肉或感觉区各有不同，在各种原因所致的神经损害中，可出现多发性损害、多神经损害、单神经损害、局灶性损害等多种多样的表现形式，故五大神经的详细解剖重点介绍的内容。

（五）腰丛

1．腰丛的构成与走行　腰丛由 L_1～L_3 及 L_4 的大部分组成，T_{12} 的一部分参与组成腰丛者约占 50%。腰丛位于腰大肌深面，腰椎横突的前方，腰方肌的内侧缘。如图 4-35 所示。

2．腰丛的分支　髂腹下神经、髂腹股沟神经、生殖股神经、闭孔神经和股神经。

（1）下腹部和生殖部神经：通常 L_1 分为 3 支，即髂腹下神经、髂腹股沟神经、与 L_2 上支组成的生殖股神经。此三支较细小的神经支配腰小肌、腰方肌以及腹内、外斜肌、腹横肌等肌肉，感觉区分布在阴茎根部、阴囊（女性为阴唇）以及臀前部皮肤。电生理检测通常不涉及它们。

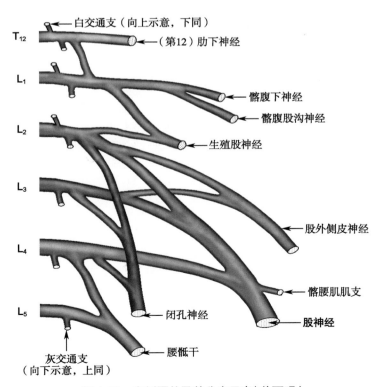

图 4-35　左侧腰丛及其分支示意（前面观）

（2）闭孔神经：L_2下支、L_3和L_4的一部分均分成较小的前股和较大的后股。前股合成闭孔神经，支配大腿内收肌群及股薄肌和股内侧局部皮肤感觉；后股组成股外侧皮神经和股神经，前者为纯感觉神经。

（3）股神经：是腰丛的最大分支，为混合神经，在其走行过程中有较为复杂的分支。股神经感觉区主要分布在大腿前、内侧，以及发出隐神经支配小腿和足的内侧；其支配肌肉主要有髂腰肌、耻骨肌、股四头肌和缝匠肌等。股神经、闭孔神经及股外侧皮神经的详细解剖也将重点介绍。

（六）骶丛

1. 骶丛的构成与走行　骶丛由腰骶干（L_4的一部分与L_5合成）、S_1～S_3和S_4的一部分组成。位于盆腔后壁、梨状肌的前面、盆筋膜及髂内动脉分支的后方；前方有输尿管经过，左侧骶丛前面有乙状结肠，右侧骶丛前面为回肠下段；臀上动脉在腰骶干和S_1之间或S_1与S_2之间穿出盆腔，臀下动脉在S_1与S_2之间或S_2与S_3之间穿出盆腔。骶丛整体呈三角形，尖端向坐骨大孔下部。如图4-36所示。

2. 骶丛的分支　腰骶干及组成骶丛的各神经根均分为前后股，分别汇合成坐骨神经的胫神经

部和腓总神经部。在股水平，还发出臀上神经、臀下神经、阴部神经和股后侧皮神经。

（1）臀上神经：纤维来自L_4、L_5、S_1，伴臀上动、静脉经梨状肌上孔出骨盆，支配臀中、小肌及阔筋膜张肌。

（2）臀下神经：纤维来自L_5、S_1、S_2，伴臀下动、静脉经梨状肌下孔出骨盆，支配臀大肌，还发出分支分布于髋关节。

（3）阴部神经：纤维来自S_2～S_4，与阴部内动、静脉伴行出梨状肌下孔，绕坐骨棘经坐骨小孔入坐骨直肠窝，向前分支分布于会阴部和外生殖器的肌肉及皮肤，其分支主要有三条：肛（直肠下）神经，分布于肛门外括约肌及肛门部的皮肤；会阴神经，分布于会阴诸肌和阴囊（大阴唇）的皮肤；阴茎（阴蒂）背神经，走行在阴茎（阴蒂）背侧，主要分布于阴茎（阴蒂）的皮肤以及包皮、阴茎（阴蒂）头等处。

（4）股后侧皮神经：纤维来自S_1～S_3，出梨状肌下孔，至臀大肌下缘浅出，分布于股后侧及腘窝的皮肤，并在臀大肌下缘处发出臀下皮神经，分布于臀下区的皮肤。

（5）坐骨神经：是全身最大的神经，经梨状肌

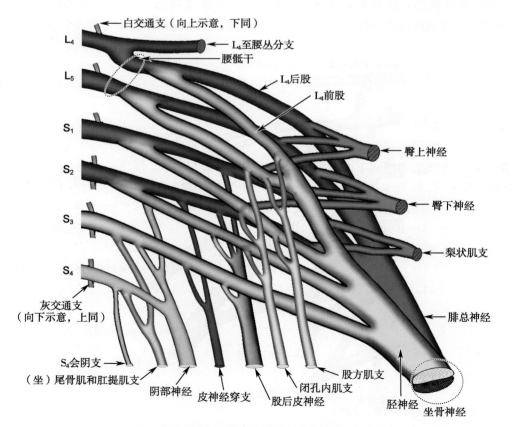

图4-36　左骶丛及其分支模式示意（前面观）

下孔（有变异）出骨盆，在臀大肌深面，股方肌浅面，绕坐骨结节及股骨大转子之间至大腿后面；在股二头肌深面下降达腘窝，多在腘窝上角附近，分为胫神经和腓总神经二支，在大腿后面从坐骨神经本干发出肌支，支配大腿后群肌。

（6）胫神经：由骶丛前股形成，纤维来自 L_4、L_5、$S_1 \sim S_3$，为坐骨神经主干的延续，穿腘窝在小腿后侧下行，过内踝后方到达足底，分为足底内侧神经和足底外侧神经。胫神经支配小腿后群肌和全部足底肌，感觉纤维分布于小腿后面和足底的皮肤。

（7）腓总神经：由骶丛后股形成，纤维来自 L_4、L_5、S_1、S_2，发出后沿股二头肌内侧缘向外下行走，绕过腓骨颈、穿腓骨长肌达小腿前面，分为腓浅神经和腓深神经。腓总神经支配小腿前、外侧群肌肉，感觉纤维分布于小腿外侧、足背和趾背的皮肤。

3. 骶丛的应用解剖　腓总神经和胫神经与上肢正中神经、尺神经，并列为临床神经电生理检测四大最常用神经。涉及周围神经的电生理所有检测项目，几乎均可用于四大神经。

腓总神经和胫神经分别由骶丛后股和前股形成，自分出后二者再无神经纤维的交叉、重组，仅因为共用一个神经外膜才被称为坐骨神经。临床上注射性坐骨神经损伤、锐器伤致坐骨神经部分性损伤、梨状肌出口综合征神经受损的改变等，均与此解剖特点有关。本书应用部分神经卡压症章节中将详细讨论坐骨神经穿出闭孔的形式，及与此相关的梨状肌出口综合征电生理异常改变的解剖学基础。

（七）尾丛及自主神经

1. 尾丛　S_5 前支在骶、尾骨之间进入盆腔，Co 前支在第一块尾骨残留的横突下面前行。尾丛由这两条脊神经的前支，以及 S_4 前支的下股构成，分布于尾骨、骶尾关节以及尾骨皮肤。

2. 自主神经支配　①尾丛的副交感系统：降结肠和乙状结肠以及盆腔脏器由骶部的副交感神经支配；②交感系统：主要有两部分即交感干和神经节以及椎前丛，与下肢皮肤交感反应检测相关。

四、脊神经的节段性支配

（一）皮肤感觉的节段性支配

一个神经根的纤维通过神经丛被引向不同的周围神经内，所以在一根神经内含有相邻几个节段神经根的纤维。一个神经根的纤维在周围神经中又重新组合并支配某一皮肤节段性区域，称为皮节或皮节区。皮节对应于神经根节段，而神经根节段又有对应的是脊髓节段。如图 4-37 所示。

由图 4-37 中 90° 屈髋位可见，人类的皮节分布在直立行走之前已经完成进化。胸神经根在胸背部的节段性分布最为明显，肢体和头颈部的分布则较难于定位。临床神经电生理检测的皮节刺激节段性躯体感觉诱发电位主要用于胸段脊髓损害定位，恰好可利用胸背部皮节分布明显的特征，在胸前及腹部具体的定位标志为：T_2 相当于胸骨角平面，T_4 相当于乳头平面，T_6 相当于剑突平面，T_8 相当于肋弓平面，T_{10} 相当于脐平面，T_{12} 则分布于耻骨联合与脐连线中点平面。

需要注意的是，相邻两个神经根的皮节有交叉，所以其定位并不是绝对的。另外由于皮节的交叉，单个神经根损害所致的感觉缺失被相邻神经根代偿，临床上是很难确定的。

（二）肌肉的节段性支配

由于胚胎发育和进化选择的原因，一个神经根发出的纤维，经神经丛的反复分支、组合，最终分布在多块肌肉；同一块肌肉一般接受 1 个以上神经根的纤维支配。如图 4-38 所示。

肌肉主要由肌节演化而来，每一条脊神经本来支配来自其相应肌节的肌肉。在发育过程中，原始肌节经历了转移、分层、合并、分裂、消失等变化。若肌节的演化保持其原有的关系不变，则其神经支配的节段也不改变，这种肌肉只占少数，即由单肌节发展而来的肌肉，如棘突间肌、颏舌肌等；若肌节的演化过程中互相融合，则最后形成的肌肉就由 2 个以上的脊髓节段来支配，如胫前肌的神经支配来自 L_4、L_5。由于肌肉是由中胚层的核心发育起来的，仅用简单的发育学方法很难证明其起源节段。在臂丛和腰骶丛，脊神经的根和分支互相连接和结合，使节段支配的证实更加困难。肌肉的节段性神经支配情况，可由刺激脊神经前根，或切断运动纤维及一定神经的病变导致运动障碍来证明。临床神经电生理检测利用四肢和躯干肌肉脊神经根神经支配规律，可判定脊神经或脊髓损害位置。所以熟记常用肌肉、关键肌的神经根支配是临床神经电生理医生的基本功之一。表 4-1～表 4-4 汇总了人体躯干、四肢肌肉和各主要关节运动相关的脊神经根神经支配规律，供读者参考。需要注意的是，不同研究者报告的脊神经根神经支配规律不完全相同，其客观原因之一可能是人体神经支配存在的变异现象所致。

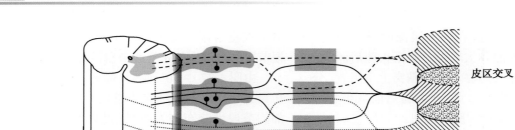

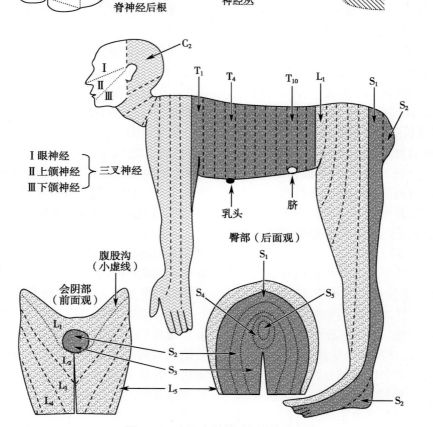

图 4-37 皮区交叉原理及其分布示意

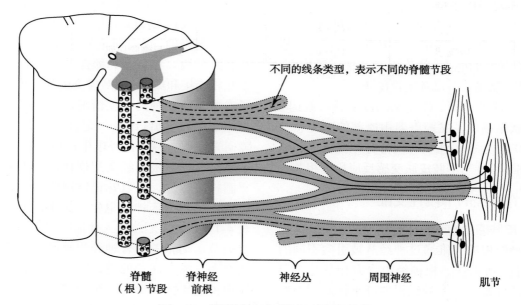

图 4-38 脊髓(神经根)节段及肌节示意

表 4-1　躯干肌的节段性神经支配

部位	肌肉名称	节段性支配	部位	肌肉名称	节段性支配
项背部	背部深层长肌	$C_2 \sim C_8$, $T_1 \sim T_{12}$, $L_1 \sim L_5$, $S_1 \sim S_5$, Co	胸部	膈肌	$C_3 \sim C_5$
	颈项部深层短肌	$C_1 \sim C_2$		锁骨下肌	$C_5 \sim C_6$
	斜方肌	$C_3 \sim C_4$		前锯肌	$C_5 \sim C_7$
	肩胛提肌	$C_3 \sim C_5$		胸大肌	$C_5 \sim C_8$, T_1
	头夹肌	$C_3 \sim C_8$		胸小肌	$C_6 \sim C_8$
	菱形肌	C_5		肋间内 / 外肌	$T_1 \sim T_{12}$
	背阔肌	$C_6 \sim C_8$	腹部	腹直肌	$T_5 \sim T_{12}$
	上后锯肌	$T_1 \sim T_4$		腹外斜肌	$T_5 \sim T_{12}$
	下后锯肌	$T_9 \sim T_{12}$		腹横肌	$T_7 \sim T_{12}$, L_1
颈部	头长肌	$C_1 \sim C_4$		腹内斜肌	$T_8 \sim T_{12}$, L_1
	胸锁乳突肌	$C_3 \sim C_4$		腰方肌	$T_{11} \sim T_{12}$, L_1
	斜角肌	$C_3 \sim C_8$	会阴	尾骨肌 / 肛提肌 肛门外括约肌 会阴肌	$S_3 \sim S_5$, Co
	颈长肌	$C_5 \sim C_8$			

表 4-2　上肢肌的节段性神经支配

部位	肌肉名称	节段性支配	部位	肌肉名称	节段性支配
肩部	冈上肌	$C_5 \sim C_6$	前臂前群	肱桡肌	$C_5 \sim C_6$
	冈下肌	$C_5 \sim C_6$		旋前圆肌	$C_6 \sim C_7$
	小圆肌	$C_5 \sim C_6$		桡侧腕屈肌	$C_6 \sim C_8$
	三角肌	$C_5 \sim C_6$		掌长肌	$C_7 \sim C_8$, T_1
	肩胛下肌	$C_5 \sim C_6$		指浅屈肌	$C_7 \sim C_8$, T_1
	大圆肌	$C_5 \sim C_6$		指深屈肌	$C_7 \sim C_8$, T_1
臂部	肱二头肌	$C_5 \sim C_6$		拇长屈肌	$C_7 \sim C_8$, T_1
	肱肌	$C_5 \sim C_6$		旋前方肌	$C_7 \sim C_8$, T_1
	喙肱肌	$C_6 \sim C_7$		尺侧腕屈肌	C_8, T_1
	肱三头肌	$C_6 \sim C_8$	手	掌短肌	C_8, T_1
	肘后肌	$C_7 \sim C_8$		拇短展肌	C_8, T_1
前臂后群	旋后肌	$C_5 \sim C_6$		拇短屈肌	C_8, T_1
	桡侧腕伸肌	$C_5 \sim C_7$		拇指对掌肌	C_8, T_1
	尺侧腕伸肌	$C_6 \sim C_8$		拇收肌	C_8, T_1
	指总伸肌	$C_7 \sim C_8$		小指屈肌	C_8, T_1
	示指固有伸肌	$C_7 \sim C_8$		小指对掌肌	C_8, T_1
	小指固有伸肌	$C_7 \sim C_8$		小指展肌	C_8, T_1
	拇长展肌	$C_7 \sim C_8$		蚓状肌	C_8, T_1
	拇长伸肌	$C_7 \sim C_8$		骨间肌	C_8, T_1
	拇短伸肌	$C_7 \sim C_8$, T_1			

表 4-3 下肢肌的节段性神经支配

部位	肌肉名称	节段性支配	部位	肌肉名称	节段性支配
臀部	髂腰肌	$L_1 \sim L_3$	小腿	胫前肌	$L_4 \sim L_5$
	阔筋膜张肌	$L_4 \sim L_5, S_1$		踇长伸肌	L_5, S_1
	臀中肌	$L_4 \sim L_5, S_1$		趾长伸肌	L_5, S_1
	臀小肌	$L_4 \sim L_5, S_1$		比目鱼肌	$L_5, S_1 \sim S_2$
	股方肌	$L_4 \sim L_5, S_1$		腓肠肌	$S_1 \sim S_2$
	臀大肌	$L_5, S_1 \sim S_2$		腓骨长肌	$L_5, S_1 \sim S_2$
	闭孔内肌	$L_5, S_1 \sim S_2$		腓骨短肌	$L_5, S_1 \sim S_2$
	梨状肌	$S_1 \sim S_2$		第三腓骨肌	L_5, S_1
大腿	缝匠肌	$L_2 \sim L_4$		胫骨后肌	L_5, S_1
	耻骨肌	$L_2 \sim L_4$		趾长屈肌	$L_5, S_1 \sim S_2$
	长收肌	$L_2 \sim L_4$		踇长屈肌	$L_5, S_1 \sim S_2$
	股四头肌	$L_2 \sim L_4$	足	踇短伸肌	L_5, S_1
	股薄肌	$L_2 \sim L_4$		趾短伸肌	L_5, S_1
	短收肌	$L_2 \sim L_4$		踇外展肌	$S_1 \sim S_2$
	闭孔外肌	$L_2 \sim L_4$		踇短屈肌	$S_1 \sim S_2$
	大收肌	$L_2 \sim L_5$		踇收肌	$S_1 \sim S_2$
	股二头肌长头	L_5, S_1		小趾展肌	$S_1 \sim S_2$
	半腱肌	$L_5, S_1 \sim S_2$		小趾短屈肌	$S_1 \sim S_2$
	半膜肌	$L_5, S_1 \sim S_2$		跖方肌	$S_1 \sim S_2$
	股二头肌短头	$L_5, S_1 \sim S_2$		骨间肌	$S_1 \sim S_2$
腘	跖肌	$L_4 \sim L_5, S_1$		趾短屈肌	$S_1 \sim S_3$
	腘肌	L_5, S_1		蚓状肌	$S_1 \sim S_3$

表 4-4 关节运动的节段神经支配

部位	运动种类及肌肉	节段性支配	部位	运动种类及肌肉	节段性支配
肩关节	外展及旋外肌	$C_5 \sim C_6$	髋关节	屈肌~收肌~旋内肌	$L_1 \sim L_3$
	内收及旋内肌	$C_6 \sim C_8$		伸肌~展肌~旋外肌	L_5, S_1
肘关节	屈肌	$C_5 \sim C_6$	膝关节	伸肌	$L_3 \sim L_4$
	伸肌	$C_7 \sim C_8$		屈肌	L_5, S_1
前臂	旋后肌	$C_5 \sim C_6$	踝关节	背屈肌	$L_4 \sim L_5$
	旋前肌	$C_7 \sim C_8$		跖屈肌	$S_1 \sim S_2$
腕关节	屈及伸肌	$C_6 \sim C_7$	足关节	内翻肌	$L_4 \sim L_5$
	指关节屈/伸指长肌	$C_7 \sim C_8$		外翻肌	L_5, S_1
手关节	固有肌	C_8, T_1		固有肌	$S_2 \sim S_3$

第四节 神经传导通路

一、概述

在讨论完神经、肌肉各部位的解剖结构、生理功能和部分病理改变后，有必要将这些内容串联起来建立一个完整的神经系统概念。临床神经电生理检测，就是面向神经系统这个有机整体，通过对神经传导通路的针对性检测，作出定位、定性、定程度的功能评价。可见"神经传导通路"这一概念在临床神经电生理检测中是十分重要的。事实上，临床神经电生理检测的每一个项目均以不同形式与神经传导通路关联在一起。例如，运动神经传导检测也是研究所测神经节段的传导通路功能等等。关于各项目所涉及传导通路将在原理学部分加以介绍，或在原理学之后综合在一起介绍。本章讨论传统意义的"神经系统的系统解剖学"所涉及的主要传导通路，也是诱发电位所涉及的神经传导通路。

在人体神经系统内存在着两大类传导通路：感觉传导通路和运动传导通路，又分别称为上行传导通路和下行传导通路。

感受器接受机体内、外环境的各种刺激，并将其转换为神经冲动沿着传入神经元轴突，传递至中枢神经系统的相应部位，最后至大脑皮质高级中枢的特定部位形成感觉，这样的神经传导通路称为感觉传导通路。

大脑可对各种感觉信息分析整合，根据结果向大脑运动皮质发出指令，在接到指令后运动皮质产生神经冲动，沿传出纤维经脑干和脊髓运动神经元到达躯体和内脏效应器产生效应，这样的神经传导通路称为运动传导通路。感觉传导通路和运动传导通路又分别是反射弧组成中的传入部（通路）和传出部（通路）。

人体的上、下行传导通路极为复杂，本章主要介绍与临床神经电生理检测关系较为紧密的意识性本体感觉传导通路、锥体系运动传导通路。其他与特定检测项目相关的特殊感觉通路、反射通路等将在原理学章节中介绍。更为系统的神经传导通路方面的知识，请参阅相关专著。

二、感觉传导通路

感觉传导通路包括躯体感觉传导通路和内脏感觉传导通路，此部分只介绍躯体感觉传导通路，其为SEP检测的传导通路。

（一）本体感觉传导通路

本体感觉是指肌纤维、肌腱、关节等运动器官本身在不同状态（运动或静止）时产生的感觉。例如人在闭眼时能感知身体各部位所处的位置。本体感觉又称深感觉，因此本体感觉传导通路亦称为深感觉传导通路，包括关节位置觉、运动觉和振动觉；该传导通路还传导皮肤的精细触觉，如辨别两点距离和物体的纹理粗细等。这里主要介绍躯干和四肢的这两条本体感觉传导通路（因头面部者尚不十分明确）：一条传至大脑皮质产生意识性感觉，是为意识性本体感觉和精细触觉传导通路，简称意识性本体感觉；另一条传至小脑不产生意识性感觉，是为非意识性本体感觉和精细触觉传导通路，简称非意识性本体感觉。

1. 意识性本体感觉通路　意识性本体感觉通路是躯体感觉诱发电位（SEP）依赖的神经传导通路，这也是SEP命名的由来。

该通路起始于肌纤维、肌腱、关节等处的本体感受器和皮肤的精细触觉（辨别两点间距离）感受器，由三级神经元组成（图4-39）：

第1级神经元位于脊神经节。为假单极神经元，胞体多为大、中型，纤维为厚髓鞘，其周围突分布于上述感受器，中枢突经脊神经后根的内侧部进入同侧脊髓后索，分为长的升支和短的降支。其中来自T_5及其以下的升支进入后索的内侧部形成薄束上行，所以薄束传导的是下肢和躯干下部的本体感觉；来自T_4及其以上的升支进入后索的外侧部形成楔束上行，即楔束传导的是上肢和躯干上部的本体感觉。薄束和楔束在延髓分别止于薄束核和楔束核。短的降支至后角感觉神经元（换元后经脊颈束上行）或前角运动神经元（完成脊髓牵张反射）。

第2级神经元的胞体在薄、楔束核内，由此二核发出的纤维形成内弓状纤维向前绕过延髓中央灰质的腹侧，在中线上与对侧薄、楔束核发出的纤维交叉，称内侧丘系交叉；内侧丘系在脑桥呈横位居被盖的前缘，在中脑被盖则位于红核的外侧，最后止于背侧丘脑的腹后外侧核。在延髓水平，薄束核和楔束核及其发出的交叉纤维，并不完全在一个水平，这一解剖、生理学特点，是延髓局灶性病变导致上下肢SEP交叉异常的基础。

第3级神经元的胞体在丘脑腹后外侧核，发出纤维称丘脑中央辐射，经内囊后肢主要投射至中央后回的中、上部和中央旁小叶后部，部分纤维投射至中央前回。大脑半球丘脑以上、皮质下局灶性病变，可出现一侧上（下）肢SEP异常、而下（上）肢SEP正常的分离现象。

2. 非意识性本体感觉通路　非意识性本体感觉传导通路本质上是反射通路的上行部分，为传入至小脑的本体感觉，由两级神经元组成：

第1级神经元为脊神经节细胞，其周围突分布于肌、肌腱、关节的本体感受器，中枢突经脊神经后根的内侧部进入脊髓，先经薄束上行一小段后，终止于第2级神经元。

第2级神经元分为三个节段，在$C_8 \sim L_2$节段位于胸核，换元后的纤维在同侧脊髓外侧索组成脊髓小脑后束，向上经小脑下脚进入旧小脑皮质；

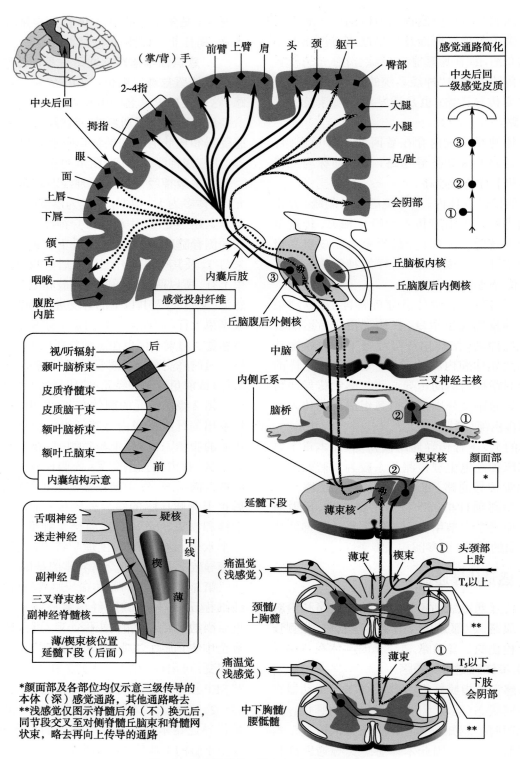

图 4-39　感觉神经系统中枢传导通路模式

在 L$_3$ 以下的腰骶膨大,位于第Ⅴ～Ⅶ层外侧部,换元后的纤维组成对侧和同侧的脊髓小脑前束,经小脑上脚止于旧小脑皮质;传导上肢和颈部的非意识本体感觉的第 2 级神经元位于颈膨大部的第Ⅵ、Ⅶ层和延髓的楔束副核,换元后的纤维也经小脑下脚进入旧小脑皮质。

临床神经电生理尚无检测项目直接反映非意识性本体感觉通路功能。

（二）痛温觉、粗触觉和压觉传导通路

痛温觉、粗触觉和压觉传导通路又称浅感觉

传导通路,由3级神经元组成。

第1级神经元为脊神经节细胞,胞体为中、小型,突起较细、薄髓或无髓,其周围突分布于躯干和四肢皮肤内的感受器;中枢突经后根进入脊髓。其中传导痛温觉的纤维(细纤维)在后根的外侧部入脊髓经背外侧束再终止于第2级神经元;传导粗触觉和压觉的纤维(粗纤维)经后根内侧部进入脊髓后索再终止于第2级神经元。第2级神经元胞体主要位于脊髓灰质第Ⅰ、Ⅳ~Ⅷ层,发出纤维上升1~2个节段经白质前连合交叉至对侧的外侧索和前索内上行,组成脊髓丘脑侧束和脊髓丘脑前束(侧束传导痛温觉,前束传导粗触觉、压觉)。脊髓丘脑侧束和脊髓丘脑前束合称为脊髓丘脑束,上行经延髓下橄榄核的背外侧、脑桥和中脑内侧丘系的外侧,终止于背侧丘脑的腹后外侧核。第3级神经元的胞体位于背侧丘脑腹后外侧核,发出纤维称丘脑中央辐射,经内囊后肢投射到中央后回中、上部和中央旁小叶后部。

(三)三叉神经感觉及头面部其他感觉传导通路

第1级神经元为三叉神经节、舌咽神经上神经节、迷走神经上神经节和膝状神经节细胞,其周围突经相应的脑神经分支分布于头面部皮肤及口鼻腔黏膜的相关感受器,中枢突经三叉神经根和舌咽、迷走和面神经入脑干;三叉神经中传导痛温觉的三叉神经根的纤维入脑后下降为三叉神经脊束,连同舌咽、迷走和面神经的纤维一起止于三叉神经脊束核;传导触压觉的纤维终止于三叉神经脑桥核。第2级神经元的胞体位于三叉神经脊束核和三叉神经脑桥核内,它们发出的纤维交叉至对侧组成三叉丘系(又称三叉丘脑束),止于背侧丘脑的腹后内侧核。第3级神经元的胞体在背侧丘脑的腹后内侧核,发出纤维经内囊后肢,投射到中央后回下部。如图4-39所示。

头面部的感觉神经,除三叉神经外,尚有经面神经、舌咽神经、迷走神经等传导的通路,不再详述。

三叉神经传导通路为三叉神经诱发电位、瞬目反射检测的解剖、生理学基础。相关章节将有详述。

(四)特殊感觉传导通路

特殊感觉传导通路主要是指视觉传导通路、听觉传导通路,还包括味觉、平衡觉、瞳孔反射传入通路等。常规临床神经电生理检测主要涉及视

觉、听觉,这里简要介绍,详细解剖及生理功能将在视觉和听觉诱发电位中讨论。

1.视觉传导通路 视觉传导通路包括3级神经元。在眼球中,视网膜神经部最外层的视锥细胞和视杆细胞为光感受器细胞,中层的双极细胞为第1级神经元,最内层的节细胞为第2级神经元,其轴突在视神经盘处集合成视神经。视神经通过视神经管进入颅腔,形成视交叉后延续为视束。在视交叉中,来自两眼视网膜鼻侧半的纤维交叉,交叉后的纤维加入对侧视束;来自视网膜颞侧半的纤维不交叉,进入同侧视束。因此左侧视束内含有来自两眼视网膜左侧半的纤维,右侧视束内含有来自两眼视网膜右侧半的纤维。视束绕过大脑脚向后,主要终止于外侧膝状体。第3级神经元胞体在外侧膝状体内,由外侧膝状体核发出纤维组成视辐射经内囊后肢投射到端脑距状沟上下的视区皮质产生视觉。

2.听觉传导通路 听觉传导通路最短路径有4级神经元。第1级神经元为蜗神经节内的双极细胞,其周围突分布于内耳的螺旋器(corti 器);中枢突组成蜗神经,与前庭神经一起在延髓和脑桥交界处入脑,止于耳蜗核(分腹侧核和背侧核)。第2级神经元胞体在耳蜗核,发出纤维大部分在脑桥内形成斜方体并交叉至对侧,至上橄榄核外侧折向上行,称为外侧丘系。外侧丘系的纤维经中脑被盖的背外侧部大多数止于下丘。第3级神经元胞体在下丘,其纤维经下丘臂止于内侧膝状体。第4级神经元胞体在内侧膝状体,发出纤维组成听辐射,经内囊后肢止于大脑皮质的颞横回(听觉区)。

少数耳蜗核的纤维不交叉,进入同侧外侧丘系;也有少数外侧丘系的纤维直接止于内侧膝状体;还有一些耳蜗核发出的纤维在上橄榄核交换神经元,然后加入同侧的外侧丘系。因此听觉冲动是双侧传导的。若一侧通路在外侧丘系以上受损,不会产生明显的症状,但若损伤了蜗神经、内耳或中耳则将导致听觉障碍。

三、运动传导通路

运动传导通路分为躯体运动传导通路和内脏运动传导通路,前者是从大脑皮质至躯体运动效应器(骨骼肌)的神经通路,包括锥体系和锥体外系;后者指从大脑皮质至内脏活动效应器(心肌、平滑肌、腺体等)的神经通路。临床神经电生理主

要涉及的是前者,故本书对后者不予详细介绍。

(一)锥体系

锥体系由上运动神经元和下运动神经元两级神经元组成。上运动神经元为位于大脑皮质的传出神经元;下运动神经元为脑神经中一般躯体和特殊内脏运动核及脊髓前角运动神经元,其胞体和轴突构成运动传导通路的"最后一公里"——轴突走行于周围神经中称为轴索,与骨骼肌以神经肌肉接头相联系传导运动冲动。

上运动神经元由位于中央前回和中央旁小叶前半部的形体巨大的贝兹细胞(Betz cell;椎体细胞的一种,胞体直径可达80μm)和其他类型较小的锥体细胞以及位于额、顶叶部分区域的锥体细胞组成,这些神经元的轴突组成锥体束经内囊下行,其中下行至脊髓前角运动神经元的纤维束称皮质脊髓束;止于脑干内一般躯体运动核和特殊内脏运动核的纤维束称为皮质核束。

1. 皮质脊髓束　皮质脊髓束由中央前回上、中部和中央旁小叶前半部等处皮质的锥体细胞轴突集中而成,下行经内囊后肢的前部、大脑脚底中3/5的外侧部和脑桥基底部至延髓锥体。在锥体下端,约75%~90%的纤维交叉至对侧形成锥体交叉。交叉后的纤维继续于对侧脊髓侧索内下行,称皮质脊髓侧束。下行中沿途发出侧支,逐节终止于脊髓前角运动神经元,直达骶段脊髓,主要支配四肢肌。在延髓锥体交叉处,皮质脊髓束中小部分未交叉的纤维在同侧脊髓前索内下行称皮质脊髓前束,该束仅达上胸髓节段,并经白质前连合逐节交叉至对侧,终止于脊髓前角运动神经元,支配躯干和四肢骨骼肌的运动。皮质脊髓前束中又有一部分纤维始终不交叉,而止于同侧脊髓前角运动神经元,主要支配躯干肌(图4-40)。所以躯干肌是受两侧大脑皮质支配,而上下肢肌只受对侧支配,故一侧皮质脊髓束在锥体交叉前受损主要引起对侧肢体瘫痪,躯干肌运动不受明显影响;在锥体交叉后受损,主要引起同侧肢体瘫痪。

实际上皮质脊髓束只有10%~20%的纤维直接终止于前角运动神经元,以单突触联系直接止于前角内支配四肢肌的α运动神经元,这也是临床神经电生理检测所主要涉及的中枢运动通路。其他大部分纤维须经中间神经元与前角细胞联系,使一部分肌肉兴奋,另一部分拮抗肌抑制,协调完成运动。

2. 皮质核束　皮质核束又称皮质脑干束或皮质延髓束,主要由中央前回下部的锥体细胞轴突聚集而成,下行经内囊膝至大脑脚底中3/5的内侧部,由此向下陆续分出纤维。皮质核束的大部分终止于双侧脑神经运动核(动眼神经核、滑车神经核、展神经核、三叉神经运动核、面神经核支配上部面肌的细胞群、疑核和副神经脊髓核),这些神经核发出的纤维依次支配眼球外肌、咀嚼肌、上部面表情肌、咽喉肌、胸锁乳突肌和斜方肌。皮质核束的小部分纤维完全交叉至对侧,终止于面神经核支配下部面肌的神经元细胞群和舌下神经核,二者发出的纤维分别支配对侧面下部的面肌和舌肌。因此,除支配面下部肌的面神经核和舌下神经核只接受单侧皮质核束(对侧;事实上与脊髓前角运动神经元类似,也有少量同侧纤维)支配外,其他脑神经运动核均接受双侧皮质核束的纤维(图4-40)。

(二)锥体系损伤的特点

1. 皮质核束的特殊性　一侧上运动神经元损伤,可产生对侧眼裂以下的面肌和对侧舌肌瘫痪,表现为病灶对侧鼻唇沟消失,口角低垂并向病灶侧偏斜、流涎,不能做鼓腮、露齿等动作,伸舌时舌尖偏向病灶对侧,称为核上瘫。

一侧面神经核的神经元损伤,可致病灶侧所有的面肌瘫痪,表现为额纹消失、眼不能闭合、口角下唇,鼻唇沟消失等;一侧舌下神经核的神经元损伤,可致病灶侧全部舌肌瘫痪,表现为伸舌时舌尖偏向病灶侧,两者均为下运动神经元损伤,故统称为核下瘫。

2. 上运动神经元损伤共性　指脊髓前角运动神经元和脑神经运动核以上的锥体系损伤,即锥体细胞或其轴突组成的锥体束的损伤。表现为:①随意运动障碍;②肌张力增高,故称为痉挛性瘫痪(又称为硬瘫),这是由于上运动神经元对下运动神经元的抑制作用丧失的缘故(脑神经核上瘫时肌张力增高不明显),但早期肌萎缩不明显(因未失去其下运动神经元的支配);③深反射亢进(因失去高级控制),浅反射(如腹壁反射、提睾反射等)减弱或消失(因锥体束的完整性被破坏);④出现病理反射(如Babinski征阳性:刺激足底时,踇趾向背面屈曲,其他4趾分开,为锥体束损伤的典型症状之一)等,因锥体束的功能受损所致。

3. 下运动神经元损伤共性　指脑神经运动核和脊髓前角运动神经元以下的锥体系损伤,即脑神经运动核和脊髓前角运动神经元以及它们的

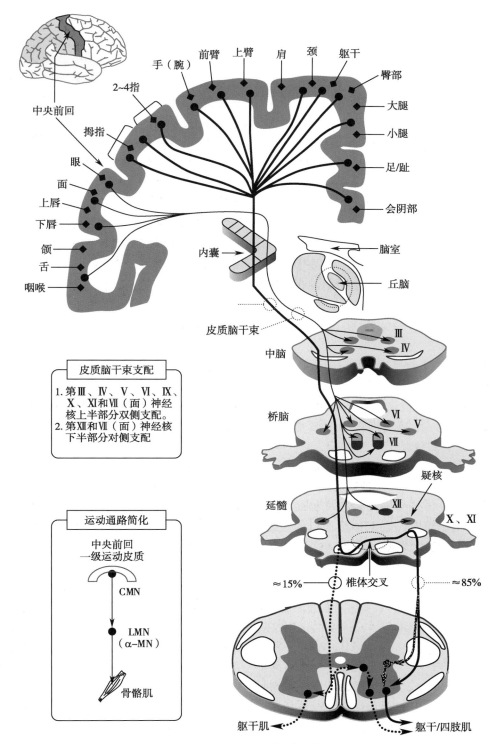

图 4-40　运动通路中枢传导模式

轴突（脑神经和脊神经）损伤。表现为因失去神经直接支配所致的随意运动障碍，肌张力降低，故又称为弛缓性瘫痪（又称为软瘫）。由于神经营养障碍还导致肌萎缩。因所有反射弧的传出部分均中断，故浅反射和深反射都消失，也不出现病理反射。

四、主要的反射通路

实质上，在人体的神经系统中存在有各个层面、各种类型的反射通路。但临床神经电生理检测可以直接、客观检测的仅有脊髓牵张反射（单突触反射）和瞬目反射（三叉神经-脑干-面神经）反射。其他如眼震、前庭反射等，不是临床神经电生理的常规检测项目；更多的反射通路神经电生理尚无法直接检测。

（一）牵张反射与腱反射

肌肉受到被动牵拉、肌梭兴奋均可引起该肌反射性收缩，此表现称为牵张反射。牵张反射的感受器是肌梭的本体感受器，由 Iα 类传入纤维传导，经脊神经后根进入脊髓灰质，与 α-MN 及 γ-MN 构成单突触联系，γ-MN 的轴突经脊神经前根至同一肌肉的梭内肌，α-MN 则终止于梭外肌的运动终板。α-MN 兴奋，使梭外肌收缩，被拉长的肌肉缩短；γ-MN 的兴奋，则起到调整肌梭长度的作用。可见牵张反射是要维持肌肉长度处于恒定的状态、保持肌节的恒定长度，有利于肌丝在适度范围收缩，即保持正常的肌张力。

临床神经电生理的 H 反射检测，即研究的是牵张反射传导通路。

腱反射是指肌肉受牵拉时，肌腱内的高尔基腱器同样被兴奋，由 Iβ 类传入纤维传导，经中间神经元与 α-MN 形成抑制性突触联系，对抗牵张反射引起的肌张力增加，维持肌肉张力的恒定。可见腱反射是牵张反射的负反馈机制。

（二）瞬目反射

瞬目反射是人体的一种防御性反射，起到保护眼球的作用。其大体传导通路为三叉神经至脑干再由面神经至眼轮匝肌。临床体格检查的眼睑反射、角膜反射等均属此通路。因为人类的眼睛是如此重要——人类摄取的知识 70% 以上靠视觉——需要最完善的保护，所以瞬目反射是非常可靠、"顽固"的。为了阅读的系统性，详细内容将在第六章第九节中系统介绍。

五、自主神经系统

（一）概述

自主神经系统在激素系统和各脑干核团的共同参与作用下，调节重要的生命功能、维持内环境稳定，例如呼吸、循环、代谢、体温、水代谢、消化、分泌、生殖等。由于这些功能不受意识调控，所以又称之为自主（非随意性）神经系统。

下丘脑为整个周围自主神经系统的高级中枢，其调节作用部分通过神经支配途径，部分通过激素调节途径，经由下丘脑-垂体系统实现。

自主神经系统的传出支分为两个不同系统，即交感神经系统和副交感神经系统，它们的作用互相拮抗而又以此方式合理地互相补充。由于这两个系统的神经纤维主要支配内脏、血管和腺体的平滑肌，所以又被称为内脏传出（内脏运动）性纤维，与感觉性内脏传入性纤维相对应。与内脏传出性纤维不同的是，内脏传入性纤维不分为两个不同的系统。

（二）解剖结构

交感和副交感神经系统由延髓和脊髓发出，其终末段由二级式神经元链构成（图 4-41）；一级（节前）神经元胞体位于中枢神经系统内，二级（节后）神经元胞体位于中枢神经系统外。由于交感神经的一级神经元位于胸髓和腰髓内（外侧灰质，$T_1 \sim T_{12}$、L_1、L_2），所以交感神经又称为胸-腰系统。副交感神经一级神经元一部分位于一些脑神经核团（Ⅲ、Ⅶ、Ⅸ、Ⅹ脑神经）；另一部分位于骶髓（盆段副交感神经，S_2、S_3、S_4）侧角内，所以副交感神经又称为颅-骶系统。交感神经的二级神经元构成椎前和椎旁神经节链（交感干），而副交感神经的二级神经元主要位于受神经支配器官的壁内（壁内神经节）。交感神经和副交感神经的一级神经元都以乙酰胆碱为神经递质；副交感神经的二级神经元也释放乙酰胆碱，所以副交感神经系统又被称为胆碱能系统；交感神经节后神经元的神经递质为去甲肾上腺素（肾上腺素能系统），故交感和副交感神经又分别称为肾上腺素能和胆碱能纤维。与副交感神经相比，汗腺的交感神经支配较为特殊，神经冲动由节后神经元传递至汗腺组织，以乙酰胆碱为神经递质。

（三）自主神经系统特点

1. 交感神经节前神经元不间断地、集中分布于 $T_1 \sim L_2$ 脊髓节段，而副交感高位分布于脑干、低位连续分布于 $S_2 \sim S_4$，这样的解剖特点及下述颈膨大、腰膨大解剖特点，来自生物进化选择。

2. 在颈膨大、腰膨大留出足够空间用于上（下）肢更多的肌肉精细动作和更多的皮肤、肌肉、关节精细感觉的神经元。所以，此二部分没有交感神经发出。

3. 副交感神经虽然有"副"之称谓，但其功能对于维持人的基本生命活动——食物的消化等内脏基本功能——至关重要，故由脑干发出，更安全、更可靠。

4. 人体本体感觉（深感觉）纤维进入脊髓后，T_5 及其以下的汇入薄束；T_4 及其以上则另汇入楔束。此走行方式应与交感神经在脊髓内分布的形

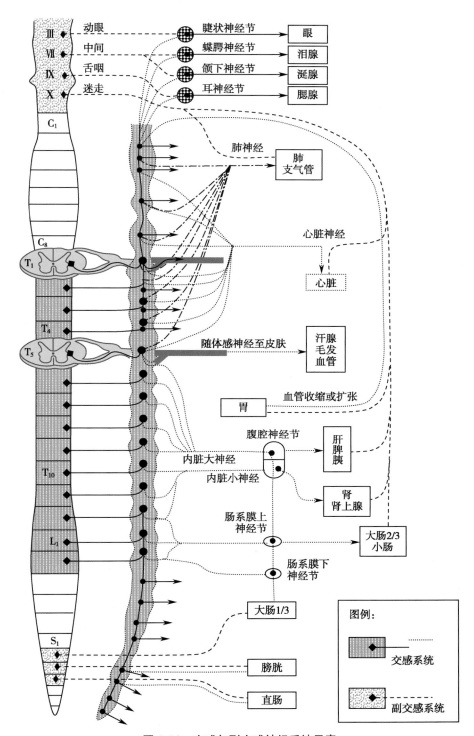

图 4-41 交感与副交感神经系统示意

式——T_4/T_5 为界,似有某种内在联系。

5. 基于上述特点,使得在颈部(颈椎、周围组织等)病变时,除可导致交感型胸廓出口综合征外,某些形式颈椎病 hornor 征阳性、心内科可见的"颈心综合征"等均与之相关。

(四)与自主神经系统相关的电生理检测

1. 直接相关的项目　目前临床实用的与自主神经系统功能直接相关电生理检测项目仅有"皮肤交感反应(SSR)",SSR 检测通常作为系统性检测的项目之一。

2. 间接相关的意义　虽然神经电生理对于自主神经系统功能直接检测的手段有限,但由于特定部位、特定组织、特定的神经系统病理改变,是一切临床症状、体征,同样也是电生理检测阳性改变的基础、是电生理医生分析的依据。故依据与自主神经系统相关的临床表现，设计电生理检测方案是电生理医生必须掌握的技能之一；分析电生理异常表现与临床症状、体征的关系，也常离不开自主神经系统的相关知识，例如各种中枢神经系统变性病等。

第五节　神经肌肉接头

神经肌肉接头（NMJ）为典型的化学突触，又称为运动终板。每个 α-MN 轴突可发出数个至数千个运动纤维末梢分支、每一个分支末端与一个肌细胞形成一个运动终板。

一、运动终板结构

运动神经纤维在其末梢失去髓鞘的包绕结构，由施万细胞的浆膜层覆盖神经末梢终端膨大（终板前膜）和肌细胞膜终板区（终板后膜）形成运动终板（图4-42）。

运动终板前膜前，运动神经末梢含有许多线粒体和突触小泡，突触小泡中含有乙酰胆碱分子，故又称乙酰胆碱囊泡。在终板区，肌纤维膜形成凹陷，神经末梢的膨大位于其中，二者之间称为终板间隙，宽为 20～50nm，间隙中含糖蛋白，与包被肌纤维表面的基板相连，作用应为固定运动终板结构。终板后膜的肌细胞膜增厚、内折，形成许多接头皱褶，因此终板后膜面积是前膜的约 2.5 倍，后膜上（包括接头褶皱内）有大量乙酰胆碱受体，终板间隙中含有大量乙酰胆碱水解酶。施万细胞在终板区不进入终板间隙，而是在终板外周与肌细胞的基底膜移行，形成运动终板的密闭结构（可能神经内膜也参与其中），将终板后膜与邻近组织隔离开来，即绝缘作用。

二、运动终板的生理

在静息状态下，乙酰胆碱囊泡可随机地移动进入终板间隙，使终板后膜产生小的去极化，称为微终板电位，但这些微终板电位不能达到使肌细胞产生动作电位的临界水平。运动神经冲动到达轴突终末端，终板前末梢的去极化触发 Ca^{2+} 内流，从而启动乙酰胆碱囊泡释放过程——囊泡向终板前膜运动与终板前膜融合，向终板间隙开口，释放乙酰胆碱，即出泡作用。乙酰胆碱与终板后膜上的受体结合，该受体蛋白质构型改变，使终板后膜对 Na^+ 通透性增大，Na^+ 快速内流，形成终板后膜电位。

乙酰胆碱向终板间隙的释放，最小单位为一个囊泡，这种方式称为乙酰胆碱的量子化释放。每个囊泡含 5 000～10 000 个乙酰胆碱分子，称为一个量子的乙酰胆碱。一般一次神经冲动释放约 1 000 个量子。乙酰胆碱囊泡主要在神经元胞体形成，通过轴浆流输送至轴突末梢，每次神经冲动释放的是靠近终板前膜的囊泡。一个囊泡释放的乙酰胆碱分子，约可使 2 000 个钠通道开放，形成的微终板电位约为 -0.6mV；许多微终板电位的总和，使终板后膜电位下降 20mV 左右而达到阈电位，触发终板后膜动作电位，并沿肌细胞膜迅速传导开来。肌细胞膜动作电位最终通过兴奋 - 收缩

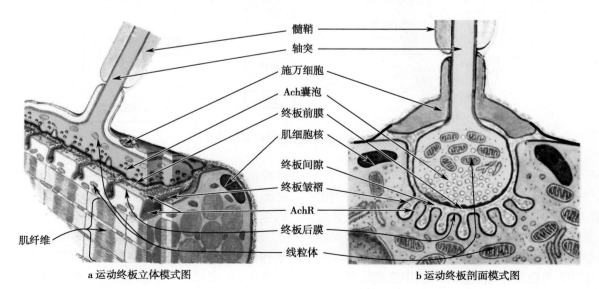

髓鞘
轴突
施万细胞
Ach囊泡
终板前膜
肌细胞核
终板间隙
终板皱褶
AchR
终板后膜
线粒体
肌纤维

a 运动终板立体模式图　　　　　　　　b 运动终板剖面模式图

图4-42　运动终板结构模式

耦联引起肌肉收缩。

乙酰胆碱分子与后膜受体结合、产生了微终板电位之后，二者均"失活"，且乙酰胆碱分子不会与受体自行分离，需要存在于终板间隙的乙酰胆碱酯酶将其水解，同时，受体活性得以恢复，为下一次微终板电位产生做好准备（图4-43）。

三、运动终板冲动传递的特点

（一）单向性与单纯性

所谓单向性，是指兴奋只能由运动终板前神经元传递给肌纤维，而不能反方向进行。这是由化学突触传递只有突触前膜释放化学递质、突触后膜受体结合递质产生后膜电位的本质决定的。

所谓单纯性，是指运动终板虽然是化学突触的一种，但只有兴奋性递质、没有抑制性递质，运动系统的抑制性调节，依靠抑制性神经冲动作用于脊髓前角或脑干运动神经核的α-MN来实现。

（二）终板延搁时间

运动终板传递冲动，需要轴突末梢释放递质、

经终板间隙扩散到突触后膜、后膜受体结合、离子通道改变，才能产生突触后电位，耗费时间较长，称为终板延搁时间。正常情况下，终板电位于乙酰胆碱释放后，约0.5ms开始出现，约0.8ms时达高峰，以后按指数减低，半衰期约为3.0ms。一般认为终板延搁时间为1.0ms，但也有学者认为在1.5～2.0ms。

笔者在研究"运动纤维末梢传导速度检测方法"的过程中对60条正常尺神经做肘上多点刺激、肘下尺侧腕屈肌多点记录，不同距离的潜伏期加权计算。发现不同距离计算的传导速度变化曲线在潜伏期减去1.1ms时交汇，提示终板延搁可能为1.1ms。此结论为初步研究结果，尚在进一步完善试验方法，力求多方论证其客观性。

（三）时间与空间的总和

神经冲动在神经纤维上的传导、肌肉动作电位在肌纤维的传导均有"全或无"现象，即一旦产生就不会衰减，一直传输下去。但神经冲动经运动终板向肌纤维传递的过程没有"全或无"现象。

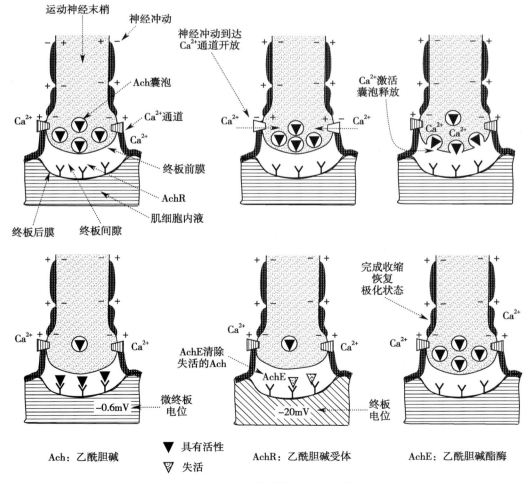

图4-43 运动终板传递神经冲动机制示意

上述单个囊泡释放引发的微终板电位不能引起肌纤维动作电位产生、大量囊泡释放的微终板电位则可总和在一起引起肌纤维动作电位，是为运动终板的空间总和性。一次少量的乙酰胆碱释放形成的微终板电位（称为阈下电位），虽然不能引起突触后膜动作电位，但这个微终板电位可以在终板后膜持续一段时间。第二次阈下电位在第一次未消失时到达，二者的叠加如果可以达到突触后膜的阈电位，则可以引起后膜动作电位，是为运动终板的时间总和性。

本质上终板电位同时兼有时、空总和性的特征，既是运动终板的生理原理，又是运动终板病理改变特征的基础。

（四）环境敏感性与药物敏感性

像中枢神经系统的突触部位一样，运动终板也是一个脆弱的结构，容易受机体内环境变化的影响。缺氧、CO_2 过多和酸性代谢产物以及 Na^+、K^+、Cl^- 的代谢障碍等，均可改变其传递能力，从而导致肌肉无力。

运动终板的特殊功能常被有目的地利用，产生需要的肌肉松弛，例如肌松药，就是利用药物竞争性、可逆地结合乙酰胆碱受体，从而阻断神经冲动的传递，达到使肌肉松弛的目的，有利于外科手术中术野的充分暴露和脊柱、肢体的放松。这部分内容将在第二十六章第一节中予以介绍。

第六节　骨骼肌解剖与生理

一、概述

（一）骨骼肌的定义

在人体运动系统中讨论的肌肉均属横纹肌，一般附着于骨骼，可随人的意志而收缩，所以称为骨骼肌或随意肌。

就骨骼肌功能障碍而言：首先，存在骨骼肌自身病理改变；其次，运动神经系统损害可直接导致肌萎缩或间接引起其功能改变；最后，机体其他系统性病变也可直接累及骨骼肌或间接引起骨骼肌功能改变。临床神经电生理检测，可通过骨骼肌的生物电变化判断功能改变的原因。因此，骨骼肌的解剖、生理和病理是电生理医生必须牢固掌握的基础知识。

（二）骨骼肌的作用

每一块骨骼肌均由肌腹和肌腱两部分组成。

肌腹主要由肌纤维组成，是骨骼肌收缩的功能部分；肌腱位于肌腹两端，主要由平行的胶原纤维束组成，肌腹通过肌腱附着于骨，肌腱起连接和传递力的作用。

骨骼肌两端通常附着于两块或两块以上的骨或软骨，中间跨过一个或多个关节。肌肉收缩时，使两骨彼此接近，而产生关节的运动。一般说来，形成关节的两骨中，总有一个的位置相对固定，另一个相对移动。完成一个日常生活中的动作，通常需要多块肌肉的参与，且各自起不同的作用。如屈肘动作，起主要作用的是肱肌和肱二头肌，它们产生原动力，称为主动肌（或原动肌）；前臂的肱桡肌、桡侧腕屈肌和旋前圆肌为协同肌；肱三头肌可对抗肘关节屈曲，称为拮抗肌；还有一些肌肉起固定邻近关节的作用，以防主动肌产生非预期动作，称为固定肌；同一块肌肉在不同情况下，其功能可以在主动肌、协同肌、拮抗肌或固定肌之间转换。在"联带运动"及震颤相关的疾病研究方面，上述主动肌 - 拮抗肌同时检测的方法，就显得十分必要。

（三）肌细胞结构

骨骼肌的肌细胞通常称为肌纤维，有梭外肌纤维（简称梭外肌）和梭内肌纤维（简称梭内肌）之分，两者在解剖和生理上均有差异。梭外肌为骨骼肌的主要部分，具有收缩功能，由 α 运动神经元（α-MN、LMN）支配。梭内肌由 γ 运动神经元（γ-MN）支配，与牵张感受器（由 I a 感觉纤维传入）一起由结缔组织膜包裹构成肌梭，肌梭与梭外肌平行。高尔基腱器（由 I b 感觉纤维传入）位于肌腱中，也对牵拉起反应。肌梭和高尔基腱器，不断地监控和调节肌肉反射性收缩或肌肉随意收缩时的张力。

二、骨骼肌的结构与收缩

（一）骨骼肌大体解剖

骨骼肌的肌腹主要由大量的肌纤维组成，整个肌腹外面有结缔组织膜包围，称为肌外膜。肌外膜又发出纤维性隔膜深入肌腹形成肌束膜，将肌纤维分割为较小的肌束。肌束内每条肌纤维外，还包有一层薄的结缔组织膜，称为肌内膜。这种多层膜结构类似于周围神经的膜结构，肌内膜也有类似神经内膜的绝缘作用。肌纤维的细胞膜称为肌膜、细胞质称为肌质，运动终板后膜是肌膜上的特殊区域。一个肌纤维（肌细胞）有多个细胞核，所以肌纤维为合胞体，细胞核均在肌质中靠近肌膜处。肌质中为纵向排列的肌原纤维，其直径约 $1\mu m$，纵贯肌纤维全长，连接到肌纤维两端的膜上，是肌纤维的收缩单位。在肌原纤维之间，有许多大的线粒体，为肌原纤维提供 ATP。肌质中还有许多复杂的肌管系统，完成兴奋-收缩耦联。每一条肌纤维（合胞体），直径为 $10\sim100\mu m$，长度可达数毫米至数百毫米。肌内膜与肌束膜、肌外膜在肌纤维的两端汇合成为肌腱、附着于骨骼或韧带等支持组织。骨骼肌根据肌腹与肌腱的不同结构形式又分为长肌、短肌、轮匝肌、羽状肌等等。

图 4-44 示意了骨骼肌的大体结构、细微结构、显微结构及收缩原理。

（二）肌原纤维和肌丝

从细胞内结构来看（图 4-44a 和图 4-44d），每条肌原纤维又分为数千至数万段"端-端"相连的肌节（肌小节），它是进行收缩和舒张的基本功能单位。骨骼肌舒张时，每个肌节长为 $2.0\sim2.5\mu m$。肌节间的分界，是横向的暗线，称为 Z 线，两个相邻 Z 线间为一个肌节。Z 线两侧，即肌节的两端，各有一段明带，两段明带之间是暗带。暗带中央又有一段较亮的 H 带，H 带正中央有一条横向暗线称为 M 线。当骨骼肌舒张时，两段明带各约长 $0.5\mu m$，当骨骼肌收缩时，明带缩短，H 带也缩短，甚至消失。无论骨骼肌舒张或收缩，暗带都保持 $1.5\mu m$ 的长度不变。这就是说，每个肌节完全收缩，肌纤维缩短约 $1\mu m$。肌节及其中各个带的划分，是光学显微镜观察到的肌纤维结构。

超微结构显示，肌原纤维由粗细两种肌丝构成，粗肌丝直径约 10nm、长约 $1.5\mu m$，细肌丝直径约 5nm、长约 $1\mu m$。明带中只有细肌丝，其外侧端垂直固定在 Z 线上，内侧端游离，伸入暗带中一段距离，止于 H 带外缘；H 带中只有粗丝，所以暗带的长度就是 $1.5\mu m$。H 带以外的暗带中既有粗肌丝又有细肌丝，二者平行排列，从横断面看，每一条粗肌丝的周围规律地排列着 6 条细肌丝，每一条细肌丝周围规律地排列着 3 条粗肌丝，粗肌丝中央增粗的部分，形成 M 线。粗细肌丝的结构是通过电子显微镜可观察到的肌节结构。

（三）骨骼肌的收缩

从分子水平来看（图 4-44e、图 4-44f），粗肌丝由肌球蛋白分子构成，每个肌球蛋白的分子像一颗"豆芽"，全长约 150nm，豆芽的头部约长 10nm、朝向 Z 线方向、呈弯曲状，伸向细肌丝，是为电镜

下超微结构的横桥。尾部朝向 M 线方向、交织在一起，形成粗肌丝的主体。横桥与 ATP 结合后，再与细肌丝中的肌动蛋白接触，ATP 酶活性增强、ATP 分解、释放能量，使本来与主干垂直的横桥，向着主干（M 线）方向摆动一次，这就是骨骼肌收缩的最原始动力。肌球蛋白横桥在粗肌丝上的排列为双螺旋形，就像双螺旋式旋转楼梯，横桥间间隔角度 60°、旋转"上升"。在粗肌丝同一水平上，有两个相隔 180° 的横桥，旋转楼梯的"台阶"高度约 14nm，也就是说在粗肌丝上每前进 14nm，有一对旋转了 60° 的横桥，这样的结构保证了粗肌丝对其周围 6 个细肌丝的拉动力均衡。在粗肌丝的中央，M 线是由两个方向的肌球蛋白（豆芽的杆部）尾部交织而成，所以 M 线两侧约 100nm 的范围无横桥。如图 4-44 所示。

相对于粗肌丝而言，细肌丝分子结构更为复杂，它由三种蛋白质——肌纤蛋白、原肌凝蛋白以及肌钙蛋白组成。其中最主要的是肌纤蛋白，构成了细肌丝的主干，肌纤蛋白单体是直径约 5.5nm 的圆球，这些单体聚合成两串并行的"念珠"，而且拧成双螺旋链，两者之间有一条沟。在肌纤蛋白构成的主干上，两面沟壁上各附着一条细长形的原肌凝蛋白，每条原肌凝蛋白的长度，约相当于 7 个肌纤蛋白单体，端端相续。在原肌凝蛋白长度的 2/3 处，附着一个肌钙蛋白分子，每个肌钙蛋白分子由三个亚单位构成，即 TnT、TnC、和 TnI。TnT 附着在原肌凝蛋白（T）上，TnI（抑制性 Tn）附着在肌纤蛋白上，TnC（结合性 Tn）在二者之间将二者连接起来。如图 4-45 所示。

肌肉舒张时，肌质中 Ca^{2+} 浓度低，原肌凝蛋白位于沟壁，覆盖部分肌纤蛋白表面，阻止横桥与肌纤蛋白结合，因而肌肉不能收缩。Ca^{2+} 浓度增高，原肌凝蛋白向（细肌丝中肌纤蛋白双螺旋结构的）沟底方向移动，使横桥得以与肌纤蛋白结合、横桥的 ATP 酶活性突然增强、分解结合在横桥上的 ATP，释放出能量，此能量使横桥向 M 线的方向摆动，从而拉动细肌丝在粗肌丝间向 M 线方向滑动，肌节就缩短了。横桥摆动一次后，又与 ATP 结合，这种结合使横桥与肌纤蛋白脱离，横桥又恢复垂直状态，又再一次与另一个位置上的肌纤蛋白结合，作第二次摆动。每次摆动约使细丝向 M 线方向滑动约 $5\sim10nm$，也就是使肌节缩短 $0.5\%\sim1\%$。只要 Ca^{2+} 浓度维持高水平，这种"结合-摆动-脱离-再结合"就会反复进行，使骨骼肌持续

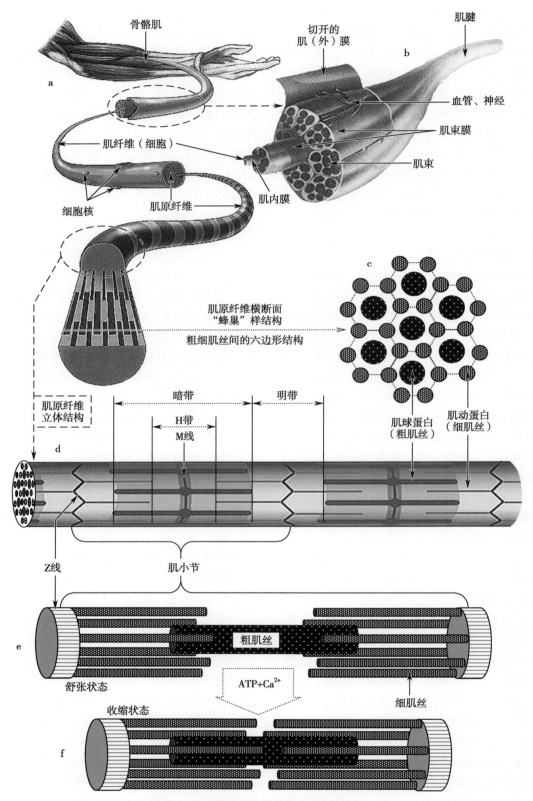

图 4-44　骨骼肌的结构及收缩原理示意

注：a. 骨骼肌从外观至细胞级再至肌原纤维级结构示意；b. 肌肉的肌膜结构；c. 肌原纤维的蜂巢样结构；d. 肌原纤维的细节结构；e. 处于舒张状态的肌小节；f. 处于舒张状态的肌小节。

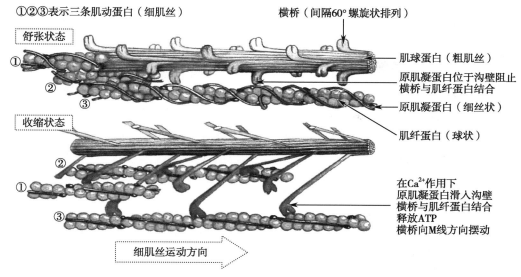

①②③表示三条肌动蛋白（细肌丝）　横桥（间隔60°螺旋状排列）

舒张状态

肌球蛋白（粗肌丝）
原肌凝蛋白位于沟壁阻止横桥与肌纤蛋白结合
原肌凝蛋白（细丝状）
肌纤蛋白（球状）

收缩状态

在Ca²⁺作用下
原肌凝蛋白滑入沟壁
横桥与肌纤蛋白结合
释放ATP
横桥向M线方向摆动

细肌丝运动方向

图 4-45　粗、细肌丝结构及滑动原理示意

收缩。肌肉处于收缩状态时，电镜下可看到明带和 H 带缩短，并可看出细肌丝已经在粗肌丝之间，向 M 线方向滑动。当肌肉作大力收缩时，明带和 H 带可完全消失，肌节缩短至仅约 1.5μm，粗丝的两端已和 Z 线接触，两侧的细丝全部滑动到粗丝之间。可见，骨骼肌收缩时，粗细肌丝的长度都不会发生改变，而是靠二者相对位置改变、肌节变短来实现。如果将肌节过分拉伸（据认为超过3.6μm），粗细肌丝的交错排列将被不可逆破坏，这个肌节将失去收缩功能。在一块骨骼肌中大量的肌节被过分拉伸则造成所谓的肌肉拉伤。

（四）骨骼肌的兴奋 - 收缩耦联

从生物化学与生物电水平来看（图 4-46），骨骼肌收缩的能量来源于 ATP 分解，而控制骨骼肌收缩的因素是 Ca²⁺ 浓度。当骨骼肌舒张时，肌质中 Ca²⁺ 浓度较低（据认为 $<10^{-7}$mol/L）；一旦肌质中的 Ca²⁺ 浓度增加至约 10^{-5}mol/L 水平时，启动上述肌丝中蛋白质构型改变，产生骨骼肌收缩。肌质中 Ca²⁺ 浓度的控制，依靠肌纤维中的肌管系统和膜电位的变化。

肌质中有复杂的管道系统，称为肌管系统，其中的肌管是由单位膜围成的小管，肌管系统又分为横管系统和纵管系统两种。

横管系统，又称 T 小管系统，简称 T 小管。本质上是肌纤维细胞膜向细胞内凹入形成的，在肌膜上形成了许多排列整齐的开口。T 小管内径约

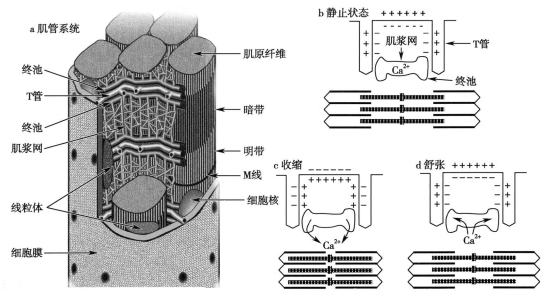

a 肌管系统

肌原纤维
终池
T管
终池
肌浆网
线粒体
细胞膜
暗带
明带
M线
细胞核

b 静止状态
肌浆网
T管
终池
Ca²⁺

c 收缩
Ca²⁺

d 舒张
Ca²⁺

图 4-46　肌细胞的肌管系统及其在肌原纤维收缩中的作用机制

20nm，穿行在肌原纤维之间，其走行方向与肌纤维长轴垂直。当与肌原纤维相遇时，就在明、暗带交界处变成环状细管，将此处的肌原纤维从外面包绕一圈（横小管环）。这就使每个肌节的明、暗带交界处，都有横小管环将其包围。

纵管系统，又称 L 小管系统，简称 L 小管，由肌细胞内的内质网形成，也称肌浆网。L 小管的走向与肌原纤维一致（纵管系统得名的原因），存在于两个横小管环之间，为许多相互吻合成网状的管状结构，从外面将肌节包围起来（肌浆网得名的原因）。L 小管两端，邻近横小管环处膨大成为终池，并包围大部横小管环。在此处 T 小管与 L 小管的壁紧密贴附，二者之间只有约 12nm 的间隙，但其中的液体并不相通。T 小管在细胞膜上有开口，所以其中流动的是细胞外液；L 小管为封闭系统，其中液体为内质网内液，含有较高浓度的 Ca^{2+}。横小管环的两侧各有一个分属两个肌节的终池，一个 T 小管与两个终池形成的紧密结构称为三联体。

肌纤维终板后膜产生的动作电位沿肌细胞膜传导，因 T 小管的膜与肌细胞膜是连续的，动作电位会沿 T 小管系统传导至三联体。当动作电位传导至三联管的横小管膜时，膜生物电变化影响了终池（类似于电突触的功能），使 L 小管终池膜上的钙通道突然大量开放，从终池中向肌质中释放 Ca^{2+}，使肌质中的 Ca^{2+} 浓度突然上升，启动粗肌丝横桥靠近细肌丝、摆动的过程，从而引起骨骼肌收缩。动作电位结束后，三联体膜电位恢复到静息电位状态，肌质中的 Ca^{2+} 又被主动转运至终池中，粗细肌丝间的运动停止，肌肉恢复到舒张状态。上述从肌细胞膜动作电位引起肌质中 Ca^{2+} 浓度的变化，致肌肉收缩、舒张的过程，称为骨骼肌的兴奋 - 收缩耦联。

（五）动作电位与骨骼肌收缩的时序关系

研究显示，骨骼肌肌膜的动作电位持续时间为 2～4ms。在动作电位开始后 1～5ms，肌质中的 Ca^{2+} 浓度才开始升高、约 10ms 达到高峰。在动作电位开始后的 8ms，骨骼肌才开始收缩，此时动作电位已经结束。可见，骨骼肌是先兴奋、后收缩，二者间有数毫秒的时间差（称为潜伏期）。单次动作电位引起的骨骼肌单次收缩，可持续数十毫秒。在单次收缩达顶峰时，肌质中的 Ca^{2+} 被主动、快速转运至肌浆网（L 小管的终池）中，Ca^{2+} 浓度下降，横桥摆动停止、骨骼肌恢复到舒张状态。

三、骨骼肌纤维类型与收缩调节

（一）肌纤维分型

根据肌纤维（细胞）的组织化学特性，可将其分为Ⅰ型和Ⅱ型：Ⅰ型对氧化酶较为敏感、Ⅱ型对磷酸化酶较为敏感。

根据肌纤维的收缩时间、力量 - 速度曲线以及肌力衰减速率，又可将肌纤维分为快颤搐和慢颤搐纤维，分别对应Ⅱ型和Ⅰ型肌纤维。快颤搐纤维氧化性较低，收缩时间较短，慢颤搐纤维则相反。从生物电角度来看，前者的膜静息电位更大，动作电位波幅较高，去极化和复极化速率更快。

人体骨骼肌大多由快慢肌纤维混合组成。通常根据肌肉功能的不同，快慢肌纤维所占比例不同，需要快速响应的肌肉则快肌纤维占比较高、起固定作用的肌肉慢肌纤维占比较高。慢肌纤维肌红蛋白含量较高，呈深红色，快肌纤维则颜色较浅。

α-MN 亦有快慢之分，快肌纤维由快 α-MN 支配，反之亦然；快 α-MN 胞体直径较小、兴奋阈值相对较低，慢 α-MN 胞体直径较大、兴奋阈值较高。理解快、慢运动神经元和快、慢肌纤维的概念对针极肌电图检测波形变化有重要意义。

（二）骨骼肌牵张感受器与收缩调节

骨骼肌的随意收缩受高级意识控制，由脊髓前角 α-MN 和 γ-MN 协同完成。一方面，在收缩的过程中，肌力大小的调整、肌纤维之间的协调等，需要感觉系统参与，感知肌肉实时运动状态；另一方面，人类感觉系统与运动系统之间有各个级别的反射通路，典型的低级反射为脊髓后角感觉纤维至前角 α 运动神经元的单突触反射通路。这些调节、反射等功能，需要相应的感受器传入信号，如图 4-47 所示。

骨骼肌的感受器有多种多样，分别感受不同性质的信号。与肌力调节、反射有关的主要是牵张感受器：肌梭和高尔基腱器。它们的功能与神经电生理反射类检测项目密切相关，在病理情况下，也可能出现一些与反射有关的、正常情况下不会出现的波形。骨骼肌中还分布有痛觉等其他类型感受器。

1. 肌梭的结构　肌梭由许多特化了的细小肌纤维组成，周围有结缔组织包裹。梭内肌纤维的长度仅 4～10mm，直径为 0.2～0.35mm，而梭外肌纤维则要长得多。梭内肌纤维周围的结缔组织，

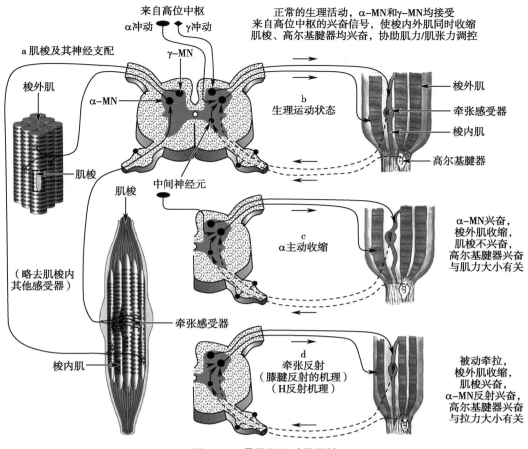

图 4-47　骨骼肌运动及调控

与附着于肌肉起、止点的梭外纤维的肌膜相连。肌梭与横纹肌的肌纤维的长轴平行。梭内肌纤维，按其细胞核在纤维中部的排列，又分为核袋纤维和核链纤维两种纤维：核袋纤维因在纤维中部聚集约有数十个细胞核而膨大，不随运动、静止状态改变；核链纤维较小，其核沿纤维的中段呈线型排列。

支配肌梭的传入和传出神经，各有两种不同的末梢：感觉末梢有呈环扣螺旋状的初级感觉末梢和呈花杆状的次级感觉末梢；运动末梢包括呈单一、稀疏分布的板状运动末梢及呈多个、弥漫分布的蔓延状运动末梢。

初级感觉末梢，呈螺旋状环绕在核袋和核链两种纤维的中部。次级感觉末梢则终止于肌梭的周边部，且主要是在核链纤维上。来自初级末梢的、直径粗大的快传导Ⅰa类传入神经纤维，构成单突触牵张反射中的传入通路。而次级末梢组成Ⅱ型传入神经纤维，终止于脊髓前角的中间神经元。

两种运动末梢均来自脊髓前角γ运动神经元，

板状末梢较多分布于核袋纤维；蔓延状末梢侧重于支配核链纤维。

2. 肌梭的功能　动态的传入纤维，对肌梭主动牵张的速度起反应，而静态的传入纤维，则感受持续的长度变化。初级末梢既有动态的功能，又有静态的功能，而次级末梢，主要是传递静态的变化。肌梭运动系统动态和静态的末梢，可影响动态和静态的肌梭。蔓延状末梢传递静态的变化，而板状末梢主要是控制动态的变化。核袋和核链纤维接受不同的运动神经支配，以便在动、静态肌梭运动中发挥不同作用。肌梭以"收缩‑依赖"的放电形式，监控其附近梭外肌纤维的活动。然而，与随意收缩时的兴奋性驱动相比较，感受器反馈信号对运动神经元池的影响微乎其微，所以，肌梭主要参与反射和肌张力调节。

3. 高尔基腱器　高尔基腱器以串联方式位于横纹肌梭外肌纤维上（主要在肌腱），它不仅可以调节肌肉的主动收缩，而且也感受肌肉的被动牵张。部分运动神经元主要支配受牵张的肌肉，源于高尔基腱器上的传入纤维，会对这些运动神经元以双突触抑制方式发挥作用。高尔基腱器的信号由Ⅰb类传入纤维传导，不断地监控和调节平稳收缩时肌肉的活动量。

第七节　运动单位

一、运动单位的构成

人体的大多数骨骼肌，均由两个以上脊髓节段α-MN（神经根）发出的神经纤维支配。每个α-MN的轴突（轴索）支配数根至约2 000根肌纤维，它们构成了一个完成骨骼肌收缩（运动功能）所需的最少元素集合，称为运动单位（motor unit，MU），MU也可称为运动单元，如图4-48所示。掌握MU解剖和生理是理解针极肌电图检测的必需知识。

由上述定义可知，构成MU有两要素，即α-MN和肌纤维。由于α-MN通过轴突支配肌肉、而轴突需在周围神经（称为轴索）中长途走行，易受各种原因的损伤和病损，常会成为独立的神经损害因素。所以，常认为MU有三要素，即α-MN、轴索和肌纤维。一方面，三要素中任意一个被破坏，均可致MU完整性丧失、出现运动功能障碍；另一方面，三要素的不同形式损害，虽然都表现为运动功能障碍，但其病理实质截然不同。三要素

的不同形式损害电生理则会表现为不同检测项目异常或同一检测项目不同形式的异常。

因骨骼肌功能不同，MU的大小在不同骨骼肌中相差很大，做精细动作的肌肉MU很小，如眼外肌一个α-MN轴突仅支配6～12根肌纤维。做粗大运动的肌肉，如臀肌、股四头肌等，一个MU所包含肌纤维可超过2 000根，其收缩力量较大、但精细度较差。

在做日常生活的动作时，骨骼肌通常只有部分MU收缩，参与收缩的MU数越多，肌肉的收缩力量越大，所以人可以用不同的力量使一块肌肉中的不同部分参加运动。通常情况下，各肌肉都有少数的运动单位轮流收缩，使肌肉处于一种轻度的持续收缩状态，保持一定的张力，即肌张力。肌张力不产生动作，但对于维持躯体的姿势是必需的。

二、运动单位在骨骼肌中的分布形式

属于同一个运动单位的肌纤维，有着相同的组织学特征。从肌肉的横切面上看，分属不同运动单位肌纤维，是相互交错的。至于交错的方式，有学者认为是随机分布的，也有学者认为在肌肉的发育过程中，尽量避免同属一个运动单位的肌纤维发生毗邻关系。这种分布形式的功能优势可能是在肌肉轻收缩时使肌力尽量均匀地分布在肌肉的

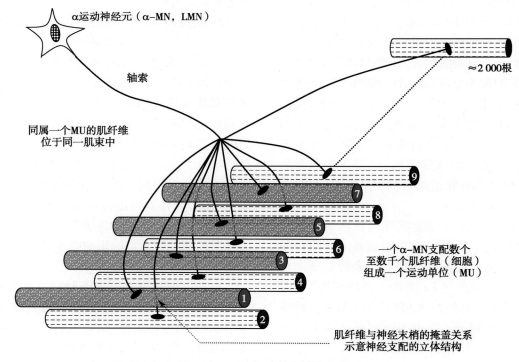

图4-48　一个运动单位结构示意

横截面上；换言之，一个 MU 的肌纤维散布在尽量大的区域，可保证在少量 MU 收缩或部分运动单位丧失的情况下，整块肌肉能同步、均衡缩短，保持肌肉原有的肌力轴线，不至于发生"扭曲"。

不同 MU 肌纤维的交错分布对针极肌电图检测的意义表现为在针电极附近可收集到更多 MU 的肌纤维放电，研究显示可多达 6 个 MU，但不超过 6 个，如图 4-49 所示。参见第五章第四节中"运动电位单位量化分析法"部分。

三、运动单位兴奋的发放形式

（一）运动单位生物电发放

关于 MU 兴奋、生物电发放，已经证明的或无须证明的事实有：一个 α-MN 的兴奋，使其支配的所有肌纤维将全部兴奋。一个 MU 的生理性兴奋，通常是连续、重复的，单脉冲式兴奋仅出现在外加电刺激的情况下。一个肌肉中的 MU 有大量的"储备"，肌肉日常动作的轻用力收缩，通常是不同 MU 交替兴奋；一个肌肉的精确收缩有赖于肌梭、高尔基腱器甚至其他感受器传入信号来调整各 MU 的兴奋数量和顺序。总体而言，参与兴奋的 MU 越多、每个 MU 兴奋重复频率越快，肌肉收缩的力量越大。一个肌肉持续最大用力收缩依靠同一时刻可动员的全部 MU 参与，且各 MU 以可达到的最高频率重复兴奋。

然而，支配一块肌肉的全部 α-MN（运动神经元池）在肌肉做不同程度运动时其兴奋的顺序究竟以何种机制决定并未完全阐明。"大小原则"和"速率规则"常被临床神经电生理研究者，特别是肌电图原理研究者用来解释 MU 兴奋的生物电发放规律。从本质上来说，一块肌肉可因收缩目的不同、肌肉所处状态不同、阻力不同、甚至情绪状态不同引起 MU 的不同兴奋，其确切的机制远未探明。

（二）大小原则

大小原则是指在肌肉收缩时首先由较小的 α-MN 兴奋，其支配的肌纤维较少、产生的肌力较小，此后随着肌力的增大，较大的 α-MN 兴奋、产生较大肌力。研究还显示，即使在剧烈运动（如投掷重物等）时肌肉快速、猛烈收缩的早期也只有较小的 α-MN 首先兴奋。

（三）速率规则

速率规则指在肌肉轻用力收缩时首先动员尽量多的 α-MN 参与交替兴奋，每个 α-MN 兴奋的冲动发放速率约 5~15 次/s；在大多数可动员的 α-MN 都参与了兴奋后肌力的增加则依靠各 MN 兴奋速率的提高。在强力收缩时，α-MN 冲动的发放速率可高达 60~120 次/s。

（四）募集

"募集"译自英文单词 recruitment，用来描述 α-MN 兴奋发放的规律。募集的使用一定要抓住其实质，不要被募集这个词各种变化的字面意思所影响，例如"募集减少""早募集"等本质上是某种病理改变导致的 MU 减少、肌纤维同步兴奋丧失等原因所致。

（五）运动单位放电与针极肌电图检测

由于肌纤维的收缩总是以 MU 为单位的，也就是说其生物电发放也是以 MU 为单位的，用针电极记录一个 MU 放电随时间变化的函数所形成的波形称为运动单位电位，即 MUP，它是针极肌电图检测的重要项目之一。上述 MU 放电的基本原理、大小原则和速率规则等是研究 MUP 正常表现的基本依据。

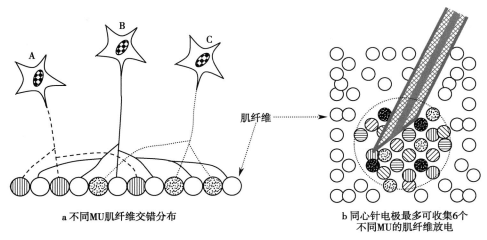

a 不同 MU 肌纤维交错分布　　b 同心针电极最多可收集 6 个不同 MU 的肌纤维放电

图 4-49　不同 MU 肌纤维交错与针电极接触不同 MU 示意

第八节　神经肌肉系统病理与电生理概论

临床神经电生理检测中每个项目的正常波形都基于特定神经传导通路（或肌肉）上的各部分解剖结构和生理功能正常，其中任何一个环节发生病理改变，都有可能引起涉及的项目波形发生异常。不同病理改变形式、程度、范围所引起的波形异常表现也会不同；某些病理改变会随时间而变化，相应波形异常形式也会改变。学习各检测项目与病理改变的关系先要学习神经系统病理改变的基本内容，这涉及每个项目的病理改变与波形变化的关系，将在各项目原理章节中讨论；部分疾病的病理改变与电生理异常的特异性关联将在临床应用部分讨论。

一、神经系统病理改变概述

神经系统的基本结构由神经元组成，神经元发出的轴突组成中枢神经系统的传导束和周围神经，轴突的外周有髓鞘，轴突的末端为突触。神经系统病理改变的讨论，也就是围绕着这几部分基本构成展开。

（一）神经元

1. 神经元急性坏死（红色神经元）　急性缺血、缺氧，急性中毒或感染可引起神经元的死亡，表现为神经元核固缩，胞体缩小变形，细胞质尼氏小体消失，HE 染色细胞质呈深伊红色，称为红色神经元。如细胞坏死后的酶性分解过程继续发展，则可导致细胞核溶解消失，残留细胞的轮廓或痕迹称为鬼影细胞。由缺血引起的红色神经元最常见于大脑皮质的锥体细胞和小脑蒲肯野细胞。在电生理用于昏迷患者程度评估及其转归判断时，神经元坏死是波形改变的主要原因之一。

2. 单纯性神经元萎缩　神经元慢性、渐进性变性以至死亡的过程称为单纯性神经元萎缩，属神经元原发性病变。病理改变特点表现为神经元胞体缩小，核固缩而无明显的尼氏小体溶解，一般不伴炎症反应。晚期可伴明显胶质细胞增生。电生理检测涉及的多见于运动神经元病（包括上、下运动神经元）、多系统萎缩等。

3. 中央性尼氏小体溶解　为一种可逆性变性，常由病毒感染，维生素 B 缺乏及神经元与轴

突断离（例如脊神经根性撕脱伤）等因素所致。病理改变表现为神经元肿胀、变圆、核偏位，细胞质中央的尼氏小体崩解，进而溶解消失，或仅在细胞周边部有少量残余，细胞质着色浅而呈苍白均质状。

4. 继发性病理改变　继发性病理改变是指在神经元周围组织有出血、缺血、肿瘤、良性占位、炎性浸润和水肿等病理改变时神经元因缺血、缺氧或者直接压迫而坏死的现象。此类病理改变与原发病变相关联，可以是急性，也可以是慢性；可以是可逆性的，也可因长时间的原发因素影响而出现不可逆性坏死。临床神经电生理检测所涉及的患者，此类病理改变形式占比较高。

5. 其他病理改变　在帕金森、阿尔茨海默病等患者中，病理检查中可见神经元胞质内包涵体形成、神经原纤维变性或神经原纤维缠结等改变，与电生理检测无直接关联。

（二）轴突（轴索）

1. 继发于神经元变性　如前所述，轴突（轴索）为神经元的一部分，一切原因所致的神经元变性、死亡，其轴突必然随之死亡。除此之外，来自轴突自身原发性病理改变较少，病理改变更多源于解剖上长距离走行的结构特征，使其易受周围组织各种病理改变的影响。

2. 中枢传导纤维的轴突　轴突在中枢神经系统中，为各种传导束的核心，发生于中枢神经系统局部的缺血、缺氧、中毒、炎性浸润等均可造成轴突单独的不同程度变性。外源性压迫，如肿瘤、空洞、骨性增生等也会造成局部轴浆流阻断。上述致病因素不能及时解除，最终可导致轴突断裂，距离神经元近端的轴突断裂，可逆行致神经元病变。

中枢神经系统的轴突断裂是不可再生的，可能源于少突胶质细胞不能为轴突提供再生生长的必要条件。

3. 周围神经的轴索　在周围神经中，轴突称为轴索。相对于中枢神经系统传导束，周围神经的结构要复杂很多，对轴索的保护作用也较强，单纯轴索损伤的疾病较为少见。除锐器切割、牵拉、绞扎等所致急性离断伤外，慢性卡压、炎性反应等所致轴浆流长期阻断，也可以造成轴索断裂。周围神经轴索断裂后，远心端开始沃勒变性、近心端启动再生机制，一定范围（长度）内的周围神经轴索损伤，可以完全再生重建，功能得以完全恢复。

轴索重建的过程中，形成周围神经髓鞘的施万细胞起重要作用。

（三）髓鞘

组成有髓鞘神经纤维的少突胶质细胞和施万细胞，虽然不直接参与神经细胞膜生物电产生和动作电位过程，但通过改变神经冲动的传导方式（跳跃式传导），提高了神经冲动在神经纤维上的传导速度，所以是保证神经系统功能正常的重要结构。相对于神经轴突（轴索）而言，各种炎性反应、免疫所致变态反应、中毒、局部缺血、缺氧以及非离断性外伤，更容易导致髓鞘细胞损伤，即脱髓鞘变，其直接表现为神经传导速度减慢并可致神经、肌肉记录到的相关波形异常。

（四）突触

突触是神经元之间和神经肌肉之间信息传递的必需结构，突触及其相关递质障碍所致神经系统功能改变，大多数不能被临床神经电生理检出；神经电生理检测可反映部分突触结构异常，例如RNS检测可反映NMJ病理改变性质。

（五）病理情况下运动单位的改变

神经、肌肉的病理改变会体现在神经电生理检测的许多项目中，这些改变特征均在后续各项目方法学原理中讨论，这里仅简要提示MU变化引起的MUP改变。

1. 失轴索　在脊髓前角原发性和继发性病变、周围神经轴索变性时，崩解的轴索所支配的肌纤维收缩功能丧失，肌肉单位面积上的MU减少，保留下来的MU生物电发放会发生相应改变，表现为MUP发放减少和形态改变。

2. 脱髓鞘　在周围神经运动纤维发生单纯性脱髓鞘改变时，其支配的肌纤维不会失去神经支配，但各MU原有的神经冲动到达时间会发生改变。同一MU中不同运动神经末梢的神经冲动到达肌纤维的时间也可能改变。这些改变都可引起MUP的特征性变化。

3. 肌肉病变　多种肌肉疾病均可引起肌纤维变性，其病理改变可能导致肌细胞膜生物电特性的改变和运动终板后膜对神经冲动响应的一致性丧失，这些变化也会体现在MUP的形态和发放形式改变上。

二、周围神经病理改变

从解剖结构来看，周围神经病理改变分两个范畴：单个轴索和髓鞘形成的神经纤维病理改变为基本范畴；众多周围神经纤维组成的周围神经干（临床上通常直接称为周围神经）病理改变为临床范畴。

为了形象直观、便于理解，通常以运动神经为例讨论周围神经病理改变，其病理过程、临床表现及电生理改变原理同样适用于感觉神经。

导致神经纤维和周围神经干病理改变的原因，可分为"外源性"和"内源性"。典型的外源性病因如切割伤、挫裂伤、牵拉伤等；典型的内源性病因如炎性周围神经病、中毒性周围神经病等；神经卡压症等慢性神经病理改变过程则既有外源性、也有内源性因素。无论何种原因所致神经纤维和周围神经干病理改变均可称为神经损伤，临床神经电生理习惯用"损害"替代"损伤"。

（一）基于神经纤维的周围神经损伤分类

1. 神经失用　神经失用是指由机械压迫、缺血、缺氧、中毒等周围神经致病因素（以下简称致病因素）引起的神经纤维一过性的、局部的功能障碍。如图4-50b所示。致病因素快速解除，则神经纤维可完全恢复如图4-50a；解除不及时，则会造成局部脱髓鞘变如图4-50c；长时间的致病因素，可导致轴索变性如图4-50e。

2. 脱髓鞘　图4-50c示，较轻的、短时间的、局部的致病因素可致周围神经纤维局部的施万细胞坏死而不累及轴索——节段性脱髓鞘，施万细胞一般会在数天或数月后再生，重建髓鞘；图4-50d示意由特定致病因素所致的、缓慢的周围神经全段脱髓鞘，由于进展缓慢，坏死的施万细胞被及时清除，一般不累及轴索。

3. 轴索变性　致病因素所致局部周围神经轴索不可逆损伤，使轴索坏死沿损伤部位往远端发展，称为顺向变性，如图4-50e左所示；神经元胞体变性坏死，轴索同样由近及远变性，等同于顺向变性，如图4-50f所示；中毒、代谢性神经病等引起细胞体合成蛋白质等物质发生障碍，致使最远端的轴突不能得到必要的营养，轴索变性通常从最远端（运动终板处）开始、向近端发展，因此称为"逆死性神经病"，如图4-50e右所示；神经纤维的局部离断伤，可导致损伤部位远端轴索变性坏死、髓鞘崩解，称为沃勒变性。

4. 沃勒变性（神经断伤）　沃勒变性（Wallerian degeneration）是指任何外伤所致神经纤维断裂后，断端远侧发生的病理变化过程。由于失去了轴浆运输提供的胞体合成、维持和更新轴突所必需的

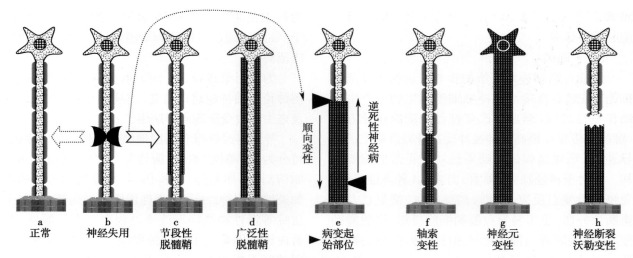

图 4-50　周围神经纤维病理改变类型

成分，断端远侧的轴突只能存活数天，以后很快由近至远发生变性、解体，崩解的轴突和髓鞘，由巨噬细胞吞噬。断端近心侧的轴突和髓鞘，可发生1～2个郎飞结的逆行崩解，然后断端愈合，所以距离神经元过近的轴索断裂，可引起神经元胞体坏死；远端的沃勒变性在7～11天后完成，与此同时，近端启动神经再生过程。

沃勒变性是外伤所致神经断裂后发生的病理变化过程。除外伤外，神经受压、中毒、局部非特异性炎症、或神经元死亡均引起相同病理过程。也就是说，沃勒变性是轴突变性的基本病理过程。

综上所述，无论何种原因所致的轴索变性，其髓鞘会随之崩解。在单个神经纤维上可发生单纯脱髓鞘改变，却不会发生单纯的失轴索改变。只要有轴索变性，其支配的肌细胞将因失去神经支配而萎缩。就临床神经电生理检测而言，髓鞘脱失主要体现在神经传导速度改变，而针极肌电图肌肉失去神经支配后改变则对轴索变性更为敏感。

（二）基于周围神经干的损伤

周围神经干损伤后的病理改变既基于单个神经纤维的病理改变，又有别于单个神经纤维病理改变。一个周围神经干包括数十条、甚至上千条的神经纤维。这些神经纤维有多种功能，周围神经干损伤时，这些神经纤维的病理改变类型和程度不完全相同。另外，周围神经的"附属结构"，如神经外膜、神经束膜和神经内膜等在神经损伤时也会有不同程度的受累。因上述原因，理解神经干损伤的病理过程虽基于单个神经纤维损伤的病理改变，但又不能机械套用单个神经纤维损伤的

病理改变。

1. 神经压迫与神经失用　最轻微的神经"损伤"为神经失用，可由局部麻醉注射普鲁卡因引起，也常见于短暂的血液循环中断、瞬间即恢复血供的压迫性改变，例如双腿交叉压迫腓总神经、久坐导致的坐骨神经受压等。导致神经失用的原因解除后，神经干中所有纤维均不会出现脱髓鞘、失轴索改变。周围神经干的神经失用，本质上是药物或缺血导致局部膜生物电功能的暂时性丧失，神经冲动无法通过受损部位，被称为传导阻滞（conduction block，CB）。

用于肢体外科手术中的局部阻滞麻醉，"阻滞"的机制是"暂时性阻断"神经纤维对神经冲动的传导功能；在临床神经电生理检测中，"传导阻滞现象"又被用来描述周围神经"局灶性脱髓鞘"所致两刺激点间肌肉动作电位波幅下降的现象。上述三种使用"阻滞"表述的神经功能改变和/或病理改变本质不同，电生理医生应理解其产生机制、不能仅限于"阻滞"的字面意义。麻醉药物作用消失后，其造成的神经功能"阻滞"即可恢复；神经失用所致"阻滞"也可在解除阻滞原因后得到恢复；而局灶性脱髓鞘引起的"传导阻滞现象"，则需要相对长得多的时间方能恢复（髓鞘重建的时间），若病情加重、更大范围脱髓鞘则可表现为神经传导速度减慢。

周围神经干局部压迫所致的短暂缺血改变，在血供恢复约30秒后，于CB发生处用微电极记录膜内电位，可发现周围神经传入纤维有自发放电现象，这就是临床上出现感觉异常，即神经受压接触后其支配区"麻木"产生的病理生理学基础；

同时，发生 CB 的远端支配肌功能短暂受限。感觉与运动的障碍，均在数分钟内恢复正常。

2. 神经麻痹 相对于神经失用，较长时间的周围神经急性压迫所致的局部神经功能障碍称为神经麻痹。临床常见的有星期六夜麻痹、腓总神经麻痹、Bell 麻痹等。因压迫造成的缺血、缺氧，导致神经冲动传导阻断，压迫解除后，局部神经纤维脱髓鞘为主要病理改变。

神经麻痹在压迫解除前，轴浆流阻断致神经功能丧失易于理解；压迫解除后轴浆流应该立刻恢复，传导通路再次建立，神经功能至少应部分性立刻恢复或在数分钟内恢复。然而，事实是，神经麻痹后，功能恢复的时间常需数天或数月之久。其原因有二：一是压迫造成神经周围组织或神经干内部水肿，水肿的消除需要数小时或数天时间；二是有研究认为，在受压部位郎飞结处，由于髓鞘（施万细胞）移位发生了神经嵌套（图 4-51）。

无论是压迫持续时间过久或发生神经嵌套，不能及时解除，均会造成受压部位远端轴突顺向变性。发生了轴索变性，神经功能的完全恢复则需要数月甚至数年时间。临床神经电生理检测中，仅有局灶性脱髓鞘改变，可表现为运动传导测定的传导阻滞现象。继发失轴索变性，则会表现为针极肌电图检出失神经电位。

3. 神经卡压症 周围神经在解剖受压处的慢性嵌压，造成局部病理改变而引起一系列的临床症状，称为神经卡压综合征，如腕管综合征、肘管综合征等，是周围神经最常见的损伤类型之一。

神经卡压症有一个发展过程：在早期受压部位神经外膜、束膜、内膜发生炎性改变，伴在卡压和炎性改变的共同作用下，神经纤维发生脱髓鞘改变，髓鞘反复脱髓 - 增生，可进一步增大神经膜内压力。神经膜内、外压力共同作用可使部分轴索轴浆流阻断；长时间的轴浆流阻断，受压部位远端轴索将发生顺向变性，其支配肌开始萎缩。卡压部位脱髓鞘改变可沿周围神经向远端蔓延。

神经卡压症临床神经电生理检测异常表现，

与其病理改变过程对应：早期仅有受压部位局部传导速度减慢；中期受压部位及受压以远部位传导速度均减慢；晚期除传导速度减慢外还伴其远端支配肌针极肌电图异常。临床检测中，将神经传导速度减慢的程度结合针极肌电图异常的程度来综合判断神经损伤的程度。

4. 周围神经单纯脱髓鞘性疾病 最典型的单纯性脱髓鞘病为慢性脱髓鞘型多发性周围神经病。由于其脱髓鞘过程缓慢，且施万细胞不会过度增生，神经鞘膜内压力不会明显增高，不发生轴浆流阻断和轴索变性。临床神经电生理检测中，此类患者主要表现为周围神经传导速度的严重减慢，有时可接近无髓鞘神经纤维的传导速度，通常没有针极肌电图的明显异常表现。

脱髓鞘改变仅限于局部时，称为节段性脱髓鞘或局灶性脱髓鞘。由于病灶处的神经纤维髓鞘脱失，神经冲动在这里失去了跳跃式传导，局部传导速度减慢。因病灶范围较短，临床检测时，是在较长的神经干上测量神经传导速度，神经冲动经过病灶延迟的时间占全长比例较小，使传导速度减慢不明显。当病灶处神经纤维脱髓鞘程度不一致时，神经冲动去同步化，出现病灶近端刺激较远端刺激肌肉动作电位波幅明显降低，这个现象称为传导阻滞。

在临床实践中，单纯性脱髓鞘周围神经病理改变较少见或随病程进展而继发失轴索。无论是急性损伤的神经麻痹，还是慢性损伤的神经卡压症，在早期脱髓鞘后随着病程进展均会引起轴索变性，即使是免疫介导的、仅破坏施万细胞（髓鞘）的慢性周围神经病，也会因神经鞘内压力等因素，导致少量轴索变性。典型多灶性运动神经病晚期也会继发轴索变性。

5. 单纯性失轴索变 单个神经纤维的核心为轴索，髓鞘伴随轴索变性而崩解，不存在单纯性失轴索、髓鞘保持完好的病理改变类型。但对于一个周围神经干而言，其众多神经纤维中，可以有部分轴索变性，而其余神经纤维（轴索和髓鞘）功

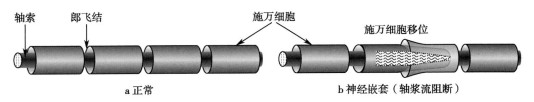

图 4-51 神经嵌套示意

能保持完好。典型的例子是脊髓前角运动神经元死亡所致的周围神经轴索丧失，这种病理改变可视为周围神经单纯性失轴索。若致病因子原发性周围神经轴索、不累及髓鞘，即为原发的周围神经单纯性失轴索改变，代表性疾病为急性运动轴索性神经病、中毒性周围神经病。单纯失轴索改变，神经传导速度一般不会减慢，晚期由于大量轴索丧失，肌肉动作电位的波幅会下降甚至波形不能引出。只要能引出波形，即使波幅再低，其传导速度也仅轻度减慢或正常，称为单纯失轴索改变运动神经传导速度的"全无现象"。早期的部分性轴索丧失，即可表现为针极肌电图检测异常、运动神经传导速度轻度减慢（多见于运动神经元病患者）。

6. 神经断伤　因锐器及其他形式外伤造成的周围神经离断，是临床常见的神经断伤。断伤后，远端神经纤维发生沃勒变性、肌肉萎缩。

因外力挤压、绞扎、牵拉和骨折挫伤等因素导致的周围神经损伤常会出现神经外膜相对连续性存在，神经束膜、内膜及神经纤维断裂，甚至神经束膜、内膜连续性也存在，仅神经纤维断裂。其病理效果与神经断伤相同，神经电生理检测均显示功能完全丧失。然而，外科手术目视下，由于神经外膜的解剖延续性存在，常误导对神经功能损伤程度的评估，这也是外科医生与电生理医生对伤情判断意见不一致的原因之一。

临床常见神经干损伤多为神经纤维离断性和非离断性损伤共存，合理设计神经电生理检测方案、正确选取观察指标，可在损伤早期发现神经损害证据。

7. 周围神经损伤程度划分　周围神经损伤程度划分是针对于神经干受损，临床不同学科对周围神经损害的关注焦点不同。神经病学研究主要着眼于受损神经纤维功能类型、脱髓鞘和/或失轴索及由此带来临床症状不同，故神经损伤程度常与上文介绍的病理改变类型相关；外科与周围神经病变相关的学科如骨科、手外科等，基于治疗方案选择对神经损伤程度划分则较为细致。较为流行的神经损伤程度划分有两种：第一种为内外科通用划分为神经失用、轴索断伤（部分性损害）和神经断伤（包括完全性顺向变性）；第二种为手外科多用的Ⅰ度、Ⅱ度、Ⅲ度、Ⅳ度、Ⅴ度五度划分法，Ⅰ度对应于神经失用、Ⅴ度对应于神经断伤，Ⅱ、Ⅲ、Ⅳ度则由神经部分轴索、神经内膜、神经束膜

断伤而划分，对应于神经部分性损害。

临床神经电生理检测作为神经功能客观检测手段，有特定项目反映轴索、髓鞘功能，可根据失轴索、脱髓鞘改变的程度和范围判定神经受损程度，有用部分性、完全性简单划分，也有用轻、中、重度。例如：在一个肌肉上检测出有肌纤维失去神经支配的表现则说明其所属神经至少有一根神经纤维轴索变性；检测出神经传导速度明显减慢，则说明该神经一定有脱髓鞘改变。神经干某个部位以下所有功能性指标均无法测出，则说明神经在这个部位发生了"功能性离断"，但电生理检测并不能直接反映周围神经外膜、束膜解剖上是否连续。

8. 神经鞘神经损伤　神经鞘神经指神经外膜、束膜、内膜中的游离感觉神经末梢。在慢性卡压性和非特异性炎性周围神经损伤时，如肘部尺神经卡压、糖尿病周围神经炎，由于神经鞘神经受炎性反应产物刺激，产生疼痛、不适等感觉异常。因为神经膜神经末梢纤维并非来自神经本身，而是来自更高的脊神经节段，所以主观感觉异常部位较实际受损神经部位更高。如肘部尺神经受压的早期患者常主诉颈肩部不适或疼痛，临床很容易误诊为颈椎病。

9. 周围神经损伤与时间的关系　各种原因导致的周围神经受损，病理改变类型、神经受损程度均会因病程进展而变化，所以任何与神经系统相关的疾病神经电生理异常指标、异常形式、异常程度也会随病程进展而改变。

（三）周围神经纤维的再生

1. 髓鞘的修复　外源性周围神经轻度损害的脱髓鞘改变在致病因素解除后依脱髓鞘程度的不同可在数月至数年内重建髓鞘，神经功能恢复正常或大部分恢复。原发性周围神经疾病表现为髓鞘脱失与修复的动态过程，髓鞘修复又常因增生加重神经损害程度，部分原发周围神经病即使经正规治疗神经髓鞘也很难完全恢复其正常结构。

2. 轴索及髓鞘的再生　周围神经轴索具有较强再生能力，在周围神经外伤时表现尤为突出。无论何种原因引起的周围神经损害，只要神经元细胞体完好其轴索即可再生。周围神经运动纤维和感觉纤维均可通过再生而重建功能；神经纤维再生包括轴索生长和髓鞘重建。

周围神经纤维再生的基本过程为：损害远侧段变性，沃勒变性完成（或同时），施万细胞增生肥

大、细胞器发达、细胞分裂活跃。施万细胞及吞噬细胞参与清除轴突和髓鞘的碎片。新生的施万细胞(约在损害后第 4 天开始,持续约 30 天)在神经内膜管内排列成索,起引导轴索生长的作用。神经元胞体约在第三周开始恢复,胞体肿胀消失,胞核移回胞体中央,细胞器逐渐恢复(胞体完全复原需 5~6 个月)。神经元蛋白质合成功能增强,并将新合成的蛋白质等物质输入轴索,使轴索近端长出许多小分支(称为丝足)。多个小分支进入一个神经内膜管,但其中只有一个能发展为原有感觉或运动功能联系的分支成熟并长久生存,其余的都逐渐退化、消失。髓鞘再生最早出现在神经受损后第 2~3 周,新生髓鞘较薄且无完整的郎飞结结构,随着时间推移,髓鞘增厚,郎飞结形成。新生神经纤维的郎飞结数量较原来纤维多,故其传导速度一般不能完全恢复到损害前水平。实验研究报道轴索再生速度每天 1.5~2mm、甚至 3~4mm,临床通常以每天 1mm 估算有髓鞘神经纤维所需恢复时间,无髓鞘纤维略快于有髓鞘纤维。新生轴索直径仅 0.3~4μm,以后由近向远逐渐变粗至接近或达到原来纤维轴索直径。

只要神经元胞体完好,周围神经纤维的再生是必然过程。但再生并不意味着一定能有完整的功能重建,功能重建的程度主要依赖于神经损害程度和部位,具体表现如下:①神经束膜和神经内膜结构保持完好时轴索再生可有效地进行,只有内膜受损时即使没有外科手术的干预也可顺利再生。②神经内膜及束膜均受损、只有外膜相对连续时通常需要外科手术干预,否则神经功能很难有效恢复。内膜及束膜再生过程中有时会出现神经纤维再生路径的错误,使神经纤维支配了原本不属于其支配的肌肉,称为异位支配。临床上可见面神经麻痹恢复后继发的面部表情肌异常运动和肢体神经外伤恢复后出现的联带运动,很可能因异位支配所致。③神经离断伤则必须行神经吻合术治疗。如果出现断端缺损过长,常需要取用另一神经作桥接,但不一定能顺利恢复。神经吻合术后再生过程中除可发生异位支配外,神经近端还可能形成神经瘤。④一般认为,肌细胞失去神经支配 2~3 年后将发生结缔组织化(即肌细胞纤维化),失去原有功能。即使运动神经末梢能够再生长到肌肉,也无法重建运动终板、恢复运动功能。四肢神经近根性损害时由于神经纤维再生至肢体末端所需时间过长,手、足内在肌的功能重建

可能性就很小。感觉神经末梢的感觉小体是否具有相似原理尚有争论。

尽管神经断伤手术吻合后偶有异位支配和神经瘤形成现象,但大多数时候是按原位再生的,再生神经纤维是如何"找到"原来纤维位置的机制并不清楚。所以肢体远端重要神经离断伤的早期判定对治疗方式选择、疗效评估有重要价值。

三、中枢神经系统病理改变

中枢神经系统结构与功能复杂,病理改变形式多样,本节介绍与临床神经电生理检测相关联的病理改变的基本概念。中枢神经系统病理改变,是中枢神经系统疾病的临床基础,也是神经电生理检测的基础,与每种疾病相关的详细病理改变过程和电生理表现在原理部分和临床应用部分深入讨论。

(一)基本病理过程

神经元及其轴突构成的传导纤维是神经系统功能实现的载体,在中枢神经系统中,一切病因导致(包括支撑结构)的病理变化,最终都体现在神经元与传导纤维的功能改变。

1. 神经元 中枢神经系统神经元损害较轻时通常体现在其功能的异常,即可表现为功能的抑制,也可表现为兴奋性异常,各自带来不同的临床表现。严重的损害可致神经元变性死亡,相应轴突死亡(与周围神经损害的机制相同),由其产生或介导的感觉、运动功能丧失。上述病理改变引起的功能变化会在相关临床神经电生理检测项目中体现出来。

2. 传导纤维 中枢神经系统传导纤维的病理变化可来自其所属神经元死亡,也可由局部致病因素造成。其病理改变过程与上述周围神经损害后变化类似。与周围神经不同的是中枢传导纤维变性后不可再生,其介导的功能将永久性丧失。中枢传导束中的纤维脱髓鞘程度不同,可致神经冲动传导时间一致性丧失,引起电生理检测波形相应的异常改变。

3. 离子通道与突触功能病变 离子通道病、递质合成或释放障碍所致突触病变在中枢神经系统病变中并不少见,该类疾病所致功能改变发生在临床神经电生理检测可涉及的结构才可能出现相应波形异常,但通常较为复杂。

(二)常见中枢神经系统疾病的病理

1. 脑及脊髓血管病 脑血管病是中枢神经系

统功能损害的主要原因之一，分阻塞性与出血性血管病。损害可累及中枢神经系统神经元和传导纤维，通常传导纤维耐受性较神经元强。临床症状和神经电生理异常改变与病理改变范围及程度相关。供血障碍导致的部分脑组织功能障碍可有一定程度恢复，电生理检测可作为功能评价及预后评估的依据。严重的缺血缺氧性脑病可致昏迷，电生理检测是判定昏迷患者的脑损伤程度和预后评估的客观、可靠手段。

脊髓以节段性供血为特点，发生节段性大血管闭塞时，该血管供血的脊髓节段除表现出神经源性损害的改变外，经过该节段的上、下行传导纤维同样发生损害。轻者出现功能障碍，稍重者会发生脱髓鞘改变，严重者出现神经冲动传导阻断，通过脊髓传导的下肢感觉和运动检测项目波形均可出现不同程度异常。

2．外伤 外伤致中枢神经系统损害类型表现为直接神经元和传导纤维损伤以及外伤后继发出血两方面；从解剖上分颅脑外伤与脊髓外伤两方面。

颅脑外伤所致神经系统损害程度取决于原发损伤的程度和是否继发出血。神经电生理检测可客观评价功能受损的程度，还可进行动态检测评估预后。轻微脑组织损害可无影像学改变而有电生理异常。

脊髓外伤可致受损部位神经元变性和传导束功能障碍，其预后与早期躯体感觉诱发电位波形异常程度具有相关性。

3．感染 感染所致的中枢神经系统损害通常是弥漫性的，综合应用多项涉及中枢神经系统的电生理检测项目，对各项目的改变作出正确的解读，可提供中枢系统弥漫受损的客观证据，为确诊提供依据。

4．肿瘤及其他占位 肿瘤对中枢神经系统的损害通常是局灶性的，由于肿瘤性质不同可表现为仅有占位效应所致压迫性改变，也可表现为肿瘤压迫并肿瘤浸润造成的神经元或神经传导纤维破坏。

肿瘤几乎可以发生在中枢神经系的任何部位、可致不同检测项目的异常改变。肿瘤早期神经影像和临床症状可表现不明显，但临床神经电生理检测可在早期敏感地发现异常，故正确应用电生理检测对肿瘤的早期发现意义重大。

5．脱髓鞘病 与周围神经单纯性脱髓鞘病相似，中枢神经系统脱髓鞘病是一组在病理上以神经纤维髓鞘脱失为主、轴索损伤轻微、神经细胞保持相对完好为特点的疾病。按病因可分两大类，第一类为髓鞘形成障碍型，如脑白质营养不良等，常由遗传因素所致。第二大类为髓鞘破坏型，又分为两种，一是与免疫介导有关、病因不明的原发性或特发性炎性脱髓鞘病；二是继发于全身性疾病的脱髓鞘变。如一氧化碳中毒、电解质紊乱、营养缺乏、代谢障碍、脑缺血或出血等。

脱髓鞘现象是中枢神经系统较为常见的病理改变形式，主要影响神经冲动传导速度和传导时间的一致性（去同步化），涉及中枢神经系统的检测项目可出现传导时间延长、波形整合差、离散度高，甚至不能明确引出。

6．原发神经系统变性病 原发神经系统变性疾病指一组病因不明的、选择性破坏一个或多个系统神经元的疾病。其基本的病理改变包括神经细胞萎缩或消失，胶质细胞反应性增生，如星形胶质细胞增生、肥大，纤维增生，小胶质细胞增生为棒状细胞，无炎性细胞反应。其共同特点是：选择性损害，病灶常对称分布，病变发展为不可逆，呈进行性加重，临床和病理表现可典型或不典型，往往呈多样性，不同疾病可有相互重叠现象。

累及下运动神经元的运动神经元病主要表现为多节段肌肉可检出失神经支配现象；多系统萎缩等病变则表现为神经电生理多项目、多指标复杂性异常；累及锥体外系的帕金森病等神经电生理检测可见节律性震颤电位，以认知功能障碍为主的疾病，如阿尔茨海默病、额颞叶痴呆等，则会有事件相关电位异常。

7．营养缺乏及代谢障碍病 由营养因素导致的维生素 B_{12} 缺乏引起的亚急性联合病变、铜代谢障碍引起的肝豆状核变性等可致中枢神经系统特定部位、核团的神经元变性坏死，或引起广泛脱髓鞘改变。临床神经电生理检测可提供神经系统损害的范围和程度，协助这些疾病的确诊。

（三）临床下损害

由于中枢神经系统疾病病因的多样性、病程进展的复杂性、受累部位的不确定性等可致临床症状体征不明显或相互掩盖。神经电生理检测的敏感性，表现在可早期发现无症状（临床下）损害的证据、鉴别多部位病理改变。临床下病变引起的电生理异常会引起临床医生"电生理结果与临床不符合"的疑惑，这就需要电生理医生与临床医生多沟通、交流，临床医生也应有意识地掌握一些电生理基本原理，以便更好地解读电生理检测结果。

部分神经影像可见的占位性、脱髓鞘性等病变，病理改变未累及神经电生理检测所涉及结构，电生理检测可正常。这种现象同样可被临床医生误解，怀疑电生理检测的敏感性。

四、骨骼肌病理改变

肌纤维原发病理改变所致疾病通常均有肌细胞结构的破坏，不同类型肌病又有各自特征。这些病理改变会表现为针极肌电图特征性异常。

（一）肌营养不良

肌营养不良为遗传性肌病，主要病理改变为肌细胞变性、萎缩，细胞结构的各种成分均有异常改变，包括膜蛋白结构异常。肌营养不良有多种分型，部分类型伴有肌纤维肥大，显微镜下萎缩的肌纤维与肥大的肌纤维呈镶嵌状存在，无集簇状分布现象。

（二）强直性肌病

强直性肌病主要病理改变为离子通道异常，针极肌电图表现为肌强直放电。

（三）炎性肌病

炎性肌病临床有多种分类。肌纤维病理组织学改变基本形式有：玻璃样变性、颗粒变性、絮状变性，甚至断裂、溶解、坏死，或只留下空的肌膜管，称"鬼影纤维"。变性、坏死肌纤维散在分布，或呈小灶性分布，或在束周分布，或呈片状分布。

可伴有吞噬细胞侵入坏死肌纤维（即吞噬现象）和活跃的肌纤维再生现象。

（四）代谢性肌病

代谢性肌病病理改变主要为代谢产物在肌细胞内"堆积"。同一肌肉中可存在病变肌细胞和正常肌细胞，病变肌细胞常呈"簇状"或"链状"与正常肌细胞间隔排列。这种分布可导致针极肌电图检测的特征性改变。

五、神经肌肉接头病理改变

神经肌肉接头病是指一组 NMJ 处传递功能障碍疾病，又称运动终板病。针对终板功能检测的电生理项目是 RNS。

（一）终板前膜病变

前膜病变的结果是释放至终板间隙的乙酰胆碱减少，终板后膜电位不能正常产生，发生肌无力现象。其机制有：Ca^{2+} 代谢障碍、Ca^{2+} 通道障碍、乙酰胆碱囊泡合成障碍/释放障碍以及其他原因导致的囊泡缺乏等。

（二）终板间隙病变

终板间隙病变指终板间隙结构异常或乙酰胆碱酯酶缺乏，是罕见病。

（三）终板后膜病变

终板后膜病变为终板后膜结构发生病理性改变、乙酰胆碱受体减少，从而导致终板电位产生障碍，发生肌无力现象。该部分内容将在重复电刺激试验检测原理中详细讨论。

第五章

针极肌电图检测

第一节　电极与仪器参数设置

一、同心圆针电极

同心圆针电极肌电图检测是临床神经电生理工作中最广泛、最重要的项目之一。同心圆针电极基本结构已在基础部分介绍，临床也习惯称其为"同芯针电极"，简称"针电极""肌电针"，或单用"针"表述。"针极肌电图"也简称"肌电图"。神经电生理医生应养成在检测每个患者第一处进针后测试阻抗的良好习惯。

二、仪器参数设置

本章介绍通用的、不依赖于设备的参数设置，每种仪器设置方法和界面可不同，但均有这些参数。部分设备具有独特参数的意义和设置方法请参阅设备说明或请教工程师。

（一）参数的常规设置

针极肌电图检测又分为自发放电观察、运动单位电位检测和最大用力干扰相检测，它们既有相同参数、又有不同设置。见附表1-1。

（二）参数的适当调整

1. 与临床检测相关的调整　肌电图临床检测中需根据实际情况灵活调整的参数主要是灵敏度，当实测波幅过高波形发生削顶现象时，应适当降低采集灵敏度保证波形的完整显示，才能准确测量各指标；反之应提高灵敏度。

2. 试验研究性相关的调整　在对肌电图采集信号做频率分析等研究时，常需改变诸如灵敏度、扫描速度、带通滤波等，以达到观察波形不同成分的目的。实验完成后必须调回原始参数，以免影响临床检测。

第二节　进　针　方　法

正确使用同心针电极是保证检测结果准确的技术操作基础，属于电生理医生的基本功之一。图5-1显示了针电极刺入、移动及拔出的正确方法。

一、针电极刺入部位和角度

原则上每个肌肉的进针位置均应选择肌腹部位，针电极与皮肤和肌肉的轴线（肌肉起点至止点的连线）均应垂直，针电极与垂线夹角应小于15°（图5-1a）；在保持与轴线垂直基础上，可绕轴线旋转进针，但也不应与皮肤角度过大，否则会造成更强的疼痛感。

二、针电极刺入手法

正确的进针手法为：第一步，先用针尖给皮肤一定压力，力度以皮肤凹陷但不被刺破为度；第二步，"快速短促"用力，针的行程为3～5mm（皮下脂肪较薄处，仅需2～3mm），最理想状态是刺穿皮肤、针尖端到达肌膜，或仅刺穿皮肤、位于皮下脂肪层（图5-1c中1#针电极①处）；第三步，再轻轻刺入，到达肌膜可感觉到肌膜对针电极的阻挡感；第四步，短促用力、突破肌膜，刺入肌肉观察肌肉电活动。上述四步的掌握对于初学者是较为困难的，也可以采用"二步到位法"，即在第二步"快速短促"用力后直接刺入肌肉（图5-1c中2#针电极）。这里的"快"非常重要，应贯穿在每一次移动（刺入或提起）电极的过程中，是减小受检者疼痛感的要点。电极刺入或拔出越快对痛觉小体的刺激越小。

部分肌肉结构特点为皮下浅层、薄（如尺侧腕屈肌），或者下方为骨性、空腔性结构，不具备垂直进针的条件，采用先倾斜15°～30°角（减小疼痛；

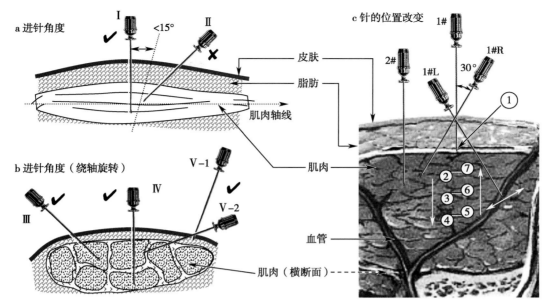

图 5-1 同心针电极刺入及移动示意

注：符号✔示意正确方法；符号✘示意错误方法；a. 肌肉纵切面，Ⅰ示正确进针方法针电极与肌肉轴线垂直（偏移角度±<15°），Ⅱ示错误进针方法针电极与肌轴垂直夹角过大；b. 肌肉横断面，Ⅲ示针电极在与肌肉轴线垂直的基础上可不垂直于皮肤，与Ⅳ示均为正确进针方法，V-1 示薄肌检测时针电极先以与皮肤垂线较小夹角（约 30°）刺入皮下，再转为 V-2 示的更大夹角刺入肌肉；c. 1# 和 2# 示可在肌肉的不同部位进针，理想的针尖第一次刺入深度为 1# 示至肌膜（①所示处），也可如 2# 所示刺入肌肉中，②～④示 1# 针尖依次刺入的三个位置，⑤～⑦示针电极上提时针尖所处的三个位置，1#L 和 1#R 示针电极 1# 针尖上提至皮下后可绕肌肉轴线左右旋转约 30°，1#L 针尖处的双向箭头示意针尖在肌肉深部改变角度可能会损伤深部血管导致肌内出血。

图 5-1b 中的 V-1）后迅速改为与垂线大于 60°角进针（图 5-1b V-2），这样的进针手法，初学者需在上级医生指导下勤加练习，方能熟练掌握。

三、针电极在肌肉中改变位置

仅在极个别情况下，针电极在肌肉中的一个位置所观察到的生物电变化即可满足诊断需求；大多数情况下，针电极在一个肌肉中需要多次移动，采集几个甚至几十个位置的肌肉电活动，方能得到对该肌肉的功能评估指标。正确的电极移动方法既要保证采集数据的准确性、代表性，又要便捷、快速，还要尽量减小创伤。

如图 5-1c 所示，针电极首先刺至①（肌膜）处，突破肌膜后继续刺入，依次到达②、③、④，再依次回退至⑤、⑥、⑦，在②～⑦位置可观察、采集 6 个数据（具体采集数据类型、意义下节讨论）；若上述 6 个位置采集尚不能作出判断，可将针电极退回①位、不要退出皮肤，绕肌肉轴线旋转不超过 30°（如图 5-1c 1#L 所示），再次刺穿肌膜又可采集到如上述②～⑦位置所示的 6 个位置数据；若 12 个位置的数据仍不能满足诊断需求，将针电极再回退到位，旋转到图 5-1c 1#R 所示位置，又可采集 6 个

位置的数据；通常情况下，图 5-1c1# 所示的垂直位置采集已经可满足判定所需，若上述 18 个位置仍不能满足需求（或者位置不正确），可将针电极退出皮肤，另外再定位（例如图 5-1c2# 位置）刺入，重复上述采集过程。在同一位置变换针电极方向时不可在针尖位于肌肉深部（如图 5-1c1#L 针尖部双向箭头所示）时进行，这个要求可形象地表述为"不容许在肌肉深部'搅动'针电极"，否则可能会划破肌肉深部血管造成肌内血肿。

针电极在肌肉中的刺入（回退）距离与针电极的尖端有效采集范围及肌肉横截面积大小有关。图 5-1c 中①→②及②→③（③→④等相同）所示距离，对于一般肌肉（如三角肌、胫前肌等）分别为 3～5mm 和 2～5mm；手部及足部小肌肉则应减小移动距离，1～2mm 即可。原则是多个采集位置尽量涵盖肌肉横截面的更广泛部位。

四、针电极拔出

一个肌肉检测完成后针电极应迅速拔出，并立刻用干棉签按压针孔约 10 秒防止出血。总结上述针电极刺入、移动、拔出的过程，可用"三快一慢"概括：快刺入、快移动、快拔出、慢移开棉签。

五、针极肌电图观察指标及检测目的简述

骨骼肌作为人体的运动器官，其作用就是收缩产生运动。肌肉的收缩与肌肉生物电活动是"同时"发生的，即肌细胞兴奋 - 收缩耦联。针极肌电图检测就是用肌电图仪记录下来肌肉不同状态下同心针电极两个极之间的电势差（电压）对于时间变化的函数。对于肌肉运动的研究与对大多数运动物体研究相通的一点是：静止和运动两个运动状态的研究；不同于其他运动物体的特点是：肌肉运动状态中又分轻用力和最大用力两种状态。这也决定了针极肌电图观察的项目分三个大方面：肌肉静止状态、轻用力收缩状态和最大用力收缩状态。

观察肌肉不同收缩状态下的生物电改变目的在于判别受检肌为正常或异常；如果异常，进一步判定其异常来源于神经性或肌性病理改变，也就是通常所说的"神经源性损害"或"肌源性损害"。基于此，在临床检测中并非必须完成全部三个项目的观察，也并不是必须要观察到多少个位置，而是在可以得到判定结果后，即可终止该肌肉检测。事实上大多数神经肌肉疾病的检测不能仅依靠针极肌电图的改变而判定，需要结合有关神经传导功能的检测，有时还需要结合诱发电位检测才能全面评估神经肌肉系统功能。

第三节　肌肉静止状态的自发放电

当骨骼肌处于静息状态（或称为放松状态、无主动收缩状态）时，正常肌肉无兴奋 - 收缩耦联发生，针极肌电图记录到平直的基线（图 5-2），称为"无自发电活动"。将受检肌此状态称为"电静息状态"似有不妥，"电静息"是指"受检肌既无自发放电、又无主动收缩放电、也无刺激神经引起收缩放电的现象"。

一、非病理性放电

（一）插入电活动

插入电活动又称插入电位，是指由同心针电极刺入肌肉的瞬间或电极在肌肉中短距离插入 / 拔出过程中，由于电极的机械刺激而引起的扫描基线无规则放电。图 5-3 显示针电极在肌肉中移动的过程。

1. 针电极插入过程中电活动的形成和意义

（1）电极移动阶段：从电极移动开始到电极移动停止，其时长取决于操作者移动电极的速度，其形态与电极移动的空间位置、力度等有关，该时段内波形变化与电极空间位置改变和电极接触组织间电势不同相关、无生理或病理意义。可以通过一个简单的试验理解此现象：将同心针斜面紧贴操作者掌心，快速、短距离拉动针电极也会出现类似于图 5-3 中的电极移动阶段波形。显然这个于手掌皮肤记录到的、形态类似于"插入电位"的波形不具有肌肉的生理或病理意义。

（2）肌纤维回弹阶段：由于同心针电极直径约 10 倍于肌纤维直径，在针电极刺入过程中必然给予肌纤维机械压力使其变形，操作者放开电极后肌纤维恢复原始形态（空间位置）的过程，由于位置改变也会造成同心针两电极间电势差的变化，显然其也不具有生理或病理意义。

2. 插入电活动的意义和应用　由上述讨论可知，只有在肌肉机械回弹阶段完成后出现的非自主收缩放电，才可能具有生理或病理意义，但确切的肌纤维回弹时间不易掌握，故常以针电极停止移动后开始观察插入电活动。

（1）插入电活动减少：正常肌肉在针电极停止移动后 50～100ms 内出现的无规则放电视为正常的插入电活动。某些疾病由于肌细胞结缔组织化、肌细胞密度减小可以导致插入电活动减少。目前广泛采用一次性针电极的锐度有保障，对肌纤维的机械压力较小、肌纤维回弹较少，在临床检测

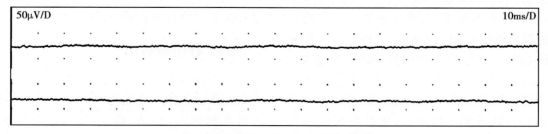

图 5-2　肌肉静息状态下的肌电图表现

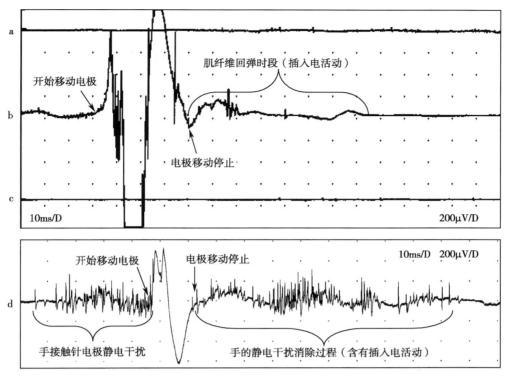

图 5-3 插入电活动和手接触针电极的干扰

注：a、b、c. 三条曲线为连续采集 600ms；d. 显示操作者手接触针电极或针柄引入的干扰。

中正常肌肉也可以不出现插入电活动。所以，以插入电活动减少作为病理性改变的绝对判断指标是否可取值得商榷。

（2）插入电活动延长：针电极停止移动后无规则放电持续超过 300～500ms 以上称为插入电活动延长，被视为异常放电。传统观点认为插入电活动延长常出现在神经离断伤和某些急性起病的严重肌肉疾病中，关于插入电活动延长产生机制和波形本质将在学习了异常自发放电之后再行讨论。

（二）终板放电

正常肌肉中可在肌肉的终板区检出终板放电，其形态仅有负相波，包括快速的上升沿和相对缓慢的下降沿，上升沿仅有负相、下降沿可只有负相也可穿越基线形成低幅正相再回到基线。终板放电由发放频率和波幅不同可分为终板棘波（低频高幅）和终板噪声（高频低幅），临床应用中可不加以区分而统称终板放电（图 5-4）。

终板放电仅出现在终板区，针电极离开终板区则放电消失，再"回到"终板区终板放电有可能再出现，也可以仅在一个肌肉中看到一次，以后如何移动电极再也不能检出终板放电。终板放电出现与否不作为判定肌肉病理改变的指征。

二、病理性放电

病理性放电即肌肉静止状态下的异常放电，称为异常自发放电，简称自发放电，是多种具有病理意义波形成分（电位）的总称。最具诊断价值的异常放电为纤颤电位（fibrillation potential）和正锐波（positive sharp wave），如图 5-5 所示。二者同时出现或其中之一出现，称为受检肌检出自发电活动。确定由神经损害导致的自发电活动又可称为失神经电位，其优点是既表示受检肌异常放电，又表明异常放电由神经受损所致，正确解读为"支配受检肌的神经发生部分性或完全性损害"；缺点是易被误读为"受检肌完全失去了神经支配"，初学者自己需建立正确概念，也需与临床医生沟通，以免其误读。肌性疾病或不能明确疾病性质时仅能称为自发电活动，但临床工作中，神经性损害疾病远多于肌性疾病，故大多数情况下，失神经电位等价于自发电活动，交流中二者常混用。本书中为便于制表或便捷表述时，使用"F&P"代表纤颤电位和正锐波同时出现或其中之一出现；在临床检测报告和交流中，也常使用"纤颤"指代纤颤电位、"正锐"指代正锐波。

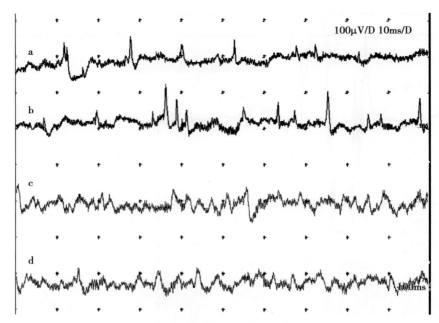

100μV/D 10ms/D

a

b

c

d

100ms

图 5-4　终板棘波和终板噪声

注：a、b. 终板棘波，波幅较高，发放频率较低；c、d. 终板噪声，波幅较低，发放频率较高。

（一）纤颤电位和正锐波

1. 波形识别　识别纤颤电位和正锐波的关键为形态、节律性和重复性。

（1）形态：纤颤电位可为双相波或三相波，双相波形态呈先正后负、正负峰基本相等，负相峰后可延续第二个正相峰成为三相波。纤颤电位波形第一次离开基线到最后一次回到基线持续时间称为时限，一般≤3ms（图 5-5a），最大不超过 5ms，波幅（最低谷到最高峰的电压值）为 20～200μV。

正锐波仅有正相波峰，通常呈一个快速、锐利的下降沿和一个相对缓慢的上升沿，上升沿可仅回到基线（图 5-5b）或稍穿过基线形成低幅负峰再回到基线（图 5-5c）。正锐波时限常较纤颤电位宽，可以从几毫秒到十多毫秒，波幅几十至几百微伏。正锐波时限测量有两种方法（图 5-5c），但因其时限数值并无诊断意义，故无须细究。

（2）节律性：针电极在肌肉中一个位置上，可仅记录到一个纤颤电位或正锐波，也可记录到多个不同形态的纤颤电位和 / 或正锐波。不同时刻、形态相同的纤颤电位或正锐波来自同一个肌纤维；每个不同形态纤颤电位或正锐波均按各自发放频率（每秒钟发放个数，单位 Hz）节律性发放、不可能仅发放一次；所有形态纤颤电位或正锐波发放频率总和称为总发放频率。总发放频率和每个波形的发放频率均随时间而减小。

自发电活动发放频率估算方法：以每条扫描线时间乘以扫描线数得出总窗口时间，计数窗口中每个波形发放次数除以总发放次数，发放次数除以总窗口时间再乘以 1 000 为发放频率。用图 5-5b 所示显示方式，每条扫描线 100ms、5 条线总窗口时间 500ms，则窗口中发放次数乘以 2 可得发放频率，便于计算。这也是推荐以该方式设置 EMG 显示格式的重要原因之一。用上述方法估算出图 5-5a 总发放频率约 6.67Hz；图 5-5b 中 1 号正锐波发放频率约 10Hz，2 号正锐波发放频率约 6Hz，总发放频率约 16Hz；图 5-5c 总发放频率约 58Hz。临床应用中以总发放频率判断自发电活动（失神经电位）的病理意义。实际工作中亦可用其他方法估算发放频率。

（3）时空关系与形态：当针电极针尖所能记录到的范围内有两条或更多肌纤维按照各自发放频率发放纤颤电位和 / 或正锐波时，在某个时段里，就可有两个或两个以上肌纤维的放电部分或完全重合，肌电图扫描线上就产生一个形态上既不符合标准纤颤电位，也不符合标准正锐波形态的复合波形——本质为参与放电的肌纤维各自反映在针尖处电压随时间变化的函数代数和，可表现为正锐波叠加正锐波、纤颤电位叠加正锐波（图 5-5c），还可有更为复杂的组合形式使得这个时段内的波形呈现"无规则放电"形态。这个临床检测常见现象给初学者识别波形成分带来困难，也是发放频率估算不准确的原因。

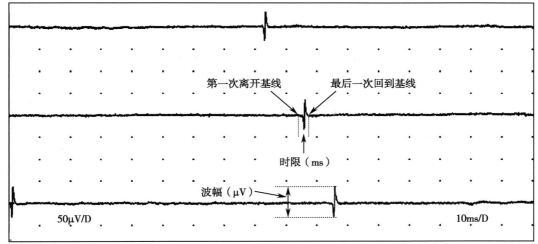

a 纤颤电位（每线20格显示格式）

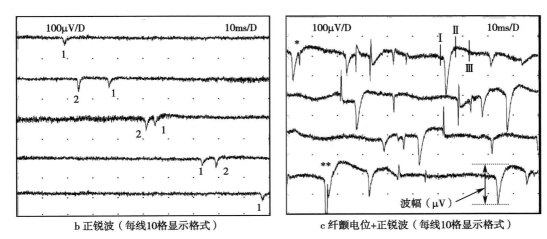

b 正锐波（每线10格显示格式）　　　　c 纤颤电位＋正锐波（每线10格显示格式）

图 5-5　纤颤电位和正锐波的形态 / 参数及显示格式

注：a. 常见的纤颤电位为双相波，此例仅有纤颤电位发放；b. 正锐波只有正相成分，此例仅有正锐波发放，波形 1 发放频率略快于波形 2；c. 纤颤电位与正锐波混合发放，正锐波上升沿可穿过基线形成较圆盾的低幅负峰，正锐波时限测量方法有Ⅰ～Ⅱ和Ⅰ～Ⅲ两种；* 和 ** 示不同形态的正锐波叠加而成的复合波形。

（4）重复性：病理情况下纤颤电位和正锐波的发放规律有两个"不可能"：一是肌肉中同一位置同一形态的波形不可能只发放一次；二是一块肌肉中不可能仅在一处检出总发放频率足够大（>5Hz）的纤颤电位和 / 或正锐波。故一块肌肉中仅在一处检出一次纤颤电位和正锐波，不能确认该肌肉异常。

2. 失神经电位产生机制　纤颤电位和正锐波的产生机制的认识并未统一。但有共识：纤颤电位和正锐波反映的是单根肌纤维放电；纤颤电位来自去极化 - 复极化过程未被干扰的、位于针电极附近的完整肌纤维，正锐波来自因被针电极刺穿或接触而干扰了去极化 - 复极化过程的肌纤维。在此共识基础上有学者提出纤颤电位与正锐波产生机制的"肌纤维传导性电位假说"，以下简称"传

导电位假说"。

（1）传导电位假说简介：传导电位假说认为肌细胞失神经支配后，运动终板后膜对血液中微量乙酰胆碱的敏感性可增加约 100 倍，单根肌纤维自发兴奋起自运动终板后膜、沿肌纤维传导。针电极接近但不接触肌纤维则不破坏兴奋正常传导，肌细胞膜兴奋传导经过电极"下方"可记录到三相波即纤颤电位。针电极接触或刺入肌纤维则使兴奋不能通过电极向下正常传递，仅能记录到正相波形即正锐波（图 5-6）。

（2）基于传导电位假说的动物实验研究：为了验证传导电位假说，笔者设计并实施了动物实验。每个肌纤维（肌细胞）贯穿肌肉全长，是该实验设计原理、观察方法的解剖学和生理学基础。具体实验方法如下：

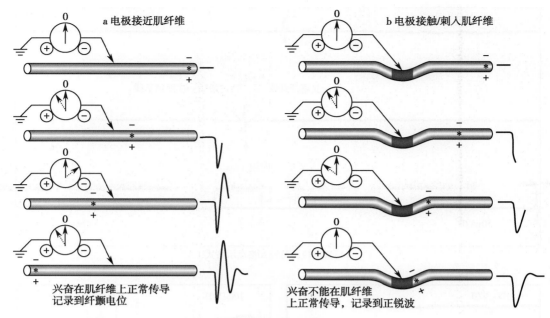

图 5-6 传导电位假说示意

选取健康家兔，苯巴比妥麻醉下，在双侧腘窝行小切口，找到胫神经后，电刺激胫神经、皮下电极（不能刺入肌肉中）记录引出 CMAP 加以证实，然后切除长度约 10mm 的胫神经，缝合切口，制造出胫神经离断伤模型。两周后，麻醉下自腘窝向下行长切口，充分暴露腓肠肌。按以下步骤观察腓肠肌自发放电：①将单极电极置于肌腹表面、鳄鱼夹参考电极固定于腓肠肌肌腱，肌电图仪不能记录到 F&P（纤颤电位和 / 或正锐波），提示是否出现 F&P 可能与肌细胞膜完整性有关。②参考电极不变，将单极针电极刺入肌腹，即可记录到大量发放的 F&P；换用同心针电极刺入腓肠肌肌腹，同样可记录到大量 F&P。证实 F&P 的产生与电极刺入破坏了肌细胞膜完整性有关。③将腓肠肌内侧头从肌腹中部离断，同心针电极在切口近心端和远心端肌肉均可记录到 F&P（图 5-7a、c）；参考电极仍不变、单极针电极刺入切口近心端和远心端也都记录到 F&P，两个单极针电极互为参考、分别刺入切口近心端和远心端同样可记录到 F&P。此时，两段肌肉分离，无论 F&P 起自近心端或远心端，均无法传导至另一端，证实 F&P 产生并不依赖于肌纤维的延续性而与电极刺入相关。④将腓肠肌外侧头切为三段，中间段约 20mm，三段中均可记录到 F&P（图 5-7b、d）。依照传导电位假说原理，此时三段肌肉中至少应有一段不能记录到 F&P，实验结果进一步证实 F&P 发放不依赖肌纤维延续性、传导电位假说可能不成立。⑤将对侧腓肠肌外侧

头切为三段，中间段小于 10mm，中间段不能记录到 F&P、其余两端仍能记录到 F&P（图 5-7b、e）。

上述实验首先得到的结论是：纤颤电位和正锐波并非由兴奋在肌细胞膜上正常传导或被电极干扰形成。下面进一步分析该实验的意义。

（3）失神经电位产生机制再探：由临床实践结合上述动物实验结果，笔者提出失神经电位产生的可能机制为：①针电极刺入肌肉破坏肌纤维膜完整性导致细胞内液外流。肌纤维平均直径约为 50μm，常规同心针电极直径为 300～500μm，所以针电极刺入肌肉过程中不可能从肌纤维间隙中无损通过，必然有部分肌纤维被刺破细胞膜或被刺断而导致细胞内液外流。②细胞内液中特定"活性物质"作用于肌细胞膜上的"靶点"致其去极化。③位于电极附近，细胞膜完整的肌纤维兴奋过程被记录下来、形成纤颤电位；细胞膜被破坏或被刺断的肌纤维，兴奋放电过程因电极"干扰"失去负相成分，形态改变为正锐波。④在上文"家兔胫神经离断"实验中，中间段长度小于 10mm 的肌纤维，在被切断后细胞内液由两断端迅速流失，可能是记录不到 F&P 的原因。

笔者将上述推论称为失神经电位产生的"活性物质假说"，它可以很好解释临床检测中失神经电位发放规律。但有三个问题需进一步研究：第一，使肌细胞膜兴奋的"活性物质"生物化学成分；第二，肌细胞膜上"靶点"是电极附近的终板后膜、还是另有特殊蛋白质构成；第三，复极化过程被针电

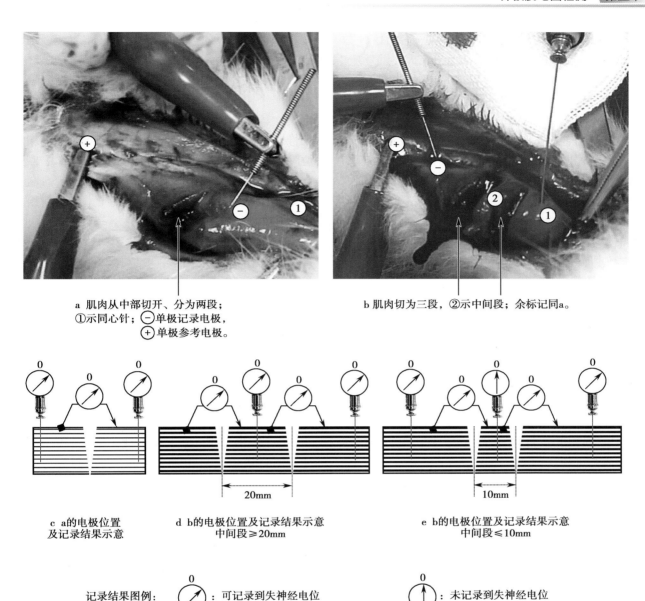

a 肌肉从中部切开、分为两段；
①示同心针；Ⓞ单极记录电极，
Ⓞ单极参考电极。

b 肌肉切为三段，②示中间段；余标记同a。

c a的电极位置
及记录结果示意

d b的电极位置及记录结果示意
中间段≥20mm

e b的电极位置及记录结果示意
中间段≤10mm

记录结果图例： Ⓞ：可记录到失神经电位　　　　Ⓞ：未记录到失神经电位

图5-7　家兔胫神经离断后观察腓肠肌失神经电位研究其产生机制

极"干扰"的电学原理。

（4）用活性物质假说解释失神经电位发放规律：周围神经离断伤后，其支配肌检出 F&P 是临床检测常见现象，F&P 在伤后不同时间段的发放特点均可用"活性物质假说"较好解释。该假说同样可以解释其他类型神经损害和肌性损害产生纤颤电位和正锐波发放的机制。①神经断伤后 1～7 天，其支配肌中不能检出 F&P。神经断伤后远端沃勒变性完成约需 10 天，在此之前"靶点"尚不具有对"活性物质"响应能力，电极刺入后，虽然细胞间隙有了"活性物质"，但不能使肌细胞膜去极化。②神经断伤后 2～4 周，其支配肌可检出大量F&P。此阶段所有运动神经末梢沃勒变性均已完成，"活性物质"使针电极附近所有肌细胞膜去极化形成纤颤电位或正锐波。也是周围神经严重损伤后，针电极插入引起 F&P 超高频率发放（可达数百 Hz）被误认为"插入电活动延长"的原因。③针电极刺入后保持与肌纤维相对位置不变，F&P 发放频率逐渐减小。电极刺入后一次性释放细胞内液至细胞间隙，保持电极位置不动则因细胞膜张力作用或肌纤维断端闭合机制不再持续释放细胞内液。细胞间隙的"活性物质"一方面与"靶点"结合后失活，另一方面会被免疫系统清除而逐渐减少，F&P 发放频率亦会逐渐减小直至消失。笔者临床观察神经断伤后，F&P 最长持续时间约 5 分钟，有其他学者观察到可持续约 8 分钟，上述动物实验中，电极刺入后20分钟仍可见1～2Hz发放的F&P。④提插针电极，又可见F&P大量发放。提插电极使细胞内液再次释放，重现②和③描述的现象。⑤其他类型神经损害可检出F&P的机制。除周围神经离断伤外，α-MN变性死亡、周围神经运动纤维轴索变性均可导致部分或全部肌纤维失去神经支配，F&P发放的机制与②所述相同。F&P发放频率（发放量）大小与检测前一定时期内α-MN或轴索变性的数量呈正相关，可作为神经损害程度判定参考指标。⑥肌性病变检出纤颤电位和正锐波的机制。肌性疾病肌纤维变性，一方面可能使肌细胞膜"靶点"活性增加，另一方面肌活检证实有神经肌肉接头"脱落"致终板后膜暴露于肌纤维间隙（等同于失神经支配），"活性物质"同样可使肌细胞膜去极化产生自发电活动。也可解释部分仅有肌细胞萎缩而无变性的遗传性肌病和失用性肌萎缩患者很少检出自发电活动。

（5）一过性正相电位：针电极刺入肌肉或移动电极后短时间（约100ms）内发放数个至数十个类似正锐波形态的波形称为"一过性正相电位"，简称一过性正相。一块肌肉中2～3次检出一过性正相发放方可确认。

有报道神经外伤后早期先出现一过性正相、进而出现节律发放的正锐波、最后才表现为纤颤电位和正锐波混合发放。笔者观察到脊神经根慢性卡压性病变亦可检出一过性正相。

3. 关于正锐波的命名　正锐波是英文名词"positive sharp wave"的正式中文译名。国内各实验室临床检测报告中，又称正锐波为正尖波、正相波、正向波、正相电位等，甚至部分文献、杂志也不统一。随着临床神经电生理应用普及，从业队伍快速扩大、与临床各个学科关系日益紧密，基本名称的混乱非常不利于神经电生理初学者掌握和相关学科临床医生应用，所以基本概念的名词应该统一。从遵循正规翻译的角度来讲，应该统一为正锐波；从表达纤颤电位和正锐波的同源性（二者均源于失去神经支配的单个肌纤维）角度来讲，统一为正相电位似乎更为合理。"positive sharp wave"译为"正锐波"是经国内专门机构、专家会商的结果，形和意均非常贴切。可能因"sharp"的中文多义性而出现了"正尖波"译名，至于何人、何时首先使用正尖波以及其他译名产生的由来已无从考证。分析英文"positive sharp wave"的原意，是强调基线（baseline）朝正方向（positive）有一个快

速、锐利（sharp）的波动（wave）后又相对缓慢地回到基线的形态，而不像纤颤电位有完整的去极化-复极化过程，故用"wave"描述。但这种为强调形态而一个用"电位"、一个用"波"的定名方法无论中英文语义均不利于表达正锐波与纤颤电位的同源性。基于这样的情况，笔者更偏向使用"正相电位"替代"正锐波"，以更加准确地描述形态，以及理解与纤颤电位的同源性。但为尊重学术命名的严肃性、保证正规出版物的严谨性，本书仍使用正锐波名称。

4. 失神经电位与时间的关系　锐器所致周围神经离断伤是研究失神经电位与时间关系的最佳神经损伤类型。

早期，指伤后7～10天。损伤神经支配肌不出现失神经电位，原因为沃勒变性尚未完成。笔者检出失神经电位的最短时间是伤后第5天，也有报道显示最早伤后第3天（48小时后）即可检出正锐波。临床检测中伤后72小时内即可检出纤颤电位和正锐波混合发放时，应考虑支配所检肌神经有与外伤无关的基础性损害可能。

中期，指伤后2周～2个月，此阶段损伤神经支配肌可检出大量失神经电位，故也称典型期和最佳检查期。在此阶段，神经所支配肌失神经电位发放频率可作为其损伤程度判定的参考指标，若其支配所有肌肉均不出现失神经电位再结合其他观察指标正常则可排除该神经受损。

恢复期，此期无固定的时间界定。理论上讲，周围神经外伤发生后在损伤远端沃勒变性启动的同时损伤近端神经再生过程亦启动，该神经支配肌在轴索再支配完全建立之前，均可检出失神经电位。各肌肉与损伤部位距离不同、再支配建立时间就不同；损伤部位越接近脊神经根、再支配建立时间越晚，神经根、神经丛外伤患者肢体末端肌肉可能无法建立再支配。恢复期可持续1～3年。

后遗症期，肌细胞失神经支配理论上3年后发生结缔组织化，肌细胞失去了原有的生理结构及生物电功能，也就不能检出失神经电位了。此时即使运动神经末梢再生到达"肌肉"，也无法形成再支配建立完整的运动单位。如果神经完全损伤，则整个肌肉表现为真正的"电静息"；如果神经部分性损伤，则表现为陈旧性损害特征。笔者观察到神经外伤后肌肉表现为"电静息"的最短时间约1年。神经外伤3年后其支配肌仍出现明确失神经电位，多为非完全性损伤残留纤维或损伤后再生

纤维受周围组织增生压迫等再发轴索断裂，也可由其他部位再发神经损害所致。故有将失神经电位视为"活动性神经损害"的证据。

上述由神经外伤观察到的失神经电位发放与时间关系，其本质反映了神经轴索损伤后轴索自身和肌纤维的病理改变过程，故适用于各类神经损害。正确应用失神经电位发放与时间的关系，还可鉴别不同类型神经损害、区分疾病进展阶段、评估神经损害程度及转归等。

5. 自发电活动的确认和意义　有经典观点认为"纤颤电位在正常肌肉偶然也有出现""3%～5%正常人在终板以外可发现一处纤颤电位或正锐波"，正确理解该观点的含义和用法，才能正确理解自发电活动的意义及应用。如果片面理解为"正常人、正常肌肉可出现纤颤电位和正锐波"，将会出现在一块肌肉中检测出少量纤颤电位或正锐波时，无法判断其为3%～5%正常人的偶发现象、还是该肌肉异常。从而影响对纤颤电位和正锐波客观性的认知、降低其临床应用价值。

（1）正常肌肉偶然出现纤颤电位：该观点强调的是偶然、单个出现的纤颤电位。肌电图检测波形本质为记录电极和参考电极间电势差对时间的函数，无论任何原因导致电势差的改变都会被"忠实"记录。周围电场感应、电路噪声或干扰以及各种原因导致的肌纤维一过性兴奋等都可以在两电极间形成电势差改变，其表现形态可以与纤颤电位一致，但不具备单根肌纤维重复发放、多个肌纤维同时或交替发放的特征。故这个所谓的"纤颤电位"仅是形态符合而已，不被确认为病理性纤颤电位发放。

（2）正常人部分肌肉中可检出少量失神经电位：临床检测中，"正常人"部分肌肉中可检出少量失神经电位并不少见，主要源于对"正常人"的界定。我们都知道，在研究神经肌肉疾病的电生理改变时，正常人选取的主要条件之一为"无神经肌肉疾病症状和体征"。但需注意的是无症状不等于无神经损害，例如椎间盘突出压迫脊神经前根导致少量运动纤维轴索断裂，因为未刺激脊神经后根受检者可无感觉症状，又因为轴索断裂数量有限且为逐渐增加，受检者不会主观感受到这些轴索参与支配肌肉的肌力下降，所以就不会主诉肌无力症状而被纳入"正常人"。然后肌电图检测敏感性高，少量失轴索也可以在肌肉中表现出明显的纤颤电位和正锐波。该现象也可出现在运动神

经元病无临床症状的肌肉中以及脊髓灰质炎早期患者"健侧"肢体肌肉中。

（3）自发电活动的确认：自发电活动判定除形态、发放节律、重复性等要求外，临床确认受检肌处于松弛状态亦为关键。正常头面部肌肉主动动作电位非常窄小，易被误识别为纤颤电位；肢体或躯干受检肌偶尔也可节律性发放仅有正相的单相动作电位；肌性疾病受检肌动作电位本身即窄小，易与纤颤电位和正锐波混淆。这些都是临床检测中出现所谓"自发电活动假阳性"的因素。

（4）自发电活动的意义：正常肌肉中不会出现自发电活动（失神经电位），在一个肌肉中检出可确认的自发电活动即判定该肌肉肌电图异常。肌性疾病自发电活动发放频率一般较低，暴发性肌炎等也可出现大量自发电活动；神经性疾病中失神经电位发放频率大小与单位时间内轴索变性数量正相关，例如神经慢性卡压性损害其支配肌可检出低频发放失神经电位、离断伤神经支配肌则可检出大量失神经电位。大多数情况下，自发电活动检出仅可判定受检肌异常，异常的性质、神经肌肉疾病的判定需结合其他项目综合分析。

6. 自发电活动的定量评价　自发电活动发放频率（发放量）大小与神经肌肉病理改变程度具有正相关关系，所以有必要在报告中明确表述。如果直接用发放频率亦无不可，但不易理解。临床多用"模糊定量法"分4个档级描述，如未见自发电活动（-）、可见少量自发电活动（+）、可见中等程度发放的自发电活动（++）、可见大量自发电活动（+++）。

关于档级划分数量，也有实验室分为5档甚至更多，似乎没有实际意义。关于各档级标识符号，也有用"0"或"NULL"替代"-"，相应地用加号与阿拉伯数字组合替代其后各档，例如用"2+"或"+2"替代"++"。这些标识方法，除导致混乱外，更不符合相关规定。

关于检出自发电活动后发放量的判断标准，通常依靠操作者的主观感受作出判定，这就会造成在同一实验室、不同操作者之间对相同发放图形的定量也可能不同。

建议统一按自发电活动发放频率分段划分为4个档级：

-：未见自发电活动；

+：至少在两个不同部位检出自发电活动、发放频率≤10Hz；

++：发放频率 11～50Hz；

+++：发放频率 >50Hz。

在一块肌肉上不同部位检出的自发电活动发放频率不同时，按照"就高不就低"的原则处理，标识为检出的最高档级。

7. 临床检测中的几个重要问题 肌电图检测的准确性依赖于检查者的精细操作和仪器设备的正确使用，初学者养成良好的操作习惯十分重要。

（1）针极肌电图检测中声音的问题：早期肌电图仪的显示器为荧光阴极射线管单基线扫描，观察自发电活动波形在屏幕扫描线上的可视时间仅有数十毫秒至一百毫秒，最大的不超过 200ms。而人眼的视觉暂留时间约 1/10 秒，即 100ms，靠眼睛准确识别纤颤电位、正锐波几乎是不可能的。所以工程师就发明了把波形信号转换为声音信号，利用人耳"听觉记忆功能"让操作者通过扬声器能"听到"纤颤电位、正锐波，因此就有了对于各种波形声音特征的描述。但对于声音描述的理解，不同操作员之间差异很大；不同仪器之间由于扬声器类型、安装位置等的区别，同样的图形转换声音的结果差异也很大。现代肌电图仪绝大多数是计算机控制，显示器均为标准的液晶或 CRT 显示器，图形的控制方式也均为程序控制，可以随时"冻结"、回放。对于自发电活动的识别依靠波形形态来判断更为可靠。所以现代肌电图仪，扬声器对于自发电活动观察而言已非必需部件。因为针极肌电图检测有较为明显疼痛，操作者可一边听扬声器声音一边与受检者交流，利于减轻受检者痛苦取得更好合作，在听到基线的"咝咝声"背景上有放电波形声响后，再仔细观察屏幕，必要时冻结波形、回放分析。将肌电图检测程序设置为单线显示、每条线 10 格、每格 10ms 和/或 20ms，采集扫描肌电图信号，可以部分地体会到上述无法看清扫描线的视觉现象。

（2）关于创伤和疼痛的问题：针电极刺穿肌纤维造成的细胞内液外流，影响血液肌酶谱化验结果，故应在针极肌电图检测 72 小时后方可抽血化验。按照操作要领检测可有效减轻疼痛感，同时造成的创伤最小。曾发生过因初学者操作不当造成腓肠肌肌内血肿。

临床上常会遇到患者因恐惧针刺疼痛，而不能很好合作，应耐心与患者沟通，特别是婴幼儿患者，更要和家属积极沟通、取得配合，还要掌握好检测技巧才能顺利完成检测。

部分临床医生在给患者介绍针极肌电图时，往往会强调疼痛或者因为疼痛而不建议患者行针极肌电图检测；更为严重的是，部分神经电生理从业者也会因为患者疼痛不易合作等不愿进行针极肌电图检测。根本原因还是对于针极肌电图的重要性认识不足：针极肌电图是目前临床检测中唯一可以提供周围神经轴索损害或 α 运动神经元损害客观证据的检测手段。

（3）电位方向的问题：国际上对于前置放大器活动电极的定义相同，但导线、电极极性表示和连接方法有不同定义。直观地讲，就是红色电极和黑色电极哪一个是主记录电极的定义不同（欧标、美标的区别）。临床工作中，难免要使用不同厂家、品牌、型号的消耗材料，原来使用的同心针电极导线、同心针电极可能需更换不同厂家产品因 DIN5 接脚（图 5-8a）与放大器输入接口定义不同而产生波形方向反转的情况——正锐波和纤颤电位的正相成分在基线上方（图 5-8b）。在不清楚纤颤电位、正锐波已发生了方向倒转时则会造成判断失误。解决方法有三：第一，通过典型神经损伤患者的检测确认电极（导线）是反向的，做好标记，看图时反向观察；第二，某些设备可以通过参数定义采集通道接脚改变波形方向；第三，同心针电极导线 DIN5 接头中第 1、2 脚上的导线互换焊接位置（图 5-8c）可使波形方向正常（图 5-8d）。

（4）电极在肌肉中的位置问题：在自发放电检测时，保证针电极在欲检测肌肉中是前提之一，必要时令受检者轻收缩受检肌肉且动作尽量"纯粹"、尽量做到只有受检肌肉收缩，观察有收缩放电可以确认电极位置正确。在第一次见到自发电活动的肌肉中，移动电极后如果发现失神经电位突然消失，则应首先考虑电极已不在受检肌中。

（5）关于受检肌放松的问题：临床检测中，患者常因恐惧、疼痛等不能很好合作，可以通过交流消除患者恐惧感。更常见的是患者主观合作意愿强烈，但受检肌不能放松，这常常是患者不理解怎样做到真正放松。例如图 5-9a 为手指的放松状态（功能位），当检查者令患者放松时，患者常做出如图 5-9b 所示的动作，此时手实质处于伸展位，相关肌肉并没有完全放松。这就要求检测者掌握人体各肌肉放松和动作（图 5-9c～图 5-9e）的正确方法，并耐心指导患者。

（二）束颤电位

束颤电位形态上与肌肉主观收缩动作电位无

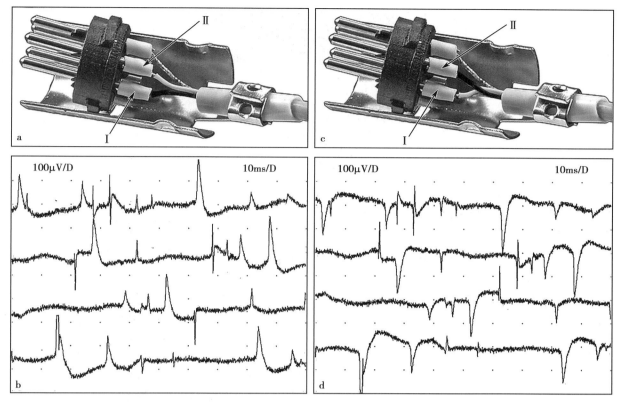

图 5-8　通过改变导线在 DIN5 接脚上的位置纠正波形方向反转

注：a. 标准 DIN5 接线通常第 1 脚（Ⅰ）接主记录电极、第 2 脚（Ⅱ）接参考电极；b. DIN5 插头接线方式与放大器插孔定义不匹配出现的失神经电位波形方向反转；c. 调换 a 的第 1、2 脚导线；d. 正常的失神经电位波形方向。

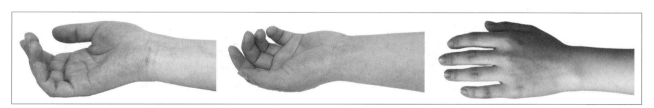

a 正确的手指放松动作

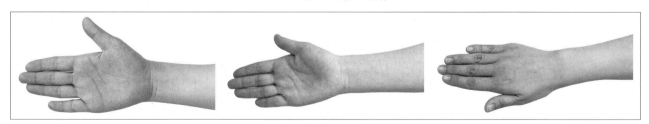

b 错误的手指放松动作

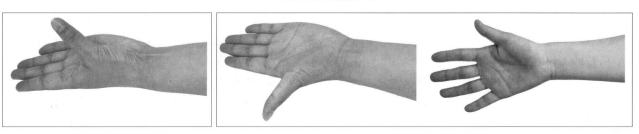

c 正确的拇指外展动作　　　　　　　　　　　　d 错误的拇指外展动作

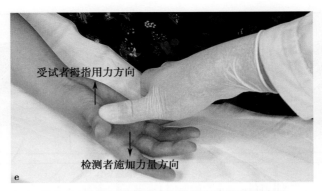

受试者拇指用力方向

检测者施加力量方向

e

图 5-9　正确与错误的手指放松和拇指外展动作

注：a. 正确的手指放松是五指处于半屈曲状态；b. 五指伸直不是正确的手指放松状态；c. 正确的拇指外展动作是拇指向与掌面垂直方向运动；d. 为拇指背伸；e. 检测者垂直于诊查床面向下压，受检者做拇指抵抗动作即为正确的拇指外展。

法区别。读者若因形态识别造成阅读困难，可跳过本小节，在阅读完本章第四节"运动单位电位辨识方法"后，再来学习束颤电位。

1. 束颤电位的识别　束颤电位无固定形态，不能以形态来识别，更多要依赖发放规律，但文献中对束颤电位发放规律的描述各不相同、甚至矛盾，例如有些学者认为束颤电位发放是"无规则"的，另一些报道认为是"节律性"的，这给束颤电位的识别带来了极大困难。笔者从大量病例中总结出一些束颤电位识别原则，以（图 5-10）为例：①正确指导受检者放松受检肌肉。肌肉未能放松状态下，因肌肉主动收缩的放电影响束颤电位的观察，如（图 5-10a）所示，初学者很难辨识出其中有束颤电位。②束颤电位的"单一性"和"多态性"。不同患者之间、同一患者不同肌肉之间、同一肌肉不同进针部位之间束颤电位的形态可以不同，但在不移动针电极时束颤电位的形态不会发生改变（图5-10b～i）；"多态性"还体现在同一部位可出现 2 个或更多个形态不同的束颤电位（图 5-10b、c、d、f）。③束颤电位与其他自发放电的"联合发放"（图5-10d、e、f、g、h、i）。其中如果在一个大的、形态固定的电位前（或后）总有一个纤颤电位或正锐波为前导（或后缀；图 5-10f），二者之间的时间间隔基本不变，则这个大电位必定是束颤电位，此特点可作为初学者认定束颤电位的最可靠方法使用。④束颤电位发放可以表现为突来突去、持续时间可从不足一秒至数分钟。在发放期间束颤电位具有节律性。

2. 束颤电位的产生机制　束颤电位产生机制尚无统一认识。针电极刺入肌肉记录到束颤电位可能的机理如图 5-11 所示。

针电极刺入导致一个运动神经末梢局部兴奋

（机制未明），兴奋引起这个末梢支配的肌纤维收缩放电形成纤颤电位（图 5-11 中①）；局部电流学说认为周围神经纤维某个点上的兴奋（膜去极化）后，产生的神经冲动可沿生理性方向传导，也可逆行传导。这里表现为既传导至单个肌纤维使其兴奋，又向近心端传导至 α-MN（图 5-11 中②）。正常情况下，大部分 α-MN 不会因逆行冲动到达而兴奋；病理改变使 α-MN 处于"易激惹状态"时（如运动神经元病早期等），逆行冲动可在 α-MN 膜上"弥散"、致 α-MN 兴奋（图 5-11 中③）；α-MN 的兴奋传导至其支配的全部肌纤维，使后者收缩放电，形成束颤电位（图 5-11 中④）。

3. 束颤电位的意义　关于束颤电位是否有病理学意义亦有争议。支持者认为束颤电位是 α-MN 早期损害的特征放电，在运动神经元病及其他脊髓前角病变诊断中具有极高价值；反对者认为不是所有运动神经元病都可以检出束颤电位，且很多检出束颤电位的受检者后来证实并没有神经系统器质性疾病，所以束颤电位不具有特异性诊断价值。

笔者通过对 625 例确诊运动神经元病（motor neuron disease, MND）患者的肌电图结果回顾分析显示，约 37% 患者检出束颤电位；另一项研究对至少两块肌肉可检出束颤电位的患者进行了最终临床诊断分析，结果显示约 67% 确诊为 MND 者，其他患者有脊髓占位、脊髓空洞症、其他变性病等。由此可推断，束颤电位的出现与 α-MN 受累具有高度相关性，在非累及脊髓前角疾病的患者中极少能发现束颤电位。所谓束颤电位的"假阳性"，可能是由于对束颤电位的确认标准认识不同而造成。

α-MN 损害早期易出现束颤电位的原因可能为：细胞凋亡早期，细胞器（内质网、线粒体等）、细

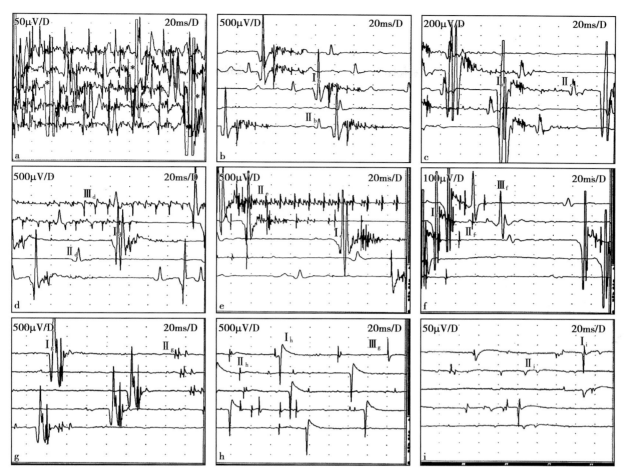

图 5-10 一个运动神经元病患者部分肌肉记录到的束颤电位

注：a～g 右肱二头肌不同部位束颤电位的多种发放形式；a. 在肌肉未完全放松状态下可见 * 号所示节律性发放的束颤电位；b. 大小不同的两个束颤电位 I_b 和 II_b 按各自节律发放，其中形态特点为以一个整合较好的三相波起始、后续一个显著多棘化波形，二者时间间隔固定，后续多棘化波形可能源于同一 MU 肌纤维"二次激发非同步放电"，也可能源于针尖附近分属不同 MU 的一组肌纤维被束颤电位激发，与肱二头肌同时具有等长收缩和等张收缩肌纤维的结构特点有关；c. 参照 b；d. 参照 b，在第一扫描线有一过性正相 III_d 联合发放；e. 束颤电位 I_e 与神经性肌强直放电 II_e 联合发放；f. 束颤电位 I_f "后缀" 有纤颤电位 II_f，时间间隔固定，第一二扫描线出现的为肌肉短暂自主收缩放电 III_f；g. 束颤电位 I_g 与复合肌肉重复放电 II_g（也可能被识别为三联放电）联合发放；h. 记录于右桡侧腕屈肌的束颤电位 I_h（双相波）与纤颤电位 II_h 联合发放，为单发的终板放电；i. 记录于右拇短展肌的束颤电位 I_i（三相波）与正锐波 II_i 联合发放。

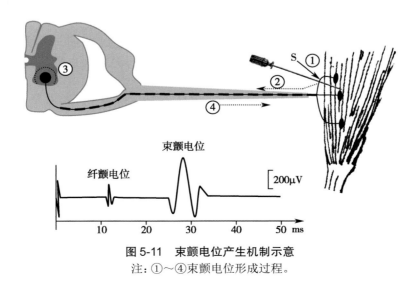

图 5-11 束颤电位产生机制示意

注：①～④束颤电位形成过程。

胞核发生功能障碍，但细胞膜的结构尚未崩解、生物电功能尚在，对于生理性阈下冲动、调控性神经冲动、来自轴索的逆行冲动等更易发生在胞体膜上弥散——即所谓"超敏"，继而由于胞体兴奋使整个运动单位的肌纤维放电、收缩；α-MN 凋亡的早期改变也可能累及抑制性突触后膜功能，上运动神经系统对其抑制性功能障碍。在早期 MND 患者中，F 波检测易引出"巨大 F 波"，与束颤电位出现的机制相同。

MND 患者的自发"肉跳"，可能源于超敏的 α-MN 将其他神经冲动（例如调控性等）解读为皮质脊髓束冲动并因而兴奋，单个 α-MN 兴奋不一定肉眼可见肉跳，但 EMG 可以记录到类似于 MUP 的束颤电位；多个 α-MN 兴奋则肉眼可见肉跳，EMG 可以记录到多相位长时程的束颤电位。

综上所述，束颤电位与 α-MN 受损有关，当在一个患者的多个肌肉中检出，特别是束颤电位与纤颤电位伴随发放，则应考虑脊髓前角损害早期可能；但不能因为未检出束颤电位而否定 MND 的诊断，即检出束颤电位不是 MND 患者的必要条件。

（三）肌强直放电

肌强直放电为一组重复发放的自发放电，组内单个电位的形态多为双向、正负相基本相同，也可表现为仅有正相波峰的单相波。肌强直放电通常由针电极移动或受检肌主动收缩引发，自其"启动"后，通常可持续数秒至数十秒，也有持续长达 1~2 分钟，个别情况可见持续发放超过 5 分钟者。肌强直放电的波幅可在 10~1 000μV 间变化，起始波幅较高、逐渐下降，称为"减幅现象"；起始发放频率通常约 10~200Hz，之后逐渐减小直至消失，称为"减频现象"。这种波幅、频率同时衰减的现象，合称为"突来慢去、减频减幅"，是肌强直电位有别于其他性质自发放电的最大特征。将减频、减幅的肌电信号转换为声音信号，则在扬声器听到的是音量和音频同时下降的声音，被形容为"轰炸机俯冲样声音"。

肌强直放电在总体呈减频减幅的过程中，即使不移动针电极，频率和幅度也可出现自行增加、再逐渐减小，这个过程可重复多次直至肌强直放电结束，将此信号转换为声音，其特征被形容为"摩托车启动样声音"。临床检测中并不要求频率和波幅均降至零才认为肌强直放电结束，一般频率低于 10Hz、波幅低于 10μV 时，即认为一个完整

的肌强直放电过程结束。图 5-12 记录于 37 岁男性强直性肌营养不良患者胫前肌，完整地体现了上述肌强直放电的全过程。

肌强直放电的确认同样强调重复性，在一个肌肉中只看到一次与肌强直放电形态相似、甚至完全符合的放电，如果不能再次重复则不能确认有肌强直放电；然而在一个患者身上，仅有一块肌肉检出可重复的肌强直放电，则应认定该肌肉存在着强直性病理改变基础，至于是否为强直性肌病则应结合其他电生理项目和临床。

1. 肌强直放电的形态 为了直观表现肌强直放电的减频减幅特征性改变，扫描速度通常设置为 100ms/D 或 200ms/D，也有实验室设为 500ms/D 或更高。肌强直电位中单个发放的电位在 100ms/D 或更慢的扫描速度时，仅显示为尖锐的单个或双相波峰，不能显示细节。当把扫描速度降至 10ms/D 或 20ms/D，将可以显示单个电位的细节（图 5-13），并将其分为两种类型：正锐波形式的单相波和短程棘波形式的双相、多相波。

临床检测中，在每一处可采集到肌强直放电的部位，既可表现为图 5-13 中 I 为主的短程棘波形式，也可表现以 II 为主的正锐波形式，多数为 III 所示的二者混合形式，也有少数表现为仅发放正锐波形式。需要注意的是必须区别肌强直放电的正锐波形式和在肌强直放电间隙期的正锐波，后者的出现常意味着受检肌在强直性病理改变的基础上并存肌纤维破坏性病理改变，是鉴别进行性肌营养不良、先天性肌强直和神经性肌强直的重要指标。

区别正锐波形式肌强直放电和正锐波的方法是：观察以 10ms/D 扫描的波形，同时能听到（注意，肌电图声音的"听"，并不是不用，而是要灵活、正确应用）典型肌强直放电则为前者，若仅有正锐波的声音而无肌强直放电背景（可以夹有纤颤电位），则判为正锐波。

应与肌强直放电鉴别的还有：高频放电，表现为"突来突去、恒频恒幅"；神经性肌强直放电，特点为持续时间较长、缓慢地减频减幅，没有明显的"摩托车启动样声音"；神经外伤后，肌肉完全失神经支配的"插入电活动延长"，特点是有明确外伤史、"减频减幅"式放电仅由针电极插入引发，叩击肌腹等不能诱发肌肉强直。

2. 肌强直放电产生机制 到目前为止，肌强直放电的产生机制并未阐明，各种研究提出了多

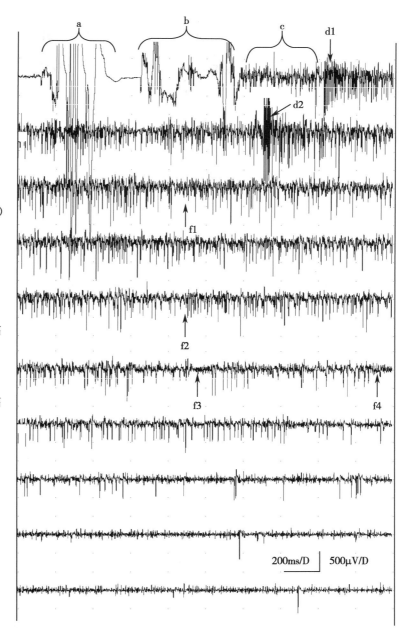

每条线2秒、
总计20秒，
肌强直放电
连续记录

a 电极移动过程

b 肌肉回弹（插入电活动）

c 肌强直放电"预发放"

d1 第一次显著的减频减幅
过程起始

d2 第二次显著的减频减幅
过程起始

f1～f4

在总体减频减幅过程中，
经数次频率、波幅突然
增大，然后再减频减幅。

200ms/D | 500µV/D

图 5-12 强直性肌营养不良的肌强直放电

种假说，但各自有其局限性，均未能圆满解释发放机制。有一点共识是：肌强直放电来源于肌细胞自身的病理改变，故也可称为"肌性肌强直放电"。对其研究的着眼点应该基于肌细胞自身病理变化，从肌细胞膜蛋白、离子通道蛋白等入手，期待能发现已知结构的变化，或者发现新的结构与肌强直放电具有相关性。尽管肌强直放电的机制并未探明，但丝毫不影响其应用价值。

3. 肌强直放电的意义　肌强直放电是强直性肌病的特征电位，一般不会出现在其他疾病中，所以具有独特的诊断价值。即只要确认有肌强直放

电，就可以确认为强直性肌病。在某些强直性肌病中，除了特征性的肌强直放电外，可以伴发其他病理性波形。有报道在多发性肌炎、线粒体肌病、Ⅱ型糖原累积性肌病、酸性麦芽糖酶缺乏症患者部分肌肉可检出肌强直放电，但临床实践中多发性肌炎检出肌强直放电十分罕见，后两者本身即为罕见病，故检测到肌强直放电应首先考虑相对较为常见的疾病。

4. 神经性肌强直放电　"神经性肌强直放电"是相对于上述"肌性肌强直放电"而言的，它的本质起源于神经系统病理改变（有观点认为主要来自

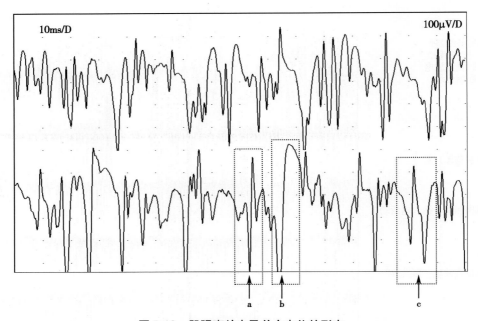

图 5-13　肌强直放电及单个电位的形态
注：记录于 1 岁男性先天性肌强直患者三角肌；a、b、c 为肌强直放电中单个电位的不同形式。

脊髓前角受累型病理改变）。单个电位形态为一个运动单位所有肌纤维同步收缩放电，其发放频率较高，多在 100Hz 以上，可高达 300Hz；持续时间较长，可长达数分钟、甚至"不会停止"，即一旦引发，在有限的观察时间内持续发放、尽管波幅逐渐下降；其波幅衰减规律是缓慢但不反复的持续下降，没有肌性肌强直放电那么明显的摩托车启动样声音，频率衰减也较为缓慢。也有部分患者的神经性肌强直放电，在总体规律符合上述表现的基础上，表现出一定的变异（图 5-14）。

临床上神经性肌强直放电并不常见，其特异性诊断价值不像肌性肌强直放电那么高。掌握识别要点更重要的意义是与肌性肌强直放电即高频放电等鉴别以避免误诊。神经性肌强直放电也应与严重周围神经外伤常见的"插入电活动延长"相鉴别，方法是加快扫描速度（10ms/D），前者为快速发放的"动作电位"，后者为可分辨的纤颤电位和/或正锐波。一块肌肉中，在神经性肌强直放电的间期可以出现清晰可辨的、低频发放的纤颤电位和/或正锐波，且可明显看出后者不是强直放电的延续。

5. 肌强直样放电（高频放电）　高频放电是一组由针电极刺入引发的重复发放的自发放电，组内单个电位可为负向单相波，也可为双相、正负峰基本相等，波幅多在数十至数百微伏；发放频率为 50～200Hz，多在 100Hz 左右。其特点是一

旦开始发放，波幅、频率基本不变直至突然结束（图 5-15），故可表述为"突来突去、恒频恒幅"。在扬声器里听起来为声调高低不同的、突然出现、突然停止的"嗡……嗡……"声。高频放电持续时间通常较上文讨论的肌强直放电短，多在数秒内结束，少有超过 10 秒者。早期，有将高频放电称为肌强直样放电，易与真正的肌强直放电混淆，现在已基本不用这个名称。

综合报道及临床观察显示，高频放电可以出现在神经根性损害、肌病、多发性周围神经病等多种疾病中，故其特异性诊断价值不高。但若在受检者多个肌肉中均可重复检出、或一块肌肉中反复检出高频放电，应视为该肌肉出现异常放电，病理性质的判断则要结合其他电生理项目综合分析。

6. 强直类异常放电小结　将（肌性）肌强直放电、神经性肌强直放电和高频放电统称为强直类异常放电，基于三者具有相似的高频率发放特点，且临床检测中易于混淆。故将三者再一起予以讨论：①三者的确认同样要遵循重复性原则，如果仅在一个肌肉中检出一次，则不能确认出现异常放电。②单个电位形态的多样性和复杂性，三者的快速扫描（10ms/D）显示，组成它们的单个波形成分可以是单相波（正锐波形式）、也可以是双相波或多相波（短程棘波）等。研究波形成分的构成对放电启动点判定有一定帮助。但分析波形成分形态时，不能仅考虑生物电的生理、病理因素，同时

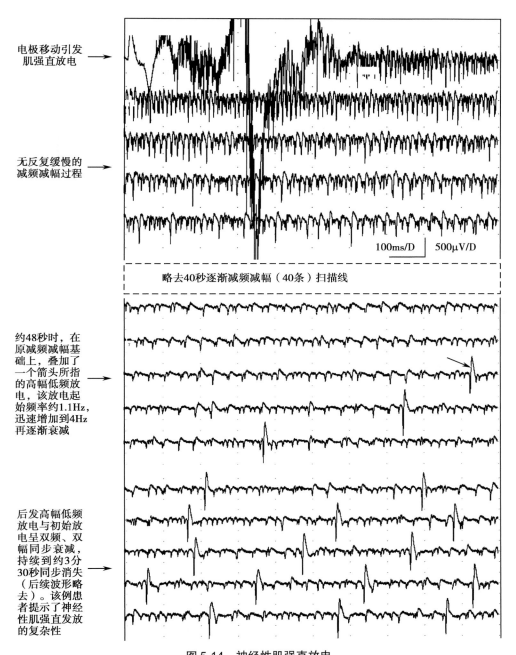

电极移动引发
肌强直放电 →

无反复缓慢的
减频减幅过程 →

100ms/D   500μV/D

略去40秒逐渐减频减幅（40条）扫描线

约48秒时，在
原减频减幅基
础上，叠加了
一个箭头所指
的高幅低频放
电，该放电起
始频率约1.1Hz，
迅速增加到4Hz
再逐渐衰减 →

后发高幅低频
放电与初始放
电呈双频、双
幅同步衰减，
持续到约3分
30秒同步消失
（后续波形略
去）。该例患
者提示了神经
性肌强直发放
的复杂性 →

图 5-14 神经性肌强直放电
注：记录于35岁男性多系统萎缩患者右胫前肌。

要考虑生物电的物理属性，即针电极两电极间记录到的是其附近肌纤维放电代数和。③文献资料显示，除上述典型的形态和发放形式外，尚有多种变异形式。对于这些变异形式的性质判定，更应慎重。④初学者对强直类异常的辨识和应用，应慎之又慎；除标准发放形式的肌强直放电可对应肌肉强直性病理改变外，后两者的出现大多可判异常，但不能确定性质。

7. 关于插入电活动延长的进一步探讨　根据插入电活动延长的定义，很容易将长时间发放的

肌性肌强直放电、神经性肌强直放电判定为插入电活动延长。传统观点认为强直性疾病可出现插入电活动延长，但根据上述关于肌强直放电的讨论，将强直放电作为插入电活动延长显然是不符合疾病的真正病理改变的。

相对于强直性疾病，临床上更多见的是神经外伤等周围神经轴索同时大量受损的病理改变。由前文讨论纤颤电位和正锐波产生机制的内容可知，神经外伤数周后在针电极刺入肌肉时，失去神经支配的肌纤维均会产生纤颤电位和/或正锐波，

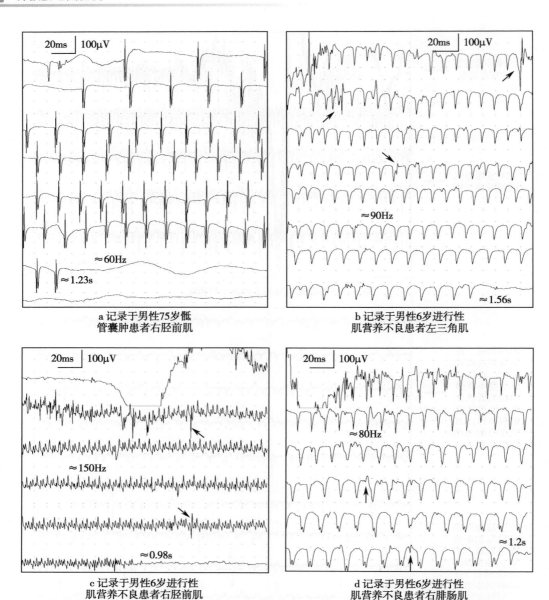

a 记录于男性75岁骶
管囊肿患者右胫前肌

b 记录于男性6岁进行性
肌营养不良患者左三角肌

c 记录于男性6岁进行性
肌营养不良患者右胫前肌

d 记录于男性6岁进行性
肌营养不良患者右腓肠肌

c~d为同一患者,可见均在高频放电中叠加有不同波幅、低频发放的纤颤电位(箭头所示)

图 5-15 高频放电(肌强直样放电)

这些失神经电位的时、空叠加,将使针电极记录到的"和电位"失去纤颤电位和正锐波原来的形态,形成高频率发放的"无规则放电",被误判为插入电活动延长,特别是在慢速扫描时表现得更为明显。如果失神经电位发放频率在 50Hz 左右,快速扫描(10ms/D)则可清晰辨别纤颤电位和正锐波;如果发放频率超过 100Hz,即使快速扫描也很难清晰分辨纤颤电位和正锐波,更易被判为插入电活动延长(图 5-16)。在严重的急性肌炎、红斑狼疮等患者中也可出现大量肌纤维"失去神经支配",也可出现高频率发放的纤颤电位和正锐波,被误读为插入电活动延长。

在图 5-16a 中,A、B 扫描线,显示针电极位于失神经电位发放频率较小的部位,以常规扫描速度(10ms/D)可见到清晰发放的失神经电位;C、D扫描线显示以 20ms/D 扫描时,两处发放频率较小和较大的失神经电位尚可清晰辨识,部分时段纤颤电位和正锐波由于时、空叠加的原因形成了短程多棘波形式已无法分辨;以 30ms/D 扫描的 E 线和 50ms/D 扫描的 F 线,有经验的电生理医生结合伤情尚可分辨出为大量发放的纤颤电位和正锐波,然而对于初学者来讲,仅以波形构成的形式分析则只能判断为短程多棘波形式的放电。

图 5-16b 的上部 6 条扫描线,显示以 100ms/D

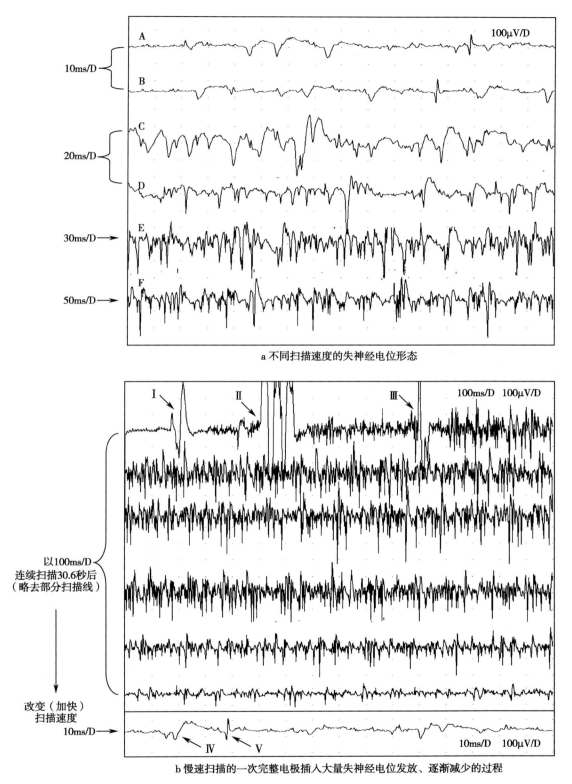

a 不同扫描速度的失神经电位形态

b 慢速扫描的一次完整电极插入大量失神经电位发放、逐渐减少的过程

图 5-16　40 岁女性胫神经离断伤腓肠肌不同位置记录到的失神经电位
注：A～F，不同扫描速度记录到的扫描线；I～Ⅳ，电位波形。

扫描、连续记录 10.2 秒的自发放电。从 I 轻微移动电极、Ⅱ移动电极、Ⅲ电极自行回弹后高频率发放的波形启动，之后发放频率和波幅均逐渐降低，除

发放时间相对较短外，发放形式非常符合上文中讨论的神经性肌强直放电（无法分辨单个波形成分是否为动作电位），但显然不是；在针电极没有移

动的情况下，31秒之后，由于发放频率降低，改变扫描速度为10ms/D（图中最后一条扫描线），可清晰分辨出正锐波（Ⅳ）和纤颤电位（Ⅴ）。

由上述讨论可知，所谓的插入电活动延长现象本质上都有各自特定的病理改变基础，才导致了肌肉高频率自发放电，再引入插入电活动延长的概念是否合理值得商榷。有意思的是，尽管插入电活动延长的概念有缺陷，但临床上常见的出现插入电活动延长现象多为周围神经外伤、严重的急性周围神经病损等，插入电活动延长提示"周围神经轴索型损害"结论是正确的，笔者称这个有趣的现象为"以错误的概念得到了正确的结论"。

（四）针极肌电图检测中可见到的其他自发放电

除上述讨论的由针电极刺入引发的各种"简单的"自发放电外，本小节讨论的肌肉非随意运动放电形态、概念更为复杂，从形态方面涉及一些下文中介绍的肌肉主动收缩放电，临床概念方面则涉及应用部分才能介绍的疾病。初学者如果理解有困难，可以在阅读了后续相关知识后再来精读本小节。

1．震颤放电　震颤放电又称震颤电位，分多种类型，部分类型与特定疾病具有相关性。

（1）震颤放电的检测及观察指标：震颤放电检测通常采用每条扫描线10格（D），扫描速度100ms/D，每屏2～5条线，灵敏度根据电位最高波幅灵活调整（范围200～1 000μV/D）。这样设置的好处是，在每条线1秒分析时间内震颤放电波形的个数即为震颤放电的频率值（Hz），多线扫描可以更清晰显示其频率。如图5-17的震颤放电频率约为5Hz。

图5-17b显示震颤电位的形态并不固定，通常为一组5～20个动作电位高频率重复发放，组内动作电位个数及发放顺序在相对固定的基础上略有变异，使每组震颤放电波形具有一定的相似性，组与组之间是平稳光滑、清晰可辨的基线。震颤放电的形态特征说明参与兴奋的脊髓前角α-MN相对固定且兴奋节律及顺序大体相同。除发放频率外，震颤放电的多样性主要体现在电位形态和电位/基线占比的不同（图5-18）。

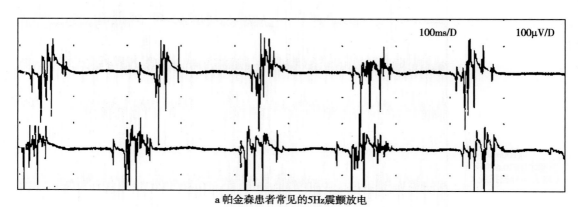

a 帕金森患者常见的5Hz震颤放电

b 不同扫描速度下的震颤放电，显示其波形构成（虚线方框内为同一个波形）

图5-17　震颤放电及其波形构成

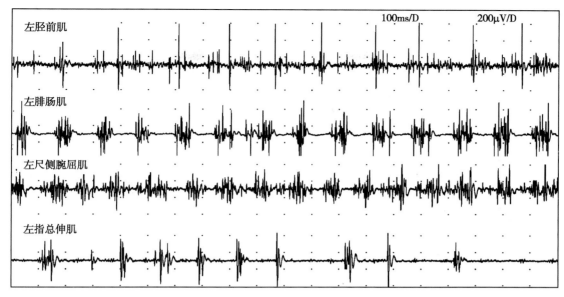

100ms/D　200μV/D

左胫前肌

左腓肠肌

左尺侧腕屈肌

左指总伸肌

图 5-18　63 岁男性帕金森患者不同肌肉记录到多种形态的震颤放电

震颤放电检测的肌肉应根据震颤动作发生部位选择：手部细微震颤检测拇短展肌、小指展肌、前臂屈指（拇）肌、伸指肌；腕部震颤检测屈腕肌、伸腕肌；肘部震颤检测肱二头肌和肱三头肌；足及下肢震颤选择原则仿照上肢，不再一一罗列。在仪器功能支持时，应采用双导肌电图功能同时记录动力肌与拮抗肌，以观察二者为交替放电或同步放电（图 5-19），对判别震颤原因有一定价值。

（2）震颤放电的分型检测：震颤有多种临床分类和命名方法。根据震颤发生时状态分类主要有三种形式：①静止性震颤，指在静止状态下存在震颤的症状，与姿势、体位、是否负重等无关；②姿势性震颤，在静止状态下（充分放松的条件下）无震颤发生，只有在维持某一个（也可以是多个）特定

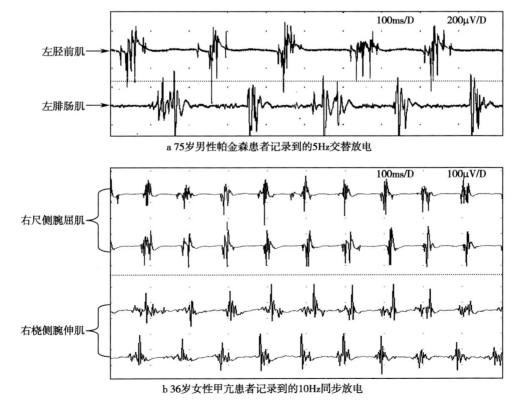

100ms/D　200μV/D

左胫前肌 →

左腓肠肌 →

a 75 岁男性帕金森患者记录到的 5Hz 交替放电

100ms/D　100μV/D

右尺侧腕屈肌

右桡侧腕伸肌

b 36 岁女性甲亢患者记录到的 10Hz 同步放电

图 5-19　双导记录的震颤放电：交替性与同步放电

姿势时发生震颤；③意向性震颤，仅在特殊类型的意向性运动或有特定运动的意向时发生震颤，例如书写、用筷子夹持食物等。

针对上述三种不同类型震颤采用不同的检测方法和体位。静止性震颤通常以常规仰卧位检测即可，必要（未检出震颤放电）时可令受检者手持重物（如使用内装豆类的带盖塑料杯，既便于增减重量，又可保证安全性），以观察受检肌负重状态下是否诱发震颤放电。姿势性震颤患者可采用常规仰卧位，令其持物、模拟发生震颤的姿势检测，若不能检出震颤放电，则应采用其发生震颤的姿势检测，此时应注意电极的妥善固定以防电极脱落等。意向性震颤患者通常采用坐位，连接、固定好电极后，观察放松情况下及意向性动作时两种状态的震颤放电。

（3）震颤放电的临床应用基础：临床有震颤表现的不同疾病可表现为不同类型的震颤放电形式，或以某种形式为主，电生理检测出不同震颤放电形式则可为临床诊断提供较为客观参考依据。当然，临床诊断还要结合其他症状、体征、年龄等，再结合其他特殊检查共同做出结论。

帕金森病和其他中枢神经系统变性疾病引起的帕金森综合征多表现为静止性震颤，轻型或早期的可疑患者良好的全身放松可增加震颤放电检出率。其震颤放电频率为4～6Hz，亦有认为在3～7Hz，通常表述为5Hz左右；动力肌 - 拮抗肌同时记录，常为交替性放电（见图5-19a），少见同步

放电现象。临床还有小脑意向性震颤、小脑姿势性震颤、原发性书写震颤、威尔逊（Wilson）震颤等震颤性疾病，它们各自的病理改变、发病机制不同（有些不明），但共同表现为交替性、低频率震颤放电（约5Hz）。可见，仅通过放电频率、交替性特征是无法完全区分上述各种疾病的，包括帕金森病。

特发性震颤是一种相对常见的家族性常染色体显性遗传神经病变，多在儿童期或晚年发病，病程进展缓慢且仅有震颤症状，相对较为良性。多见表现为"姿势性动作性震颤"，也有少数表现为"意向性特发性震颤"，震颤频率为4～11Hz，动力肌 - 拮抗肌同步放电。临床上与特发性震颤频率相近的还有生理性震颤，据认为焦虑、疲劳、甲亢、咖啡饮用过量等均可引发，震颤放电频率为8～12Hz，亦多为同步性放电形式（见图5-19b）。

鉴于上述各疾病震颤表现形式的特点，基于电生理检测震颤放电仅能观察放电频率和交替性 / 同步性，通常电生理检测仅客观报告检出震颤放电的肌群或肌肉、震颤频率、是否交替性即可。也有学者主张将频率4～6Hz、交替性发放的震颤放电称为"帕金森（样）震颤放电"；相应地称频率10Hz左右、同步性放电为"特发性震颤放电"，还有学者主张频率10Hz左右即使非同步性放电，也称为"特发性震颤放电"。

笔者在明确肘部尺神经卡压8例患者的尺神经支配肌中记录到了震颤放电（图5-20），其中3例就诊主诉之一即为"做手部精细动作时手抖"。分

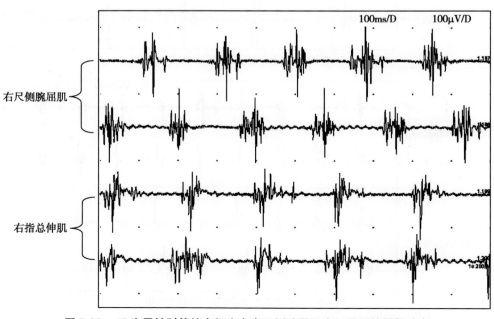

图 5-20 48 岁男性肘管综合征患者右尺侧腕屈肌中记录到的震颤放电

析其机制可能由于肘部尺神经卡压同时损害了其中支配梭内肌的 γ 运动纤维、支配肌梭感受器的 Aα 纤维以及支配高尔基腱器的传入纤维等，影响了肌力、肌张力调节导致震颤发生。对照临床分型，应符合发生于先天性或活动性周围神经病患者中的姿势性震颤，临床称为"神经病性震颤"类型。但在确诊的多发性周围神经病患者中尚未记录到明确的震颤放电。

图中示例的是该组患者中一个特例，在其指总伸肌也可记录到清晰的震颤放电，可能由于该肌作为拮抗肌参与震颤活动。分析其不属于其他类型震颤的理由有二：一是该组患者均未在其他无关肌肉中检出震颤放电；二是包括该患者在内的 7 例，经针对肘部尺神经卡压治疗后（总共 8 例，其中 2 例手术，5 例保守治疗，1 例失随访），在尺神经卡压的一般性症状消失或改善的同时，震颤放电亦消失。

由上述讨论可知，震颤发生的原因是多种多样的，电生理检测可提供震颤放电客观存在的证据、发放频率的准确测定，这些指标对临床分型、病因诊断有一定参考价值，但绝不是"黄金证据"。

（4）关于震颤自动分析程序的使用：现代肌电图仪中，部分配有"自动震颤分析"程序，通过计算机自动分析震颤频率、形式等参数，给出"帕金森震颤"或"特发性震颤"判定的参考意见。据临床应用观察，尚不能完全取代人工分析。这一点初学者应特别注意。

2. 肌纤维颤搐放电 肌纤维颤搐放电（图 5-21）简称为肌颤搐放电或颤搐放电，就放电波形组成的成分来讲，颤搐放电与之前讨论过的束颤电位、震颤电位、神经性肌强直放电相同，均为动作电位。就发放形式而言，其特点是：数（2～10）个动作电位高频率（40～60Hz）重复发放构成一组颤搐波形，每组放电持续时间数十至数百毫秒，各运动单位电位组内发放频率相对独立、各自不同步。这个特点导致皮肤上出现"蠕虫爬动样"现象，或称肌蠕动现象。颤搐放电呈爆发性发放，组间间隔时间较长（可达 100～1 000ms）且不固定，即

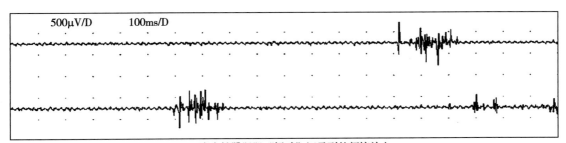

a 36岁女性腓肠肌"蠕动"记录到的颤搐放电

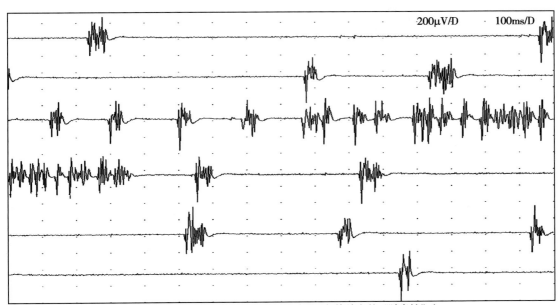

b 51岁男性面肌痉挛患者右颊肌记录（可见颤搐放电的"随意性"）

图 5-21 典型的颤搐放电

节律性较差。上述发放特征在扬声器中发出的声音被形容为类似"行军士兵"的脚步声，初学者应注意这个声响是形容一组放电的特征（多个肌纤维非完全同步放电）形成的"噗哄……噗哄……"声音，就像士兵行军时脚步不可能完全统一的声音，不能理解为在电视上看到的阅兵式整齐划一的脚步声，因为下一声"噗哄……"何时到来具有一定的"随意性"。就放电形式来讲，可理解颤搐放电是更"率性而为的震颤放电"（组内电位构成更复杂、各电位发放频率无关联、组间间隔不固定等）。颤搐放电的检测参数设置与震颤放电相同。

文献报道指出在一些慢性脱髓鞘性周围神经病、放射性神经丛病变等患者中可记录到颤搐放电，但从研究者所发布图形形态与发放形式看，更符合神经性肌强直放电等的变异型。脑干胶质瘤及其附近结构占位性病变、多发性硬化、周围性面瘫后遗"面肌联带运动"等患者面部表情肌亦可见颤搐放电的现象。责任血管型面肌痉挛是临床最多见颤搐放电的疾病，检出颤搐放电可视作诊断责任血管型面肌痉挛的必要条件之一。

3. 复合重复放电（complex repetitive discharge, CRDs）　多数报道认为，CRDs 波形是针电极附近的、起源于单根肌纤维的兴奋（启动点），继而导致肌纤维成群自发放电，经时、空整合后被记录到"类似于"多相动作电位（3～10 相棘波），而非多个动作电位放电形成（图 5-22）。这个棘波形态稳定、时限多在 10～30ms，也有认为可长达 50～100ms，但临床少见；棘波的重复发放频率变化范围较大，可在 3～100Hz 间波动，多数在 10～30Hz。按此定义 CRDs 与传统观点认为的"插入电活动延长"性质相同，但不像"插入电活动延长"那样连续放电

的机制可能为：失神经支配的肌纤维高度同步地节律性去极化的频率；在成组肌纤维中形成了"激发电流"的环形运动。临床观察显示，CRDs 的出现并不总是伴有纤颤电位或正锐波；换言之，在出现高频率发放纤颤电位和正锐波的肌肉中大多数不能检出 CRDs 发放。因此，CRDs 产生机制不同于纤颤电位和正锐波。

4. 几种异常自发放电的特征比较　CRDs 与束颤电位的启动点相同、发放节律性相似，但波形明显多棘化，故可将其视为"复杂化的束颤电位"。临床检测中，分辨二者的要点除多棘化波形外，CRDs 仅在针电极刺入后发放，而束颤电位的出现即使没有移动电极，也可由叩击等诱发，且患者在未行肌电图检测情况下可出现自发性"肉跳"现象。"肉跳"现象与 CRDs 无必然相关性。

与震颤放电比较，CRDs 的波形棘化成分相仿、节律性要差一些，且震颤放电通常伴有肢体相应动作；与肌纤维颤搐放电比较，CRDs 的波形棘化成分要少、节律性更好，且颤搐放电常导致皮肤可见的肌肉蠕动；而神经性肌强直放电、高频放电等波形成分较 CRDs 明显简单、发放频率更高；临床检测中与肌强直放电的"摩托车启动样声音"、伴有肢体强直改变等鉴别并无困难。

5. 异常自发放电的意义与临床应用

（1）在观察各种异常自发放电时，灵敏度设置波形既不削顶，又清晰可辨，这一点容易理解；扫描速度的设置必须根据不同性质的异常形式灵活调整，纤颤电位、正锐波、束颤电位的观察和确定须用 10ms/D，仅在需要与其他高频率发放鉴别时调整为 50ms/D 或 100ms/D；CRDs 则需 10ms/D 和 100ms/D 结合观察；肌强直放电、神经性肌强直放

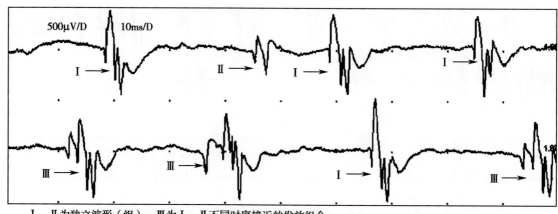

I、II 为独立波形（组），III 为 I、II 不同时序接近的发放组合

图 5-22　典型的复合重复放电

电、高频放电、颤搐放电等，常规用 100ms/D 观察，在需分辨波形成分（组内电位）构成时，应调整扫描速度为 10ms/D。

（2）肌肉出现任何形式的异常自发放电均应视为受检肌异常，认为"正常人某个百分比可检出某种形式异常自发放电"的结论源于研究中"正常人群"选择，不能以此为依据否认任何异常自发放电的病理性意义。

（3）异常自发放电的确认，最重要原则是重复性，检测中发现一次形态上完全符合某种异常自发放电，无论其形态多"像"，如果不能重复检出，均应视为"假象"。

（4）部分异常自发放电与病理性质具有特异相关性，如肌强直放电仅出现在肌肉强直性疾病中，那么它的出现即可确定受检肌病理性质；大部分异常自发放电需结合电生理其他观察指标、结合临床确定其性质；部分异常自发放电发放量大小与神经肌肉受损范围、程度呈正相关，例如神经外伤，可检出纤颤电位、正锐波的肌肉即说明其支配神经受累，且发放量越大、神经受累越重；再如肌性疾病，纤颤电位、正锐波发放量大小与肌纤维病理改变程度呈线性相关；其他情况下，异常自发放电仅能说明受检肌异常，不一定能明确病理改变性质、受损程度等，需结合其他检测项目综合分析。

（5）一个受检肌中可"同时"出现多种异常自发放电，这一点在神经系统变性病中表现得尤为突出。如图 5-10 所示在运动神经元病患者的同一块肌肉的不同部位，可记录到 2～3 种不同类型的异常放电、同一类型的异常放电在不同部位也可表现为不同形态，还可在异常自发放电中伴有肌肉自主收缩放电。

（6）有鉴于异常自发放电的复杂性、临床确认的困难性，初学者在辨识时应严格按照定义分析，无法确定类型时切不可"冒认"，仅认定出现异常自发放电即可；甚至在某些情况下，宁可将不典型的异常自发放电认定为"形态巧合的主动收缩放电"，也不能勉强认定为某种形式的异常自发放电。

三、针极肌电图常见干扰识别

针极肌电图检测为实时扫描，设备放大由接口输入的两电极间电势差，以其与时间函数关系显示在屏幕上，并送入扬声器。由受检者机体、同心针电极、导线等接收到的空间电场变化的干扰

同时也会被放大、显示，肌电图仪本身电路也或多或少受周围电气环境影响而产生本底噪声。笔者就曾多次在肌电图扬声器中听到音乐声，其中一例受检者胫前肌记录最具特色：在正常仰卧位时，右侧胫前肌插入针电极后，肌电图仪出现电台播放的交响乐声音，轻轻再插入电极，音乐声并不消除，令受检者屈曲右膝关节音乐声消失，右膝关节再伸直、音乐声再次出现。熟悉无线电原理的读者可知，此现象源于受检者身体恰好起到解调器的作用，从复杂的空间电场中解调出相应电台频率，解调出的信号经放大、送入扬声器后，就还原出电台播放的音乐声。而此时屏幕显示的肌电图基线仅有轻微的、不太规则的波浪形改变。由此可见肌电图干扰信号的复杂性。

与特点干扰源关联、易识别的干扰波形：

1. 50Hz 工频干扰　在仅有 50Hz 交流电工频干扰时，肌电图检测曲线表现为平滑的、呈标准 50Hz 正弦波形，这是临床检测中常见的现象。现代肌电图仪多数具有"50Hz 陷波"功能，在参数设置找到相应设置（通常为开/关式）打开此功能，可极大程度改善扫描波形。设备 50Hz 陷波功能不能有效消除时，可试用"人体第二地线法"，即操作者一只手（不戴手套）接触受检者皮肤，另一只手触摸机架或台车金属部分，通常可有效消除工频干扰或其上叠加有其他形式的干扰。顽固的、几乎任何情况下都出现的工频干扰，可能是供电电源带来的波形异变，使得现代电生理仪自带的电源稳定器失去功效，此时可使用带滤波或电源洁净功能的 UPS 电源或专用的电源洁净器。仪器良好的地线既是保证用电安全的必要措施，也是有效消除 50Hz 工频干扰所必需的。

2. 手机、日光灯干扰　现代生活中，手机几乎成为每个人的必备，受检者与操作者的手机在来电、接受短信息等状态下，都会发射较强的电磁辐射信号。这些信号表现在肌电图仪上为高频或超高频（数百上千 Hz）的、单向/双向的、方波/尖波（尖锐的三角形）波形，且必然伴随有手机铃音、短信息提示等，易于识别。

在使用日光灯、带镇流器的节能灯照明时，肌电图扫描线可引入镇流器或日光灯启辉器干扰（图 5-23），通过关闭照明灯电源消除来判定。现代照明多用 LED 灯，一般干扰较小，如果也有干扰，则可更换为白炽灯照明。

3. 类似于肌肉异常放电的复杂干扰　除前述

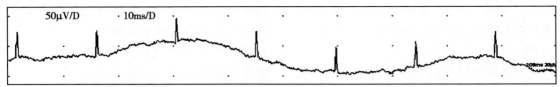

一次日关灯开灯启辉器带来的70Hz尖波干扰，易误识别为终板棘波

图5-23　针电极常见干扰：日光灯启辉器

易于查明原因的、形态较为固定的干扰外，肌电图检测中，由人体至设备的地电极故障、周围其他用电设备引入的干扰，形态更为复杂，且有时易误识别为异常放电（图5-24）。

图5-24a显示的波形常出现在人体至设备的地电极接触不良或断开，极易被识别为高频发放的"插入电活动延长"或神经性肌强直放电，显然会造成误判。设备接地线故障时，可出现更为复杂、整个基线"杂乱无章"的现象，反而易于识别。

专用神经电生理检测室，通过建设之初的合理选址、用电规划等，一般周边电气环境可以得到保障。但在手术室、ICU病房等环境中，多种电子仪器同时工作，特别是诸如心电监护仪、呼吸机、麻醉仪等与患者身体有电气连接的仪器，它们工作产生的杂波信号直接或寄生在50Hz工频上，通过受检者机体或通过逆行"污染"电源进入肌电图采集信号。图5-24b显示的波形采集于ICU床旁检测，识别其为干扰而非"插入电活动延长"或神

经性肌强直放电等异常放电的关键是：无论其组内的各波形成分，还是成组电位的发放均按严格、准确的50Hz发放；而任何异常肌肉放电，无论节律性再好，在放电过程中，组内电位的构成和形态、组间发放的频率均有一定程度的变化。

4．电极与导线故障的"干扰"识别　使用过久的同心针导线、表面电极连接导线可出现芯线断裂、连接仪器的插头焊接点开裂、连接针电极的接头接触不良等现象。这些故障导致的肌电图记录异常特点是：在电极刺入肌肉或在肌肉中移动时，没有通常可见的"插入电活动"，而在操作者手接近或触碰针电极、导线时，可出现基线"飘忽不定"的现象。初学者可在肌电图扫描程序进行中，将导线插头从放大器接口拔出，用手指接近、触碰放大器插座观察基线改变，此方法能体会到导线故障扫描线变化的感性认识。更换新导线、针电极后检测波形能够正常，基本上可确定故障原因。之后可通过专用仪器测量，进一步确认故障点。

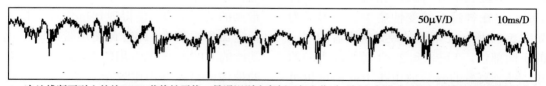

a一次地线断开引入的约200Hz节律性干扰，易误识别为高频正相电位（"插入电活动延长"或神经性肌强直放电）

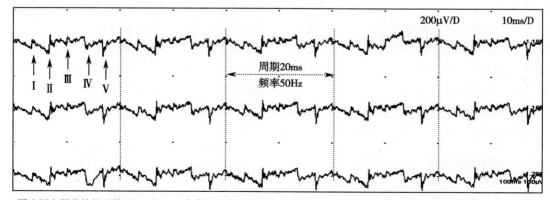

b周边用电器节律性干扰（记录于ICU床旁），表现为复杂组合（Ⅰ＋Ⅱ＋Ⅲ＋Ⅳ＋Ⅴ）波形，按照严格的50Hz频率发放

Ⅰ、Ⅱ（波幅约100μV）、Ⅲ：类纤颤电位；Ⅳ：类终板棘波；Ⅴ：类正相电位

图5-24　类似于异常放电的肌电图干扰波形

第四节　轻用力收缩状态

在日常生活、工作中，人体骨骼肌运动绝大多数都为轻用力收缩（注意肌肉整体轻用力收缩与肌肉收缩时单根肌纤维收缩概念的区别）。所以，研究骨骼肌轻用力收缩状态下生物电变化是肌电图检测重要项目之一。骨骼肌收缩的最小单位为运动单位，即一个 α-MN 支配的全部肌纤维同时收缩，其放电通过肌电图仪记录下来，称为运动单位电位（MUP，也有用 MUAP）。MUP 分析目的为判断受检肌是否异常以及异常的属性（肌源性损害或神经源性损害），更深入分析可提供疾病分类、分型的参考依据。关于 MUP 采集和分析有诸多不同方法，下文中将分别讨论各自特点，并介绍临床实践综合应用方法。

一、运动单位电位辨识方法

肌电图检测时不能依靠肉眼观察肌肉收缩或手感对抗感受肌力判断是否为"轻用力收缩状态"。骨骼肌从静止状态至轻用力状态，伴随着 α-MN 兴奋数量的逐渐增加、参与放电 - 收缩的运动单位

（motor unit，MU）逐渐增加、肌力逐渐增大，肌电图检测记录到 MUP 形态数亦逐渐增多。正常肌肉达到适于 MUP 观察的最佳状态为：可记录到 MUP 数为 2～6 个、MUP 波形占总扫描时间约 50%、基线清晰可辨。这个判定最佳轻用力收缩状态的方法称为"电位 - 基线 50% 占比法"，即 MUP 波形与基线各占总扫描时间的 50%，如图 5-25 所示。

图 5-25a 显示在数个 MUP 之间有清晰平直的基线，理想状况下，基线所占时间和 MUP 所占几乎相等（各占 50%）为最佳轻用力收缩；图 5-25b 示，在大多数 MUP 之间没有清晰的基线，表明受检肌肉用力过大；图 5-25c 为肌性损害（原理见下文）波形，MUP 可占总扫描时间的 60%～80%，也属于合格的轻用力收缩。

受检肌正确轻用力是利用 MUP 分析、诊断疾病的前提之一，正确的轻用力又需要患者的合作。临床工作中首先要解决患者惧痛心理：同心针电极刺入肌肉会带来一定程度的疼痛，每个受检者的痛觉忍耐力千差万别，令受检者收缩肌肉时疼痛感会加大，疼痛会使受检者动作的掌握出现偏差。对此情况，应在检测前、检测中与受检者良

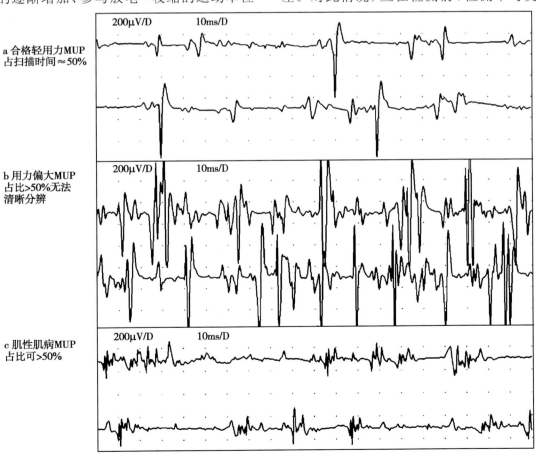

a 合格轻用力MUP
占扫描时间≈50%

200μV/D　　10ms/D

b 用力偏大MUP
占比>50%无法
清晰分辨

200μV/D　　10ms/D

c 肌性肌病MUP
占比可>50%

200μV/D　　10ms/D

图 5-25　MUP 采集

好、有效沟通，使其理解检测过程和动作要领。操作者正确的进针手法可以有效减轻疼痛，特别是对于痛觉比较敏感的部位更要注意。

MUP 采集时，最理想的是只有受检肌收缩、邻近肌肉相对静止，这样才能保证正确检出目标肌肉 MUP。但一般受检者不理解医学术语，所以要用通俗的语言和动作示范引导受检者做出正确动作。对数百位医务工作者试验显示，能一次性正确做出"拇指外展"动作者（图 5-26）不足 10%。试想医务工作者尚且如此，普通民众就可想而知了。所以操作者首先要掌握动作要领，还要能以通俗的语言传达给受检者。对于语言沟通有障碍者（如方言等），要请家属等做好解释。

临床检测中，受检肌很难长时间持续处于合适的轻用力状态。令受检肌从静息状态逐渐加大用力，通常可记录到如图 5-26 所示的过程。对于合作十分困难的受检者，可以令其做与受检肌收缩相反的动作，如检测屈腕肌，令其在屈腕状态下改伸腕动作，在动作转换的间隙常可得到图 5-26d 所示满足采集要求的轻用力状态。

婴幼儿受检者在检测期间，基本处于哭闹、挣扎中，不仅观察自发放电困难，MUP 采集要捕捉受检肌收缩 - 放松转换间隙冻结屏幕才能顺利采集。如果受检肌始终处于放松状态，可另外施加刺激，如用棉签柄等压刺皮肤诱使受检肌收缩。对于婴幼儿，可先采集、保存 MUP 波形，后期进行再进行量化分析，尽量减少针电极在肌肉中停留的时间。

对于事故外伤等主观不合作者，受检肌可处于有意识不用力状态，应采用"诱导"的方式耐心沟通。诱导无效时，用电刺激受检肌所属神经诱发肌电，证明其神经传导通路断裂或未断即可。

二、运动单位电位分析

MUP 的分析有多个流派和方法。本书中将分别介绍不同分析方法，以及作者实际工作中的应用体会。

（一）运动单位电位量化分析法

MUP 量化分析法又称计量法。基本方法是计量 MUP 时限、波幅、相位等可数值化指标。用统计学方法计算正常人以及不同病理改变情况下各指标变化范围，将受检肌 MUP 各指标检测值与"正常值范围"比较来判定受检肌为正常、肌源性损害或者神经源性损害改变。国际上对 MUP 计量法所涉及观

统一扫描参数：500μV/D　　10ms/D

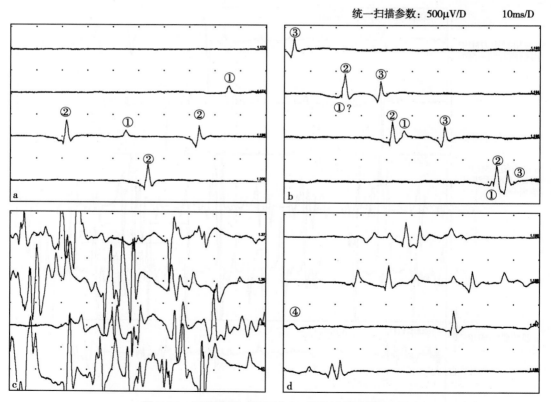

图 5-26　开始收缩 - 用力过大 - 放松过程中的 MUP

注：a. 从静止状态开始收缩，逐渐出现 2 个不同形态 MUP；b. 轻用力收缩，有 3 个不同形态 MUP；c. 用力过大，基线受到干扰，同时 MUP 波幅显著增高、辨识性变差；d. 逐渐放松的过程中 MUP 形态数量逐渐减少。①～④代表 MUP。

测指标选择、各指标在不同病理改变时变化的特征和机制均有大量研究报道。该方法被欧洲大多数国家肌电图检测所采用，故称为欧式肌电图，也是我国最早引进、研究报道最多的 MUP 观测方法。MUP 计量法分析具有观测指标直观、易懂、易用等优点。

1. 正确选择可测量的 MUP　要对 MUP 进行量化分析，必须首先确认哪些 MUP 是可做量化分析的对象。确认 MUP 涉及两个方面：识别哪些是单独的 MUP 和哪些单独的 MUP 可做计量法观察使用。再次观察图 5-26，其中 a 和 b 为肌肉从静息状态到开始轻用力的连续 800ms 扫描线，从 MUP 不同形态可见，首先出现的是①号 MUP，然后是②号，在①号 MUP 重复发放一次后，③号加入。之后，3 个不同形态的 MUP 依照各自的节律发放；由于 MUP 的发放节律（周期、频率）不同，在图 5-26b 第三条扫描线第 40ms 处，可见②号 MUP 即将（尚未）结束时，①号 MUP 即发放、形成组合波形，如果不分析前后波形，仅看这个组合波形，就会误认为是一个完整的两个负峰的 MUP；在图 5-26b 第四条扫描线第 80ms 处，更是出现了

①＋②＋③的波形组合，单独看此波形，也会将其视为一个独立的 MUP；图 5-26b 第二条扫描线第 20ms 处，也是一个①＋②组合波形。随着肌肉用力的增加，更多的 MU 将被动员放电，众多的 MUP 发放，可以出现两个或更多 MUP 在时间上是重合的，它们的和电位，从形态是就像一个大的 MUP，图 5-26c 中基线不清晰大"MUP"即由此产生；当两个 MUP 的发放时间"完美的"重合在一起时，会形成一个"毫无瑕疵"的（不像上文图中组合波那样可分辨出各 MUP 形态）新的"MUP"，这个新的 MUP 较组成它的两个真正的 MUP 相比，形态上完全不同。图 5-26d 显示在肌肉放松的过程中，随着肌力减小到相应程度，又出现了①、②、③号 MUP 以不同节律交替发放的情况，并多了一个④号 MUP。这一现象还说明了在针电极相对位置不变的情况下，所收集到的 MU 放电形态是相对稳定的。

确定了哪些波形为真实的单独 MUP 后，需要确定这个 MUP 是否能用来做计量法分析。传统观点将上升时间（图 5-27a 中 p 至 n 的时间；与波幅计算可得上升斜率），即 MUP 中从最低谷（最大正

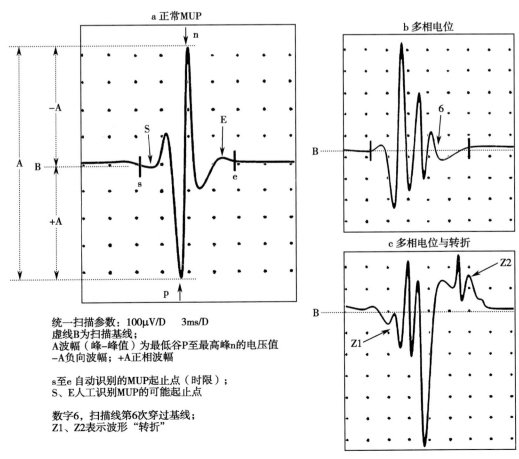

图 5-27　MUP 形态及观察指标

a 正常MUP

统一扫描参数：100μV/D　3ms/D
虚线B为扫描基线；
A波幅（峰–峰值）为最低谷P至最高峰n的电压值
–A负向波幅；＋A正相波幅

s至e自动识别的MUP起止点（时限）；
S、E人工识别MUP的可能起止点

数字6，扫描线第6次穿过基线；
Z1、Z2表示波形"转折"

b 多相电位

c 多相电位与转折

波峰)至最高峰(最大负波峰)的变化所需时间,作为认定为合格 MUP 的唯一衡量指标。理论上只有上升时间小于 0.5ms 的 MUP,才被视作合格的可用计量法分析的 MUP。但在临床检测中,除病理(通常为肌性疾病)状态下的极小 MUP,大多数正常肌肉或神经性疾病肌肉 MUP 的上升时间可大于0.5ms。有鉴于一个 MUP 为针电极可收集到的、属于同一 MU 的肌纤维放电矢量和,而单根肌纤维放电相当于纤颤电位,纤颤电位时限约 3ms、其上升时间 <0.5ms,将可用于计量法观察的 MUP 上升时间限定在 0.5~1ms 似乎更为恰当,这也是临床观测到大多数 MUP 的上升时间实测范围。

在临床检测中将组合波形识别为单独 MUP 的情况很多见,在初学者中更为常见,其对于 MUP观测指标的影响远大于上升时间识别错误。故临床很少采用精确的用测量上升时间来确定是否为计量法可用的 MUP。正是由于 MUP 辨识的困难性、观测指标测量的主观性等因素,决定了 MUP计量法的"非精确性本质"。

2. 量化分析 MUP 观察指标的测量

图 5-28 示意同心针电极刺入肌肉后采集 MUP

的原理,针电极在肌肉中的移动使其针尖处所接触的肌纤维所属运动单位、肌纤维数量(包括肌束膜、血管等的影响)等均有不同,所记录到的 MUP必然不同。即使在同一部位,针电极旋转不同角度MUP 形态也可有差异(图 5-29)。所以说,对于单个 MUP 而言,没有固定的形态。计量法主要观察MUP 的三个指标:时限、波幅、相位(见图 5-27)。

(1)时限:时限(duration)的定义为 MUP 波形从第一次离开基线到最后一次回到基线所持续的时间,单位毫秒(ms)。时限起始位置(第一次离开基线)和终止位置(最后一次回到基线)的确定,在实际工作中是个难题。图 5-27a 中,s、e 为仪器自动识别的 MUP 起止点,但在临床检测中,多数操作中可能会选取 S、E 作为起止点,二者计算出的时限相差大于 5ms。由此可见,时限的测量具有主观性。笔者曾在学生中做过试验,不同学生计数同一个肌肉,MUP 时限的检测值最大可以相差30%~50%。现代肌电图仪器大部分带有时限自动测量功能,但其识别准确性有限,不能完全依靠自动识别,需要手动调整。

时限是 MUP 反映运动单位功能改变的最敏

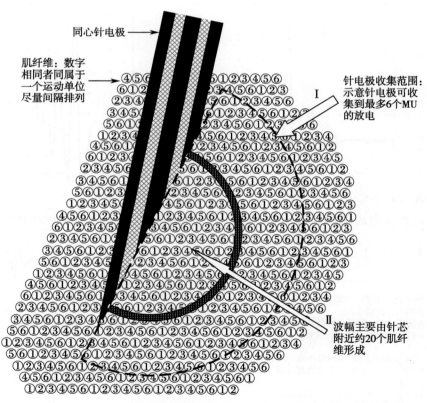

图 5-28　同心针电极在肌纤维中收集 MUP 示意

注:Ⅰ所指大虚线半圆(半径 1.5~2mm)示意针电极可收集到肌纤维放电的最大范围;Ⅱ所指小半圆(半径约 1mm)内是形成 MUP 的主要肌纤维。二者半径范围不是绝对的,肌纤维对 MUP 的贡献是由近及远逐渐衰减的。

感、最可靠和最有用的观测指标。时限所代表的是不同肌纤维兴奋的同步化程度。正常成人一个运动单位的肌纤维散布在肌肉中的直径范围为20～30mm，针电极可记录到的任意一组肌纤维由于神经末梢的长度和传导速度差异、运动终板在肌肉中分布的空间差异、终板后膜对神经冲动响应速度的差异等因素，各自放电具有一定范围的时间差，最快放电的肌纤维和最慢放电的肌纤维间的时间差即为MUP的时限。在时限范围内，各肌纤维放电的时间呈正态分布，其电位和才能使MUP有足够快的上升时间。研究认为上述时间差约7ms，加上单根肌纤维放电时间为2～3ms，因此一个MUP的总时限约为10ms。另外有观点认为肌肉兴奋在终板外肌细胞膜上传递速度约2～5m/s，由此又带来约3ms的时间差异，故MUP时限可长达约13ms，但该观点需进一步研究证实。

需要注意的是，单个肌纤维放电被针电极记录到的时间与肌纤维在肌肉中的空间位置无关，即与该肌纤维与针电极距离无关。图5-28中半径较大的虚线半圆示意针电极能够记录到放电的肌纤维与位于小半径半圆内的肌纤维，二者放电并不因距离不同而有差异（电的传导速度为300 000km/s，在人体有限空间内，生物电传导所需时间可以忽略不计）。但I所指肌纤维放电由于通过无放电肌纤维（图5-28中其他5个运动单位的肌纤维）的"低通滤波效应"衰减而失去快速变化成分，使波幅变低、对MUP主要的棘波（包括上升时间）成分贡献较小。构成MUP起始部位与结束部位处低幅波形成分，并不是远离针电极的肌纤维记录到放电波幅下降所致，每个肌纤维放电在MUP时限内的位置仅取决于其发放时间在总时限正态分布中的位置，MUP起始、结束部位的低波幅变化过程仅由正态分布边缘的、最快的和最慢的肌纤维放电构成，与其距针电极多远无关，波幅较低是因为数量较少和叠加效应共同所致。这些最快的和最慢的肌纤维在肌肉中的空间位置，既可位于针电极附近，也可位于可收集到放电的边缘（I所指）；位于I所指处肌纤维的放电在向针电极传导过程中，发放最早的（MUP起始部位）放电与最晚（MUP结束部位）放电，受其他肌纤维所处放电周期的时序不同、低通滤波效应不同，可能是影响MUP起始部位和结束部位形态的重要因素之一。在MUP时限早期，多数肌纤维处于未兴奋状态，或称为"预备状态"，而在MUP即将结束时，多数肌纤维放电完成处于不应期，这个放电周期的差异可能会造成经其传导波形"滤波作用"不同。

时限对肌肉的生理性变化、病理性异常均有高度敏感性。

对MUP时限检测值影响的生理性因素首先是年龄。从婴儿到成人，MUP平均时限可增加35%（肱二头肌和胫前肌）至65%（小指展肌），而且从20岁到70岁还要另外增加25%。但手固有肌和眼外肌例外，20～70岁之间时限的增加可忽略不计。时限随年龄增加而增加是因为终板在肌肉中空间分布范围增加所致。新生儿肱二头肌终板带平均宽度约6mm，而在成人则为约25mm。终板带生长的幅度导致时限增加约4ms，其机制据认为是由兴奋在肌膜传导时间增加所致（根据肌纤维的传导速度约5m/s计算所得），但更可能由终板范围增加带来的神经末梢传导差异造成时限增宽。在20～70岁间，终板带宽度并不再随着年龄而增加，但肌纤维直径可随年龄变小，使针电极可收集到的肌纤维数量增加；年龄增长也会使神经末梢传导、终板响应速度一致性变差。二者共同作用使每个肌纤维放电的正态分布曲线发生改变，即少量肌纤维维持原有响应时间（MUP起始部）、部分肌纤维响应轻度延迟（MUP中间的主体部分）、少量肌纤维响应明显延迟（MUP结束部分），因此时限增宽幅度主要取决于响应延迟最严重的肌纤维。手固有肌和眼外肌MUP时限变化不明显的原因在于其肌纤维直径、运动单位的肌纤维密度，在各年龄段都相对稳定。

影响MUP时限检测值的另一个重要生理性因素是温度，实验研究证实温度下降可导致MUP时限增加。温度在一定范围内（20～37℃），每下降1℃对时限增加的幅度，各研究报道差异很大。研究结果的临床意义是检测中保持正常体温对准确测量MUP指标是必需的。

计量法要求在肌肉不同位置测得20～40个不同MUP时限值计算出平均时限值为受检肌MUP时限检测值，将其与正常参考值对比判定受检肌正常与否以及异常源于神经性疾病（神经源性损害）或肌性疾病（肌源性损害）。MUP时限值异常一般表现为神经源性损害数值变大（时限增宽）、肌性损害时限数值变小（时限缩窄）。在神经纤维部分性失轴索后，残存（未损伤）运动神经纤维通过轴突的芽生，对已丧失神经支配的肌纤维实现再支配，使原运动单位包含的肌纤维数量增加、运动单位分布区域增大，再支配神经末梢传导速度相对减慢，使各肌纤维放电的正态分布更为离散，MUP 时限增宽。在肌性损害时，由于运动单位部分肌纤维丧失（变性、坏死等）或失去功能，可收集到放电的肌纤维数量减少；肌纤维对神经冲动响应的严重不一致，可使一个运动单位中肌纤维放电形成时间差，病理程度较重肌纤维放电滞后，与相对较轻肌纤维放电可"分裂"形成一个"新 MUP"而时限缩窄。因此，MUP 在病理状态下的变化取决于病理改变性质、程度、形式，等等。无论神经性疾病，还是肌性疾病，在总体改变的趋势下个体间病理改变又有差异。MUP 时限变化意义判定通常需要结合波幅、相位综合分析。

（2）波幅：波幅（amplitude）的定义有两种，一是 MUP 波形最低谷至最高峰电压（电势差）值（图 5-27a 中的"A"），称为峰 - 峰值（读音"峰峰值"，也可直接书写峰峰值）；二是分别定义基线至最高波峰为负向波幅（图 5-27a 中的"-A"）、基线至最低波谷为正向波幅（图 5-27a 中的"+A"）。波幅的计量单位为毫伏或微伏，缩写分别以 mV 和 μV 表示（1mV = 1 000μV）。临床检测中，通常采用第一种定义方法。相对于时限而言，波幅测定较为容易，现代肌电图仪多为自动测定、数值精确。

影响 MUP 时限、波幅准确测定的重要因素是受检肌轻用力状态控制（受检者的合作），良好的轻用力状态是准确测量 MUP 时限、波幅的前提，故在上文中强调如何正确做轻用力收缩。

影响 MUP 时限、波幅准确测定的非人为（检测者和受检者）因素还有同心针电极的阻抗，这一点常被忽视。可重复使用的同心针电极，在多次使用后会发生阻抗变大甚至虚接现象，MUP 的检测值就会发生很大变化，一般都是造成 MUP 波幅下降、时限缩窄。如果在检测中，发现一个受检者的多数肌肉 MUP 波幅均偏小，甚至连续几个受检者 MUP 均偏小，可能缘于针电极针芯氧化。现代肌电图检测提倡使用一次性针电极，不存在氧化处理问题，但在使用新的针电极时，也应注意观察采集波形的变化，避免生产环节带来的电极阻抗误差影响检测结果。

在针电极刺入肌肉、一个运动单位肌纤维同步放电时，单个肌纤维放电可视为相对于记录电极矢量独立的"偶极子电源"。这些电源在记录矢量投射的大小与记录矢量大小、方向等非生物学因素相关。所以，同心针电极除了连接可靠性、针体的韧性与刚性、针尖的锋利度等机械参数，还有针电极芯极、外套的阻抗等电气特性要符合严格的标准外，保证针电极芯极的大小、面积、形状等这些与记录矢量相关的更为严格参数稳定性是保证 MUP 测量数值的可靠性、可比性的前提。这些参数对于临床电生理医生而言虽然是"透明的"，但可以通过临床检测数据比较，判定其参数的稳定性和可靠性，选择有严格质量控制体系的产品是检测准确的保证之一。

同心针电极在肌肉中的轻微移动、旋转，其针尖记录矢量与肌纤维电源矢量就会发生改变，MUP 的形态和波幅等观察指标也会发生相应改变（图 5-29）。因此，同一运动单位在不同的记录部位，可产生许多不同波幅的 MUP。为了避免误

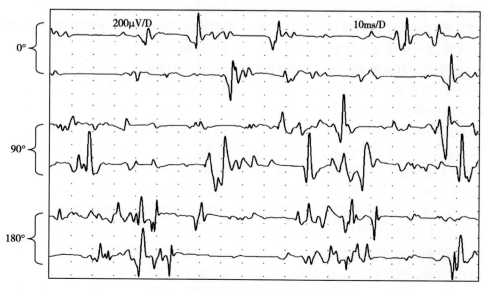

图 5-29　针电极旋转 MUP 形态改变

差，在测定 MUP 时，必须注意到记录针与电位起源之间的距离，MUP 的上升时间越小、波幅越大，说明针与放电肌纤维的距离越小。初学者除准确掌握肌肉的体表进针部位，也应关注进针方法、角度等。

在同心针电极与肌纤维的相对位置固定后，记录到的 MUP 波形形态、波幅大小与运动单位中参与放电的肌纤维与针尖的空间距离相关。根据容积传导理论，每个肌纤维形成的电源传导至针尖的衰减程度，符合公式：

$$U = kU_0/r^2$$

式中，k 为特定组织的导电率，为常数，U 为电极记录到的电压值、U_0 为肌纤维放电的电源电压。决定 U 大小的主要因素为 U_0 与电极之间的距离 r，二者关系为距离平方的倒数，即随着 r 增大，U 呈 $(1/r^2)$ 曲线方式衰减。因此，主要来自针尖附近少数肌纤维放电决定 MUP 波幅的高低。

有研究表明，当离开单根肌纤维电位发生源 $0.2 \sim 0.3mm$ 时，其电位的波幅可降低超过 50%；而离开约 5mm 时则会降低至约 1%。MUP 的高电压棘波是由针尖 1mm 半径范围内不足 20 根肌纤维所产生的（图 5-28 中箭头 Ⅱ 所指处）。正常情况下，同心针电极记录的 MUP，波幅在几百微伏到数毫伏之间。

MUP 波幅与年龄及肌肉的类型有关，从婴儿到成人平均波幅增加 $2 \sim 5$ 倍，这种增长是由于肌纤维直径的增加所致。不同肌肉的波幅不同可能由于肌肉形态学不同，如肌纤维密度、体积或 Ⅰ 型、Ⅱ 型纤维分布（Ⅱ 型纤维直径较 Ⅰ 型纤维要大）。MUP 波幅与肌纤维对神经冲动响应的一致性（同步性）有关，一致性丧失则会由于各肌纤维峰谷相互抵消而影响波幅，这一点常体现在病理状态下。实验显示肌肉温度降低，同步性丧失使时限增宽易于理解，但同时使波幅增高的机制不明。

MUP 波幅病理性增高提示神经源性（慢性轴索型）损害，可见于运动神经元病、小儿脊髓灰质炎后遗症、脊髓空洞症、周围神经卡压症以及其他慢性周围神经病等。波幅增高源于侧支芽生再支配了原来就在这个运动单位区域内的、其他受损运动单位失神经支配的肌纤维，使肌纤维密度增加。MUP 波幅减小提示肌源性损害，是由于运动单位部分肌纤维丧失所致。在神经肌肉接头疾病患者，可以出现 MUP 波幅时高时低或逐渐减低下来的现象，提示在肌纤维放电发放的过程中，有

不同肌纤维间的传导受阻或即刻可用的乙酰胆碱减少。

（3）相位：也称为位相，计数相位方法是从波形第一次离开基线后开始，一种方法是认为每穿过一次基线计 1 相，另一种方法是每回到基线一次（包括最后一次）计 1 相，对同一个 MUP，后者比前者恰好多一项。按后者计数，定义大于 4 相者为多相电位，4 相和少于 4 相者为非多相电位。如图 5-27b，按前者计为 6 相、后者计为 7 相，判为多相电位。相位反映了电极收集区域内肌纤维放电的同步性，正常的 MUP 可为单相、双相、三相或四相，一块肌肉中也可有少量多相电位发放。肌纤维放电的同步性取决于神经末梢传导的一致性和肌纤维对神经冲动响应的一致性。

MUP 相位多少同样取决于电极附近肌纤维同步性。肌纤维放电时间呈正态分布，形成单相波、双相波或三相波；若放电时间成组分布，则各组形成一个波形成分，两个波形成分遵循函数代数和原则再叠加，两组间时间差小于 1ms 时，尚可整合为一个三相波，两组间时间差超过 3ms，则可形成四相或大于四相（多相）的波形；如果肌纤维放电分为三个或更多组，组间放电时间差均超过 2ms，则很容易形成大于四相的多相电位。

正常生理状态下，多相电位的出现主要因肌纤维类型（粗细）较多所致，肌纤维类型的构成又取决于肌肉的功能所需。例如胫前肌和肱二头肌，因功能要求既要快速收缩、又要有耐力，既有等张收缩、又有等长收缩，且肌肉收缩行程较大，故其中粗细肌纤维类型最为丰富。在采集 $20 \sim 40$ 个 MUP 中，多相电位占比小于 35% 视为正常，而三角肌应小于 30%，其他肌肉若多相电位比例超过 20% 即视为异常。

病理性多相电位增多，主要源于运动纤维末梢传导同步性严重丧失（例如周围神经外伤恢复期）、肌纤维对神经冲动响应一致性严重丧失（例如各类可发生肌纤维变性的肌性疾病，特别是进行性肌营养不良和炎性疾病等）。

图 5-27c 所示的 MUP 转折现象（Z1 和 Z2），过去曾认为有其独立发生机制，现在认为与多相电位意义相同。但对 Z2 所示形态，必须明确辨识是单一 MUP 的转折成分，还是两个不同的 MUP 时间上的部分重合所致，这一点在临床检测中往往是很困难的，特别是对初学者而言。图 5-27c 的波形，若视为一个宽时限 MUP，则 Z2 为转折，而事

实上 Z2 之前为一个独立的多相电位，Z2 又是另一个 MUP，两者发放节律不同，在某个时刻几乎重合，形成图中的波形，辨别的方法是观察其前后的扫描线，有二者独立发放、中间有明显的平直基线（可参照图 5-27 中不同 MUP 辨识方法）。

综上所述，同心针电极记录到的 MUP 主要来自针极附近约 1mm 半径内的肌纤维放电，各肌纤维放电的时间同步性同时影响时限、波幅和相位，故在分析 MUP 时，三个参数不能割裂开来观察。生理状态下，由于肌肉所处部位不同、功能不同，MUP 的三个观察指标有一定的变化范围。病理情况下，三个指标的改变通常有相关性，特别是时限增宽的同时，常伴有波幅增高，称为"高宽电位"，或称为 MUP 增大，为神经源性疾病一般性改变特征；MUP 时限缩窄、波幅下降，称为"窄小电位"，或称为 MUP 减小，为肌性疾病 MUP 改变的共性特征。

3. 量化分析法 MUP 的采集方法　对于某一受检肌，依靠一个部位的一个或数个（2～4 个）MUP 时限、波幅、相位计量值判定肌肉的异常与否显然是片面的。通常的临床检测方法是按照前文中电位 - 基线时占比法、MUP 辨识法、严格的上升时间控制，分辨出可计量的 MUP。针电极在肌肉中改变位置记录不同形态 MUP 总共 20 个（每个位置可记录 2～4 个），测量每一个 MUP 的观察指标并计算出平均时限、平均波幅，作为受检肌 MUP 时限、波幅的检测值，同时计数多相电位的个数再除以 20 计算出其多相电位百分比。将三个检测指标（平均值）与正常参考值比较，以得到 MUP 改变异常与否以及异常的性质（神经源性或肌源性）。

另一种计数方法是，采集 20 个非多相 MUP 并记录下期间出现的多相电位个数，用非多相 MUP 计算受检肌平均 MUP 的时限、波幅，多相电位个数除以多相与非多相总数，计数出多相电位百分比。该方法增加了电极移动的次数，主要用于非典型肌性损害的"精细"观察，在神经性损害时较少使用。

计数 20 个 MUP 的原因是大量临床检测、统计学处理结果显示，20 个 MUP 检测值平均后可信度达 95%（亦有认为可达 99%），更多计数不能再显著提高判断准确性，而增加受检者痛苦是显而易见的。

在过去，MUP 参数需手工测量纸质记录、人工计算。至 20 世纪 90 年代，得益于数字式微型电子计算机（PC，电脑）技术飞速发展，现代肌电图仪 MUP 采集过程基本实现半自动化或全自动化程序分析。一般设备都可以做到人工选定 MUP 大体位置，程序分析波形，生成时限、波幅、相位等数据。有些仪器还可以做到持续轻用力收缩一定时间（10 秒、20 秒、30 秒、1 分钟、2 分钟等），程序自动分析波形、生成数个不同形态的 MUP 供选择。最新的设备已具备如图 5-23 中所示的复合波形的分解识别能力。自动分析 MUP 的方法可以大幅度提高采集效率，但实际使用中要求操作者非常熟练掌握其分析机制和使用方法，且受检者能够非常好地配合才行。由于程序开发无法预测所有实际工作中可能遇到的波形，所以不能完全依靠程序自动识别 MUP 的各项数据，必要时应人工调整，才能保证采集的准确性。

我们知道，由运动神经末梢在肌肉中的分布特点决定相邻 MU 之间的肌细胞有交叉现象，针电极在同一处可记录到的运动单位（MU）放电不止一个。大量观察且被理论研究证实，针电极在肌肉中每个位置可记录到的不同的 MUP 最多不会超过 6 个。需要特别注意的是，这是指用标准的直径 0.5mm 电极，如果使用直径 0.3mm 的电极，可记录到的不同 MUP 个数更少。笔者推荐，每次移动电极后记录 2～3 个不同 MUP，最多不要超过 4 个。

保持针电极垂直走行，除保证肌纤维放电的偶极极性与针电极保持不变外，还可以最短的移动针电极距离得到最多不同的 MUP，既减轻受检者痛苦，又提高检测速度。

4. 关于 MUP 的第四个观测指标——面积　谈到 MUP 的面积，就不能不涉及一些数学、物理学的基础。肌电图本质是记录针电极两极之间电势差对于时间的函数，函数的积分就是函数曲线与基线间所包围的面积，面积在物理学上代表能量，能量是力做功的体现。因此，很容易让人把 MUP 面积代表的能量与肌力的对应关系理解为线性关系。笔者曾持续数年观察多种疾病（特别是肌性疾病）MUP 面积与临床、肌力及其他电生理指标的关系，试图找到不同类型疾病 MUP 变化的规律，遗憾的是未能如愿。根本原因在于，MUP 面积所代表的能量是针电极记录到的特定位置 MU 放电的"能量"，不等同于肌肉收缩产生肌力做功释放的能量。但也有观点认为 MUP 的面积改变较测量时限、波幅更为可靠。读者可在临床工作中将两者同时记录（这在现代肌电图仪上已很容易实现，且并不需要额外增加检测时间）加以比较。

5．MUP 各指标变化的意义及异常判定　用上文中采集方法所得的 MUP 时限、波幅、多相电位百分比检测值与正常值比较。最基本的判别方法是：MUP 检测值时限、波幅之一或者二者均高于正常值上限，判定为神经源性损害；反之，低于正常值下限、伴有或不伴多相电位百分比高于正常肌肉百分比上限，判定为肌源性损害；均在正常值范围内的，判定为正常。通常，时限和波幅是关联的，时限高于正常值、波幅也高于正常值，反之亦然。

由于使用的设备、实验室环境、操作人员等因素的影响，理想情况下要求各实验室应建立自己的正常值库。正常值库建立需要分别采集男女、不同年龄段、不同肌肉，且足够数量正常志愿者的数据，经统计学处理得到，这一点在大多数临床实验室是无法实现的。实际工作中通常使用的正常值为北京协和医院汤晓芙教授发布的"国人 MUP 正常参考值"，未列出的则参考国外学者的数据。不同研究者报道的 MUP 正常参考值有一定差异，开展工作初期可以通过一定病例数的观察，选定一组制作正常值表，以备随时查阅。仅从技术角度来讲，各实验室可用下述方法建立自己的正常值库：在临床工作中，将必须检测的正常对照肌肉 MUP 数据记录下来，积累到一定例数就可以统计学处理得到自己的正常值。需要强调的是，不能因建库需要在受检者不知情的情况下扩大检测范围；选择入组数据时，一定严格控制病史、家族史

等标准。本书附录 2 中，结合每个肌肉检测方法，给出笔者所在实验室使用的各肌肉量化分析正常参考值，以供读者参考。对于这些正常参考值的使用，同样切忌死搬硬套。

6．量化分析异常类型的意义和机制　异常 MUP 的改变类型有：不能检出、增大、减小及多相电位增多。下文分别讨论其发生机制、进一步探讨各种改变的意义。

（1）神经完全性损害——MUP 不能检出：病理情况下，若发生脊髓前角功能完全丧失、完全抑制，或者周围神经轴索完全断裂、轴浆流完全阻断等病理改变，则病变前角、神经所支配肌肉不能检出 MUP。实际工作中，要考虑到受检者惧痛、诈病等因素。主动 MUP 未检出时，应在神经的适当部位给予电刺激，若诱发肌电反应可以引出，则应在报告中注明。

（2）神经部分性损害——MUP 增大、多相电位增多的机制：首先，在发生脊髓前角运动神经元部分变性死亡或者周围神经部分性轴索断裂时，其支配的肌肉中，部分肌细胞失去神经支配，残存神经纤维可以通过侧支芽生再支配部分失神经支配的肌细胞，使得原有的运动单位扩大。其次，神经部分性损伤可导致针电极附近可收集到的 MU 放电减少，不同 MUP 之间的相互抵消作用减小。最后，由于 MU 减少，为了代偿肌力，残存 MU 动作时，总以最大或接近最大用力放电。以上三点单独或共同作用可以使 MUP 明显增大（图 5-30）。

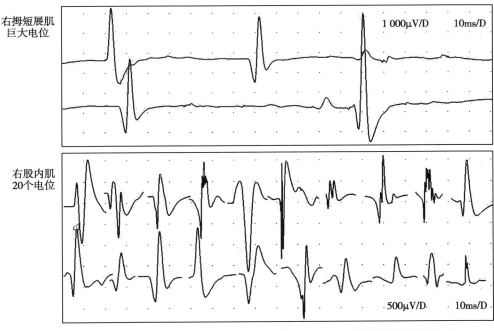

图 5-30　典型神经源性损害 MUP（记录于 53 岁 MND 患者拇短展肌和股内肌）

侧支芽生的神经末梢，轴索与肌细胞的运动终板重建后，髓鞘的重建需要时间，导致这些末梢的传导速度与原存末梢的传导速度不一致，两部分末梢支配的肌细胞收缩放电就不能很好整合在一起而形成多相电位。周围神经完全断裂伤在成功的神经吻合术后，神经恢复的初期，各神经末梢的髓鞘恢复不一致，也可产生多相电位，此时的多相电位又被称为新生电位。虽然对于新生电位这个概念，学界是有争议的，但笔者观察到神经外伤恢复期肌肉，确实常出现大而多相的 MUP；在周围神经部分性损害恢复过程中，常见到 MUP 减少—MUP 减少、增大—MUP 增大、多相电位增多演变过程，多相电位增多出现时常预示着受损神经再生、再支配的建立；周围神经完全损伤后，第一次检测不能检出主动 MUP，之后的检测可检出大而多相的 MUP 是神经恢复的确切证据。由此各种表现，笔者支持新生电位这一概念。

在慢性、进展型神经损害疾病中，MUP 是否明显增大与神经损害的进展速度有关。到疾病的晚期，MUP 可以出现特殊的少而小现象。

有研究显示，远端肌（手、足内在肌）MUP 正常情况下可以偏大，这与小肌肉 - 小运动单位 - 小运动单位电位的一般原则似乎有矛盾，笔者也观察到此现象。原因可能有二，其一，手、足部小肌肉的纤维类型相对比较单一，MU 放电之间更多的是相互叠加而不是相互抵消；其二，部分研究只是针对 MUP 进行，没有全面检测其他电生理指标，究竟有没有其他临床下神经损害不得而知。实际工作中，仅在 1～2 块手内在肌或者足内在肌中检测出大于正常参考值 MUP，没有其他电生理改变支持的应忽略。

（3）关于巨大电位：在某些神经系统疾病中，常可见到 MUP 波幅显著增高，达数千微伏甚至上万微伏。例如，笔者曾在儿麻后遗症患者下肢肌肉中记录到波幅超过 10 000μV 的巨大 MUP。巨大电位的定义目前并未统一，多数实验室用超过 4 000μV 或者 5 000μV，但也有采用 2 000μV。判定标准究竟该不该统一？统一到哪个标准？即使标准统一了，又该如何应用？比如，假设 4 000μV 为界限值，一块肌肉 20 个 MUP 中出现了 5 个波幅 3 990μV 左右的大电位与另一块肌肉出现了 1～2 个超过 4 000μV 的巨大电位、其余电位基本都在正常范围内、平均 MUP 波幅接近，哪个更异常些？笔者认为 4 000μV 是一个较为合适的界限值，实际检测中，如果检出超过 4 000μV 的 MUP，应对该肌肉高度警惕，但判定是否神经源性损害则应结合平均 MUP 检测值及其他项目的观察指标。

（4）肌性损害——MUP 减小、多相电位显著增多的机制：无论何种原因导致的肌性疾病，其本质的病理改变都会体现在肌细胞膜的生物电特性变化，造成膜内外静息电位差减小、运动终板对神经冲动响应不一致、兴奋电位在肌纤维上传导不一致等生物电异常。静息电位减小就使得每个肌细胞放电波幅下降、时限缩窄；对神经冲动响应、传导的不一致，使得一个 MU 内肌细胞放电不能很好地整合在一起，形成了多相电位显著增多。波幅极低、时限很窄的多相电位，称之为"短棘多相电位"（图 5-31）。

判断 MUP 是否减小，可以对比正常参考值，但判定一块肌肉为肌性损害，则应结合自发电活动，笔者推荐的肌性损害判定三要素为：①可检出自发电活动；②MUP 减小；③多相电位增多。判

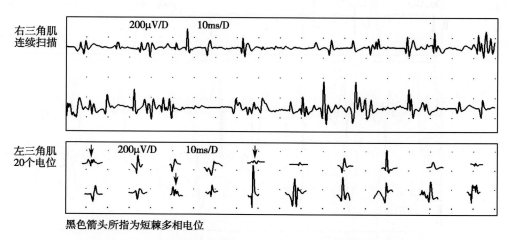

右三角肌
连续扫描　　200μV/D　　10ms/D

左三角肌
20个电位　　200μV/D　　10ms/D

黑色箭头所指为短棘多相电位

图 5-31　典型肌源性损害 MUP（记录于 37 岁女性严重皮肌炎患者）

定标准三要素组合：①＋②＋③判为典型肌源性损害；①＋②判为肌源性损害；②＋③判为肌源性损害可能；①＋③＋MUP不增大判为肌源性损害可能；②判为可疑肌源性损害。要注意的是，最后分析结果时还应结合神经传导检测。

在已知的大多数肌性疾病中，肌肉的肌源性损害改变往往呈四肢对称性或局部多肌肉分布。仅有局灶性肌炎等极个别罕见病可出现仅有局部的、单肌肉的肌源性损害改变。

临床上经常会出现MUP增大（神经源性损害）与MUP减小（肌源性损害）共存于一个患者，对该患者肌电图结果判定，有研究者提出了"神经肌源性损害"或"肌源性神经源性损害"的表述方式。实际工作中这种现象并不少见，但这种结论表述方法值得商榷。例如，一个右侧肘管综合征患者同时患上多发性肌炎，在此患者双侧三角肌可见到典型肌源性损害改变，而在右侧小指展肌、第一背侧骨间肌、尺侧腕屈肌可检出神经源性损害改变，如果以上述结论表述方式，报告"神经肌源性损害肌电图"，则临床医生会不知所云；再如，儿麻后遗症患者不幸又患上多发性肌炎，也可以出现不同的肌肉有神经源性损害和肌源性损害两种截然不同的表现。凡此种种，笔者认为应该分别报告不同部位、不同肌肉/神经的异常表现。"神经肌源性损害"和"肌源性神经源性损害"的表述机械地使用了肌电图异常所提示的意义，没有具体分析这些改变所蕴含的病理学意义，也没有考虑每个患者病理改变的个性化，更没有思考如何提高肌电图检测结论对临床医生的指导作用。事实上，临床检测还有在同一块肌肉中可以出现大

MUP甚至巨大MUP与极小MUP共存、反而很难检出中等大小MUP的情况，按计量法计算的MUP所得结果正常，如脂质沉积性肌病、线粒体肌病等。因此，对MUP的观察、MUP变化形式的解读，不能仅停留在大小改变所代表的神经源性损害和肌源性损害，而是既要重视MUP的总体改变趋势，又要观察每个MUP的改变特点，还要结合患者的临床表现和病史以及其他电生理检测项目综合分析。

7. 量化分析的精确性误差与结果的非精确性本质　应用MUP大小判断肌肉病理改变趋势，MUP检测值的准确性则至为关键。影响MUP检测值准确性的因素有如下。

（1）MUP形态多样性：不是每个MUP均有清晰可辨的起止位置，如图5-32a所示，箭头1所指处，起始位置应无争议，但该MUP的终止位置可被识别为箭头2或箭头3所指，两者时限差约为5ms。而究竟选择哪一点，每个操作者都可能有不同的理解。

（2）MUP的时间重叠性：图5-32a中波形Ⅲ极易被识别为不同于的第三个MUP，只有经验极为丰富的肌电图工作者仔细分析才能辨识出它是波形Ⅰ和波形Ⅱ时序重叠形成的复合波；图5-32b中的波形Ⅰ和波形Ⅳ～Ⅶ按照MUP识别的一般原则均可被识别为不同的MUP，但事实上波形Ⅳ～Ⅶ是由波形Ⅰ～Ⅲ不同个数、不同时序关系的复合波。这些波形对于有经验的电生理工作者识别起来也有一定困难，初学者更是难于识别。

（3）MUP"波形自动识别程序"识别机制与局限性：现有识别程序有全自动和半自动两类，识别

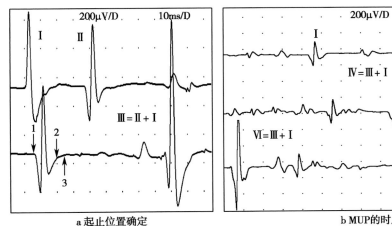
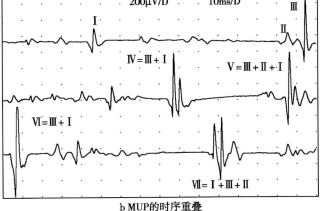

图 5-32　MUP起止位置确定的困难性及重叠导致的分辨困难性示意

注：箭头1标识起始位置，箭头2和箭头3标识可能的终止位置；Ⅰ、Ⅱ、Ⅲ、Ⅳ、Ⅴ、Ⅵ、Ⅶ为不同的波形。

的两个要素是斜率和阈值（或称为触发水平）。扫描线每个点均有斜率值，斜率越大、扫描线越陡峭。当斜率大于某个设定值（用 k 表示，由仪器生产厂家在程序中设定，一般用户是不可以随意更改的），则认为该点为 MUP 起始位置，起始部分在基线下方的计算原理相同。自动识别程序也以同样原理计算 MUP 的终止位置，从而计算出时限值。这样计算出的 MUP 时限值总是最"精确的"，然而并不一定总是最"真实的"。

MUP 自动识别是以设定阈值作为参考，阈值可为正向的、也可为负向的，波形上下变化绝对值不超过预知则不作为"真实的"MUP 采集。早期肌电图仪阈值的方向和大小需要操作者手工设定、随时调整；现代肌电图仪大多数采用自动识别 MUP 主波方向、自动设定阈值的方式，也可手动干预。

MUP 自动识别程序通常会在一个采集点上，识别出数个不同的 MUP，以特定形式显示在屏幕上以供操作者挑选。一般的自动识别程序对图 5-32b 中波形 Ⅰ、Ⅲ 基本均可正确识别为 MUP，但对 Ⅳ、Ⅴ、Ⅵ、Ⅶ 号 MUP，通常会识别为新的、不同形态的 MUP。最新的肌电图仪已可正确地在波形 Ⅳ、Ⅴ 中提取出 Ⅲ 作为 MUP 计算，但对于波形 Ⅵ、Ⅶ 号依然可能会错误地识别为不同的 MUP。

（4）轻收缩用力大小：受检肌收缩力量大小与波幅应用 MUP 大小变化判断肌电图变化类型时，如果是明显的 MUP 减少、增大（神经源性）或者减小、增多（相位增多；肌源性），不需比较数值也可作出判断。困难的是变化不很明显的时候，采集的影响可以带来两方面的假阳性，换言之，受检肌用力不当正常肌肉既可以被判定为神经源性损害，也可以被判定为肌源性损害，关键在于用力大小的控制。

（5）操作者的"倾向性"：在临床工作中，当电生理医生拿到检查申请单、询问病史、做完体征检查后，会有一个经验性临床结论，这个结论会在潜意识中影响检测方向，这一点往往被忽视。具体表现在 MUP 采集时，若疑诊肌性疾病，就可能自觉不自觉地选择小 MUP 采集，借以印证自己的推断或迎合临床疑诊，这种潜意识影响很难克服。避免潜意识影响可用"矫枉过正法"：当直觉患者为肌性损害时，有意识地选择大 MUP 采集，如果 MUP 检测值小于正常值低限，则肌源性损害可以肯定；神经源性损害检测同理。

（6）同心针电极阻抗对 MUP 大小的影响：重复使用针电极使用一段时间后，针芯表面氧化可致阻抗增大，所测出的 MUP 就会普遍减小，可用电解法去氧化或研磨针尖的方法解决。目前多采用一次性电极，更换电极批次时，若有 MUP 检测值普遍变小或变大的倾向，则应精确测试阻抗以判定是否为合格的针电极。

（7）采集参数的影响：可影响 MUP 检测值的参数有滤波范围、灵敏度和放大器放大倍率。临床工作中，可能会有意（出于某种研究需要）、无意（误操作）地修改参数，从而导致 MUP 检测值普遍偏大或偏小。

（8）体温的影响：体温可影响 MUP 的大小和相位。有研究显示体温降低，MUP 减小、相位增多。所以，电生理检测室要具备恒温设施，一般建议室温保持在 22～25℃，必要时还要对受检者肢体进行加温处理（如温热水浸泡、暖气增温，等等）。

8. MUP 计量法应用小结　上述诸多因素中，有些可以通过控制环境、严格操作等得到一定程度纠正，有些则不然。可以用公式表达为：

$$M = m + \Delta m$$

其中，M 为 MUP 检测值；m 为 MUP 真实值；Δm 为非病理因素带来的误差。

实际工作中，使 Δm 为 0 的理想状况不可能实现，且由于人种、地域、职业、体型等因素，所采用的正常参考值是否适合每个受检者也是不确定的。这就是 MUP 量化分析方法学所固有的 MUP 量化分析结果的非精确性本质。

基于上述讨论，推荐的 MUP 分析原则为：①对于 MUP 波幅、时限的应用，为排除主观因素可更重视波幅。②对于单个肌肉在没有自发电活动支持下，仅有 MUP 一定范围的增大或减小往往不具有决定性诊断价值。③在无其他电生理指标异常支持下，MUP 检测值在正常参考高/低限值基础上，再"放大"变化范围。具体使用方法为：神经源性损害时高于高限 30% 以内忽略，高于高限 30%～50% 判可疑异常，高于高限 50%～100% 判可能异常，高于高限 100% 以上判异常，且应结合"MUP 发放形式分析法"（募集法）、最大用力干扰相等观察针电极移动至少 3～5 处表现为"募集减弱"或单纯相，即有明显的 MUP 减少改变；肌源性损害时低于低限 10% 以内忽略，低于低限 10%～30% 判可疑异常，低于低限 30%～50% 判可能异常，低于低限达 50% 判异常。④无自发电活动和 MUP 大小改变时，单纯多相电位增多不具有确切诊断价值。

按上述原则判定 MUP 检测结果，在有效避免假阳性的同时，必然会在一定程度上降低阳性检出率。就 MUP 变化判定而言，误判神经源性损害或肌源性损害的假阳性，所带来的危害性远远大于未检出异常的"假阴性"。所以说上述判定原则在临床上是可行的。需要再次强调临床神经电生理是一门综合诊断技术，MUP 的变化一定要结合其他项目考虑，特别应结合自发电活动（失神经电位）综合分析。

（二）运动单位电位发放比率分析法

研究证实脊髓前角运动神经元（α-MN）类型的不同决定肌肉中有不同类型的运动单位（MU）。在肌肉由静止状态转变为轻收缩状态、肌肉收缩力量逐渐增大的过程中，不同类型 MU 的发放顺序及控制机制，相同类型 MU 的发放顺序及控制机制，同一个 MU 的发放频率控制机制等的研究进展并不一致，有些已有研究结论，有些有推理或假说，有些则完全没有搞清楚。

目前认可度较高的肌肉从启动收缩到大力收缩过程中运动神经单位兴奋机制遵循"快慢原则"和"大小原则"：肌肉从静息状态开始收缩时，快运动单位（小运动神经元、支配Ⅱ型肌纤维）首先放电，且以一定频率重复，然后随着肌力增加和一些尚未明了的机制快运动单位放电频率增加、慢运动单位（大运动神经元、支配Ⅰ型肌纤维）加入放电。

临床观察肌肉从静息状态至轻用力收缩状态 MUP 发放形式表明，正常情况下在绝大多数肌肉中同心针电极附近可收集到不止一个形态的

MUP，而是有数个不同 MUP 交替发放，说明在针电极附近有不同的 MU 放电可以被记录到，不同 MU 发放顺序的机制似乎与 MUP 表现形态并无多大关联；针电极轻微移动，甚至原位旋转都可以使 MUP 的形态发生很大变化，这应该与 MU 放电偶极子和电极记录矢量相对位置改变有关，每个 MU 放电遵循既有的生理学和生物学规律。在某个位置上同一个形态的 MUP 重复发放频率与肌肉收缩力度正相关（图 5-33）。

基于 MUP 发放形式分析判断受检肌功能状态的方法主要流行于北美地区，故有人称之为美式电诊断、美式肌电图，其分析方法称为"募集分析"，肌肉从松弛状态逐渐增大用力、MUP 发放逐渐增多的过程称为"募集过程"。该方法要点有：不同 MUP 的辨识、同一 MUP 发放频率的计算、肌肉 MUP 总发放频率的计算、发放比率的计算。

1. MUP 辨识　分析 MUP 发放形式首先要正确辨识不同形态的 MUP，为了清晰明了说明 MUP 的辨识方法，下文采用模式示意图的方式（图 5-33）。

在图 5-33 中，Ⅰ号和Ⅱ号标识的为清晰可辨的 MUP 波形，通常识别为该采集点记录到了 2 个 MUP；Ⅲ号 MUP，由于上升时间过长且波幅过低，通常认为其来自较远 MU 的放电，不计为有效 MUP 个数；对于Ⅳ号 MUP，虽然波幅很低，在计量法中，通常被视作短棘多相电位，不仅要识别为 MUP，而且具有判定肌性损害的重要价值；在募集分析法中，其波幅较Ⅲ号 MUP 更低，应该排除，但

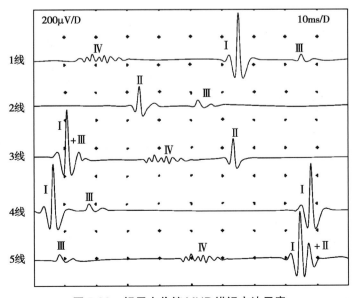

图 5-33　轻用力收缩 MUP 辨识方法示意
注：1 线～5 线为连续 500ms 扫描线；Ⅰ～Ⅳ标识单一或组合的 MUP 波形。

若排除在计数外，根据计量法所述原理，显然又是错误做法，这是募集法分析 MUP 的固有局限性。

在 1、4 线上的 3 个 Ⅰ 号 MUP，其形态完全一致，辨识没有困难；而在 3 线上，Ⅰ 号 MUP 后，是时序上有部分重合的 Ⅲ 号 MUP（Ⅰ+Ⅲ），因Ⅲ号不计入有效 MUP 个数，仅计数 Ⅰ 号一次；在 5 线上，Ⅰ 号 MUP 后，是时序上有部分重合的 Ⅱ 号 MUP（Ⅰ+Ⅱ），则 Ⅰ 号和Ⅱ号 MUP 需各计数一次。若将 Ⅰ+Ⅲ 和 Ⅰ+Ⅱ 分别视作不同于Ⅰ 号 MUP 的电位，显然 MUP 发放的计数及后续使用该计数计算出的发放频率均会出现错误。实际上在计量法分析 MUP 时，也存在上述 MUP 识别问题。

2. MUP 发放频率及比率计算与判定

（1）单个 MUP 发放频率计算：用发放频率判断 MUP 改变时，通常设扫描速度为 10ms/D、每屏 5 条线（以下讨论中，非特别强调，均默认为此设置）。这样设置，每条线分析时间为 100ms，每条线上 MUP 出现个数乘以 10 即为 MUP 发放频率；实际检测中 MUP 发放频率会有一定变化范围，计数满屏 5 条线上 MUP 发放个数乘以 2，也可得其发放频率。图 5-34 示意单一形态 MUP 几种典型发放频率在屏幕扫描线上的显示特点。在有多个不同形态 MUP 发放时，依上述方法可计算出每一个

MUP 的发放频率。也有操作者习惯设置扫描速度为 20ms/D，每屏 5 条线即为 1 000ms，同一个 MUP 满屏个数，即为该 MUP 发放频率赫兹（Hz）数。

以发放频率判断 MUP 改变，灵敏度设置不是固定的。当采集位置上有大小不同的 MUP 时，为了照顾小 MUP 显示清楚提高灵敏度可能会使大 MUP 削顶，MUP 削顶并不影响发放频率判定，但可能会影响依靠肌电信号声音来判断其频率和其他信息的结果。

（2）用 MUP 的声音估算发放频率：肌电图检测的声音，不仅可用于"听"纤颤电位、正锐波以及其他特征性自发放电。在美式电诊断中，依靠 MUP 声音判断其发放频率，也是基本功之一。熟练的肌电图检查者可判断出同一位置出现 2~3 个 MUP 各自的发放频率；甚至有些资深电诊断医生可通过 MUP 的"破碎声""吱吱声"等特色声音，鉴别出某些疾病。但这些技能需要经过长时间的训练和足够多的特定病例观察，这个时间短则需数年、长则需要十几年。对于初学者，即使经过几年训练，还不能"听清楚"MUP 也无须沮丧；先学会图形辨识，保证判断准确是第一位重要的，工作中留心培养自己"听 MUP"的能力即可。随着肌电图检测设备的发展，MUP 储存、回放功能日益强大，

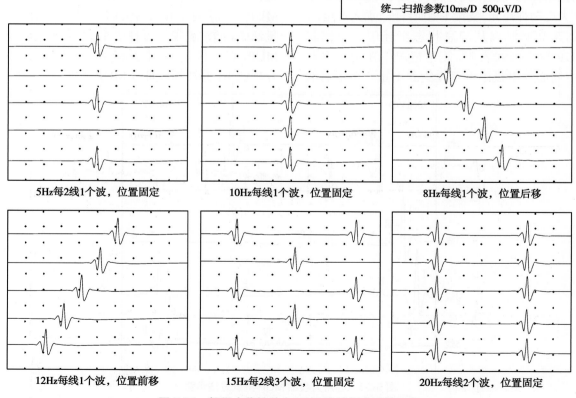

统一扫描参数10ms/D 500μV/D

5Hz每2线1个波，位置固定　　10Hz每线1个波，位置固定　　8Hz每线1个波，位置后移

12Hz每线1个波，位置前移　　15Hz每2线3个波，位置固定　　20Hz每线2个波，位置固定

图 5-34 轻用力收缩单个 MUP 发放频率计算示意

通过图形的判定是比较可靠的；最新电生理仪器中的肌电图检测程序所具有的 MUP 自动识别、归类功能，已经能够提供非常准确的发放形式分析所需信息，"听"已非必要的技能。

（3）用发放频率判定受检肌功能：相对于计量法分析 MUP，发放频率分析对针电极在肌肉中的位置、肌肉收缩力量的控制等要求更为严格，操作条件的轻微改变都可能影响判定结果。

正常情况下，当肌肉由静息状态开始轻收缩时，总会有一个 MU 首先被激活，记录到一个形态的 MUP。肌肉维持"最小用力"收缩时，第一个被记录到的 MUP 以 5～7Hz 频率发放，且无第二个 MUP 出现，此频率称为起始频率。随着肌力增加，会有第二个、第三个或更多 MU 被激活，记录到各种不同形态的 MUP；此过程中不同 MUP 发放频率按照上文所述原则判定，第一个出现的 MUP 发放频率会逐渐加快，通常约在 10Hz 时，出现第二个不同的 MUP，称为募集频率；力量增大使各 MUP 的发放频率增大和更多不同 MUP 加入；每条扫描线上不同 MUP 个数乘以 10 或满屏 MUP 总数乘以 2，称之为 MUP 总发放频率（f_Σ）。轻用力状态下，总发放频率除以不同形态 MUP 个数（n）为平均发放频率即 $f_n=f_\Sigma/n$。当 MUP 总发放频率达到约 50Hz 时，每条扫描线约 5 个 MUP，按每个 MUP 时限约 10ms 计算总时间约 50ms，与计量法轻用力收缩相当。

定义发放比率 $Fr=f_n/n$。

以 Fr 数值大小判定受检肌 MUP 正常与否的方法即为发放比率分析法，在美式电诊断中称为募集比率（分析法）。正常肌肉轻用力时，若 $n\approx3$，则 $f_\Sigma\approx45Hz$、$f_n\approx15$，所以 Fr 的正常比值约为 5。当 Fr 减小接近于 1，称为"早募集"，判为肌性损害；当 $Fr\geq10$，称为"募集减少"，判为神经源性损害（图 5-35）。

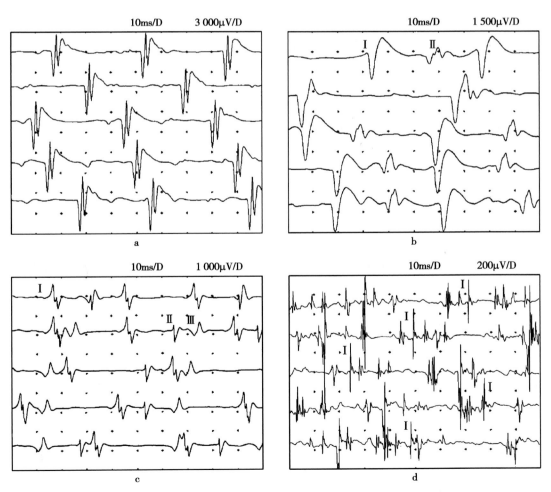

图 5-35　MUP 发放比率分析法应用实例

注：a. 男 47 岁小儿麻痹后遗症胫前肌 MUP；b. 男 52 岁运动神经元病股内肌 MUP；c. 女 33 岁慢性脱髓鞘周围神经病肱二头肌 MUP；d. 女 25 岁皮肌炎三角肌 MUP。各子图中罗马数字标识不同形态的 MUP。

分析图 5-35 所示实测 MUP 波形：图 5-35a 中仅有一个形态的 MUP 以接近 30Hz 频率发放，$F_r \approx 30$ 远大于 10，故为典型神经源性损害改变；图 5-35b 所示 $f_s = 46Hz$、$n = 2$、$F_r = 11.5$，可判为神经源性损害改变；图 5-35c 所示三个 MUP（Ⅰ～Ⅲ；其他波形多为复合波）均以约 20Hz 频率发放，故 $f_n \approx 20$、$F_r = 6.7$，可判正常；在图 5-35d 中，虽然 $f_s > 100Hz$，但是可辨识的 MUP 个数也显著增多（$n > 10$），计算所得 F_r 反而接近 1，呈"早募集"，故判为肌源性损害。

进一步观察图 5-35d，在总发放频率高达 100Hz 以上的情况下，保证 MUP 可辨识的条件必然是每个 MUP 持续时间（即计量法的时限）很短，各 MUP 时限几乎均小于 5ms，这提示发放比率分析法与计量法之间似有内在联系。二者虽然方法不同，但因所研究的对象相同，若将两种分析方法联合应用，对 MUP 异常性质判断准确性的提高有所帮助。事实上，笔者首先学习和应用的是 MUP 计量法，在了解了发放比率分析法后，即尝试将二者联合使用。多年来的临床实践感受是二者联合应用确实可提高 MUP 异常改变不很典型时的判定准确性，两种方法各自观测指标间通过怎样的算法建立科学的联系、新的可靠的观测指标建立等尚在进一步研究中。

（三）运动单位电位统计计量法

近年来出现了在计量 MUP 时限、波幅基础上用统计学原理分析 MUP 的方法，可视作传统 MUP 计量分析法的简化与改良。简介如下：

经大样本测试正常人肌肉 MUP（主要包括三角肌、肱二头肌、胫前肌、腓肠肌等大肌肉），统计计算出常用受检肌时限、波幅高限和低限值的 95% 可信区间分别约为 1 850μV 和 180μV。临床检测为目测观察方便，设高限 2 000μV、低限 200μV，采集、观察 5～8 个 MUP，若有 2～3 个高于高限或低于低限，即判定为神经源性损害或肌源性损害。同时观察 MUP 时限，分别设最高限 15ms、最低限 5ms，同样在 5～8 个 MUP 中有 2～3 个超出界限者，亦可判定异常。

该方法具有简便、快捷的优点，但其统计数据是否适合国人、所设 95% 区间是否可行、上下限设置是否合理、实测 MUP 的可靠数量等尚需进一步研究。

（四）主动运动单位电位的有/无判断

在部分以检测外伤后是否合并周围神经损伤为主要目的的实验室，不做 MUP 量化分析和募集分析，而是仅观察主动 MUP 是否可检出。在周围神经外伤的任何时期，只要受检者合作，主动 MUP 不能检出意味着神经功能完全丧失（不一定是神经完全断裂）；主动 MUP 可检出则说明至少神经没有完全断裂。对于惧痛、诈病者等情况，辅助以电刺激可以提供一定客观证据。

（五）运动单位电位功率谱分析

随着计算机技术的发展，对肌电图波形进行实时功率谱分析成为可能。相关文献报道分析对象主要有轻用力和最大用力。遗憾的是目前尚无临床实用的、可以取代人工 MUP 分析的技术出现。功率谱分析的临床实用化有待于设备开发工程师结合临床电生理工作者，共同建立一套科学、实用的数学模型，实现对干扰波形、基线漂移的识别和剔除，能够提取出真实的 MUP，仅对 MUP 发放的时段进行分析需要大量的临床数据统计得出判定标准。

（六）运动单位电位分析小结

关于 MUP 检测的基础研究、临床应用均有大量的文献报道，已有的研究结果是临床检测、分析的依据。但由于研究目的、研究方法、受检人群等差异，其结论往往有相当大的出入。对于临床神经电生理工作者，MUP 分析应从如下几点思考和着手。

1. MUP 分析的目的　MUP 检测的目的必然是判定受检肌正常与否。如果异常，需要进一步确认其性质为神经源性损害还是肌源性损害。异常性质的判定通常要结合静息状态下所见现象分析。对于通过 MUP 某种特殊改变形式与特定疾病的对应关系进行判断时需谨慎使用，且应通过自行检测印证后再使用。

2. MUP 检测方法的选择及判定　MUP 分析主要有计量法（时限、波幅、相位）、发放比率分析法和统计计量法。表面上三种方法差异巨大，但本质上都在一定程度上符合 MUP 产生及其随病理改变而变的机制。例如，对于图 5-35a 和图 5-35b，计量法显示波幅显著增高（巨大电位）、时限增宽，发放比率分析法显示募集减少，统计计量法显示高幅电位明显增多（多处采集），均可判定神经源性损害；对于图 5-35d，三种分析方法同样均可得到肌源性损害的结论；上述判定在无自发电活动（失神经电位）支持下，多数也是正确的。即在典型的神经性损害和典型的肌源性损害时，三种方法分析 MUP 均可得出准确判定；但无论哪一种方法，在其 MUP 观测值位于正常参考值的低限（图 5-36 左侧虚线和左向粗箭头）或高限（图 5-36 右侧虚线和右

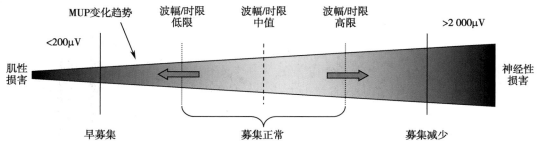

图 5-36　三种 MUP 分析法异常判定示意

向粗箭头）附近时，即观测值位于（异常）临界值，将给正常／异常判定带来困难。这个现象在临床检测中普遍存在，源于观测指标的统计学属性、正／异常人观测值在统计学上有"重合"的基本事实。

有学者将观测指标位于高／低限附近的值域范围称为"灰色地带"，且认为计量法分析 MUP 可精确判定受检肌异常与否及异常性质，仅从数值计算来看这个观点没有问题，但这种做法忽略了正常参考值统计学属性应用于临床观测指标中应注意的观测值重合现象。MUP 检测值位于"灰色地带"的判定，受操作者主观因素及受检者合作状态的影响更为明显，这些都是检测中必须要避免的问题。在排除技术因素影响之后，"灰色地带"MUP 分析结合自发电活动（失神经电位）的基本判定原则如下：①MUP 正常或正常偏大，但又达不到"高限值"（募集正常或偏少），有少量自发电活动，判为神经源性损害；②MUP 正常或正常偏小，但又不低于"低限值"（达不到早募集）、伴多相电位增多，有少量自发电活动，判为肌源性损害；③在无自发电活动检出时，即使计量法分析所得时限、波幅略高于高限或略低于低限，判为异常的假阳性危害大于判为正常的假阴性。

综上所述，三种主要的 MUP"量化"分析方法各有优缺点，并无高下之分。全面掌握各种分析方法，根据受检者症状、体征等灵活运用，方能得出可靠的检测结果。大多数资深肌电图工作者，在临床检测中是不会局限于使用单一方法的 MUP 检测值对受检肌病理改变性质做出片面结论的，而是联合运用多种方法综合观察、分析 MUP 变化趋势，该方法可称为"目测法"。而能够使用"目测法"准确判定 MUP 变化趋势的前提是系统训练、熟练掌握上述三种基本的"量化"分析法。

3．MUP 分析受检肌肉的选择　对于一个特定受检者，选择 MUP 检测的肌肉并不是越多越好，也不应是一成不变的固定组合。基本原则可总结为：该测必测、尽量少测、依据改变、动态调整。

（1）依据症状体征的选择原则：以感觉障碍症状、体征为主的受检者，则仅检测部分代表性肌肉即可；以肌无力、肌萎缩为主要表现的患者，则应针对萎缩部位、范围较为全面地检测相关肌肉，必要时还应做健侧对比。

（2）依据疾病的选择原则：临床疑诊为电生理检测方案的依据，例如多发性周围神经病及运动神经元病，往往需要检测四肢代表性肌肉，甚至需加测躯干肌、头面部肌肉；疑诊神经根病，则应重点检测该根参与支配的代表性肌肉；外伤与周围神经单神经病（卡压症等），则应检测受损神经支配的、与定位关系密切的关键肌肉。

（3）灵活调整的选择原则：临床检测时，临床医生所申请的检测肌肉或神经电生理医生基于症状体征所设计的检测肌肉方案，并不能保证总是合理的。对于每一位患者，检测过程中应根据初步检测结果、结合解剖学、生理学、病理学主动思考，必要时灵活调整目标受检肌。"临床医生要求检测哪些肌肉，神经电生理医生就检测哪些肌肉"的模式是不可取的。

4．MUP 分析结果的解读与应用　受检肌 MUP 检测结果需结合失神经电位（自发电活动）分析；单一肌肉分析结果通常无法作出全面诊断，需综合多肌肉改变分析；依靠 MUP 和自发电活动分析结果，仅可对少数疾病作出确切诊断，大部分情况下需结合神经传导功能检测、诱发电位检测等方能对受检者的神经肌肉系统功能作出全面、客观、准确的评价。

第五节　最大用力收缩状态

一、概述

人体在日常生活、工作状态下，骨骼肌运动多为轻用力状态。在某些极端情况下，骨骼肌才需最大用力。骨骼肌依靠可动员的所有运动单位"同时"兴奋 - 收缩实现"瞬间"最大用力，这些运动单位重复兴奋 - 收缩实现骨骼肌持续的最大用力。肌电图检测观察受检肌持续最大用力状态放电形式的方法称为最大用力干扰相分析。

二、方法与意义

检测程序主要参数：扫描速度 100ms/D，分辨率（灵敏度）1～10mV/D。大多数肌电图仪预设有最大用力检测程序，操作时只需选择程序即可。

受检肌最大用力收缩分析通常在 MUP 检测之后，将针电极退至肌膜下或肌膜外，令受检者大力收缩受检肌再将针电极刺入肌肉，按要求完成采集、保存、拔出针电极后，再令受检肌放松。这样做可以有效避免将针电极拉弯甚至折断。受检者不能有效做出大力收缩时，可以施加对抗力量予以辅助。

正常肌肉大用力时几乎所有运动单位均参与重复放电，MUP 高频率发放使基线不可分辨。其波形变化类似于无线电波受到干扰的形态，故称为干扰相或干扰型（图 5-37a）。

严重神经源性损害时（非完全性损害），运动单位减少使针电极可收集到的 MUP 减少、甚至仅有一个，表现为单一形态 MUP 按一定频率重复发放，在两次发放之间有清晰的基线，称为单纯相（图 5-37c）。

神经源性损害较轻时，可以表现为干扰相和单纯相交替出现，称为混合相或干扰相减弱（图 5-37b）。

有电生理工作者在干扰相与混合相、混合相与单纯相之间各增加一个分级，分别称为混干相、单混相。鉴于最大用力干扰相减弱模糊性本质，试图通过引入混干相、单混相分级"精确判定"神经损害程度似不可行。

肌源性损害时，肌纤维对于神经冲动响应的一致性丧失，单个 MUP 相位显著增多、波幅显

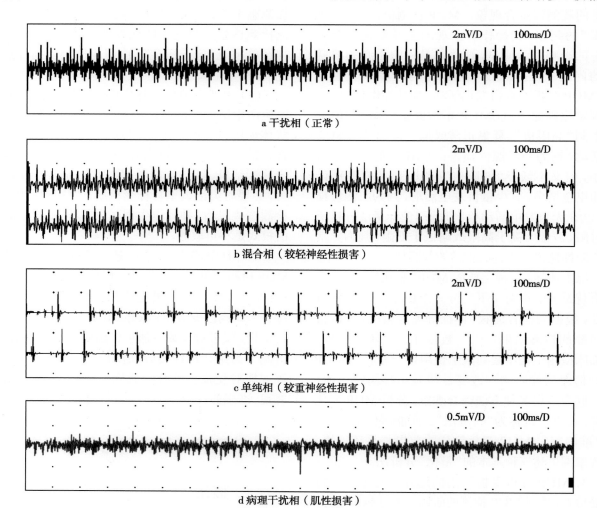

a 干扰相（正常）

b 混合相（较轻神经性损害）

c 单纯相（较重神经性损害）

d 病理干扰相（肌性损害）

图 5-37　最大用力干扰相的不同表现

著下降。最大用力收缩扫描线呈低幅高致密干扰——不止基线不可分辨、MUP 电位峰的间隙也消失，称为干扰相病理性增强，简称病理干扰相或病干相（图 5-37d）。

三、应用

临床工作中不建议进行最大用力检测，原因可从如下几个方面分析。

（一）检测目的

针极肌电图检测目的是得出受检肌正常、神经源性损害或肌源性损害。最大用力检测是针极肌电图三种评估受检肌功能手段中最模糊的，结果可靠性也是最低的。在进行最大用力检测前，通过认真观察各种自发放电和 MUP 分析，通常可判定受检肌功能状况；特别是通过 MUP 发放形式分析，已可正确预估最大用力形式。即轻用力收缩 MUP 多方法综合分析可替代最大用力检测，所以说最大用力并非必要检测项目。大量临床实践证明，在自发电活动观察、MUP 分析均正常时，单纯依靠最大用力干扰相改变并不能提供可靠的异常改变依据（这一点对初学者而言尤为突出）；而自发电活动观察、MUP 分析已得出受检肌功能状况时，已无须再教条化地完成最大用力干扰相分析。由于研究方法、原理认知的差异等原因，国际上各学派对最大用力临床应用价值和意义认知不同。

（二）影响最大用力收缩的因素

生理性或主观意愿因素都可以影响受检肌最大用力收缩。

1. 肌肉功能的影响　在检测体位下，人体大多数骨骼肌不能做出最大用力收缩，即使给予阻力也不能。例如腓肠肌，只有在高处直立落地的一瞬间，为缓冲冲击力腓肠肌才可能达到最大用力，检测中无论仰、俯、侧卧位，给予足部抵抗力，也不可能使腓肠肌达到最大用力；其他肌肉虽然较腓肠肌更易大力收缩，但达到最大用力也有一定困难。对于儿童，特别是婴幼儿、各种原因的非合作患者，最大用力检测是无法进行的。

2. 痛觉感受器的非意识性调节影响　肌肉痛觉感受器在脊髓多级传递后，与 α-MN 形成抑制性突触联系，通过非意识性调节机制使肌力减小而减轻疼痛。

3. 主观痛觉的影响　针电极刺入后再令受检肌大用力收缩会使疼痛感大大增加，受检者对痛觉的耐受性决定了多大程度上可主观对抗剧痛做出最大用力收缩。

（三）检测风险

肌肉最大用力收缩时，肌纤维与皮肤相对位移、肌纤维间相对位移均可形成剪切力（图 5-38），造成针电极的折弯、甚至折断。一旦针电极断裂在肌肉中，由于针尖和断端所受阻力差异巨大，断针会在软组织中无规则运动，如果对重要组织、器官造成伤害，后果难以预料。所以冒着断针风险、让患者忍受巨大痛苦、得到一个并不可靠且可被替代的检测结果显然是不足取的检测方法。

第六节　针极肌电图检测注意事项

一、禁忌证

针极肌电图因需针刺多处肌肉，原则上不适用于凝血机制障碍及其他出血倾向的患者，常见

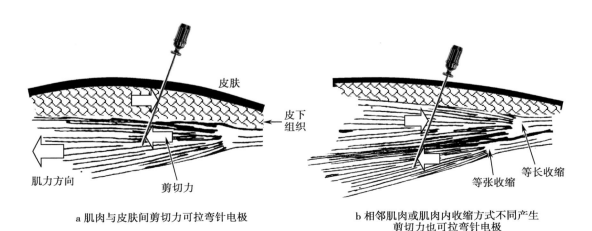

a 肌肉与皮肤间剪切力可拉弯针电极　　　　**b 相邻肌肉或肌肉内收缩方式不同产生剪切力也可拉弯针电极**

图 5-38　肌肉皮肤位移致电极受力示意

的有血友病、血小板减少症等，以及因其他疾病长期服用华法林、阿司匹林等药物的患者。临床医师开具申请单时，应考虑到此类疾病，电生理医生应注意有无此类病史。另外，女性月经期凝血功能可能下降，非必需情况下，检测应在经期过后。高血压、严重心脏病患者，检测中会因疼痛、紧张而加重病情，应做好解释、沟通，使得受检者放松，并在检测中随时观察受检者，必要时终止检测。骨折内固定术后的植入物等不会对肌电图信号产生影响，但应注意针电极不能直接接触内固定物，以免影响记录或造成电极损坏。

二、传染病预防

对于各型传染病，如 HIV 阳性、乙型肝炎阳性、丙型肝炎阳性、克 - 雅病患者等，建议常规使用一次性针电极及其他一次性消耗材料，使用后按相关规定妥善处理，避免交叉感染。

第七节　特殊肌电图简介

一、单纤维肌电图

单纤维肌电图是随着材料科学、精密加工、计算机技术等进步而产生的全新针极肌电图检测技术，本质上是观察两个肌纤维放电同步性。这里作简要介绍。

单纤维肌电图需要专用的单纤维肌电图针电极，其结构不同于普通针电极，是在电极的侧方有直径约 25μm 的主记录极。因肌纤维直径约为 50μm，大多数时候单纤维电极仅可采集到单个肌纤维（约 70%）的放电，最多可以同时采集到两个肌纤维放电，其概率约 30%。单纤维肌电图要观察的正是这 30% 成对放电。

当记录到成对放电时，程序会以第一个放电为基准自动对齐每条扫描线，重复记录多次（数次至数十次）。两个放电之间的时间差称为波间期，波间期的绝对值不具有病理意义。定义"相邻两个波间期差绝对值代数和的平均值"为颤抖（即两个肌纤维放电时间差的变化范围）。正常情况下，两个肌纤维收缩之间的时间差维持在较为恒定范围，颤抖值约为数十微秒。

病理情况下，运动纤维末梢功能改变、运动终板功能改变、肌细胞膜功能改变等都可以造成一个运动单位中两个肌纤维对神经冲动响应不一致，

表现为颤抖值增大；还可以造成肌纤维响应间断性缺失，称为单纤维肌电图的传导阻滞。

综合国内外各种报道，单纤维肌电图异常可见于运动神经元病、周围神经病、神经根性疾病、肌性疾病、运动终板病，等等。较多报道认为对运动终板病鉴别有特异性，而其他疾病特异性均较差。

实际检测中，单纤维肌电图耗时很长，受检者承受起来确有困难，加之其对常见病、多发病特异性较差，故较少实验室将其作为临床常规诊断手段。近来，针对于单纤维针电极价格昂贵、检测耗时等缺点，出现了利用普通同心针电极检测"单纤维肌电图"的技术，其价值和意义，尚有待于临床验证。

二、巨肌电图

巨肌电图记录技术发明于 20 世纪 70 年代末，是将单纤维肌电图与同心针肌电图同时记录的技术，借以反映"整个运动单位的放电"，达到估计运动单位密度（单位面积上运动单位的数量）的目的。各种研究并未体现出其对于神经源性损害等的评判准确性较传统肌电图观测技术有显著优势。

三、表面肌电图

表面肌电图是用表面电极由皮肤记录肌电活动的一种检测技术，优点是做到了真正的无创性，用于康复医学和运动医学的肌力评价、肌紧张度评估、肌肉治疗分析、运动学分析等，研究最多的肌肉运动学分析还被用于帕金森病、帕金森综合征及其他类型震颤性疾病的诊断、分型、治疗方案设计（主要是深部电极刺激术）、治疗效果评价等。基于生物学基础、用数理方法建立肌肉表面肌电图数学模型，可使上述应用研究更加精细化。

表面肌电图本质上记录的也是两电极之间电势差对于时间的函数，电势来自于电极下方有限距离内全部肌纤维放电，这些肌纤维可分属不同肌肉；每个肌纤维的放电，都要经由容积传导的衰减到达记录电极，距离近的肌肉表层肌纤维放电衰减较小，深层肌纤维放电衰减较大、对记录电极的电势贡献较小；各肌纤维放电到达记录电极后还要经由与时间相关的"函数代数和"叠加，才能最终形成某一时刻两电极间的电势差。由此可见，表面肌电图大部分情况下记录到的是局部肌群的放电，而不是单一肌肉的放电，更无法记录到

单个肌纤维的放电。因此决定了表面肌电图无法记录到自发电活动（失神经电位）和真正意义上的MUP，限制了其在神经、肌肉系统疾病诊断中的广泛使用。

第八节　针极肌电图小结

针极肌电图检测是用同心针电极刺入肌肉、观察受检肌在静息状态、轻用力收缩状态和最大用力收缩状态下生物电变化的一种检测技术。检测目的是判断受检肌是否异常，如果异常则进一步判定异常来源于神经性损害或肌性损害。判定的基本原则为：①静息状态下的自发电活动观察最为重要，受检肌可检出确定的自发电活动，则应判为异常。异常性质判定则要结合轻用力收缩MUP变化及其他分析。②有自发电活动的支持下，MUP明显减少、增大，可明确判定神经性损害。③有自发电活动的支持下，MUP明显减小、多相电位增多，可明确判定为肌源性损害。④仅有自发电活动，没有MUP的明显变化时，可疑神经性损害，结合其他电生理指标综合分析。⑤没

有自发电活动的支持下，MUP显著减小或增大，可判为肌性损害或神经性损害可能。⑥没有自发电活动的支持下，MUP的轻度减小或增大，不能作出明确判定。⑦MUP的发放形式，可辅助判断神经源性或肌源性损害。⑧最大用力收缩干扰相分析，并非必需检测项目。

第九节　各肌肉检测方法

针极肌电图检测最终要落实到每一块肌肉，正确地将针电极刺入受检肌是电生理医生的基本功。对于初学者来讲，短时间掌握、记忆大量的肌肉解剖并能正确应用是极大的挑战，可依受检肌常用性分为一线肌、二线肌、三线肌。熟练掌握一线肌即可在上级医生指导下工作；掌握二线肌的操作，基本可以独立工作；全部掌握所有肌肉，需要一个长期学习过程；临床电生理工作中，有些肌肉几乎是不可能用到的，不需要记忆，需要时参照参考书即可。

为了增加可读性，各肌肉的详细检测方法见附录4。

第六章

神经传导功能检测

第一节　概　　述

神经传导功能检测又称神经电图，是临床广义肌电图的最重要组成部分之一。

一、速度测量的物理学意义

由物理学原理可知，速度是衡量一个运动物体运动状态的最佳单一物理量（图6-1）。神经冲动在周围神经上的传导相当于一个物体沿固定路线运动，故神经传导速度测定是神经传导功能的最佳、最客观评价指标。

二、神经传导速度检测的生理学与临床意义

生理学角度而言人体神经纤维分有髓鞘和无髓鞘、对神经冲动传导速度有快慢之分；病理学角度而言神经纤维脱髓鞘可导致传导速度减慢；临床角度而言两点之间神经传导速度检测相对于传导时间可有效消除身高、体型等因素影响，使不同个体间神经功能评价有了客观比较指标。

人体周围神经按功能可分为三大类：运动神经、感觉神经、自主神经。周围神经运动纤维、深感觉纤维、部分浅感觉纤维为厚髓鞘的快纤维，对神经冲动的传导速度可达每秒数十至上百米，临床实用的周围神经检测项目多数用于这些快纤维；后根痛觉纤维、自主神经纤维为无髓鞘或极薄髓鞘的慢纤维，传导速度仅约1m/s，皮肤交感反应检测可部分反映慢纤维功能状态。

除直接测定速度值的感觉/运动神经传导速度检测，各种间接反映传导速度的反射性检测、特殊传导机制反映神经传导功能的检测，均属于神经电图的范畴（表6-1）。

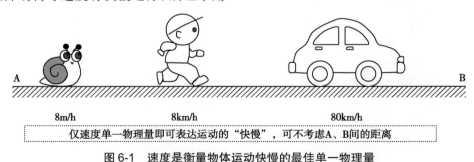

| 8m/h | 8km/h | 80km/h |

仅速度单一物理量即可表达运动的"快慢"，可不考虑A、B间的距离

图6-1　速度是衡量物体运动快慢的最佳单一物理量

表6-1　周围神经传导功能检测常用项目及意义

项目名称	缩写	主要观察指标	反映的功能
运动神经传导速度	MCV	CV/CMAP	运动纤维（中/远段）
感觉神经传导速度	SCV	CV/SNAP	感觉纤维（中/远段）
F波	FW	F潜伏期/出波率	运动纤维（近端/根/脊髓）
H反射	HR	H潜伏期/出波率	感觉纤维+运动纤维（近端/根/脊髓）
瞬目反射	BR	潜伏期/波幅	三叉神经→脑干→面神经
皮肤交感反应	SSR	潜伏期/波幅	自主神经

注：CV，传导速度；CMAP，复合肌肉动作电位；SNAP，感觉神经动作电位。

三、参数设置

因研究目标信号不同,神经传导功能检测各项目时各程序扫描速度、灵敏度(分辨率)、滤波范围等参数有所不同,正确设置这些参数、根据需要灵活改变参数是准确检测的关键,临床神经电生理医生需熟练掌握。常用项目参数设置见附表1-2。

四、电刺激发生器和刺激电极使用

临床可行的周围神经传导功能检测均使用直流脉冲电刺激,推荐所有检测项目刺激脉宽默认设置为0.1ms,仅在特殊需要时才调整。

常用刺激电极为鞍状刺激器(鞍状电极)、手柄刺激器(手柄电极)。在特殊需要时,也可使用一次性胶粘电极、盘状电极、指环电极(弹簧、魔术贴等)。刺激深部神经时,也可用特制针电极刺入神经附近。任何种类电极的使用,都需要注意电极极性朝向必须正确,即负极(活动电极、作用电极)总是朝向记录部位。

五、地线位置

人体与仪器之间的"接地"线,本质上是仪器放大器"零电位"参考,称为人体地线,不能与仪器背面的仪器接大地地线混淆。常见地线种类有贴片式、绑带式、粘贴式等。推荐腕夹式地线,具有操作便捷、接地可靠等优点。在所有使用电刺激的神经传导检测项目中,人体地线放置位置的基本原则是:地线总是处于刺激电极与记录电极之间。

第二节　运动神经传导检测

一、方法与原理

从神经传导速度分布可见运动系统对于人体的重要性,越是快速传递的神经纤维其传导速度的改变越有意义。MCV检测具有方法便捷、测定结果准确、客观、病理改变意义确切等优点,是神经电生理检测最重要项目之一。基本方法为:在混合神经(多数)或单纯运动神经(少数)远端、近端分别刺激周围神经,在该神经支配的远端肌肉中记录由刺激诱发肌肉放电波形,由两个波形间的时间差与两刺激点之间的距离可计算出两刺激点间运动神经纤维平均传导速度。基本原理如图6-2所示。

(一)方法学

刺激周围神经干在其支配肌记录到的肌肉收缩放电波形称为复合肌肉动作电位(CMAP)。CMAP形态与记录方式(记录电极类型)相关(图6-3)。

1. CMAP形态及观察指标　同心针电极记录的CMAP正常波形多为图6-3a所示的三相波,部分肌肉(如胫前肌、肱二头肌等)正常情况下也可

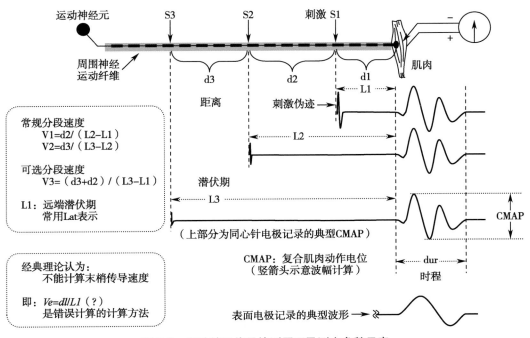

图6-2　运动神经传导检测原理及测定参数示意

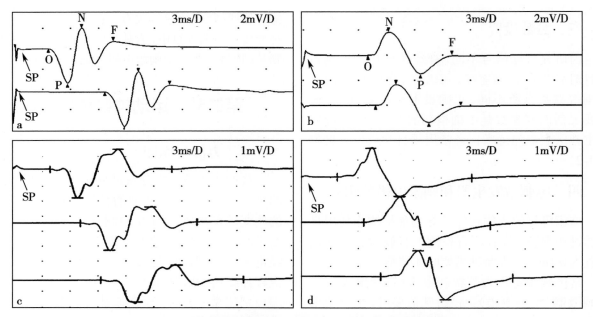

图 6-3　CMAP 参数测量和不同记录方式的常见形态实测

注：箭头 SP 指示刺激伪迹，O 标志为 CMAP 起始位置，P 标志为 CMAP 正相最低波谷，N 标志为 CMAP 负相最高波峰，F 标志为 CMAP 终止位置；a. 同心针电极记录的两点刺激正常 CMAP；b. 表面电极记录的两点刺激正常 CMAP；c. 同心针电极记录的三点刺激 CMAP 轻度离散；d. 表面电极记录的三点刺激 CMAP 轻度离散。

记录到如图 6-3c 所示在三相波基础上有多个转折或三相以上波；表面电极记录的 CMAP 正常情况下总是如图 6-3b 所示的双相波，当针电极位于皮下或肌膜附近时也可记录到与图 6-3b 相似的双相波。O 标识的扫描线上时间值（通常为毫秒）称为该 CMAP 的潜伏期，O～F 时间差为 CMAP 时程（Dur），推荐两种记录方式均以 P～N 计算 CMAP 波幅，也有实验室表面电极记录以 O～N 计算 CMAP 波幅。不同设备对 CMAP 各指标标识方法不同，但意义和计算方法相通。

无论采用同心针电极记录或表面电极记录，正确标注 CMAP 潜伏期（起始位置）是准确测量传导速度的前提之一。CMAP 可出现如图 6-3c 和 6-3d 所示在起始位置有一个斜率较小的前导小波形，它由运动神经最快速纤维产生，可正相、也可负相，通过轻微移动针电极，波形可以改变为图 6-3a 和 6-3b 的形态，不能改变时，潜伏期标在前导小波的起始位置；周围神经轻度脱髓鞘改变也可出现图 6-3c 和 6-3d 所示波形，一般不能通过改变电极位置转变成图 6-3a 和 6-3b 所示波形，潜伏期标定同上。在 CMAP 起始位置小波形不够清晰、影响到潜伏期设定时，必须改变记录电极位置使 CMAP 形态改变、获得清晰起始部。改变电极位

置后，CMAP 起始位置通常与小波形的起始位置一致。在改变针电极位置时，CMAP 波幅会有一定范围改变，但通常不超过 20%（必须保证针电极位于肌肉中）。

2. 灵敏度调整与潜伏期确定　为了保证潜伏期确定准确，常需要灵活调整灵敏度和扫描速度。通常 MCV 检测程序可默认设置为扫描速度 3ms/D、灵敏度 1mV/D。图 6-4 显示，灵敏度为 5mV/D 时，CMAP 起始位置不清晰，提高到 1mV/D，则可明确辨识。需要注意的是，最新肌电图仪可在灵敏度 10mV/D 或 20mV/D 采集后，提高到 1mV/D 甚至 0.1mV/D 也不会造成 CMAP 波形畸变；使用较早期设备时，后期提高灵敏度会使 CMAP 变形，造成起始位置标定困难，应在采集过程中使用合适的灵敏度。在多点刺激时，灵敏度应保持一致，即使出现不同刺激点波形改变、波幅下降（通常由病理性因素所致），确定起始位置时也要保持灵敏度一致。

确定远端潜伏期时，可适当提高灵敏度，多为 0.2～0.5mV/D，过高或过低灵敏度会造成潜伏期与正常值的比较不准确。各实验室因为所用仪器、电极、操作方法等的差异，应该观察一批正常人，修正远端潜伏期正常参考值。

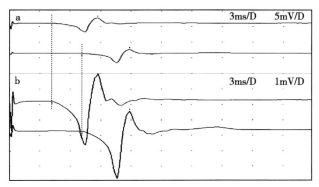

图6-4 灵敏度设置对CMAP起始位置标定的影响

注：a. 分辨率过低CMAP起始位置难于准确标定；b. 提高分辨率CMAP起始位置清晰显示。

实际检测中常出现第一条曲线（远端刺激点）刺激伪迹过大，CMAP起始位置无法确定，可采用"峰潜伏期差法"测定（图6-5）。图6-5a显示第一条曲线刺激伪迹过大，影响潜伏期的确定（应在箭头所示处的某个位置），可选择第一条曲线与第二条重合性最高的波峰（或波谷），定位Lat1和Lat2，然后计算出Lat2、Lat1间潜伏期差；再如图6-5b所示，在第二条线，将Lat2*设定在明确的CMAP起始位置，移动Lat1*定位在满足Lat2*、Lat1*间潜伏期差与Lat2、Lat1间潜伏期差相等即可确定Lat1*的正确位置。此法既可满足两刺激点CMAP相对潜伏期准确测定，又可满足远端潜伏期的准确测量。在多于2条扫描线采集时，其他位置上由于干扰、容积传导等影响造成的CMAP起始位置难于确定，亦可用此方法解决。

3. 扫描速度调整的意义 默认扫描速度设为3ms/D、每条基线窗口时间则为30ms，基本满足大多数肢体神经的MCV检测。对于儿童肢体神经、成人颜面部、肢体近心端神经，可设为1～2ms/D，保持CMAP显示在屏幕的左三分之一起、占据中间部位，这样既美观、也利于精确标定潜伏期

（图6-6a、图6-6b示1岁幼儿右腓总神经CMAP）。如果CMAP潜伏期大于30ms，按3ms/D扫描则CMAP完全不能在屏幕上显示出来；CMAP潜伏期+时程大于30ms，则不能完整显示CMAP，此时应降低扫描速度为5ms/D，甚至10ms/D。减慢扫描速度以显示完整CMAP的方法习惯上表述为"把CMAP波形拉回来"。图6-6c和图6-6d为同一条正中神经传导速度显著减慢（18～20m/s）的实测图，可见3ms/D扫描时（图6-6a），腋下刺激的CMAP由于潜伏期长达约24ms，仅能显示起始部位，由于CMAP严重离散，肘部和腕部CMAP也仅显示约三分之一；扫描速度降低为10ms/D（图6-6b），可见腕、肘、腋刺激的CMAP均能完整显示，各点CMAP严重离散的形式也清晰显示。

如果周围神经严重脱髓鞘致传导速度约10m/s或更慢，则可能需降低扫描速度至20ms/D；周围神经外伤吻合术后恢复期，测出极慢MCV，特别是周围神经断裂伤术后恢复期，测出极慢MCV是神经吻合成功的直接客观证据。外伤恢复期患者MCV检测，常规扫描速度CMAP不能引出时，提高灵敏度可听到与刺激节律同步的清脆的刺激伪迹声之后、在"遥远的地方"有一个固定出现的"刺啦"声，这个声音就可能是潜伏期很长、时程很宽的CMAP发出的。此时降低扫描速度，就可能看到一个波形高度离散的CMAP。这个CMAP应注意与主动收缩的MUP多相电位相鉴别，后者形态和潜伏期不固定。图6-7显示一例上臂桡神经断裂伤、神经吻合术4个月后，由肱桡肌记录到的CMAP，扫描速度为20ms/D，CMAP潜伏期长达约75ms，计算出的末梢传导速度约2m/s，符合新生神经纤维的特征。注意，两次刺激引出CMAP波形的一致性是必须的。

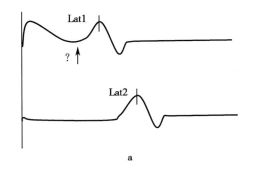
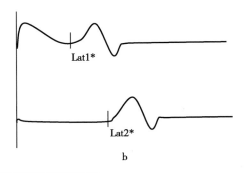

图6-5 刺激伪迹过大时潜伏期的确定方法

注：a. 问号和上箭头标识第一条扫描线CMAP起始位置难于确定，将Lat1、Lat2先分别标在两扫描线的CMAP峰顶处；b. 准确标定Lat2*、在第一条扫描线标定Lat1*使二者潜伏期差值等于Lat2、Lat1差值。

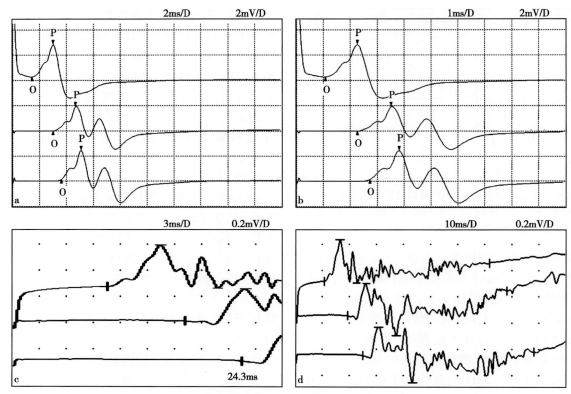

图 6-6 根据需要灵活调整扫描速度

注：a. 扫描速度 2ms/D 时不利于确定 CMAP 潜伏期（O），P 可用于更精确定位第一条扫描线的 O（同图 6-5）；b. 扫描速度 1ms/D 时 CMAP 的显示有利于精确定位潜伏期；c. 扫描速度 3ms/D 时 CMAP 波形成分显示不完整；d. 降低扫描速度为 10ms/D 时 c 中相同的 CMAP 细节得以完整显示。

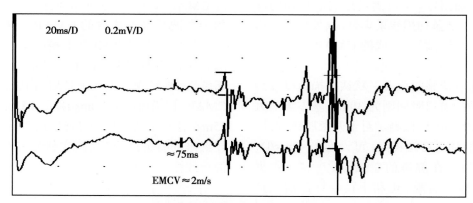

图 6-7 神经外伤恢复期潜伏期极长 CMAP、极慢 MCV

注：EMCV 为单点刺激法末梢运动传导速度缩写，方法及应用见后文。

（二）距离测量

距离测量一般应选用材质好、精确度高的软尺，且应有毫米（mm）刻度，应顺着神经解剖走行测量，这样所测距离接近神经的实际走行长度。不推荐用钢卷尺、直尺替代软尺。

所有神经的 MCV 检测通常总是由远及近刺激、做标记，各点刺激完成后再测距离。在刺激点上做标记时，应统一位置，一般应标记在主刺激电极印迹中心，也有标记在刺激电极印迹远端边缘，两种方法并无优劣之分，且不影响传导速度检测值，但不能混用。

（三）记录方式选择与波形

由图 6-3 可以看出，表面电极记录到的 CMAP 形态基本固定，总是以负向波起始正向波结束、负相波幅值高于正相波。同心针电极记录的 CMAP 可有多种多样形态，其起始部位可有一个前导斜率较小波形,起始可正相、也可负相。

无论哪一种记录方式,均以最低谷至最高峰电压值作为 CMAP 波幅测定值,单位 mV 或 μV (1mV = 1 000μV)。部分设备将波幅定义为基线到最高峰(负峰)或最低谷的电压值,而最高峰至最低谷电压值用峰 - 峰值表示,这点在实际工作中要注意。

记录位置一般选择神经支配最远端的、易记录的、电极 / 导线易固定的肌肉,这样除便于操作、减少误差外,可在一次检测中反映神经全长的功能。

针对 MCV 检测应该使用表面电极(含皮下电极)还是使用同心针电极记录 CMAP 国际上仍有争议,不同国家和地区有不同规定,甚至同一国家不同实验室之间采用不同方法。造成记录技术方法学分歧有管理层面和技术层面两方面原因。

流行于部分国家和地区的电诊断技术管理规定:专职电诊断"技术员"仅具备给患者测定神经传导功能的资格,针极肌电图只能由具备相关资格证书的临床(神经科、康复科等)医生实施。在该规定下,MCV 检测只能用表面电极记录 CMAP。至于诱发电位检测,更是由另外一组技术人员在诱发电位检测室完成。从管理层面看,该工作模式似乎具有专业化、规范化等优点。但该模式恰恰忽视了临床电诊断(神经电生理检测)所研究的人体神经肌肉系统功能为有机整体的生物学、生理学事实,针极肌电图、神经传导检测、诱发电位检测各反映神经肌肉系统的部分功能,分别应用的结果具有片面性。将神经电生理各项检测技术作为整体学科综合运用更为科学。

就技术层面而言,主要分歧在于对 CMAP 记录机制的理解、CMAP 观测指标选取和意义解读。有观点认为表面电极接触面积大,记录到的 CMAP 包括受检肌所有肌纤维放电,CMAP 波幅真实地反映肌肉中运动单位数量的变化,CMAP 波幅下降即为运动单位减少,可判为周围神经失轴索。同心针电极接触面积小,只能收集针极附近的运动单位电位,不能全面反映肌肉运动单位数量变化,加之针电极记录的 CMAP 形态多变,不能准确测量 CMAP 波幅,判断是否发生失轴索改变。受此观点影响,部分实验室在 MCV 检测中更加重视 CMAP 波幅下降,反而忽视了速度减慢反映运动纤维脱髓鞘变的客观性和唯一性。

然而,上述观点对两个记录方式 CMAP 产生机制的解读,不符合生物电在容积导体(人体)内传导的基本规律。由容积传导理论可知,表面电极记录的 CMAP 波幅主要反映位于电极下方浅表层肌纤维放电偶极子矢量和,深层肌纤维放电随着与记录电极间距离增大对 CMAP 波幅贡献快速减小,即每个肌纤维放电偶极子在表面电极上"投影"大小与距离相关,CMAP 为所有肌纤维矢量和在表面电极记录矢量上的"投影";皮下组织和皮肤阻抗对肌纤维放电高频成分的衰减远大于低频成分。上述原理使得表面电极记录到的 CMAP 为双相波(肌纤维放电矢量和的去极化 - 复极化过程)和波形较为平滑(皮下组织和皮肤对高频成分的滤波作用),肌纤维间放电的非同步性使 CMAP 正相波被部分性抵消而幅值低于负相波(图 6-8a)。

同心针电极位于肌肉中,针芯 - 外套构成记录矢量,位于电极刺入路径附近肌纤维放电的偶极子矢量均可近距离、几乎无衰减地反映在记录矢量上(图 6-8b),即同心针电极记录的 CMAP 并非仅由针尖附近肌纤维放电形成,这也是在周围神经单纯失轴索变(例如运动神经元病)导致严重萎

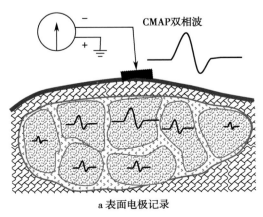

a 表面电极记录

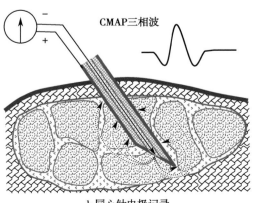

b 同心针电极记录

图 6-8　表面电极与同心针电极记录 CMAP 原理示意

缩的肌肉中针电极可以记录到"小的"CMAP，但表面电极记录不到波形的原因之一。针电极在肌肉中不同位置收集到不同肌纤维放电，记录到的CMAP形态也就不同，但在正常肌肉中CMAP波幅变化范围有限，而在神经严重失轴索时其支配肌针电极记录的CMAP波幅也会显著下降。

两种记录方式选择的焦点在于对CMAP波幅下降所代表病理改变意义的解读。支配一块肌肉的运动神经纤维有数十至数百条，这些神经纤维脱髓鞘变程度较为一致时，则表现为MCV减慢；当运动纤维脱髓鞘程度不一致时，每个MUP中所有肌纤维形成的单位偶极子（构成CMAP的子成分）发放时间出现差异，传导较慢纤维产生的CMAP子成分负相部分与较快纤维的正相部分时间上重合、相互抵消，若快、慢纤维间传导速度差异过大，各自产生的CMAP子成分可在时间上分离，合成的CMAP可出现多个峰谷形成CMAP离散。在这种情况下，表面电极记录的CMAP同样由于高频滤波作用不能很好反映波形离散，而仅表现出波幅下降；针电极记录则既可反映波幅下降，又可准确反映出波形离散和时程延长。由此可见，CMAP波幅下降既可由失轴索所致，也可由脱髓鞘引起。对于一个特定患者其神经损害类型是未知的，将CMAP波幅下降仅判定为失轴索显然是错误的解读，且在表面电极记录时如此判定更危险。既然不能以CMAP波幅下降判定失轴索，那么针电极记录CMAP波幅会在一定范围内变化的现象对MCV检测结果也就没有任何影响。

综上所述，同心针电极记录CMAP既可反映严重失轴索，又可反映轻度脱髓鞘改变，推荐常规使用。实际工作中通常首先检测感觉传导速度；然后按选定MCV受检神经重复"记录肌针极肌电图→MCV→F波"，节省了来回更换电极和导线的时间、更为便捷；最后根据需要加测其他肌肉针极肌电图或其他检测项目。至于认为"针电极增加患者痛苦"的观点，显然其带来诊断准确性增加较可耐受的痛苦重要得多。检测中妥善固定针电极和导线可有效防止针电极在肌肉中移动造成不同刺激点之间CMAP形态改变影响潜伏期确定。对于超高龄老人、婴幼儿及其他特殊患者等仅需要观察神经传导速度时，也可使用表面电极记录。

图6-9显示几种常见神经损害类型同一神经、相同位置刺激针电极记录与表面电极记录CMAP形态实测图比较，均可体现针电极记录的优势。

图6-9a记录于45岁男性肘管综合征患者，右侧尺神经肘下、上刺激，针电极小指展肌记录的CMAP（第一、二条线）离散与表面电极记录的CMAP（第三、四线）比较，更好地反映出脱髓鞘不一致，特别是肘上刺激较肘下离散度显著增大，是定位肘部尺神经卡压重要证据。图6-9b记录于51岁女性腕管综合征患者，右正中神经腕、肘、腋刺激，针电极记录的CMAP（上方三条线）严重离散、形态一致，腕部刺激（第一条线）潜伏期延长可判定为腕部卡压，CMAP"分裂"为明显的两部分，约22ms起始的高幅棘波成分较正常潜伏期延长约5倍，提示有部分神经纤维脱髓鞘极为严重，该现象不仅更支持定位腕部损害，而且提示神经损害主要为脱髓鞘改变手术效果较好；下方三条线由表面电极记录的CMAP，由潜伏期和离散程度仅可判定腕部中等程度卡压，或者有可能由三个CMAP离散形态不一致而定位其他部位损害。该现象提示无论何种原因的周围神经损害，一个神经中支配同一肌肉的神经纤维损害程度可存在巨大差异，这一点在分析病理改变性质、程度时意义重大，又常被忽视。图6-9c记录于3岁女童左正中神经，腕、肘段MCV仅有约5m/s，速度测定表面电极与针电极记录无差异，肘部刺激时针电极记录的CMAP离散度增大，提示脱髓鞘不一致在表面电极记录未能准确反映，该患儿符合"先天性多发周围神经脱髓鞘病"电生理异常改变特征。图6-9d为6岁女童左肱骨骨折后2周，刺激左桡神经沟于伸指总肌记录到的CMAP，第一条线针电极记录CMAP明显离散为两部分，起始部负向大波形由损害程度较轻的神经纤维产生，后部宽时程棘波成分由损害程度较重的神经纤维产生，可判定桡神经部分性损害、脱髓鞘变为主；而下方表面电极记录的CMAP波幅不足1mV，以"波幅下降＝失轴索"观点则错判为桡神经严重失轴索，部分实验室还可能因波形平坦而判为容积传导继而得出桡神经（指总伸肌支）完全损伤的错误结论。

（四）刺激技术

电生理检测仪刺激器的主刺激极为负极，通常带有标志，MCV检测时应朝向记录电极。刺激位置选择基本的原则：神经表浅、自然节段原则。

在上肢的腕、肘、腋部，各神经基本都走行在皮下较为表浅的位置，较小刺激量即可兴奋神经，是较好的刺激位置；下肢多选择在腘窝、踝部刺

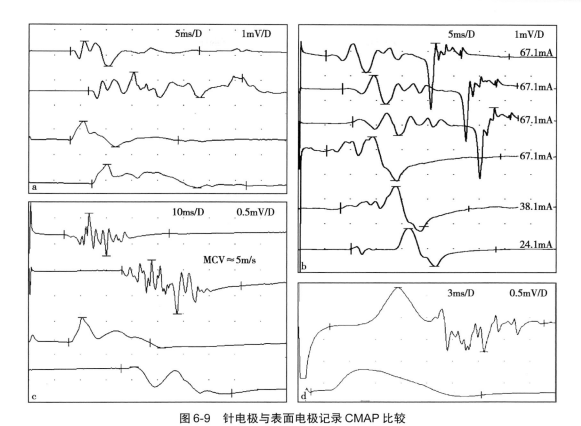

图 6-9　针电极与表面电极记录 CMAP 比较

注：a. 男 45 岁肘管综合征右侧尺神经肘下、上刺激，第 1、2 线针电极小指展肌记录，第 3、4 线表面电极记录。b. 女 51 岁腕管综合征患者右正中神经腕、肘、腋刺激，第 1、2、3 线针电极记录，第 4、5、6 线表面电极记录的 CMAP；c. 女童 3 岁左正中神经腕、肘部刺激，第 1、2 线针电极，第 3、4 线表面电极记录；d. 女童 6 岁左桡神经刺激桡神经沟，第 1 线指总肌针电极记录，第 2 线表面电极记录。

激，也是因为神经比较表浅。另外，保证两刺激点之间体表距离与神经走行的实际距离尽量一致也是要考虑的因素。在肢体畸形、外伤等特殊情况下，选择刺激点亦要考虑伤情许可。

提倡在每次更换刺激点后，刺激强度从零开始、逐渐增大，CMAP 会经历从无到有、波幅从低到高的变化过程。当刺激强度达到足够大时（一般不低于 10mA），CMAP 波幅不再增高，在此基础上再增加 20%～30% 刺激量，这种刺激方法称为超强刺激（图 6-10）。超强刺激可确保受检神经所有运动纤维全部被兴奋，即确保最快纤维被兴奋，在不同个体、不同神经之间 CMAP 波幅和潜伏期计算才具有可比性。多点刺激时，要分别调整刺激强度，保证每一点都达到超强刺激（通常表现为 CMAP 波形一致）。在局灶性脱髓鞘等周围神经病变时，应学会识别病理性因素导致 CMAP 波形改变和波幅下降（见图 6-9 第一二线所示），则不再追求两刺激点间 CMAP 波形一致。

通常不提倡 MCV 检测使用高于超强刺激的刺激强度。但对于体型过度肥胖者等，常常出现用最大刺激强度 100mA（有些仪器最大为 99mA）也不能引出理想的 CMAP，此时可以增加刺激脉宽，相当于增加刺激量。刺激脉宽增加会带来刺激伪迹增大的问题，可以尝试旋转刺激电极减小伪迹。增加脉宽的同时，应降低刺激频率，减小受检者痛苦，获得较好合作。在神经外伤恢复期，除增加脉宽、降低刺激频率外，应减慢扫描速度（可减至 10～20ms/D），以期记录到潜伏期极长的 CMAP，得到神经恢复的直接证据。

肢体水肿受检者，因水肿液对刺激电流的影响，按通常方法刺激电流不能传导至受检神经，这个现象在脚踝处表现尤为明显。应用力按压刺激电极足够长时间，待排挤开水肿液后再给予刺激，确保刺激电流能兴奋到受检神经（图 6-11）。

（五）测两个刺激点之间速度的原因

运动神经末梢与肌细胞之间的冲动传递通过运动终板（神经肌肉接头）实现，在运动终板中，神经冲动要经过"电→化学→电"的转换过程，这个

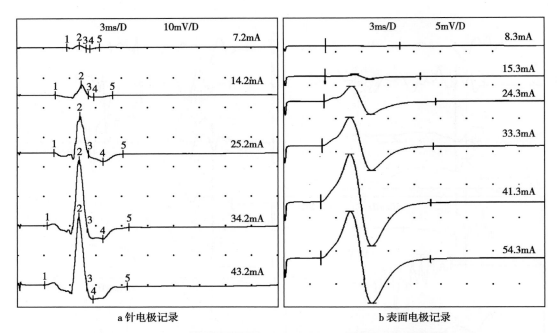

图 6-10　CMAP 波幅随刺激强度增大而增高，直至超强刺激不再增高

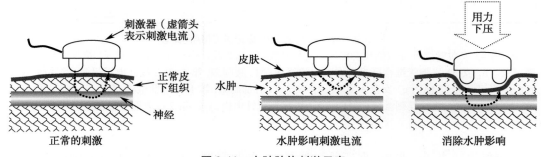

图 6-11　水肿肢体刺激示意

过程所需时间公认数值约 1ms，称为终板延搁时间。传统 MCV 检测原理（见图 6-2）只能计算两个刺激点之间神经传导速度可消除终板延搁时间的影响，不直接测定刺激点到肌肉记录位置传导速度。对于肢体近端、躯干神经，由于不能找到两个有意义的刺激点，传统上仅测量潜伏期做个体间比较。因个体间身高、体型不同使潜伏期差异巨大，有学者提出"折合 170 身高潜伏期测定法"等加以修正，但临床应用可行性较差；笔者研究提出"单点刺激运动神经末梢传导速度检测法"，经临床运用显示可有效消除身高、体型等差异，将在本节第四小节中详细介绍。

（六）平均传导速度与多节段检测技术

由物理学原理可知，MCV 检测技术测得两点之间的传导速度为平均传导速度，不能反映局部较轻的神经损害。多节段检测 MCV 可大幅度提高局部轻微病变的检出率。图 6-12 显示局部传导

轻度延迟，随着检测距离的增加，对速度的影响越小，即所谓"淹没效应"。例如，对于传导速度 50m/s 的神经，在 100mm 内传导时间为 2ms，200mm 内传导时间为 4ms，同样局部传导时间延长 1ms，100mm 节段的速度为：100mm/（2＋1）ms＝33.33m/s（速度减慢超过 30%），而 200ms 节段的速度为：200mm/（4＋1）ms＝40m/s（速度减慢 20%），显然检测节段越短对局部性损害敏感度越高。

临床检测中缩短检测距离，随着对局灶性病变所致神经局部传导减慢敏感性增高，也带来距离测量与神经实际走行长度不符的风险性增大（图 6-12）。

由图 6-12 可见，在实际工作中，刺激电极下压发生移位可导致神经实际受刺激点与皮肤上显示的刺激点有很大差异，使从皮肤测得的两刺激点间距离并未真实反映神经冲动在神经纤维上传导的实际距离，是临床检测 MCV 出现"假阳性""假

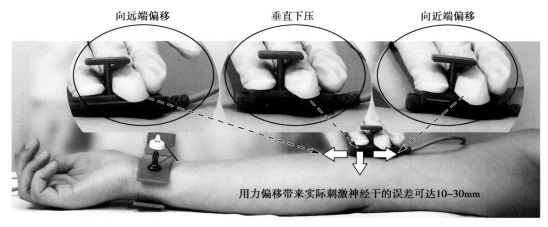

用力偏移带来实际刺激神经干的误差可达10~30mm

图6-12　轻微的用力角度改变，可以导致实际刺激位置很大变动示意

阴性"的最主要原因。因此，在按压刺激电极时，一定要养成"垂直下压"的好习惯，这一点对初学者特别重要。当养成良好习惯后，刺激电极垂直下压已经成为"本能性的"，就可达到"想测错也测不错"的境界。即使如此，在成人 MCV 检测时，两刺激点之间的最小距离不应小于 100mm，具有多年经验的操作者也不应小于 80mm。

实际工作中，需要分段检测 MCV 的神经有正中神经、尺神经和腓总神经。正中神经常规刺激腕、肘、腋三点；尺神经常规刺激腕、肘下、肘上、腋四点，肘上下以肱骨内上髁为中心上下各50mm；下肢腓总神经也常分踝部、腓骨小头下、腓骨小头上（腘窝）三个刺激点。上肢刺激 Erb's 点，一方面因可致上肢大多数肌肉收缩、产生较大动作而影响检测，另一方面 Erb's 点至腋下所测距离不易符合神经实际走行，故不推荐作为正中、尺、桡神经常规刺激点，仅在鉴别或定位损害部位必需时采用。

（七）容积传导的识别

容积传导对 MCV 检测的影响主要表现在 CMAP 波形的识别。是指在一个完全失去神经支配的肌肉记录 CMAP 时，由于其邻近肌肉（相同或不同神经支配）收缩放电通过容积传导被记录到的波形（图6-13）。

图 6-13a 为容积传导。图 6-13b 的波形则可能由针电极位置不准确、刺激强度不够、灵敏度过低等导致，应改变相应参数进一步观察。图 6-13c 尽管波幅较高，也是容积传导波。容积传导导致 CMAP 辨识困难的情况，可以发生在手部、前臂、上臂、肩周围肌肉记录，也可见于足肌和小腿肌记录。以手部大鱼际（拇短展肌）记录和检测正中神经 MCV 为例：当正中神经重度损害时，常规的刺激强度在腕部无法引出，势必增加刺激量，就可能兴奋尺神经，引起同在大鱼际尺神经支配的拇内收肌、拇短屈肌收缩放电；在腋部刺激时，常会使正中神经、尺神经同时兴奋，同样可致大鱼际尺神经支配肌收缩放电。在用同心针电极于拇短展肌内记录时，容积传导的识别相对容易，用表面电极记录则识别极为困难。其他部位记录时，相关神经损害、邻近神经支配肌形成的容积传导与上述讨论机制相同。容积传导的识别也能够体现出同心针电极记录 CMAP 的优势。

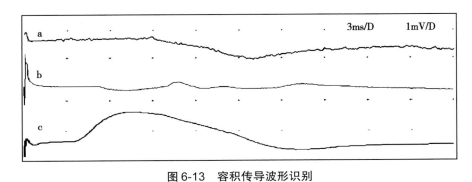

3ms/D　　　1mV/D

图6-13　容积传导波形识别

注：a. 低幅容积传导波形；b. 技术因素导致的低幅CMAP；c. 高幅容积传导波形。

（八）刺激伪迹与地线

刺激伪迹是指扫描线起始部位（0ms 处）由脉冲刺激电流引起的"伪波形"。所有与电刺激相关的检测均由刺激脉冲触发扫描记录，故刺激伪迹总是在 0ms 处开始；因为刺激伪迹幅值可高达数百毫伏，远大于检测记录的信号幅值，故记录到刺激伪迹总是难免的。出现刺激伪迹也并不总是坏事，幅值控制较好的、0.5~1ms 之内的刺激伪迹可作为刺激"施加上了"的动态观察指标（图 6-14）。

造成刺激伪迹过大的原因除刺激脉宽过大外，地线处理、刺激电极接触、方向亦为常见原因。

1. 人体地线　接触良好的人体地线、正确的地线位置是 MCV 准确测定的基本保障之一。四肢较长神经检测时，地线位置应随检测神经的不同，保持在刺激电极和记录电极之间；但在颜面部、肢体近心端神经检测时，并不要求这一点。同一神经检测时，地线不应改变位置。每次地线位置改变后，在地线与皮肤之间适度湿水——用棉签蘸水（自来水、生理盐水或自来水加适量食用盐）涂抹，以保证阻抗足够小，地线接触不良是刺激伪迹较大的常见原因（图 6-15a）。地线湿水不宜过多，否则易造成地线与刺激电极或记录电极短路。刺激电极与地线短路则刺激电流经皮肤表面直接传入地线，不仅不能刺激到神经，还会增大刺激伪迹（图 6-15b）；刺激电极与记录电极短路不仅造成刺激伪迹过大，还可导致记录信号畸变。

2. 刺激电极与皮肤的接触　刺激伪迹的大小与刺激强度及刺激脉宽有关，强度及脉宽越大、刺激伪迹越大。但是大强度刺激并不是刺激电极带来伪迹的唯一原因。

刺激器两电极之间阻抗不一致，即一个接触较好、一个较差（图 6-15c），由于正（/ 负）电极阻抗

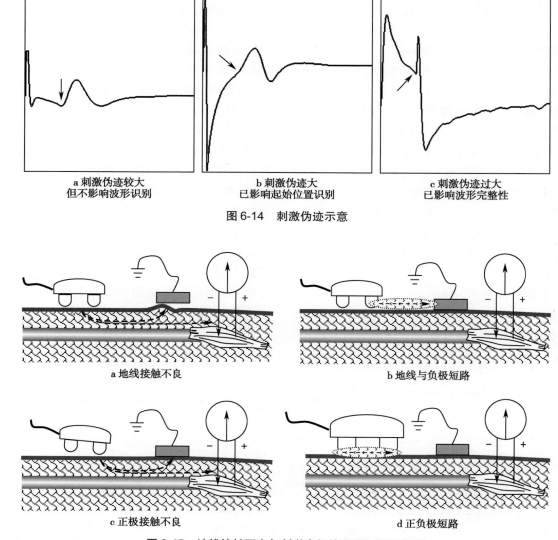

a 刺激伪迹较大　　　　　b 刺激伪迹大　　　　　c 刺激伪迹过大
但不影响波形识别　　　已影响起始位置识别　　已影响波形完整性

图 6-14　刺激伪迹示意

a 地线接触不良　　　　　　　　　　b 地线与负极短路

c 正极接触不良　　　　　　　　　　d 正负极短路

图 6-15　地线接触不良与刺激电极使用易犯错误示意

过大，负／正电极与地线及记录电极间形成回路，造成刺激伪迹。刺激电极接触部位充分湿水，保持两个电极良好接触可有效避免刺激伪迹；湿水过多使刺激电流在两刺激电极之间的皮肤表面短路（图6-15d）。必要时，可将刺激器端口接入记录端口、刺激电极置于皮肤表面（相当于表面记录电极），通过测试阻抗了解两个电极的接触状态，具体判断方法见表6-2，该表也可用于判断刺激电极或地线连接导线是否出现断路、接头脱落、焊接点掉线等故障。

表6-2　通过阻抗测试判断地线和刺激电极连接及故障的方法

地线	活动电极	参考电极	说明
✔	✔	✔	地线及刺激电极接触良好
✘	✘	✘	地线接触不良或导线断路
✔	✘	✔	地线良好；主刺激（负）极接触不良
✔	✔	✘	地线良好；参考刺激（正）极接触不良
✔	≈0	✔	负极与地线短路

注：✔表示阻抗正常（具体数值与设备相关）；✘表示阻抗过大。

3．刺激电极的方向　一般情况下，主刺激电极总是朝向记录电极、辅助刺激电极在神经干走行路线上。在刺激器正常安放而刺激伪迹过大时，可以尝试改变刺激器的方向，以减小刺激伪迹。如图6-16所示，以主刺激电极为圆心，旋转辅助刺激电极，一般总可以找到一个刺激伪迹最小的位置。旋转时，左右两个方向都可以尝试，但是两个方向的旋转角度均不能超过90°，也就是说，辅助刺激电极不能比主刺激电极距离记录电极更近，否则观察各指标检测值将不准确。

上述关于刺激伪迹产生的原因及其对抗手段和地线的相关内容，同样适用于其他涉及电刺激的电生理检测项目中，除非各项目独有的电刺激技术，不再重复与此处相同的关于刺激伪迹消除内容。

二、运动神经传导速度检测的意义

MCV检测观察对象有CV和CMAP。早期受设备性能限制和对神经电生理理论认识的局限性，只测定和观察CV。随着仪器设备技术进步以及电生理理论及应用研究的深入，逐渐注意到CMAP离散和波幅下降的诊断价值不容忽视。但将CMAP波幅下降仅与失轴索相关联的概念是片面的，部分实验室甚至出现因此忽视CV观察只关注CMAP波幅改变的现象更违背了MCV检测的本质意义。

（一）速度与髓鞘

CV代表受检神经最快运动纤维的传导速度。神经冲动在神经纤维上传导速度仅取决于髓鞘的完整性，髓鞘脱失一定会导致传导速度减慢；在排除环境和技术因素影响后，传导速度减慢唯一病理改变为受检神经脱髓鞘。在周围神经单纯性失轴索或者脊髓前角运动神经元损害时，因为未受损神经纤维并不发生脱髓鞘改变，所以CV就会保持在正常范围或轻微减慢（快速运动神经纤维丧失）。

CV与周围神经髓鞘相关的唯一性由物理学原理、解剖和生理学基础及病理学基础所决定，使其

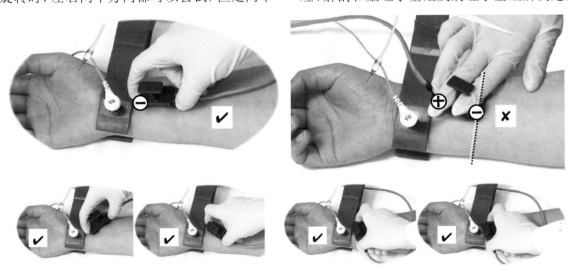

图6-16　正确与错误的刺激电极旋转方法

具有不可替代的诊断价值；也是根据神经电生理检测结果分析病理改变性质、定位神经损害部位等最重要依据之一。

（二）CMAP波幅和波形整合的意义

1. **CMAP的形态**　正常情况下，表面电极记录的CMAP总是为"负 - 正"双相波，针电极记录的CMAP虽形态多变，但相位一般不超多4相。CMAP离散（相位或转折增多、多棘化）常提示受检神经运动纤维非一致性脱髓鞘。针电极记录对早期轻度脱髓鞘变CMAP改变更敏感。

2. **CMAP波幅的意义**　受检神经运动纤维轴索大量（20%～50%）丧失可导致CMAP波幅下降；然而，CMAP波幅下降不仅可由失轴索引起，周围神经运动纤维脱髓鞘改变同样可以导致CMAP波幅下降。原理如图6-17所示。

假设A为CMAP波幅下降，B为运动神经失轴索，C为运动神经脱髓鞘，则可有公式：$A = B + C$。

由数理逻辑学原理可知，若要使$A = B$成立，必须确定$C = 0$。该等式的神经病理学解读为：若要判定CMAP波幅下降仅由失轴索引起，必须首先排除脱髓鞘病理改变的因素。对于已知病理改变仅有失轴索的疾病，即已知$C = 0$，则可用$A = B$分析病理改变程度，即失轴索数量越多、CMAP波幅越低。但临床检测中对于每一个受检者，神经电生理医生的正确设定应为该患者病理改变性质是未知的，故在公式中B和C均不能预设为0。所以，将CMAP波幅下降仅判定为失轴索改变，逻辑学上也是有缺陷的。

部分肌性疾病因肌纤维变性和对神经冲动响应一致性丧失导致CMAP波幅下降；运动终板疾

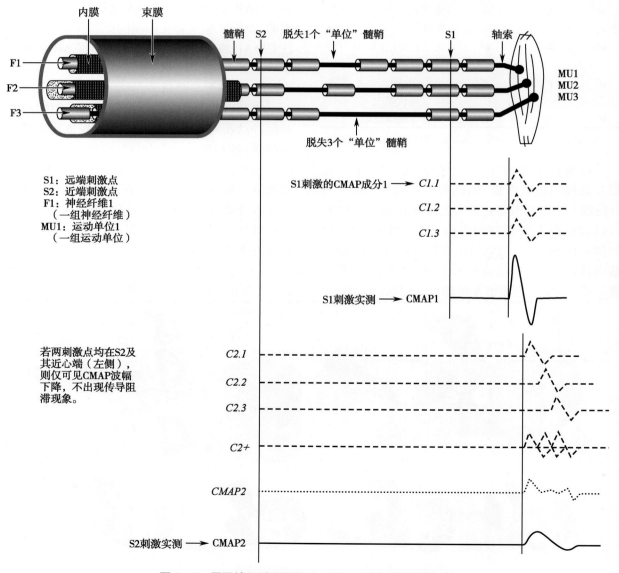

图6-17　周围神经脱髓鞘导致CMAP波幅下降原理示意

病因运动终板离子通道抑制也可出现 CMAP 波幅下降现象。

综上所述，CMAP 波幅可受轴索损伤、脱髓鞘变、肌纤维变性和终板功能障碍多重影响，故由统计学处理设定 CMAP 波幅"正常低限值"、低于该数值即判为失轴索的方法显然是片面的，也是导致错误判定部分患者病理改变类型、继而导致诊断错误的主要原因之一。

三、传导阻滞现象

MCV 检测中的"传导阻滞现象（conduction block，CB）"，是指在肢体两个自然节段（腕→肘或踝→腘窝）间近心点刺激 CMAP 波幅低于远心点。CB 现象发生机制参考 CMAP 离散原理图（图 6-18）。CB 判定阳性的下降比值随肢体、神经而不同，一般认为下降 50% 可判为阳性。CB 的本质是在周围神经某个部位发生了局灶性、非均匀性脱髓鞘，神经冲动传导部分性或全部发生了"非一致性延迟"，而不是英文"block"的字面意义"阻断"。CB 现象首先报道见于多灶性运动神经病

（multifocal motor neuropathy，MMN）患者，且逐渐成为诊断 MMN 必要的电生理异常条件。

由图 6-18 可见，CB 现象在表面电极记录时，多表现为单纯的近端刺激 CMAP 波幅下降，仅少数时可记录出伴有 CMAP 波形离散；而同心针电极记录时，多数 CB 现象总是伴有 CMAP 波形离散，更好地反映了非均匀性脱髓鞘的本质。

临床工作中，CB 现象并非仅见于 MMN 患者，慢性多发性周围神经病等也可见 CB，但因脱髓鞘改变较为广泛，后者传导速度减慢成为主要表现，CB 并非常见的特征性改变。临床最常见的 CB 出现在肘管综合征患者肘上、下刺激，图 6-18a 显示于右肘管综合征患者尺神经（肘段传导速度约 38m/s）记录到的 CB 现象，可见肘下 - 腕、肘上 - 肘下均发生 CB 现象，而腋和肘下波形、波幅基本一致。CB 现象最早在对 MMN 的研究中发现，且对于不同神经的不同节段，定义了近心端波幅下降百分比的判定标准。图 6-18b 记录于 MMN 患者，所有周围神经 MCV、SCV 传导速度均在正常范围，左腓总神经（第一至三线）腓骨小头上下刺激，

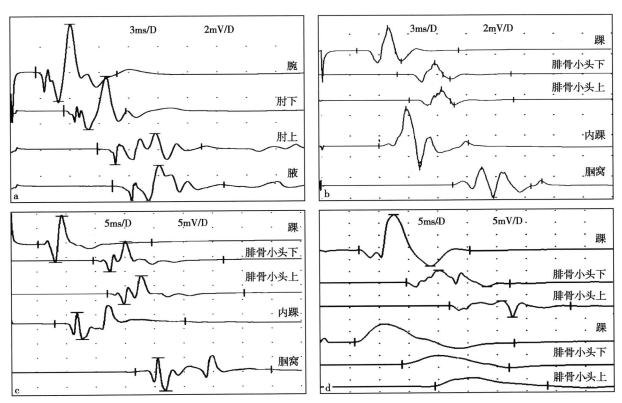

图 6-18　几种常见传导阻滞

注：a. 肘管尺神经卡压肘段 MCV 减慢伴 CB 现象；b. MMN 患者 MCV 速度正常，腓总神经（第 1～3 线）、胫神经（第 4、5 线）均有出现 CB 现象（伴 CMAP 轻度离散）；c. 周围神经慢性脱髓鞘改变腓总神经（第 1～3 线）和胫神经（第 4、5 线）MCV 减慢、伴 CB 现象及 CMAP 离散，a～c 均为针电极记录；d. 糖尿病周围神经病腓总神经 MCV 减慢、伴 CB 现象及 CMAP 离散，第 1～3 线针电极记录、第 4～6 线表面电极记录。

CMAP 波形基本一致，小头下波幅下降，左胫神经（第四五线）腘窝刺激 CMAP 波幅较内踝下降也超过 50%，符合 CB 现象。图 6-18c 记录于慢性炎症性脱髓鞘性多发性神经病（chronic inflammatory demyelinating polyneuropathy，CIDP）患者，所有周围神经感觉运动传导速度均减慢，左胫神经（第四至六线）与其他神经均有 CMAP 离散，但无近心端波幅下降，左腓总神经（第一至三线）有明确 CB 现象。图 6-18d 为严重的糖尿病周围神经病患者，左腓总神经 MCV 针电极记录（第一至三线）与表面电极记录（第四至六线）CMAP 比较，再次说明表面电极仅能反映波幅下降的 CB 现象，而针电极既可反映 CB，也可由 CMAP 离散程度进一步反映出脱髓鞘的不一致性。

需要注意的是，当出现图 6-18a 肘上刺激 CMAP 下降时，首先确认各种技术条件正确、排除操作失误后，才能判断为尺神经在肘段发生了脱髓鞘改变，此时即使肘段 MCV 未减慢、无明显的 CMAP 离散（针电极记录通常可见离散），也可以确认尺神经损害（程度较轻）。

CB 现象产生的病理改变要点在于"非均匀性局灶性脱髓鞘"，即使是局灶性脱髓鞘，如果病理改变（髓鞘脱失）的程度基本一致，则通常不会出现传导阻滞现象。

有观点用"漏电"解释 CB 现象认为：因局灶性脱髓鞘使神经轴索失去绝缘作用，神经冲动在脱髓鞘处发生"泄露"，不能继续沿轴索传导至其支配的肌纤维，从而导致参与收缩的肌纤维数量减少、CMAP 波幅下降。此观点的缺陷在于：临床常见的神经卡压症、多发性周围神经病等都可导致局灶性或全段神经纤维脱髓鞘，可致节段性或全段性 MCV 严重减慢，说明其脱髓鞘程度远大于产

生 CB 现象时的病理改变，按"漏电说"CMAP 波幅应该显著下降或不能测出，然而事实是尽管 MCV 显著减慢，也可 CMAP 波幅正常。从另一个角度来看，如果一个神经纤维脱髓鞘使邻近轴索间失去绝缘发生"漏电"，由神经细胞膜动作电位产生机制可知每个轴索泄露的电量应足以使邻近轴索兴奋，后者支配肌出现非自主联带运动，但脱髓鞘病通常并不出现联带运动是显而易见的临床事实。由此可见，脱髓鞘导致 CMAP 波幅下降除遵循如图 6-17 所示的数学、物理学基本原理外，本质上神经纤维轴索间生物电绝缘的解剖基础为神经内膜，无论何种形式的脱髓鞘改变，每个运动神经纤维轴索膜上的神经冲动总是按照局部电流学说原理不衰减地传递下去，直至运动神经末梢（终板前膜）。

四、单点刺激末梢传导速度检测

传统 MCV 检测为消除终板延搁时间，只能检测两个刺激点之间的平均传导速度。应用于上肢正中神经、尺神经、桡神经、下肢腓总神经、胫神经没有障碍，都可以找到至少两个刺激点。上肢肌皮神经、下肢股神经股内侧肌支，也可以找到两个刺激点。对于上肢腋神经、肩胛上神经、胸内侧神经、胸外侧神经、胸背神经以及其他近心端肌肉的分支，只能检测绝对潜伏期，然后结合身高折算为身高 170cm 或距离 170mm 潜伏期比较，临床应用复杂、准确性差。

为了解决近心端周围神经传导速度检测、消除个体间身高、体型影响的问题，笔者设计了"单点刺激末梢运动神经传导速度检测法"的方法，并以如下实验验证其科学性、可靠性。

如图 6-19 所示，以肱骨内上髁为中点，肘下 50mm 开始，每隔 30mm 在尺侧腕屈肌上选择一

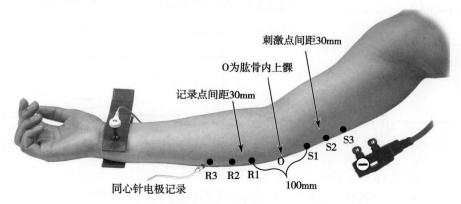

图 6-19　尺侧腕屈肌记录末梢运动传导速度研究示意

注：R1、R2、R3，记录点；S1、S2、S3，刺激点。

个记录点，R1～R3 共三个；肘上 50mm 开始，每隔 30mm 在尺神经走行路径上选择一个刺激点，S1～S3 共三个。可通过给予单脉冲刺激查找最大 CMAP 的方法确定尺神经走行路径。

每个受试者可测得尺神经肘上至尺侧腕屈肌 9 个不同刺激记录组合的潜伏期。定义刺激至记录点距离除以潜伏期为潜速率（LV）、距离除以减去 1ms 后的潜伏期为末梢运动神经传导速度（EMCV）。表 6-3 为一例受检正常人测得 9 组数据，比较 LV 和 EMCV 检测值可见，最短距离组与最长距离相差近 9m/s，而 EMCV 组间差小于 2m/s，可见该方法可有效消除终板延搁时间对运动末梢传导速度计算的影响。

笔者又对 100 例正常人志愿受检者 9 组检测数据进行统计学处理（方差分析），结果显示不同刺激至记录距离各组间 LV 差异巨大，EMCV 则各组间没有统计学差异。证明了潜伏期减去 1ms 检测方法的理论可行性。

临床检测中利用现有设备的常规 MCV 检测程序实现 EMCV 检测，具体操作方法如图 6-20 所示。

即在同一个刺激点刺激两条扫描线，第一条线潜伏期强制定于 1ms 处，第二条线潜伏期

CMAP 起始位置按常规确定，输入主刺激电极到同心针电极之间的距离数据，就可以像常规两点刺激一样得到 EMCV 检测值。

对 EMCV 检测的实验研究和临床应用显示，其准确性主要取决于刺激点至记录点距离测量的准确性，而越短距离测量准确性又越难于保证，故推荐最短距离不小于 100mm。EMCV 检测法可用于近心端几乎所有代表性肌肉的神经分支传导速度测定的临床检测，例如腋神经、肩胛上神经、胸内侧神经、股神经股直肌支等，也可对前臂、小腿各肌神经分支测定传导速度，例如桡神经、正中神经、尺神经前臂各肌支、腓深神经、腓浅神经和胫神经小腿各肌支。EMCV 检测可用于臂丛神经外伤、臂丛神经卡压、放射性臂丛神经病、胸廓出口综合征、肩胛上神经卡压、四边孔综合征、股神经受损等的定位诊断，也可用于前臂、小腿各肌支损害的定位，对于颈段神经根病、颈段脊髓病变的诊断和鉴别诊断具有重要应用价值。

五、影响运动神经传导速度的非病理性因素

（一）温度

肢体温度是临床工作中影响 MCV 检测的最

表 6-3　一例尺侧腕屈肌记录尺神经 EMCV 研究检测数据

组	刺激	记录	距离 /mm	潜伏期 /ms	LV/(m·s⁻¹)	EMCV/(m·s⁻¹)
1	S1	R1	100	2.96	33.78	51.02
2	S1	R2	130	3.55	36.62	50.98
3	S2	R1	130	3.52	36.93	51.59
4	S1	R3	160	4.07	39.31	52.11
5	S2	R2	160	4.15	38.55	50.79
6	S3	R1	160	4.03	39.70	52.81
7	S2	R3	190	4.73	40.17	50.94
8	S3	R2	190	4.69	40.51	51.49
9	S3	R3	220	5.22	42.15	52.13

注：LV，潜速率，计算公式为：$LV = d/L$；EMCV，末梢运动神经传导速度，计算公式为：$LV = d/(L-1)$。

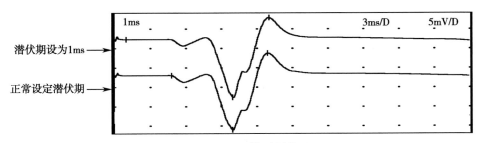

图 6-20　EMCV 检测屏幕显示

常见因素。皮温每下降 1℃，MCV 减慢 2～3m/s。因此，在临床检测中，肢体的保温十分重要。有条件者应保持室内恒温，如果肢体温度过低应以温热水浸泡，前二者均无条件做到时则应根据肢体皮肤温度修正检测值。

（二）年龄

人类周围神经传导速度随年龄增长有很大变化，基本的变化曲线如图 6-21 所示。

观察全年龄段的 MCV 基本变化规律（图 6-21a）可见，在新生儿、婴儿期，因神经髓鞘没有完全发育成熟，传导速度较慢；10 岁之前，为快速增长阶段（接近于指数增长曲线）；10 岁之后 MCV 保持较快增长趋势，在 15～20 岁 MCV 达到一生中最高峰；此后，MCV 呈基本稳定、略有减慢的平台期约至 40 岁；40 岁至 60 岁，随着年龄增长 MCV 呈缓慢下降趋势；60 岁之后，MCV 下降趋势有所加快。

观察成年前的 MCV 变化规律，0～5 岁 MCV

变化趋势（图 6-21b）可见快速增长阶段在 2 岁前，5 岁左右时 MCV 已将要接近成人传导速度；0～5 岁 MCV 变化趋势（图 6-21c）显示，快速增长阶段在 1 岁前；1 岁前按月龄观察 MCV 变化趋势（图 6-21d）可发现，新生儿期（0～30 天）MCV 传导速度增长最为快速。临床上，对于新生儿、婴幼儿的检测很难得到足够多的正常志愿者数据，以生成足够可信的正常参考值，故邻近神经或健侧对照尤其重要，也更为准确。

图 6-21 曲线为各年龄段正中神经 MCV 变化规律，数据结合了 20 世纪 60 年代至 90 年代国外学者研究报告、20 世纪 90 年代后国内报道及同行交流资料和笔者所在实验室搜集的部分数据综合分析而来。该图可作为各年龄段正中神经检测的正常参考值使用。在成人阶段，尺神经检测值与正中神经相仿，桡神经较正中神经快 3～5m/s，腓总神经较正中神经慢 5～8m/s，胫神经较正中神经慢 8～10m/s。在临床应用中，解剖受压部位（例如

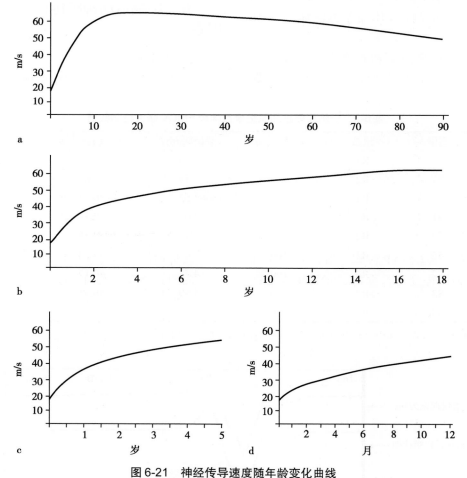

图 6-21　神经传导速度随年龄变化曲线

注：a. MCV 全年龄段（0～90 岁）变化曲线；b. 0～18 岁 MCV 变化曲线；c. 0～5 岁 MCV 变化曲线；d. 0～12 个月 MCV 变化曲线。

肘部尺神经、腓骨小头处腓总神经等）的传导速度通常自然减慢，这些因素均应考虑。

六、运动传导速度检测值的正常范围

MCV 在正常参考值其建立和使用遵循前文讨论过的关于正常参考值运用的一般原则。

理论上周围神经运动纤维传导速度可超过 100m/s，检测值越快越好，临床检测值正常范围则要低得多：多数神经 MCV 约在 50～70m/s 之间，且表现为"近快远慢"；超过 80m/s 则应仔细核对检测手法，排除技术失误；超过 100m/s 则多为操作失误，或测量、输入了过大的距离数值是常见原因。MCV 检测值健患侧对比敏感性和可靠性均优于固定的正常参考值范围比较，同一肢体受损神经与正常神经比较也具有较高可靠性。

以 CMAP 波幅检测值低于统计学处理低限值判定周围神经失轴索，在数理学、病理生理学、逻辑学方面均有缺陷。但无论表面电极或针电极记录，CMAP 检测值低于 1mV/D 可能为异常。

七、小结

①MCV（包括 CV 和 CMAP）检测因其原理的"物理性"，故其结果客观、可靠，是各类周围神经病变电生理必查项目；肌性疾病、中枢神经系统疾病，MCV 检测的意义在于排除或发现合并周围神经病变。②MCV 检测最重要的意义在于反映周围神经髓鞘功能状况。CV 是最重要观察指标：CV 减慢，一定是由脱髓鞘引起；脱髓鞘病变，一定会引起 CV 减慢（表 6-4）。③CMAP 是 MCV 检测的重要观察指标，一定程度上与周围神经失轴索（波幅下降）有关联，但也受脱髓鞘（波幅下降和 / 或波形离散）的影响。以 CMAP 波幅下降的百分比确定周围神经失轴索程度是片面的。④采用同心针

电极记录 CMAP 较表面电极可获得更多早期神经损害和严重神经损害恢复期的信息，还可在检测 MCV 之前观察自发电活动和 MUP；特殊患者或仅需要了解髓鞘功能的受检者，可采用表面电极记录。⑤多节段检测 MCV 可以更早期发现局灶性脱髓鞘改变，为了保证传导速度数据的可靠性，最小检测节段（两刺激点间距）不应小于 100mm。⑥支配近心端肌肉的神经分支，可采用单点刺激法检测末梢运动传导速度。⑦正常参考值的使用不能死板教条。⑧正确的操作方法是准确结果的前提保障，初学者要把正确方法培养成为"习惯"，做到"伸手就准"。

第三节　感觉神经传导检测

相对于周围神经运动纤维，人体感觉神经纤维类型更多、传导速度差异巨大，从传导痛觉的无髓鞘 C 纤维和极薄髓鞘 A$_\delta$ 纤维，到传导温度觉的薄髓鞘纤维，再到厚髓鞘的本体感觉传导纤维，传导速度约从 1m/s 到 100m/s。现有的 SCV 检测技术是针对快速感觉纤维设计的，尚无能够客观检测慢纤维传导速度的实用方法。

一、方法与原理

临床使用的 SCV 检测方法有两种，分别为顺向法和逆向法，其区别在于刺激至记录方向与生理性感觉神经冲动传递方向（外周至中枢）是否一致，一致则为顺向，相反则为逆向。这里分别介绍传统的 SCV 检测方法与改良后的检测法，供读者参考。

（一）记录与刺激

感觉神经传导速度检测原理如图 6-22 所示。图中在感觉神经干的远心端（S 顺）刺激，近

表 6-4　常见神经损害类型与 MCV 变化特点

损害类型	MCV	原因	CMAP	原因
轴索完全断裂或运动神经元完全损害	×	MU 完全丧失	×	MU 完全丧失
轴索部分病损或运动神经元部分损害	−↓	快纤维丧失	↓−	与 MU 减少程度相关
周围神经部分性外伤	↓	脱髓鞘	↓−	失轴索
周围神经全段脱髓鞘	↓	脱髓鞘	↓	脱髓鞘
周围神经节段脱髓鞘	局部↓	节段脱髓鞘	−↓	传导阻滞

注："×"表示 MCV 不可测出、CMAP 不能引出；"−"表示 MCV 正常、CMAP 正常；"↓"表示 MCV 减慢、CMAP 波幅下降。

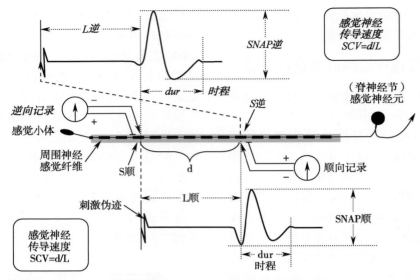

图 6-22　顺向（逆向）法 SCV 检测原理示意

心端记录 SNAP，称之为顺向 SCV 检测法；反之，近心端（S 逆）刺激，远心端记录为逆向 SCV 检测法。SNAP 波幅通常为微伏级、顺向法较逆向法波幅低，顺向法单次刺激无法得到清晰可辨的 SNAP 时，可用"叠加平均"技术，多次刺激以消除干扰而获取清晰的 SNAP。传统经典手部 SCV 检测刺激、记录方法见图 6-23。

（二）感觉神经动作电位波形与潜伏期确定

SNAP 潜伏期计算与 CMAP 不同，是由于二者研究的生物电性质不同。SNAP 是神经冲动在神经纤维上传导过程中记录到的三相波，即局部电流形成的偶极子电场在两个记录电极上电势差

的动态变化过程。故 SNAP 第一个波谷是神经冲动真正到达记录电极下方的时刻，应以其为潜伏期计算点，而不能用 SNAP 的起始位置（第一次离开基线）。临床工作中，常有操作者因为对 SNAP 产生机制不熟悉，起始位置定位错误，导致 SCV 计算错误，影响诊断。逆向法所得 SNAP，发生第一个波谷不清晰的情况多见，可用负峰的起始部位计算潜伏期。

把记录电极形象地想象为一个人站在一条笔直、空旷的马路边，远方一辆汽车行驶过来。显然，在汽车到达人的正前方，听到的汽车声音最大（相当于 SNAP 第一个波谷）；但在汽车与人还有一

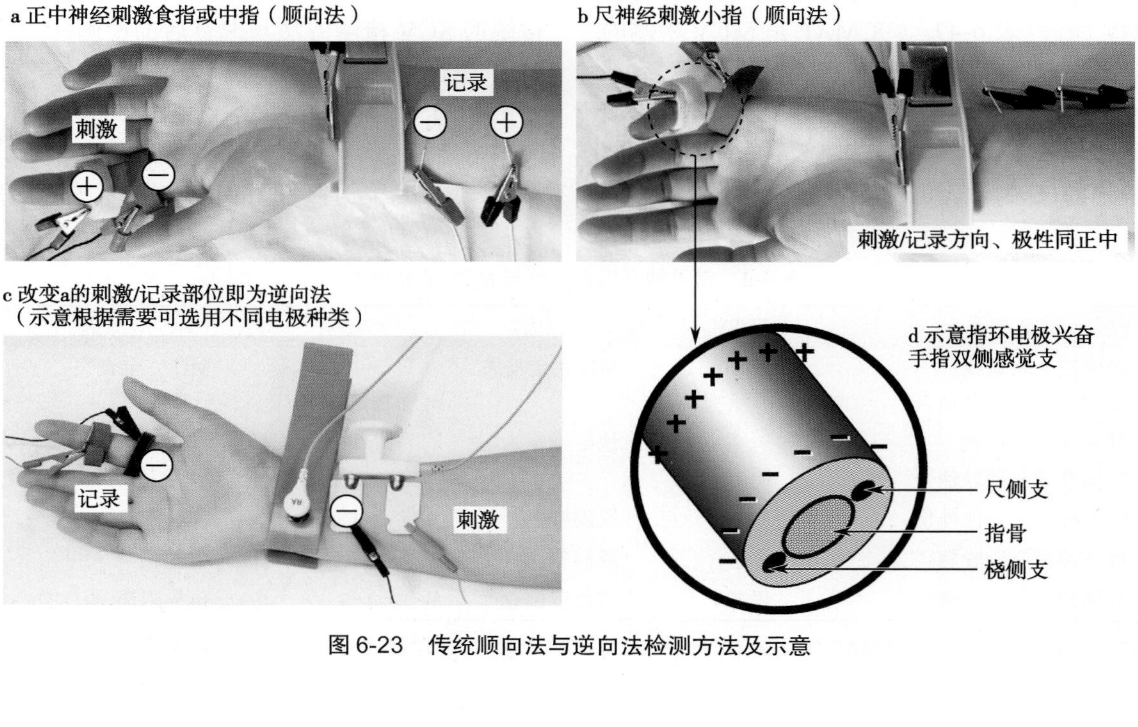

a 正中神经刺激食指或中指（顺向法）

b 尺神经刺激小指（顺向法）

刺激/记录方向、极性同正中

c 改变 a 的刺激/记录部位即为逆向法
（示意根据需要可选用不同电极种类）

d 示意指环电极兴奋手指双侧感觉支

尺侧支
指骨
桡侧支

图 6-23　传统顺向法与逆向法检测方法及示意

定距离时，就可听到汽车声音从无到有、从小到大（SNAP 起始位置）的过程，这个过程就类似 SNAP 第一个波谷前正相波下降支形成的原因。

SNAP 波幅为微伏级，更易受放松状态和刺激伪迹的影响。图 6-24a 显示，在测定桡神经 SCV 时，旋转刺激电极角度可使刺激伪迹从大到 SNAP 起始位置无法辨认减小到对 SNAP 辨识无任何影响。在遇到 SNAP 前方基线平直、第一个正相波谷不分化的情况时，潜伏期确定在 SNAP 负峰偏离基线处（图 6-24b 中的第三条线），这种情况多见于逆向刺激法。

（三）速度计算

利用顺向法、逆向法所得到的 SNAP 形态类似，如图 6-24 中各条线上的标志"1"（标志随设备而不同）所标确定潜伏期（L，单位为 ms），用软尺测出刺激点到记录点距离（d，单位为 mm）。可有：

感觉神经传导速度（SCV）= 距离（d）/ 潜伏期（L）

由计算公式可见，SCV 的计算原理也是"物理的"，故为客观的、可靠的感觉神经功能评价指标。影响其准确性的非病理性因素主要来自操作者，包括神经选择、刺激部位、记录部位选择、距离测量等，而这些因素均为操作者自身可控的。

（四）波幅计算

SNAP 波幅计算的原则也是最低谷到最高峰，通常 SNAP 有一个主要的负峰，其前后各有一个波谷，两个波谷哪个更深并无固定模式，而 SNAP 波幅计算总是从最低谷到最高峰。如图 6-24b 所示的 A1 和 A2。

（五）关于方法学的讨论

SCV 检测究竟使用顺向法还是逆向法，国际上没有统一标准；国内因为师承不同，各实验室亦未统一方法，但多采用顺向法。

笔者对既可以顺向又可以逆向检测的神经（如正中神经、尺神经、腓浅神经等）进行两种方法的比较研究，结果显示两者得到的传导速度检测值没有显著差异，主要的区别是 SNAP 的波幅和形态。逆向法具有 SNAP 波幅较高的优势，可以较少刺激次数，甚至单次刺激即可得到清晰的 SNAP，但其缺点是易受肌肉收缩放电容积传导的干扰，即运动干扰（逆向法刺激混合神经干）；顺向法虽有 SNAP 波幅较低的"缺陷"，但其更真实地反映感觉纤维功能（仅刺激感觉神经干）。这一点在神经功能正常时不会产生混淆，但在神经损害的情况下，则可能会出现"假 SNAP"而影响最终诊断结果，如图 6-25 所示。

图 6-25 显示一例正常人左正中神经逆向法检测时，SNAP 波形随着刺激强度增大而波幅增高在刺激强度足够大时，除可得到高波幅的 SNAP 之外，刺激伪迹显著增大，且在 SNAP 之后出现更高波幅的波形，主要来自第一蚓状肌的 CMAP，在高幅的 SNAP 中是否有大鱼际肌放电 CMAP 成分也未可知。这样的波形成分在正常情况下识别没有困难，但在周围神经病损时，特别是以末梢感觉纤维损害为主的病理改变（即所谓长度依赖性周围神经病，此类病理改变形式临床检测中很多见）时，SNAP 分化不好，检测者总是试图增大刺激量，确保神经充分兴奋，在图 6-25 中第三、四线上，就可

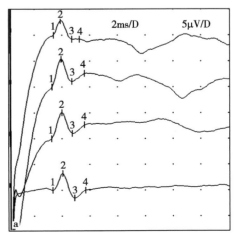
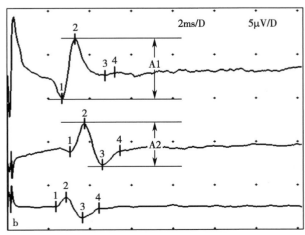

图 6-24　刺激伪迹对 SNAP 波形的影响及波幅测定方法

注：a. 第 1～4 线为同一神经、记录位置相同、刺激强度相同引出的 SNAP 通过旋转刺激电极方向减小刺激伪迹的过程；b. SNAP 波幅和潜伏期测定方法。

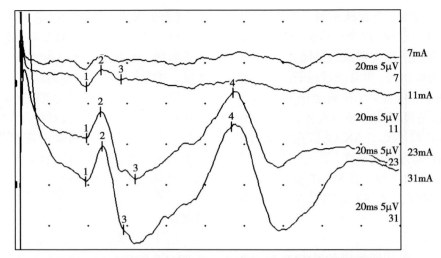

图 6-25 正中神经逆向法 SCV（腕部刺激、中指指环电极记录）

能出现虚线前的 SNAP 不能引出而虚线为起始的 CMAP 出现，那么就可能引起误判。结合第三、四线波形，可发现在第一、二线上，虚线部位也有一个小的、可重复的波形，同样来自少量兴奋的蚓状肌，这个波形更易被误判为显著延长的 SNAP，以此计算出的 SCV 检测值必然是错误的。

推荐 SCV 检测常规方法为：尽量采用顺向法检测，不能采用顺向法检测的神经再用逆向法；必要时（如一种方法不能引出 SNAP 等），两种方法同时使用；手部神经宜采用顺向法，足部则多采用逆向法。

二、感觉神经传导检测的意义

与 MCV 检测一样，SCV 检测的传导速度（CV）也是主要观察指标，与周围神经感觉纤维髓鞘的完整性相关。周围神经感觉纤维脱髓鞘，则 CV 减慢；CV 减慢，则代表周围神经感觉纤维脱髓鞘。

SNAP 波幅会受周围神经感觉纤维失轴索影响，但是受脱髓鞘影响相对于 CMAP 更大。这是因为现有临床 SCV 检测技术不能检出单根神经纤维动作电位。SNAP 是所有神经纤维动作电位直接叠加，各纤维间动作电位到达记录电极的时间差异，相互抵消效应可使 SNAP 显著下降或不能测出（即使无失轴索改变）。SNAP 形成机制决定了其波幅对于感觉神经末梢损害较近心端损害更敏感；对于脱髓鞘较失轴索更敏感。

临床检测可见患者全部或者大多数周围神经 SNAP 波幅显著下降或不能引出，但患者的各种主观感觉均存在或正常。这种现象常见于各种原因

导致的感觉纤维末梢型脱髓鞘性损害患者。说明 SNAP 不能引出并不代表周围神经感觉纤维完全失轴索。

三、手部顺向感觉传导速度检测技术改良

临床实践中笔者对传统 SCV 检测刺激和记录技术进行了部分改良以提高检测的精确度、精细度、便捷性等。主要涉及正中神经、尺神经、腓浅神经、腓肠神经 SCV 检测。

（一）手部感觉传导速度检测的改良

改良后的手部 SCV 检测用顺向法如图 6-26 所示。

按图 6-26 所示刺激方式、记录电极连接方式检测，刺激食指正中神经 SNAP 为正方向（负相主波向上）、刺激小指尺神经 SNAP 则为反方向（负相主波向下）。反方向 SNAP 在确定起始位置时，选择第一个波峰即可。交换记录、参考电极线，则可以得到尺神经正方向 SNAP。利用部分设备支持的"曲线翻转"功能，可在采集完成后方便地得到尺神经正方向 SNAP。与传统检测方式比较，图 6-26 所示方法有如下三方面改良。

1. 改表面电极记录为皮下电极记录　临床目前常用的表面电极有两种，一为导电胶粘电极片（胶粘电极）；二为金属盘状电极＋导电膏（盘状电极）。前者因为痛苦小，易被患者接受，加之使用方便，多数操作者选择使用。有观点认为，胶粘电极和盘状电极比皮下针电极阻抗小且没有痛苦。在完成"磨砂膏去除角质层、酒精脱脂、生理盐水清洗、干棉签清洁"标准处理过程后，表面电极确

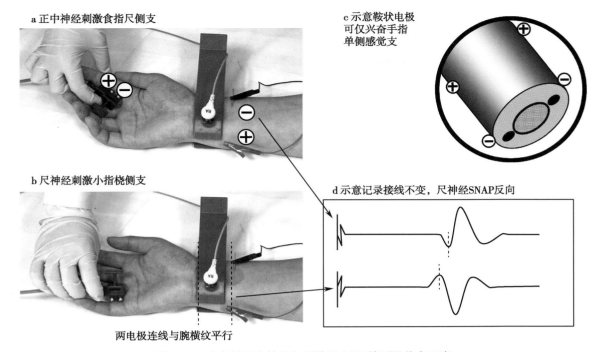

a 正中神经刺激食指尺侧支

b 尺神经刺激小指桡侧支

两电极连线与腕横纹平行

c 示意鞍状电极
可仅兴奋手指
单侧感觉支

d 示意记录接线不变，尺神经SNAP反向

图 6-26 改良的正中神经和尺神经 SCV 检测及优点示意

实能达到或低于皮下针电极阻抗，然而经过这个处理过程，皮肤疼痛感至少不小于皮下针电极。如果省去"磨砂膏去除角质层"步骤，疼痛感可以减小甚至消除，但阻抗很难降下来。此外，表面电极不易准确测量距离。不同实验室测量距离时方法不同，有以表面电极前沿为准，也有用中点的。两种方法都存在因电极不可能完全均匀地与皮肤接触，收集到的 SNAP 不一定就是测量点下方的，SCV 的检测值就有可能出现误差。

皮下针电极进针及检测期间，保持其与神经走行垂直，就可以准确测量距离，尽可能减少误差。皮下电极进针方法亦可针体与皮肤成 30°角刺入皮下，然后改为 10°～15°角，再送入 10～15mm 即可。保持与神经垂直进针除保证距离准确外，还可以使针电极总能位于神经干上方，提高

SNAP 收集的可靠性。使用针灸针替代的皮下电极时，鳄鱼夹要与针体成一定角度，提高接触的可靠性，可以有效降低阻抗。鳄鱼夹使用过久后要清洁夹子齿面上的氧化层以保持良好接触。

由于皮下电极距离神经相对较近，避免了皮肤对神经冲动的衰减、大幅度减小了皮下组织的衰减，记录的 SNAP 中高频成分更多、更真实、更敏感，且在周围神经感觉纤维脱髓鞘改变时，可反映出 SNAP 的离散，表面电极通常是不能反映出来的（图 6-27）。

图 6-27 左侧为用表面电极（A）和皮下针电极（B）在腕部记录正中神经 SCV 检测示意图，右侧为一例糖尿病多发周围神经病右正中、尺神经 SNAP 实测比较图，可见表面电极（A）未能记录到明确的 SNAP，而皮下针电极（B）记录的 SNAP 虽

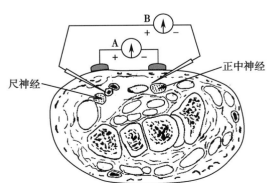

尺神经

正中神经

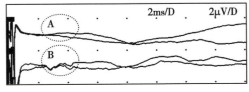

左A表面电极记录；右A未能引出SNAP
左B皮下电极记录；右B引出可重复SNAP

2ms/D 2μV/D

图 6-27 电极安放、接线方法、刺激电极多位置

然波幅极低，但波形清晰、两次重合好，且显示出了 SNAP 离散的细节。这种 SNAP 离散现象符合患者主观感觉并未缺失的临床表现；而表面电极记录所显示的 SNAP"缺失"，若被解释为感觉纤维严重失轴索，显然不符合患者的病理改变类型及临床表现。

2. 改两个电极记录为双神经单电极记录互为参考　SCV 检测时，参考电极可以置于沿神经干与记录电极距离 2～3cm，也可以垂直于神经干旁开记录电极 2～3cm。在腕部，正中神经向尺侧旁开，就是尺神经，反之亦然。所以，在正中神经和尺神经上方分别放置电极 M 和电极 U，M 为正中神经记录电极、U 为参考电极，U 为尺神经记录电极、M 为参考电极。分别刺激食指、小指，即可完成正中神经、尺神经 SCV 检测。通常将电极 M 连接在导线的主记录端、电极 U 连接在导线的参考电极端，所以正中神经 SNAP 负相主波向上、尺神经 SNAP 反向。需要特别注意的是，两电极所连直线应与腕横纹线平行，如图 6-26b 虚线所示。

3. 改指环电极刺激为鞍状电极刺激　指环电极刺激同时兴奋手指两侧的感觉神经分支，引出的 SNAP 波幅较高。这个优势又恰恰是它的弱点——不能精细研究感觉神经纤维部分性损害。

鞍状电极可以分别兴奋各手指尺侧、桡侧感觉神经分支，可大幅度提高局部的、轻微的、分节段的神经损害检出率。常规检测时，鞍状电极刺激指根部侧面即可，必要时，可以刺激手指末梢段，如图 6-28 所示。

这种灵活刺激的方法对于手掌部、指部感觉神经分支损害的诊断具有独特应用价值，对早期周围神经末梢感觉纤维损害的发现也有意义。顺序刺激第 2 指至 5 指的桡侧面、尺侧面，还可以用于研究手部感觉神经分布变异。如图 6-28c 所示，正常情况下尺神经支配尺侧一指半掌面感觉，桡侧三指半由正中神经支配，6-28d 示意正中神经支配桡侧四指感觉的 SNAP 波形，图 6-28e 示意尺神经支配尺侧二指的 SNAP 波形。

为验证改良后方法的可靠性，笔者对 150 例年龄在 18～65 岁的正常人及正中神经、尺神经部分性损害各 150 例进行传统方法与改良后方法的对比检测。结果显示，两种方法的 SCV 和 SNAP 波幅检测值均没有统计学差异。总体来讲，改良法 SNAP 第一个波谷不够明晰的情况略多于顺行记录，但并不影响其潜伏期的标定，也就不影响传导速度的准确性。

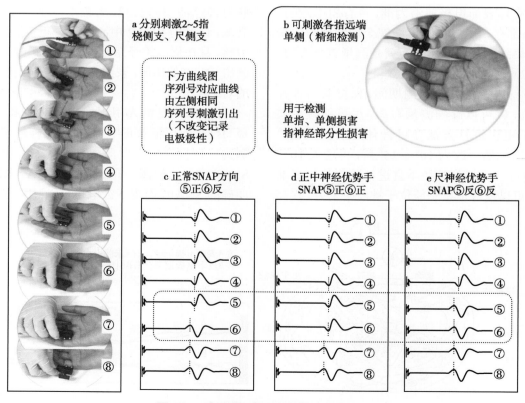

图 6-28　各手指、部位刺激及其意义示意

（二）足部感觉传导速度检测的改良

临床检测中，借鉴手部 SCV 检测改良的方法，用如图 6-29 所示的记录电极放置方法，采用逆向法检测腓浅神经和腓肠神经 SCV，结果 SNAP 检出效果好，SCV 检测值与传统方法亦无明显差异。对于婴幼儿、高龄老人及其他不适用皮下针电极者，可用表面电极。像正中、尺神经互为参考一样，检测中若不改变记录电极连接，腓肠神经 SNAP 波形反转，用第一个负峰定潜伏期，不影响速度检测值（图中右下角实测波形）。

四、多节段记录

与 MCV 多节段检测相同的是，SCV 多节段检测可以提高周围神经局灶性病变的检出率。不同的是，SCV 的节段可以较短，这是因为记录电极可以安放得比较准确。即使记录电极位于体表，与

神经干的距离较大，只要能记录到清晰的 SNAP，其第一个波谷总是代表神经冲动到达记录电极正下方，体表测得的距离与神经冲动传导的实际距离不会有太大差异（图 6-30）。

临床检测所用设备若 SCV 程序支持多导记录，可以一次刺激、多导记录，自动计算多节段 SCV，既减少受检者痛苦，又提高检测速度。若无多节段 SCV 程序，可以用单神经 SCV 检测程序替代，部分数据需要手工计算。多节段 SCV 检测不作为临床常规检测方法。

第四节 步进法检测技术

步进法也称寸步法、英寸法。检测方法是在神经走行经过的皮肤上，以 1 英寸（约 25.4mm）为单位，做多个标识，然后由远及近或由近及远逐点

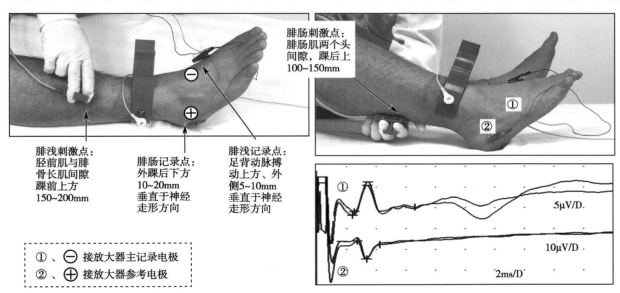

① 、 ⊖ 接放大器主记录电极
② 、 ⊕ 接放大器参考电极

图 6-29　腓浅神经、腓肠神经 SCV 检测

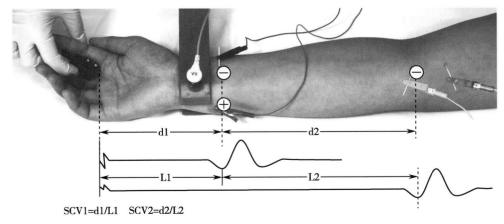

$$SCV1 = d1/L1 \quad SCV2 = d2/L2$$

图 6-30　多节段 SCV 原理示意

刺激，所得各扫描线上 CMAP 潜伏期会逐渐变短或变长。其基本判定原理是：正常情况下，相邻两点 CMAP 潜伏期差较为恒定，若两刺激点之间有局部性病理改变，则两点间 CMAP 潜伏期差增大，常提示为局灶性脱髓鞘改变。步进法也可以逐点刺激神经干，记录远端感觉神经 SNAP，与记录 CMAP 的分析原理相同。

一、肘部尺神经步进法检测

肘管综合征外科治疗的精细化，期望术前精确判定尺神经卡压部位（即肘管入口、尺神经沟、肘管出口），是催生步进法的直接因素之一。具体方法如图 6-31 所示。

（一）检测操作要点

1. 肘关节的角度　步进法检测时，肘关节打开的角度计有 90°、135°、180°。每个实验室可根据自己条件，各个角度都试验、观察，然后选择使用。角度不同，肘后皮肤、神经的紧张度不同，皮肤两点之间距离随角度变化而变化。严格操作情况下，角度不同并不影响检测结果，推荐受检者采取坐姿，手臂置于检测床，肘关节处于 135°～180°

角，便于操作。

2. 节段划分　如图 6-31 所示，节段划分应该以肱骨内上髁为中点、上下各 12.7mm（约 1/2 英寸）为基准点，上下各分 2～3 个节段。为保证准确性，可先用较小刺激量，探测出神经在皮下走行位置、做出纵向标志，再划分节段。

3. 刺激要点　各点刺激时，为保证刺激的准确性，可采用刺激器与神经干垂直的方式，但刺激强度在每一点都要保证为超强刺激。

4. 记录部位和记录电极　采用小指展肌同心针电极记录，亦可选择小鱼际表面电极或皮下电极。无论何种记录电极，均应妥善固定电极和导线。放大器灵敏度可适当提高、扫描速度灵活调整，以保证 CMAP 起始位置识别的准确性。

对于轻度的、局灶性周围神经损害，虽然节段性 MCV 检测速度正常、CMAP 波幅及形态正常，步进法可表现异常，提高了轻度神经病变的检出率。

根据我国长度的法定计量单位，也有实验室采用两点间距 25mm 或 30mm 分段。肘上、下刺激部位的个数为 3～4 个。肘下刺激时，刺激位置准

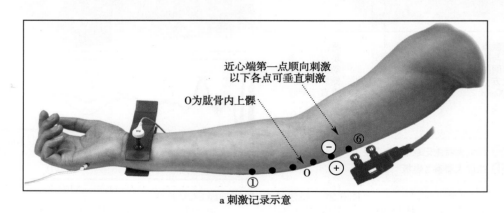

a 刺激记录示意

b 正常步进法各点 CMAP　　　　c ③与④间 CMAP 潜伏期连线
潜伏期连线斜率相同　　　　　　　斜率发生改变（病变部位）

图 6-31　肘部步进法，正常 / 异常 CMAP 潜伏期变化示意

确的保证尤为困难,需要特别注意。

不是每条神经、每个节段都适用步进法,也不是每条神经都需要步进法检测。步进法检测的需求来自临床精细化治疗,要求精确定位神经损害的部位,常用于肘部尺神经步进法检测。其目的有二:一是对有症状患者,常规检测未能发现阳性改变,步进法的高敏感性可提供轻微神经损害的客观依据;二是常规检测方法已发现肘部尺神经或腕部正中神经轻、中度损害,步进法可进一步提供精确的损害部位,为手术方案设计提供依据。对于常规检测肘段尺神经 MCV 显著减慢者,步进法的定位价值有限。

经过对步进法,特别是肘部尺神经步进法检测多年的临床观察显示,该方法在实际操作中因刺激点之间的距离太近,保证刺激位置的准确性是极其困难的(与 MCV 检测中多节段检测困难相同,见图 6-31)。故其临床应用价值有限,这与部分文献报道不一致,读者可以自己在实践中体会其操作要领。对于初学者,笔者不建议急于采用步进法检测,应在基本操作十分熟练,养成良好操作习惯后再尝试使用。

(二)异常判定标准

步进法检测方法各实验室不尽相同,异常判定也就不同,但多数实验室采用固定数值作为判定指标。理论上及临床实践显示肘部尺神经步进法两点间潜伏期差值与肘上下基础传导速度有关,基础传导速度又与步进长度(两点间距离)、总分段个数相关。临床检测中,采用相对判定法更为可靠,具体方法如下。

首先确定步长和刺激点个数,例如步长 30mm、肘上下各刺激 3 点,则可知最远刺激点到最近刺激点间距 150mm(用 D 表示);然后分别刺激最远点和最近点,测出两点间潜伏期(用 L 表示),平均传导速度表示为 V=D/L;再计算出两点

间平均潜伏期差 $L_0 = L/5$;最后逐点刺激,分别测出相邻两点的实测潜伏期差(用 Li 表示,i = 1,2,3,4,5)。验证检测是否准确的方法是:设 $L_s = L - (L_1 + L_2 + L_3 + L_4 + L_5)$,若 $L_s = 0$,说明检测准确;L_s 绝对值 $\geq L_0$,则提示实测值不准确,应重新测定。

将上述实测值 L_i 与 L_0 比较:$L_i \leq L_0$,提示该段正常(若 $L_i < L_0/2$,应警惕检测失误);$L_i \geq L_0 + 0.2L_0$,提示可疑异常;$L_i \geq L_0 + 0.3L_0$ 或更大,则肯定异常。表 6-5 给出不同步长、典型肘上下传导速度对应的 L_0 均值及异常界限参考值。肘上下传导速度超过 55m/s 时,步进法检测的精确度很难保证,有兴趣的读者可自行计算出相应数值;低于 30m/s 时,步进法应用已失去意义;介于表中速度之间的检测值,用相邻两个数值做线性矫正即可,例如步长 30mm,肘上下速度 52m/s,则潜伏期差均值约为 0.58ms。

二、腕部正中神经步进法检测

腕管综合征等腕部、掌底部正中神经损害患者,依靠腕部正中神经步进法检测,可以精确判定神经损害部位,如图 6-32 所示。

(一)检测操作要点

节段划分可采用每段 20～25mm,以腕横纹线为基点(刺激点之一),上下各划分 2～3 个刺激点,掌部刺激点可多划分 1～2 个。掌部刺激点的定位一定要按照正中神经解剖走行路径仔细查找,先用较小刺激量由近及远找到正中神经走行路径,再画出刺激标志。

虽然大鱼际也可作为记录部位记录 CMAP,但采用指环电极记录或中指 SNAP 更为常用。具有可以研究更大范围神经、刺激伪迹较小等优势。

因节段较小,应选用两个刺激电极间距 10～15mm 的小型刺激器。

上一节讨论的手部顺向 SCV 检测法改良,部

表 6-5 肘段尺神经 MCV 与肘部尺神经步进法实测值对应关系表

平均传导速度/ ($m \cdot s^{-1}$)	步长 30mm 的潜伏期差 /ms				步长 25mm 的潜伏期差 /ms			
	均值	+20%	+30%	+50%	均值	+20%	+30%	+50%
55	0.55	0.66	0.72	0.83	0.46	0.55	0.60	0.69
50	0.60	0.72	0.78	0.90	0.50	0.60	0.65	0.75
45	0.67	0.80	0.87	1.01	0.56	0.67	0.73	0.84
40	0.75	0.90	0.98	1.13	0.63	0.76	0.82	0.95
35	0.86	1.03	1.12	1.30	0.71	0.85	0.92	1.07
30	1.00	1.20	1.30	1.50	0.83	1.00	1.08	1.25

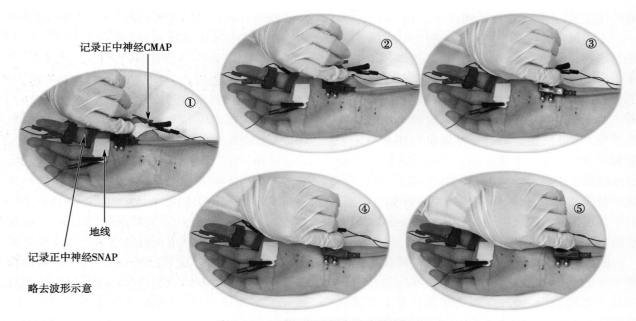

记录正中神经CMAP

① ② ③

地线

记录正中神经SNAP

④ ⑤

略去波形示意

图 6-32　正中神经腕部步进法检测示意
注：①至⑤示意由远及近刺激正中神经。

分可替代腕部正中神经步进法检测的作用，有时也需两者互补，更精确定位神经损害的分支、部位等。

（二）异常判定标准

腕、掌部正中神经步进法检测的判定，可参照前文肘部尺神经步进法。有兴趣的读者可参照表 6-5 的格式制作界限参考值。

第五节　H 反射

一、概述

前述 MCV、SCV 检测技术都只能对周围神经干、远端神经或者末梢进行检测。而对于近心端神经，如神经根或邻近神经根神经的局部病理改变，则无法直接反映其功能状况。

早在 1918 年，Hoffmann 就发现低强度电刺激外周神经可引出一个肌肉收缩产生的波形（图 6-33），

其潜伏期明显长于运动纤维兴奋引起的 CMAP。起初，这个波形的产生机制和意义不明。

此后，随着对这一现象的逐步深入研究，发现图 6-33 中"？"波形产生机制与脊髓单突触反射有关，并将其用于临床近心端神经功能检测，称之为 H 反射，以纪念 Hoffmann 的贡献。

二、生理学基础与电生理研究

人类进化结果在腰骶节段脊髓保留了较为完整的后角感觉神经元至前角运动神经元单突触反射。像这样的由感觉神经元直接兴奋运动神经元的方式大量存在于低等动物体内，称为低级神经网络方式。这是相对于经过大脑等高级神经系统加工处理再指挥运动系统做出动作的反应模式。

H 反射的生理学机制与临床神经功能体检常用的膝腱反射相同，正是以后角至前角的单突触反射为基础。如图 6-34a 所示，叩击兴奋牵张感受器，经感觉纤维传导至脊髓后角，后角感觉神经元

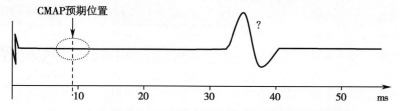

CMAP预期位置

10　　20　　30　　40　　50　　ms

图 6-33　低强度刺激引出的长潜伏期肌肉动作电位波形示意
注："？"示此波形在当时产生机制和意义不明。

除了生理性传导相应兴奋至高位中枢之外，有轴突直接兴奋脊髓前角运动神经元引起相应肌肉收缩。电生理检测技术上，叩击膝腱引起的肌肉收缩放电不便于直接定量记录、定时分析。

如图6-34b所示，在神经干给予适当强度电刺激（S），同时兴奋感觉神经和运动神经纤维；运动纤维兴奋传导至肌肉记录到的肌肉收缩放电波形称之为M波（即CMAP）；感觉纤维兴奋传导至脊髓后角，经后角至前角单突触反射致前角运动神经元兴奋沿运动纤维向下传导引起使肌肉第二次兴奋，记录到的第二次肌肉收缩放电波形称之为H反射波。H波潜伏期（HL）减去M波潜伏期（ML）为神经冲动从刺激点经感觉纤维传入、运动纤维传出时间（HL-ML-1），其中含有减去了约1ms的终板延搁时间；在不考虑感觉、运动纤维的传导速度差异情况下，（HL-ML-1）/2可计算出刺激点至

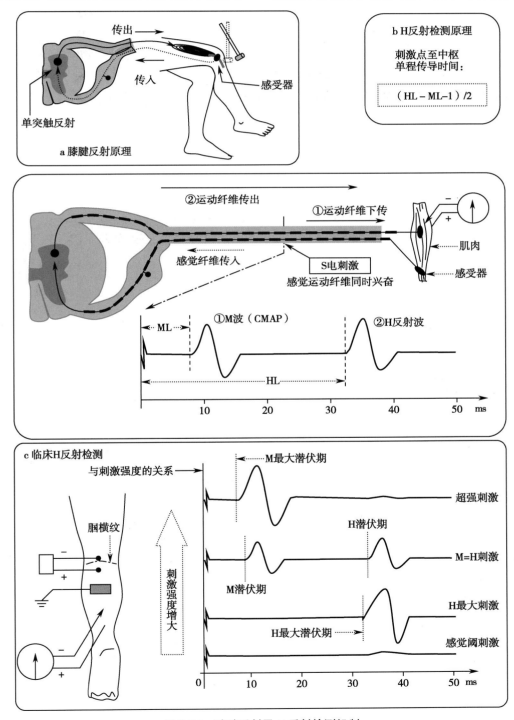

图6-34　膝腱反射及H反射检测机制

脊髓的单程传入或传出时间。

图 6-34c 示，因为周围神经感觉纤维兴奋阈低于运动纤维，所以从零逐渐增加刺激强度，首先出现的是 H 波。连续增大刺激强度，H 波波幅会随之增高，且在某个刺激强度时达到最大值，然后开始下降，同时 M 波出现这是因为运动纤维被兴奋，运动神经冲动传导至远端引出 M 波，同时运动神经冲动会逆行传导至近心端（局部电流学说），逆行冲动与 H 反射的顺行冲动发生"抵消"作用，导致 H 反射波幅下降。继续增加刺激强度，M 波逐渐增大的同时、H 波逐渐减小，当 M 波与 H 波波幅基本等高时，可测定 M 潜伏期和 H 潜伏期。再增加刺激强度达超强刺激后，M 波波幅不再增高，H 波几乎不可辨认。

三、临床检测方法学

从 Hoffmann 发现 H 反射机制至今，临床实用 H 反射检测只能在腘窝刺激胫神经、小腿三头肌记录。参数设置见附表 1-4，检测方法如图 6-34c 所示，操作要点为：①先以适当强度刺激腘窝胫神经（10～30mA；刺激脉宽 0.1～0.2ms；刺激速率 0.2～0.5Hz），过度肥胖者可再增大刺激强度。每次刺激后轻微移动刺激器，目的是找到最佳刺激点。刺激点确定后，刺激器的位置和下压力度应保持不变。②将刺激电流归零，打开扫描观察（扫描速度 5～10ms/D），逐渐增加刺激强度，观察到 H 反射波第一次出现时，调小刺激强度 0.5～1mA，开始记录 H 反射波，按每条扫描线 0.5～1mA 增加刺激强度，总共记录 10～20 次。有些仪器具有设定初始刺激强度、增量大小、记录次数功能，启用该功能，则可按设定自动完成 H 反射记录。手动调节强度时，可按如下顺序采集：第 1～4 条基线，逐渐提高刺激强度，反映 H 波从最小可分辨到 H 与 M 波幅基本等高；第 4～7 条基线，刺激强度不变，记录基本等高的 M 和 H 波 4 次；第 8～10 条基线，逐渐提高刺激强度，直到 M 波波幅不再增高。③按电生理检测电刺激基本原则，主刺激电极（刺激器负极）应朝向中枢端。临床检测中，多数情况下刺激器的朝向并不明显影响 H 反射潜伏期及其他各项检测值。采用刺激器辅助刺激电极位于内侧与神经垂直的方法通常效果更好。

四、神经传导通路

神经电生理检测原理学习和临床应用中"神经传导通路"的概念十分重要。MCV 和 SCV 检测研究对象为单神经，本质也涉及"通路"的概念。由于 H 反射涉及感觉神经至脊髓内后角至前角突触联系至运动神经三个部分，神经传导通路理解的重要性就突显出来。神经电生理各个项目的设计原理、临床应用，都是在研究不同神经传导通路上的神经生理、病理改变。

H 反射所涉及神经传导通路上任何位置的病理改变，都可以引起 H 反射检测值异常。所以，H 反射检测值异常时，应结合其他电生理项目以及临床、影像学等综合分析神经损害部位，单依靠 H 反射异常无法客观、准确定位神经损害部位。

五、H 反射异常判断与意义

（一）H 反射观察指标及意义

1. H 反射的主要观察指标　正常情况下，H 反射总是可以引出的。在排除技术操作失误的前提下，H 反射不能引出是肯定的异常改变。H 反射不存在引出率的概念。

对于稳定、可靠的 H 反射波形，主要观察指标为 H 波潜伏期。潜伏期的观察不同学者有不同观点：有建议使用 H 波绝对潜伏期（HL），也有认为 H 波与 M 波潜伏期差（HL-ML）能更好地反映近心段神经功能；对于绝对潜伏期的使用，又有主张最短潜伏期、平均潜伏期的分歧；还有主张在 HL-ML 潜伏期基础上，测量腘窝（刺激点）至 T_{12} 棘突距离计算 H 反射传导速度的观点。笔者认为：H 反射速度计算不可取，因为一般成人腘窝至腰部往返距离超过 1 000mm，计算速度对全段脱髓鞘有一定意义，但对于局部脱髓鞘改变所致 H 反射延长将会被淹没；M 波潜伏期在整个 H 反射通路中所占比例很小，而且发生在腘窝至小腿中段的胫神经病变本身很少，即使有此节段病变，MCV 检测更为可靠，所以用 HL-ML 作为观测指标并非必要；考虑到基线干扰、受检者合作对 H 反射最短潜伏期的影响等因素，使用稳定出现的数次 H 反射平均潜伏期作为检测值更为可靠。至于 M 潜伏期的用途，在电生理检测项目综合应用的思想指导下，MCV 检测总是在 H 反射之前，如果 M 潜伏期有病理性延长，在 MCV 检测时早有发现，H 反射并非必查项目，故其观测价值有限。

H 反射潜伏期的确定，通常现代肌电图仪有自动标记功能，但由于各厂商设计的标定原则不一定相同，标记出的潜伏期不能保证就是期望的位置，一般需要手工干预。因为 H 反射通常用表面电极（笔者提倡用皮下电极更可靠），当 H 波形前有小的正相波时，按照表面电极 CMAP 起始部位的确定原则，应调整在负峰起始部位（图 6-35a）。各实验室如何调整 H 波形起始位置，应统一原则，并观察足够数量的正常人，建立自己的正常参考值或找到与所借鉴参考值之间的差异。

图 6-35 为正常 H 反射实测图，图 6-35a 可见在 H 反射波稳定出现后 M 波波幅明显高于 H 波，随刺激强度增加，M 波波幅逐渐增高、H 波幅基本不变，图 6-35b 显示 H 波先出现、增大，之后随着 M 波出现、增大 H 波减小的过程，但其中没有一条扫描线表现为 M 波和 H 波波幅等高。这些现象在临床检测中是经常出现的，不能拘泥于 M、H 波幅不等高或 H 波幅没有随 M 波幅的增大而减小等变化形式，否定 H 波形的可靠性。

临床检测中，在 H 波前、后（图 6-35a 中 Me 和 He 处）均可能出现小的波形成分，它们可能缘于以下几种情况：各扫描线上小波形成分的潜伏期不一致，通常由受检者肌肉主动收缩引起；仅在 M 波与 H 波之间（Me 处）出现的潜伏期一致的，则通常为腘窝至小腿三头肌之间胫神经局灶性脱髓鞘所致，如果有常规胫神经 MCV 检测 CMAP 离散支持，则可确定该病理改变形式；H 波前、后（Me 和 He）均出现潜伏期一致的小波形，则提示胫神经全节段均有脱髓鞘改变的可能（需胫神经常规 MCV 的 CMAP 离散支持）；仅有 H 波后（He）潜伏期一致的小波形出现，提示腘窝以上胫神经有局灶性脱髓鞘改变可能。无论在 H 波前、后出现一致性小波形，还应该排除受检者对节律性刺激的主动反应所致，方法是改用手动单次刺激，每次刺激的间隔不等，如果小波形潜伏期仍然表现为一致性，

则基本可排除肌肉主动收缩所致。

2．H 反射异常的意义　由 H 反射所涉及神经传导通路可见，发生在胫神经感觉纤维、运动纤维、骶丛神经根（主要是 L_5、S_1）、马尾神经、脊髓圆锥等部位的病理改变，均可能导致 H 反射异常；异常的形式（不能引出或潜伏期延长）则由病理改变部位、性质、程度等决定。可发生上述部位胫神经病理改变的临床疾病有各种类型的多发性周围神经病、梨状肌出口综合征、放射性骶丛神经病、各种形式的马尾损害（神经鞘瘤、脂肪瘤、囊肿、椎间盘突出等）、各种类型的脊髓圆锥病变（占位、椎间盘突出、变性病、脱髓鞘病、炎性病变等），临床常见的腰椎间盘突出症致神经根受压或马尾受压，也是 H 反射异常的常见原因。但对于一个未知疾病类型的受检者，H 反射的异常并不能单独确定由上述某个原因导致，无论这个原因导致 H 反射异常的阳性率有多高。

临床对 H 反射及其异常的正确应用方法为：H 反射作为胫神经 MCV、SCV 和 F 波检测的补充，是反映胫神经近心端功能状况的有效手段；当出现 H 反射异常时，应结合电生理其他检测项目分析其意义，当其他项目均正常时，应高度怀疑骶丛神经根部分性损害可能——主要是 L_5 和 / 或 S_1 在椎间孔或硬膜囊内（马尾）受累。

（二）H 反射的其他指标

临床上，H 反射检测常规观察能否引出、潜伏期是否延长。但用于研究性目的的指标还有：H 波第一次出现的刺激强度，称为 H 反射引出阈值；M 波第一次出现的刺激强度，称为 M 波引出阈值；H 反射最大波幅；M 波最大波幅以及通过回归分析计算出的 H 发展斜率、M 发展斜率。这些指标目前尚未在临床诊断中广泛应用，主要用于研究性课题。

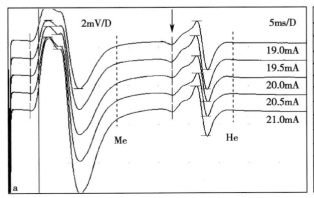
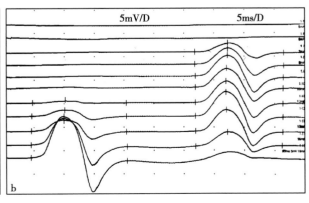

图 6-35　H 潜伏期测量方法

注：a. 箭头标识 H 潜伏期，Me 标识 M 波结束处、He 标识 H 波结束处；b. 扫描线自上而下为 M、H 波变化实测图。

六、胫神经 H 反射在脑卒中的应用

在上运动神经系统病变如脑卒中等，常见后遗症为肢体痉挛，肢体痉挛又会引起其他并发症，进而严重影响患者生活质量并造成很大的社会负担。早期预测痉挛、干预治疗，可以有效缓解症状，提高患者生活质量。

H 反射的生理学基础为脊髓后角到前角单突触通路，上运动神经系统损害对前角运动神经元的兴奋和抑制作用同时丧失，理论上会影响胫神经 H 反射的某些指标。所以近年来时有相关研究报道。但尚未有公认标准，可以用来评价上运动神经系统损害程度。对于痉挛的评定也未能建立可靠的标准。

七、上肢 H 反射

传统理论认为，颈段脊髓的单突触反射在进化过程中发生了"退化"。"退化"的原因可能来自以下三方面之一或共同作用：第一，脊髓后角至前角的单突触通路减少——严格意义的退化；第二，因上肢肌肉动作精细化需求，上运动神经系统对脊髓前角运动神经元调节、抑制作用更强；第三，感觉神经元与运动神经元的单突触联系在颈段脊髓结构更为复杂，再经过臂丛的反复分支、交叉，造成同一个完整反射弧的感觉纤维和运动纤维可能分属不同周围神经。由于"退化"，使得传统电生理检测未能找到临床实用的上肢 H 反射检测法。

近年来上肢 H 反射的研究逐渐被重视，陆续有文献报道。笔者在综合文献报道的基础上，对上肢 H 反射在方法学及在脑卒中急性期、后遗症期（病程 >1 个月）中的应用做了初步研究。方法学上，采用肘部刺激正中神经、桡侧腕屈肌记录的方式，可以记录到较为可靠的 H 反射。

在脑卒中患者中，观察 H 反射潜伏期、H 阈值 /M 阈值（Hth/Mth）、H 最大波幅（Hmax）、H 最大波幅 /M 最大波幅（Hmax/Mmax）、H 发展斜率 /M 发展斜率（Hslp/Mslp）五项指标。结果显示在急性期，各指标与同年龄段对照组无明显差异；在后遗症期，Hmax/Mmax、Hslp/Mslp 与对照组有显著差异，且其变化与改良 Ashworth 量表（MAS）痉挛评分具有较好相关性，提示 Hmax/Mmax、Hslp/Mslp 可作为脑卒中后肢体痉挛程度的评价参考。进一步研究，应从方法学、观察指标入手，期望建立一套评价体系能在脑卒中急性期（1～2 周内）预估肢体痉挛的发生和痉挛程度，早期指导康复训练。

八、小结

H 反射检测是一种反映肢体近心端神经功能的有效手段，目前临床实用的为胫神经 H 反射检测。H 反射异常结合其他电生理检测可以早期发现神经根病变、椎管内病变以及骶丛前股至胫神经腘窝水平病变。H 反射在上运动神经系统受损的应用值得深入研究。

第六节 F 波

一、概述

在研究 MCV 和 H 反射时，引出 H 反射波后，再逐渐增大刺激强度可使 H 反射波波幅逐渐减小直至消失；但当刺激强度达到超强刺激后，再增大刺激量会在 CMAP 之后出现一个潜伏期较为固定的、波幅远小于 CMAP 和 H 反射的小波形。该现象由 Magladery 和 Mc Dougal 在 1950 年发现，最初称为 F 反射或 F 反应。经多年研究发现 F 反射与 H 反射有不同的产生机制，最后定名 F 波。研究显示 F 波可在多数神经上引出，是反映周围神经近心端功能状况的可靠方法。

二、检测原理

F 波的产生只涉及下运动神经系统，即脊髓前角运动神经元与其以下结构，如图 6-36 所示。

在图 6-36 中，A 点刺激周围神经，运动神经纤维兴奋、神经冲动沿生理传导方向传导至肌肉记录到 M 波，与 MCV 检测的 CMAP 机制相同。局部电流学说认为，A 点的运动纤维兴奋还会逆行向中枢端传导直至脊髓前角运动神经元，部分前角运动神经元会由逆行冲动引起弥散性兴奋，相当于接受上运动神经系统一次神经冲动，这个兴奋沿运动神经纤维再次向下传导，称为回返放电，引起部分肌纤维收缩放电产生 F 波。每次刺激参与回返放电的前角运动神经元数量为 1%～5%，而且参与回返放电的神经元并不固定，所以 F 波的波幅低、多次记录时形态可以不同、潜伏期略有差异。如果记录到波幅较大、潜伏期差异过大的波形，要仔细分辨是否为主动 MUP。

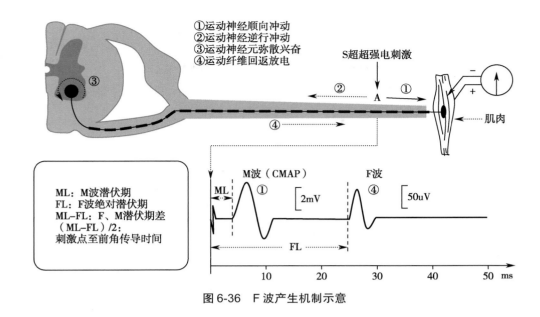

①运动神经顺向冲动
②运动神经逆行冲动
③运动神经元弥散兴奋
④运动纤维回返放电

S超超强电刺激

肌肉

ML：M波潜伏期
FL：F波绝对潜伏期
ML-FL：F、M潜伏期差
（ML-FL）/2：
刺激点至前角传导时间

M波（CMAP）

F波

图 6-36　F 波产生机制示意

三、检测方法

（一）参数设置

F 波检测参数设置参阅附表 1-5。

（二）F 波的记录技术

在很多实验室，涉及神经传导检测的项目多数采用表面电极。然而，因为 F 波的波幅为微伏级，电极阻抗过大可使 F 波引出变得很困难。笔者推荐使用同心针电极记录 F 波，方便又可靠（先查完针极肌电图、MCV，接着检测 F 波）。在不使用同心针电极时，用皮下电极替代表面电极也可以获得较好 F 波，如图 6-37。

（三）刺激强度及刺激电极方向

能引出 F 波的刺激强度一定不低于 MCV 检测所需的超强刺激，如果在超强刺激情况下，F 波出波不好，可进一步加大刺激量直至 100mA（刺激脉宽 0.1ms），如果还是出波不好，应调整刺激脉宽为 0.2ms 再次检测。过大的刺激强度会加大受检者不适感，需要与其良好沟通取得合作。

理论上，F 波检测刺激电极阴极应朝向中枢端，避免逆行冲动被阳极阻断。故有建议 F 刺激电极阴极常规朝向近心端。笔者对 120 条 MCV 正常的正中神经，对比刺激电极阴极朝向远心端，垂直于神经走行和朝向近心端分别采集的 F 波数据，结

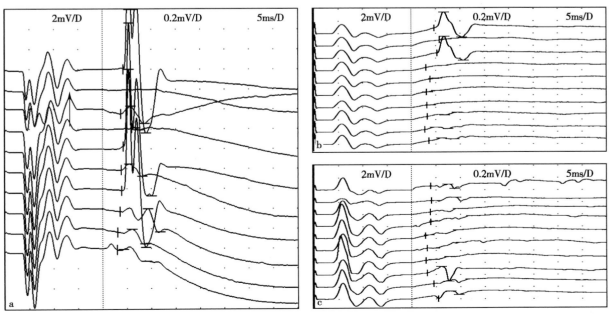

图 6-37　同心针电极（a）、表面电极（b）、皮下电极（c）记录 F 波比较

果显示阴极朝向远心端的 F 波波幅与其他两种朝向相比较，三种方法引出的 F 波潜伏期差异无统计学意义。典型图形如图 6-38 所示。临床检测中推荐使用刺激电极垂直于神经干的方法，既不影响神经冲动的传递，又可保证 F 波检测的刺激点与 MCV 检测远端刺激点一致，利于 MCV 和 F 波检测的数据比较。

（四）F 波波幅及灵敏度调整

理论上讲，F 波波幅为 M 波波幅的 0.5%～5%，用同心针电极记录时则可达 10%，而皮下电极、表面电极记录，F 波波幅可小于 M 波 0.5%。大多数仪器的 F 波检测程序可以分别调整 M 波和 F 波分辨率（图 6-38），一般 M 波灵敏度在 1～5mV，F 波灵敏度在 0.1～0.5mV；对于不能分别调整的，应以 F 波为主调整，而 M 波会发生削顶现象（图 6-39）。

（五）F 波与 M 波离散的识别

正常情况下，CMAP（即 M 波）整合较好，F 波与 CMAP 间的潜伏期差明显，识别不存在问题。在周围神经部分性脱髓鞘，特别是非均匀性脱髓鞘时，各部分神经纤维传导不一致，导致 CMAP 和 F 波离散，则会给识别带来很大困难，且在检测中极易错误识别。图 6-40 采集于一例 30 岁男性由遗传因素导致的周围神经疾病患者，其周围神经部分 SNAP 不能引出，可引出 SNAP 的 SCV 及四肢 MCV 均为 10～20m/s。

图 6-40a 可见，腓总神经 F 波检测时，M 波明显离散，分裂成几乎不连续的三个部分。虚线框中第 1、2、5、8、9 线出现的高幅波形，从其波形形态、波幅过高、潜伏期变化过大分析，是电刺激引起患者"反应性主动收缩"的 MUP，而非 F 波。虚线框后方箭头所指的第 3、4、6、9 线出现极低波幅的小波形成分（潜伏期约 73ms）是真正的 F 波。图 6-40b 显示，右正中神经第 1、2 线 F 波约 66ms 和 69ms，第 3、4 线隐约可辨、第 5、6、8 线清晰可辨的 F 波潜伏期约 77ms，平均 F 波潜伏期约 73ms，

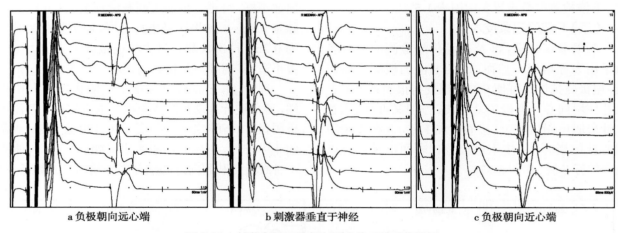

a 负极朝向远心端　　　　b 刺激器垂直于神经　　　　c 负极朝向近心端

图 6-38　刺激电极三种朝向引出的 F 波采集波形

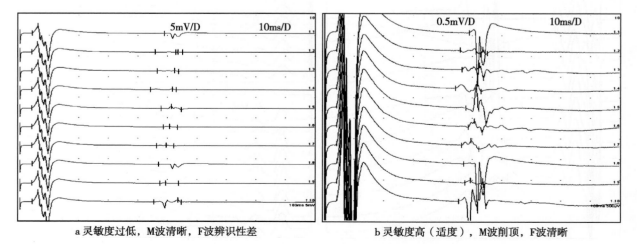

a 灵敏度过低，M 波清晰，F 波辨识性差　　　　b 灵敏度高（适度），M 波削顶，F 波清晰

图 6-39　不可分别调整 M、F 图形

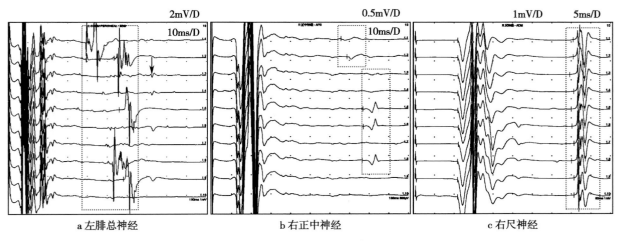

a 左腓总神经　　　　　　　b 右正中神经　　　　　　　c 右尺神经

图 6-40　CMAP 离散检测

与其 MCV 速度约 20m/s 相符合。图 6-40c 采集于右侧尺神经在约 40ms（平均 40.7ms）处，出现形态完全一致、波幅相对较高的清晰可辨的波形成分，因正常尺神经 F 波潜伏期约 23ms，故操作者将这个波形识别为 F 波，但结合该尺神经 MCV 约 20m/s、腋下和腕至小指展肌潜伏期分别为 26.7ms 和 11.2ms 计算，腋下至脊髓前角运动神经元传导时间＝（40.7－26.7×2＋11.2）/2＝－0.75，显然传导时间不可能为负值，因此 F 波判定是错误的，后经调整扫描速度为 10ms/D，再次测定 F 波，结果如图 6-41a 所示，在近 80ms 处引出 F 波。需要说明的是，为该患者检测的操作者已有近 7 年电生理工作经历，仍险些出现 F 波判别失误，可见神经电生理医生现场决策能力培养的重要性。

作为同样涉及周围神经运动纤维传导功能，临床检测中 F 波和 MCV 检测均需要观察 CMAP 离散的情况。图 6-41a 为前跗管综合征患者腓总

神经实测波形，在各刺激点 CMAP 主波后均有一个小的波形，二者间有相对平直的基线，因小波形潜伏期随着刺激位置向近端移动而延长，各条线 CMAP 起始位置连线与小波形起始部连线呈平行线，故判定小波形为严重离散的 CMAP，而非 F 波，其病理意义为运动纤维间在踝部脱髓鞘不一致、有部分运动纤维严重脱髓鞘。图 6-41b 为程度较重的肘管综合征，可见到 CMAP 离散、肘段尺神经传导明显减慢（肘上下 100mm 潜伏期明显延长），腕部刺激即可见在 CMAP 后有小波形出现，但这个小波形潜伏期随着刺激位置向近端移动而缩短，其各条线连线与 CMAP 连线呈倒梯形，故判定为 F 波。

需要说明的是，CMAP 离散的现象通常在同心针电极记录时才较为明显，如果用表面电极（包括皮下电极）记录，因为 CMAP 的"空间整合作用"与衰减，图 6-41a 中所示的波形离散较少出现（但

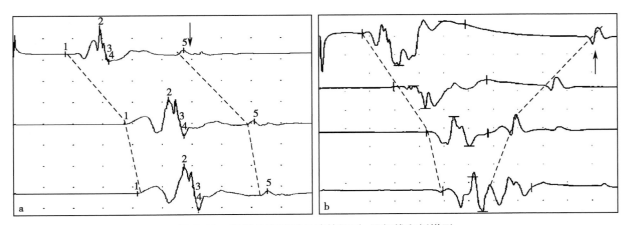

图 6-41　CMAP 离散时 F 波的识别，平行线和倒梯形

注：a. CMAP 离散时，箭头所指小波形三条扫描线起始部连线（虚线）与 M 波起始部连线呈平行线形式，小波形即为严重离散了的 CMAP 一部分；b. 与 a 相同的连线方式，呈倒梯形形式，箭头所指小波形为 F 波。

不绝对）。这个现象更进一步体现了同心针电极记录 CMAP 和 F 波的优势。

四、观察指标及异常改变意义

（一）常用检测神经

与 H 反射不同，理论上几乎所有周围神经都可以引出 F 波。但是若刺激点过近，F 波将与 CMAP 融合，所以临床实用的 F 波检测常用神经为上肢正中神经、尺神经；下肢腓总神经、胫神经，刺激点分别为腕部和踝部，与 MCV 检测相应刺激点一致。

（二）F 波出波率

F 波检测应至少重复刺激 10 次以上，设重复次数为 n，其中引出 F 波的次数为 f。则有：

$$F 波出波率 = (100f/n)\%$$

理论上讲，每个神经、每次刺激都应该可以引出 F 波，然而大量临床实践显示不同周围神经的 F 波出波率不尽相同。正中神经、胫神经出波率最高，低限 80%；尺神经次之，低限 70%；腓总神经最低，低限 50%～60%。

确认 F 波出波率显著下降时，在结合 MCV、SCV 排除远端周围神经损害的情况下，可以判定周围神经近心段、神经根或者相应节段脊髓发生病理改变。认为 F 波异常一定是神经根病变是片面的观点。

当第一次检测某神经发现 F 波出波率下降时，首先要考虑检测技术问题。应增加刺激量再次检测，必要时改变刺激电极方向重复检测。特别是初学者，对 F 波检测的正确操作需要一定时间的摸索才可以很好掌握。

有人认为受检肌做轻度易化收缩，有利于 F 波检出。然而临床实践显示，受检肌易化收缩时，很容易产生把主动收缩 MUP 误认为 F 波的假象，由此带来 F 波检出率的"提高"，其实掩盖了神经病理改变的事实。临床检测中，应该使受检肌处于主动松弛状态。

（三）F 波潜伏期及其影响因素

经 1～3 次采集（每次 10～20 次刺激）、出波率观察确认后，即可测定 F 波潜伏期。现代肌电图仪一般都具有 F 波自动识别功能，但自动识别总是会有误差，需人工调整，而且会有部分 F 波不能识别，需手工标出。调整 F 波起始位置时，如果发现数条基线上的 F 波波形相同、波幅较高、潜伏期差超过 10ms 甚至更大，需注意可能是受检肌不能放松而产生的 MUP，此时应放弃本组检测结果，重新检测。M 波（CMAP）波幅较高，一般仪器自动识别较为准确，操作者同样要观察 M 波的识别，调整不准确的 M 波起始位置；对于不具备自动识别功能的设备要逐条基线标定 M 波。

当调整好每条基线的 M 波、F 波起始位置后，仪器会自动计算出 M 波、F 波的最短潜伏期（Mmin、Fmin）、最长潜伏期（Mmax、Fmax）和平均潜伏期（Mmean、Fmean），还可以自动计算每条基线的 FL-ML（F、M 潜伏期差）及 Fmean-Mmean（F、M 平均潜伏期差）。有仪器可用回归分析法计算 F 波离散度，也有直接用 Fmax-Fmin 计算 F 波离散度。需注意，即使在病理情况下，Mmax-Mmin 数值波动范围也很小（理想情况下接近于 0），该数值过大则可能是 M 波起始位置标定错误或者源于受检者对刺激的反射性、下意识动作导致肌肉收缩。

建议用 Fmean 作为实测 F 波潜伏期。有学者提出用 Fmin，认为 Fmin 代表最快运动神经纤维的 F 波潜伏期，实际操作中 Fmin 或 Fmax 的偶然性误差较大，均不适合作为判断指标。原理上，Fmean-Mmean 消除了刺激点以远的神经影响因素，有公式：

$$近心段传导时间 = (Fmean - Mmean - 1)/2$$

其中 1ms 为神经冲动在前角运动神经元上"弥散"所需时间。

上述公式在实际应用中，应考虑到 F 波与 M 波灵敏度不同带来二者潜伏期误差，用调整二者灵敏度相同（提高 M 波灵敏度确定其潜伏期）来校正。

神经功能正常或轻度损害的受检者正中神经和尺神经在肘部（图 6-41b）甚至腋部刺激可引出辨识度较好的 F 波；胫神经、腓总神经在腘窝（腓骨小头）刺激也可引出 F 波。理论上讲，刺激点靠近中枢端可以更好地反映近心端神经的功能状况，但在临床应用中，F 波检测的意义在于周围神经有病理变化的，而周围神经近心段脱髓鞘可导致 M 波（CMAP）离散、潜伏期延长，肘部和腋部刺激 F 波潜伏期短，会融合在 M 波中无法分辨（图 6-41b 中第 4 条扫描线）。所以病理状态下，上肢肘部或腋部、下肢腘窝水平刺激的 F 波检测临床实用价值不高。

F 波潜伏期与年龄、身高紧密相关，同时也受操作方法的影响，各实验室应建立自己的正常值。附表 2-13、附表 2-14 为笔者所在实验室使用的正常参考范围。

（四）F波传导速度

设 d 为刺激点到脊髓前角运动神经元的距离，则有 F 波传导速度（FwCV）计算公式：

$$FwCV = 2d/(FL-ML) 或 FwCV = 2d/(FL-ML-1)$$

其中，d 的测量方法：上肢由刺激点经锁骨中点至 C_7 棘突；下肢由刺激点经大转子至 T_{12} 棘突。FL、ML，可用 Fmean 和 Mmean（亦有建议用 Fmin 和 Mmin）。至于在潜伏期中减去 1ms，是逆行神经冲动在脊髓前角运动神经元上弥散（传递）的时间，尚有待进一步证实。

理论上，FwCV 和 MCV 一样，可以有效消除身高的影响。但与此同时，因为计算的是平均传导速度、F 波的传导距离过长，FwCV 反而降低了对近心段局部损害的敏感性。例如，普通身高成年男性正常人正中神经 FL-ML 约为 23ms，d 约为 650mm，则 $FwCV = 2d/(FL-ML) = 2 \times 650/23 = 56.52$（m/s），平均每 10mm 所需传导时间为 $10/56.52 = 0.177$（ms）；假定发生脱髓鞘改变的神经根部位长度为 10mm，导致传导速度减慢一半，也就是传导时间增加一倍，则 $FwCV1 = 2 \times 650/(23 + 0.177 \times 2) = 55.66$（m/s），式中 0.177×2 代表了脱髓鞘引起的逆行冲动传入和 F 波传出时间延迟总和，FwCV1 和 FwCV 间不到 1m/s 的传导速度减慢显然是可以忽略的变化。由此可见，计算 FwCV 对近心段局灶性损害引起的潜伏期延长起到了"稀释"作用，临床实用价值不大。有文献报道通过分别计算多次刺激的 FwCV、回归分析计算出 F 波分散度（F-tach），较大的 F-tach 也可以作为 F 波异常参考指标之一；临床应用中，此方法需设备程序支持或人工计算，不如直接分析 Mmax-Mmin 和每条扫描线上 FL 的变化趋势更为直观。

（五）F比值

比值计算法有两种：一种是比较潜伏期，另一种是比较传导速度。分别用公式表达为：

$$FrL = (FL-ML)/2ML，F 波潜伏期比值，FL、ML 潜伏期建议用 Fmean、Mmean；$$

$$FrV = MCV/FwCV，F 波传导速度比值，建议用平均 FwCV。$$

比值法，理论上可以有效消除身高、体型、性别、年龄、皮温及遗传性周围神经结构差异等因素对 F 潜伏期的影响，但现有可参考资料不多，且与操作方法有关，各实验室需建立自己的方法学和正常参考值。

（六）F波波幅、波宽

F 波波幅又称为振幅、波宽又称为 F 波持续时间等。一般来讲，二者的变化无确切的临床病理意义。F 波波幅为 M 波的 0.5%～5% 是识别 F 波的重要原则。

1. F 波波幅增高 近年来，有报道在运动神经元病患者中出现 F 波波幅异常增高（可达 M 波的 50%～100%，称为巨大 F 波）概率较高，引起了业界的高度关注。其发生机制可能为：MND 早期或典型期，部分前角运动神经元凋亡过程处于细胞器变性坏死、细胞膜并未崩解的阶段，对外周运动纤维传来的逆行冲动更易发生"弥散性兴奋"，从而致更多运动单位的肌纤维收缩、F 波波幅增高。该机制与 MND 患者易检出束颤电位似有内在联系。这个现象可作为确定 MND 的辅助证据，但在没有其他阳性改变的情况下，不能仅依靠 F 波波幅增高确定为前角病变。尽管理论上讲在超强刺激下，运动纤维逆行冲动"阻断了"来自感觉纤维的 H 反射波，但也不能排除因传导时间差等原因而引出了 H 反射波形。故对高波幅 F 波的意义，尚需进一步研究。

2. F 波波宽和波形离散 因 F 波来自少量前角运动神经元的回返放电，故波幅低、时程短是其固有特点，通常仅为数毫秒。当出现波宽显著增大、波幅不增高的 F 波时，通常伴有波形离散（指单个扫描线上的 F 波形多峰化，而不是扫描线之间的离散度），首先要排除技术因素。病理性的 F 波离散判定的关键在于各条曲线间的形态不完全一致，常出现在急性多发性周围神经近心端（根性）损害、严重的慢性广泛性周围神经脱髓鞘改变等。F 波离散形式多样，参阅第二十五章第四节的典型病例。F 波离散现象也可能是假象，非病理性的因素可以由受检者肢体震动等因素造成，病理性因素可源于周围神经少量严重纤维脱髓鞘，导致 CMAP（M 波）严重离散（分离），在数十毫秒后仍然有 M 波成分，M 波分离波形通常具有高度一致性，是识别关键。

3. F 波的形态一致性 理论上，每次刺激所引发参与回返放电的前角运动神经元不同，也就决定了 F 波的形态通常是不一致的。出现高度一致性的 F 波时，首先用"倒梯形法"观察，出现近端刺激潜伏期缩短的话，即使波形一致性再高，都可判定为 F 波。其次还要结合 F 波潜伏期、F 波波形离散、同一神经 MCV、CMAP 波形离散的改变综合分析。

（七）关于 A 波与 M 及 F 波后发放

1. A 波及其成因 近年来，有学者将在 CMAP（M 波）和 F 波之间出现了稳定、形态高度一致的小波形成分命名为"A 波"，对于 A 波的起源尚无统一认识。有研究者认为在周围神经干病变部位侧支芽生出新生轴索、对部分肌纤维形成再支配（侧支支配），该观点的主要依据是周围神经失轴索变时残存运动神经纤维对失去神经支配的肌纤维再支配使运动单位扩大。但是其缺陷是显而易见的：首先，周围神经再支配现象仅出现在运动神经纤维末梢，目前尚无证据证明周围神经干可侧支芽生出新轴索的基础研究和临床观察证据。其次，目前公认的神经再生速度约每天 1mm，出现 A 波现象的多为近心段周围神经病变，病变部位距手部或足部肌肉长达数百毫米，肌纤维再支配的时间就需要数百天，与临床检测中在起病数天至一个月左右 A 波出现率较高且其后可消失显然不符。再次，周围神经再生、侧支芽生再支配通常发生在周围神经轴索离断或变性之后，而可检出 A 波的神经病理性质多见于脱髓鞘改变。最后，侧支芽生一旦形成理论上将永久存在，由于新生神经纤维髓鞘重建需要数月至数年时间，而临床检测到的 A 波通常在 1～3 个月已消失。也有推测 A 波源于周围神经近心段某个位置发生了"侧支传递"或称"漏电说"，即一个运动纤维的逆行冲动在到达前角之前，使邻近运动神经纤维兴奋、顺向传导至这些被侧支传递兴奋的神经纤维所支配肌纤维，从而形成 A 波。但一方面该观点缺乏解剖学、生物电传递机制等基础研究方面证据，另一方面假设"侧支传递"存在，那么生理性神经冲动也可以在支配其他肌肉的临近纤维上形成，就会出现一个肌肉收缩、另一个肌肉的"联动"现象，但临床并无此表现。有时 F 波检测还可在 F 波之后出现各扫描线高度一致的小波形，被称为"A 波后置"，对其成因的探讨可参照上文。

由上述讨论可知，"A 波"出现是 F 波检测时一个客观存在的现象，相较于是否命名为"A 波"而言，探索其病理改变基础、产生机制以更好为临床诊断提供参考意见更为重要。但用侧支芽生和侧支传递均无法合理解释其成因。

2. M 波和 F 波的后发放 F 波检测时还可在 CMAP 后或 / 和 F 波后记录到成串发放的放电，分别称为 CMAP 后发放和 F 波后发放，后发放也称为后放电。形态上看，后发放呈高频振荡（频率可达 300Hz 以上）的多棘化波形、时程可持续 30～50ms 或更长。有学者就此现象结合电生理其他改变及相应临床表现提出了"周围神经过度兴奋综合征"的概念。后发放多见于肌肉兴奋性异常患者，此类患者针极肌电图检测常可见肌颤搐放电等异常自发放电，其病理机制可能肌细胞离子通道异常、周围神经损害导致的骨骼肌反射调节障碍、脊髓反射性调节障碍以及高级中枢的调控功能障碍。后发放还出现在各种原因导致的周围神经脱髓鞘改变患者中。显然，仅以"周围神经过度兴奋"解释后发放的出现不够全面。

3. 通过实例探讨 A 波和后发放的成因 图 6-42 采集于 52 岁女性典型 GBS（Guillain-Barre syndrome，吉兰 - 巴雷综合征）患者（经脑脊液检测、病程进展规律、临床治疗有效性证实）的双侧胫神经，该患者以闭目直立困难为首发症状就诊，症状发生前 20 天有感冒病史，经抗病毒治疗感冒症状好转，分别于首发症状后第 7、21、58 天行肌电图检测。胫神经 MCV 和 F 波检测结果显示，各时段 F 波波形成分表现出极度复杂性。

图 6-42a 可见在起病初期，MCV 检测的 CMAP 及 F 波检测的 M 波波形离散（因表面电极记录，离散程度显示不明显），经近 2 个月治疗后，随着临床症状缓解，CMAP 和 M 波波形整合明显好转，该患者整个病程期间，MCV 速度没有明显减慢。图 6-42b 中，起病第 7 天采集的 F 波通常标识在箭头所指位置，按 A 波的定义，左右胫神经 F 波之前，均有两个形态完全一致的小波形，究竟哪一个才是 A 波，还是有了两个 A 波出现？双侧 F 波之后均有成串发放的电位，按定义会识别为"F 波后发放"。在起病第 21 天采集的 F 波图形中，M 波波形离散较第 7 天明显、潜伏期有轻微延长，而"A 波"潜伏期延长较为明显，左胫神经更在 F 波之后，出现了形态一致的小波形，是否所谓"后置的 A 波"？进入恢复期，在起病第 58 天采集的图形显示，M 波整合明显好转、潜伏期恢复，F 波清晰分化，大部分前、后成串的或完全重复的小波形已经消失，在右胫神经 F 波后，尚有似可重复的一致性较好的小波形，是残留的"后置 A 波"吗？

神经电生理检测中各项目引出的波形成分，必然由解剖学、生理学决定；波形成分的变化通常反映病理学改变。但波形的形成、记录同样要遵

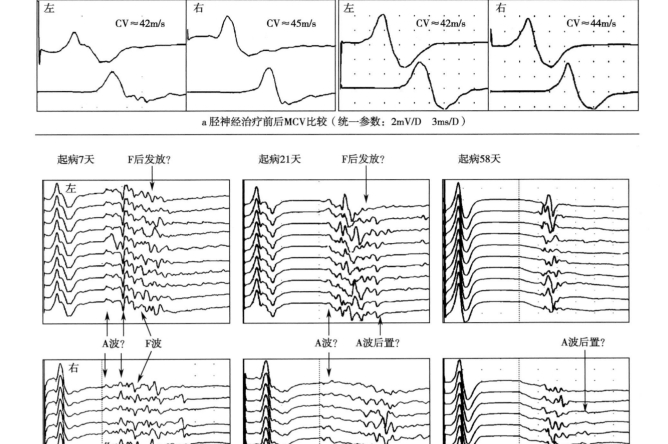

起病7天CMAP波形离散　　　　　　　治疗后（起病58天）CMAP离散度减轻

左　　　CV≈42m/s　　　右　　　CV≈45m/s　　　左　　　CV≈42m/s　　　右　　　CV≈44m/s

a 胫神经治疗前后MCV比较（统一参数：2mV/D　3ms/D）

起病7天　　　F后发放？　　　　　起病21天　　　F后发放？　　　　　起病58天

A波？　F波　　　　　A波？　　A波后置？　　　　　　A波后置？

b 胫神经F波动态变化（统一参数：M:2mV/D　F:0.2mV/D　10ms/D）

图 6-42　A 波与 CMAP 及 F 波后发放（表面电极记录）

注：a. 治疗前后胫神经 MCV 比较；b. 病程进展中 F 波动态变化，箭头所指波形名称带"?"者示意有疑问，在正文中讨论。

循生物电、物理学和数学的基本规律，这一点通常被临床电生理工作者忽视。仔细观察图 6-42a 中双侧胫神经第一次检测的 CMAP 可以分辨出在正相波之后，有一串小波形在延续，这个现象在图 6-42b 中第一、二次采集的双侧胫神经 F 波检测 M 波后续时间段中也有表现。笔者截取图 6-42b 中右胫神经一条扫描线上 M、F 分界标志前的 M 波成分，稍加放大生成图 6-43a 所示波形（以 1mV/D 显示），然后用线条图精确模拟其波形生成图 6-43b、再将模拟后的线条图按 F 波显示灵敏度（以 0.2mV/D）放大 5 倍生成图 6-43c，可以发现，在 F 波时段中被识别为"A 波"的成分，事实上是 M 波主成分后的小波形延续。将图 6-43c 所示波形与图 6-43d 所示的同扫描线上 M、F 分界标志的后续

成分拼接在一起，可发现两个波形在 M、F 分界标志处完美延续。可见，所谓的"A 波"事实上是严重离散了的 M 波的一小部分，在 M 波之后、"A 波"之前较为平直的"基线"中有比"A 波"波幅更低的小波形，因 M 波分辨率低而未能显示出来。

图 6-43 的病例还显示，表面电极也可以记录到 CMAP（M 波）离散，一般需要受检神经支配肌放电的空间偶极子与记录矢量处于"合适的"空间分布形式下。只不过若将关注点放在 CMAP 波幅绝对值上，就会忽视 CMAP 轻度离散已提示受检神经发生了早期的、轻度脱髓鞘改变。

临床检测中，当发现疑似"A 波"出现时，可将 M、F 分界标志设定在 M 波结束部，或者提高 M 波显示灵敏度与 F 波灵敏度相同（部分设备 M、F 分

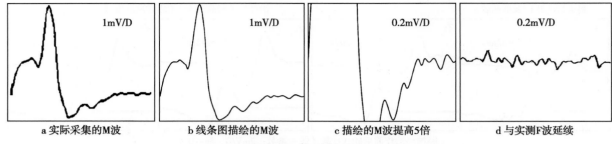

| a 实际采集的M波 | b 线条图描绘的M波 | c 描绘的M波提高5倍 | d 与实测F波延续 |

图 6-43　右胫神经 M 波波幅提高后与 F 波延续

界标志的最短潜伏期有限定，可直接采用提高灵敏度的方法）。然后观察每条扫描线上 M 波之后小波形，通常与 M 波有连续性，且各扫描线具有重复性。在较受检神经 F 波正常潜伏期更长时段观察是否有 F 波引出，若各扫描线仍然是可重复的成串小波形或没有明确波形成分分化，则提示 F 波未能引出；若各扫描线上在相对固定时段内出现波形不尽相同的低幅波形，则为 F 波。

图 6-44 记录了一例车祸伤后 6 个月的 38 岁女性患者，电生理检测提示左臂丛神经上干损伤、右上臂尺神经损伤，合并颈段脊髓受累。

图 6-44a 第 1、2 线和第 3、4 线显示右小指展肌两个部位记录到多种形态的自发放电，单纯神经外伤常见纤颤电位和正锐波发放、但罕见伴有肌颤搐和 CRDs，提示与合并脊髓损害相关。图 6-44b 为右尺神经 MCV，可见 MCV 减慢、CMAP 波形部分离散，腕部刺激潜伏期 40ms 后的小波形（dM）在近端各刺激点稳定引出，dM 连线与 M 连线呈平行线，提示为严重离散的 CMAP 成分、提示神经纤维间严重的不一致脱髓鞘，其波形形态轻度差异不排除有少量后发放成分。图 6-44c、d、e 为扫描速度不同的右尺神经同一记录部位 F 波检测，可见 M 波起始段波形高度一致，其后各扫描线重复性差的波形为 M 波后发放，F 波潜伏期约 35ms（与 MCV 减慢程度匹配）、由于后发放的干扰难于辨识，75ms 附近时段内稳定出现的、形态略有差异的小波形，结合图 6-44b 中 CMAP 离散程度可判为由严重脱髓鞘的神经纤维介导的 F 波成分。图 6-44f、g 与 6-44c、d 对应、仅改变记录部位，M 波后均无明显后发放（各扫描线波形重复性好）、图 6-44f 出现 F 波（潜伏期约 35ms）后发放而图 6-44g 未出现，图 6-44f 中 F 波前后均有疑似 A 波和 A 波后置（"?"标识），前者明显可见于 M 波的延续性、是离散的 M 波成分，后者时段稳定、波形略有不同、潜伏期与图 6-44d、e 大体一致所以性

质相同。

图 6-44 与图 6-42 和图 6-43 比较可见用同心针电极记录检测 MCV 和 F 波的明显优势（显示出 CMAP 和 F 波的更多波形细节）。在 MCV 检测前，针极肌电图已发现小指展肌的异常自发放电，更利于 CMAP 和 F 波离散的成分识别，说明了将针极肌电图与神经传导检测有机结合起来的必要性。

图 6-44 所示病例的各种检测图形进一步说明 A 波和 A 波后置多为 M 波严重离散的表现形式，离散的原因来自于周围神经运动纤维脱髓鞘改变，与病因无关。而后发放的成因更为复杂，除周围神经脱髓鞘改变外也可来自多种因素导致的骨骼肌兴奋性异常。

4. 关于 A 波命名和后发放的探讨　临床实践可知，正常周围神经不会出现 A 波、A 波后置、M 波（CMAP）和 / 或 F 波后发放，那么关键就在于检出上述波形时的病理学意义解读。

由病理学基本原理、各种致病因素导致病理改变可知：一方面，各类型病因导致的周围神经病理改变有其共性特征；另一方面，具体到每一个患者，周围神经病理改变都有其个性化表现——每一根神经纤维的髓鞘脱失程度、脱失部位（近心段、末梢段、全节段）、脱失形式（局灶性、节段跳跃性、弥漫性）等，可以是千差万别的，各神经纤维介导引出的 CMAP 子成分时序（潜伏期）差异可以很大，而且这些子成分的形态基本一致。将某个出现在 M 波和 F 波之间的波幅稍高、清晰可辨的子成分命名为"A 波"，去探究由"侧支支配"产生或"漏电现象"形成已经忽视了"A 波"多出现在脱髓鞘性神经病变的事实，而且临床检出的"A 波"通常随患者的病程改变而出现或消失（图 6-42 中治疗后 MCV 检测的 CMAP 和 F 波检测的 M 波波形整合明显变好，相应地 F 波形态恢复到通常所见形式、潜伏期恢复到"应该所在"的位置）。由此可见，"A 波"的命名是否合理值得商榷，也就不存在

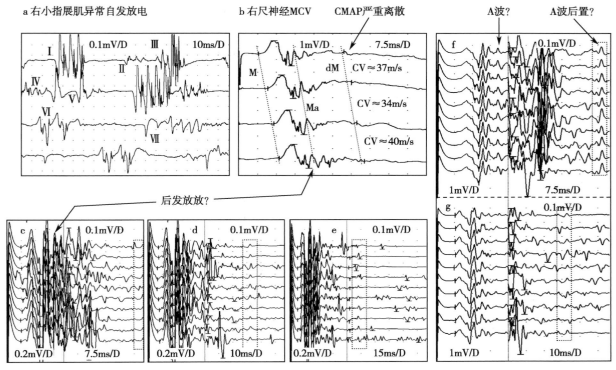

图 6-44 小指展肌自发放电及尺神经 MCV 和 F 波（同心针电极记录）

注：虚线方框为潜伏期延长的 F 波；a. 右小指展肌异常自发电，与波形 I 类似的三组波形为肌颤搐放电，波形 II、IV、VI 为不同形态的 CRDs，第二个颤搐放电前的波形 III 疑似为纤颤电位，波形 V 为二联放电，波形 VII 为正锐波；b. 右尺神经 MCV，M 斜线为 M 波主波形成分起始，Ma 中主要离散的 M 波、也有后发放成分，dM 严重离散的 M 成分；c. 尺神经 F 波检测（7.5ms/D），在 M 波后可见高幅后发放；d. 扫描速度 10ms/D，其他同 c；e. 扫描速度 10ms/D，其他同 c；f. 右尺神经 F 波检测（7.5ms/D），M 波离散、F 波有后发放；g. 右尺神经 F 波检测（10ms/D），F 无明显后发放。

所谓"A 波后置"了。

"后发放"，作为出现在 M 波（CMAP）和／或 F 波之后成串放电波形的客观描述并无不妥。但对其成因的多源性必须重视：形态较为固定的，多为不一致脱髓鞘变造成的波形离散；形态多变者，则可能有脊髓或高位中枢病变、肌细胞兴奋性异常等因素。因此，将出现"后发放"一概归为"周围神经过度兴奋"显然忽视了其多因性，若再以"周围神经过度兴奋综合征"一元论思考，则易出现误诊。

五、F 波应用及局限性

F 波反映从刺激点到脊髓前角通路的周围神经运动纤维功能状况。因其传导距离较长，所以对局灶性病变的敏感性较差，这一点在临床应用中要特别注意。

F 波检测应作为临床电生理检测的常规项目应用在没有明确神经损害部位的情况下，检测正中神经、尺神经、胫神经、腓总神经其中之一的 MCV 后，应常规检测其 F 波。F 波在以下几种疾病中具有不可替代的价值：

（一）急性脱髓鞘型多发性周围神经根炎早期

GBS 早期因为没有其他临床检测指标可以确诊，神经电生理检测其他项目也没有特征性改变，多条 F 波出波率显著下降或不能引出（图 6-45）是疑诊的特异指标（结合临床表现可以确诊）。GBS 典型期，F 波潜伏期将明显延长、出波率下降，但此时其他神经电生理指标的改变更具有特异性，F 波的诊断价值反而减小。

（二）骶丛、坐骨神经外伤早期

骨盆骨折等联合外伤，骨折、脏器损害往往需第一时间处理，也是较受临床重视的问题，神经损伤常被忽视。早期（特别是术前）电生理检测是发现合并神经损伤的有效手段，可以指导手术方式的选择，减少患者后遗症以及避免医疗纠纷。在神经损伤早期，F 波的异常早于其他电生理项目，是早期判断神经外伤的有效手段之一。

（三）臂丛神经损伤早期

臂丛神经外伤是最复杂的周围神经外伤，术前电生理定位、定程度是治疗过程中的必需步骤。

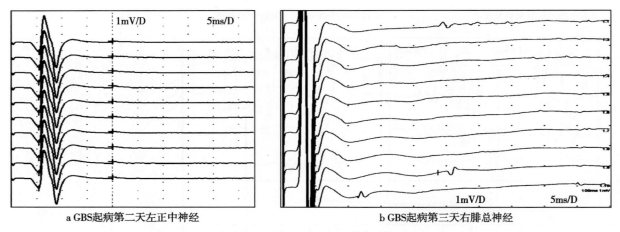

a GBS起病第二天左正中神经　　　　　　　b GBS起病第三天右腓总神经

图 6-45　GBS 早期 F 波出波率显著下降

但在合并骨折的臂丛损伤中，需要早期处理骨折，F 波是判断是否合并臂丛神经损伤的必测项目。

（四）脊髓和马尾病变

下颈段脊髓病理改变可导致正中神经、尺神经 F 波出波率下降，骶段脊髓和马尾受损可使腓总神经、胫神经 F 波出波率下降。F 波联合针极肌电图、SEP 检测对脊髓损害的定位具有重要意义。

六、小结

F 波检测与 H 反射同为反映周围神经近心段功能的有效手段，前者具有几乎所有神经均可检测的优点。推荐同心针电极记录，刺激强度应为超强刺激。F 波检测会给受检者带来较为明显的疼痛感，应做好沟通、交流。F 波在周围神经近心段急性病损和外伤早期具有不可替代的诊断价值、出波率较潜伏期更为敏感。F 波传导速度敏感性通常较差，其与 MCV 的比值有一定参考价值，值得统一检测方式做进一步临床研究。在排除中、远段周围神经损害的情况下，两条或更多神经 F 波异常可作为周围神经近心端（例如根）或相应节段脊髓损害的可靠证据；单条神经 F 波异常，在没有其他电生理指标的支持下，不具有特异性诊断价值。

第七节　重复神经刺激检测

一、概述

重复神经刺激（RNS）检测技术又称重复电刺激试验，用于检测运动终板（NMJ）功能。掌握运动终板超微结构、生理功能（生物化学、离子通道、生物电等）及其病理改变对功能影响的机制，是深入理解 RNS 原理及其临床应用所必需的。

RNS 检测技术源于对重症肌无力（myasthenia gravis，MG）患者的神经电生理研究，并得以广泛应用。随着临床研究的深入，又发现了肌无力综合征 RNS 的特异表现形式。现已成为临床常规检测手段之一。

（一）运动终板的结构与机制

运动终板即为运动神经元轴突（周围神经运动纤维轴索）末梢与肌细胞膜特定区域形成的突触结构，其功能是将神经冲动传递给肌细胞，使后者产生收缩（伴随放电）。这个传递过程即为"电→化学→电"转换过程。运动终板结构及其传递神经冲动的完整过程参见图 4-43。

（二）运动终板病的类型

运动终板的解剖结构和生理决定其病理改变（即运动终板病）可分为三大类：前膜病变、终板间隙病变和后膜病变。

前膜病变是指由于 Ca^{2+} 离子通道障碍、乙酰胆碱（Ach）合成障碍、囊泡形成障碍及前膜结构障碍等导致 Ach 释放减少；终板间隙病变主要是指乙酰胆碱酯酶（AchE）合成不足，导致失活的 Ach 不能及时从乙酰胆碱受体（AchR）上被清除；终板后膜（肌细胞膜的特殊区域）结构破坏致 AchR 减少或 AchR 活性减弱的病理改变均为后膜病变。

二、检测原理和方法

RNS 检测技术是以电脉冲不同重复速率刺激（每秒钟重复刺激次数，简称刺激频率，单位 Hz）周围神经，在其支配肌记录 CMAP，观察每个刺激 CMAP 波幅变化的规律，进而反映运动终板功能。

正常运动终板在有限频率（≤100Hz）的连续刺激下，可以保证对神经冲动的传递不发生变化，也就是说每次刺激引发的 CMAP 形态、波幅基本保持一致。在病理情况下，运动终板对神经冲动的响应发生障碍，可能会在不同频率刺激下，CMAP 形态、波幅发生改变。

RNS 检测基本参数设置见附表 1-6。要保证 RNS 检测结果的准确性，首先要掌握严格的操作要领。下文将分几个方面介绍检测方法及注意事项。

（一）常用检测神经及肌肉

理论上讲，任何可被电刺激兴奋的神经所支配肌均可检测 RNS。但出于操作简便性、正常参考值、交流、代表性等原因，临床常用记录肌为：眼轮匝肌、三角肌和小指展肌。如图 6-46。

三块肌肉分别代表头颈部肌、肢体近端肌肉和远端肌肉。眼轮匝肌阳性率较高、三角肌次之、小指展肌最低；临床检测中，应结合不同疾病、受检个体的病理改变差异来认识阳性率的高低，不能一概而论。必要时，下肢 RNS 常用肌肉为趾短伸肌和踇外展肌，与小指展肌一样，其刺激记录部位与 MCV 检测相同。

（二）记录电极

采用皮下电极记录，可保证足够小的阻抗，且连续刺激下阻抗不发生变化，是较好的记录方式。因为存在损害眼球的风险，对于初学者，不建议在眼轮匝肌使用皮下电极，而用表面电极。对于不易接受皮下电极者，也可采用表面电极。使用表面电极一定要认真处理皮肤，使得阻抗尽可能小，更重要的是要保证两个记录电极阻抗的"匹配"，即二者阻抗差不能过大。检测过程中，应尽量避免因肌肉痉挛性收缩产生皮肤皱褶，可能会影响表面电极的接触、导致 CMAP 波幅改变。

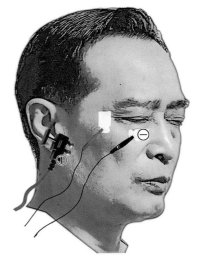

a 眼轮匝肌（表面电极）

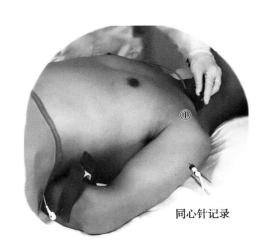

同心针记录

b 三角肌（同心针）

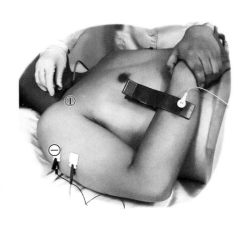

c 三角肌（表面电极）

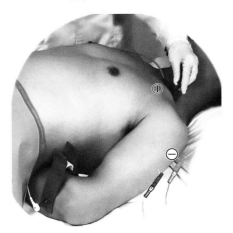

d 三角肌（皮下电极）

⊖为主记录电极；①提示刺激电极位置，为了消除刺激伪迹，可任意旋转方向

图 6-46　眼轮匝肌和三角肌 RNS 检测方法示意

因刺激位置、记录部位、个体差异、环境及病理因素等影响，RNS 检测的波幅绝对值差异很大，要灵活调整灵敏度，使得最高波幅接近充满屏幕显示区域，最高波幅出现"削顶"或者低于显示区域的 1/3，都会影响数据的准确性。调整方法和幅度参照 MCV 检测等。

（三）刺激技术与伪迹控制

RNS 检测的刺激部位与相应神经 MCV 检测远端刺激点相同，刺激量同样需要超强刺激。临床应用中较 MCV 的超强刺激再提高 10%～20% 强度，RNS 检测成功率更高、更可靠。

在 RNS 检测时，由于受检肌肉周围肌肉的强力收缩，常会影响刺激电极与皮肤的接触，导致真正施加到神经上的刺激量发生变化，引起 CMAP 波幅变化，造成假阳性或假阴性，所以刺激电极的稳定、良好接触非常重要。

由于刺激电极与记录电极较近，特别是眼轮匝肌，RNS 刺激伪迹常较大，常会被程序自动识别为 CMAP 的一部分，影响检测数据，所以 RNS 检测应特别注意刺激伪迹的控制。减小刺激伪迹的最有效方法之一就是旋转刺激电极两个极：先移动主刺激电极（阴极），找到最佳刺激点，然后以阴极为圆心，旋转辅助刺激电极（阳极），一边旋转一边刺激，同时观察扫描线上刺激伪迹最小后，即作为最佳刺激位置固定下来。

RNS 检测关键就在于"重复刺激"。每个采集过程中，仪器按设定重复速率（刺激频率）、重复次数连续发放电脉冲。刺激频率应以 1、3、5、10、30Hz 逐渐增大，可以使受检者逐步适应，提高检测效率和准确性。在各频率中，1、3、5Hz 代表低频刺激，10、30Hz 代表高频刺激；也有实验室仅检测低频 5Hz，高频 10Hz 或 30Hz。重复次数可不分刺激频率固定设为 10 次，必要时加测 30Hz 刺激 30～50 次；也可低频刺激 10 次，高频刺激 20 次，必要时加测 30Hz 刺激 30～50 次。重复次数过多会增加受检者痛苦，并不能提高检测阳性率。

通常来讲，RNS 各种异常形式在 1Hz 刺激时均表现不明显，可在刺激位置确定后，用 1Hz 采集作为观察记录电极、刺激电极等有无技术失误的验证。

（四）观测指标与正常波形

不同设备 RNS 检测程序参数设置、屏幕布局、波形显示、参数显示等差异巨大，操作者应熟悉所用设备的各种设置方法。单次刺激 RNS 波形显示通常有三种形式：单曲线瀑布图、单曲线压缩图、单曲线错峰叠加图。不同刺激频率多次采集结果，可显示为顺序排列的单曲线压缩图、单曲线错峰叠加图，通常有缩略示意图。不同设备显示内容可为上述显示方式的不同组合，部分设备还提供用户定义显示内容、方式的选项。不同频率刺激结果参数表格式显示是所有设备必有的显示内容。如图 6-47 所示。

RNS 主要观察多次刺激的 CMAP 波幅变化，一般采用与 MCV 检测相同的波幅计算方法，即计算 CMAP 的峰 - 峰值；有实验室习惯用负峰值计算波幅（部分设备定义为计算负峰），虽然报道显示两种计算方法差异无统计学意义，但不建议混用方法学和正常参考值。一般计算第 4 个或者第 5 个波幅与第 1 个波幅的波幅比，各个实验室并不一致，但并不影响结果的判断。笔者所在实验室历年来资料的回顾性分析显示，在正常或异常情况下用第 4 个或第 5 个计算波幅比均无明显差异。现代肌电图仪可自动计算波幅比，多数可以由用户设定用第 4 个波幅或第 5 个波幅，有些仪器还可以同时计算并显示第 4、5、6 个波幅与第 1 个的波幅比。但仪器自动计算的数值常会受刺激伪迹和波形变异的影响，必要时操作者需手工干预波幅计算的位置设定，才能得到准确的波幅比。正常人波幅变化的范围（递增或递减）小于 5%～10%。也有研究报道认为 CMAP 负峰面积或峰峰面积变化，可更准确反映终板功能，但尚未取得广泛认可，亦未在临床普及使用。

（五）关于最高刺激频率限制

关于最高刺激频率，有实验室采用 50Hz 甚至 100Hz。笔者在进行"家兔腓肠肌电生理与力学关系"的实验研究中，通过给腘窝胫神经施加电刺激，研究腓肠肌动作电位与收缩（肌力）的关系。重复电刺激可使相邻两次刺激肌肉收缩的肌力"叠加"，在一定的范围内，刺激频率越高、肌力越大。当刺激频率达 30Hz 时，腓肠肌已达痉挛性收缩。

图 6-48 显示不同刺激频率下，肌肉复合动作电位与肌力的关系。

如图 6-48a 所示，在低频率刺激下，肌力与动作电位同样为脉冲式；图 6-48b 显示当刺激频率增大到某个数值时（不同肌肉可不同、不同个体之间同一肌肉也可不同；图中试验约在 15～20Hz），由于肌肉收缩时间大于动作电位时间，肌力曲线呈波浪形；图 6-48c 和图 6-48d 显示在 30Hz 频率刺激时，测力曲线起始部迅速上升，然后维持一个平

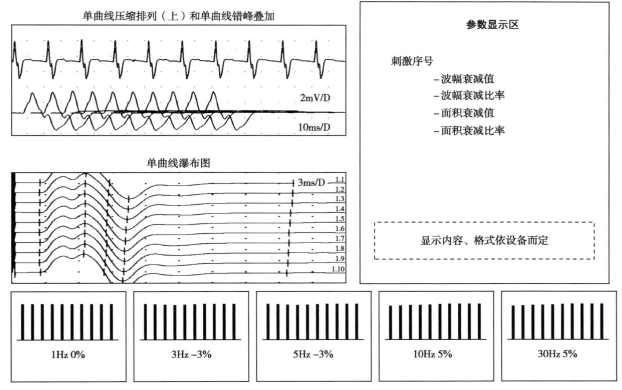

图 6-47 RNS 检测程序显示的内容及正常波形示意

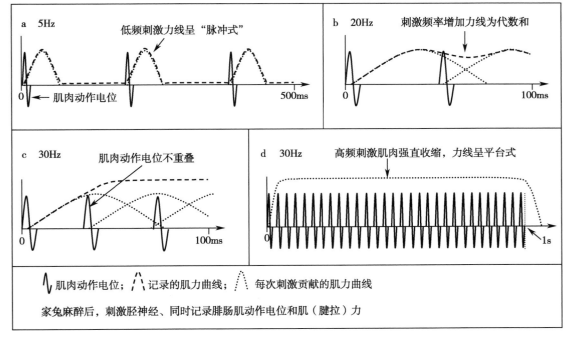

图 6-48 刺激频率与动作电位、肌力的关系

注：a～d 为不同刺激频率的 CMAP（实线）、实测肌力曲线（大节虚线）、每次刺激贡献的理论肌力曲线（小虚线）波形对比。

台直至刺激结束，提示肌肉被动痉挛性收缩。提示更高刺激频率有可能带来肌细胞、肌腱等牵拉伤及其他副作用的风险，尚需进一步研究。临床检测中对确诊重症肌无力患者眼轮匝肌、小指展肌 30Hz 与 50Hz 刺激波幅变化的对比观察显示二者并无明显差异。所以从减轻受检者痛苦、利于检测顺利进行和避免受检肌损害风险多角度出发，不推荐使用高于 30Hz 的刺激频率。

（六）关于疲劳

在 RNS 检测中，"疲劳"涉及两个方面，一是通过"疲劳试验"提高 RNS 阳性检出率，二是避免连续测试引起终板"疲劳"，导致后续测试波幅下降影响检测结果。

疲劳试验用于轻型、可疑的运动终板病或正常人检测，借以提高阳性率。方法为令受检者强力外展小指或肩关节，必要时操作者施加阻力以保证动作正确和肌力足够大，用力时间一般持续 30～60 秒，停止用力即刻进行 RNS 检测常会提高阳性检出率。眼轮匝肌疲劳试验，可令受检者快速眨眼（1 分钟内不少于 100 次）或者紧闭双眼 30～60 秒后即刻检测。

疲劳试验可以在每个频率段应用，但会大大地增加检测时间，受检者也不易合作。推荐对于可疑受检者，先在 5Hz 和 30Hz 应用，如果出现阳性改变，再在其他频率应用。

对于 CMAP 波幅有明显衰减（重型运动终板功能障碍）的受检者，从低频到高频连续检测各个频率时，会出现越高频率刺激，第一个 CMAP 波幅即明显下降，之后再逐渐减小，到 30Hz 刺激时，第一个波幅已经很低，刺激最后的波幅可能已无法分辨，此现象称为"终板疲劳"。由于后续波幅越来越低，会影响图形的判断，可以在一个频率检测后，让受检肌处于放松状态 30～60 秒，再进行第二个频率检测。正常受检肌不会出现"终板疲劳"现象（图 6-49）。

三、常见异常形式及其解读

（一）重复电刺激试验异常判断

RNS 波幅异常变化的基本形式为递减和递增（图 6-50），要点在于"递"——波幅逐渐变化的过程。若多次刺激中，出现忽高忽低的无规律变化时，常为操作失误。

连续无间隔采样，初始波幅下降且递减

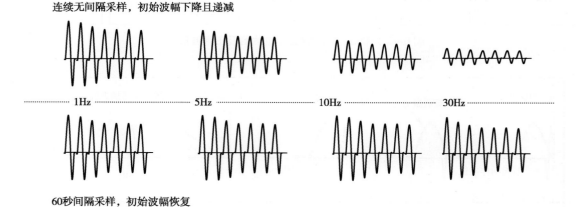

60秒间隔采样，初始波幅恢复

图 6-49　严重波幅衰减和恢复试验波形对比示意

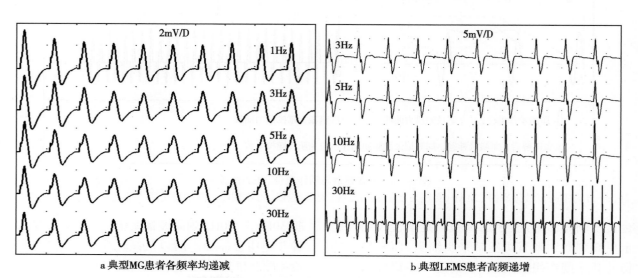

a 典型MG患者各频率均递减　　　b 典型LEMS患者高频递增

图 6-50　RNS 典型的递减和递增波形

图 6-50a 记录于 14 岁女性典型 MG 患者右侧眼轮匝肌,治疗过程中自行停药后第 3 天,可见各频率均有明显的波幅递减。虽然给予 60 秒以上的充分休息,也表现为各刺激频率的起始波幅逐渐下降趋势。图 6-50b 记录于 48 岁肺癌患者右侧小指展肌,可见低频刺激无特殊改变,高频刺激明显递增 30Hz 刺激时,刺激次数提高到 30 次,可更直观显示递增规律。临床上,高频递增的患者低频可不变,也可略有递减或递增。基本的异常判定标准(采集 2 次结果可重复)见表 6-6。

表 6-6　RNS 异常判定表(1/4 或 1/5 波幅比)

异常形式	判定	指标变化范围
递减	异常	各频率刺激递减 15%～20%
		5Hz、10Hz、30Hz 之一递减 >20%、1、3Hz 递减 10%～15%
	可疑	各频率刺激递减 10%～15%
		5Hz、10Hz、30Hz 之一递减 >15%、1Hz、3Hz 递减 5%～15%
递增	异常	各频率均递增 >50%
		1～5Hz 递减或无变化,10～30Hz 递增 >100%
	可疑	1～5Hz 无变化,10～30Hz 递增 30%～50%

当常规检测方法 10 次刺激发现有高频递增现象后,可加测 30Hz 刺激 30～50 次采样;也有主张加测采样次数 100～200 次、50Hz 刺激、持续 1～2 秒的长时间高频刺激观察递增现象,其临床应用价值读者可在实践中判断。

(二)重复电刺激试验正常值的应用

相对于其他电生理检测项目,RNS 正常参考值采集更为困难。见诸报道的各实验室递减异常判定标准差异巨大:最低 8% 即判异常,最高可达 35% 才判异常。递增 100% 判定异常较为统一。

所以临床工作中各检测室需逐渐积累、修正并形成自己的正常参考值,应用时不能机械、教条地关注某一个频率的检测值,要结合各个频率的总体变化趋势综合分析得到结论。初学者需经规范化培训,且应在取得相当的操作经验后再将 RNS 用于诊断。

四、重复电刺激试验的临床应用

(一)重症肌无力

重症肌无力(MG)患者的病理改变为终板后膜活性 AchR 减少,连续刺激时部分肌纤维终板后膜电位减小导致可兴奋肌纤维逐渐减少、CMAP 波幅逐渐下降,所以 RNS 的基本改变特征是各频率刺激波幅递减。临床疑诊 MG 者,RNS 是必查项目。也正是对 MG 的研究,产生了 RNS 检测技术。关于 RNS 在 MG 患者中的表现,有以下几点需说明:①典型 MG 患者各个频率刺激均衰减,并不要求必须为低频刺激衰减明显、高频刺激衰减不明显。②MG 患者中 RNS 阳性率差异很大,报道的阳性率变化范围达 30%～70%。造成阳性率差异的原因可能为入组患者的选择标准差异(与临床诊断相关)、患者疾病进展程度的差异等。临床应用时 RNS 阳性是 MG 诊断强力支持证据、RNS 阴性不能否定 MG 诊断。操作失误带来的"假阳性"危害更大,应避免。③不同受检肌阳性率不同,如眼轮匝肌可达 70%、三角肌 50%～70%、小指展肌仅 18%～50%。其差异主要来源于 MG 患者的类型不同及病程进展的不同。在临床应用时,不应机械套用上述数据,一定要结合受检者个性化分析。④疲劳试验是提高 MG 患者阳性检出率的有效手段。⑤若在多个受检肌肉中检出"终板疲劳"现象,对 MG 确诊意义重大,同时提示其病情较为严重。⑥疑诊 MG,如果 RNS 检测表现不是很典型,应结合其他电生理项目,除外其他周围神经病和肌病甚至中枢性疾病。⑦部分肌性疾病可表现出自发电活动和 MUP 减小,同时存在 RNS 波幅递减,其原因多为肌细胞病理改变同时累及终板后膜。

(二)肌无力综合征(LEMS)

肌无力综合征(LEMS)首先由 Lambert 和 Eaton 分别报道,故又称兰伯特 - 伊顿综合征(Lambert-Eaton syndrome)。其主要表现是 RNS 检测波幅递增,特别是高频刺激波幅递增显著、伴或不伴低频刺激波幅递减的现象。

LEMS 的病理机制并未完全明了。目前认为是自身免疫性疾病,攻击靶点是终板前膜钙离子通道,钙离子内流受阻,进而影响终板前膜 Ach 囊泡释放,无法产生足够的终板后膜电位使肌细胞收缩,最终导致肌无力。从高频刺激波幅递增的现象来看,LEMS 的病理改变为"可逆性"的,可以被高频率、高强度神经冲动对抗。

最早报道 RNS 递增现象与癌性疾病相关——特别是小细胞肺癌;近年来临床观察显示自身免疫性疾病(系统性红斑狼疮、皮肌炎、类风湿关节炎等）患者 RNS 也可出现高频刺激波幅不同程度的递增。其机制有待进一步研究。

（三）肉毒毒素中毒

肉毒毒素中毒为少见病，其 RNS 也表现为高频刺激波幅递增，但其递增的幅度没有 LEMS 那么明显。

（四）其他肌肉疾病

在先天性肌强直、副肌强直及其他肌性疾病中，RNS 也有异常表现，但非特异性指标。特别是对于肌强直类疾病，通过针极肌电图结合 NCV 检测等，从电生理角度已由特异性异常指标确诊，RNS 检测不是必需项目。

五、小结

RNS 检测技术是研究运动终板功能的有效电生理手段。在 MG 患者中，表现为波幅递减；在 LEMS 患者中，表现为波幅递增（特别是高频递增）。RNS 对以肌无力伴上睑下垂、有"晨轻暮重"现象为主要症状的患者为必测项目，须结合其他电生理项目以排除或证实其他类型神经、肌肉疾病的存在，这一点在 RNS 阴性受检者中尤为重要。

第八节　面神经传导功能检测

一、概述

因面神经部位、功能的特殊性，故本书将其传导速度检测单独列出。面神经感觉纤维传导检测不可靠，所以面神经传导检测主要是针对其运动纤维。

面神经异常侧方扩散监测技术用于"面肌痉挛微血管减压术"术中监测，可评价减压效果；用于面肌痉挛患者门诊检测有极高阳性率，而且在小脑脑桥角（cerebellopontine angle，CPA）、脑干占位等患者中亦有阳性改变，因检测方法简便易行，推荐常规应用。

二、面神经运动传导速度检测

（一）应用解剖

面神经（Ⅶ脑神经）有两部分：粗大的、纯运动性部分为面神经本部（主干），支配面部表情肌；细小的、与本部伴行、含有内脏和躯体传入性纤维及内脏传出性纤维称为中间神经。神经电生理仅可以检测面神经的运动部分，通常称谓"面神经"即指运动部分、不包括中间神经。

面神经运动纤维来自面神经核，其走行较为复杂，它们先向内上方绕过展神经核，然后再合成一束向前外下方行走从脑桥下方出脑。出脑后与中间神经和前庭蜗神经伴行一小段（颅内段），此处面神经可与小脑后下动脉、前下动脉等血管发生异常交叉、被环绕或穿插，是面肌痉挛的主要原因之一（见下文"面神经异常侧方扩散"部分）。之后面神经与中间神经和前庭蜗神经一起进入内耳道。并在进入面神经管前与后两者分离，面神经管在面神经膝状节处向后下方锐转，面神经由茎乳突孔出颅。面神经出颅后分成多个分支，支配面部表情肌和颈、枕部部分肌肉，这里仅讨论与电生理检测相关的部分分支和肌肉。

第一支，颞支，实质上是先分出一个较大分支上行，又分支分别到额部和颞部。支配的主要肌肉是额肌、颞部肌肉。

第二支，颧支，主要支配眼轮匝肌。

第三支，颊支，主要支配口轮匝肌。

第四支，下颌缘支，主要支配下唇方肌（降下唇肌和颏肌）。

第五支，颈支，主要支配二腹肌，电生理检测通常不涉及。

图 6-51 显示面神经出茎乳突孔后的主要分支及其支配肌肉，以及这些分支 MCV 和侧方扩散反应（lateral spread reflex，LSR）检测的刺激、记录位置。

（二）参数设置

面神经传导距离较短，扫描速度默认设置为 2ms/D；刺激脉宽 0.1ms 或 0.05ms 有利于减小刺激伪迹，其他参数与肢体神经 MCV 相同即可。

（三）地线与刺激技术

有建议面神经传导检测时，地线应放置在面部，笔者的体会是面部设置地线除不方便外，并不能更好地消除刺激伪迹，所以地线放置在手腕部。

面神经 MCV 检测应使用两电极间距小于 15mm 的小型刺激器，刺激电极中心间距在 8～10mm 更佳、可减小刺激伪迹。通过旋转辅助刺激极（正极），可以有效消除刺激伪迹。

面神经可分别检测四个分支的 MCV，每个分支的第一个刺激位置均在耳垂前沿，而不应在茎乳突，后者刺激受检者不适感较强，而且不易准确测量距离。颞支、下颌缘支检测，还可分别在眼外眦外上方约 20mm 处、下颌弓中点做第二刺激点，测得两点间 MCV。颧支和颊支因为无法找到第二个刺激点，用单点刺激法检测末梢传导速度即可；

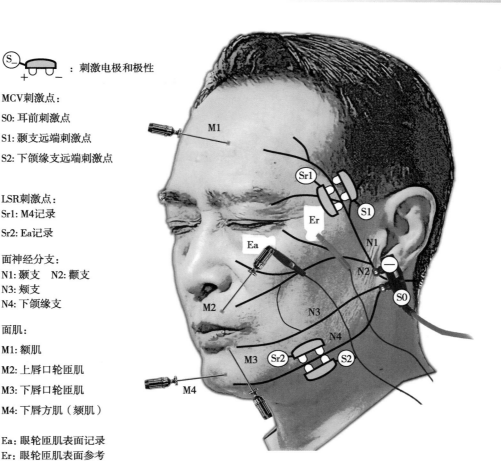

: 刺激电极和极性

MCV刺激点:
S0: 耳前刺激点
S1: 颞支远端刺激点
S2: 下颌缘支远端刺激点

LSR刺激点:
Sr1: M4记录
Sr2: Ea记录

面神经分支:
N1: 颞支　N2: 颧支
N3: 颊支
N4: 下颌缘支

面肌:
M1: 额肌
M2: 上唇口轮匝肌
M3: 下唇口轮匝肌
M4: 下唇方肌（颏肌）

Ea: 眼轮匝肌表面记录
Er: 眼轮匝肌表面参考

图 6-51　面神经 MCV 和 LSR 检测（兼面肌肌电图进针）示意

颞支和下颌缘支也可用单点刺激测末梢传导速度。

（四）记录方法、位置与距离测量

与肢体周围神经 MCV 检测相同，面神经 MCV 检测同样有记录电极选择的问题，同样建议使用同心针电极记录——在观察完面肌自发电活动和 MUP 后，紧接着做 MCV。而对眼轮匝肌，同心针电极检测具有危险性，所以面神经颞支 MCV 建议用表面电极或皮下电极。如果仅需要测定面神经各支 MCV 时，所有各支均可用表面电极，但在临床诊断应用中，笔者还是建议尽量结合针极肌电图，此时应选择直径 0.3mm 的细小同心针，可以减小面部皮肤"创伤"、减轻受检者痛苦，但细针容易折弯甚至折断，要求操作者一定要谨慎操作。用不同电极记录检测面神经各支 MCV 的刺激、记录方法如图 6-51 所示。

距离测量时，起始位置确定在刺激电极印迹的中点，终止位置则由于记录电极不同而不同：同心针电极记录应取针尖所在位置；表面电极记录取主记录电极中央；皮下电极记录，主记录电极尽量与距离测量方向垂直，测量的距离则较为准确。

距离测量中，皮尺不应拉直，而是尽量让皮尺按照神经生理性走行方向测量，这样才能保证比较接近神经冲动实际的传导距离，MCV 检测值较为准确。

（五）面神经运动传导检测正常参考值及异常判定

1. 面神经 MCV 观察指标及异常判定原则

传统面神经 MCV 观察各支潜伏期和 CMAP 波幅；适用于肢体近端肌和躯干肌的 EMCV 方法同样适用于面神经各支传导速度（CV）测定，可有效避免体型等影响。对 200 例面神经颞支和下颌缘支 EMCV 与两点刺激 MCV 统计学分析显示二者检测值无显著差异。本书中无特殊说明时"面神经 MCV"即指用 EMCV 方法的检测值。面神经 MCV 减慢与 CMAP 波幅下降的基本意义与肢体周围神经 MCV 检测相同。

面神经 MCV 判定有自身的特点。首先，面神经 MCV 检测传导速度普遍较肢体 MCV 慢，这可能与脑神经髓鞘结构与肢体周围神经差异有关，低于同年龄组正常低限则可判定该神经 MCV 异常，然而其临床意义则应结合面肌肌电图及其他项目综合考虑。其次，正常情况下面神经 MCV 个体差异较大，变化范围在 40～60m/s，但双侧对称性较好，如果双侧均在正常范围，但侧差大于 3.5m/s 则判为可疑异常，侧差大于 5m/s 可判异常（临床意义同上）。再次，与肢体周围神经 CMAP 相比，面神经 CMAP 正常情况下可有轻度离散（特别是同心针电极记录），可能由于面神经中不同纤维之间传导速度差异较大而引起，正常的离散呈连续棘波的形式（图 6-52a），仔细观察仍然可与病理性离散相鉴别（图 6-52b）。最后，排除技术失误情况下面神经 CMAP 不能引出是严重异常，可能为面神经核或所测分支严重受损；面神经 CMAP 波幅同样受轴索损害和脱髓鞘的双重影响，单纯以 CMAP 波幅下降程度判定面神经损害程度是错误的概念，甚至仅以 CMAP 波幅变化而判定特发性面瘫的预后更不可取；CMAP 波幅正常值个体差异较大且与操作方法紧密相关，所以各实验室要逐渐形成自己的正常值。

2. 正常参考值　笔者所在实验室使用面神经各支 MCV 正常参考值见附表 2-8。

（1）异常的一般判定原则：附录中正常参考值为正常成人低限值。各支之间对比、双侧同名神经对比，更为敏感和准确。

（2）年龄影响的修正：新生儿、婴幼儿、高龄老人面神经 MCV 正常参考值不易采集，可参照附录中成人数据矫正：新生儿，低于 60% 为异常；婴幼儿，低于 50% 为异常；从 5 岁低于 45% 至 14 岁低于 30% 判异常，其间根据年龄判异常的百分比逐年递减；61～90 岁判异常的百分比逐年递增，范围在 10%～20% 之间。

三、面神经运动传导检测的临床应用

理论上讲，任何造成面神经核损害、面神经脱髓鞘、轴索变性疾病均可以引起面神经 MCV 和 CMAP 改变。临床判定应与面肌肌电图等其他电生理项目综合分析。

（一）面瘫的鉴别与程度判断

面瘫是临床常见病，依病理改变部位可分为核上性面瘫、核性面瘫与特发性面瘫（Bell 麻痹）。在起病早期（1～7 天），面神经 MCV 检测结合面肌肌电图和瞬目反射可提供定位诊断参考依据，CMAP 波形改变、波幅下降和面神经刺激阈值对损害定位、损害程度、预后评估有一定价值。起病 10～14 天后，面肌肌电图检出失神经电位是轴索损害的直接证据，依据失神经电位发放量对预后评估更为准确。

（二）多发性周围神经损害

大多数多发性周围神经病的电生理确诊，无须面神经 MCV 检测。对于脑神经型 GBS 以及各类多发性周围神经是否累及脑神经功能，则面神经 MCV 是必查项目。

（三）脑干病变及小脑脑桥角占位

脑干占位和血管病可累及面神经核及其轴突，MCV 检测表现为传导速度正常范围而 CMAP 波幅下降可作为定位辅助证据。

CPA 占位可损害面神经颅内段，MCV 可出现

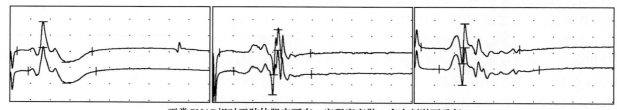

a 正常CMAP相对于肢体肌肉可有一定程度离散，多次刺激可重复

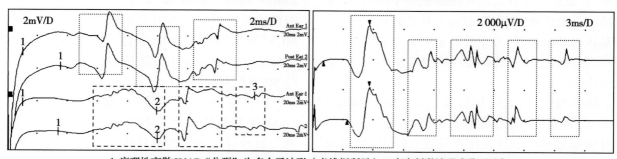

b 病理性离散CMAP "分裂"为多个子波形（虚线框所示），多次刺激波形成分可重复

图 6-52　面神经 CMAP 病理性离散

传导速度减慢、CMAP 波形离散、波幅下降，异常程度与病变部位、大小、恶性程度等相关。

（四）面肌痉挛

面肌痉挛（hemifacial spasm，HFS）又称面肌抽搐。主要表现为一侧面部表情肌阵发性不自主抽动、偶可见双侧抽动，无神经系统其他阳性体征。面肌痉挛主要由面神经颅内段与变异血管交叉所致，也见于脑干内及其附近占位等患者。面瘫后遗症继发面部肌肉异常运动称为面肌连带运动，也有主张称为面肌痉挛。面神经 MCV 检测可通过观察传导速度和 CMAP 变化为上述不同原因所致面肌痉挛鉴别提供参考依据。

四、面神经侧方扩散检测

面神经侧方扩散检测，为强调其异常性又称面神经异常侧方扩散反应，简称侧方扩散（LSR），也称为异常面肌反应（abnormal muscle reflex，AMR）。正常周围神经每个神经纤维之间因神经内膜绝缘作用使神经冲动"各行其道"，互相之间不会"短路"。当面神经纤维间绝缘作用被破坏，生理性冲动在支配不同肌肉神经纤维间"短路"，使主观收缩目标肌肉之外的肌肉发生"联动"，即非目标肌肉非自主性收缩，称为面肌痉挛；电刺激面神经某个分支，在其他分支支配肌可记录到 CMAP，称为 LSR 阳性。面神经功能正常则 LSR 波形不能引出，称为 LSR 阴性。

如图 6-51 所示，LSR 检测可与 MCV 联合检测。常规方法在颏肌记录，刺激耳垂前检测下颌缘支 MCV、刺激眼外眦处颧支检测下颌缘支 LSR。也可在眼轮匝肌记录，刺激耳垂前检测颧支 MCV、刺激下颌角处检测颧支 LSR，但该方式需识别由"瞬目反射泛化"引起的眼轮匝肌收缩放电。一侧 LSR 阳性时，需做对侧对比。

LSR 并无固定波形形态，也无波幅的正常参考范围。图 6-53a 和图 6-53b 的低波幅、整合较好的 LSR，通常提示面肌痉挛的程度较轻；图 6-53c 显示的波形常为痉挛幅度较大，但频率较低；图 6-53d～g 所示波形，患者常表现为面肌高频率发

统一扫描参数：2mV/D　5ms/D

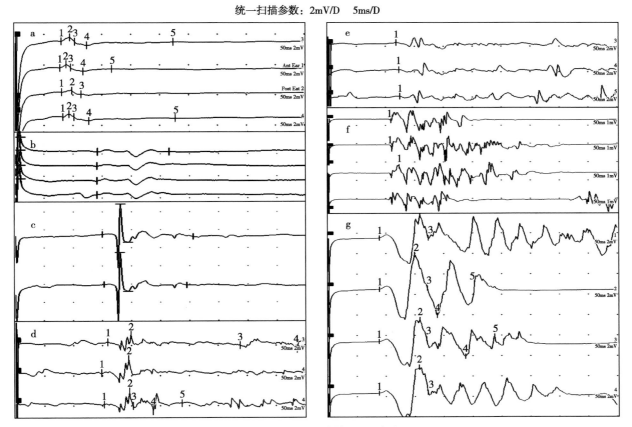

图 6-53　不同形态的 LSR 波形

注：a. 面瘫后遗症 LSR，潜伏期约 7ms；b. 责任血管型轻症面肌痉挛 LSR，潜伏期约 13ms；c. 脑干占位的 LSR，潜伏期约 15ms；d. 小脑占位的 LSR，潜伏期约 15ms；e. 责任血管型 LSR，潜伏期约 12ms；f、g. 症状明显的责任血管型面肌痉挛 LSR 伴后发放，EMG 见多肌肉、大量肌颤搐放电。

放的颤搐放电（痉挛放电），LSR 波形变化很大，但均有明确、可重复的起始部分，后续波形变化是由与刺激大致同步的不同形态颤搐放电导致。LSR 潜伏期结合面神经各支 MCV 分析，对面肌痉挛原因判定有重要意义。

五、面神经侧方扩散的临床应用

（一）面肌痉挛微血管减压术术中监测

LSR 已被公认为责任血管型面肌痉挛患者微血管减压术术中监测有效和可靠的观测指标。减压前 LSR 阳性、减压成功则 LSR 波形不再引出。

（二）异常侧方扩散反应在门诊常规检测中应用的意义

1. 责任血管型面肌痉挛术前检查　有明确责任血管的面肌痉挛（由 MRI 等证实的），术前做 LSR 检测是术中监测必不可少的参考，LSR 阳性、潜伏期约为 9～12ms 则支持责任血管型面肌痉挛。排除技术失误情况下，若多种刺激 - 记录组合均不能引出 LSR，则提示原诊断可疑。

2. Bell 麻痹　有观点认为 Bell 麻痹后遗症出现的"面肌联带运动"不会引出 LSR，并将其作为与责任血管型面肌痉挛鉴别指标，但也有报道约 50% 面肌联带运动患者可出现 LSR 阳性。笔者的临床检测结果支持后者，且发现部分面瘫患者在面瘫发生后约 2 个月即可出现 LSR 阳性，提示 LSR 检测或可作为预测 Bell 麻痹远期发生面肌联带运动可能性的观察指标。面瘫后 1～3 年、面神经 MCV 恢复到正常范围时，LSR 潜伏期约为 7～8ms。

3. 其他面部感觉运动异常　部分确诊的脑干及其附近占位可发生面肌痉挛，此类患者 LSR 阳性。临床上对面部不适、偶发肉跳等轻微症状患者常规检测 LSR，若 LSR 阳性结合其他电生理项目定位中枢性损害，再由影像学证实颅内占位，则更能体现 LSR 检测应用价值。此类患者可有或无明显面肌痉挛症状、LSR 潜伏期约 15ms 或更长。

第九节　瞬目反射检测

一、概述

瞬目反射（BR）又称为眼轮匝肌反射，是人类进化出的一种主动防御性反射，其"目的"是为了保护人类摄取知识最重要的器官——眼球。神经科临床常用的眼睑反射、角膜反射与 BR 机制相同。BR 具有"顽固性"特点：正常人 BR 一定可以引出；BR 消失则提示其神经通路病理改变较重。可见其作为临床检测的可靠性。

1896 年，Overend 发现叩击前额可引起眼睑运动的现象；1952 年，Kugelberg 首次用电刺激眶上神经在眼轮匝肌记录到 BR 两个潜伏期不同的两个反应，并命名为 R1 和 R2，形成目前临床实用的 BR 检测方法。

二、原理与传导通路

BR 的产生机制（图 6-54）为：电刺激使眶上神经兴奋，神经冲动沿三叉神经第一支经过三叉神经节后分为两条通路，分别进入三叉神经主核及三叉神经脊髓束核（三叉脊束核）；出三叉神经主核后，又经过 1～2 次换元至同侧面神经核并使支配眼轮匝肌的 α-MN 兴奋、经面神经传出使同侧眼轮匝肌第一次收缩（R1）；神经冲动出三叉脊束核后，在外侧网状结构中经更多次（一般大于 2 次）换元，又分别传至同侧面神经核和对侧面神经核使相应 α-MN 兴奋，同时引起同侧眼轮匝肌第二次收缩（R2）和对侧眼轮匝肌收缩（R2'）。

R1 因为换元次数较少，各神经纤维的神经冲动到达眼轮匝肌时间较为一致，所以 R1 波形整合较好、离散度小（多次刺激重复性好），波幅也较高；由于在网状结构中多次换元、参与传导的神经元数量和通路不定，使神经冲动到达眼轮匝肌的时间不一致，所以 R2 和 R2' 波形离散且多次刺激之间 R2 和 R2' 形态可不同。

三、检测方法和意义

BR 检测基本参数设置见附表 1-7。患者地线置于近仪器一侧手腕即可。临床观察显示地线置于面部，对刺激伪迹的减小并不优于腕部。

（一）刺激

刺激位置：BR 刺激眶上神经，主刺激电极（阴极、负极）置于眶上孔（眼眶上沿的眶上切迹）或眶上孔上方眉毛上沿的皮肤。辅助刺激电极（阳极、正极）一般置于主刺激电极正上方，当刺激伪迹过大时，以主刺激电极为圆心，旋转刺激电极，找到刺激伪迹较小的方位（图 6-55），电极旋转的过程中应保持良好接触。

刺激电极：应使用两电极间距离 8～15mm 的小刺激电极，笔者所在实验室采用自制刺激电极间距约为 10mm，效果更佳。

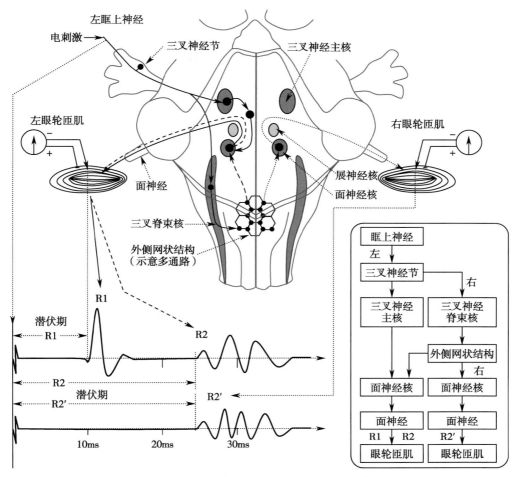

左眶上神经
电刺激
三叉神经节
三叉神经主核
左眼轮匝肌
右眼轮匝肌
面神经
展神经核
面神经核
三叉脊束核
外侧网状结构
（示意多通路）

R1
潜伏期
R1
R2
R2
潜伏期
R2'
R2'
10ms
20ms
30ms

眶上神经
左
三叉神经节
右
三叉神经主核
三叉神经脊束核
外侧网状结构
右
面神经核
面神经核
面神经
面神经
R1 R2
R2'
眼轮匝肌
眼轮匝肌

图 6-54　BR 产生机制及神经传导通路示意

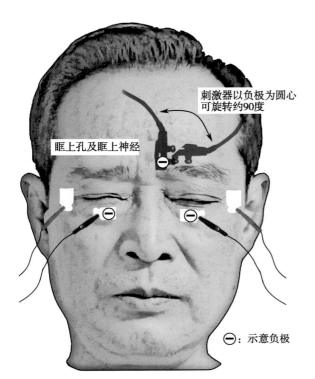

刺激器以负极为圆心可旋转约90度
眶上孔及眶上神经
⊖：示意负极

图 6-55　瞬目反射在眶上孔及其上方刺激眶上神经

刺激强度：BR 检测时，刺激信号脉宽设为 0.1ms，更大脉宽则容易引起较大刺激伪迹。刺激电流应从 0 开始逐渐增大，R1 波幅会从无到有、从小到大，当 R1 波幅不再增加时，再增加刺激强度 20% 左右作为检测强度开始记录。一般情况下，刺激强度在 10～20mA 即可引出可靠 BR 波形，排除其他技术失误情况下，35mA 不能引出 BR 波形视为异常，最大刺激强度不应超过 50mA。

（二）记录

记录电极位置：主记录电极置于下眼睑、参考电极置于眼外眦外侧。由于刺激伪迹较大、电极固定困难、清洗液或消毒液易进入眼角等原因，不推荐上眼睑放置主记录电极或鼻根部放置参考电极的接法。

参数设置：滤波，低频 20Hz、高频 2 000～3 000Hz；扫描速度 10ms/D；初始灵敏度设为 200～500μV，采集中可根据波幅大小适当调整；刺激频率 0.5～1Hz。

BR 应采用两个导联同时记录左右两侧，每次刺激产生两条基线，分别显示的是 R1、R2 和 R2'。每次刺激基线显示与导联的关系、多次刺激各基线的显示顺序不同厂家仪器不尽相同，操作者在分析时要注意这一点。

采集次数：由于每次刺激 R2 和 R2' 的形态不尽相同，所以 BR 检测在确定最佳刺激强度后，必须重复采集 4～5 次，R2 和 R2' 潜伏期取平均值或根据实时观察取出现次数最多的一条基线测量值（图 6-56）。实际工作中需注意不同仪器波形显示方式、各波标定和测量方法不同，避免混淆刺激同侧与对侧与扫描线的对应关系。

有观点认为眼轮匝肌"易化"，即令受检者适度用力闭眼使眼轮匝肌轻度用力收缩可以提高 R2 和 R2' 检出率，但眼轮匝肌主动收缩放电，也可能会导致各波形成分起始位置辨识更加困难。临床检测中，应嘱咐受检者轻轻闭眼且尽量不要随刺激主动眨眼。

（三）瞬目反射异常判定及正常值

当出现 BR 双侧或单侧 R1、R2 和 R2' 波形均未能引出时，在排除技术失误或仪器故障（如刺激电极接触不良、记录电极阻抗过大、仪器参数设置错误等）后，是最严重的异常。BR 异常还可以表现为 R1、R2 和 R2' 中的一或两个波不能引出。

BR 各波均可以引出时，观察的指标为波幅和潜伏期。只要可以引出清晰可辨的波形，波幅绝对值通常诊断价值有限，主要观察波幅的相对变化。通常 R2 和 R2' 波幅（R2A）与 R1 波幅（R1A）相比较，R2A≈R1A、R2A≥1/3R1A 视为正常，偶见

R2A 明显高于 R1A，R2A≤1/4R1A 则可判为异常；双侧对比，R1、R2 和 R2' 低于对侧相应波幅的 2/3 视为异常，特别是 R1。BR 潜伏期变化范围 R1 较小，R2 和 R2' 较大，正常参考范围见附表 2-17。

（四）瞬目反射异常形式的定位诊断价值

BR 异常除可以定位三叉神经、面神经、脑干病理改变外，还可以较为精细定位脑干局灶性病理改变部位，定位基础是 BR 的神经传导通路，如图 6-57 所示。

在图 6-57 中，Ⅰ示意眶上神经和 / 或三叉神经节损害——R1、R2、R2' 均异常；Ⅱ示意三叉神经主核损害——R1 异常、R2、R2' 正常；Ⅲ示意三叉脊束核损害——R1 正常——R2、R2' 异常；Ⅳ示意同侧面神经核损害——R1、R2 异常（出波或波幅异常、潜伏期正常）、R2' 正常；Ⅴ示意对侧面神经核损害——R1、R2 正常、R2' 异常（出波或波幅异常、潜伏期正常）；Ⅵ示意同侧面神经周围性损害——R1、R2 异常（以潜伏期延长为主，严重时不出波；结合面神经支配肌肌电图、面神经 MCV）、R2' 正常；Ⅶ示意对侧面神经周围性损害——R1、R2 正常、R2' 异常（以潜伏期延长为主，严重时不出波；结合面神经支配肌肌电图、面神经 MCV）；Ⅷ示意同侧网状结构损害——R1 正常、R2 异常、R2' 正常；Ⅸ示意双侧网状结构损害——R1 正常、R2 异常、R2' 异常。

异常判定最可靠表现为波形不能引出，在以波幅下降、潜伏期延长为异常表现时，双侧对比、结合面神经 MCV 及三叉神经 SEP 常是必要的。

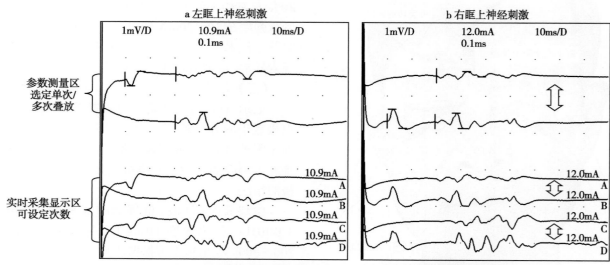

图 6-56　BR 实测波形

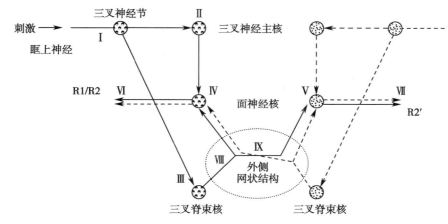

图 6-57 瞬目反射通路不同部位损害示意

注：实线箭头示意左侧刺激的 BR 传导通路，虚线箭头为右侧，R1、R2、R2' 由左侧刺激引出；Ⅰ～Ⅷ示意不同损害部位。

四、瞬目反射的临床应用

BR 的临床应用基于其神经传导通路，简言之：所有可能累及 BR 神经传导通路的疾病均应进行 BR 检测，BR 异常提示该通路病理改变；反之，BR 正常该通路功能受损不明显。临床检测时，BR 常作为脑干、延髓功能评价的项目结合应用。

1. 面瘫　BR 检测与面神经 MCV、针极肌电图检测结合可提供核上性面瘫、核性面瘫和 Bell 麻痹鉴别依据。尤其是早期确定核上性面瘫、核性面瘫，利于正确选择治疗方案。

2. 吉兰 - 巴雷综合征（GBS）　对于经典型 GBS，BR 非必需检测项目，而脑神经型多发性周围神经损害，BR 检测可反映三叉神经、面神经损害程度，协助诊断。BR 改变随神经损害程度而变。

3. 多发性硬化　多发性硬化的多发性中枢神经系统局灶性脱髓鞘改变若发生在 BR 神经传导通路上，则 BR 检测可以表现异常。除了其他神经电生理检测项目所发现的局灶性脱髓鞘改变外，BR 异常可以从一个方面说明多发性硬化的范围和程度，可以作为多发性硬化诊断提供一个佐证。其 BR 异常的形式与脱髓鞘发生部位有关，无固定模式。

4. 延髓背外侧综合征　延髓背外侧局灶性损害疾病如 Wallenberg 综合征等，因病变位置恰在三叉脊束核附近，引起 BR 异常改变表现为 R2、R2' 均异常或其中之一异常，而 R₁ 通常不会发生改变。此异常特点可作为该类疾病诊断佐证之一。

5. 脑桥损害　脑桥损害的性质可以是肿瘤、血管病、脱髓鞘、外伤等，BR 改变由损害部位而定，没有固定模式。

6. 桥小脑角肿瘤　CPA 常首先损害脑神经，晚期也可以因压迫引起脑桥内部改变。BR 表现为传入通路或传出通路的改变，晚期可以表现综合性损害。

7. 面肌痉挛　由颅内责任血管压迫引起的面肌痉挛，BR 改变主要有二：一为患侧 BR 各波波幅增高、相位增多、时程增宽，特别是 R2（或 R2'）；二为刺激眶上神经在面神经下颌缘支支配肌引出 BR 波形，即"瞬目反射泛化"，可能与 LSR 阳性机制相同。而 BR 各波潜伏期延长不为明显。

8. 重症肌无力　眼肌型重症肌无力 BR 各波波幅可以明显下降或者不能引出，药物治疗好转后，BR 波幅可以恢复，这个现象可以协助鉴别诊断眼肌型重症肌无力。

9. 术中监护　BR 可用于 CPA、脑干肿瘤术中监护，结合扫描肌电图、刺激肌电图，对术中脑神经保护、脑干功能监测效果良好。

第十节　皮肤交感反应检测

皮肤交感反应（SSR）的研究已有数十年历史，于 20 世纪 90 年代才形成可用于临床检测方法。研究性的 SSR 检测刺激、记录方法有多种，这里仅介绍较为便捷的、使用电刺激、表面电极记录的 SSR 检测方法及其意义。由于 SSR 理论上仅与皮肤交感神经功能相关等特点，决定其临床应用的局限性，并不作为临床神经电生理检测的常规项目。电刺激 SSR 检测还有其他方法，更有磁刺激

SSR 检测法等研究性报道。

一、检测方法

SSR 上下肢均可检测，分别在手和足记录，使用常规胶粘贴片表面电极双侧同时记录，主记录电极置于掌心（足底）、参考电极置于手背（足背），贴电极前应认真清洁皮肤并脱脂处理。在腕部（内踝）刺激正中神经（胫神经），地线置于刺激侧刺激电极与记录电极之间，如图 6-58 所示。

SSR 检测基本参数设置见附表 1-8，单次刺激可得如图 6-59a、b 所示图形。临床检测中，应重复刺激/采集 4～5 次（每次间隔大于 2s），如图 6-59c、d 所示双上肢 4 次刺激 SSR 实测图。

需注意的是，SSR 检测原理、介导的神经纤维决定了每次刺激引出的 SSR 波形形态、波幅变化较大，不能要求像 CMAP、SNAP 那样具有良好的重复性，波形前部可有清晰、可重复小波形成分、潜伏期标识在其起始部（图 6-59c），波形前部的小

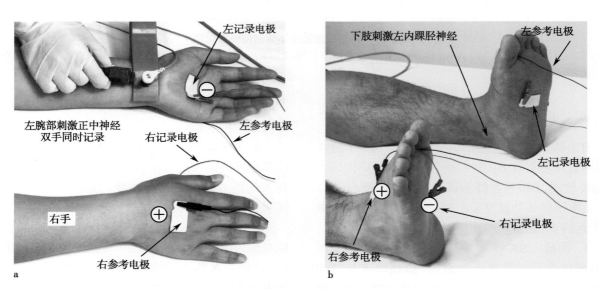

图 6-58 SSR 记录电极连接及刺激示意

注：a. 双手电极连接左手参考电极接法与右手相同、右手记录电极接法与左手相同，刺激腕部正中神经、正负极方向无明显影响习惯性朝向远端；b. 足部电极接法左右相同。

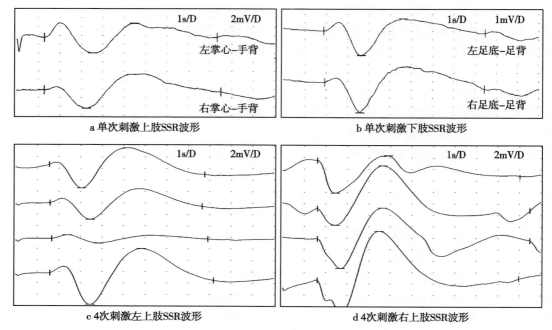

a 单次刺激上肢SSR波形　　　　b 单次刺激下肢SSR波形

c 4次刺激左上肢SSR波形　　　　d 4次刺激右上肢SSR波形

图 6-59 刺激左腕部正中神经 SSR 实测图

波形成分没有重复性时，潜伏期标识在主波形起始部（图6-59d）。

二、原理与观察指标及正常参考值

电刺激方法检测到的皮肤交感反应波形本质为由汗腺活动引起的两记录电极之间电势差对时间的函数（也就是汗腺活动引起两电极之间的电压变化）。SSR波形不仅依赖于自主神经传入纤维、传出纤维的完整性，同时受脊髓、甚至大脑额叶调节。众所周知，汗腺活动不仅受周围环境温度影响，而且很大程度上受精神状态影响。测谎仪其中一项重要的监测指标就是汗腺活动，而训练有素的间谍可以通过心理控制骗过测谎仪，可见心理对汗腺活动的影响多么巨大。所以在SSR检测时，适合的室内环境、受检者的心理状态、呼吸平稳等都是重要的影响因素。

考虑到SSR波形的影响因素较多，一般可以刺激4～5次，选择其中波形清晰、潜伏期最短的3～5次取平均值作为检测值，也有用数次检测中潜伏期最短的作为检测值。SSR检测观察指标为潜伏期和波幅两项，不同实验室报道的正常参考值差异很大。波幅绝对值个体差异大，一般要求引出清晰可辨波形即可，波形不能明确引出判为异常；SSR潜伏期设定正常参考高限，高于高限者判异常。笔者所在实验室使用的正常参考值见附表2-18。

三、皮肤交感反应的临床意义

自主神经功能异常患者常见临床表现为排汗异常、消化不良、腹泻以及直立性低血压等，自主神经系统受累部位可在中枢、节前纤维、交感神经节和交感神经节后纤维，均可导致SSR异常。单纯自主神经系统损害并不多见，常与一般感觉、运动神经纤维损害伴发。

对各类多发性周围神经病SSR改变的研究显示，在周围神经炎性脱髓鞘类疾病、糖尿病周围神经病（diabetic peripheral neuropathy，DPN）、酒精性多发性周围神经病等疾病中均可有异常，是判定自主神经纤维是否受累的证据。有报道糖尿病周围神经病早期即可表现出SSR异常，但并不代表SSR对DPN的诊断价值优于常规MCV、SCV检测，即不能仅据SSR异常确诊DPN。

以疼痛为主要临床症状的患者其SSR异常率并不高，且SSR异常与疼痛程度、范围等亦无显著相关性。可能因为虽然二者的介导纤维结构相似，但疼痛产生和SSR异常有不同机制且通路不同。

笔者在临床工作中偶然发现1例以右下肢疼痛就诊的53岁男性患者，电生理检测及影像学均支持腰椎间盘突出症致神经根受压。上下肢周围神经MCV、SCV检测值未见明显特征性改变，但SSR潜伏期上肢仅为0.94秒、下肢1.07秒，明显低于正常参考值。经详细询问病史等，受检者自诉"脾气暴躁、性子急、易怒"。此后针对具有相似性格特质人群研究显示，共15例中有9例上肢SSR潜伏期<1.2秒，其中5例<1秒。据此推测SSR潜伏期亦可能与性格特质有关。但这项研究的入组受检者，并未做相关心理学检测等严格的区分以及其他相关学科检查，此现象是否具有客观性，尚需更进一步深入严谨的研究。

笔者还曾接诊一例71岁的男性患者，以突发短暂意识丧失为唯一表现，在其诊治过程中，充分显示了SSR在疑难病诊断中不可忽视的价值。患者3年中反复发作突发短暂意识丧失8次，每次发作均在右上肢作前伸动作时，无先兆，意识丧失持续数分钟，发作后无不适。最后一次发作是停车时伸手关闭启动钥匙时发生，因此导致患者产生恐惧、焦虑情绪。第2次发作后先后3次住院诊治（1次神经外科、2次神经内科）。住院期间神经系统体格检查阴性；各项生理、生化检查均未发现与意识丧失相关的异常改变；头MRI平扫见脑白质散在小缺血灶，与SEP提示上肢本体感觉传导通路轻度受累相吻合，但不能肯定为发作性意识障碍的病因。随访追踪发现患者8次发作都是右上肢作相同的动作：上肢努力前伸抓取物品，结合患者身高约1.65m、体形偏胖、短颈等特征，考虑可能完成前伸动作时刺激了颈部交感神经链，引发意识丧失，故加测了双上肢不同体位的SSR（图6-60）。

图6-60可见，左上肢体位改变时SSR波形形态及潜伏期无明显改变；右上肢自然下垂时SSR波形态及潜伏期与左侧比较无显著差异；右上肢用力前伸时见SSR波形多棘化变、波幅明显增高、潜伏期明显缩短，提示交感神经兴奋性增高。右上肢SSR波形扫描线出现全程80～90Hz的正弦波意义不明，结合右上肢自然下垂状态下没有出现症状、左上肢体位改变时也没有出现症状，推测此正弦波可能也与交感神经兴奋性的改变有关。根据头部交感神经来自颈部交感神经链的解剖学特点，颈交感神经链兴奋可致脑血管痉挛、脑供

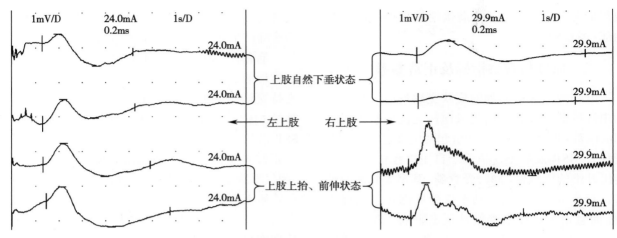

a 上肢不同体位状态SSR动态改变

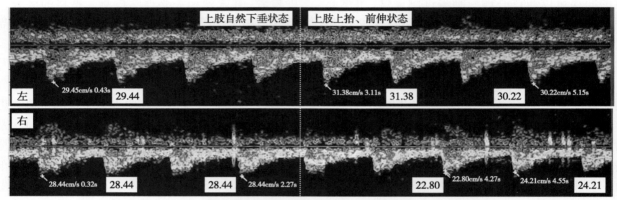

b 上肢不同体位状态TCD椎动脉血流速度动态改变

图 6-60 突发意识丧失患者的 SSR 和 TCD 动态比较

血减少。考虑到可能与脑供血减少相关后，为患者进行了 TCD 检测，观察上述体位改变时脑动脉的血流变化（图 6-60b）。结果发现：左上肢前伸动作前后左侧椎动脉血流速度分别为 29.44cm/s 和 30.22cm/s、无显著差异；右上肢前伸动作前后右侧椎动脉血流速度分别为 28.44cm/s 和 22.80cm/s，前伸状态下右侧椎动脉血流速度明显减慢。

由上述 SSR 和 TCD 改变特征可推导出：该患者在右上肢过度前伸时，刺激了颈交感神经链，压迫椎动脉，可能二者的变化均达到某个界限值时，导致脑供血障碍，意识丧失，可诊断为"神经、血管混合型颈椎病"。建议患者避免右上肢过度前伸、随访 3 年未再发。

第十一节 球海绵体肌反射检测

球海绵体肌反射（BCR）指刺激阴部神经记录诱发球海绵体肌的反射性收缩放电、主要用于反映阴部神经功能的检测技术。

一、检测方法

BCR 检测男性用环状电极刺激阴茎背神经，主刺激电极位于阴茎根部（图 6-61a）；女性用胶粘电极主刺激电极置于阴蒂、辅助刺激电极置于大阴唇内侧。男女均用同心针电极刺入球海绵体肌记录诱发的肌肉动作电位（图 6-61b）。

二、原理与观察指标

BCR 由阴茎背神经（阴蒂）传入，在 $S_1 \sim S_2$ 骶髓水平由脊髓后角发出纤维至支配球海绵体肌的前角 α-MN，穿出通路为阴部神经的运动纤维部分。该反射弧类似于 H 反射，但是否为单突触反射尚待研究。

BCR 主要观察波形起始部位的潜伏期（图 6-61b 中的 OL），成人青年至中老年正常范围约为 31.5～40.5ms，身高为主要的个体差异因素。

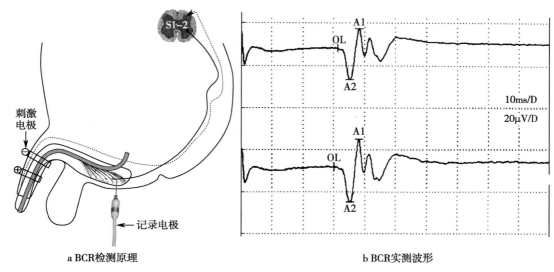

a BCR检测原理　　　　　　　b BCR实测波形

图 6-61　BCR 检测原理及实测波形

注：OL 标识波形起始部（潜伏期），A1 和 A2 分别标识波形最高峰和最低谷二者间电压为波幅值。

三、球海绵体肌反射的临床意义

不是每个正常人都可以引出可靠 BCR 波形的特点限制了 BCR 的临床应用。对于系统性周围神经病、马尾或骶髓损害（椎管占位等）患者，BCR 异常应结合阴部神经诱发电位、周围神经传导功能甚至需结合下肢 SEP 综合分析；对于外伤类患者，BCR 异常则可作为神经性阳痿的可能证据。

第十二节　神经传导功能检测小结

周围神经传导功能检测包括常规 MCV、SCV 检测、H 反射检测、F 波检测、BR 检测、RNS 检测、SSR 检测及其他与周围神经传导功能相关的特殊检测，统称为神经传导功能（速度）研究（nerve conduction velocity study，NCVs），也称神经电图。NCVs 与针极肌电图（狭义肌电图；EMG）合称为广义肌电图或临床肌电图（EMGs）。通常表述时又用 NCV 替代 NCVs。NCV 与 EMG 结合运用可为周围神经外伤、绝大多数周围神经病变、部分典型神经根病变、累及脊髓前角运动神经元的中枢神经系统病变等提供客观诊断依据。

一、神经传导功能检测正常值使用

在 NCV 检测的几乎所有项目、所有观测指标几乎均为定量指标，判定实测值正常与否均涉及正常范围界定的问题，即有所谓的正常参考值。需反复强调的是：任何正常值均为特定样本统计学结果，可代表"大多数人"，但绝不是"所有人"。

临床实验室先自己建立完整的正常值库、再开展临床工作是不切实际的。借鉴国外学者正常值时要考虑到人种、方法学差异；参考国内学者发表的正常值也要考虑地域差异和方法学差异。临床开展工作中有意识收集各项目、各观察指标的"正常人"数据，完善、充实正常参考值库。对于某一个特定的观测指标，即使收集到成千上万个数据而形成了"精确的"正常值，使用过程也不能机械套用。教条化使用正常值，正像由"中国男性平均身高 174cm"推导出"此人身高超过 174cm，所以他不是中国人"一样不合理。这种使用正常值的方法貌似"不正规"，但本质上遵循了正常值生成的统计学原理和医学科学非精密科学的实质。

二、观察指标的选取

几乎所有的 NCV 检测项目均为由电刺激而引发的神经、肌肉或其他效应器反应的生物电，电生理检测仪记录到该生物电随时间变化的函数即为波形。从刺激开始到波形出现所用的时间称为潜伏期，波形幅度的高低称为波幅，由潜伏期与相关距离计算所得的速度与潜伏期本质相同又可消除体型等影响。电生理波形的"函数"本质决定了它们的改变除与生物电自身改变相关外，也遵循函数的数学和物理学运算原理。

NCV 检测项目多数反映有髓鞘快速神经纤维，神经纤维对神经冲动的传导速度与髓鞘厚度线性相关,神经传导速度减慢的唯一原因是神经纤维脱髓鞘改变。这决定了在所有观察指标中与潜伏期、速度有关的指标(如 MCV、SCV、F 波潜伏期等)因其"物理性"而更客观、诊断价值更高;而反映生物电大小的指标如 CMAP 波幅、SNAP 波幅等,既受神经纤维轴索数量的影响,也受神经纤维对神经冲动传导一致性影响,有时甚至后者影响更大,故其异常不具有唯一性、临床应用的"重要性"略逊于传导速度。

三、临床应用解读要点

1. NCV 的不可替代性　尽管随着新技术应用,出现了 MRI 周围神经成像、周围神经超声检测等技术,但 NCV 所具有的实时地反映受检神经功能的特点目前尚有不可替代性。神经影像学技术目前仅能反映肉眼可见水平神经结构改变,而 NCV 则可反映神经纤维显微结构以及超微结构水平改变所致的功能改变。

2. NCV 与 EMG 的关系　临床应用中,NCV 与 EMG 具有良好的互补性,联合应用则可发挥各自之长、弥补不足之处。将 EMG 与 NCV 视作两种不同检测技术而割裂开来的应用方法是不可取的。将广义肌电图与后续将讨论的各种诱发电位结合应用更能发挥各自之长,全面反映人体神经系统的功能状况,这就是神经电生理检测技术综合应用的思想。

第七章

临床诱发电位检测概述

第一节　概　　述

一、定义与分类

（一）诱发电位定义与概念

诱发电位又称诱发反应。在受到内、外界"刺激"时，人体神经系统（中枢和周围；感觉和运动）均会产生诱发反应。日常生活中刺激的多样性决定了诱发反应的时 - 空关系不确定性，不可做定性、定量研究。临床诱发电位的定义为：给人体周围神经或特殊感受器以特定刺激，研究由刺激引起的中枢神经系统生物电反应。该定义仅涉及感觉神经系统的研究，中枢神经系统生物电反应包括与刺激相关的外源性电位和与刺激物理属性无关的内源性反应，可视为"狭义"诱发电位，本书中以"EPs"（evoked potential study）泛指此类诱发电位项目；广义诱发电位还包括中枢运动系统的研究。

中枢神经系统指脑和脊髓（软脑膜、软脊膜包围的神经组织）。临床实用的刺激性质目前仍多为传统的声、光、电，其他类型刺激的诱发电位研究多未满足临床实用条件。

（二）诱发电位历史

早在 20 世纪 50 年代，已有人成功引出由"刺激"诱发的中枢神经系统反应，受限于当时的技术，并未能作为临床实用的检测技术推广应用。到了 20 世纪 70 年代，随着电子技术的发展和对 EPs 的深入研究，产生了具有临床应用价值的 EPs 检测技术。20 世纪 90 年代，微电子技术的快速发展，特别是电子计算机微型化技术为 EPs 临床普及奠定了物质基础。近 30 年来，国内外学者对 EPs 的基础研究、临床专项研究取得了长足进展，为 EPs 的临床应用提供了理论依据。

（三）诱发电位与脑电图的关系

脑电图为描记大脑自发放电的检测技术，先于 EPs 应用于临床。EPs 研究的中枢神经系统主要是脑诱发反应，其信号必然与脑电自发活动相关。事实上早期 EPs 研究者多由脑电图工作者转移研究方向而来；早期 EPs 检测也多由脑电图记录仪直接记录、后期分析，或经改造后的脑电图记录仪实现。这也是至今国际上许多机构仍将诱发电位检测技术和广义肌电图检测技术独立对待的主要原因。

（四）诱发电位与肌电图的关系

EPs 主要研究中枢神经系统功能，广义肌电图主要研究周围神经系统功能，二者恰好可以互补，从而可以研究人体神经系统整体功能状况。实践证明二者结合应用可起到"1＋1>2"的效果。

（五）诱发电位检测项目

经数十年的发展，EPs 形成了表 7-1 所示的项目。EPs 项目的临床应用，应针对特定受检者灵活取舍；EPs 结果分析，通常需结合广义肌电图检测。

二、诱发电位的生物学基础

（一）诱发电位信号产生的解剖和生理／病理学基础

正常的 EPs 信号来自对刺激做出反应的相关解剖结构上特定生理活动，解剖结构的病理改变决定了 EPs 信号异常形式。所以 EPs 学习要从神经系统解剖入手，牢固掌握中枢神经各系统的解剖学、生理学及病理学基础；具体到每个 EPs 项目则要详细了解其整个神经传导通路及记录到的生物电信号来源——神经发生源。要求神经电生理医生应在"脑海中"建立起相关神经传导通路的三维立体结构、神经冲动信号在这些结构上的传递过程、病理改变是如何影响神经冲动传递等。它们不仅是学习 EPs 原理的关键，同样是 EPs 应用时

表 7-1 临床及研究应用的 EPs 项目

项目名称	刺激类型	感受器	反应部位	派生项目	备注
躯体感觉诱发电位（SEP）	电	周围神经	大脑皮质/脊髓	四肢 SEP	★★★
				阴茎/阴蒂 SEP	★★★
				三叉神经 SEP	★★★
				节段性 SEP	★
				脊髓 EP	★
视觉诱发电位（VEP）	光	眼	大脑皮质	PRVEP	★★★
				FVEP	★★
				稳态 VEP	☆
听觉诱发电位（AEP）	声	耳	脑干	BAEP	★★★
				耳蜗电图	★
				皮质 AEP	☆
运动诱发电位（MEP）	磁（电）	大脑皮质	肌肉	脊髓/根刺激	★
事件相关诱发电位	声、光等	眼、耳	大脑	P300/NCV/N400	★
热痛觉诱发电位	温度	皮肤	大脑		☆
嗅觉诱发电位	气味	鼻腔	大脑		☆

注：★★★常规检查项目；★★常用检测项目；★必要时检测项目；☆尚需研究/推广项目。

分析的基础。

（二）诱发电位的信号来源

对诱发电位波形的神经发生源研究是所有诱发电位研究的重点之一，目的是根据神经发生源判定波形异常时的病理改变部位。

1. 神经动作电位和锋面电位 在 SCV 检测中记录到的 SNAP 即为神经动作电位，它是郎飞结间局部电流形成的偶极子在神经纤维传导至记录电极及其附近引起记录电极下方的电场变化。在 EPs 中，周围神经监护电位、中枢传导束电位均与 SNAP 性质相同属于神经动作电位，中枢传导束电位在皮肤记录常效果不佳，常需特殊记录方式。

对于部分临床检测中引出的电位（波形成分），从时间角度看应该来自传导纤维，从位置看应该记录不到（就像难以在皮肤表面记录到深部周围神经 SNAP 一样）。有观点认为锋面电位源于神经纤维走行过程中的转折使得传导中的偶极子在转折处开放，形成了可以向外传播更远的大的偶极子电场。

2. 中继神经核团的突触后电位 无论是一般感觉或特殊感觉经周围神经传导至大脑皮质的过程中，通常均要经由多级神经元"中继"，这些中继神经元通常聚集在一起形成神经核、神经团，在神经核、团中这些神经元的排列有一定规律，每一个神经元在接受前一级神经元的神经冲动后神经元兴奋产生中继神经元突触后电位，每一个神经元的突触后电位均有一定的偶极子方向，全部偶极子叠加、整合在一起形成一个较大的偶极子可以传播得更远，使得在皮肤或皮下可记录到电场变化的波形，如图 7-1 所示。

a 每个神经元形成一个偶极子电场

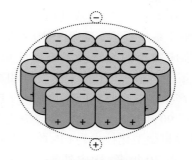

b 同一功能神经元偶极子
整合为一个大的偶极子电场

图 7-1 神经元偶极子及合成偶极子示意

3. **大脑感觉皮质神经元突触后电位** 由大脑功能区解剖定位可知，四肢、躯干、颜面部等身体各部位的运动、感觉功能在大脑皮质均有固定的分布区域；在这些区域中负责某种感觉的神经元又有其集中分布的特点。同样地，这些神经元同步兴奋的突触后电位也会整合为大的等效偶极子，在头皮即可记录到其电场变化。这些直接接收上行传导纤维的皮质神经元称为一级皮质（图7-1）。

4. **大脑皮质下复合电位** 一级皮质兴奋后，其神经冲动必定沿特定神经通路继续向下一级皮质神经元传递，继而传向其他脑区。这些传递过程极为复杂，许多机制并未完全阐明，但总会形成某种电活动而被记录到。这些电活动可称为皮质下复合电位，为与上行传导通路的皮质电位之前记录到的电活动区别，可称其为（一级）皮质后电位。

（三）病理改变对诱发电位信号的影响

EPs检测项目所涉及的传导通路（周围神经、脊髓传导束、脑白质）大多为有髓鞘神经纤维，传导通路上神经纤维轴索、髓鞘均正常是引出正常EPs信号（波形）的基础。

与周围神经系统纤维类似，EPs中枢神经系统传导通路的脱髓鞘和失轴索均会影响其波形。足够数量的失轴索（或神经元变性）将影响信号的强度，而髓鞘脱失既可影响信号到达记录位置（通常

为神经发生源）的时间也可影响信号的"强度"。这就提供了以EPs波形异常的形式推断病理改变部位、类型的可能性。

三、记录技术

（一）近场电位与远场电位

1. **容积传导对EPs记录的意义** 在NCV检测中，容积传导会影响到CMAP/SNAP等波形识别，是NCV检测的"敌人"；但在EPs检测中，记录电极通常放置在头皮或皮肤表面（或皮下），发生于皮质、皮质下或脊髓的偶极子电场需由容积传导而来的，此时容积传导是EPs检测的"朋友"。

2. **容积传导的衰减** 偶极子电场在容积导体中传播以距离平方的倒数快速衰减。偶极子电场中某处的电势强度可由形成该偶极子的一组神经元各自偶极子电场计算而来。如图7-2所示。

在图7-2b中，测量电极（电势强度 E）与每个神经元间的距离远大于神经元间的距离差，故可设距离均为 r_0；设每个神经元的偶极子大小、方向相同，用 E_0 表示，因距离相等，n 个神经元偶极子的和即为 nE_0，将视作"一个单位电势"，即可用"1"表示；k 为容积导体的介电常数，在人体随组织不同和电信号频率不同而变，对于确定的电信号在确定记录位置后，k 则为常数，设 $k=4\pi$，即约为人体脂肪组织的介电常数，则 $k/4\pi=1$。在上述条件

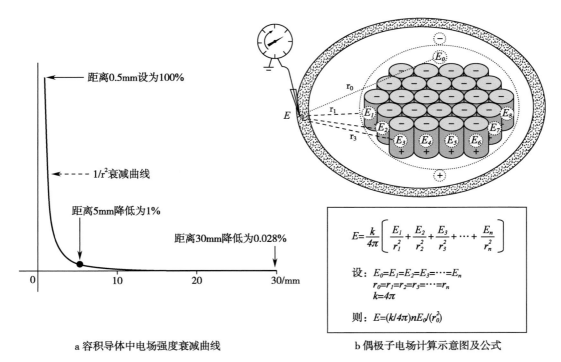

$$E=\frac{k}{4\pi}\left[\frac{E_1}{r_1^2}+\frac{E_2}{r_2^2}+\frac{E_3}{r_3^2}+\cdots+\frac{E_n}{r_n^2}\right]$$

设：$E_0=E_1=E_2=E_3=\cdots=E_n$
$r_0=r_1=r_2=r_3=\cdots=r_n$
$k=4\pi$

则：$E=(k/4\pi)nE_0/(r_0^2)$

距离0.5mm设为100%

1/r² 衰减曲线

距离5mm降低为1%

距离30mm降低为0.028%

a 容积导体中电场强度衰减曲线　　　b 偶极子电场计算示意图及公式

图7-2　神经元偶极子及合成偶极子示意和衰减曲线

下,可得到 $E = 1/r^2$,从而得到图7-2a所示的以百分比表达的衰减曲线。

3．近场电位和远场电位　由图7-3a的衰减曲线可见,设距偶极子0.5mm处的电势为100%,则在30mm处衰减至约0.028%;即0.5mm处1 000μV的偶极子电势在30mm处衰减为约0.28μV。鉴于电生理设备的采样分辨率精度,人为设定偶极子与记录电极之间距离<30mm者为近场电位,≥30mm者为远场电位。显然在记录近场电位时,电极距离偶极子发生部位越近,记录的电位越高、越清晰。发生于大脑皮质的电位即为近场电位。

大多数时候,远场电位与近场电位是个相对的概念。在偶极子电势足够高时,即使距离大于30mm,也可以记录到近场电位;在记录近场电位时,位于两记录电极间的远场电位,如果偶极子矢量在记录矢量上的投影足够高,也会被同时记录到。

4．远场电位的记录　对于神经发生源位于丘脑、脑干等部位的诱发电活动,其偶极子距离头皮远超过30mm,无论怎样设置记录电极,均不能记录其近场电位,只能记录远场电位。远场电位的记录除偶极子本身的电势(E_0)要足够高外,记录位置所决定的记录矢量与偶极子矢量的投影关系起到至关重要的作用。记录矢量与偶极子矢量的投影关系是三维立体的,用图7-3的二维投影示意图来简化说明。

5．关于偶极子及远场电位的进一步说明　人体神经系统中并不存在解剖学结构的偶极子,它是因生物电研究需要、根据容积导体的特点虚拟而来的;近场电位、远场电位也是由容积传导特点人为划分而来的。人体为容积导体,将容积导体分成无数个单位体积,每个小单位可以理解为一个等值电阻;偶极子可形象地理解为位于三维空间(容积导体)中的一个具有正负极和一定电压的电源(电池),电源在容积导体中位置的不同,在其两端所连接的电阻组合就不同,所形成的电势差也就不同。距离容积导体边缘较近的电源可以直接测到其两端在电阻组合上形成的电势差,即近场电位;位于容积导体深部的电源在测量电极附近电阻上形成的电势差过于微弱,则需要另辟蹊径、测量到电源两端的电势差,即远场电位。

在人体上记录到的最典型的远场电位为心电图描记:位于胸腔的心肌收缩放电形成的偶极子距离常用记录部位的手腕在普通成年人超过600mm,之所以能在腕部记录到毫伏级电位,源于心电信号本身偶极子电势较大和容积传导主要由血液传播,而血液的介电常数(导电性)远高于其他组织。神经系统突触后电位形成的偶极子电势较小,加上要经过神经组织、骨骼、皮下组织、皮肤等传导的衰减,故其能够记录到的远场电位常为微伏级。

偶极子概念对分析神经发生源至关重要,进而可指导对波形异常的分析、神经损害部位的定

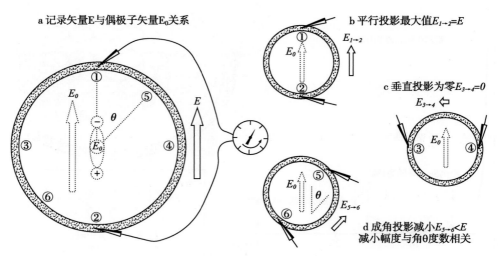

图7-3　远场电位记录示意

注:a. 深部偶极子 E_0 简化为虚线向上箭头,数字①～⑥示意体表不同记录部位、两两组合为记录矢量 E 实线箭头、长度表示投影(数值)大小;b. 部位①-②组合的矢量 E 与 E_0 平行,记录值最大,为理想记录矢量(部位);c. 部位③-④组合的矢量 E 与 E_0 垂直,记录值趋于0,为错误记录矢量(部位);d. 部位⑤-⑥组合的矢量 E 与 E_0 呈夹角,记录值与 θ 值负相关。

位、定性等；无论记录的是远场电位、近场电位，记录位置的准确是得到正确波形的关键。

（二）临床诱发电位的常用记录部位

临床实用的 EPs 主要记录的是大脑对刺激的反应，多在头部（头皮）记录。关于头皮记录位置的定位，诱发电位研究借用了脑电图研究的头皮定位方法，即国际 10-20 系统，其简化和实体定位如图 7-4 所示。

（三）诱发电位的信号提取技术

1. 诱发电位信号的条件　刺激所诱发的中枢神经系统生物电反应必须满足两点：一是"锁时关系"，即刺激所诱发的反应总是在刺激后的固定时刻出现；二是重复性，即刺激条件不变时，每一次刺激所引发的反应相同。这既是诱发电位的信号特征，也是刺激方式选择必须满足的条件。

2. 脑电背景　人类从出生至死亡之前，大脑的电活动是不会停止的——"脑电波"不会停止，头皮记录到的脑电波波幅大约在数十至上百微伏。

单次刺激所诱发的仅有数微伏或数十微伏的 EPs 反应波形会"淹没"在波幅十倍甚至百倍于它的背景脑电活动中，那么如何把 EPs 反应信号从脑电活动背景中提取出来，是 EPs 检测技术首先必须解决的问题。

图 7-5 为一健康成年男性 O1-A1 组合记录的 5 秒钟正常脑电活动，观察波形的 0、1、2、3、4 处，可发现波形的方向、大小均不相同，这就是脑电活动的随机性。换言之，即任意时刻的脑电波形方向、波幅是不可预知的。

3. 叠加平均技术　由于诱发反应具有锁时关系和重复性，加上脑电背景波的随机性，使得可以利用叠加平均技术从脑电背景中提取出诱发反应波形。如图 7-6 所示。图 7-6 中扫描线 A 与线 B，基础波形为正负相抵（相位差半个周期）的正弦波，在各自波形上分别"寄生"着一个小波，即 a、b。A+B，两条线相加基础波形互相抵消，基线波幅为"零"，而 a＋b 则使小波波幅倍增；（A＋B）/2 使小

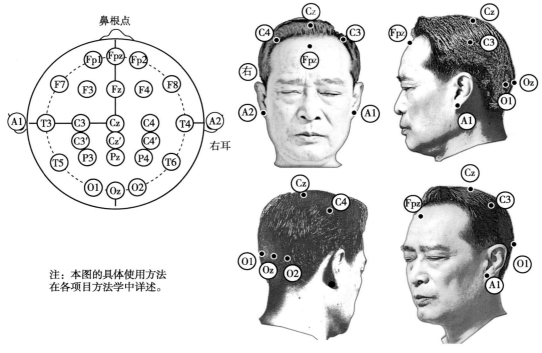

图 7-4　国际 10-20 系统及临床诱发电位常用记录位置示意

注：本图的具体使用方法在各项目方法学中详述。

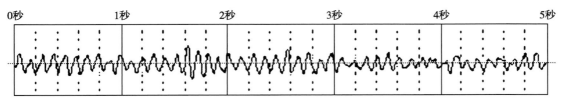

图 7-5　一个导联 5 秒脑电图

波波幅还原。这就是叠加平均技术基本原理的最简化表达。

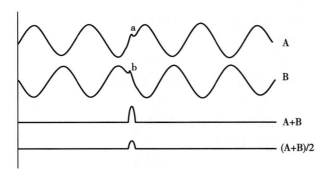

图 7-6 叠加平均技术基本原理示意

注：A、B 示意在相位差半个周期正弦波（背景）叠加 a、b（相同信号波形）后的不同形态；对 A、B 进行函数代数和运算（A＋B），背景波形呈直线、小波形波幅倍增，对 A＋B 进行叠加次数的平均运算（A＋B）/2、还原小波形原始形态和波幅。

实质上，脑电背景活动只是一定意义的随机，叠加平均技术不可能使得背景完全为零——基线完全平直，但足够的叠加次数可以使基线接近于直线。如图 7-7 所示。

叠加平均技术对于脑电背景消除的效果非常明显，且随着叠加次数增多诱发电位波形越来越清晰、脑电背景影响越来越小（图 7-7b）。但对于突发的巨大干扰则无法有效抑制。外界的突发干扰波幅通常较高，不是每次刺激（采集）都有，例如手机信号、日光灯开启等。一方面可禁止使用相关设备避免干扰，另一方面可通过设备通常具有的"拒绝（reject）"功能设置"截止波幅"值，将干扰波幅超过截止波幅的实时采样曲线不计入平均曲线。不同设备翻译的用词不同，还有用"排除"等表述。来自受检者自身的突发干扰主要由咬牙、吞咽、颈部运动等引起，"拒绝"功能也能一定程度消除其影响，但由于截止波幅无法预知，设置较为困难。截止波幅过高达不到排除干扰效果，截止频率过低则排除次数太多、叠加次数过少，大幅度延长检测时间。

来自受检者的另一种最常见干扰为眼动干扰，它呈持续性、节律性、波幅较高，叠加平均技术很难消除，也没有很好的自动消除算法，只能通过改善受检者合作解决，笔者的经验是令受检者手指按压眼球可以有效消除。如图 7-8 所示。

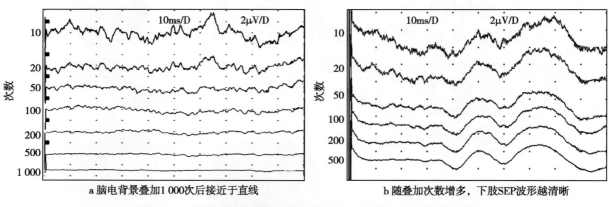

图 7-7 无刺激脑电背景和下肢 SEP 皮层电位叠加平均效果对此

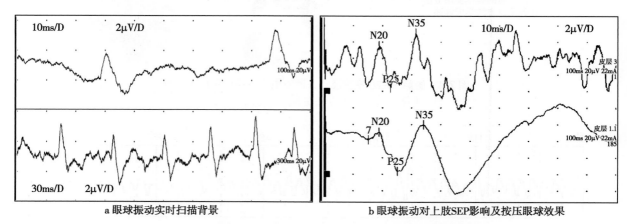

图 7-8 眼球振动干扰背景对 SEP 影响及按压眼球效果实测曲线

现代肌电图诱发电位仪的控制部分已经全部计算机化,叠加平均工作均由仪器自动完成,操作者仅需要设置好相关参数即可。由于计算机化,在设备内部必然有将放大后的模拟电压信号转化为数字信号的电子器件与电路单元。这一部分仪器的原理对于电生理工作者可以视作"透明",不理解它们的工作原理,一般意义来讲并不影响对仪器的使用和检测结果的分析。但是了解叠加平均技术的优点和局限性、正确识别干扰的类型是保证采集数据真实可靠的前提之一。

第二节 仪器使用的注意事项

本节主要介绍与各项诱发电位检测均相关的基本原则和基本操作使用内容。

一、刺激技术

EPs 的刺激是其检测的要素之一,不同刺激决定了不同的检测项目,将在各自项目中介绍刺激源的性质、设置等,这里主要强调的是刺激频率:所有诱发电位检测项目的刺激频率均应设置为非50 的公约数,设置的刺激频率不能整除 50。例如设为 1.7、3.3、3.7、4.3、11、13 等,而不要设为 5、10 等。这是因为使用的电源工作频率为 50Hz,这样设置可以有效消除 50Hz 工频干扰。特别是在周围其他电气设备较多的场合,如 ICU 床旁、手术室等环境中。设置刺激频率为 3.3 等数值时,对于 50Hz 工频干扰的消除还与刺激(叠加平均)次数有关,如图 7-9 所示。

在图 7-9 中,第 1 条扫描线叠加平均 5 次,次数可整除 50,再加次数较少的原因,可清晰看到 5 个周期的正弦波;第 2 条扫描线 50Hz 干扰明显被抑制;第 3 条扫描线,叠加平均次数为刺激频率 10 倍,50Hz 正弦波又显现、与第 1 条扫描线相比有 1/4 周期相移;第 4 条扫描线叠加平均次数增加、次数与刺激频率关系共同作用有效抑制 50Hz 干扰和背景杂波,基线光滑。

二、灵敏度与扫描速度设置

正确的灵敏度设置是 EPs 检测成功的前提之一。肌电图诱发电位仪记录到的生物电活动通常需要经过前置放大器、二级放大器和模数转换才能在屏幕上显示出可以看到的波形。放大器和模数转换的工作范围是有限的,灵敏度过低则会造成低幅的 EPs 波形无法分辨;灵敏度过高会造成高幅波形削顶。初学者常犯的错误是采集时为了屏幕上不显得凌乱,能看清叠加平均的过程而压低灵敏度,叠加平均完成后再提高灵敏度,虽然总体波形可辨识,但波形形态会发生不同程度的畸变。如图 7-10 所示。

由图 7-10 可看出,同样一个受检者在其他条件都不变的情况下,灵敏度设置正确与错误所得完全不同。有些实验室检测报告中所附图形(图 7-10c1),与正常(图 7-10a)相比其可识别性显然很差。实际工作中,各项目的实时采集灵敏度(影响放大器内部放大倍率)通常在 2～20μV、叠加平均灵敏度在 0.5～10μV,具体数值取决于所采集信号的大小,应根据不同项目调整。

扫描速度的设置取决于采集信号主要观察波形成分的预期潜伏期,一般原则为使采集到的波形主体部分从屏幕的左侧 1/4 起,整个波形成分至屏幕中央或中央偏右 1/4 结束,这样"布局"可以完整地观察波形的全貌和部分后续成分。如图 7-11 所示,以 10ms/D 扫描所观察的主要波形成分 P 及

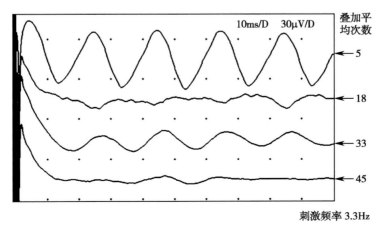

图 7-9 合理设置刺激频率有效消除 50Hz 干扰的实测图

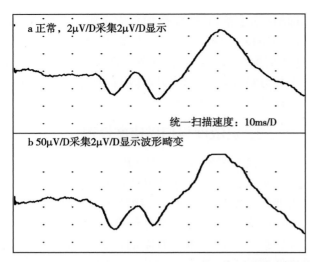
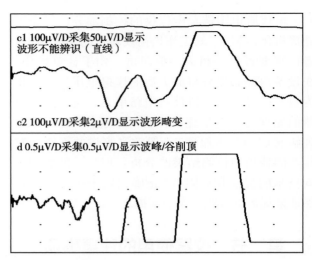

图 7-10　不同灵敏度对波形的影响（实测图）

其后的波峰、波谷在屏幕上显示完整，可以准确标记潜伏期等；以 20ms/D 扫描，对于 P 的观察显然波形较为"局促"，但有时需要观察图中"后续波形"时又必须降低扫描速度；现有大多数设备以 10ms/D 扫描采集后，以 20ms/D 显示则会出现"后续波"呈直线（部分设备显示空白）状态，必须改变扫描速度后再次采集，若设备能提供在 10ms/D 扫描采集完成后，改变扫描速度为 20ms/D 即可显示如图 7-11b 的图形，无须再次采集，为临床应用提供极大方便。该技术实现应无困难：程序工作时预设较大缓冲区，以 10ms/D 的采样精度，采集 200ms（或者更长）的数据即可。

三、滤波范围与后期波形处理

（一）滤波范围

诱发电位仪记录到的原始信号是放大器两个输入端之间电势差对于时间的函数，描记出来即为函数波形图。原始信号的波形图包含了相对较宽的频率范围，其中过高的、过低的频率多属于背景噪声的成分，对于 EPs 波形贡献很小，而带来的干扰又很大，所以需要排除掉，只允许中间部分的波通过，这就是滤波范围。放大器允许通过的最高频率称为高通频率（也有称高通滤波、高通范围、高频截止等），允许通过的最低频率称为低通频率（也称低通滤波、低通范围、低频截止等）。可以实现控制滤波范围的技术称为带通滤波技术，带通滤波的实现早期肌电图诱发电位仪仅靠硬件，现代电生理仪器可以靠软硬件结合实现，提高了设备的可操作性。

对于不同的 EPs 检测项目，因为采集信号的特点，滤波范围有很大差别，低频滤波可以从 0.1Hz 至数十甚至数百赫兹；高频滤波可以从数十至数千赫兹。每个 EPs 项目所检测的信号不同，其有用的频率范围也就不同，正确设置滤波范围才能保障采集到正确的 EPs 波形。如图 7-12 所示。

实际工作中，可以通过与扫描速度关联，大致估计正确的滤波范围：扫描速度越快（满屏幕代表的时间越短，即分析时间窗较小）则滤波范围越

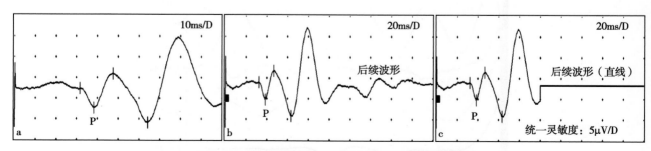

图 7-11　EPs 波形在屏幕上的布局及后续波形观察

注：a. 扫描速度 10ms/D 下肢 SEP 实测图，分析时间窗 100ms，P 指示第一个正相波形成分；b. 扫描速度 20ms/D 下肢 SEP 实测图，可观察 100~200ms 的后续波成分；c. 扫描速度 10ms/D 采集完成后以 20ms/D 显示，大部分设备因未采集 100~200ms 数据而显示为一条直线，需二次采集。

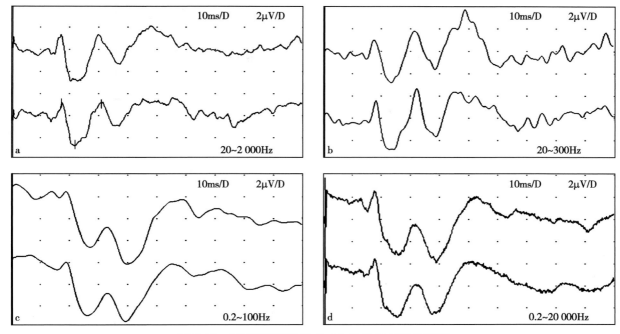

图 7-12　不同频率滤波范围对上肢 SEP 影响实测图

注：a. 标准滤波范围波形；b. 高频滤波偏低，损失波形中的高频成分；c. 高/低频滤波均过低，显著损失波形中的高频成分且出现基线漂移；d. 高频滤波过高、低频滤波过低，波形高频干扰成分增加且出现基线漂移。

高；反之，滤波范围越低。临床工作经常出现由于 EPs 出波不好而以为仪器故障的情况实质上源于滤波范围设置错误。这种现象常出现在新仪器的试用期参数未能正确设置或者有操作者无意中错误地改变了原有仪器的滤波参数。

（二）波形平滑

大多数仪器都有"波形平滑"功能，它和带通滤波是完全不同的概念。波形平滑是在叠加平均完成后，对其结果（即已完成的波形）进行数学算法的处理。处理的结果使得波形更光滑，视觉效果更好，但是并不能提高波形的识别性和对 EPs 信号的检出率，反而会使 EPs 信号波幅下降。波形平滑更适合消除高频、超高频噪声，对于中低频率的

干扰平滑效果不佳。如图 7-13 所示。

四、电极选择与阻抗测试

用于 EPs 记录的电极有两大类，即表面电极和皮下针电极，每一类电极又有各种不同型号的区别（见图 3-6）。

在各种用于 EPs 记录的电极中，专用皮下针电极导电好、干扰小，但价格昂贵，重复使用、易折断，所用连接导线也是专用接头，容易损坏，故使用者逐渐减少；普通的针灸毫针＋鳄鱼夹方式导电效果较好，连接方便，一次性使用成本极低，杜绝了交叉感染风险；盘状电极优点是无创，但使用时需涂抹导电膏，除表面电极的固有缺点外，

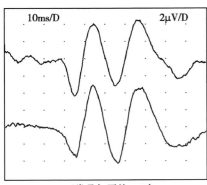
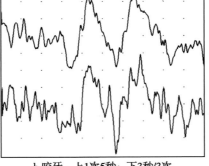
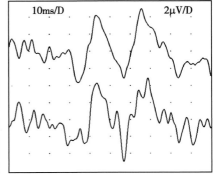

a 正常叠加平均200次　　　b 咬牙：上1次/5秒；下3秒/3次　　　c 对b的波形平滑处理后

图 7-13　波形平滑效果

其操作烦琐，导线易折损，也较少使用；导电胶粘贴电极片＋鳄鱼夹为目前临床广泛使用的表面电极，其优势是无创且操作简便，缺点是成本稍高、阻抗处理困难。推荐常规使用针灸针电极，对一些特殊患者，例如婴幼儿、高龄老人、皮肤有创面、皮肤病患者等，应灵活选用导电胶粘贴电极或针灸针。

在理想的阻抗范围内，两类电极记录到的 EPs 波形的形态等没有明显差异，关键的问题就是如何降低电极阻抗——电极阻抗越小，所引入的干扰信号越小。所以记录电极选择的第一考虑因素为降低阻抗，从降低阻抗角度出发，皮下针电极的优势是显而易见的。现代肌电图诱发电位仪都有方便的阻抗测试方法，每次连接完电极之后必须先测试阻抗，然后再进行采集操作等。理想的 EPs 采集电极阻抗应 <5kΩ（千欧姆），如果阻抗确实无法处理小于 5kΩ，尽量保证两个电极阻抗的"匹配"，阻抗的绝对值虽然大于 5kΩ，但两电极之间的差值尽量小。例如两电极分别为 11kΩ 和 12kΩ 的记录效果好于 2kΩ 和 10kΩ。

不赞成使用皮下电极者的一个重要依据是"增加受检者痛苦"，临床实践证明想要表面电极达到理想阻抗（<5kΩ），多数情况下简单的酒精脱脂处理是做不到的，需要先用磨砂膏或医用砂纸磨去皮肤角质层，然后再行酒精脱脂，这样的处理带来的皮肤疼痛远大于一个针灸针刺入带来的不适感。所以推荐在没有特殊情况下，首选针灸针皮下电极。本书后续内容中涉及诱发电位记录电极部分，如果没有特殊说明，均默认使用针灸针皮下针电极。

下列患者不适宜皮下针电极记录：有出血倾向性疾病或凝血机制检测指标不正常者；新生儿和部分婴幼儿；耐受力差的高龄老人等。头皮使用表面电极时需局部剃除头发，且不能留"发茬儿"，以免影响电极接触。

五、叠加平均次数与采集次数

决定 EPs 叠加平均次数的关键在于"信噪比"，检测的信号波幅与背景噪声（主要是脑电波）波幅比，信号波幅越大所需的平均次数越少，例如视觉诱发电位信号波幅 10μV 级，50～200 次即可；反之，信号波幅越小平均次数越多，例如听觉诱发电位信号波幅 1μV 级，通常需 1 000～2 000 次；而躯体感觉诱发电位信号波幅介于前两者之间，一般需平均 300～500 次。每个 EPs 项目都可以设置叠加平均的自动停止次数，实际工作中应密切观察波形变化情况，如果在未到达自动停止次数前，波形已经分化得非常好，可以人工干预停止叠加平均，这样可以缩短检测时间。而且在一个叠加平均过程的后期，受检者可能因为长时间固定姿势的不舒适感发生咬牙、头部扭动等动作带来很大的肌电干扰，反而使之前采集到的波形变差，需要重新开始一个平均过程，这样会大大增加检测时间。

采集次数是指重复完整叠加平均过程的次数，为了保证采集到的波形准确可靠，至少应该采集 2 次，2 次波形应该基本重合，至少趋势相同才能确定采集成功。如果前两次采集不能很好重合，则应进行第 3～5 次采集，选择其中 2～3 次重合性较好的波形作为检测结果。如图 7-14 所示。重合性是相对的，不能要求为完全"重叠"，初学者应注意体会这一点。

受检者的良好合作是 EPs 检测成功必要的前提条件，然而在受刺激（特别是电刺激）的情况下长时间保持放松是十分困难的，这一点电生理工作者一定要深刻理解。即使不做检查，只是平躺在舒适的床上完全放松，保持轻轻闭眼、不咬牙、不皱眉头、不转动眼球，也很难坚持超过 10 分钟。特别是眼球转动时动眼肌肌电的影响是很大的（主要是在检测躯体感觉诱发电位和听觉诱发电位时），可以采用受检者单手按压双眼或者用纱布折

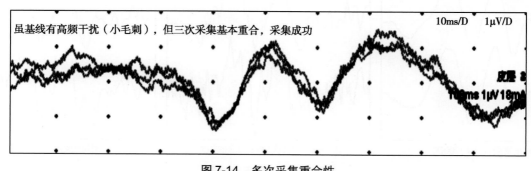

图 7-14　多次采集重合性

成条状覆盖双眼。其他干扰源常来自受检者的吞咽动作，因为吞咽必然伴随咬牙，咬肌收缩带来的肌电干扰也非常大。但是在检测开始前又不能提示受检者不要吞咽，因为提示可以引起受检者反射性唾液分泌。长时间检测，大量唾液积聚在口腔，不可能不吞咽。所以操作者要密切观察受检者反应，当发现有吞咽的前兆时，及时暂停叠加平均，等吞咽动作完成后，再恢复叠加平均。此时应及时提醒受检者，有吞咽需要时用某个动作示意，以便及时暂停叠加平均。

对于因受检者合作极差带来的干扰，有学者推荐改变记录电极位置的方法，但这需要做大量的观察（相当于做特殊记录方式的正常值）；对于咬牙等突发性干扰，"功率谱干扰剔除法"可有效改善波形。

六、50Hz 陷波

大多数肌电图诱发电位仪都有 50Hz 陷波功能，打开此功能可以有效抑制交流电源带来的干扰。但是如果 50Hz 是采样波形的主要频段，则此功能可能会影响信号波形，例如视觉诱发电位，此时可采用设定非 50 公约数刺激频率的方法；有时 50Hz 陷波功能也可能在波形中"引入"干扰，需要操作者实时观察，以确定是否打开 / 关闭 50Hz 陷波功能。

七、刺激伪迹

EPs 各项目的刺激、记录位置不同，刺激伪迹的影响及消除方法不同，而且有些项目中刺激伪迹还有特殊意义。

第八章

躯体感觉诱发电位

躯体感觉诱发电位（SEP）经数十年基础及临床应用研究，检测技术日臻成熟。在研究过程中也产生了很多不同方法，用于特定研究或临床目的。本篇将重点介绍临床实用的方法学及其一般判定、应用原则，对于研究性的方法和结论将分开介绍，以便于读者选择性阅读。

第一节　体感诱发电位常规检测方法

临床 SEP 检测的常规方法是上肢刺激腕部正中神经、下肢刺激内踝胫神经，分别在头部相应手/足感觉区引出的中枢神经系统生物电反应的检测方法，本书中亦用"常规 SEP"表述，或简称 SEP。分别用 USEP、LSEP 表示上肢 SEP 和下肢 SEP。SEP 检测可以用于临床几乎所有类型中枢神经系统疾病的电生理诊断和鉴别诊断。SEP 常规检测方法的确定，充分考虑到了临床可行性、患者依从性、结论可靠性等，同时兼顾实验室间相互交流、参考的需求。

一、检测方法

（一）仪器设置

SEP 检测参数设置见附表 1-9。

（二）刺激技术

1. 刺激神经和位置　常规 SEP 检测分上下肢，上肢刺激腕部正中神经、下肢刺激内踝胫神经，刺激电极负极均朝向中枢方向。地电极置于刺激电极中枢端附近。如图 8-1 所示。

刺激电极触点用生理盐水或自来水（加入适量食用盐）浸湿，以减小触点与皮肤间阻抗。刺激电极两个触点阻抗应保持一致，可减小刺激伪迹。刺激电极需一定力度接触皮肤，但压力不宜过大，以免因机械压迫造成神经传导阻滞而影响神经兴奋。

理论上刺激人体皮肤上"任何一点"、任何一条神经都可以引出 SEP。选择腕部正中神经和内踝胫神经作为常规 SEP 检测刺激点，一是因为二者分别为上、下肢较具代表性神经且刺激部位神经表浅易于兴奋；二是便于实验室间交流、对照。当有临床需求时，也可刺激其他神经、还可刺激皮肤进行节段性 SEP 检测。

2. 刺激强度　一般 SEP 刺激器均采用恒压变流刺激方式，刺激强度即指刺激电流强度。只有足够的刺激强度才能引出良好的 SEP 波形，然而并不是刺激强度越大、SEP 波形越高。如图 8-2 所示。

上肢：刺激腕部正中神经　　　　　　下肢：刺激内踝胫神经

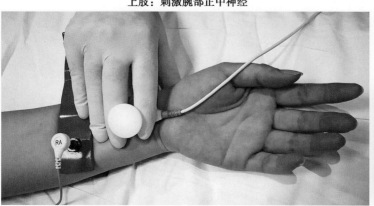
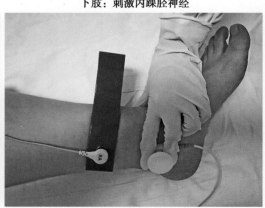

图 8-1　常规上下肢 SEP 刺激

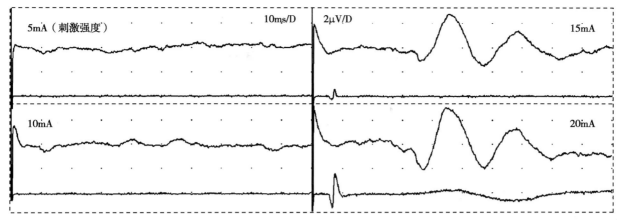

图 8-2　不同刺激强度的下肢 SEP 波形

所以控制 SEP 检测刺激强度非常重要。一般来讲，正中神经刺激强度为 10～20mA、胫神经刺激强度为 15～30mA。实际工作中要根据受检者的具体情况灵活调整，一般应使拇指或足趾有"明显的运动"——拇指指尖或足趾尖运动幅度为 1～2cm。通常正中神经刺激强度不超过 35mA、胫神经不超过 50mA，如果大于上述刺激强度仍不能引起拇指或足趾跳动，在排除周围神经病理改变的情况下，则可能是刺激电极接触不良或者刺激器故障。部分设备初始刺激强度输出值为上一次与电刺激相关检测程序的使用值，也有设备可设定各检测程序的初始刺激强度，建议前者在每一次采集开始之前将刺激强度归零，后者将初始刺激强度设为零，打开刺激输出启动 SEP 检测程序，实时采集观察基线是否平稳、电极和导线连接是否良好，刺激强度逐渐增大至适度、患者配合情况良好再开始叠加平均。若采集开始时即给予过大刺激强度，受检者常会因突然的不适感而影响配合。

SEP 检测刺激脉宽应设为 0.1ms 或 0.2ms。同样刺激电流强度下，刺激脉宽越大施加给神经刺激量越大，0.2ms 脉宽较 0.1ms 可以用更小刺激电流强度，但不同受检者对不同脉宽刺激不适感会有差异，实际检测中可灵活调整。0.5ms 或更大的刺激脉宽不仅会带来更大刺激伪迹，还可能造成检测数据不准确，不宜采用。

3. 刺激频率　刺激频率即每秒刺激次数，单位 Hz。为与其他必须使用"频率"表达的参数一致，例如声的频率、光的频率等，刺激频率也称为刺激速率，它的选择与扫描速度有关。扫描速度为 10ms/D 时（分析窗口时间为 100ms），刺激频率必须小于 10Hz，即刺激间隔时间大于分析窗口时间（100ms）。部分仪器会根据扫描速度自动限制刺激频率，对于没有自动限制功能的设备，则在设置时要注意，刺激间隔时间小于分析时间窗时将在每个扫描线上出现两个刺激伪迹（图 8-3）。刺激频率过高还会增加受检者不适从而影响配合使检测无法顺利进行，临床检测中刺激频率最好不超过 5Hz。电生理检测仪器的采集信号常会引入 50Hz 工频干扰（交流电干扰），设置不能整除 50 的刺激频率（例如 3Hz）可通过叠加平均有效消除，

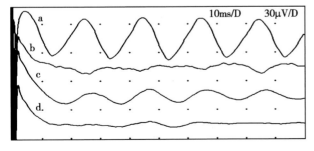

a. 5Hz刺激叠加平均50次（50Hz干扰大）
b. 3.3Hz刺激叠加平均18次
c. 3.3Hz刺激叠加平均33次　50Hz干扰消除效果取决于刺激
d. 3.3Hz刺激叠加平均45次　频率和次数的积与50的模数

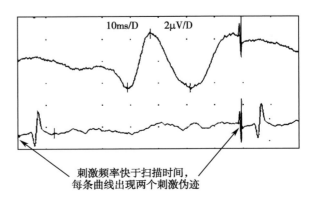

刺激频率快于扫描时间，
每条曲线出现两个刺激伪迹

图 8-3　刺激频率对 SEP 波形的影响

如果所用设备可以设非整数刺激频率，则设为诸如 3.3Hz、3.7Hz、4.3Hz、4.7Hz 等频率消除工频干扰的效果更好（图 8-3）。上述刺激频率设置原则同样适用于其他诱发电位检测。

（三）记录技术

1. 电极选择　推荐首选皮下针电极记录 SEP，可选用专用一次性皮下电极或针灸毫针，优点是操作简便、定位准确、阻抗小、一次性使用避免交叉感染且成本低廉等。导线使用鳄鱼夹连接，连接时使鳄鱼夹与针电极呈一定角度，既利于电极固定、减轻电极张力带给受检者的痛苦，又可以增加鳄鱼夹与针电极的接触面、降低接触阻抗。其缺点是长时间使用后易出现鳄鱼夹与针电极接触部分氧化，导致阻抗增大，用合适的金属工具来回刮磨鳄鱼夹接触面即可解决。

对于新生儿、婴幼儿受检者可用表面电极记录。表面电极目前多采用导电胶粘贴电极，也可用盘状电极＋导电膏。

2. 常规记录部位　常规 SEP 必须记录头部导联和周围神经监护电位导联。头部导联记录位置按脑电图头部记录位置划分的国际标准 10-20 系统描述（图 7-4）。上、下肢共用参考电极置于 Fpz；Cz、C3、C4 分别后移 1～2cm 称为 Cz′、C3′、C4′，分别放置双下肢、右上肢、左上肢主记录电极。临床诱发电位工作中常称 Cz′、C3′、C4′ 为 Cz、C3、C4，一方面出于表述的原因，另一方面与所使用设备所显示名称有关，但脑电图检测是必须严格区分的。

实际工作中按"面部平行线法"定位：Fpz 取额发际正中，脱发者皱眉时有额纹皮肤与无额纹皮肤交界处向上约 1cm 为额发际；Cz′ 取颅顶正中，方法是两耳廓顶点向上连线与面部平行、与左右中线的交点为 Cz′，Cz′ 左右旁开 5～7cm（根据头型大小掌握）分别为 C3′、C4′。如果采集波形不理想时，可尝试向后或前移动主记录电极 1～2cm 再次采集（图 8-4）。

上肢周围神经监护电极置于双侧 Erb's 点（锁骨上窝——锁骨中点上方 1～2cm），左右互为参考；下肢为腘横纹中点 - 膝关节内侧导联。

3. 扫描速度　有实验室习惯将上下肢 SEP 检测扫描速度分别设为 5ms/D 和 10ms/D，推荐统一使用 10ms/D。一方面显示的波形直观、便于上下肢比较；另一方面增加上肢观察时间窗利于观察后续波形（图 8-5）。

（四）正常波形及命名原则

按照上述刺激、记录方法，正常人在上、下肢可分别得到如图 8-6 所示波形。

图 8-6 中曲线 a、c 分别为刺激上、下肢从头皮记录到的图形，称之为"皮质电位"，下肢呈大写英文字母"W"形，上肢呈英文花写体"w"形；曲线 b、d 分别从 Erb's 点和腘窝记录到，称之为"周围神经监护电位"。各波形成分命名的原则为"方向＋潜伏期正常值"，是在 SEP 研究、应用中逐渐确定下来的，简称"方向＋潜伏期"。早年根据波形极性曾有上肢用"NPN 复合波"、下肢用"PNP 复合波"命名方法；也有根据波形方向顺序编号上肢用"N1-P1-N2"、下肢用"P1-N1-P2"表示。显然这些表示方法均不如"方向＋潜伏期"直观。上肢周围神经监护电位 Erb's 点电位根据其正常潜伏期约 9ms，

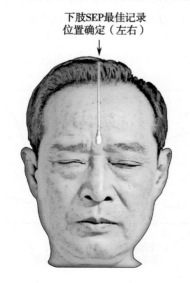
下肢SEP最佳记录
位置确定（左右）

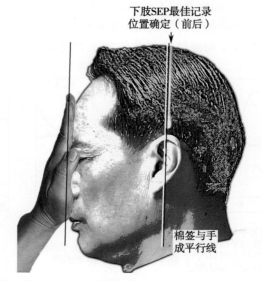
下肢SEP最佳记录
位置确定（前后）

棉签与手
成平行线

图 8-4　用面部平行线确定 Cz′ 的方法示意

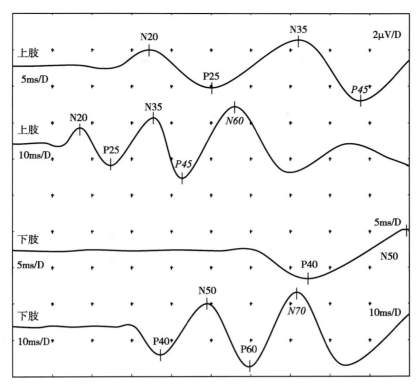

图 8-5　不同扫描速度上、下肢 SEP 波形成分的显示比较

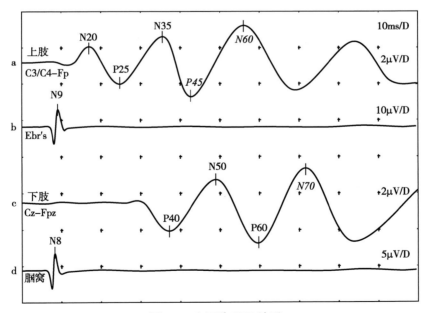

图 8-6　上下肢 SEP 波形

注：正体字形标识的波形成分为临床常用、斜体字为不常用波形成分；a. 上肢 SEP 头皮记录的波形；b. 上肢 SEP 在 Erb's 点记录的周围神经电位；c. 下肢 SEP 头皮记录的波形；d. 下肢 SEP 在腘窝记录的周围神经电位。

简称为 N9，同理下肢腘窝电位简称为 N8。

由于平均身高差异，国人正常成年人的 N20 潜伏期在 18～19ms，P40 在 37～38ms，均较欧美人潜伏期正常值略短。近年来出现了表 8-1 中对于同一波形成分的不同命名，不仅造成交流困难，更不利于临床医生理解和初学者学习，本书采用上肢 N20-P25-N35（-P45）、下肢 P40-N50-P60 通用命名方法。

表 8-1　SEP 皮质电位主要成分不同名称

通用命名	上肢 N20	上肢 P45	下肢 P40
其他命名	N18、N19	P40	P37、P38

（五）观测指标

在波形分化（或称为出波）很好的前提下，SEP 主要观测两个指标：潜伏期和波幅。如图 8-7 所示。

1. 潜伏期　从刺激伪迹至 SEP 波形成分的波峰（或波谷）时长称为潜伏期（period latent，PL），每个波形成分都有一个绝对潜伏期，一般来讲主要分析的是第一个波形成分，即上肢 N20、下肢 P40，后续各波与 N20 或 P40 相对潜伏期称为峰间潜伏期（interpeak latency，IPL），后续波 PL 和 IPL 变化的病理意义应结合下文中讨论的波形分化分析，单纯数值改变意义小于 N20 和 P40 潜伏期变化。SEP 的 PL 呈"单向正态分布"——只有高限、没有低限，即 PL 延长视为异常、PL 数值减小提示本体感觉通路传导速度快，但出现过小的 PL 检测值应警惕波形成分识别错误、仪器故障等的可能性；PL 侧差（interside latency lifference，ILD）是一个非常重要的指标。各波潜伏期及 ILD 正常参考值见附表 2-18～附表 2-27。

影响 SEP 潜伏期的生理性因素主要有身高和年龄；操作性因素主要是刺激强度；环境性因素主要是肢体温度。

2. 波幅（Amp）　SEP 各波形成分波幅的计算方法尚无统一认识。如图 8-7 中所示的，SEP 上肢 N20 波幅计算 N20-P25 间峰谷值（图中 UA2 所示）、下肢 P40 波幅计算 P40-N50 峰谷值（图中 DA2 所示）。也有实验室采用从基线到 N20 或 P40 的波峰（波谷）来计算各自波幅（图中 UA1 所示），这种方法受基线漂移影响极大。从波形成分的神经发生源角度出发，P40 波幅应从其前导的第一个波峰（N37）到 P40 波谷（图中 DA1 所示）计算，然而 N37 出波不稳定，所以用 P40-N50 计算。

理论上 SEP 波幅应该是一个敏感的指标，然而实际工作中波幅的个体差异很大，对于每一个受检个体在第一次检测之前，无法知道其"正常的"波幅究竟为多高。所以 SEP 波幅的正常参考范围比较宽泛，一般上肢在 1～10μV、下肢 1～7μV。与潜伏期单侧正态分布不同的是，SEP 波幅为双侧正态分布，即 SEP 波幅有低限也有高限。一般认为 SEP 波幅异常增高与皮质兴奋性过高有关。

虽然 SEP 波幅个体间变异较大，但同一受检者双侧波幅比是敏感、可靠的观察指标。在确定记录位置准确、波形形态分化良好、双侧波幅均在高限（上肢 10μV/下肢 7μV）之内后，通常认为波幅下降的一侧可能异常：低/高波幅比值，正常波幅比不小于 0.7（波幅低于对侧 30%，下同）；0.7 至 0.5 之间判可疑异常；0.5 至 0.3 之间判异常；0.3 或更小比值判为显著异常。

3. 关于 SEP 波形分化　SEP 的基本分析方法为观察第一个主波的潜伏期和波幅，其前提是 SEP 波形分化好。临床实践显示 SEP 波形分化变差（或称为波形离散、波形整合差等）常反映 SEP 神经传导通路或皮质存在病理改变。

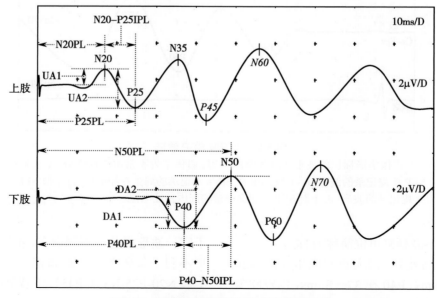

图 8-7　上下肢 SEP 潜伏期、波幅标记示意

（六）多点记录简介

多点记录是指在 SEP 传导通路上多个节点分别采集波形，比较皮质电位潜伏期延长程度和各记录点之间相对潜伏期延长程度，可精确定位病理改变部位。

1. 上肢 SEP 可选择记录部位及波形 常规上肢 SEP 除皮质电位和 N9 外，共用参考电极置于对侧肩峰（Ac），记录电极置于 C6 棘突可记录 N13；记录电极置于 F4（左上肢）/F3（右上肢），可记录到 N18；亦有采用 C6-Fpz 导联方法记录 N18。如图 8-8 所示。

2. 下肢 SEP 可选择记录部位及波形 常规下肢 SEP，除皮质电位和 N8 外，刺激内踝胫神经，共用参考电极置于对侧髂嵴（Icc），记录电极置于 L3 棘突，可记录到 N19；记录电极置于 T12-L1 棘突，可记录到 N21。如图 8-8 所示。

3. 多点记录的优缺点及临床选择原则

在理想状态下，多点记录可分节段研究 SEP 传导通路，对脊髓至丘脑节段内的中枢性疾病定位诊断具有很高价值。然而上述可选记录点的诱发电信号相对于皮质电位更为微弱，想要记录出

良好波形需要更长时间的叠加平均。在大多数情况下，受检者很难保持长时间合作，使这些记录点的波形引出更为困难。如图 8-8 中，N13 通常情况下重复性较差，N28 和 N33 大多数受检者很难记录到清晰可辨的波形。而且由于检测时间过长、体位不适等因素使受检者难以配合，还可能影响皮质电位的引出，反而"得不偿失"。临床上多数情况下仅靠 SEP 很难对受检者神经损害部位作出准确判断，应结合针极肌电图、神经传导速度检测及其他诱发电位项目综合分析。推荐 SEP 临床应用时，常规记录皮质电位和周围神经监护电位（N8/N9）。对于综合分析后仍无法定位的患者，可加测多点记录 SEP 以期得到更多定位信息。故初学者对常规 SEP 检测积累一定经验后，也应在实践中掌握多点记录的方法学、波形形态特点，以备不时之需。

二、神经传导通路及神经发生源

掌握 SEP 神经传导通路及各波形成分神经发生源是学习电生理原理最重要的内容之一，更是 SEP 临床应用的分析依据。所以本节讨论内容一

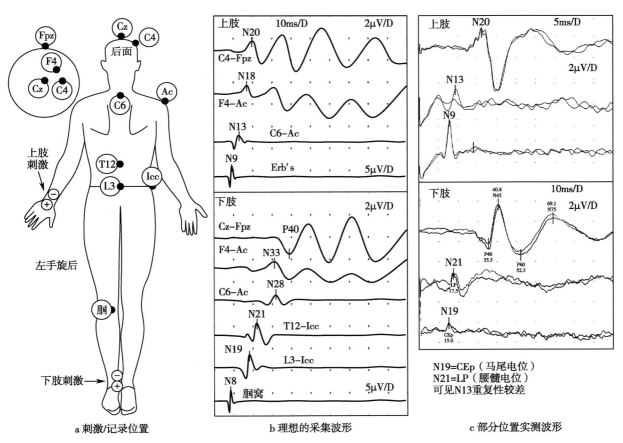

a 刺激/记录位置　　　　b 理想的采集波形　　　　c 部分位置实测波形

图 8-8　上下肢 SEP 可选的多导联示意及部分实测图

定要深入理解、牢固掌握。

大量研究证实，SEP 由脊髓后索（薄束、楔束）躯体感觉纤维介导，皮质电位主要波形成分来源于大脑中央后回一级躯体感觉皮质。本节介绍常规 SEP 神经传导通路细节，后续章节中介绍的其他神经刺激诱发的 SEP，与本节内容大同小异。

（一）SEP 神经传导通路

1. 周围神经及神经丛和神经根　上肢刺激腕部正中神经，正中神经上传至臂丛时，主要通过臂丛神经外侧束，少部分通过内侧束，然后由 C_6、C_7、C_8 及 T_1 神经根进入椎管，主要为 C_7 和 C_8，仅有少量 C_6，极少量 T_1 纤维。

下肢刺激内踝胫神经，上传至骶丛，经 L_5、S_1、S_2、S_3 进入椎管（图 4-39 和附图 4-22）。

正中神经、胫神经均为（感觉运动）混合神经，故上肢 N9、下肢 N8 不仅是外周躯体感觉纤维动作电位，也含有逆行传导的运动纤维神经动作电位。

2. 脊神经节　SEP 躯体感觉通路有三级神经元，第一级神经元为位于脊神经后根神经节的假单极神经元，其外周端轴突组成周围神经躯体感觉纤维轴索，中枢端轴突经脊神经后根进入脊髓。

3. 脊髓　介导 SEP 的躯体感觉纤维进入脊髓后，不交叉直接汇入同侧脊髓后索，下肢经由同侧薄束、上肢（T_4 以上）经由同侧楔束向上传导至延髓。

4. 颅内——延髓、丘脑　薄束、楔束纤维分别上行至延髓同侧薄束核、楔束核，到达 SEP 传导通路上的第二级中转神经元，该处神经元发出的纤维继续相伴上行、经弓状纤维交叉到对侧至丘脑腹后外侧核的第三极神经元，丘脑神经元发出的纤维呈放射状走行，分别到达大脑皮质中央后回各自感觉区（图 4-39）。

（二）各波神经发生源

1. 上、下肢 SEP 波形成分及对应关系　综合文献报道及长期临床观察，约 30% 正常人在 P40 前可引出明确分化的负相波、大多数正常人不能引出，这个波形成分命名为 N37。比较清醒状态、植物状态患者以及麻醉后受检者上下肢 SEP 波形，结合生物电产生、传导、记录等理论模型和解剖学基础分析，笔者认为上下肢 SEP 波形各成分的对应关系为：N20 对应 N37、P25 对应 P40、N35 对应 N50、P45 对应 P60（图 8-9）。这个对应关系的理解对于 SEP 波形成分起源分析、异常形式对应病理改变的分析及临床应用的定位分析至关重要。

大多数人正常人下肢 SEP 的 N37 成分不能引出的原因可能有二：

第一，下肢 SEP 检测记录电极与神经发生源距离较上肢远。上肢记录点 C3/C4，N20 神经发生源（手部感觉区）就在颅骨下方，距离记录电极较近；足部感觉区位于大脑纵裂深处，Cz 记录点距神经发生源较远，N37 传导至头皮时因波幅衰减过大而无法明确记录到。

第二，神经发生源形成的偶极子矢量与两记录电极形成的记录矢量夹角不同。医务工作者理解和掌握偶极子矢量的概念有一定困难，这里用大家都熟悉的心电图举例说明。心脏搏动伴随的心肌放电等效偶极子方向是固定的，以不同的导联方式记录，所得的心电信号就不同，即心电图所谓 I、II、III 导联以及 avR、avL 等导联就是不同的记录/参考电极组合所得的心电信号。与此类似，假设一级皮质突触后电位所形成的神经发生源偶极子矢量垂直于皮质表面，那么上、下肢的记录矢量与神经发生源偶极子矢量夹角显然不同。

因为 N37 的不确定性，所以在临床应用中才出现了上肢 SEP 第一个主波观察 N20，而下肢观

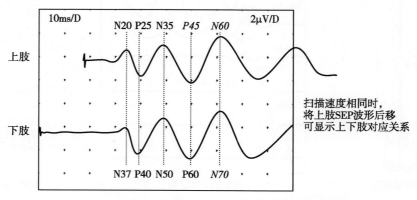

图 8-9　正常上下肢 SEP 波形的对应关系示意

察 P40 的情况。

2．一级皮质原发反应——N20/P40　研究显示上肢 N20-P25、下肢（N37-）P40 来源于躯体感觉一级皮质突触后电位。即接受丘脑腹后外侧核传入冲动的第一个皮质感觉神经元"细胞动作电位"——突触后电位的整合，故称为一级皮质原发反应。这也是为什么 P40 在 Cz、N20 在 C3/C4 记录到的波形最为明显——记录电极越接近神经发生源所记录的波形衰减越小、波幅越高。

位于脑皮质第Ⅳ层的大颗粒细胞虽也受脑皮质内其他传入性冲动的调控，但对接收到的丘脑-皮质传入冲动作出的响应可认为是"线性的"，即忠实反映了传入冲动的数量、到达时间是否一致等信息。记录到的颗粒细胞的突触后电位（一级皮质原发反应）性质上类似于肌细胞对运动神经纤维冲动响应所产生的 CMAP，所以也可以反映本体感觉通路（包括中枢和周围）病理改变类型。基于一级皮质原发反应的这一特性，我们可以理解其为"高级中枢的低级电活动"。

3．N35/N50 及后续各波的神经发生源　关于 N35/N50 及后续各波的神经起源尚未有明确结论。部分学者认为由于其神经发生源不明，所以其临床应用价值有限。在临床工作中，大多数实验室仅观察 N20/P40 的波幅和潜伏期，不重视后续各波的变化。笔者认为对于 N35/N50 及后续各波的意义应从以下两个方面考虑：

第一，可以确信的一点是电刺激诱发的神经冲动传导至一级皮质不会终止，会逐级传递给二级、三级皮质等，其后的传递过程将更为复杂（图 4-21）。在其传递过程中，各级神经元均会产生相应的突触后电位，这些电位整合后在记录电极上的投射形成了后续波形成分。相应部位发生病理变化则后续电位可能会发生改变，所以 N35/N50 及后续各波可能与深部皮质功能、皮质间和脑区间联络功能相关。在本书第二十四章第二节中，结合 SEP 在意识障碍患者中的应用，深入分析 N35/N50 及后续波产生机制、异常改变的病理学意义和皮质功能损害定位。

第二，SEP 波形正常分化依赖于整个神经传导通路的功能正常，传导通路脱髓鞘病变使纤维间传导速度不一致，每个神经纤维介导的皮质电位成分出现时间差，它们的空间整合导致皮质电位多棘化，对 N20 及 P40 分化影响较小、主要表现为 N35/N50 及后续波分化变差。其原理与周围神经纤维非均匀性脱髓鞘导致 CMAP 离散、SNAP 离散或不能引出相同。

4．短潜伏期 SEP 及中长潜伏期的概念　由于 N20/P40 来自第一级皮质感觉神经元颗粒细胞，作为皮质对周围神经电脉冲刺激的生物电反应，潜伏期必然是最短的，所以 SEP 又被称为短潜伏期 SEP（short latency somatosensory evoked potentials，SLSEP）。由于 N20/P40 出波的高可靠性和明确的神经发生源，SLSEP 的临床应用得到高度重视，但同时又带来了对后续波形的忽视。

在 SEP 皮质电位研究中，一般认为上肢 35～70ms、下肢 50～100ms 范围内的波形成分为中潜伏期诱发电位；上肢 70ms 以后、下肢 100ms 以后为长潜伏期诱发电位。这个划分方法对于大多数普通身高的正常成年人问题不大，但对于 SEP 异常者其划分似过于教条。笔者认为中长潜伏期的划分应以一级皮质原发反应的后续波形为准，即上肢 N35-P45 组合波、下肢 N50-P60 组合波为中潜伏期反应波形；上肢 P45 后、下肢 P60 后的第一个向上的负向波起，划归为长潜伏期反应范围（图 8-10）。在正常人，两个划分方法的潜伏期范围区别并不大，然而在 SEP 异常（特别是一级皮质原发反应波潜伏期明显延长）时，后者更为合理。

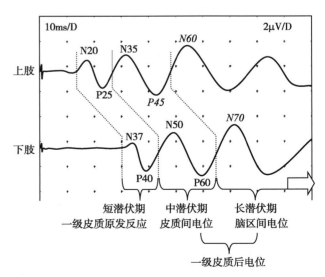

图 8-10　正常上下肢 SEP 短、中、长潜伏期划分及神经发生源示意

事实上，由波形成分来划分后，就不必纠缠于固定时间段划分的 SEP 短、中、长潜伏期概念，只需要专注于分析波形成分，更有利于 SEP 临床应用、早期发现临床下病理改变。

5．SEP 波形的客观性与可靠性　SEP 传导通路为：周围神经→脊神经节→脊髓后索→薄（楔）束核→（弓状纤维）交叉至对侧→丘脑腹后外侧核→大脑中央后回躯体感觉皮质。在这个通路中每一个环节上解剖结构、生理功能取决于生物进化，每个人几乎都相同；上文讨论可知 N20/P40 为大脑一级皮质的突触后电位，记录到的波形虽然来自大脑，但并未经过大脑的深度加工处理，或者说未涉及复杂的大脑高级功能，故 N20/P40 是在高级中枢中记录到的低级神经反应，所以其变异很小。这就决定了 SEP 有如下重要特点：

第一，个体差异小——此特点使得可以在个体之间做比较。

第二，重复性好——在没有病理改变发生情况下，同一个体不同时段检测 SEP 波形基本保持一致。

第三，不受意识状态影响——在 SEP 神经传导通路、一级皮质功能良好情况下，无论受检者意识状态是否清醒，N20/P40 均可清晰引出。这一特点使得 SEP 可以用于重症患者的脑功能评价和术中监护。

综合上述特点可见，SEP 检测是一种客观评价躯体感觉通路功能的手段。

6. SEP 检测的非病理性影响因素

（1）身高：身高不同神经传导通路长度就不同，在神经传导速度相同的情况下，神经冲动从刺激点到达大脑皮质所需的时间显然不同。可见身高对 SEP 的主要影响是 N20/P40 潜伏期，对波幅没有影响。对于某些肢体长度与躯干长度明显不成比例的受检者，要考虑其肢体长度的影响。

（2）性别：关于性别对 SEP 潜伏期的影响，国内外诸多学者研究结论不同。综合文献及大量临床观察显示性别影响实质上是身高的影响，成年女性身高普遍低于同年龄段男性，如果严格匹配身高和性别两种因素，则 SEP 潜伏期无明显差异。

（3）年龄：年龄对于 SEP 的影响比较复杂，既影响潜伏期也影响波幅和波形。

（4）对于 SEP 潜伏期，在婴幼儿期由于周围神经传导速度及脊髓、颅内传导通路传导速度均约为成人的 1/2；儿童期及部分少年期上述传导速度逐渐变快。所以在测算正常 SEP 潜伏期时，要考虑身高和神经传导速度两个因素。多数青少年神经传导速度基本接近或达到成人标准，此时主要考虑身高因素即可。对于波幅和波形分化，也有观点认为在成年前，由于大脑发育不成熟，SEP 皮

质电位变异较大，关于这一点将在下文中讨论。

（5）温度：与周围神经传导类似，肢体温度也可以影响 SEP 潜伏期，所以检测室室温保持 22～24℃ 很重要。必要时令受检者检测前温水泡脚、泡手，并在检测中做好保暖措施。温度的影响还体现在术中监测，特别是术中暴露脊髓、脑干时，加上术中生理盐水冲洗等因素导致 SEP 皮质电位潜伏期因传导通路温度减低、传导速度减慢而延长。

（6）周围神经传导速度：就常规 SEP 传导通路来看，上肢约 2/3、下肢约 1/2 通路为周围神经，周围神经传导速度有个体差异，所以在 SEP 潜伏期判断时，除观察周围神经监护电位（N9/N8），应结合周围神经传导速度综合分析。

（7）药物：不同药物经特定机制作用于 SEP 传导通路不同位置可影响皮质电位波形分化或潜伏期。最具代表性的是高浓度醚类吸入麻醉剂可以明显影响 SEP 一级皮质原发反应波幅，所以在术中监测应用 SEP 时，尽量使用静脉麻醉药物，必须使用吸入麻醉时也应尽量低浓度吸入。

（8）振动：有学者研究用振动器给手指施加高频振动的同时采集上肢 SEP，可见 N20 波幅出现一定程度降低。推测其原理为：持续的高频振动使手部关节位置觉感受器及肌肉中相关牵张感受器兴奋，在大脑皮质感觉区形成一个背景电活动，从而影响脉冲电刺激腕部正中神经兴奋手部正中神经深感觉纤维在同一感觉区产生的特征性 SEP 波形（N20-P25）。此结果的方法学机制、病理学意义及临床诊断价值，尚需进一步探讨。

（9）其他因素：有学者报道睡眠对于 SEP 波形分化有影响。在较强脉冲电流刺激下受检者若能进入睡眠状态，提示可能存在脑功能障碍，此时 SEP 异常可能源于脑组织原发病理改变，而非脑功能正常仅由睡眠状态所致。使受检者保持清醒状态再次采集，若 SEP 正常则可予以鉴别。

（三）可选记录点波形的神经发生源及意义

除上述记录皮质电位和 Erb's 点电位/腘窝电位的方法外，常规上下肢 SEP 还可在其神经走行路径上记录到其他电位，起到分节段观察 SEP 神经传导通路功能的作用。

1. 上肢 SEP 的 N13 和 N18　一般认为，图 8-8 中的 N13 起源于颈段脊髓，可能来自脊神经节神经元动作电位和/或脊髓后角感觉神经元突触后电位。N13 的分化、潜伏期可以说明脊髓后角及

周围神经的功能状况。N13 在受检者配合较好的情况下大多数可较好地记录出来。N18 可能起源于丘脑，为丘脑腹后外侧核突触后电位。理论上 N18 对 SEP 的颅内通路定位诊断有重要价值，但在实际工作中，很难记录到清晰可辨的 N18 波形（图 8-8）。

2. 下肢 SEP 的 N19 和 N21　在图 8-8 中，N19、N21 分别来源于马尾（可能为骶丛脊神经节动作电位）和骶段脊髓（可能为后角感觉神经元动作电位），故又可称为马尾电位和腰髓电位（本质为骶髓电位）。在配合较好的情况下，超半数受检者二者均可较好引出（N19 更清晰）。因为下肢 N8 记录部位在腘窝，所以相对于上肢 N13，N19 和 N21 价值更大，可以反映周围神经腘窝到根及马尾和骶段脊髓的功能状况。实际检测中，N19 与 N21 同时记录的意义不大，根据需要选择一个记录即可。二者正常参考值参阅下一节，应用时不可以机械照搬，要与周围神经传导速度特别是胫神经 F 波检测值做比较分析。

3. 下肢 SEP 的头、颈部导联记录　常规下肢 SEP 亦可用于上肢 SEP 记录 N13 和 N18 相同的导联方法，即参考电极置于对侧肩峰，两记录电极分别置于 C6 棘突和 F4/F3（图 8-8）。理想状况下可记录到 N28 和 N33。N28 来源于脊髓后索（薄束）传导纤维的神经动作电位，因记录电极与脊髓距离较远，再加上颈部肌肉的放松非常难以做到，所以 N28 的记录是十分困难的。N33 与上肢 N18 可能同源，即可能来源于丘脑，其出波较 N28 稍好，但识别亦较为困难。如果两波能很好引出，对于分段研究全脊髓及颅内病变具有相当价值，必要时可以尝试。

4. 常规 SEP 的其他波形成分　在 SEP 的早期研究中，不同学者采用各种不同方法提出了各种不同的波形命名等；在 SEP 的试验研究和特殊目的研究中，也有不同的导联方法和观察指标。这些方法学、波形分析等均不适宜临床常规应用，这里不再一一介绍。

三、正常参考值

不同年龄段上下肢常规 SEP 各波 PL、ILD 正常参考值见附表 2-19～附表 2-27。

四、波形异常类型及意义

在皮质电位分化较好时，SEP 分析的主要指标是 N20/P40 波幅和潜伏期。已有的文献报道中大多数学者研究报道基本都集中在上述两个指标；临床使用的"正常值"也都是针对上述两个指标。笔者的长期临床实践发现，仅观察 N20/P40 波幅和潜伏期是远远不够的。如图 8-11 所示的上肢 SEP 波形来自三位患者：36 岁女性颈段脊髓空洞症患者（图 8-11a），25 岁男性延髓占位患者（图 8-11b），13 岁女性多发性硬化症患者（图 8-11c）。如果仅观察 N20 潜伏期和波幅，各子图均可判正常，而图 8-11a 的 N20 棘化、图 8-11b 的 N20-P25 棘化、图 8-11c 的 N35 后续波离散（或称整合较差、分化较差等），恰恰反映了各自病理改变导致 SEP 传导通路功能障碍的特征。不重视对波形变化（如波形离散、后续波分化差等）的分析，将严重降低 SEP 阳性率，是影响 SEP 临床应用价值的主要原因之一。

（一）体感诱发电位波形分析的几个原则性问题

SEP 皮质电位潜伏期、波形分化，依赖于 SEP 上行神经传导通路、一级皮质和其后相关脑区功能的解剖、生理功能正常。组织学研究显示 SEP 传导通路中枢段的传导纤维（脊髓后索）为有髓鞘神经纤维，由 SEP 中枢传导时间计算出的本体感觉纤维传导速度约 50m/s，也可证明其为有髓鞘纤维，故皮质电位必然受神经传导通路脱髓鞘与失轴索病理改变的影响。若一级皮质解剖结构、生理功能发生病理改变，突触后电位就会表现异常；一级皮质内感觉神经元偶极子整合异常，也可影响 SEP 皮质电位分化。可以肯定的是一级皮质绝不是本体感觉神经冲动的终点，必然还要继续传导至深部皮质，再传至其他功能区皮质，直至产生

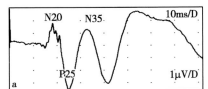
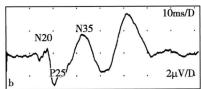
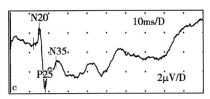

图 8-11　上肢 N20 棘化和 N50 及后续波分化差图形
注：a. N20 棘化，后续波分化良好；b. N20-P25 棘化，后续波分化良好；c. N20-P25 分化较好，后续波离散。

高级意识、情感反应等，这些传导通路、功能脑区都会产生相应传导束和神经元活动形成一级皮质原发反应后波形成分。这些"相对"高级的波形成分，除了受相应脑组织的解剖结构、生理功能影响，又受大脑中广泛存在的反射、调控机制影响。因此，对 SEP 皮质电位的分析必须考虑到上述各种因素的综合影响，不能简单化、教条化。

1. 传导通路失轴索对 SEP 波形的影响　理论上本体感觉传导通路上少量的单纯性、部分性失轴索或神经元变性，对于 SEP 波形影响不大，这一点类似于周围神经失轴索对 CMAP 的影响。

2. 传导通路脱髓鞘对 SEP 波形的影响　大多数疾病导致的中枢神经系统病理变化为：在早期首先损害髓鞘，随着疾病进展，髓鞘损害逐渐加重直至累及轴索。髓鞘完整性是神经冲动传导速度的保证，所有神经纤维均匀一致的脱髓鞘使神经冲动传导速度整体减慢、到达一级皮质的时间延迟，反映在 SEP 指标上则为波形分化好、潜伏期延长；实际的病理改变常会出现各神经纤维间脱髓鞘并不一致，各自传导的神经冲动到达一级皮质的时间不一致导致 SEP 波形分化变差、潜伏期延长，严重时可导致 SEP 波形无法辨识。基于"电生理记录的波形为两电极间电势差对于时间的函数"这一基本原理，神经传导通路非一致性脱髓鞘对 SEP 波形分化、波幅大小的影响，与其对 CMAP 波形、波幅的影响相同。

3. SEP 波幅异常判定的原则　临床检测中 SEP 皮质电位波幅个体差异较大的现象，既有生理性因素，也有技术性因素（记录位置是否最接近神经发生源等），所以对于临界波幅绝对值的分析必须结合波形分化和潜伏期。

（二）周围神经监护电位与周围神经损害

SEP 检测主要用于研究中枢神经系统功能状况。周围神经功能的判断更多依赖于针极肌电图和神经传导检测。了解周围神经监护电位的变化最终目的是为可能的皮质电位变化寻找定位依据。

1. N8/N9 不能明确引出　当出现 N8/N9 不能明确引出时，首先要排除技术因素（刺激强度、记录位置、刺激电极缺极等）和其他病理、生理因素（如过度肥胖、水肿等）。上述因素排除后，若结合针极肌电图和神经传导检测证实有严重周围神经病变，则常规 SEP 无法准确反映中枢神经系统功能。

2. N8/N9 波幅极低、潜伏期明显延长　极低的 N8/N9 波幅（低于 0.5～1μV），或者潜伏期明显延长（N8>11ms、N9>12.5ms），或者二者同时出现（同样要排除技术因素），提示有明显周围神经损害，应结合周围神经传导检测明确神经损害程度。此时 N13 和 N19/N21 的记录有意义，通过分析 N20-N13、P40-N19/N21 的潜伏期差，可一定程度上反映是否合并中枢神经系统损害。

3. N8/N9 出现切迹与棘化　以 N8 为例，临床检测中常见如图 8-12 所示的情况。

图中 8-12a 所示 N8 变化称为切迹，图 8-12b 所示称为双峰，或将二者合称为 N8 棘化。往往提示周围神经感觉纤维间或感觉纤维与运动纤维间传导速度不一致，N8 潜伏期的确定可笼统地用图中虚线所示的方法。更精确地确定 N8 潜伏期应该结合 MCV 和 SCV 检测值，SCV>MCV 则用第一个波峰作为 N8 潜伏期，反之用第二个波峰。因感觉纤维、运动纤维传导不一致时，N8 双峰一般不影响皮质电位；N8 双峰或棘化，皮质电位也变差的，则提示周围感觉纤维传导不一致（脱髓鞘不一致），故分析皮质电位时一定要考虑周围神经损害因素。

4. 在 N8 后出现类 H 反射波形的意义　下肢 SEP 检测时，腘窝记录常出现如图 8-13 所示波形。

图 8-13a 和 8-13b 可见，在 N8 后总潜伏期 30～40ms 出现了一个形态多样、波幅较高、时程较长的波形，笔者称该波形为"类 H 反射"。也有观点认为该波为高位中枢反射波，称为 C 反射，尚无定论。有关类 H 反射的文献报道并不多见。临

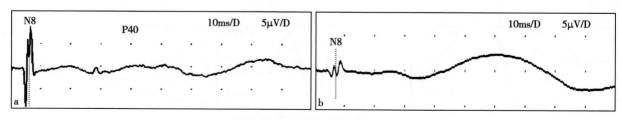

图 8-12　N8 切迹、双峰和棘化

注：a. N8 负相波有两个峰、两峰之间的正向波未穿过基线称为切迹；b. N8 有两个负峰、两个正峰称为双峰。

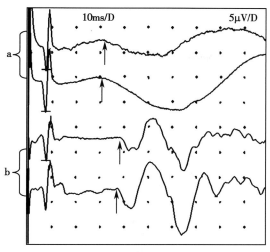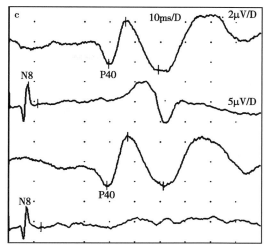

图 8-13　类 H 反射的确认

注：a. 波形稳定、相位单一、波幅较低、起始部位（箭头所示）清晰的可疑类 H 反射；b. 波形稳定、多相位、波幅较高的类 H 反射。c. 由膝关节紧张导致第二线 40ms 附近的波形，在膝关节放松后可消失（第四线），不能判为类 H 反射。

床检测中，如果在第一次采集后出现类 H 反射，则应与受检者沟通令其膝关节良好放松，再进行 2～4 次采集，且在采集时操作者用手触摸受检者膝关节周围，以确保采集过程中膝关节保持放松状态。如果多次采集出现如图 8-13c 所示的膝关节紧张类 H 反射出现、膝关节放松类 H 反射消失，说明类 H 反射的波形来自膝关节未能放松，对类 H 反射波形的产生起到了易化作用，此时类 H 反射的出现不具有病理意义。

类 H 反射的出现不可忽视，可能是上运动神经系统功能损害的间接证据。笔者对 194 例确诊高位中枢损害（颅内肿瘤、颈胸段脊髓肿瘤、脊髓空洞症、颈胸段脊髓外伤等）患者回顾性分析显示，类 H 反射波形出现率超过 35%。

类 H 反射产生机制可能是因为上运动神经系统功能损害时，对脊髓前角运动神经元的抑制性作用减弱甚至丧失，导致脊髓后角 - 前角单突触反射更易引出。此现象类似于高位中枢病变时，下肢病理征阳性的发生机制。需注意的是高位中枢病变导致皮质电位异常或严重异常时，类 H 反射并不是总能引出。

（三）体感诱发电位皮质电位常见异常形式及意义

1. 波幅下降　在排除技术因素、皮质电位形态分化正常的情况下，波幅下降的原因通常为 SEP 传导通路上部分传导纤维失轴索或一级皮质感觉神经元变性。然而从病理变化角度分析，中枢躯体感觉通路单纯性失轴索改变的可能性极小（仅见于少数单纯性脊神经节神经元变性或其他感觉神经核团变性为主要病理改变的疾病），绝大多数病理改变首先损害的是髓鞘，随着病理改变的加重，继而损害轴索。各级中枢感觉系统中存在的"放大作用"，使部分失轴索或某一级感觉神经元少量变性对 SEP 皮质电位的波幅影响较小。

与周围神经检测的 CMAP 和 SNAP 机制相同，SEP 皮质电位的波幅同样受脱髓鞘（特别是非一致性脱髓鞘）的影响。这一点在分析 SEP 波形时常被忽视。

SEP 皮质电位波幅个体差异较大，除生理性因素，如颅骨结构、组织阻抗、皮质电活动大小等影响外，记录位置的准确性常被忽略。试验显示，将记录电极前后左右移动 5～10mm，可以使波幅成倍变化，甚至影响整个皮质电位波形形态。临床检测中，当发现单侧或双侧皮质电位波幅过低时，首先要观察记录电极位置，必要时移动电极再次采集。由于颅骨发育的差异，某些受检者颅骨不对称更容易导致记录位置不准确，尤其是上肢 SEP。

综上所述，个体间皮质电位波幅绝对值在 SEP 分析中的价值有限，但通常也有极限值作为判定标准（图 8-14）：波幅在 1～2μV，视为可疑异常；上肢（N20）波幅 <1.5μV、下肢（P40）波幅 <1μV 时，则可判为异常（图 8-14a）。相对于波幅绝对值，双侧波幅相对变化是更为敏感、可靠的观察指标，双侧 N20（P40）波幅比（低 / 高）在 50%～70% 为可疑异常；小于 50% 则异常，即低的一侧异常（图 8-14b）。波幅变化异常判断在某些特殊情况下

则不能按上述降低百分比判定,本节后续将要讨论的皮质兴奋性异常增高。

2. P40 和(N20-P25)波幅相对下降与 N20 消失 在 P45(上肢)、P60(下肢)波幅正常情况下,N20-P25(P40)波幅在正常范围,但明显低于 P45(P60)波幅,称为 N20-P25(P40)波幅相对下降;也可出现 N20-P25(P40)波幅低于正常范围;还可出现 N20 不能明确引出(N20 消失)。如图 8-15 所示。

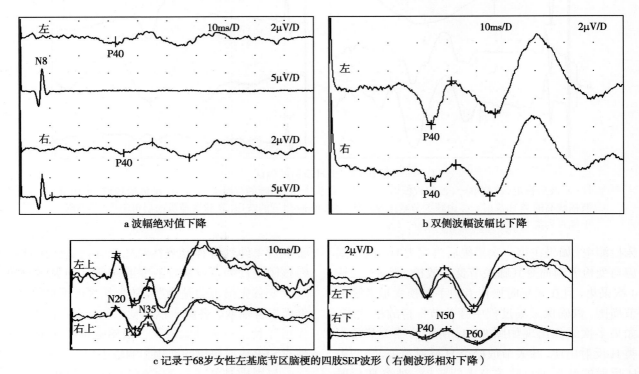

图 8-14 下肢 SEP 波幅下降实测图

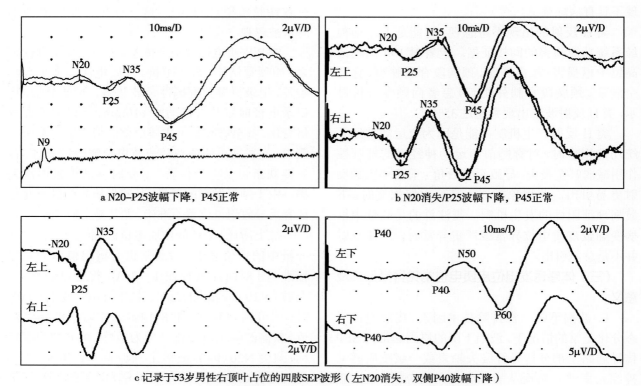

图 8-15 P40/P60 和(N20-P25)/P45 波幅比下降

以下肢 SEP 为例，P40/P60 比值反映二者波幅相对变化。用 N50 上升支与下降支波幅分别作为 P40 与 P60 的波幅，判断标准为：1/2>P40/P60>1/3 为可疑异常；P40/P60≤1/3 为异常；P40/P60<1/5 则可认为 P40 未能明确分化（或称 P40 消失）。上肢 SEP 判断方法与下肢类似，以 N20-P25 复合波替代 P40 即可，不再赘述。

P40/P60 波幅比减小的原因可能有二：一是一级皮质自身病理改变导致 P40 无法正常分化，或一级皮质各神经元电位偶极子矢量发生改变整合后互相抵消，一级皮质向后传递功能又基本正常，所以 P60 分化较好；二是 SEP 传导通路脱髓鞘变，到达一级皮质的信号整合后 P40 波幅下降。P40/P60 比值越小，一级皮质损害的可能性越大。

图 8-15b 和图 8-15c 左上的图形显示 N20 消失，通常伴有 P25 波幅下降。单纯的 P40 完全消失，而 N50-P60 分化好、波幅正常的情况较少见，其本质源于 P40 对应上肢的 P25 而非 N20。故对 P40 完全消失的判定一定要慎重。

3．潜伏期延长　形态分化正常情况下，N20（P40）潜伏期延长提示 SEP 传导通路发生均匀性脱髓鞘改变。如图 8-16 所示。

SEP 中枢段传导通路发生均匀性脱髓鞘改变常见于慢性、压迫性、局灶性病变，例如脊髓髓外良性肿瘤、椎管囊肿、椎间盘突出、脊柱椎体滑脱、脊髓慢性局灶性变性病，等等。就部位而言，多见于脊髓损害，延髓至丘脑以下损害也可见。丘脑以上 SEP 传导通路将进入放射冠区呈放射状分布，所以其病理引起的 SEP 波形变化更为复杂，单纯潜伏期延长的则不多见（结合可能的病变性质分析）。

SEP 皮质电位潜伏期延长也可由周围神经脱髓鞘引起，除观察周围神经监护电位外，结合 NCV 分析可予以鉴别。

4．N20 棘化与 N20 下降支切迹　可确认的 N20 棘化提示上肢 SEP 中枢传导通路上发生局灶性、非均匀性、程度较轻的脱髓鞘改变。图 8-17 显示 N20 棘化和 N20 下降支切迹。

判定 N20 棘化时，必须保证基线及各波形成分光滑，至少再采集 2 次的棘化波形中各小波波谷、波峰基本重合（图 8-17a）才能确认棘化现象。出现 N20 棘化时，还要考虑是否来自受检者配合较差，如果 N35 的上升支、下降支都出现"棘化"，则 N20 棘化可能来自受检者配合不好带来的干扰，此时"棘化"的各小波形成分不能完全重合。干扰的判断方法同样适用于下肢 SEP 皮质电位分析。

棘化的 N20 潜伏期原则上标定在 N20 上升支与下降支延长线交汇点。实质上，在出现 N20 棘化时，潜伏期轻度延长的意义相对变小，也无法准确标定"真正的"潜伏期。

临床检测中可见到 N20 下降支出现如图 8-17b 所示的切迹现象。在笔者采集上肢 SEP"正常成年人"数据时，约 10% 出现 N20 下降支切迹现象；在

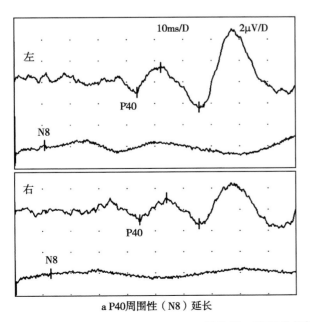

a P40 周围性（N8）延长

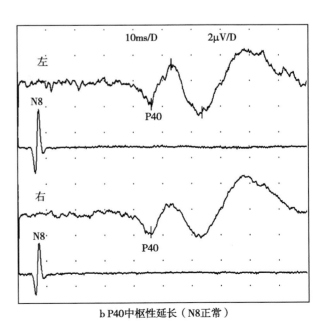

b P40 中枢性延长（N8 正常）

图 8-16　SEP 分化较好，潜伏期延长实测图

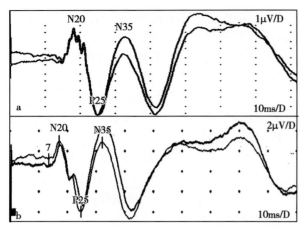
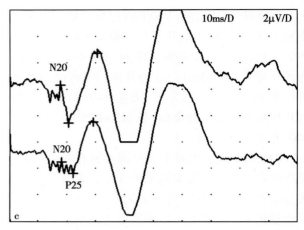

图 8-17　N20 棘化和 N20 切迹实测图

注：a. N20 主体形态清晰、上升支和下降支均有多个切迹，称为 N20 棘化；b. N20 下降支在 P25 前有一个切迹，是正常人的变异型；c. 一个患者的左（第 1 线）/ 右（第 2 线）上肢 SEP，左侧 N20 多棘化、峰顶已降低至基线水平，右侧 N20 严重多棘化致 N20-P25 间正常的峰、谷变化消失，左右侧 N35 及后续波分化良好。

对各类中枢性疾病的 SEP 回顾性总结中亦发现约 21% 患者在 SEP 明显异常前的 6～24 个月检测已出现此现象。因此，对出现 N20 下降支切迹现象的受检者 SEP 随访是必要的。N20 下降支切迹的判定同样要求基线和波形成分平滑、多次采集可重合。

图 8-17c 中，P25 的改变称为"P25 双峰"，更多小棘波成分出现则视为 P25 棘化。P25 双峰或棘化可伴有或不伴 N20 类似改变。

N20 和 / 或 P25 双峰或棘化常提示上肢 SEP 传导通路发生了局部的轻度脱髓鞘改变。在不能被影像学等证实的情况下，SEP 随访是必要的。

5. P40 双峰与 P40 棘化　下肢 SEP 皮质电位出现如图 8-18 所示的变化分别称为 P40 双峰（图 8-18a）和 P40 棘化（图 8-18b）。P40 双峰和棘化的确认同样要求 2 次以上采集的重合性。在图 8-18a 中，箭头"A"不是单独的 P40、而是与箭头"B"所指的第二个正相峰构成 P40 双峰，识别较为困难，对初学者尤其困难。需要对正常 SEP 波形图的牢固掌握，并结合图中后续的 N50、P60 形态，必要时

结合对侧波形综合分析判定。P40 双峰依"延长线法"测量潜伏期，即第一个峰下降支、第二个峰上升支延长线交汇点为 P40 潜伏期如图 8-18a 中虚线所示。出现 P40 双峰或棘化时，可伴有潜伏期延长，也可不延长，波幅常有降低，也可不降低。

因为 P40 对应的是上肢 P25，不是一级皮质原发反应的第一个主波。P40 双峰和棘化的确认、潜伏期确定和意义，类似于 N20-P25 棘化。

6. 皮质电位波形离散　如图 8-19 所示，严重的 SEP 皮质电位波形离散（各波均呈多棘化改变），常提示 SEP 中枢传导通路发生较重的、多灶性或弥漫性非均匀脱髓鞘改变，且没有发生严重失轴索。

SEP 皮质电位波形离散，也可称为皮质电位分化差。其特点是皮质电位完全失去正常的"W型"，变为多个小的"峰 - 谷"结构，波幅明显低于正常。波形成分辨识方面，除 N20 和 P40 外，后续各波常无法准确标识。临床采集时一定要保证在棘化波形之前的基线是平滑的，如果基线有干扰，则有可能是干扰带来的"伪棘化"。同样地，要确认波形

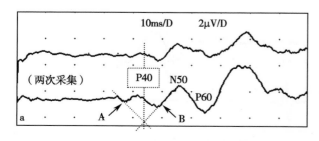
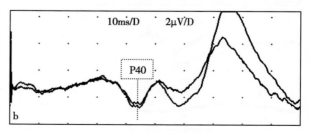

图 8-18　P40 双峰和 P40 棘化

注：a. P40 双峰用"延长线法"测量潜伏期；b. P40 棘化，多次扫描线棘化成分可重合。

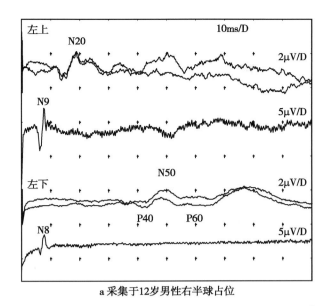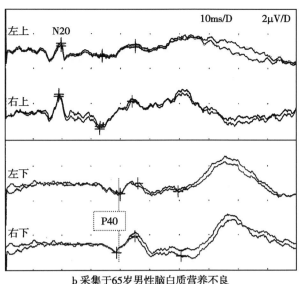

a 采集于12岁男性右半球占位　　　　　　　b 采集于65岁男性脑白质营养不良

图 8-19　上下肢 SEP 严重波形离散

离散也至少要采集两次，并且两次波形离散（棘化）的形态具有可重复性。

SEP 皮质电位波形离散常见于严重的中枢神经脱髓鞘病（脊髓炎、视神经脊髓炎、多发性硬化、脑白质营养不良、同心圆病等）、多系统萎缩、髓内 / 外肿瘤、颅内肿瘤等疾病。因为病变引起传导通路病理改变主要表现为脱髓鞘，所以相对于 SEP 波形异常程度，此类患者的临床症状常较轻（主要指临床神经系统体征检查时，深感觉减退不明显）。在无影像学改变支持下，这一点常会引起临床医生对 SEP 结果的质疑。

7. 脱髓鞘影响 SEP 波形的机制　传导 SEP 的躯体感觉纤维数量众多，SEP 正常波形的产生依赖于所有纤维的传导功能正常，以保证神经冲动到达大脑皮质的时间一致性。临床上，病理改变引起躯体感觉传导纤维髓鞘脱失的程度经常是不一致的。髓鞘脱失较轻微纤维传导的神经冲动较早到达大脑一级皮质；髓鞘脱失较为严重纤维传导的神经冲动则较晚到达。为说明 SEP 波形的合成，假定所有的纤维平均分为三个部分，且每一部分对于 SEP 波形形成的贡献相同，三部分纤维传导功能正常、一致性脱髓鞘及非均匀性脱髓鞘所引出的 SEP 皮质电位整合波形如图 8-20 所示。

显然，每一个患者实际病理改变较上述假定条件下波形变化要复杂，但再复杂的变化，其波形合成也遵循上述图解的基本原理。这个波形整合

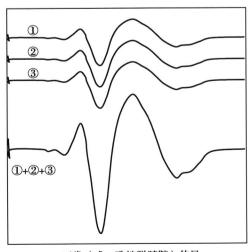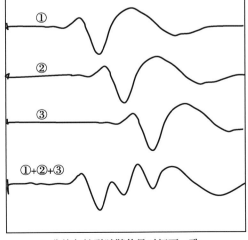

a 正常（或一致性脱髓鞘）传导　　　　b 非均匀性脱髓鞘传导时间不一致，
时间一致，波形叠加波幅正常　　　　　相互抵消/波形离散/波幅下降

图 8-20　SEP 波形合成示意

241

的原理首先说明脱髓鞘也可使 SEP 波幅下降；其次，分析 SEP 波形时不仅要关注一级皮质原发反应波形，同时应观察其后续波形的分化和整合；最后，脱髓鞘变使神经冲动到达一级皮质的时间延迟，一级皮质原发反应的短潜伏期波形成分，会延后至按时间划分的中潜伏期甚至长潜伏期范围内。

8．N35（N50）后续波分化差　N35（N50）后续波分化差是指上肢 SEP 的 N20-P25（或下肢的 P40）分化较好，而其后的 N35（N50）波形离散，其病理基础正是上一小节讨论的非一致性脱髓鞘。其形态由脱髓鞘改变的程度、类型等决定，既可表现为 N20-P25（P40）的潜伏期、波幅均不受明显影响（图 8-21a 和图 8-21c），也可以同时影响 N20-P25（P40）的波幅或潜伏期（图 8-21b）。共同特点是 N35（N50）自身及后续波形呈多棘化的离散改变。N35（N50）后续波分化差，多见于中枢神经系统各种原因导致的局灶性病理改变；严重的周围神经非均匀性脱髓鞘也可出现该类异常，可结合周围神经 NCV 加以鉴别。

N35（N50）后续波分化差的另一种表现为 N20-P25（P40）的潜伏期、波幅正常或仅有轻度异常，N35（N50）和／或其后续波呈近乎直线或仅有波幅极低的波形分化。经对意识障碍患者的专项研究观察，结合脑功能解剖、生理及植物状态发生机制分析，SEP 该类异常形式与植物状态有关。它提示一级皮质功能正常或轻微异常，皮质间及脑区间联络通路障碍，符合植物状态的脑功能改变特征。图 8-21d 和图 8-21e 为一例 23 岁女性一氧化碳中毒患者的四肢 SEP，进入植物状态 8 个月余。临床上，对于重度意识障碍患者利用此原理动态观察 SEP 变化趋势结合 BAEP 等改变，可提前 1～2 个月判定患者是否具备进入植物状态的脑功能基础。关于 SEP 在植物状态患者中应用，请参阅本书第二十四章第二节。

9．皮质电位不能引出　当多次采集不能引出可重复的皮质电位时，判定为皮质电位不能引出（图 8-22a）。

图 8-22b 所示波形，虽然分化很差，但可辨识出两次采集有可重复的、严重棘化的波形成分，皮质电位异常程度介于不能引出和皮质电位严重离散之间。该类型皮质电位异常的形式提示 SEP 神经传导通路发生严重的脱髓鞘改变。

显然，SEP 皮质电位不能引出是 SEP 皮质电位最严重的改变。出现皮质电位不能引出可能存在以下病理改变：

第一，严重病变导致 SEP 传导通路被完全"阻断"，神经冲动无法传导至大脑皮质。病理变化部位可在传导纤维、中继神经元或周围神经。

第二，脑功能受损严重累及一级皮质，不能对上传到皮质的躯体感觉冲动做出相应反应，或者皮质反应太微弱无法记录到。严格来讲，单纯的一级皮质损害较少见，多数累及一级皮质的颅内病变往往合并深部皮质和脑白质（传导通路）损害。

第三，SEP 传导通路中枢段严重脱髓鞘、伴或不伴部分性失轴索，也可以导致皮质电位不能引出。

第四，严重的周围神经病或周围神经断伤也可致皮质电位不能引出，同时周围神经监护电位亦不能引出。

10．皮质电位波幅异常增高　SEP 波幅显著增高（N20>10μV、P40>7μV）常提示皮质兴奋性异常。此时 SEP 皮质电位潜伏期一般在正常范围。如图 8-23 所示。

癫痫患者易出现皮质电位波幅异常增高（图 8-23a），可能由原发或继发因素所致躯体感觉皮质"超敏"；抑或由"皮质调控机制紊乱"所致。但不是所有癫痫患者的 SEP 皮质电位波幅均增高。部分老年受检者亦可见皮质电位异常增高（图 8-23b），可能由大脑皮质下功能退化，对一级皮质抑制性调节功能减弱所致。在各皮质间、脑区间的联络纤维中，既有兴奋性突触，也有抑制性突触形成复杂的调控环路，保证大脑皮质处于正常的、可控的兴奋状态。

总之，SEP 皮质电位波幅异常增高可以视为"皮质兴奋性异常增高"，但原因需要结合临床及影像学等综合分析。

11．关于 SEP 皮质电位的中枢放大作用　动物实验、临床观察均显示，周围神经部分性损害可导致 SEP 皮质电位潜伏期延长，但波幅不会明显下降，此现象称为 SEP 的"中枢放大作用"。中枢放大作用可能来自生理性和物理性两方面：生理性是指在 SEP 传导通路中，上一级感觉神经元可接收不止一个下级感觉神经元的神经冲动、下一级神经元的神经冲动可同时传递给多个上级神经元（"一对多、多对一关系"），下级感觉纤维（包括周围神经）部分损害，最终到达感觉皮质的神经冲动并未大量"丢失"（图 8-24）；物理性是指一级皮质放电的空间整合，来自外周损害所致的波形缺失部分不仅对皮质电位波幅有增高作用，也有抵

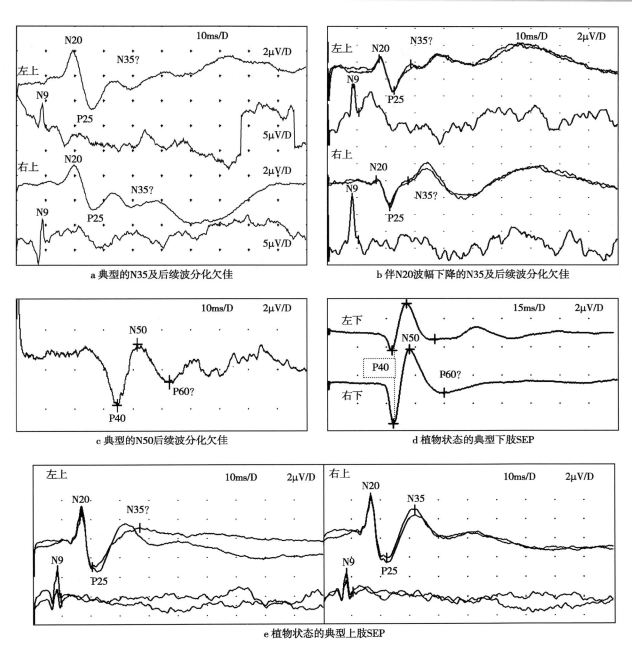

a 典型的N35及后续波分化欠佳

b 伴N20波幅下降的N35及后续波分化欠佳

c 典型的N50后续波分化欠佳

d 植物状态的典型下肢SEP

e 植物状态的典型上肢SEP

图 8-21　N35(N50)后续波离散及不能分化

注：波形成分名称带"？"者表示该波辨识困难、潜伏期难以确定。

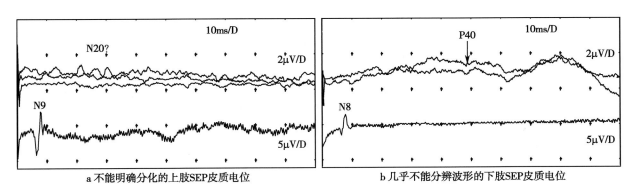

a 不能明确分化的上肢SEP皮质电位

b 几乎不能分辨波形的下肢SEP皮质电位

图 8-22　皮质电位未引出或几乎无法辨认

注：波形成分名称带"？"者表示该波辨识困难、无确切波形成分。

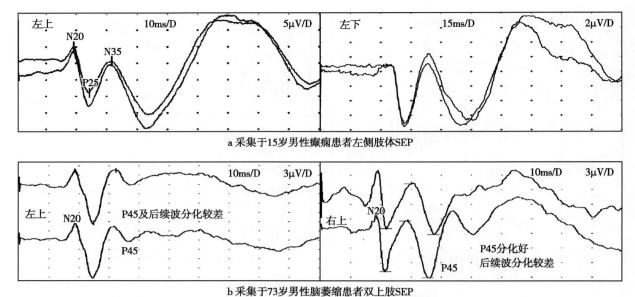

a 采集于15岁男性癫痫患者左侧肢体SEP

b 采集于73岁男性脑萎缩患者双上肢SEP

图 8-23 异常增高的 N20 和 P40

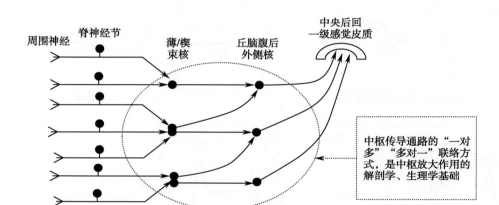

图 8-24 中枢放大作用解剖学与生理学基础示意

消作用,故虽然传入神经冲动减少,但对波形整体分化不会造成明显影响。

临床上,可以利用中枢放大作用的存在判断多发性周围神经损害时是否合并中枢神经系统损害。图 8-25 记录于一例 44 岁男性多发性周围神经损害(双下肢较重)并基底节区脑梗(MRI 证实),其上肢周围神经呈较为一致的脱髓鞘改变(NCV 减慢、CMAP/SNAP 整合好、N9 潜伏期延长),下肢周围神经呈非一致性脱髓鞘(NCV 减慢、CMAP/SNAP 离散、N8 棘化)。其 SEP 的改变集中了 N8 棘化、中枢放大作用、周围神经传导速度减慢导致皮质电位延长、中枢性疾病致类 H 反射引出等各种异常。

12. 上、下肢 SEP 皮质电位单侧异常的定位价值 SEP 潜伏期、波幅个体之间会有差异,而同一受检者双侧应该是基本对称的,所以单侧 SEP 异常较为敏感,而且具有定位价值。一般来讲,单由 SEP 来分析,上、下肢 SEP 同侧异常、对侧正常,提示病变部位在高颈段脊髓($C_1 \sim C_5$)或者丘脑以上;由于 SEP 传导通路在延髓的薄束核、楔束核与丘脑腹后外侧核之间交叉,所以出现上下肢 SEP 异常不同侧时(即交叉异常;例如,上肢左侧正常、右侧异常,下肢左侧异常、右侧正常,反之亦然),常提示病变部位在延髓水平,且病变比较局限。

上述定位是仅从 SEP 结果分析,实际工作中出现此现象时,还应结合针极肌电图、神经传导检测及瞬目反射检测、其他 EPs 检测等排除可能存在的其他部位病理改变。

13. 上、下肢 SEP 阳性率比较 在颈段脊髓局部病变,特别是累及下颈段脊髓的患者中,常出现下肢 SEP 异常而上肢 SEP 正常或轻度异常,部分研究者称这种现象为"下肢 SEP 对颈脊髓病变阳

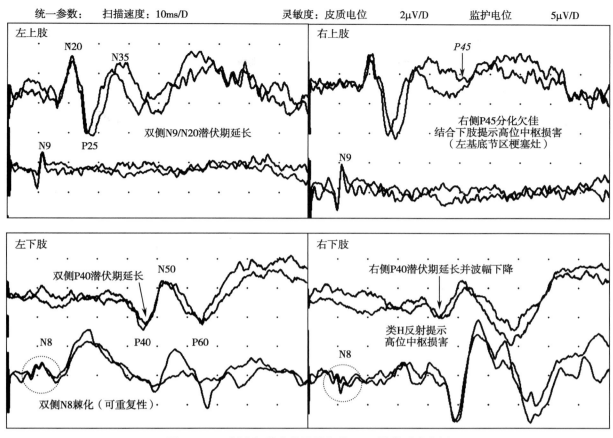

左上肢

N20

N35

N9 P25

双侧N9/N20潜伏期延长

右上肢

P45

右侧P45分化欠佳
结合下肢提示高位中枢损害
（左基底节区梗塞灶）

N9

左下肢

双侧P40潜伏期延长 N50

N8

P40 P60

双侧N8棘化（可重复性）

右下肢

右侧P40潜伏期延长并波幅下降

N8

类H反射提示
高位中枢损害

图 8-25 一例中枢放大作用及多种 SEP 异常形式病例

性率较上肢高"。解释此现象本质上还要从脊髓解剖入手理解（图 8-26）。由臂丛感觉纤维汇入脊髓楔束的方式可见，发生该水平颈段脊髓的病变（特别是后索受压、肿瘤浸润、外伤等破坏性病变）时，可损害全部下肢躯体感觉纤维；上肢（正中神经）感觉纤维来自数个脊神经根，进入脊髓后先上行1～2 个节段、再汇入楔束，颈部局限性病变，正中神经可仅有部分感觉纤维受累，加上中枢放大作用，使得上肢 SEP 异常程度远小于下肢。

14．小结 在临床检测中，SEP 波形变化多种多样，上述变化类型仅为几种典型情况，实际工作中还会有多种异常形式同时发生。依靠 SEP 波形分析病变部位、性质等的前提首先是正确采集图形，干扰过大、参数设置错误（例如灵敏度过低导致波幅显示极低）等均会影响 SEP 波形的精确分析。在严格操作基础上，电生理工作者要有意识地培养对 SEP 波形辨识能力，多读正常图形锻炼基本功，然后用心总结异常图形的变化特点。以上肢 SEP 为例，图 8-27 示意几种典型 SEP 异常对应的神经传导通路受累部位与病理改变性质。

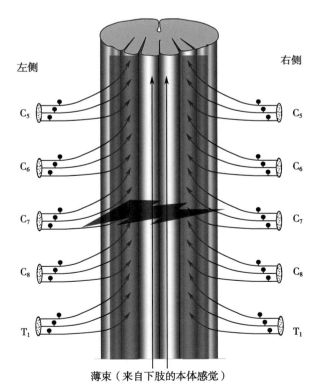

左侧

右侧

C_5 C_5

C_6 C_6

C_7 C_7

C_8 C_8

T_1 T_1

薄束（来自下肢的本体感觉）

图 8-26 臂丛感觉纤维汇入楔束方式示意

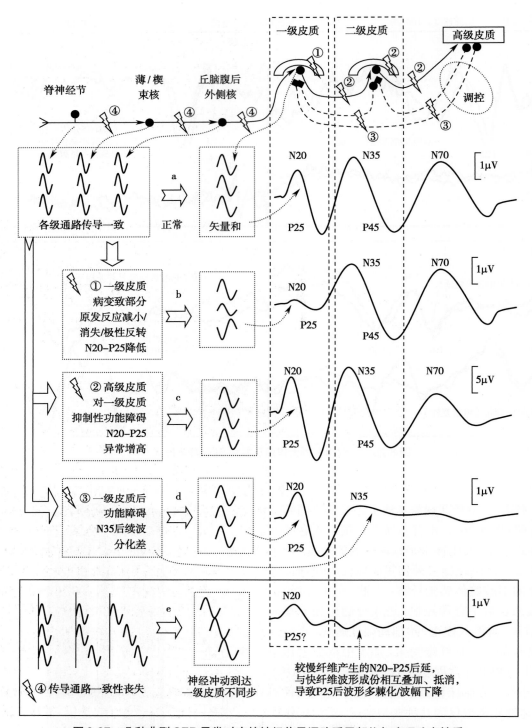

图 8-27　几种典型 SEP 异常对应的神经传导通路受累部位与病理改变性质

（四）儿童及青少年皮质电位的变异

在婴幼儿期、儿童期、青少年期，由于脊髓、大脑功能发育尚不成熟，SEP 皮质电位波形较成人有变异。而一级皮质功能属于高级中枢中的低级功能，在胎儿期基本发育成熟才能使其出生后即有感知外界刺激、做出吸吮反射等能力，这是新生儿必备的"生存技能"。所以，新生儿期反映一级皮质功能

的 N20-P25（N37-P40）波形已清晰分化，N20（P40）潜伏期难于获得较为准确的正常参考值，除与身长相关外，应结合周围神经 NCV 速度值估算。后续波分化及各波形成分与 N20（P40）潜伏期差等指标，则可有较大变异，至 2 周岁变异减小；约 5 周岁，皮质电位的波形成分基本接近成人；10 周岁后，皮质电位的分析，可完全参照成人的各种分析方法。图 8-28 为

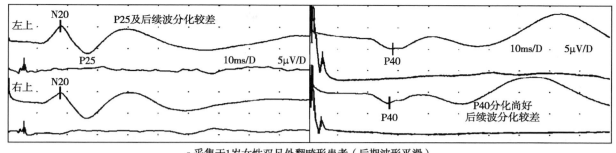

a 采集于1岁女性双足外翻畸形患者（后期波形平滑）

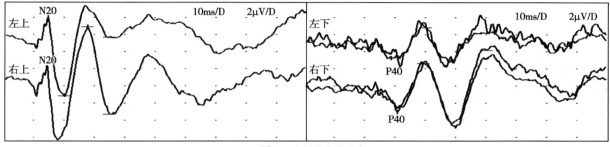

b 采集于5岁男性癫痫患者

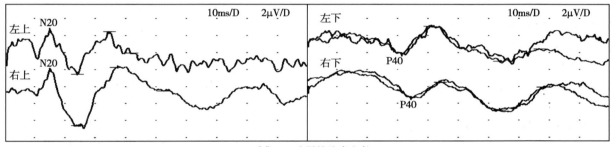

c 采集于10岁男性脑瘫患者

图 8-28　不同年龄儿童 SEP 波形

不同年龄未成年患者 SEP 实测图，可见无论何种 SEP 形式（异常或正常），上肢 N20-P25-N35、下肢 P40-N50 波形成分均完整分化。

需要说明的是，任何一个临床实验室都不可能获得大量正常婴幼儿期、儿童期甚至青少年期正常志愿者来建立正常参考值，所以在实际工作中，这就要求我们多观察、积累，特别是要注意与周围神经检测数据的比较以综合判断 SEP 正常与否。在婴幼儿期至青少年期，SEP 的波形、潜伏期双侧对比显得尤为重要。

第二节　四肢非常用神经体感诱发电位检测

所谓"四肢非常用神经"是指除正中神经、胫神经外的肢体其他周围神经，如尺神经、桡神经、腓总神经（腓深神经）、股神经等（图 8-29）。理论上讲四肢其他周围神经均可引出皮质 SEP 波形（人体的任何部位在中央后回均有感觉投射区），但或因临床实用价值有限，或无法单独刺激神经（如刺激肌皮神经主干常会连带兴奋正中神经、尺神经及桡神经），故临床应用较少。

一、检测方法与正常参考值及波形

四肢周围神经 SEP 检测的仪器参数调整，上肢与正中神经相同、下肢与胫神经相同，无须特别变动。部分临床可用神经的检测方法与波形分述如下。

（一）尺神经刺激

刺激电极置于腕部尺神经处，记录方法与正中神经 SEP 相同。考虑尺神经在感觉皮质的投射与正中神经有差异，如果尺神经 SEP 双侧皮质电位出波均较差，可在原来 C3/C4 位置基础上，向内侧（上）移动记录电极 5～10mm 再次采集（大多数情况下不需要移动即可记录到很好波形）。其皮质电位波形、潜伏期分析与正中神经基本相同。

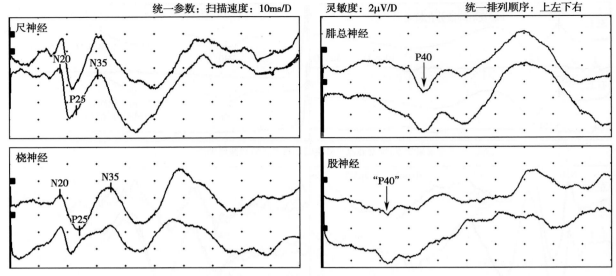

统一参数：扫描速度：10ms/D　　灵敏度：2μV/D　　统一排列顺序：上左下右

图 8-29　部分非常用神经 SEP 实测波形

注：股神经引出的 SEP 波形第一个正相波对应于胫神经 SEP 的 P40，但潜伏期在 20~30ms 间，用"P40"表示二者对应关系。

（二）桡神经刺激

刺激电极置于腕部桡侧腕横纹上约 50mm 处（桡神经顺向 SCV 检测记录处），刺激强度约 15mA，记录方法与正中神经 SEP 相同。

如果桡神经 SEP 双侧皮质电位出波均较差，可在原来 C3/C4 位置基础上，向内侧移动记录电极约 10mm 再次采集（大多数情况下不需要移动即可记录到很好波形）。桡神经 SEP 的 N20 潜伏期较正中、尺神经短 1~1.5ms，与其外周刺激位置稍高、入脊髓节段较高（走行距离较短）均有关。

（三）腓总神经刺激

刺激电极置于踝前胫前肌肌腱外侧，与腓总神经常规 MCV 踝前刺激点相同，刺激强度以足趾明显背伸为宜。皮质电位记录方法与胫神经 SEP 相同，周围神经监护电位参考电极置于膝关节外侧。

因为腓总神经大脑皮质投射区与胫神经同在大脑纵裂深部，所以皮质电位记录电极同在 Cz，不需要移动（股神经相同）。其皮质电位波形分析、潜伏期与胫神经相同。

（四）股神经刺激

刺激电极置于股直肌中点内侧与腹股沟内侧连线中点，刺激强度以股内肌明显收缩为宜。皮质电位记录方法与胫神经 SEP 相同，周围神经监护电位可以不采集，一定要采集的话，记录 T_{12} 腰髓电位。

股神经刺激的 SEP，皮质电位分化一般较胫神经、腓总神经差一些，波幅稍低，"P40"潜伏期较内踝胫神经刺激短 8~12ms。

二、四肢非常用神经体感诱发电位检测的意义

（一）周围神经外伤早期近心段神经损害的判断

在上肢牵拉伤、锁骨骨折等外伤的早期，尺神经 SEP 结合针极肌电图、神经传导检测等判断是否有臂丛神经损伤可能。同理，腓总神经 SEP 可以用于判定骨盆骨折早期是否合并骶丛及臀部坐骨神经损伤。

（二）单神经病的中枢神经系统功能检测

在正中神经、胫神经卡压症、外伤等单神经损害时，常规 SEP 如果异常，则无法排除周围损害的原因，结合尺神经、腓总神经 SEP 异常，可为判定中枢损害提供更为可靠的证据。

（三）多发性周围神经病的中枢神经系统功能检测

多发性周围神经病的神经电生理确诊主要依靠针极肌电图和神经传导检测，但对于慢性多发性周围神经病患者（如糖尿病多发周围神经病、酒精性周围神经病等），常需查明在周围神经病基础上是否合并中枢性损害。在检测常规 SEP 后，必要时可加测其他神经刺激的 SEP，可以提供更多中枢损害的信息。

（四）体位及其他受限情况下中枢神经系统功能检测

肢体外伤早期的体位限制、肢体残疾（如截肢

等)，常规 SEP 刺激无法操作时，选择其他神经替代可以检测中枢神经系统功能损害。

第三节 其他体感诱发电位检测

一、概述

其他体感诱发电位指非肢体神经刺激的体感诱发电位检测，也被称为"由常规 SEP 派生的体感诱发电位"，这些检测项目与常规 SEP 原理、参数设置基本相同，检测方法的差异主要是刺激、记录位置的改变。

二、节段性体感诱发电位

（一）需求

由前文常规 SEP 介绍可知，上下肢 SEP 同时异常时，病理改变通常在颈段脊髓或其上；上肢 SEP 正常、下肢异常时，在无下肢其他观察指标支持下，无法直接定位在胸段脊髓或腰骶段脊髓。节段性 SEP 就是试图解决胸腰段脊髓损害神经电生理定位的问题。

（二）解剖及生理学基础

人体皮肤感觉支配有按脊神经根分布的规律，主要由某个神经根支配的皮肤区域称为该神经根的皮节（见图 4-37）。理论上，按皮节自上而下刺激，如果刺激某个皮节 SEP 波形异常，则可定位该皮节所属神经根或脊髓有病理改变；如果下肢常规 SEP 异常、下胸段皮节刺激 SEP 异常，依次向上至某个皮节 SEP 正常，则病理改变在此皮节对应的脊髓节段下方。

（三）检测方法

皮节刺激所兴奋的神经纤维较常规 SEP 兴奋神经干要少，需要更多次叠加平均方能引出可靠波形，在临床检测中逐个刺激双侧皮节可行性较差。可选代表性位置替代逐个皮节刺激。

1. 记录技术 理论上讲，随着刺激从下往上移动，记录电极应从 Cz 向对侧逐渐旁开，但记录位置过多会导致受检者不适感大幅度增加。临床检测中可将主记录电极置于 Cz 向对侧旁开 10～20mm（C1/C2），各刺激平面的皮质电位均可较好出波；还可将 Cz、C1、C2、C3、C4 电极同时设置好，如果 C1/C2 记录出波不理想，可以尝试在 Cz 或 C3/C4 记录。共用参考电极与常规 SEP 相同，置于 Fpz。如图 8-30a 所示。

2. 刺激技术 节段性 SEP 与常规 SEP 最大不同是刺激位置和方法，如图 8-30b 所示。

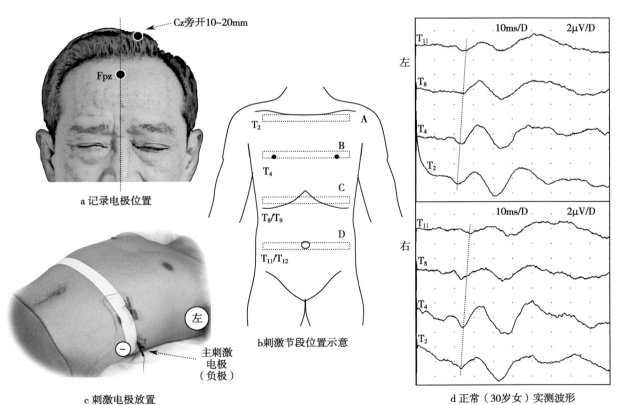

a 记录电极位置

b 刺激节段位置示意

c 刺激电极放置

d 正常（30岁女）实测波形

图 8-30 节段性 SEP 的刺激／记录方法及实测波形

图 8-30c 中主要的定位标志为：A 胸骨柄（T_2）、B 平乳头（T_4）、C 平剑突下（T_6）、D 平脐（T_{11}/T_{12}）。主刺激电极（负极）位于腋前线，参考刺激电极（正极）位于负极的前内侧（远离脊柱、靠近胸骨），两电极间距 20～30mm。同一水平左右侧交换时，注意刺激电极极性。刺激强度 15mA 左右，以不引起电极下方肌肉跳动或仅有轻微跳动为宜。实际采集中应根据患者病情的需求，个性化增减刺激位置数量。

大多诱发电位仪没有专门的节段性 SEP 程序，用下肢 SEP 程序采集即可。采集顺序：可以用 A 左、A 右、B 左、B 右、C 左、C 右、D 左、D 右——即自下而上、左右侧交替采集（图 8-30d），在交替采集的过程中，切记改变主刺激电极和记录电极的位置；也可用左 A、左 B、左 C、左 D，改变主记录电极位置后，右 A、右 B、右 C、右 D；也可以用 D～A 自下而上的顺序采集。在使用专门节段性 SEP 程序及"蒙太奇头盒"采集时，一次性连接好所有电极，只需移动刺激电极位置和切换程序即可。

3. 正常波形及典型波形变化的意义　用上述刺激、记录方法可得如图 8-30d 所示图形。其特点是：随着刺激位置上升，波幅逐渐增高、潜伏期逐渐缩短（图中斜线所示）。

节段性 SEP 可用于胸段脊髓损害的精确定位，以图 8-30 所示实测波形为例，若在 T_6 水平脊髓发生病理改变，则 T_8 及 T_{11} 采集的波形会出现波幅显著下降或/和潜伏期延长。

4. 注意事项　由四肢常规 SEP 操作经验即可知道，节段性 SEP 采集时间将会很长，尽管简化的 4 节段采集方法，每个节段两侧、每侧采集 2 次，需要 16 次采样过程，顺利完成一个受检者通常需 1 小时左右。整个检测过程中，受检者的合作是十分困难的，操作者一定要理解这一点，在采集间隙让受检者适度活动、改变体位，以减轻不适感，利于顺利完成检测。

（四）其他节段性体感诱发电位

1. 肢体皮神经干刺激法　皮神经干刺激法节段性 SEP，从操作技术方面讲与上文已介绍的四肢其他神经 SEP 相同。然而由于皮神经的走行下方大多有肌肉存在，例如前臂内侧皮神经、股外侧皮神经等，要使皮神经干兴奋，常会引起肌肉兴奋以及神经干上方的皮肤兴奋，三者兴奋冲动到达一级皮质的时间不一定相同、引起的皮质电位形态也不一定相同，三个成分就可能互相抵消，使得皮质电位更难以引出。

2. 运动点刺激法　有研究报道刺激特定肌肉引起肌肉内深感觉传入纤维兴奋的方法记录 SEP，但该方法并未在临床推广使用。

（五）节段性体感诱发电位的应用价值

由上述检测方法介绍可见，节段性 SEP 是一项费时、费力、令受检者痛苦的检测方法，但它提供了一个无创的、客观的胸段脊髓和神经根功能评价手段。特别是在某些轴索变性疾病，临床体征、症状不明显，影像学也无法检测到形态结构改变的情况下，电生理成为唯一的定位诊断依据，同时可间接提供定性信息。当然，正如本书一贯倡导的综合应用思想，节段性 SEP 一定要在四肢常规 SEP 检测、针极肌电图及神经传导检测无法提供临床需要的精确定位诊断依据情况下进行。例如，发生在胸段脊髓的椎管内占位、脊髓空洞症、多系统萎缩、脊髓外伤、椎体骨折等，节段性 SEP 均可提供较为准确的定位信息和脊髓受累程度的客观指标。

三、脊髓体感诱发电位

脊髓体感诱发电位也称脊髓诱发电位，简称脊髓 SEP，与节段性 SEP 目的类似，脊髓 SEP 也用于胸段脊髓定位诊断。

（一）检测方法

1. 刺激技术　脊髓 SEP 的刺激与常规下肢 SEP 相同，刺激内踝胫神经即可，刺激参数等设置亦相同。

2. 记录技术　脊髓 SEP 记录是沿脊柱（脊髓）走行路径放置记录电极。脊髓 SEP 记录信号为脊髓后索（薄束）本体感觉传导纤维的传导性神经动作电位，简称脊髓动作电位。依记录电极不同分表面（皮下）电极记录法、棘间韧带记录法和硬膜外记录法（图 8-31）。

脊髓动作电位十分微弱，若采用表面电极或皮下电极记录，因为距离脊髓较远加上脊旁肌、皮肤的衰减和干扰，一般很难记录到清晰的波形。

硬膜外电极为特制银球电极，由特制导线连出，经腰穿导针送入硬膜外，因为电极距离脊髓很近，可记录到清晰的脊髓动作电位（类似于皮下电极记录周围神经 SNAP），但由于危险性较大且需要多次穿刺，临床可行性差。

棘间韧带记录电极为特制三棱针，其针尖

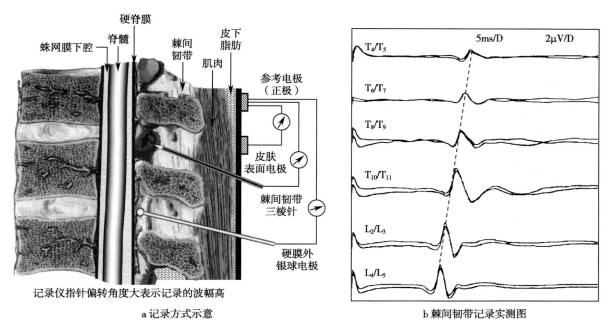

图 8-31 脊髓 SEP 三种记录方法示意

部有 2～3mm 导电、针体部分绝缘，针长有 30～70mm 多种规格，直径约 0.8mm，刺入棘间韧带，较皮下电极距离脊髓近、较硬膜外电极危险性小，但是因为三棱针较粗，多节段记录给受检者带来的痛苦还是不能忽视。该方法棘间韧带紧张可带来较大干扰，需受检者良好配合。

（二）典型波形与定位原理

图 8-31b 为受检者配合较好情况下棘间韧带记录法得到的脊髓 SEP 波形。图中可见，随着记录位置的上升，脊髓 SEP 电位的波幅逐渐下降；将各位置记录电位的 N 向波连接起来，可得到斜率大体相同的直线。

脊髓 SEP 的异常判定：某个记录位置波幅显著下降或不能引出，提示病变部位在此节段下方；某个记录位置波形可引出，但相对潜伏期延长（与其下方位置的连续斜率改变），亦提示该位置下方发生病理改变。

（三）脊髓 SEP 的意义及局限性

清晰记录到脊髓 SEP 波形具有重要意义，在进行常规下肢 SEP 检测时同时记录脊髓 SEP 则可以一次性定位胸段脊髓损害位置。这一技术临床实用化可能寄希望于在信号提取、噪声消除（硬件的、软件的）等技术上有所突破，使用皮下电极即可记录到清晰的脊髓动作电位。在研究脊髓 SEP 波形时需要注意的是，常规 SEP 皮质定位由脊髓的躯体感觉纤维介导，但脊髓 SEP 的波形不仅包含躯体感觉纤维（脊髓后索），可能也包含有其他

上行传导纤维动作电位。

四、阴部神经体感诱发电位

阴部神经体感诱发电位（PSEP）包括男性阴茎 SEP 和女性阴蒂 SEP。与前两种由常规 SEP"派生"出的检测方法比较，PSEP 具有简便易行、判定标准确切等优点，临床上具有不可替代的应用价值。

（一）需求

阴部神经解剖结构的特点（图 8-32），决定了常规下肢 SEP 不能反映发生在脊髓圆锥下部（尾髓）或马尾下部的神经损害。此类损害累及阴部神经上行传导通路，可导致刺激阴茎（男）、阴蒂（女）所引出的 PSEP 异常。

（二）刺激技术

受检者采用仰卧位。男性刺激阴茎背神经，用两个弹簧环状电极套在阴茎上作为刺激电极，两电极间距 20～25mm，近心端电极接主刺激极（负极），刺激强度为 15～20mA（刺激脉宽 0.1ms）；女性受检者采用胶粘贴片电极，主刺激置于阴蒂、参考电极置于大阴唇内侧缘。

阴茎 SEP 检测两刺激电极与导线连接部应分别朝向左右两侧、间距不宜过小，以免短路影响刺激效果。弹簧电极的松紧度要适宜，过松则接触不良，过紧则有阻断血流的危险；且在采集过程中要随时观察刺激电极是否过紧，少数受检者电刺激可引起阴茎勃起，要及时调整弹簧电极松紧度，

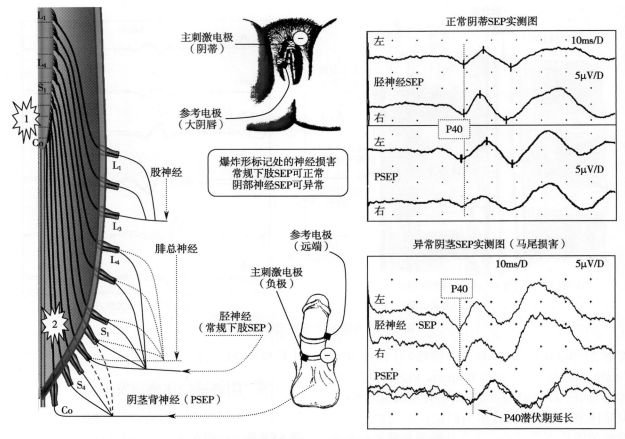

图 8-32 PSEP 刺激部位及神经传导通路示意

避免发生严重后果。连接好导线后，用生理盐水分别湿润两刺激电极的阴茎背侧部分，但切记湿水不可过多以免造成短路。必要时在电极与导线连接处的下方皮肤上放置干燥、绝缘敷料，避免刺激电极导电部分接触到其他部位皮肤。

（三）记录技术

1. 皮质电位 阴部皮质感觉区位于大脑纵裂中央后回深部足区下方（见图 4-39），采用与常规下肢 SEP 相同的记录导联方法：Cz-Fpz。

2. 马尾电位 采用 $L_4 \sim L_5$ 棘突间隙至一侧髂嵴的导联方式可记录到阴部神经的马尾电位。受检者为仰卧位时，主记录电极需用特制长导线电极；侧卧位，用皮下电极即可，但应注意刺激电极的位置和刺激安全。因为 PSEP 的马尾电位波幅较低，难于分辨，一般情况下仅记录皮质电位即可。

（四）波形分析

临床检测是，PSEP 通常在常规下肢 SEP 检测后进行，正常 PSEP 典型波形见图 8-32。①正常情况下，PSEP 波形成分与常规下肢 SEP 通用，即 P40、N50、P60，且二者 P40 潜伏期相同（女性

PSEP 的 P40 潜伏期可短 0.5～1.2ms），波幅为常规下肢 SEP 的 1/3～1/2。②常规下肢 SEP 正常，PSEP 波形分化好，P40 潜伏期延长 1.7～2.0ms 为可疑异常、延长 2.0ms 以上为异常；P40 波幅为下肢 SEP 的 1/4～1/3 为可疑异常，低于 1/4 为异常。③如果常规下肢 SEP 异常，在可以排除根或阴部神经周围性损害情况下，出现 PSEP 正常极为少见；如果 PSEP 正常，则应首先排除常规下肢 SEP 检测技术失误的可能。④前文中关于常规下肢 SEP 波形分析的所有原则均适合 PSEP 波形分析。⑤人体阴部感觉与足部感觉信号到达大脑皮质时间相同的现象，很久以前已引起关注。笔者由 PSEP 的 P40 潜伏期与常规下肢 SEP 相同推测其机制为：内踝至骶丛脊神经节距离约 1 000mm，阴茎根部距离尾丛脊神经节约 200mm，二者距离相差 5 倍，而神经冲动到达大脑皮质（一级皮质原发反应）的时间基本一致，假如二者节前纤维、脊髓传导束纤维传导速度相同，那么 PSEP 潜伏期中时间延迟应在周围神经段，即阴茎背神经应为薄髓鞘纤维，其传导速度为 15～30m/s，刺激阴茎背神经与刺激内踝胫神经产生的神经冲动同时到达脊神经节或

同时进入脊髓。运动诱发电位研究显示，经颅磁刺激、阴茎球海绵体肌记录的 CMAP 潜伏期约为20ms，远小于足肌记录的 CMAP 潜伏期，说明阴部运动神经纤维并不存在上述同时到达的机制。

（五）阴部神经体感诱发电位的临床应用

PSEP 非临床常规检测项目，必要时用于神经系统损害定位与性功能障碍鉴定两方面，且需与下肢常规 SEP、针极肌电图、NCV 等联合应用。

1. 多发神经系统损害　在多发性周围神经病、多系统萎缩、脊柱 L_1～L_3 椎体骨折、尾骨骨折、椎管内占位等疾病中，阴茎 SEP 可提供阴部神经功能状况的客观指标。

2. 男性功能障碍　在阴茎勃起功能障碍患者的诊治中，阴茎 SEP 是阴茎背神经功能的客观检测，其应用价值具有无可替代性。特别是在车祸、工伤等有纠纷的患者，阴茎 SEP 检测结果是可靠的客观鉴定依据。在勃起功能障碍鉴定应用的原则是：阴茎 SEP 异常，提示勃起功能障碍可能与神经损害有关；反之，不能以阴茎 SEP 正常否定勃起功能障碍，因为阴茎的正常勃起，除神经系统正常外，还依赖于阴茎血流的正常和心理因素。

五、三叉神经诱发电位

（一）概述

三叉神经诱发电位（trigeminal somatosensory evoked potential，TSEP），因其特有的解剖通路，既在临床上具有不可替代的应用价值，同时又带来了检测的困难性。关于 TSEP 的方法学研究有诸多报道，在此仅介绍简便易行、客观可靠电刺激检测 TSEP 的方法。

（二）检测方法

根据早期文献报道，采用表面电极刺激上唇，记录导联为 Fz- 同侧乳突，总分析时间 10ms，可得到如图 8-33a 所示波形。

图中各波潜伏期约为：T1：0.8ms±0.1ms；T2：1.6ms±0.1ms；T3：2.9ms±0.1ms；T5：4.9ms±0.2ms；T7：7.2ms±0.4ms。这些波形为远场电位，其中 5ms 内的三个波形成分的神经发生源可能为：T1 来自三叉神经节附近；T2 来自三叉神经根近脑干处；T3 来自三叉神经感觉主核或与脑干内其他电场的综合。上述方法记录的 TSEP 波形个体间差异较大，临床实用性较差；改为 C5/C6-Fpz 导联组合（图 8-33b），同样变异较大。

临床检测中，笔者采用 C5/C6-Fpz 导联组合，增加分析时间为 50～100ms 的方式记录 TSEP，应用效果较好，详述如下。

1. 记录方法　主记录电极置于 C6（左侧刺激）、C5（右侧刺激），共用参考电极 Fpz，双侧同时记录（图 8-34）。主记录电极设置依据与肢体 SEP 原理相同——主记录电极置于感觉投射区。扫描速度 5ms/D 或 10ms/D。电极阻抗处理、滤波范围等参照常规 SEP。

2. 刺激电极与刺激方法　TSEP 的刺激技术主要有皮下近神经刺激和皮肤表面刺激两种，前者用针体绝缘、针尖导电的针电极刺入眶下孔、上颌孔、下颌孔作为主刺激电极，参考电极置于主刺激电极附近皮肤，这种方法具有创伤性，特别是用于颜面部不易被接受，一般不作为临床常用方

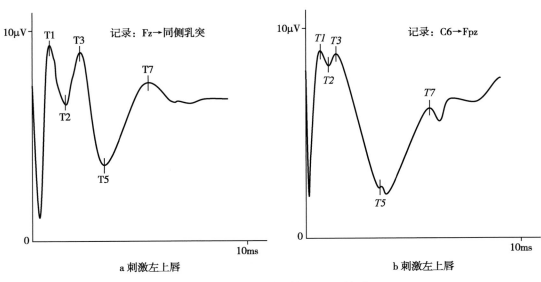

a 刺激左上唇　　　　　　　　　b 刺激左上唇

图 8-33　10ms 分析时间 TSEP 波形

法。表面电极刺激法多为上、下唇分别刺激（分别以 UTSEP、DTSEP 表示），笔者在临床检测中在眉弓上或眶上孔刺激眶上神经也可以引出较好 TSEP 波形（以 STSEP 表示）。如图 8-34 所示。

影响 TSEP 检测成功的最主要因素是刺激技术，因为刺激电极与记录电极距离过近、刺激伪迹过大，会造成 TSEP 波形无法分辨。常规用于肢体神经刺激的鞍状电极、手柄电极不适用于 TSEP 检测；小型鞍状刺激电极（两电极间距约为 15mm，常用于婴幼儿、头面部神经其他项目检测）检测 TSEP 效果较好；笔者使用自制的小双极刺激电极（两电极间距 8～10mm）可大幅度减小刺激伪迹，检测效果更好。

一般设刺激脉宽 0.05～0.1ms，刺激强度约 5～10mA（2～3 倍感觉阈值，最高不超过 30mA），刺激速率 3Hz 左右。刺激前对刺激部位用酒精脱脂，并在每次采集前给刺激电极接触部位湿水。在每一个刺激位置叠加平均 300～500 次。眶上神经刺激，主刺激电极置于眉弓上、眶上神经孔延长线处，参考电极置于其上方；上下唇刺激时，刺激电极两极连线与鼻唇沟垂直，主刺激电极置于距鼻唇沟（或其延长线）15～20mm 处、参考极位于其外侧。

即使使用小刺激电极，有时刺激伪迹也很大，此时可采用以主刺激电极为圆心旋转刺激电极的方法找到刺激伪迹较小方向。若旋转电极无法消除过大的刺激伪迹，可采用交换刺激电极方向的方法，即在预设叠加平均次数完成一半后暂停采集，交换刺激电极极性后完成采集，可有效降低刺激伪迹。

3．关于地线　对于涉及电刺激的临床神经电生理检测项目，一般来讲，将地线（患者与仪器的接地线）置于刺激电极与记录电极之间接近刺激电极的位置是减小刺激伪迹的有效手段，但对于 TSEP 而言这样做有困难，且效果并不明显。笔者尝试将地线分别置于鼻根部、额部、面颊部与置于手腕比较，其他条件相同的情况下，TSEP 的伪迹差异不明显。所以临床检测中，用普通电极夹置于腕部作为地线是一种简便易行的方法。

（三）波形分析

1．TSEP 正常波形　以上述方法刺激、记录可得到 TSEP 典型的正常波形如图 8-34 所示。

2．TSEP 各波形成分说明及可能的神经发生源　与常规 SEP 和其他电生理检测项目一样，TSEP 各波形成分的神经发生源分析是应用的基础。

（1）P3 和 N8：UTSEP 的波形成分中，P3 和 N8

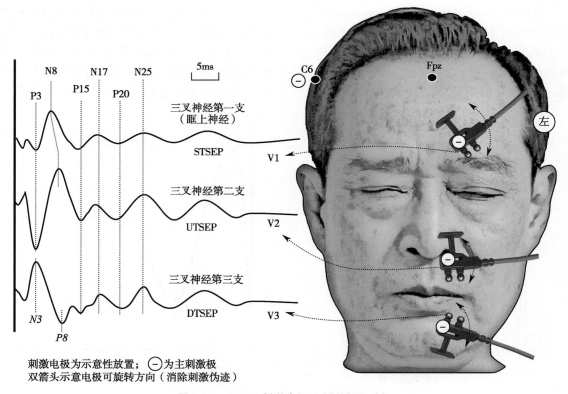

刺激电极为示意性放置；○－为主刺激极
双箭头示意电极可旋转方向（消除刺激伪迹）

图 8-34　TSEP 刺激电极及刺激部位选择

出波最稳定，波幅约为数微伏至十几微伏，偶可见高达数十微伏者；DTSEP 的 N3 恰好与 UTSEP 的 P3 峰谷相反、潜伏期相同，UTSEP 的 P8 与 UTSEP 的 N8 也有此对应关系，二者波形特点可用"针锋相对"形容，是判定 TSEP 正常与否的指标之一。STSEP 的波形多数形态与 DTSEP 相同，波幅较 UTSEP、DTSEP 均高；少部分形态与 UTSEP 相同，但波幅较 UTSEP 略低、较 DTSEP 略高。P3/N8 潜伏期略短于 UTSEP、DTSEP，可能与眶上神经至三叉神经主核的行走路径相对于上（下）唇较短有关。

P3 潜伏期为 2～5ms，可能来自三叉神经主核，其前导的负向波可能源于三叉神经节电位，与图 8-33 中的 T3 或 T5 波形成分同源；常规瞬目反射（BR）检测的波形成分 R1 潜伏期约为 10ms，也间接支持这一推断。

N8 潜伏期为 5～10ms，其神经发生源可能非单一核团结构，推测既有三叉神经主核兴奋后的复极化过程，也有附近结构的综合电位。

以 10～13ms 为界，前后波形相差约一个数量级，P3、N8、P13 之后各成分的波幅在 1～5μV。

（2）P13 和 N15 及后续波形：N8 之后的各波形成分波幅显著降低，约为 P3-N8 的 1/10，为 0.5～3μV，极少有超过 5μV 者。其最大特征是不再具有与刺激部位的相关性，即各部位刺激的波形成分及方向趋同。

P13 潜伏期为 10～13ms，常分化不够明确，可能源于丘脑腹后内侧核。

N15 是在三个部位刺激均分化较为清晰的波形成分，潜伏期为 13～15ms，其后接着为正向波 P20，二者可能为三叉神经刺激的一级皮质原发反应成分，类似于上肢 SEP 的 N20-P25；P20 之后的 N25（部分报道使用 N35）波幅相对于 N15 较高，潜伏期变化范围较大，可能对应于上肢 SEP 的 N35 成分。当以 5～10μV 分辨率（注意不是显示分辨率）采样的 N15～N25 分化不够明确时，提高采样分辨率为 1～2μV、控制好刺激伪迹，常可得到较为清晰的波形（P3-N8 可能被削顶）。部分顶叶占位等小灶性病变，TSEP 表现为 P3-N8 波幅及潜伏期正常、N15 及后续成分不能引出的现象支持 N15 为一级皮质原发反应的推断。但其神经发生源的阐明尚需更多基础及临床研究证据。

3．TSEP 各主要成分正常参考值及异常判断　基于 TSEP 波形成分的复杂性、神经发生源不像常规 SEP 那样清晰，所以 TSEP 波形分析与四肢常规 SEP 的分析方法有不同之处。TSEP 波形分析的要点为：双侧对比、UTSEP/DTSEP 对比、后续波参考。各波形成分正常参考值参见附表 2-29。

（1）P3 和 N8：TSEP 主要观察 P3 和 N8 的波形分化、波幅变化和潜伏期是否延长等。①波形不能引出：在排除技术失误的情况下，三叉神经某一支 P3-N8 波形不能分化是肯定的、最有意义的异常，常提示该支严重受损，临床上应有该支支配区域的感觉异常主诉或体征；单侧或双侧各支 P3-N8 波形均不能明确分化则提示多脑神经受损，常见于系统性神经性疾病；痛性三叉神经病 P3-N8 波形不能分化者少见。②潜伏期异常：正常的 P3-N8 潜伏期变化范围较大，以绝对值判定较为困难，正常参考值表中数值可作为正常高限的参考；双侧对比相同分支的 P3（N3）潜伏期差超过 1.5ms、N8（P8）潜伏期差超过 2.5ms 可作为异常判断的参考指标；同侧三支间某一支 P3（N3）潜伏期相对于其他分支延长超过 1.5ms 亦可判为异常（DTSEP 的 N3 与 UTSEP 的 P3 潜伏期差增大时，即 UTSEP/DTSEP 的"针锋相对"消失）；同侧三支间 N8（P8）潜伏期差以 3ms 为上限。③波幅异常：P3-N8 波幅（P3 波谷至 N8 波峰）绝对值个体差异更大，且易受操作影响，UTSEP 低于 3μV、DTSEP 低于 2μV、STSEP 低于 5μV，应考虑异常。但若出现在无症状受检者，更多可能是操作失误所致；P3-N8 波幅双侧对比是较为敏感的异常指标，通常较对侧相同分支波幅下降 50% 判为异常；同侧比较时，DTSEP 波幅低于 UTSEP 的 1/3 为异常，UTSEP 波幅低于 DTSEP 至少为可疑异常，STSEP 的 P3-N8 波幅变化较大，通常不低于 UTSEP 的 1/2。

（2）N15 及后续波：在 P3-N8 分化变差、波幅显著下降或潜伏期明显异常时，N15 及其后续波通常无法明确辨识；当各支 P3-N8 正常时，若 2～3 支 N15 不能明确分化，其异常则提示脑干 - 丘脑或丘脑 - 皮质通路损害；若仅一支 N15 不能引出，则可能为该支受损或技术原因导致。

像所有电生理检测项目一样，没有"正常值"作为参考无法开展工作，但正常值的获取通常是较为困难、难于精确的，对于 TSEP 而言尤其如此。所以上述异常判断的原则读者可以借鉴，正常参考值和异常判定的具体数值来自文献总结和笔者所在实验室不断修正，在临床工作中也仅为参考数据，切忌机械套用；初学者必须在正常人群中获取足够的检测经验和数据积累后，结合上述数据形成自己的判定标准。

（四）三叉神经诱发电位的临床应用

TSEP 为神经电生理检测的一个特定神经通路功能检测项目，其临床应用同样遵循两条原则：第一，神经通路原则，即 TSEP 主要用于可能的三叉神经通路（自外周至大脑皮质）损害；第二，综合应用的原则，由于神经通路空间位置可能的交叉、重叠，神经损害往往非单一性的，结合其他项目的检测可以更准确判断神经损害的部位、范围，对于部分具有特定损害部位、特定范围的疾病，通过明确定位可起到定性的作用。在此原则指导下，本小节简述 TSEP 应用范围。

1. 三叉神经外周性损害 三叉神经外周段（三叉神经节后纤维）是产生 TSEP 波形的神经冲动必经的第一级结构，其损害达到一定程度必然影响 TSEP 波形。对颜面部外伤是否累及三叉神经以及受累程度的判断，TSEP 具有不可替代的价值；同理，在某些失败的整容手术（包括肉毒毒素注射等）后，TSEP 可作为三叉神经功能评价的参考。怀疑第一支损害必须结合瞬目反射等检测。在判断多发性周围神经病是否累及三叉神经时，TSEP 亦有一定参考价值。

2. 三叉神经痛 三叉神经痛是指出现在三叉神经支配区的一种阵发性剧痛。按病因可分为原发性和继发性两种：原发性三叉神经痛的发病机制尚不清楚，多数认为病变在三叉神经半月节及其感觉神经根内，也可能与小血管畸形、岩骨部位骨质畸形等因素导致对神经的机械性压迫、牵拉以及营养代谢障碍有关；继发性三叉神经痛又称症状性三叉神经痛，常为某一疾病的临床症状之一，如由小脑脑桥角及其邻近部位的肿瘤、炎症、外伤以及三叉神经分支部位的病变所引起。从解剖角度看，三叉神经痛主要来自三叉神经主核外周神经结构。继发性三叉神经痛患者 TSEP 患侧波形异常率远高于原发性；原发性三叉神经痛患侧各波形成分（主要是 P3-N8）的波幅既可以低于健侧，也可能高于健侧，其机制尚未明确。

3. 中枢性损害 三叉神经系统的中枢性损害是指三叉神经核及核以上直至大脑皮质的三叉神经中枢通路受损，主要部位在脑干、大脑半球及皮质。在脑干受损 TSEP 异常时，必须结合瞬目反射、BAEP、常规 SEP 等判断损害范围和程度；半球和皮质局灶性损害时，同样要结合其他项目判断损害范围——可以表现为 TSEP 异常，其他辅助项目都正常。

4. TSEP 应结合应用的项目 在很多实验室，咬肌肌电图检测易被忽略。咬肌由三叉神经运动纤维支配，针极肌电图检测较易进针，对其自发放电和 MUP 的检测可直接反映三叉神经运动核及其外周运动纤维功能，进而间接推测感觉纤维功能。在运动神经元病患者检测中，其异常是脑干运动神经核受累的客观证据。

TSEP 结合 BR 检测可更准确判定三叉神经第一支功能，对 TSEP 结果是很好的补充。

TSEP 结合 BAEP 检测，在三叉神经颅内段和脑干病变（如桥小脑角肿瘤、脑干肿瘤等）时，可根据听觉通路受损程度综合判断损害部位和损害范围。

TSEP 结合面神经传导、面肌肌电图检测，也可为 TSEP 异常的定位提供佐证。

TSEP 提示可能为中枢性损害时，必须加查常规 SEP。

最后需要说明的是，在临床检测中除了主要症状为颜面部感觉异常首选 TSEP 外，其他情况下（如颜面部感觉异常伴肢体感觉运动异常等）往往首选其他项目，当其他项目指示可能病变部位在脑干或者其他项目均正常，TSEP 则为必查项目。

第四节 躯体感觉诱发电位的临床应用

一、躯体感觉诱发电位临床应用的一般原则

（一）躯体感觉诱发电位原理是其临床应用的理论基础

由神经电生理基本原理可知：在 SEP 神经传导通路上发生的病理改变，均有可能引起 SEP 波形的异常。这是 SEP 临床应用应遵循的最基本原则。在这个原则中要点有二，即神经传导通路、病理改变。

1. 神经传导通路 通过对 SEP 原理研究显示，SEPs（指常规 SEP 及其原理相同或相似的各种衍生 EPs 检测）具有神经传导通路清晰、神经发生源明确、波形变异小、不受意识状态的影响、几乎可以检测肢体和躯干所有重要神经等特点，使其成为临床神经电生理检测的最重要项目之一。以下肢常规 SEP 为例，其神经传导通路自内踝胫神

经至大脑纵裂处中央后回的足部感觉皮质，几乎贯穿整个机体，在其通路任何部位发生的病理改变均可反映到SEP波形变化。

2. 病理改变　SEP神经传导通路主要结构是感觉神经元和传导纤维；传导纤维主要结构是轴索和髓鞘，这些结构各有自己的功能。由此可以得到结论，不同结构产生病理变化引起SEP波形的变化有可能不同。就文献报道来看，由SEP波形变化特征分析病理改变类型、精确定位损害部位的研究尚不够深入，本书总结了笔者对这些方面探索的实践经验，期待引起同道们的更多关注、更加深入研究，拓展SEP应用范围、提高SEP的临床诊断价值。

适用于SEP检测的临床疾病其病理改变具有多样性。即使同一种疾病的受检者，由于个体差异、病变部位、病程进展阶段（病理改变程度）等不同，所引起SEP波形变化也可千差万别的。这一点在临床各学科、各种检测项目中都是需要注意的现象。例如多发性硬化症，其局灶性脱髓鞘部位可能发生在中枢神经系统的任何部位，所以其SEP异常形式每个个体可不相同；同一个体的病程进展不同阶段，其SEP异常表现也可能发生变化。

（二）躯体感觉诱发电位主要用于中枢神经系统损害定位诊断

无论周围神经系统，还是中枢神经系统的病理改变只要处于SEP传导通路上，就可能引起SEP波形异常，也就是说SEP既可以应用于周围神经病变检测，也可以用于中枢神经系统病变检测。在临床检测中，由于通过针极肌电图、神经传导相关检测已可明确周围神经损害部位、程度、范围甚至性质等，除因鉴别诊断、合并症判定等需要外，SEP不作为疑诊周围神经病变患者的首选检测项目。

SEP主要用于中枢神经系统功能损害的定位、定性、定程度：SEP对中枢神经系统功能损害精确定位具有不可替代的价值；SEP异常程度亦可作为判定损害程度的可靠依据；SEP可间接判定中枢神经系统损害的性质，但较为困难，通常需结合其他电生理项目、临床表现及影像学等综合分析。例如，当四肢SEP检测出现如图8-35所示的交叉异常时，根据本体感觉通路在延髓薄／楔束核上交叉至对侧的解剖特点，如果以单病灶考虑，则提示延髓病变可能；若按多灶性考虑，多发性硬化也可出现交叉异常。加测双眼PRVEP正常则延髓受累可能性大、异常则可能为多发性硬化谱系病。图8-35为41岁男性延髓占位患者采集到的SEP交叉异常图。

（三）文献报道研究结论的使用

在大量的SEP应用文献报道中，多为"SEP在某种疾病中的异常表现和异常率"的研究结论。这类报道共同特点是通过临床表现、影像学、手术、病理切片等已经明确病理改变部位、性质、程度等，即明确临床诊断后研究其SEP改变形式。这些研究工作为SEP临床应用提供了理论依据和重要的参考方向。临床工作中是通过受检者SEP异常改变形式分析得到病理改变类型、"倒推出"临床诊断，故不能机械套用文献报道。

对于临床确诊患者，例如颅内占位、脊髓占位、脊髓空洞症、多发性硬化症、脑梗死等，SEP检测可反映相应神经传导通路功能受累程度，亦具有不可替代的价值。

（四）结合其他检测项目的必要性

对于大多数患者，单一电生理项目常无法提供准确诊断所需的全部依据，SEP也一样。例如，受检者下肢SEP严重异常，上肢SEP轻度异常，由此可以推断病变在颈段脊髓或者颅内；结合上肢肌肉针极肌电图，如果表现为手内在肌、前臂肌较

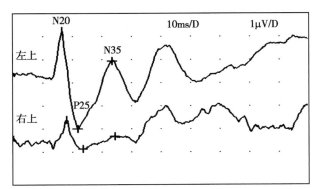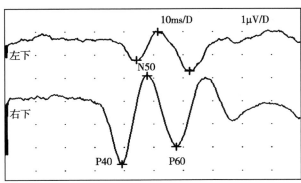

图8-35　一例延髓占位上下肢SEP交叉异常实测波形

多失神经电位、肩周围肌少量或未见失神经电位、其他节段脊神经支配肌未见失神经电位、上肢周围神经传导速度检测基本正常，则可以准确判定损害部位为颈段脊髓；更进一步，如果失神经电位发放频率较大，而 MUP 表现为减少、波幅不增高、时限不增宽，则可能为颈段脊髓占位；如果 SEP 异常相对较轻，肌肉失神经电位相对较少、MUP 明显增大、减少，神经传导速度正常、CMAP 波幅下降，则可能是颈段脊髓空洞症。可见，结合多种神经电生理检测项目，可以做到中枢神经系统损害的定位、定性、定程度。

二、周围神经疾病

（一）概述

对于大多数周围神经原发性疾病，无论是判断损害范围，如单神经、多发单神经、多发性（或称系统性，如 GBS、糖尿病等引起的多发性周围神经病）；还是定位损害部位，如手部尺神经感觉区异常，鉴别腕尺管、肘管综合征、胸廓出口综合征等；抑或判别损害程度，如周围神经外伤及卡压症的完全性、不完全性鉴别；甚至是区分损害性质，如脱髓鞘型、失轴索型或混合型，均可以通过针极肌电图和神经传导检测得出明确诊断，无须行 SEP 检测。将 SEP 用于周围神经病常规检测的做法，源于未将广义肌电图和诱发电位检测作为神经系统功能检测整体应用，即肌电图室和诱发电位室是独立的。

周围神经两种损害情况下 SEP 是必测项目：一是周围神经损害虽已明确，但需判别是否合并中枢神经系统改变；二是周围神经近根处（臂丛、骶丛及髋水平坐骨神经）外伤早期，SEP 可协助判定有无周围性损害及是否合并中枢性损害。

（二）周围神经损害合并中枢神经系统损害

1. 多发性周围神经病和中枢放大作用　以脱髓鞘为主或脱髓鞘并失轴索混合型周围神经损害可导致 SEP 潜伏期延长，而且延长的时间与周围神经传导减慢相"匹配"。分析 N9-N20 和 N8-P40 潜伏期延长匹配性时，应计入 Erb's 点至颈髓或腘窝至骶髓的距离。必要时加测 N13/N19，N13-N20 和 / 或 N19-P40 延长提示合并中枢损害，否则不合并。周围神经非一致性脱髓鞘还可使 N20/P40 及后续波分化变差、波幅下降。周围神经部分性失轴索，因中枢放大作用的存在，对 SEP 波形和潜伏期影响不大。

利用上述原理，可以在明确多发性周围神经损害时判断是否合并中枢神经系统损害。

周围神经轴索大量丧失、髓鞘严重脱失或神经纤维间脱髓鞘程度严重不一致均可使 N8/N9 及 N20/P40 不能明确引出，在此情况下将无法运用 SEP 判定是否合并中枢性损害。

多发性周围神经疾病多为脱髓鞘伴失轴索，周围神经损害程度导致 SEP 异常"匹配"的基本原则为：周围神经轻度损害 SEP 正常或轻度异常；周围神经中度损害 SEP 轻度异常。试图找到一个"普适的"周围神经损害程度与 SEP 异常程度计算公式适用于每个患者、每一种神经损害类型是徒劳的。临床工作中需针对不同患者、不同类型周围神经病个性化分析。通过系统、正规的电生理原理培训和临床实践，合格的电生理医生对某个周围神经病患者个性化判断有无合并中枢性损害是可以做到的。

2. 神经卡压症　周围神经卡压症诊断依赖于针极肌电图和神经传导检测，无须 SEP 检测。正中神经或胫神经卡压症可致常规 SEP 潜伏期延长或其他形式异常，SEP 异常程度判定及是否合并中枢损害与上述多发性周围神经损害基本原则相同。明确为周围神经卡压症，无法完全解释症状、体征时，需进行 SEP 检测；疑诊周围神经卡压症，而神经电生理检测周围神经功能正常时，亦需行 SEP 检测以确认相关症状是否由中枢神经系统损害导致。图 8-36 显示一例颅内占位性病变患者仅表现为手指尖麻木患者的诊断过程。

3. 神经根病　脊神经根性损害是常见病、多发病，其损害早期主要表现为"激惹"症状，并未出现大量神经纤维轴索断裂或者大范围脱髓鞘，因此在中枢放大作用下根性损害一般不会出现 SEP 明显异常。

（三）臂丛外伤早期检测及定位诊断

1. 早期和超早期　在上肢外伤后即刻或者早期（7～10 天内），由于判断神经损伤部位和程度最准确的失神经电位尚未出现、远端神经传导也没有明显减慢，加上外伤疼痛等因素影响受检者配合，常规肌电图常无法早期判断是否有臂丛神经损伤。尤其是合并锁骨骨折、肋骨骨折等的患者，需早期判定是否累及臂丛神经，SEP 检测可在早期提供有无臂丛损伤的证据。

2. 节前节后定位　臂丛神经脊神经节前根性撕脱伤是一种严重的臂丛神经外伤，一旦发生常

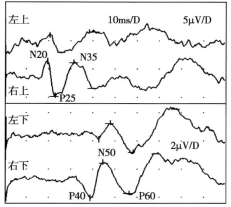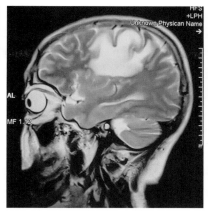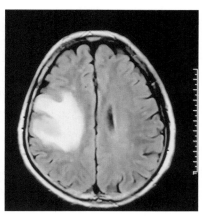

图8-36 手麻电生理定位颅内,MRI证实为肿瘤

意味着患肢功能严重障碍甚至完全丧失。外伤两周后,SEP检测与针极肌电图、神经传导检测联合运用可判定是否为根性撕脱伤,为手术方式选择提供佐证。

(四)下肢近心端神经外伤的早期诊断

骨盆骨折常由车祸伤、挤压伤、坠落伤等造成,往往合并腹腔、盆腔脏器及会阴部损伤,伤情严重常使临床医生忽视神经损伤,待抢救性治疗完成、病情稳定后,神经损伤症状显现,造成被动局面。条件许可的情况下,在第一次手术前行电生理检测对腰丛、骶丛、坐骨神经(腓总神经部、胫神经部)功能进行客观评估,SEP是必查项目之一。

三、脊髓和马尾

(一)概述

脊髓是SEP上行传导通路的必经之路,大多数脊髓疾病均可能累及脊髓后索,从而影响SEP波形,故SEP检测可以用于几乎所有类型脊髓损害性疾病。SEP用于脊髓损害定位(甚至定性)诊断需掌握以下几个要点。

首先,要考虑到SEP传导通路特点——本体感觉通路进入脊髓后,沿同侧薄(楔)束上传,而同侧浅感觉传导束支配对侧躯干或肢体。

其次,要考虑可能的病变部位、范围、类型引起SEP波形变化特征。脊髓病变主要影响SEP传导通路纤维,疾病的初期多为脱髓鞘变,然后随着病变加重继发轴索断裂。

再次,需结合多种EPs检测。常规SEP结合节段性SEP、脊髓SEP、阴茎(阴蒂)SEP等是脊髓损害定位诊断的有效手段。

最后,需结合针极肌电图和神经传导检测。失神经电位在肌肉中节段性分布可反映脊髓前角运动元受损范围,MUP减少、增大虽不如失神经电位敏感,但在脊髓慢性压迫性损害、缓慢生长的脊髓肿瘤等疾病定位中有一定参考价值。脊髓前角受累可致相关运动神经传导检测CMAP波幅下降或消失(MCV"全无现象"),但MCV正常;脊髓病变不累及脊神经节,周围神经SCV、SNAP正常。若出现MCV/SCV减慢或SNAP波幅下降,则提示周围神经损害,或者与脊髓损害合并,或者可作为排除脊髓损害的证据。

(二)脊髓外伤

常见的脊髓外伤原因有车祸、矿难、坠落、跌倒、电击伤等。在横断面上这些外伤造成脊髓损伤通常为"非选择性",即受损节段脊髓横断面各部分灰质、白质受累程度基本相同。SEP检测可直接反映脊髓后索功能,间接反映全脊髓功能。SEP(必要时结合电生理其他项目)应用于脊髓外伤可在术前精确定位损害部位、功能受损程度;术中脊髓功能监护;术后肢体功能恢复的预后评估。

脊髓外伤后早期(24小时内),SEP异常程度与长期肢体功能预估具有较好相关性:SEP异常度越轻、肢体功能恢复越好;反之亦然。对于没有明显影像学结构改变的外伤,例如椎体一过性脱位、自行回复造成的脊髓损害,SEP异常可早期提供脊髓功能受损的重要客观证据。椎体爆裂骨折影像学提示脊髓明显受压,如果SEP基本正常,则预后较好;如果SEP异常,术中或术后SEP明显恢复,则肢体功能恢复较好;如果在术后1个月左右,SEP仍然严重异常,则患者远期肢体功能很难恢复。

(三)脊髓占位性病变

椎管内占位性病变既有髓内肿瘤、髓外肿瘤之分,又有良性、恶性之分等。占位性病可发生在高颈段、颈段、胸段、腰骶段等部位，对脊髓后索或者马尾功能影响可能来自瘤体压迫、肿瘤浸润破坏、炎性水肿等作用。通过影像学等手段确诊的脊髓占位性病变，SEP可提供脊髓功能受损程度等信息；症状性患者或无症状患者偶然情况下由SEP提示损害部位，再经影像学证实占位性病变更凸显SEP诊断价值。脊髓占位性病变SEP异常形式取决于病变的位置、范围、性质、对脊髓损害的部位、程度等，没有固定模式。节段性SEP是胸段脊髓功能损害定位的可靠检测项目。SEP结合针极肌电图和神经传导检测既可使脊髓占位性病变的定位、程度评定更加准确，又可鉴别脊髓损害和周围神经卡压，或者二者为合并症。

（四）脊髓空洞症

脊髓空洞症也可以看作脊髓髓内占位的一种特殊形式，但又具有其特殊性：脊髓空洞症的病理实质是脊髓中央管脑脊液回流受阻，在局部形成中央管膨胀，首先压迫脊髓前/后联合，继而累及脊髓前角、脊髓后索功能。SEP异常程度可作为脊髓空洞症病程进展判定的依据。典型脊髓空洞症好发于脊髓颈膨大下段，手部感觉、运动障碍症状与胸廓出口综合征、腕管并肘管综合征大部分重叠，结合针极肌电图和神经传导检测可予以鉴别。

（五）脊髓脱髓鞘病

常见脱髓鞘病有多发性硬化、脊髓炎、视神经脊髓炎等，慢性病程、病理改变为传导束纤维脱髓鞘，可累及脊髓后索导致SEP异常。脱髓鞘改变可发生在几乎每一个脊髓节段、脱髓鞘形式可单发也可多发，决定SEP异常改变的多样性。较小多灶性改变影像学常为正常，SEP则明显异常，是临床质疑电生理检测结果的常见原因之一。脊髓传导纤维脱髓鞘不累及前角运动神经元，针极肌电图和神经传导检测排除前角损害，间接支持脱髓鞘。

（六）急性脊髓炎

急性脊髓炎指由病毒、细菌等感染所致的急性脊髓损害（不包括脊髓灰质炎），其病理改变特征主要为炎性浸润、水肿压迫等导致的传导纤维脱髓鞘、失轴索及神经元变性。急性脊髓炎早期即可累及脊髓后索导致SEP异常；胸段脊髓为好发部位，节段性SEP可提供损害平面判定证据。针极肌电图和神经传导检测可排除周围神经病，对脊髓损害有间接支持意义。

（七）脊椎间盘突出症与椎管狭窄

各节段的脊椎间盘中央型突出、后纵韧带钙化、黄韧带肥厚等，均可导致脊椎管容积减小、脊髓受压，如果引起SEP异常则说明脊髓受压较为严重，所以在影像学确认的椎间盘突出症（颈椎间盘、腰椎间盘等），SEP异常可以作为可靠的手术指征之一。

在确诊的颈椎间盘、腰椎间盘突出患者中，利用针极肌电图和神经传导检测评估周围神经功能是必不可少的，因为此类患者合并有周围神经卡压症（腕管综合征、肘管综合征、胸廓出口综合征、梨状肌出口综合征等），临床症状常由卡压症引起，贸然进行椎间盘手术，疗效常常不好。

（八）马尾损害

造成马尾损害的常见疾病有腰椎间盘突出、腰椎滑脱、外伤、马尾神经鞘瘤、马尾囊肿、脂肪瘤等。组织学上马尾为脊神经前/后根，脊神经后根神经节前纤维在生长过程中被拉伸，脊神经节仍位于椎间孔内缘。马尾运动纤维（前根）髓鞘为施万细胞，脱髓鞘变可自马尾向下蔓延。马尾所处于的终池容积较大且充满脑脊液，故良性占位性病变对马尾损害较小；腰椎间盘突出对马尾损害较为局限。所以马尾损害时SEP异常程度相对较轻。结合针极肌电图和神经传导检测，失神经电位按神经根支配肌分布、CMAP离散或传导阻滞、严重时胫神经/腓总神经MCV减慢以及SCV和SNAP正常，是典型马尾损害神经电生理异常改变特征。

（九）脊柱侧凸畸形

脊柱侧凸畸形又称脊柱侧弯畸形简称脊柱侧弯，是一组脊柱形态异常疾病的总称。近年来脊柱侧弯矫形术日臻成熟，在临床逐渐推广开来，术前行SEP检测客观评估脊髓功能状况非常重要，术前SEP明显异常者，术后肢体功能障碍发生率将显著增大；术中SEP监护可以有效预防矫形过度导致脊髓损伤；术后SEP随访可防止脊髓迟发损害的发生。

（十）与骶尾部发育有关的疾病

主要有骶段脊髓发育不良、隐性骶裂、骶裂（常伴硬脊膜膨出）、脊髓栓系综合征等，常规SEP结合阴茎（阴蒂）SEP及肌电图可以评估马尾、骶段脊髓受累程度。脊髓发育不良与脊髓栓系综合征均可以引起马蹄内翻足，在进行足部矫形前，应进行电生理检测，如果SEP和肌电图提示有骶尾部神经损害，单纯的足部矫形远期效果则较差，必须同时进行骶尾部手术以解除神经损害的病因。

四、颅内及其他病变

（一）脑干病变

1. 概述　脑干是众多上下行传导束交汇处，本体感觉传导纤维位于其中，脑干病变可致 SEP 异常。薄束核和楔束核（SEP 传导通路第二级神经元）在延髓的位置既有内外之分、又有下上之别，延髓单侧性局灶性病变 SEP 可表现出上下肢左右交叉异常的特征。

第三至第十二对脑神经核团均在脑干，所以对于脑干功能的评价，需 SEP 结合面肌、舌肌、咬肌、胸锁乳突肌等针极肌电图检测、面神经传导速度、瞬目反射、三叉神经诱发电位、脑干听觉诱发电位等检测。

2. 脑干损害常见疾病

（1）桥小脑角肿瘤：主要有听神经瘤、脑膜瘤、胆脂瘤、表皮样囊肿及其他脑神经神经鞘瘤等，对脑干的损害多由占位效应引起，SEP 异常可表现为单侧性（一侧重）。SEP 也是桥小脑角肿瘤摘除术术中监护的必需项目。结合脑干听觉诱发电位等其他电生理检测项目是必须的。

（2）脑干肿瘤：脑干肿瘤主要为胶质细胞瘤，也可见血管网织细胞瘤和转移瘤。由于发生于脑干内部，可以兼有挤压、破坏作用，对 SEP 传导通路影响较为明显，所以 SEP 在肿瘤早期敏感性较高，SEP 也用于该病术中监护。即使是影像学确诊的患者，也需全面的电生理检测判定各神经通路受累程度，为治疗方案选择以及预后评估提供参考。

（3）脑干血管病：主要为出血或缺血引起的脑干病变，包括各种脑干血管病变综合征。综合应用 SEP 及其他电生理检测项目，可对脑干功能受损程度、范围提供较为准确依据，对定位诊断有帮助。

（二）丘脑病变

丘脑腹后外侧核是 SEP 传导通路中最后一级（第三级）中转神经元所在，发生在丘脑的病变如肿瘤（胶质细胞瘤等）、血管病（缺血和出血）等，都会严重影响 SEP 波形分化或潜伏期。

（三）大脑半球病变

SEP 传导通路经丘脑最后一次换元后，呈辐射状走行，逐渐分开，到达大脑皮质中央后回各自感觉区。其解剖特点决定了在半球病变时，四肢 SEP 的异常可以明显"分离"：例如单侧半球病变只引起对侧肢体 SEP 异常；一侧半球局灶性病变，也可以仅引起对侧上肢或下肢异常等。根据这些特点，结合其他电生理项目可早于临床及影像学、较为准确地定位半球病变。

临床常见的半球病变有：各类肿瘤（占位）、各类血管病、脱髓鞘病、半球软化、囊肿、结核球等等。由于病理改变机制不同，引起 SEP 波形异常的类型也就不同。

半球病变常具有隐匿性，在病变早期临床症状、体征不明显，甚至可表现为周围神经损害症状。由于 SEP 的高度敏感性，常可发现临床疑诊的半球病变、甚至影像学不能显现病灶的病变。在临床及影像学确诊的病例中，SEP 可以作为本体感觉通路受损的直接证据，进而间接反映脑功能受损的程度。

（四）皮质病变

SEP 波形主要成分是大脑皮质中央后回一级皮质原发反应，皮质病变所致一级皮质细胞变性、功能障碍、甚至位置改变都可以造成 SEP 波形变化。其变化的最大特征是：上肢 N20-P25、下肢（N37-）P40 波幅下降，后续波波幅正常，各波潜伏期正常范围。但波幅下降的识别较为困难，临床应用时要注意观察。

临床常见的皮质病变有：原发皮质肿瘤、皮质转移瘤、脑膜瘤、蛛网膜下腔病变等。SEP 波形异常形式、异常程度与病理改变部位和程度相关联。SEP 可以定位皮质损害甚至具体损害部位，但不能确定皮质病变性质。临床上首先由 SEP 提供线索，影像学确诊的病例不在少数；已由影像学确诊的病例，SEP 可提供皮质功能受损程度的参考。

（五）皮质功能性异常

皮质功能性异常主要是指皮质"兴奋性异常增高"。部分临床受检者表现为 SEP 波形分化好、潜伏期正常范围、波幅异常增高（下肢 >7μV、上肢 >10μV）。该现象主要出现在癫痫患者和老年性脑改变（脑萎缩、脑功能退化等）患者。

1. 癫痫　有报道以感觉异常为主要症状的癫痫患者有 SEP 波幅异常增高现象。笔者观察了 37 例无影像学病灶、全面发作型癫痫患者 SEP，其中 20 例（54.05%）出现波幅异常增高。

2. 老年性改变　部分老年受检者（60 岁以上）可出现 SEP 波幅异常增高的现象。其机制可能来源于深部皮质对一级皮质调控功能障碍。在影像学排除其他器质性病变，如占位、血管病等，应注意是否有影像学可见的轻度脑萎缩，必要时应进行与认知功能相关的其他检测。

（六）多发性硬化

多发性硬化症临床上并不少见，其病理改变特征为中枢神经系统多灶性脱髓鞘改变，发生部位具有"随机性"，所以其临床表现具有多样性。因为 SEP 传导通路贯穿整个中枢神经系统，受累概率极高，故 SEP 是该病必查项目。部分多发性硬化症患者脱髓鞘变可累及周围神经，所以周围神经传导速度检测是必要的。

脑白质营养不良是指一组不同病因引起的、以脑白质（传导纤维）广泛脱髓鞘为共同病理改变的疾病，分为异染性脑白质营养不良、球形细胞脑白质营养不良、肾上腺脑白质营养不良，部分患者可合并周围神经广泛脱髓鞘改变。SEP 可提供中枢神经系统脱髓鞘佐证，结合周围神经传导检测可证实或排除合并周围神经脱髓鞘。此类患者少见，应结合临床、影像学、生化检测、脑脊液检测、酶学分析甚至基因分析才可以确诊。

同心圆病又称同心圆性硬化症，是发生在脑白质的一种特殊脱髓鞘病变，影像学显示其脱髓鞘病灶呈树木年轮样同心圆改变，可单发，也可多灶性，还可与多发性硬化同时存在。有学者报道长期观察发现同一患者在同心圆病和多发性硬化间相互转化，结合蛋白分析认为同心圆性硬化症就是多发性硬化症的一种特殊表现形式。

（七）昏迷与脑死亡

外伤、中毒、过敏、感染、窒息、溺水、多脏器衰竭、心肺复苏术后缺血缺氧性脑病等均可引起脑功能不同程度受损，严重者可致昏迷、植物状态甚至脑死亡。脑功能障碍发生后神经电生理多项目联合动态检测，1 周内 2～4 次、1 个月内 5～7 次。SEP 皮质电位多次检测变化趋势判断基本原则：均不能明确引出提示预后差；波形逐渐变差提示病情加重；波形分化逐渐变好提示有清醒可能；波形逐渐稳定在 N20-P25（P40）分化好、后续波分化差或呈平直基线，结合 BAEP 和 BR 正常提示患者具备进入植物状态的脑功能条件。

（八）其他疾病

1. 运动神经元病　运动神经元病（MND）是以广泛脊髓前角及脑干运动神经核 α-MN 变性为病理改变的一组疾病，不累及脊髓后索。单纯

MND 患者 SEP 应正常，若 SEP 异常则提示为其他类型中枢性疾病或在 MND 基础上合并其他类型中枢性疾病。

2. 多系统萎缩　多系统萎缩是一种进行性神经系统变性病，因其病理改变几乎累及中枢神经系统的所有部位和所有系统。SEP 作为神经电生理联合应用的必查项目，可提供本体感觉传导通路受累客观证据。

3. 遗传代谢性疾病　在电生理检测中有特征性表现的遗传代谢性疾病主要有：脂质沉积性肌病、线粒体肌病、线粒体脑肌病和糖原沉积性肌病。SEP 检测可证实或排除中枢神经系统损害，是鉴别线粒体脑病和脑肌病的有效手段。

4. 脑炎及脑膜炎　各种脑炎、脑膜炎、脑膜脑炎往往都有急性发病的特点，起病初期的确诊依靠临床及其他实验室检查和影像学等。动态 SEP 检测可作为脑功能受损程度判定、预后评估、治疗效果评价的参考指标。

5. 中毒性脑病　临床常见的中枢神经系统中毒性损害外源性有酒精、有机磷、一氧化碳（煤气）中毒等；内源性有肝性脑病、肾性脑病等。酒精中毒及肝、肾性脑病为慢性脑功能损害，SEP 可反映脑损害程度；有机磷中毒患者早期 SEP 检测对迟发型神经系统损害有预警作用；早期连续监测 SEP 可为一氧化碳中毒昏迷患者的转归提供重要参考指标。

6. 小儿脑性瘫痪　小儿脑性瘫痪又称小儿大脑性瘫痪，简称脑瘫。是在出生一个月内大脑功能受到损害导致以姿势和运动功能障碍为主的综合征。其大脑损害往往不局限于运动皮质，SEP 可以提供本体感觉通路和感觉皮质功能状况，为治疗和预后提供依据。对于影像学无形态改变的患者，SEP 则为必须检测项目。由于受检者低龄且有不自主运动，SEP 检测往往因配合不能而无法进行，必要时可在镇静或麻醉状态下检测。

7. 术中监护　术中神经电生理监护是保障开颅手术、脊柱脊髓手术、显微外科等手术安全和减少术后并发症的有效手段。所有涉及颅脑、脊柱、脊髓的手术，均应术中监测 SEP。

五、关于躯体感觉诱发电位检测方法学的其他研究

在 SEP 研究的过程中，国内外学者探索了各种条件改变对 SEP 的影响，形成了现在临床常用的检测方法；也有出于研究需要，刻意改变检测条件以

研究某些特殊波形成分。根据文献报道，笔者对其中部分方法所涉及的滤波范围、记录位置、波形分析方法等分别进行了专项观察和分析，分述如下。

（一）滤波范围对体感诱发电位波形的影响

不同的滤波范围设置，可改变 SEP 皮质电位的形态。利用较窄的滤波范围（或偏高频或偏低频），是为了观察、研究 SEP 的某些特定成分（见图 7-12）。临床工作中，对于一台新的设备，可以适当调整高频截止、低频截止以使得波形与"标准波形"尽量接近，一旦确定下来，则不可随意改动。而且要经常关注相关参数是否被无意中改动，否则会出现由于滤波范围改变而导致波形变化判为病理性异常的可能。

（二）记录位置改变——体感诱发电位的远场电位

四肢常规 SEP 所记录的主要波形成分由于记录电极距离神经发生源比较近，主要为近场电位。若要研究 SEP 上行通路中延髓薄（楔）束核、丘脑腹后外侧核的第二级、第三级中间神经元突触后电位，则需要记录远场电位；这些电位的记录既要考虑其神经发生源偶极子的方向，也要避开一级皮质原发反应的近场电位，所以就需要改变记录位置。除此之外，有学者又提出远场电位记录到的波形可来自各级传导纤维神经冲动的同步冲动（驻波、驻峰），或神经走行发生几何形变（走行方向发生转折；锋面电位），或神经纤维穿过电导率不同组织的界面电位（接触点电位）等。这些观点尚无统一认识。

在应用远场电位潜伏期时，应注意的基本原理：在 SEP 传入通路上记录的远场电位，其潜伏期一定小于一级皮质原发反应，即上肢小于 N20 潜伏期、下肢小于 P40 潜伏期（更准确地讲应小于 N37 潜伏期或 P40 波下降支起始位置）。记录位置远离神经发生源，容积传导会导致信号衰减，但不会影响信号到达时间——电流的大小可以衰减、速度不会衰减。所以认为 20ms 后某个波形为传入通路某个节点电活动的观点显然违背了最基本的电学和生物学原理。如果确实在一级皮质原发反应后记录到一个波形且可以证明该波形确实来源于 SEP 传导通路对应的某个部位，那么这个波形的介导纤维可能来自较 SEP 介导纤维传导速度更慢的其他感觉传导通路或另有发生机制。

（三）波形处理和分析的展望

SEP 波形采集、处理的方法直接决定检测到的波形是否能够真实反映客观的病理改变；SEP 采集完成后，对波形的识别由最初的第一个主波（如 N20、P40 等）的潜伏期和波幅分析，发展到现在开始关注后续波形分化等。未来应研究精确分析算法、引入人工智能自动分析，减少人工分析误差、提高分析精度，以利于更早期地发现 SEP 传导通路的病理变化。

1. 波形的后处理　SEP 采集信号可由周围环境、受检者配合等带来大量干扰信号，如何有效滤除干扰是诱发电位检测仪必须解决好的问题。

（1）改进的一过性干扰剔除方法：大多数肌电图诱发电位仪的 EPs 检测程序均有干扰自动剔除功能。该功能多采用"阈值法"，即设定一个波幅阈值，一次实时采集中若有超过该阈值的波形出现，则该次采样被剔除、不计入叠加平均数据中，该方法可在一定程度上改善叠加平均后的波形。该方法的缺点是阈值设定不好掌握：设置过低，常发生剔除过多，大幅度增加检测时间；设置过高，则起不到改善波形的作用。

笔者设计了一种改进的干扰排除方法，命名为"功率谱法"。基本原理和方法为：每次实时采集后，不仅存储叠加平均后曲线数据，同时在缓冲区中保留该次采样实时曲线数据；采集结束后，计算每一条实时曲线的功率谱和全部曲线的功率谱平均值（不是叠加平均后曲线的功率谱）；根据平均功率谱设定且可灵活调整最大、最小功率谱范围（相当于带通滤波），剔除掉若干条最小功率谱和最大功率谱的曲线后再进行叠加平均，可大幅度改善图形质量。其中最小功率谱的曲线可能为放大器电路过载，使得采样曲线呈直线状态；最大功率谱则通常来自突发咬牙、吞咽或头部其他动作带来的肌电干扰。也可计算出平均功率谱后，按百分比剔除最大和最小曲线。该方法已在部分设备实现，取得良好降低干扰的效果，对突然的咬牙、吞咽等一过性干扰，波形改善的效果尤其显著（图 8-37）。

（2）SEP 持续性干扰的处理：在临床检测中，常遇到主观不合作或不能配合患者，由于持续咬牙等肌肉动作给皮质电位记录（Cz-Fpz）带来很大干扰。采用 Cz-C4/C3 导联方法记录下肢 SEP，大部分受检者可有效消除干扰，可能的原因是：Cz-C4/C3 导联方式，记录电极和参考电极因为在腱帽的同一个径向上，记录到的干扰波形基本相同，经共模放大后可以相互抵消（图 8-38）。

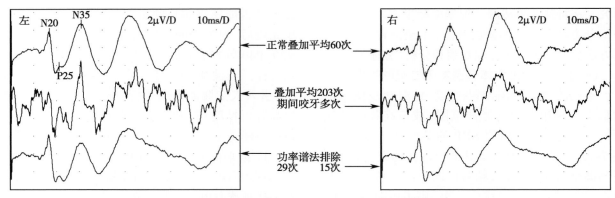

图 8-37 一例上肢 SEP 功率谱法排除干扰的效果

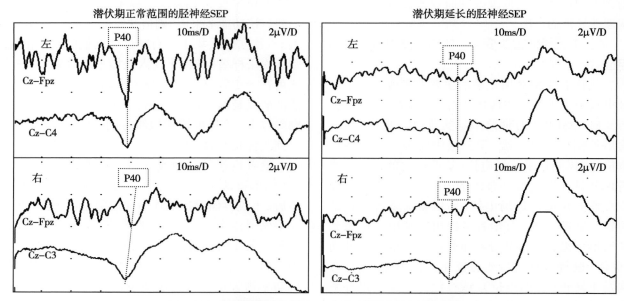

图 8-38 改变导联组合减小下肢 SEP 皮质电位干扰实测

笔者对一组正常成年人进行了头部电极不同组合的下肢 SEP 记录研究，典型结果如图 8-39 所示。与常规（Cz-Fpz）记录比较，Cz-C4/C3、C3-C4 记录的 P40 潜伏期呈逐渐缩短趋势（图中斜虚线所示），根据解剖学、生理学原理结合波形成分分析，各导联组合记录到的 P40 均应为一级皮质原发反应成分，潜伏期变化的机制或与矢量投影有关，或与记录反映被兴奋的神经纤维在皮质投射不同有关（内踝刺激胫神经，兴奋的感觉纤维包括足趾、足底、足跟部、内踝皮肤等），其机制尚需进一步研究。

（3）波形平滑的算法优化：现有肌电图诱发电位仪大多可提供 SEP 波形后期平滑功能（不同设备对此功能的命名不同），该功能是针对已采集完成的曲线进行纯数学处理，对波形干扰改善有限（见图 7-13），若增大平滑参数处理后，尽管波形可以更光洁、美观，但会导致主要波形的波幅明显下降。这显然不够科学，而且可能会由于平滑处理而影响最终判定结果，继而导致诊断错误。

针对普通平滑的缺陷，前述"功率谱排除法"对突发的、短时间干扰排除效果显著。有关该方法的进一步改进，例如自动实时计算、加入脑电背景分析、加入前导波形（指刺激伪迹后、一级皮质电位前的波形）分析等算法尚在试验中。

2. 波形识别及分析的新方法 在上一小节波形处理的基础上，用功率谱分析方法对波峰（谷）的精确识别和对主要波形功率谱分布特性研究，可得到一些新的观察指标，这些新指标是否对轻微的神经损害更为敏感或能更精确定位中枢损害部位等，或可成为 SEP 方法学研究方向之一。当然，这些技术必须有设备程序的支持才可以完成。

综合本章内容，关于 SEP 检测的意义、检测注

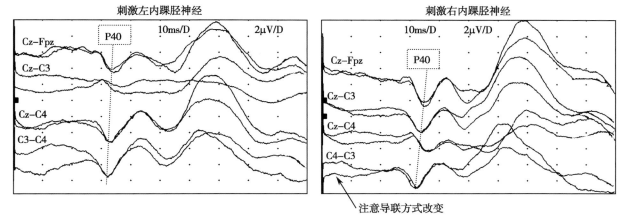

图 8-39　下肢 SEP 不同导联组合实测波形

意事项、波形分析方法及临床应用可小结如下：

躯体感觉诱发电位（SEP）因其具备检测设备成本低廉、操作简便易行、神经发生源明确、个体差异小、重复性好、不受意识状态影响等优势，且可以反映人体几乎所有部位传入神经功能状况，成为临床神经电生理检测最重要项目之一。

临床 SEP 检测的成功依赖于受检者的配合，检测前与受检者良好沟通、检测中对受检者状态的观察十分重要。SEP 程序参数的正确设置是保证采集成功的前提，养成每次采集前确认参数设置正确的习惯十分必要。没有特殊限制情况下，SEP 检测均应采集 2 次以上波形，且多次采集具有较好重合性才能确认采集成功。

传统的 SEP 波形分析主要观察主波（例如上肢 SEP 的 N20、下肢 SEP 的 P40 等）的潜伏期、波幅，二者均有所谓的正常参考值。对正常值的应用切忌死板，要充分考虑到身高、体型、室温、肢体温度等非病理性因素影响。除潜伏期、波幅外，应观察主波及其后续波的分化情况。

SEP 可客观、直接地反映本体感觉通路的功能状况，与肌电图、神经传导速度检测等项目结合，可提供更准确地定位中枢神经系统损害部位；在定位的基础上，深入分析常可提供病理改变类型，例如脱髓鞘、失轴索、神经元损害等；更进一步结合 SEP 波形异常类型及其他电生理项目综合分析，部分患者可以确定某种疾病；SEP 正常是诊断某些疾病的必要条件，所以不能忽视正常 SEP 的临床应用。

第九章

听觉诱发电位

对于听觉系统的生物电研究始于20世纪20年代，但由于技术条件限制未能形成临床可行的检测方法。随着电子技术的发展，至20世纪70年代出现了较为可行的方法。之后随着电子计算机的小型化、微型化为听觉系统电生理检测的普及应用提供了技术保障。历经约20年的应用研究，到20世纪90年代，现代听觉系统电生理检测方法学才基本确定下来。

在听觉电生理检测的研究过程中产生了多种多样的检测方法，有些方法尚不具有临床实用性。本书将重点讨论脑干听觉诱发电位（brainstem auditory evoked potential，BAEP），又称听性脑干反应（auditory brainstem response，ABR）及其作为常规检测项目的临床应用，并初步探讨听觉皮质电位的检测方法和意义，简要介绍耳蜗电位。

听觉电生理检测的应用分听力学应用和神经系统应用两大方面：听力学应用主要是耳科学研究的范畴，且应与其他耳科检测相结合，仅做简要介绍；神经系统应用是将听觉电生理检测作为神经系统损害定位诊断的一个构成部分，是讨论的主要内容。

第一节　人类听觉系统基础知识

听觉是人类两大最重要的特殊感觉之一，是人类认知世界、社会活动、情感交流等的重要"工具"。像学习其他系统电生理功能一样，对于听觉系统的研究同样要从解剖学和生理学入手。

一、声及其传播

（一）声的产生和传播

1. 声的产生　声是一种自然现象，例如人声、动物叫声、风声、雨声、乐器声等。声的本质是声源（产生声的物体）的机械振动，声源振动有振幅大小和振动频率的区别，所以衡量声的最基本物理量是振幅（声的强弱）和频率（声调的高低）。

2. 声的传播　声源的振动需通过介质[如空气、液体（二者合称流体）或固体]以声波的形式向四周传播。声波为小扰动量的机械振动波，波的传递（传播）满足经典的波动方程，为线性波。声波在空气中和大多数液体中传播时，因为流体不能承受切力（与声波传播方向垂直的力），介质的扰动只能在与声波传播一致的方向上，故称为纵波；在固体中，声波既可以纵波传递、也可以横波传递。以横波方式传递时，其传导速度较纵波慢50%～60%。声波的频率与声源的频率相同，声波的振幅随着传播距离增加而衰减，其衰减速度与介质的性质相关。声波的传递过程为能量的传递过程，即声源振动给其周围介质（空气粒子）施加能量，该处空气粒子向远离声源的方向运动，并传递能量给邻近粒子，然后再振荡回原位，即声的能量是通过介质粒子的接力传递出去的，粒子本身并不沿声波传播的方向持续运动。

3. 声的基本物理量　声波传播的空间称为声场，以声场中的某一点为参考，声源初始振动朝向该点的、压迫介质使之"稠密"的，称为密波；相反的称为疏波。虽然介质粒子运动方向与声波传递方向一致，但在声波的图示中一般仍以上下变化的曲线表示声波的振动、自左向右的数轴表示声波传播的方向；借鉴生物电曲线表达向上为负的约定俗成，以向上的波形代表疏波、向下代表密波。

任何波动的形式以正弦曲线为最简单。正弦声波即为纯音，波幅决定音量大小、频率决定音调高低，优质的音叉振动可发出最接近正弦的纯音。自然界的各种声音均为复合振荡波，理论上各种复杂的振荡波形均可由（无穷多的）不同频率的正弦波合成。声波的不同频率组合形成声的特色，使人们可

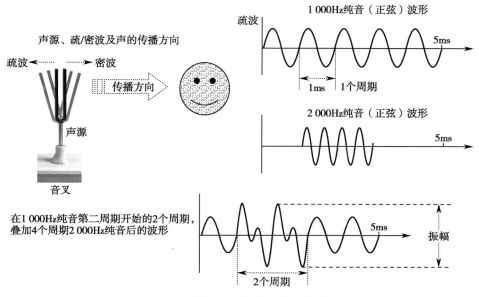

图 9-1 声的产生、传播与基本物理量

以分辨鸟鸣、人声、提琴演奏声等。如图 9-1 所示。

4. 声的频率 在物理学的声学范畴，声与音有严格的区别，但在一般使用中常将二者混用或统称为声音。声音有音调高低之分，高如夏日蝉鸣、低如远方的隆隆雷声。音调的高低由声源振动的频率［每秒钟振动次数即赫兹（Hz）］决定，是声波的频率。自然界声音的频率范围很广，人耳可听到的频率范围在 20～20 000Hz，称为人耳听觉频率范围（听觉频域）。低于 20Hz 的声音称为次声波，次声波对人体有害，人体器官的固有频率（4～8Hz）多在次声范围内，高强度次声可引起器官共振造成损伤；高于 20kHz 的声音称为超声波，超声波对人体无害，可用于探测技术，如临床用的 B 超检查、舰船及潜艇用声呐探测水下鱼群、潜艇的技术等。

在听觉频域内，人耳对 1k～4kHz 声音最为敏感（听敏度最高）、500～1kHz 次之、4kHz 以上更低、500Hz 以下听敏度最低，人讲话的主要频率在 1kHz 以下。

（二）声音的强弱

声源发出的声音有强有弱，从风抚柳叶的沙沙声到电闪雷鸣，从秋虫呢喃到雄狮咆哮，从风扇的嗡嗡声到飞机引擎的轰鸣，声音的强弱差距十分巨大。声音的强弱本质上取决于声源振动的幅度（振幅），振幅越大声音越强、反之亦然。对于每一种声音，以测定声源的振幅来表示声音的强弱显然是不可行的。

在人类生活的自然界，声音主要依靠空气以声波的形式传播。声源的振动给予空气压力、压力波沿空气传导。衡量压力大小的单位为压强，即单位面积所受的压力。声源的振动是双向的，所以声波为疏密波，压强增大、空气变密为密波；压强减小、空气变稀为疏波。声波导致空气压强在大气压基础上的变化范围定义为声压，可作为衡量声音大小的物理量，单位为帕斯卡（可简称为帕），用 Pa 表示（1 帕斯卡＝1 牛顿／平方米，牛顿是力的单位）。声压越大，声音越强；反之，声音越弱。

声压可以用声压计（仪器）精确测量，反映声源振动产生声音的真实大小。但如果将其作为反映人类听觉系统功能有关的物理量，有两个缺陷：第一，人耳能够感受到的最小声压约为 0.000 02（即 2×10^{-5}）Pa，20Pa 的声压即可使人耳感觉疼痛，二者相差为百万倍，而声源振动在空气中的传播与大气压力相关、大气压力又与所处地理位置相关，所以人耳感受到的声压需通过等效一个标准大气压（101 325Pa）来计算，计算过程复杂、数值表述不便，显然用 Pa 为单位计量声音的强弱，理解和使用都不便；第二，由于人的听觉系统存在调节功能，听觉器官的振动与空气中声压大小为非线性关系，随着声压增大（声音强度增加），基底膜振动幅度的增大有对数形式的变化趋势。故需定义其他计量方式为衡量声音强度的物理量。

1. 声压级　声压级(sound pressure level)用符号表示为 SPL,等于声压与参考声压的比值取常用对数后,再乘以 20。SPL 定义的公式:

$$SPL = 20 \times \log(pe/pref)$$

其中 SPL 的单位是 dB(分贝);log 为常用对数;pe 为声压;pref 为参考声压,一般设为 0.000 02(2×10^{-5})Pa,这个数值来自人耳对 1kHz 声音刚能察觉到的声压值(最小感觉声压值,或者称为 1 000Hz 可听阈声压)。如果 pe = pref,即 pe/pref = 1,log(1) = 0,则 SPL = 0dB。由此可见,0dB 就是人耳对于 1kHz 声音刚好可以听到的声音强度。

很多城市都设有环境噪声大小显示牌,白天大多时候噪声都在数十 dB;安静的公园里,微风轻拂树叶的声音约 >10dB;在房间内大声交谈的人声约为 70dB;在安全距离处的飞机引擎声约为 140dB;人耳可分辨的声音强弱变化约为 0.5dB;相差 6dB 的声音人耳感觉到的强弱相差一倍;长时间 120dB 的声音可以使人耳感觉疼痛。可见,使用声压级衡量声音的强弱比直接使用声压值直观、方便很多。

2. 声强级　声强级(sound intensity level)用符号表示为 SIL。声强是与声压对应的直接表达声音强弱的物理量,二者的区别是:声压测量的是单位面积所受压力,即压强;声强测量的是单位面积上的能量密度。声强的计量单位为 W/m²,即瓦特/平方米。声强级等于声强与参考声强的比值取常用对数后,再乘以 10,公式为:

$$SIL = 10 \times \log(I/I_0)$$

其中 SIL 的单位是 dB(分贝);log 为常用对数;I 为声强;I_0 为参考声强,设为人耳 1 000Hz 声强感觉下限 10～12W/m²(对应的声压 2×10^{-5}Pa),使人耳感觉疼痛的声强约为 1W/m²。对应的声强级数值范围为 0～120dB。

3. SPL 和 SIL 的异同及应用　SPL 和 SIL 均为声音强度计量单位、单位均为 dB(分贝)。那么为什么要用不同的物理量表达同一个客观存在?为什么不同的物理量可以用同一个计量单位?二者关系如何?这些问题对非声学专业读者或多或少应该都有困扰。要理解这些问题还是要从声音的本质入手。

声源的机械振动对空气产生压力的同时有能量释放,声音的传播也就是能量的传递。所以声音的强弱既可以用压力相关的参量衡量——声压

级,也可以用能量相关的参量衡量——声强级。二者的关系为公式:

$$SPL = f(P,C) + SIL$$

式中 f(P,C)为随大气压(P)和温度(C)变化的矫正值,在一个标准大气压(海拔高度为零)、25℃时,f(P,C) = 0,即 SPL = SIL。除高原和极寒环境外,f(P,C)也接近于 0,用于非精密声学研究时,可以忽略不计。

临床听觉系统电生理相关检测对刺激声音强度的精度要求属于非精密声学,而且检测环境温度、气压变化不会很大,故可以认为 SPL≈SIL。也就是说,仪器所用声刺激器的强度(dB)计量模式为声压级(SPL)或者声强级(SIL)对于临床应用没有显著影响。

(三)声音的特色

自然界的声音虽然有高低音之分,但都不是单一频率的。各种乐器发出的特定音阶是对应频率最集中的声音,但也是以某个频率为主(音调),伴有其他频率振动"合成"(泛音,决定音质),正是这些伴随频率构成了不同乐器的音色,即声音的特色。其本质上由声源规律性振动的频率决定,常见到的最接近单一频率振动的声源是音叉。由物理学原理可知,任何一种复杂的波形都可以分解为不同频率的正弦波;反之,用特定频率组合的正弦波可以合成特定的复杂波形,熟知的电子琴正是利用此原理合成不同乐器的音色,例如钢琴、风琴、小提琴甚至鼓声等。

(四)噪声与白噪声

从物理学角度来看,噪声为声源振动频率无规律性的声波。自然界的噪声来自多个声源同时发声(频率各不相同),例如熙熙攘攘的公共场所嘈杂的人声、工厂里各种机器同时发出的响声、交通繁忙公路上的汽车声等。在收听无线电广播时,无线电信号被杂波干扰,扬声器发出的即为噪声,与此原理相同,可以人为合成噪声。

自然的噪声往往是有害的(至少引起听觉不快感,进而影响情绪等),人工合成特殊的噪声在听觉系统检测中有独特的功能,即白噪声和白噪声掩蔽。

声为机械振动波,"白"是光的概念,光的本质是电磁波。那么为什么要用属于电磁波的特性来描述机械振动波呢?这就要从"白光"的性质入手。中学物理课有个著名的光学实验——三棱镜实验,如图 9-2 所示。

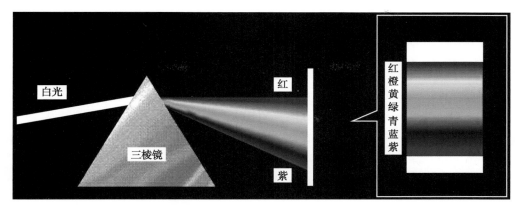

图 9-2 三棱镜实验

光通过两种不同介质的界面时会发生折射。将筷子放入清水中，看到水中的部分与水上的部分不在一条直线上了，这就是生活中最直观的光通过不同介质界面时发生折射的现象。白光经过三棱镜时，发生了两次折射，即空气→玻璃→空气。不同颜色光的波长不同，折射率就不同，投射到三棱镜背后的显示板上成为了红、橙、黄、绿、青、蓝、紫七色光（此外，还有比红色光波长更长的红外光、比紫色光波长更短的紫外光，它们已处于人眼可见光的范围之外），而且七色光中每种颜色光的亮度相同，也就是每个频率范围内的能量密度相同。由于光具有双向传播的特性，所以在可见光频率范围（频域）内功率谱密度均匀分布的七色光合成白光。白噪声的"白"正是借用了白光的这个特性而来，即：白噪声是指功率谱密度在整个频域（一般指人耳的听觉频域）内均匀分布的噪声。

关于白噪声还可以表述为"所有频率具有相同能量密度的随机噪声""在一个较宽的频率范围内，各等带宽频带所含能量相等的噪声"等。

二、听觉器官解剖及生理

（一）人类位听系统的解剖

人耳的特殊解剖结构与生理功能是声波机械能转化为生物电的基础，这个转化过程十分复杂且部分机制并未完全探明。本书主要介绍与神经电生理相关的、已经被研究清楚的部分，且多以模式图和示意图表达以便于理解和记忆。听觉器官的大体解剖结构如图 9-3 所示。

（二）声波在耳蜗中的传播

进入外耳道的声波推（或拉）动鼓膜，依次由位于中耳的锤骨、砧骨、镫骨将声波的振动经卵圆窗（又称前庭窗）传导至耳蜗前庭阶的外淋巴液（内耳）；在内耳中，振动继续沿前庭阶传导、经耳蜗顶部（耳蜗尖）的蜗孔进入鼓阶，最后到达蜗窗将振动波又传回中耳。声波在内耳以行波方式传导，具有方向性、波幅不衰减的特性。声波在空气中的传播速度约为 340m/s，而在液体、固体（包括软组织和骨骼）中传播速度至少是空气传播的 3 倍以上，这就保证了听觉器官对空气中声波的响应不会因内部传导而"滞后"。

（三）声波到神经冲动的转换过程

蜗管的鼓阶面为基底膜，基底膜宽度自蜗管的前庭部至耳蜗尖为 $100\sim500\mu m$。基底膜上有基底膜索条与声波传导方向垂直，索条长度随基底膜宽度变化。不同长度索条对相应频率的声波产生共振导致该处基底膜形变：较低频率的声波引起较宽的基底膜形变；较高频率的声波引起较窄基底膜形变。所以在人耳的听觉频率范围内，最低频率（20Hz）被耳蜗顶部（蜗尖）记录、最高频率（2kHz）被耳蜗底部（前庭部、蜗根部）记录，从耳蜗顶部至底部所记录的频率逐渐由低到高，如图 9-4 所示。

基底膜的形变推动蜗管内附着其上的毛细胞运动。毛细胞为螺旋器的听觉功能细胞，其顶端有静纤毛固定在坚硬的盖膜上，毛细胞运动使静纤毛因盖膜阻挡而弯曲产生机械能，毛细胞将机械能转换为电能，再将电能传递给与其相连的螺旋神经节细胞产生听觉神经冲动，至此完成声波到听觉生物电信号的转换过程。每一个螺旋神经节对应特定的声音频率，其神经冲动由神经节细胞的中枢突传递至耳蜗核。

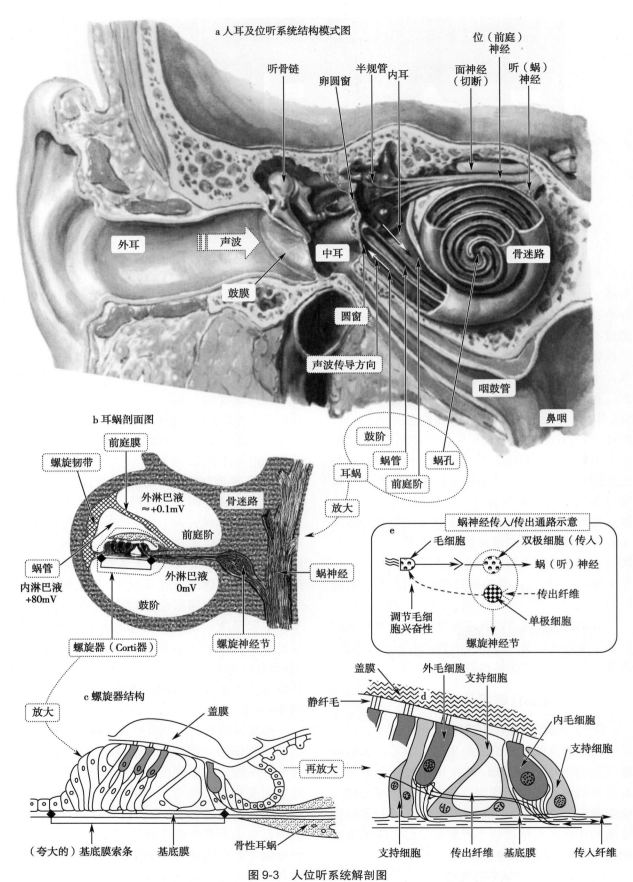

图 9-3　人位听系统解剖图

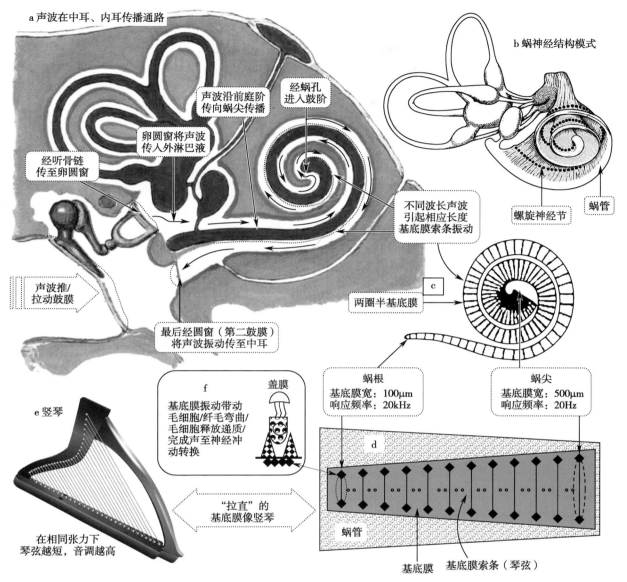

图 9-4 声波在中耳、内耳传播及声电转换示意

（四）听觉神经传导通路

人类听觉系统的神经冲动传导通路如图 9-5 所示，下文中分述各部分功能及特点。

1. 毛细胞　毛细胞分为内外两种，内毛细胞的发生先于外毛细胞。从数量与构成上讲：内毛细胞大约 3 500 个，呈烧瓶状；而外毛细胞较多，可高达 12 000 个，呈圆柱状；外毛细胞对于高频声音及耳毒性药物的敏感性明显高于内毛细胞。在传入和传出神经联系方面，内毛细胞和外毛细胞也有明显的差别：内毛细胞主要与来自螺旋神经节的 I 型双极细胞的传入神经纤维束相联系，这些纤维为厚的有髓神经纤维，它们能够快速地将听觉信息传至中枢。内毛细胞还接受外侧橄榄耳蜗束的细的无髓鞘传出纤维，与内毛细胞下方的传

入树突形成轴 - 树突触，并不与内毛细胞胞体相联系。外毛细胞则主要与螺旋神经节的 II 型双极细胞的传入纤维相联系，还接受内侧橄榄耳蜗束的传出纤维，这些纤维为薄髓或无髓神经纤维，直接与外毛细胞的基底部形成轴 - 体突触，调节外毛细胞的功能。

内、外毛细胞在结构和神经支配上的差异表明两类感受器在听觉的传递过程中作用不同。内毛细胞将外界传来的音波转变为电位活动，将听觉信息以生物电形式传至中枢神经系统，是主要的听觉来源；而外毛细胞的作用可通过直接电紧张相互作用或间接影响基底膜活动来调节内毛细胞对特定频率声的敏感性。这些作用在一定程度上受内侧橄榄耳蜗束的影响。

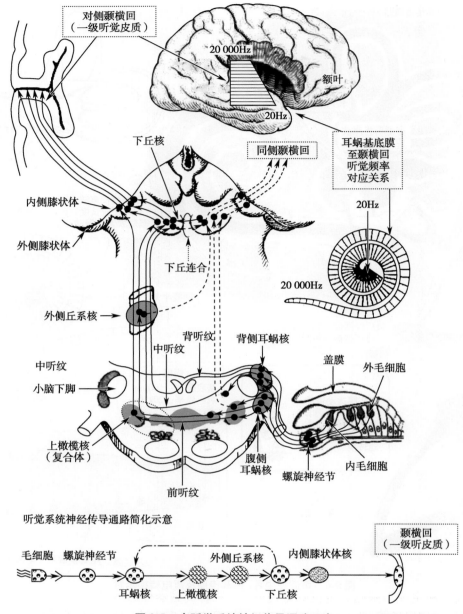

图 9-5 人听觉系统神经传导通路示意

2．螺旋神经节　听觉神经通路的第一级神经元即为螺旋（蜗）神经节内的神经元，螺旋神经节沿耳蜗分布，其中枢端纤维在蜗轴汇集成耳蜗神经根，然后与前庭神经一起穿过内耳道入颅构成听神经颅内段，自小脑下脚后方进入脑干。人的蜗神经节大约含 30 000 个节细胞，由Ⅰ型和Ⅱ型双极细胞组成。Ⅰ型细胞的数量多，占 90%～95%，其周围突分布至内毛细胞；Ⅱ型细胞只占 5%～10%，周围突分布至外毛细胞。Ⅰ型细胞的中枢突和周围突直径较大、有髓鞘，一个内毛细胞可与 10 个Ⅰ型细胞的周围突形成突触联系；而Ⅱ型细胞的突起直径较小、无髓鞘，Ⅱ型细胞在螺旋器内分叉

连接 10 个以上的外毛细胞。

3．耳蜗核　位于延髓中的耳蜗核（蜗神经核）是听觉通路的二级中间神经元，分腹侧核和背侧核。所有来自螺旋神经节细胞的纤维均汇聚到耳蜗核；在耳蜗核中也有与基底膜不同音调对应的区域性分布。一部分蜗神经在背侧核换元（主要来自内毛细胞），另一部分在腹侧核换元（大部来自外毛细胞）。耳蜗核的轴突大部分沿脑干前中后部（分别称前听纹、中听纹、后听纹）交叉至对侧上行、另一部分不交叉沿同侧上行。

4．上橄榄核及外侧丘系　在听觉神经通路上，构成上橄榄核及外侧丘系的神经元不像耳蜗

核那样集中、紧密排列，所接受纤维大部分来自对侧耳蜗核、少部分来自同侧耳蜗核，在此换元并上传。

5. 下丘 下丘接受分别来自耳蜗核、上橄榄核及外侧丘系的纤维（主要为对侧），并在此换元；也有少量纤维仅通过下丘走行而不换元。

6. 内侧膝状体及听皮质 来自下丘及其以下的听觉纤维均要在内侧膝状体核换元，其上行纤维到达颞横回的初始听觉皮质（一级听觉皮质；原始听觉皮质）。

按最多换元次数划分听觉通路的各级中间神经元，第二级（耳蜗核）之后尚有第三级至第六级中间神经元，它们划分和特征如下：第三级神经元构成最为复杂，分别位于上橄榄核、斜方体核、斜方体背核；第四级位于外侧丘系核；第五级下丘（核）；第六级内侧膝状体核。所有来自螺旋神经节的纤维必定进入第二级；所有第二级发出的纤维必定至少在第三、四、五级中换元一次；所有第三、四、五级发出的纤维均汇集于第六级。由上述传导通路可知，所有毛细胞产生的神经冲动均要经4～6级中间神经元传导至颞横回听觉皮质。

7. 听觉交叉 人类听觉系统有与躯体感觉、运动相类似的交叉支配，通过自耳蜗核至下丘的交叉纤维实现。一侧耳蜗核发出的轴突中部分纤维进入同侧上橄榄核并依次传导至同侧颞横回；交叉至对侧上橄榄核、外侧丘系（核）的纤维也有少量再交叉回同侧通路的上一级神经元；两侧下丘核之间亦有少量交叉纤维联络。这是构成人耳定位听觉的解剖学和生理学基础。定位听觉使得人们不止能听到一个音源的音调、声音大小，还可以分辨其相对方位和距离。

上述听觉通路的结构特点是 BAEP 等听觉电生理检测的生物学基础。

（五）听觉的运动（传出）和调节系统

听觉系统的传出冲动可以来源于皮质及各级上行传导通路的中间神经元（例如上橄榄核），沿与上行通路相同的路径经网状结构的中间神经元传导至三叉神经运动核支配鼓膜张肌、至面神经核支配镫骨肌，通过控制二肌的张力可在一定范围内调节卵圆窗的振动幅度。实现了在声源声音（振幅）过大时，避免对耳蜗的过强刺激；还可以提高听觉的灵敏度，以利于听到最细小的声音。同时，肌肉张力的调整也有保护鼓膜的功能。

听觉系统的另一个调节功能是针对螺旋器的，其机制较为复杂。可能是通过调节基底膜张力或者调节毛细胞的转换或者二者兼而有之。此机制使人耳具有"选择性听觉"功能：例如，在嘈杂的背景声中可以专注听到某个特定声音或者某个人的声音。该机制也具有调节听觉灵敏度的功能。

（六）初级听觉皮质与音调的对应关系

如图 9-4 中 b 和 c 所示，人类听觉系统不同频率的声音在耳蜗基底膜和颞横回初级听觉皮质有严格的对应关系（螺旋神经节、耳蜗核也有频率对应分布，图中未画出），在初级听觉皮质分布特征为由外至内对应从低频到高频。这种对应关系与视觉系统视网膜至一级视觉皮质的对应关系类似。

第二节　听觉系统电生理检测技术

一、实验室环境

听觉系统电生理检测的实验室环境除了一般电生理检测所要求的电气环境外，根据应用目的又有自身的特殊要求，主要区别在于环境噪声的控制——隔音室。用于听力学检测的实验室必须有隔音设备，隔音效果达到环境背景噪声小于30dB，如图 9-6 所示。

二、声刺激器

听觉系统电生理检测必须用电声发生器（即声源，简称声刺激器）给予听觉器官声刺激，最常用的声刺激器为扬声器（喇叭）、耳机、气导耳机。三种刺激器外形不同，用途有差异，但其基本工作原理均相同：主要由固定的磁铁、线圈和振动膜构成，当线圈中通入电流，与磁铁相互作用产生洛伦磁力推动与其相连的振动膜运动而发声。

（一）扬声器

扬声器俗称喇叭，早期听觉电生理检测均使用扬声器作为声源。由于其无法实现选择性刺激单侧耳，现代电生理仪器已经很少使用。但在不要求单侧耳刺激时，将扬声器置于 1 米外给声，可以大幅度减小由声刺激器带来的刺激伪迹。

远置扬声器应考虑声传播过程中的延时和衰减。声音在空气中传播速度约为340m/s，传导 1 米有约 0.3ms 延时；声音衰减的计算较为复杂，一般置于 1 米外的扬声器比置于耳边提高刺激强度10～12dB。

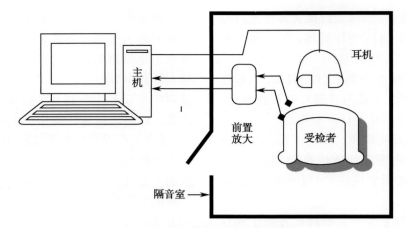

图 9-6 隔音室及检测设备示意

（二）耳机

现代电生理检测的标准声刺激器为耳机，用于听觉电生理检测仪或听力计声刺激器的耳机要求有较宽的频率响应带宽，一般要求对 200～12 000Hz 的振动有良好的线性响应，另外对强度精度、低噪音等亦有要求。临床上常用 TDH39 和 TDH49（二者区别仅在于高低频响应范围的不同）型号系列的专用声学耳机（图 9-7）。对于神经系统功能检测来讲，其他高精度耳机也可用。

（三）气导耳机

在一些特殊情况下，例如婴幼儿、危重症患者、术中监护等，受检者不方便佩戴普通耳机，但又需要选择性刺激单侧耳时，则可用气导耳机给予声刺激。如图 9-7b 所示。

气导耳机使用时应注意气道管的插入不宜过深，气道管不可折弯等。在结果判读时应考虑到气导管长度所带来的声音延迟时间。另外，气导耳机随着气导管的长度加长也会发生声音强度衰减，在使用前要弄清楚仪器是否可以自动补偿。

三、刺激声类型及强度

（一）电脉冲与声

一般周围神经（听觉属于特殊感觉神经系统）的刺激方式——方波电脉冲，是一种最简单且最有效、最可靠的方法。目前所有有效的声刺激方式无论刺激声的频率结构如何，均以方波脉冲形式施加给耳机驱动线圈。与电子电路相同的是，耳机振动膜对驱动线圈中的电流变化也有响应曲线，而且响应速度更慢、所需时间更长，图 9-8 显示一个理论上的方波、耳机实际响应的曲线。这个响应曲线由耳机本身结构和性能决定，这也就是为什么听觉电生理检测要用专用耳机的原因。

1. 上升时间　如图 9-8 显示，a 为方波脉冲，b 为调制在方波中的特定频率声。b 中虚线显示为理想曲线，点画线为耳机振动膜实际振动能曲线，其中 A、B 间为上升时间，上升时间越短，说明耳机越好。上升时间还受外耳道结构及耳机佩戴位置等影响。

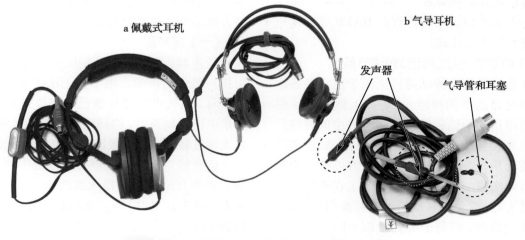

图 9-7 TDH39 佩戴式耳机与气导耳机

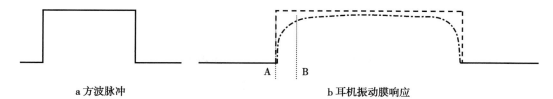

a 方波脉冲　　　　　　　　　　　　　　b 耳机振动膜响应

图 9-8　耳机振动膜响应曲线示意

2.持续时间　声刺激强度维持给予的最大强度的时间为持续时间,有公式:电脉冲时间=上升时间+持续时间。

由此可知,如果要调制一个固定频率的声音在方波脉冲上,脉冲宽度至少应大于声音频率的一个波长加上升时间。这一点也就决定了低频声音不能作为分析时间很短(低于10ms)的听觉检测项目刺激声。

(二)常用刺激声信号

听觉系统电生理检测根据反映听觉通路部位的不同、反映声的频率范围不同等,各项目需要相应的刺激声。

1.短声(click)　将脉宽为0.1ms的方波电脉冲送至耳机(或扬声器),耳机将产生"嗒、嗒"声("哒、哒"声、"喀、喀"声、"喀喇"声),故短声刺激也称为喀喇声刺激。如图9-9所示。

方波脉冲电流引起的振动膜有效振动时间(上升时间+持续时间)约为0.5ms,短的上升时间保证了毛细胞兴奋的同步性;对短声频率的研究显示其功率谱主要分布在2 000～8 000Hz(声强度较小时,主要在2 000～4 000Hz)之间,能量较高的频率恰好处于人耳听觉敏度最高的范围之内,就意味着它可以兴奋足够多的毛细胞。上述两个特点结合就引起了足够强的听神经冲动同步发放,可记录到最清晰的反应波形。所以短声可以高速重复刺激,适用于耳蜗电位、脑干听觉诱发电位(短潜伏时间电位)的研究。

短声可以用于听觉神经通路电生理检测的所有项目。在所有的刺激声类型中,短声的实现在技术上也是最为简便易行的,这恰好体现了"最简单的往往是最有效的"。周围神经电刺激也是最简单的脉冲电流是最有效的,二者的区别是神经刺激是直接施加电脉冲给周围神经,听觉刺激是将"同样的"电脉冲转化为声信号。

短声的缺点是不具有"频率选择性",可以用于不分频段的听觉皮质电位刺激声。不能用于分频段检测听觉系统功能,例如高频听觉障碍、低频听觉障碍等。

2.短纯音　纯音是指单一频率、恒定不变的声,其振动波形为正弦波。音叉振动的声音是最常见的纯音。利用不同频率短时间纯音(短纯音)刺激可以检测听觉系统各频段功能状况,要求刺激声振幅达到设定最大值后,必须维持4个波周期或以上的时限才能保证声的频率特性。

理想的短纯音刺激既要保证"突然出现、突然消失",又要在其出现和消失的过程中不会产生其他频率的声音(图9-10a),用脉冲电流直接带动耳机(或扬声器)振动膜的技术是无法实现的。电路中电流强度瞬间达到纯音最大振幅,其效果就如同短声刺激的方波脉冲电流一样引起耳机振动膜一个复合频率的振动,也就是说会在纯音刺激的前沿引入一个喀喇声。所以短纯音刺激的上升时间和下降时间必定有一个振幅的逐渐变化过程(频率不变;图9-10b)。上升和下降时间以及时限与短纯音的频率相关,表9-1列出典型频率的计算结果。

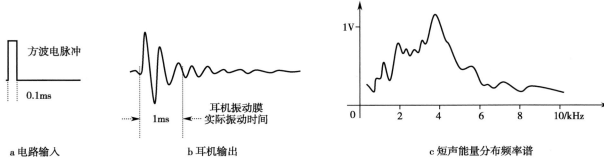

a 电路输入　　　　　　b 耳机输出　　　　　　　　　c 短声能量分布频率谱

图 9-9　短声耳机振动膜响应曲线及能量频率谱

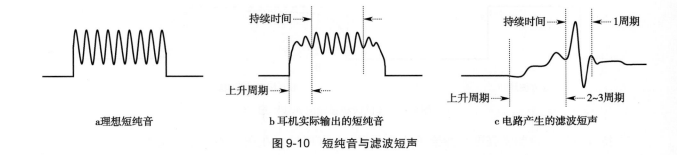

图 9-10　短纯音与滤波短声

表 9-1　不同频率纯音刺激所需时间计算

频率 /Hz	周期 /ms	上升 1 周期 /ms	时限 4 周期 /ms	下降 1 周期 /ms	总时间 /ms
20	50	50	200	50	300
100	10	10	40	10	60
200	5	5	20	5	30
500	2	2	8	2	12
1 000	1	1	4	1	6
2 000	0.5	0.5	2	0.5	3
4 000	0.25	0.25	1	0.25	1.5
8 000	0.125	0.125	0.5	0.125	0.75
12 000	0.083	0.083	0.332	0.083	0.498

由上表看出，要保证刺激短纯音频率特性不发生改变，频率越低所需刺激时间（脉宽）则越长。一般来讲，对于 200～500Hz 低频短纯音，以上升时间和下降时间各≥5ms，总时间≥30ms 作为刺激参数设置。但是刺激脉宽越大（时间越长），则刺激速率越低，所需检测时间就越长。实际工作中，高频率短纯音刺激时可适当地缩短时限（但上升和下降时间不能缩短），以减少检测时间。

短纯音可分频段给声刺激，作为皮质听觉反应（潜伏期较长）的刺激声研究不同频率的听觉功能，但不能用于耳蜗电位和脑干听觉诱发电位的刺激声。

短声和短纯音二者都用"短"形容，但其代表的时间长度（脉宽）相差数百倍：短声脉宽 0.1ms，短纯音为数十毫秒。

3. 短音和滤波短声　既能满足短时限刺激保证神经兴奋的同步性，又能保证频率特性的刺激声为短音（就像上述理想的短纯音）。可实现的、最接近于短音的为滤波短声。短声送入一个特殊的滤波电路，这个电路实现在目标频率的 2～3 个周期内输出声信号由 0 达到最大，之后维持不超过一个周期的时限，然后用 2～3 个周期衰减为 0。如图 9-10c 所示，滤波短声的刺激脉宽也与目标频率有关。

现代听觉检测仪器（包括肌电图 / 诱发电位仪器）一般都可以输出 500～8 000Hz 的滤波短声，用于不同听觉频段的耳蜗电位和脑干听觉诱发电位检测。因为滤波短声有频率选择性，其兴奋的毛细胞数量相对于短声刺激必然减少，记录神经冲动就较为困难，需要更多次的叠加平均，所以一般不作为常规刺激声。必须使用时要灵活调整仪器参数（如刺激频率、采样延时等）以减小刺激伪迹，使记录波形更清晰。

4. 人耳听觉的白噪声掩蔽　在人耳听觉频率范围内的白噪声，听起来为较为明亮的"咝咝"声，持续的白噪声施加给人耳可以大大地降低人耳对周围讲话声、音乐声等的听觉敏度，这个现象称为白噪声掩蔽。日常生活中最接近白噪声的是冷热水龙头混合器发出的声音——当打开水龙头时，尽管水声的强度不大，但会影响人们听清附近的人讲话声音。

当足够强度白噪声施加给人耳时，因为各频率的振动能量相同，耳蜗基底膜从底部到顶部全部被振动使几乎所有毛细胞上的纤毛都达到（或接近）极限弯曲，在此基础上将无法对另外施加的特色声音产生响应，也就无法将其他声音转换为听觉神经冲动。这就是白噪声掩蔽的机制。

利用白噪声掩蔽的原理，可以在测试耳施加

刺激声,另一侧耳给予白噪声掩蔽以达到检测单侧听觉通路功能的目的。

(三)刺激声极性

刺激声的极性也称为相位,缘于声波本身为疏密波的本质,在短声、滤波短声(短音)刺激时,电脉冲使耳机振动膜朝向鼓膜方向运动的称为密波,反之为疏波(短纯音的疏密效应部位明显,第一个周期振幅的方向视为其疏密特性)。疏密波交替变化的方式称为交替给声。

短声的疏、密波改变对脑干听觉诱发电位的各波有影响,常规情况下用疏波,这是因为疏波引出的各反应波波形更清晰、潜伏期更短。一般情况下,也不使用交替给声。

(四)刺激声强度

关于听觉系统电生理原理学习的难点之一就是"刺激声强度"概念,归纳起来对于初学者有以下几方面的困扰:第一,声音强度的计量方式;第二,由计量方式带来的人耳对周围环境声音感受与计量值的"不一致性";第三,仪器刺激声输出强度的计量方式;第四,检测中刺激声强度的使用方式。以下分别介绍。

1. 声音的强度计量与刺激器输出强度 如前所述,一般环境(不考虑大气压力和温度影响)中临床电生理检测时认为1声压级分贝(dB SPL)=1声强级分贝(dB SIL),所以声刺激器的校准方式为SPL还是SIL对临床应用没有影响。大多数临床使用的声刺激器以SPL测定、校准,所以一般用dB SPL表达声刺激器输出强度。

2. 人耳对环境声强度的听觉敏感度 听力级(hearing level,HL)是以人耳可听到的最小刺激声作为0dB的主观听力计量方式,用dB HL表达。在自然环境中,正常人耳不能听到0dB SPL声音,需要测定足够数理(n)正常耳能可到的最小刺激声,计算出平均值作为0dB参考值,用dB nHL表达。对同一个频率的声音不同人听力水平不一样;同一个人对不同频率声音的听力水平也不同。大量数据分析显示,对不同频率声音的平均听力水平如表9-2所示。

dB SPL为绝对值,是HL及下文涉及的其他临床声强度表达方式的基础;dB HL是以SPL为参照的相对值。

3. 临床应用的刺激声强度指标 nHL,与HL(听力级)对应,区别是0dB nHL由各实验室自行采集或者仪器生产厂商提供。多数仪器会标明显示的刺激强度dB值为SPL或者nHL,未标明者一般默认为SPL。部分仪器提供在SPL和nHL之间转换的功能。具有nHL输出功能的仪器,操作者要弄清其0dB值与SPL的换算关系及是否可以人工设置。

SL(sensation level,感觉级)为个性化指标,即针对每个受试者通过反复测试得出其能听到的最小dB SPL值,设为0dB SL。例如,某受试者在短声SPL强度由0增大到35dB时刚好听到,则其0dB SL=35dB SPL,20dB SL=55dB SPL。

peSPL(峰值等效声压级),先测出刚好能听到的刺激声(一般为短声、短音)主要频率和最大振幅,然后以相应频率和振幅的纯音替代测出的声压级。正常人刚能听到的peSPL为30~35dB SPL。peSPL本质上还原了仪器生产时的声音强度校准过程,一般较少使用,直接使用SPL即可。

由上述讨论可见,SPL刺激声强度在仪器生产过程中已经确定,nHL和SL均要以SPL为基准,事实上给予的刺激还是以SPL原理测量的,只不过是改变了不同的0dB标准。在本书后文中,如果没有特别声明,所有的声音强度dB值默认为SPL,例如仅标明"35dB",意即"35dB SPL"。

在听觉电生理研究过程中,因为不同学者的研究理念、研究目的、实验条件等不同,造成了声音强度标准的多样性。多样的声音强度标准主要用于听力学研究,对于神经系统研究并不是必需的。标准的多样性不利于交流。

4. 临床检测的刺激声最大强度限制 临床听力系统检测用的刺激声有:短声、短音、短纯音,无论哪一种刺激声的最大强度均不宜超过120dB

表9-2 不同频率声音的SPL听力水平与HL对应关系

频率/Hz	125	250	500	1 000	1 500	2 000	3 000	4 000	6 000	8 000
SPL dB	45.5	25.5	11.5	7.0	6.5	9.0	10.0	9.5	15.5	13.0
HL dB	0	0	0	0	0	0	0	0	0	0

注:两种计量方式每增加1dB的声音强度增加值相同。例如,对于1 000Hz声音,0dB HL=7.0dB SPL,13dB HL=20dB SPL。表中数据由TDH39耳机、在隔音室中测定。

SPL。因为无论哪个频率的声音，长时间的 120dB 给声都会引起鼓膜不适感甚至疼痛，如果声强度达到 140dB，则可能引起鼓膜疼痛甚至破裂。对于以 nHL 给声的仪器就需要特别注意其 0dB HL 相当于 SPL 的 dB 值，因为 120dB nHL≈140dB SPL。

第三节　脑干听觉诱发电位

一、概述

脑干听觉诱发电位（BAEP），也称为听性脑干反应（ABR），是目前临床最为可靠、实用的听觉神经系统电生理检测方法，为本章应重点掌握的内容。理解本章内容，必须掌握本章第一节关于听觉神经传导通路的内容。BAEP 检测中刺激声类型、强度、极性、重复速率等参数的改变对于波形分化均有影响；不同应用目的的各种参数的使用也不尽相同。为了便于读者条理性阅读，将首先讨论常规的、应用于神经系统功能评价的检测方法，然后再集中讨论各种参数改变对波形的影响以及不同应用目的的参数设置。

二、常规检测方法

（一）实验室条件

临床 BAEP 用于神经系统检测时，声屏蔽室不是必需的，但检测室周围的环境噪声不宜过大（例如靠近交通要道等），一般电气环境较好即可。

（二）受检者准备

受检者通常采取仰卧位，调整枕头至受检者最舒适高度，使得受检者尽量放松头颈部以减少肌肉紧张带来的肌电干扰。部分患者仰卧位无法放松时可采用坐位，在头后部垫舒适的棉垫，如

图 9-11 所示。婴幼儿受检者可服用水合氯醛，必要时由麻醉师协助实施使用肌注或静脉注射镇静剂。

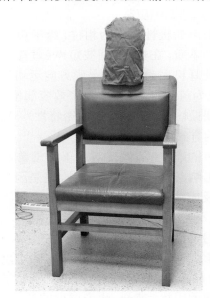

图 9-11　诱发电位用座椅

（三）记录技术

1. 记录部位与导联　采用双耳同时记录，主记录电极置于刺激侧耳垂或乳突（置于乳突或耳垂内侧面利于放置耳机），分别表示为：左侧 A1，右侧 A2。双侧共用参考电极置于 Cz 点，即 A1/A2-Cz 导联法，放大器双导同时记录，导联连接完成后一般不要随意变动。如图 9-12 所示。

2. 记录电极选择　对于成年受检者推荐使用一次性针灸针作为记录电极，优点是安全、可靠、位置准确、阻抗小，缺点是进针时稍有疼痛感。对于婴幼儿，可用导电胶粘电极或者盘状电极＋导电膏＋胶布固定，此两种电极均应在 Cz 位置剃除 20mm×20mm 的头发，剃发要用保险刀片刮胡刀刮干净，不能留"发茬"影响电极接触，然后与双侧

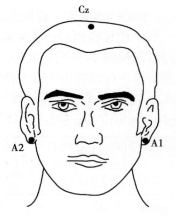
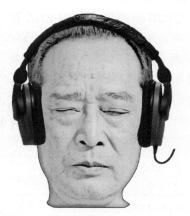

图 9-12　BAEP 记录电极放置及耳机佩戴示意

耳垂（乳突）一起用酒精脱脂。

3．分析时间与滤波范围及陷波　一般情况下，BAEP 分析时间为 10ms（扫描速度 1ms/D，满屏 10 格），低频滤波 100Hz、高频滤波 3 000Hz。不同设备采集到最佳波形的参数设置会有细微差异，更换新设备后可采用不同参数试用、确定最佳设置，一旦确定参数后则不应随意改动。

激活设备的 50Hz 陷波功能有利于消除电源工频干扰带来的基线漂移。

4．灵敏度与放大倍率　由于 BAEP 信号仅有微伏级，如果设备参数设置中有放大倍率设置，通常使用设备的最大放大倍率。实时采集灵敏度可设为 1～5μV/D（与设备特性相关），叠加平均后灵敏度设为 0.5～2μV/D。

5．叠加平均次数及重复采集次数　BAEP 信号大小通常为微伏级，受脑电背景活动（为其数百倍）干扰大，所以所需叠加平均次数更多，一般设为 2 000 次自动停止。采集过程中观察叠加平均后波形实时变化情况，数百次或近千次叠加平均后波形分化已很清晰时可人工干预停止采集，不必等到自动停止。

因为 BAEP 信号微弱，除脑电背景活动外，受肌肉活动的影响更大，且肌肉放电的影响很难通过叠加平均技术消除，所以 BAEP 通常要重复采集 2～4 次，通过观察每次波形的重复性可以确认检测是否成功，并有利于精确分析波形成分。

（四）脑干听觉诱发电位的声刺激技术

1．检测耳刺激声类型　一般用耳机给声，刺激声类型选短声，极性多选择疏波。

2．检测耳刺激声强度　临床上对于以神经系统功能评估为主要目的的 BAEP 检测，刺激声强度采用预估法、单次声强刺激或小范围调整声强再次检测。即在与受检者简单的交谈中，检查者自行评估其听力水平，一般听力者用 95～110dB SPL，老年性听力下降者用 110～118dB SPL。对于用 nHL 计量刺激声强度的设备，要先搞清楚 0dB nHL 的 SPL 分贝数，例如，若 0dB nHL＝20dB SPL，则刺激强度固定在 90～95dB nHL。无论用 SPL 直接计量，还是用 nHL 计量的相对声强度、换算后的 SPL 刺激声强度均不能超过 120dB SPL。

3．声刺激速率　给声速率可在 10～15 次/s，选 11 次/s 或 13 次/s 有利于消除工频（50Hz）干扰，对于给声速率可以设定小数位的设备设置为 11.1、11.3 等数值更好。

4．非检测耳的白噪声掩蔽　刺激耳的对侧耳必须施加白噪声掩蔽，否则刺激声会经颅骨骨导传导给对侧耳，引起对侧听觉神经通路的反应从而影响波形分析。

（五）脑干听觉诱发电位检测参数汇总

BAEP 检测参数设置参见附表 1-10。

三、脑干听觉诱发电位正常波形及神经发生源

（一）波形与命名

现用的大多数诱发电位设备通过参数设置界面可以灵活设定刺激耳，可将两侧耳测定结果显示在同一屏或分别显示。临床检测时，两侧耳分别接两个导联，左耳总是接放大器编号较小的端口。检测顺序推荐采用"先左后右"采集，即首先刺激左耳，采集若干次后刺激右耳，采集同样次数。不同仪器显示界面中显示线号与导联的对应关系不同，操作者需识别的是线号与采集耳的对应关系。典型的显示方式如图 9-13 所示。

以耳垂至颅顶的导联方式记录，在刺激耳一侧记录的波形，约 1.5ms 起呈峰谷交替的"波浪形"7 个峰（负向波），各峰顺序用罗马数字称为"Ⅰ波、Ⅱ波、Ⅲ波、Ⅳ波、Ⅴ波、Ⅵ波、Ⅶ波"，其中Ⅵ波和Ⅶ波分化通常不清晰、潜伏期变异较大，不作为常规观察指标。各波形成分在图中标注或讨论时也可仅用罗马数字表示。有实验室习惯颅顶至耳垂的导联方式记录，则上述波形翻转，各波形成分向下。各种设备的显示界面、线号与刺激记录对应关系均有不同，可通过刺激伪迹大小识别线号对应的刺激耳，刺激侧的伪迹通常较大。

BAEP 采集到的信号微弱、波幅低，故多次采集观察重合性是必要的，特别是在波形分化不好时，多次采集是必要的。然而由于信号微弱、基线漂移等因素，在判定波形重合性时不能要求两次采集波形完全重叠，只要趋势重合即可。如图 9-14 所示。

图中可见，两侧各两次采集均有较好重合趋势，但并不能完全"重叠"。两次采集的波形成分标示为设备自动识别结果，采集完成后需操作者手动调整。

（二）正常脑干听觉诱发电位波形

1．各波形成分的神经发生源　所有神经电生理项目波形的基础是其神经传导通路上的解剖结构——神经发生源；所有神经电生理项目应用分

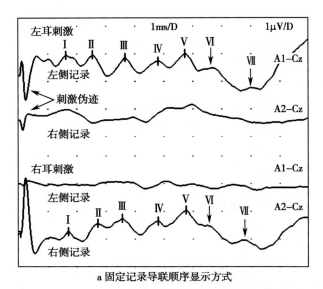

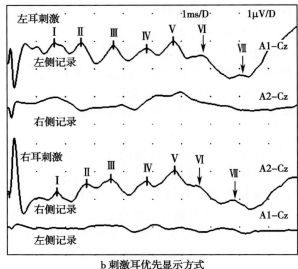

图 9-13 BAEP 两种典型显示方式及波形命名

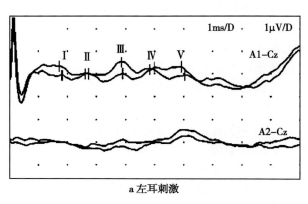

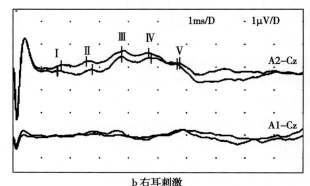

图 9-14 一屏左右侧各连续采集两次

析的最重要依据为其神经发生源。对于 BAEP 神经发生源的研究，前人做了大量工作、有诸多文献报道。由于研究方法等的不同，BAEP 各波神经发生源并未形成完全统一的认识。笔者参照文献报道、依据听觉神经系统的解剖特点、结合笔者所在实验室对于不同患者（桥小脑角肿瘤、脑干肿瘤、小脑肿瘤、脑干外伤、脑干血管病、多发性硬化等）的临床观察及其他研究者的临床观察报道总结出目前较为公认的 BAEP 神经发生源及引出率如下（图 9-15）：

Ⅰ波：来自蜗后听神经或称为听神经近蜗段、听神经颅外段。可能为螺旋神经节神经元动作电位空间整合后的偶极子。因其解剖结构变异小、空间整合好，故引出率可达 100%。耳蜗的特殊结构保证了对不同频率声音响应的毛细胞响应时间一致、传导给蜗后听神经元的时间也一致，即听神经元的兴奋具有同步性，所以Ⅰ波出波稳定。

Ⅱ波：来自听神经近脑段或称为听神经颅内段。可能为听神经颅内走行过程中空间位置发生改变的"锋面电位"，也有学者认为是听神经由脑脊液进入脑干时两种不同"介质"产生的"界面电位"。解剖结构可有变异及受其他因素影响，出现率约为 80%。

Ⅲ波：耳蜗核。为刺激耳同侧耳蜗核神经元胞体的突触后电位，或称为神经元动作电位。解剖结构固定、神经元响应一致，正常出现率为 100%。耳蜗核神经元与蜗后听神经元是一一对应的，每个神经纤维的传导时间也是相同的，保证了耳蜗核兴奋的同步性，所以Ⅲ波出波稳定。有观点认为Ⅲ波主要来自上橄榄核、也有耳蜗核参与，但从上橄榄核并不是一个紧密排列的解剖结构、听觉通路纤维在此有不同的交叉形式等特点来看，似乎耳蜗核更利于产生一个稳定的波形。

Ⅳ波：来自上橄榄核及外侧丘系核。由于神

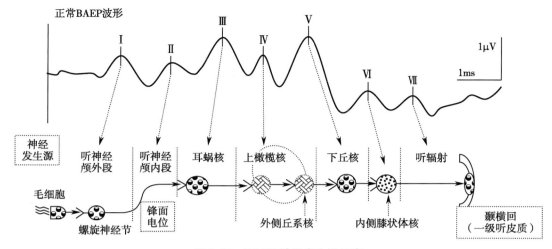

图 9-15 BAEP 神经发生源示意

经核团的分散，神经元动作电位不易整合为一个方向的偶极子，故引出率仅约 47%。在听觉神经通路上，耳蜗核之后按交叉支配原则大部分纤维进入对侧上橄榄核或直接进入对侧外侧丘系核，少部分纤维进入同侧上橄榄核或直接进入同侧外侧丘系核；而且在双侧都有部分纤维经上橄榄核换元后再进入外侧丘系核。耳蜗核后的下一级神经元因解剖结构分散动作电位很难整合在一起，所以Ⅳ波出波不够稳定，在 7 个波中出波率最低，且有变异。

Ⅴ波：来自下丘部的中央核团。中央核团的神经元比较集中，动作电位易整合，正常情况下，Ⅴ波除了出波率高达 100% 外，在由小到大给声时，Ⅴ波为最先出现的成分。在一侧听觉神经通路中，来自上橄榄核和外侧丘系的纤维都要汇合到下丘部的中央核团，分散了的听觉神经冲动在这里又集中，这可能是Ⅴ波最早出现、最为清晰、波幅最高的原因。

Ⅵ波：可能来自内侧膝状体听觉核团。出波率约 63%。

Ⅶ波：可能来自听辐射。出波率约 50%。

正常情况下，在Ⅴ波之后，BAEP 波形有一个深大的、正向的趋势，可以理解其为Ⅴ波的下降支，在下降的过程中，有一个类似于切迹一样的负向成分即为Ⅵ波，之后波形又上升，在上升支上又有一个切迹为Ⅶ波。下丘部中央核团后的听觉神经通路走行在空间上发生很大变化，可能是Ⅴ波后深大正向趋势产生的原因；此后的听觉通路可能由于空间走行、偶极子方向改变等原因导致Ⅵ、Ⅶ波出波不够稳定。临床上，当Ⅴ波之前各波分化不

够明晰的时候，常用"Ⅴ波后有一个深大的正向趋势"的规律来确定Ⅴ波，然后再确定前四个波。

2. BAEP 波形成分辨识 正是基于出波稳定性的原因，临床 BAEP 观察Ⅰ～Ⅴ波。在这 5 个波中，又主要观察Ⅰ、Ⅲ、Ⅴ波的绝对潜伏期（峰潜伏期，PL）及其之间的相对潜伏期（峰间潜伏期，IPL）。

当各波形成分可以辨识时，BAEP 的绝对波幅数值对于病理变化的分析没有特殊意义，但是一侧Ⅴ波波幅相对于Ⅰ～Ⅳ波明显下降且较对侧明显下降时，则是不可忽视的改变，提示其神经发生源可能有损害。

在Ⅰ～Ⅴ波分化较好的情况下，各波识别没有困难：先确定Ⅰ波，然后依次确定其后各波；在分化欠佳时，可先在 5～8ms 找明显高于其他波形成分的确定为Ⅴ波，然后根据"合理的"峰间潜伏期推定出Ⅲ波和Ⅰ波，部分正常人Ⅱ波和Ⅳ波可以引不出。如图 9-16 所示，左耳 BAEP 各波辨识度好直接标记，右耳Ⅰ、Ⅱ、Ⅳ波辨识度较差，先标记清晰的Ⅴ波，然后按辨识度大小依次定出Ⅲ、Ⅱ、Ⅰ、Ⅳ波。

3. 对侧记录波形的解读 临床 BAEP 检测时，笔者推荐双侧同时记录、每一侧均重复采集，所得波形如图 9-17 所示。左耳刺激，A2-Cz 记录到刺激对侧耳波形；右耳刺激，A1-Cz 记录到刺激对侧耳波形。

与刺激耳比较，典型情况下对侧耳记录到的波形缺少了Ⅰ、Ⅱ波（图 9-17b 第一、三线），部分受检者Ⅱ波也可以引出（图 9-17a 第二、四线）。

对侧记录Ⅰ、Ⅱ波不能引出的原因可能有二：

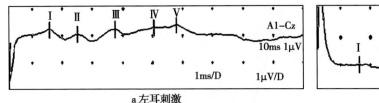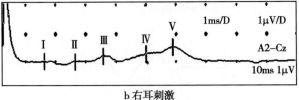

图 9-16　分化欠佳的 BAEP 如何确定各波形成分

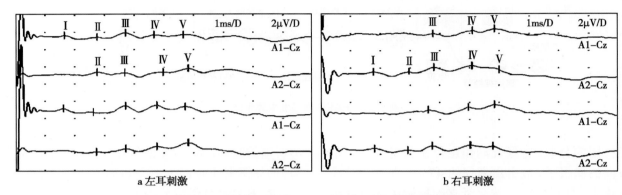

图 9-17　BAEP 波形双侧同时记录的刺激侧和对侧波形

一是Ⅱ波的神经发生源远离记录电极；二是神经发生源形成的偶极子矢量在记录矢量上的投影为"零"。

对侧记录到的Ⅲ～Ⅴ波可能来自两个方面：一方面记录到的是交叉到对侧的听觉通路上与对应神经核团的放电；另一方面可能来自同侧听觉通路相应核团放电偶极子在对侧记录矢量上的投影。关于第一方面，在明确的单侧脑干小梗塞灶、脱髓鞘病等患者中，刺激健侧各波正常，而灶性病变侧记录到的对侧反应异常，说明刺激对侧记录到的 BAEP 波形至少部分反映了听觉交叉通路的功能。

图 9-17a 第二、四线的Ⅱ波分化较为清晰，而刺激侧的Ⅱ波分化相对稍差可能均有某种内在联系，反映矢量投影在对侧较大时、同侧就小一些。

（三）观测指标测量方法及正常参考值

1. 波幅　波幅测量有两种方法，峰顶 - 峰谷法和峰顶 - 基线法（简称峰谷法和基线法）。如图 9-18 所示。

临床操作中，经常会发生基线漂移使其确定较为困难，故推荐使用峰谷法。现代电生理仪器大多有自动或半自动波幅测量功能，使用方法参照设备说明书或咨询厂商工程师以正确测量波幅值。

实际工作中，波幅的大小受很多非病理性因素影响，一般来讲不用波幅的绝对值作为异常判断的标准，关键看波形分化的情况，总体掌握的原则是：在各波波形分化清晰可辨时，Ⅴ波（或Ⅳ-Ⅴ复合波）波幅大于 0.5μV 即可认为正常。

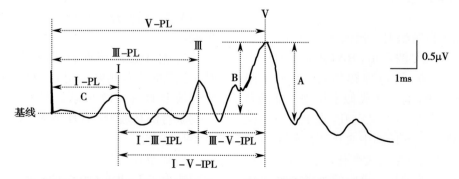

A示峰顶到其后最低（Ⅵ波前）波谷的Ⅴ波波幅；B示峰顶到基线的Ⅴ波波幅。C示波Ⅰ波潜伏期从刺激电脉冲起始点到峰顶。（各波标定方法相同）

图 9-18　BAEP 波幅测量方法，峰谷法、基线法

2．峰潜伏期、峰间潜伏期和双侧潜伏期差 用 PL、IPL、ILD 分别代表峰潜伏期、峰间潜伏期和双侧潜伏期差，临床上观察Ⅰ、Ⅲ、Ⅴ波的各相关指标（含波幅），以Ⅴ波为例，各指标缩写表示为Ⅴ-PL（Ⅴ波潜伏期）、Ⅰ-Ⅴ-IPL（Ⅰ-Ⅴ峰间期，也可简称间期）、Ⅲ-Ⅴ-IPL（Ⅲ-Ⅴ峰间期）。各指标标定方法如图 9-18 所示。

3．正常参考值 为使用方便，BAEP 正常参考值表与其他电生理检测项目均编排在附录 2 中。

需要注意的是，BAEP 各波的峰潜伏期和峰间潜伏期的使用也像其他电生理正常参考值一样，不能机械套用。

（四）波形的正常变异

临床 BAEP 检测中，正常人的波形不总是Ⅰ～Ⅴ每个波都能够清晰分化、独立成峰，主要的变异出现在Ⅳ波和Ⅴ波，表现为图 9-19 的几种类型均认为是正常的。此时相应的观察指标测量方法也就需要调整。

四、脑干听觉诱发电位的影响因素

（一）记录导联

有实验室将上述记录 - 参考电极反向放置，即 Cz-A1、Cz-A2，则采集到的 BAEP 波形将是反向的，如图 9-20 所示。

图中可以看出，反向设置电极仅影响了Ⅰ～Ⅴ各波的方向，对波幅、潜伏期及其他观察指标均无影响。尽管如此，仍推荐使用正向导联法利于相互交流。

（二）刺激声参数

1．刺激声类型与极性 BAEP 刺激声除可以用短声外，也可以用高频短纯音（滤波短声），大多数情况下二者引出的Ⅰ～Ⅴ波没有明显差异，部分受检者滤波短声引出的波幅有下降趋势可能源于兴奋的毛细胞数量减少。故推荐常规使用短声刺激。

关于刺激声极性的影响，文献报道十分不统

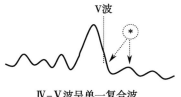

Ⅳ-Ⅴ波呈单一复合波

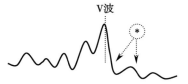

Ⅳ-Ⅴ波分离欠佳，Ⅳ波高于Ⅲ波

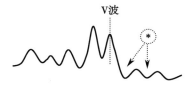

Ⅳ-Ⅴ波分化好，Ⅳ波高于Ⅴ波

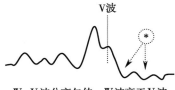

Ⅳ-Ⅴ波分离欠佳，Ⅳ波高于Ⅴ波
Ⅴ波呈下降支切迹

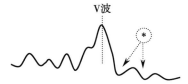

Ⅳ-Ⅴ波分离欠佳，Ⅳ波低于Ⅴ波
Ⅳ波呈上升支切迹

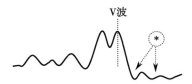

Ⅳ-Ⅴ波分化可，Ⅳ波高于Ⅴ波
Ⅳ-Ⅴ波波幅等高

＊：识别关键为Ⅴ波后明显的下降趋势、及后续出现Ⅵ波和Ⅶ波

图 9-19 临床 BAEP Ⅳ～Ⅴ复合变异形式及测量示意

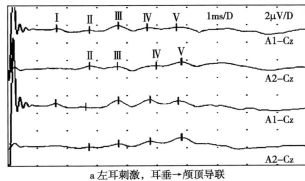

a 左耳刺激，耳垂→颅顶导联

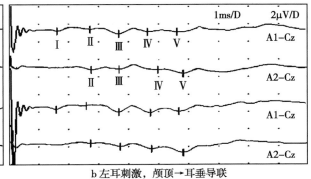

b 左耳刺激，颅顶→耳垂导联

图 9-20 同一耳检测，正 / 反向记录的 BAEP 波形比较

一。一般认为疏波引出的Ⅰ波波幅较高、潜伏期较短；疏密波交替刺激会使BAEP波形分化变差。但也有报道认为三种刺激极性引出的BAEP波形变化没有统计学差异。推荐常规使用疏波短声刺激。

2. 声刺激强度 在合格的声屏蔽室中，正常人耳对短声的主观听阈在30～35dB SPL，BAEP的Ⅴ波反应阈[在8～9ms处可引出明确的负向（向上）波形]为50～55dB SPL，此后随刺激声强度增大，Ⅴ波潜伏期逐渐缩短、Ⅰ～Ⅳ波各成分逐渐显现出来，至主观听阈加60dB（约为95dB），Ⅴ波潜伏期将不再随刺激声强度增大而缩短。但在普通办公环境中，主观听阈、Ⅴ波反应阈和Ⅴ波潜伏期不再缩短的刺激声强，均有一定程度提高。图9-21为一例正常31岁女性，在普通环境中实测的右耳BAEP各波随刺激声强度增加而变化图形。故建议在常规神经系统功能检测应用中，将刺激声强设为110～118dB SPL。

3. 刺激速率 低刺激速率如低于5次/s，BAEP各波分化更为清晰，但由于需要1 000～2 000次叠加平均，会大大延长检测时间；而过高的刺激速率如高于30次/s，可以大幅度缩短检测时间，但会使Ⅰ～Ⅳ波的分化明显变差，仅有Ⅴ波比较清晰，所以高刺激速率可用于听力学检测，一般不用于神经通路检测；可以兼顾波形成分清晰分化和检测时间不至于过长的刺激速率为11～15次/s。

（三）记录参数

1. 扫描速度和分析时间 正常情况下，BAEP主要分析的波形成分均在6ms之内，所以一般采用10ms的总分析时间分10格显示，即扫描速度为1ms/D。通常不会出现Ⅰ～Ⅴ波分化清晰，而Ⅴ波潜伏期超过10ms的情况，即使新生儿检测Ⅴ波潜伏期也在8ms之内。故除非特殊研究需要，一般不采用分析时间为15～20ms（1.5ms/D或2ms/D）的采集方式。

2. 灵敏度和放大倍率 BAEP波形各成分的波幅为1μV级信号，叠加平均后的分辨率应设为0.5～2μV/D。如果因为干扰大，设为3μV还不能清晰显示，则说明采集不成功，一般不宜设为5μV/D或者更低的分辨率（数值越大分辨率越低；部分设备的分辨率分级数值为0.5、1、2、5……）。大多数肌电图诱发电位仪的诱发电位程序中，屏幕显示分为实时采集部分和叠加平均部分两部分，实时采集部分分辨率可设为2～5μV/D，但不可设置比5μV/D更低的分辨率。部分操作者为了实时采集屏幕整洁将分辨率设置很低，比如10μV/D甚至更低，采集完成后再提高分辨率来观察波形，这样做会造成波形畸变、失真。因为现代电生理仪器均为计算机控制，所有的信号显示都是先将模拟信号转化为数字信号，其转化过程要经过"模数转换"，而模数转换器件的精度（bit位数，可以理解为刻度数）是固定的，过低的分辨率会使每一个"刻

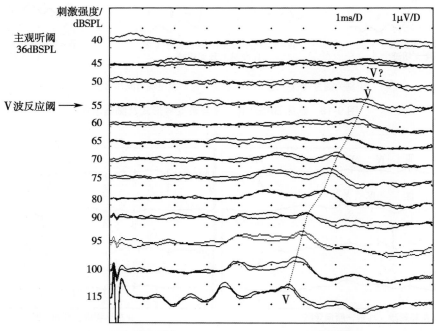

图9-21 刺激声强度从40～115dB SPL变化的BAEP

度"代表的波幅电压值增大，叠加完成后再提高分辨率只能改变显示的"精度"，并不能提高信号本身的分辨率。

需要注意的是，大多数设备不具备用户可设定放大倍率的功能，放大倍率是随着灵敏度设置自动调整的，如果灵敏度设置过低（如设为 10～20μV/D），采集程序将会自动降低放大器的放大倍率。有部分电生理仪器的放大倍率对用户开放，在参数设置界面可以设置放大倍率，此类设备的放大倍率设置在各个程序中均不相同，应与设备维护工程师或者开发工程师沟通，弄清楚 BAEP（及其他程序）的放大倍率应如何设置。

3. 滤波范围　电生理检测的带通滤波范围与扫描速度是相关的，在所有诱发电位项目中，BAEP 扫描速度最快（1ms/D），所以其带通滤波就要偏高频段一些。一般设为低频滤波 100Hz，高频滤波 3 000Hz 或 5 000Hz。低频滤波过低会造成肌电、脑电干扰过大；低频滤波过高则使得 BAEP 波形中低频成分分化不好，主要表现为 V 波后的深大正相波难于辨认，影响 V 波的辨认。高频滤波如果低于 3 000Hz，例如设为 1 000Hz，则会使 BAEP 各波形成分波幅明显下降甚至无法辨识；然而较 5 000Hz 更高的高频滤波并不能使波形分化更好，反而会引入高频噪声干扰。图 9-22 为正常受检者不同带通滤波的 BAEP 波形。

（四）刺激伪迹

临床 BAEP 检测中，虽然用耳机刺激时，刺激电路与记录电极、地线并未有直接（经受检者皮肤传导）通路，但耳机线圈的电流可以通过电磁感应在记录电极上产生电流，从而形成与电刺激类似的刺激伪迹。通过轻微移动耳机（不影响声刺激效果的前提下）、改变记录电极（耳垂或乳突电极）与导线的连接（通常为鳄鱼夹，改变夹子的方向）即

可减小刺激伪迹至不影响波形辨识，若伪迹还是过大则应改变记录电极位置。

五、波形异常的判定及意义

BAEP 波形成分的分化基于其解剖通路，即神经发生源，因此 BAEP 具有出波稳定、个体差异小、不受意识状态影响等特点，是客观评价听觉神经通路功能的有效手段。

（一）技术因素的排除

BAEP 各波形成分波幅为微伏级，是临床电生理各检测项目中最小的。所以对仪器性能、操作准确性要求最高。当 BAEP 波形分化很差或与预期结果差异很大时，首先要想到排除技术失误的因素。以下是常见的技术因素导致波形分化不好的原因及处理方法。

1. 各波均未能明确分化，且多次叠加平均重复性极差　常见的原因是受检者配合不好电极脱落或阻抗过大、阻抗不匹配。BAEP 记录电极位于耳垂或乳突，受咬肌、颈部肌肉紧张的肌电活动影响巨大，应调整枕头高度及舒适度、令受检者在叠加平均期间不可以做咬牙及吞咽动作。

BAEP 检测时，电极连接完成后佩戴耳机过程可能会导致电极脱落或者电极阻抗发生改变。应在叠加平均前再次测阻抗，特别注意阻抗的匹配，即记录电极与参考电极阻抗差不宜过大（例如，两电极阻抗分别为 1kΩ 和 5kΩ 的情况下，采集效果不如同为 6kΩ 的好）。

2. 各波均未能明确分化，但多次采集重复性较好　常见为刺激声输出故障或者声强度显著偏小。耳机经长时间使用后连接导线可能发生金属线短路、虚接，连接端子阻抗过高或者振动膜破裂、积灰等。这些问题都会导致耳机给声减小甚至消失。对于导线、端子的问题，可自行检查、排

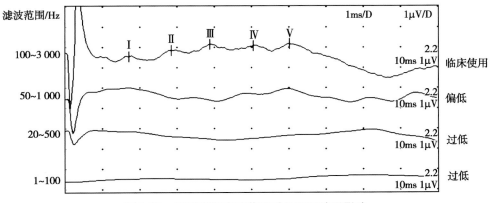

图 9-22　不同带通滤波范围对 BAEP 波形影响

除故障，如果是耳机振动膜故障，则应请厂商处理或者更换耳机。

3．Ⅰ～Ⅳ波均未能明确分化，Ⅴ波潜伏期明显延长，多次采集重复性较好　常见为刺激声强度显著偏小。无意中的刺激声强参数设置错误、耳机声输出故障均可造成此现象。刺激耳外周性病变（蜗性损害）或外耳道阻塞，对侧屏蔽声输出故障也可出现此现象。

（二）波形成分未能引出

在 BAEP 主要观察的波形成分Ⅰ、Ⅲ、Ⅴ波中，任何一个波形成分的"缺失"（或者表述为波形成分未能引出等，例如"Ⅴ波缺失"）是肯定的异常改变。然而，如何判断"缺失"是临床工作中较为困难的技术。

波形成分缺失的判定原则：第一，采集三次或更多未能引出可分辨的波形成分，每次采集不能重复；第二，采集三次或更多，至少两次有可分辨波形成分重复出现，但波幅小于 0.1μV（灵敏度 0.5μV 或更高）。

可判定异常的波形成分缺失有：

1．Ⅰ～Ⅴ波均未能引出（图 9-23a）　必须要排除技术因素。BAEP 检测，Ⅰ～Ⅴ波均未能明确分化是为最严重异常，通常提示：①外耳道阻塞或其他原因引起的严重传声性障碍，导致刺激声不能施加给耳蜗基底膜，不能引起正常的听觉电冲动；②严重的蜗性病变，基底膜、毛细胞等不能对声刺激做出正确响应；③听神经近蜗段严重损害；④脑死亡，必须结合临床及其他检查综合判断，脑死亡 BAEP 各波形成分均不能引出的原因可能与导致

脑死亡的缺血性改变同时致耳蜗供血障碍、功能受损有关。

2．Ⅰ波或Ⅰ、Ⅱ波可引出，其后各波不能引出（图 9-23b）　Ⅱ～Ⅴ波缺失常提示严重的听神经颅内段或脑干损伤；在脑死亡的病例中可见到双侧Ⅱ～Ⅴ波缺失。

3．Ⅰ、Ⅲ波可引出，Ⅴ波或Ⅳ-Ⅴ复合波不能引出（图 9-23c）　Ⅴ波或Ⅳ-Ⅴ复合波缺失通常提示损害部位位于脑干上端或下丘部位。

以上三种波形成分不能引出的形式可作为 BAEP 检测异常的确切指标（即所谓的金标准），其典型图形如图 9-23 所示。

（三）波幅异常

当 BAEP 各波形成分分化较好时，各成分波幅绝对值通常 >0.2μV 或 >0.3μV（灵敏度 0.5μV 或 1μV），但这不意味着可以将波幅异常的绝对值设定为 0.2μV 或 0.3μV，因为影响各波形成分 BAEP 波幅绝对值的因素很多、个体差异也较大。一般不用波幅的绝对值作为 BAEP 异常的衡量指标。

综合报道显示，在确认受检耳听力正常的情况下，Ⅴ波波幅（Vamp）与Ⅰ波波幅（Ⅰamp）的比值是一个较为可靠的异常指标，当 Vamp/Ⅰamp<0.5 时，视为异常。此异常可解释为下丘水平听觉通路发生病理改变，且病理改变程度较Ⅴ波或Ⅳ-Ⅴ复合波不能引出为轻。

（四）潜伏期异常

相对于严重病理改变导致上述波形成分缺失现象而言，临床更多见的情况是在波形分化尚好的前提下，PL、IPL 或 ILD 异常（延长）。而且通常

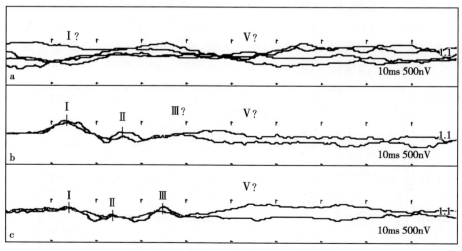

图 9-23　BAEP 波形成分不能引出的三种形式

注：波形成分名称带"?"者表示该波形成分未能明确引出；a.Ⅰ～Ⅴ波均未能引出；b.Ⅰ、Ⅱ波可引出，Ⅲ～Ⅴ波均未能引出；c.Ⅰ～Ⅲ波可引出，Ⅳ、Ⅴ波未能引出。

在病理变化早期、程度较轻的阶段即可以表现出潜伏期各指标异常，临床上常见 BAEP 潜伏期异常而影像学正常的患者，经长期追踪后才发现影像学改变。从早期诊断角度来讲，潜伏期变化的意义更大。在应用潜伏期作为判断指标时，首先遇到的问题就是正常参考标准，专业文献、著作都强调"每个实验室应建立自己的正常参考值及异常标准"，这在临床新开展工作时，几乎是不可能完成的。可先应用厂商提供的仪器 BAEP 正常参考值，如果厂商没有相关数据，可应用相关专著提供的"国人正常参考值"，在临床工作中应注意随时收集正常人数据，有一定积累后结合本实验室数据加以校正或建立完整的本实验室正常参考值及异常标准。以下判定异常的各种方法都是以听力正常为前提的（除了临床明确诊断的皮质聋），临床工作中有听力检测结果最好，没有的话可通过语言交流等方式粗略估计受检者听力状况。

1. **峰潜伏期（PL）异常** 在分析 BAEP 的 PL 时，首先观察Ⅴ波。由 BAEP 检测原理可知，单独的Ⅴ波 PL 延长是可能的；Ⅲ波 PL 延长意味着应伴有Ⅴ波 PL 延长，如果仅有Ⅲ波 PL 延长，Ⅰ、Ⅴ波 PL 不延长，通常是Ⅲ位置确定有误；同理，单独Ⅰ波 PL 延长而不伴有Ⅲ、Ⅴ波 PL 延长，应先考虑是否Ⅰ波定位错误。

对于非严重的中枢性疾病（如昏迷等）患者，依据各波神经发生源，可参照表 9-3 做初步的定位判断。

表 9-3　BAEP 各种波形异常的定位一览表

各波异常形式	对应病理改变部位
Ⅰ、Ⅱ、Ⅲ、Ⅳ、Ⅴ波异常	蜗性、蜗后听神经
Ⅱ、Ⅲ、Ⅳ、Ⅴ波异常	听神经颅内段
Ⅲ、Ⅳ、Ⅴ波异常	耳蜗核（脑干中段）
Ⅳ、Ⅴ波异常	上橄榄核水平
Ⅴ波异常	下丘（脑干上端）

注：Ⅴ波异常意指Ⅰ~Ⅳ均正常，其他异常形式意义相同。

2. **峰间潜伏期（IPL）异常** 正常人 BAEP 各波 IPL 变化范围相对较小，所以在神经系统临床应用中 IPL 有时更为敏感。IPL 有Ⅰ~Ⅲ、Ⅲ~Ⅴ和Ⅰ~Ⅴ三个指标，三者之间的基本关系及与Ⅴ波 PL 变化的基本原则见表 9-4。

3. **IPL 比值** 设 p=IPL（Ⅲ~Ⅴ）/IPL（Ⅰ~Ⅲ）

大量的临床观察及文献报道示，听力正常的人群，IPL（Ⅲ~Ⅴ）总是小于 IPL（Ⅰ~Ⅲ），即 $p \leq 1.0$，若 $p > 1.0$，则提示 IPL（Ⅲ~Ⅴ）相对延长，尽管Ⅴ波 PL 绝对值及 IPL（Ⅲ~Ⅴ）绝对值在正常范围，也可能提示为脑干病变的早期表现。

4. **双侧峰潜伏期差（ILD）异常** 正常人 BAEP 各波 PL 及 IPL 双侧应无明显差异临床观察显示，各指标 ILD 最大不超过 0.2ms，所以一般采取若 ILD 大于 0.4ms 为肯定异常、在 0.2~0.4ms 为可疑或可能异常（即使各波形成分的 PL、IPL 绝对值在正常范围）。这里各波形成分的 PL、IPL 分析也遵循上述绝对值分析的原则，例如Ⅲ波 PL 的 ILD>0.4ms，而Ⅴ波 PL 的 ILD<0.2ms，显然不符合常理，可能意味着Ⅲ波辨识有误或由其他技术原因造成的。ILD 异常的解读与上述 PL 和 IPL 分析相同。

5. **关于Ⅰ波分化欠佳的问题** 由上述讨论可见，Ⅰ波明确分化是分析其后各波 PL 及 IPL 的必要条件。临床检测中，在排除了刺激伪迹等其他技术因素，如果Ⅰ波分化不明确，但后续各波分化较好时，可采用外耳道针电极或银球电极鼓膜环记录，测得耳蜗电图 CAP 的 N1 波潜伏期，以此作为 BAEP 的Ⅰ波潜伏期用来计算 IPL 和 ILD 等指标，此方法较为复杂和费时，实际工作中的可行性较差。笔者的体会是在Ⅲ、Ⅴ波分化较好且潜伏期正常的情况下，通过改变刺激声强度、移动耳机、改变主记录电极方向或位置等方法一般都可以引出可以分辨的Ⅰ波；即使在改变各种技术条件后仍无法引出理想Ⅰ波，也不轻易判定异常，因为正常

表 9-4　BAEP 的 IPL 变化与Ⅴ波 PL 相互关系对应可能的病理改变部位

| 各波 IPL 和Ⅴ波 PL 异常形式 | | | | 病理改变部位或原因 |
Ⅰ~Ⅲ	Ⅲ~Ⅴ	Ⅰ~Ⅴ	Ⅴ波 PL	
延长	延长	延长	延长	听神经及脑干病理改变
延长	正常	延长	延长	听神经病理改变
正常	延长	延长	延长	脑干病理改变
正常	延长	延长	正常	较轻脑干病理改变
延长	正常	正常	正常	Ⅲ波定位错误

的Ⅲ、Ⅴ波必然来自正常的Ⅰ波，不能引出Ⅰ波仍然判定为不可抗拒的技术因素。

（五）波形异常判定的综合使用

以上讨论了各种常见的BAEP波形成分异常形式及其可能的病理改变部位，在临床工作中，BAEP的波形成分异常往往不是单一的变化，对BAEP波形的分析通常要联合应用上述各要点。

在神经系统应用中，特别是BAEP提示听神经颅内段、脑干、下丘改变的，往往还要结合与听觉神经通路可能发生关联的或者邻近神经通路的检测项目，例如瞬目反射、常规SEP、TSEP、面肌肌电图、面神经MCV等可为BAEP改变提供旁证，同时也反映了病理改变的范围，为临床诊断、病情评估、甚至预后提供更充分的依据。

第四节　脑干听觉诱发电位在耳科的应用

一、概述

BAEP因其操作简便易行、结果重复性好、准确可靠等优点成为临床神经系统定位诊断，特别是脑干功能评价的重要手段之一。

BAEP主要反映听觉通路耳蜗至下丘对特定声刺激的响应，故在耳科对听力客观评价，特别是听觉通路起始段病变引起的听力障碍判定有一定价值。听力学应用与神经系统功能评价有所不同。

二、检测技术

（一）听力学检测的环境要求

BAEP用于听力相关测试必须在隔音室［背景噪声<30dB SPL（下同）］中进行。

（二）检测流程

以神经系统应用为主的实验室，因时间所限通常采用预估听力、固定刺激强度一次采集BAEP的检测方法。但对于听力学应用，必须遵循如下完整的BAEP检测流程。

1. 测出主观听阈　正常人的主观听阈约30dB，可以从30dB开始测试受检者是否可听到"喀喇声"，不能听到则以1～3dB为步长逐渐增大声强至能听到的最小声强，记为主观听阈。也可以反过来先给35～40dB的声强以使受检者熟悉"喀喇声"，如果不能听到则以5dB为步长增加至能听到，然后再以1～3dB为步长逐渐减小刺激声直

至听不到"喀喇声"，同样可测出能听到的最小声强为主观听阈。

2. 测Ⅴ波反应阈　确定主观听阈后，在其数值上加30～40dB作为刺激声强、叠加平均1 000次以上，在可测出较长潜伏期（约7ms）的Ⅴ波后，以3～5dB为步长逐渐减小刺激声强，每次采集到的Ⅴ波潜伏期会逐渐延长直至Ⅴ波不能明确分化，上一个能明确引出Ⅴ波的声强即为Ⅴ波反应阈。一般正常人Ⅴ波反应阈约为55dB，测出的Ⅴ波潜伏期为8～9ms；若主观听阈加40dB不能引出明确Ⅴ波，则应再逐渐增大声强，直至在8～9ms出现Ⅴ波，此刺激声强即为Ⅴ波反应阈。

3. 测BAEP的Ⅰ～Ⅴ波　在良好的隔音环境中，主观听阈基础上加60dB测BAEP各波形成分是可靠的，临床操作中也可加65～70dB、总强度最高不超过120dB。

4. BAEP与其他"电测听"的结合　在听力学应用中，分析BAEP检测的结果常需与其他有关听觉系统各节点生物电反应的检测项目结合。

三、脑干听觉诱发电位与听力

在BAEP应用于临床之前，听力检测主要依赖于主观听觉，这就使得对于各种原因纠纷所致的主观听觉"丧失"鉴别没有客观依据。当BAEP出现后，司法鉴定界对其的依赖是可以理解的。然而BAEP用于听力丧失鉴定时，由其原理带来的固有局限性不可忽视。

（一）脑干听觉诱发电位不等于听力

1. 神经发生源的局限性　BAEP反映的是自耳蜗至下丘脑听觉神经系统的功能状况。在临床上，各种形式的BAEP异常均不可以直接解释为听力丧失，即使BAEP的Ⅲ、Ⅴ波不能明确引出也不一定受检者听力完全丧失，这是因为听神经脱髓鞘改变也可以导致Ⅲ、Ⅴ波不能引出，然而受检者的听力是可以存在甚至主观听力是正常的。BAEP正常也不能解读为受检者一定听力正常，这是因为BAEP的最后一个波形成分Ⅴ波来自下丘，对于内侧膝状体、听辐射以及听觉皮质病理改变导致的听力异常，BAEP并不能反映出来。BAEP正常，主诉听力丧失者可结合CAEP（皮质听觉诱发电位，见本章第六节）鉴别，若CAEP异常则支持听力障碍；CAEP正常，主诉听力丧失则可能为"诈病"或其他心因性因素所致。

有实验室将Ⅴ波反应阈称为"客观听阈"，并据

此判定受检者听觉系统的客观听力水平。由V波发生源分析可知，用此指标反映外耳、中耳、内耳直至下丘听觉通路的功能状态具有客观性、可行性，但作为受检者听觉功能（包含了全部的听觉通路和听皮质）的客观评价指标则有不足之处。若用"听阈"表述V波反应阈，称为"脑干客观听阈"更为严谨。脑干客观听阈的称谓也符合脑干听觉诱发电位（BAEP）或听性脑干反应（ABR）名称的内涵。

2. 刺激声频率范围的局限性 对"喀喇声"的频率分析显示，其主要的声音频率范围在2 000～4 000Hz且集中在4 000Hz附近，也有研究显示除4 000Hz之外，还有部分声音频率集中在7 000Hz左右（可能与各自所用耳机或扬声器有关）。人类歌唱的最低音男低音可低至100Hz，最高的女高音可达1 200Hz，生活中语言交谈的音频介于二者之间（300～700Hz）。可见"喀喇声"的频率范围并未包含人声频率。对于低频感音性听力障碍，BAEP检测则没有直接的意义。

BAEP可用短纯音刺激，但由于刺激脉宽（0.1ms）远小于低频刺激声的波长，所以低频短纯音无法实现。而喀喇声本身频率在高频范围，亦无高频短纯音刺激的必要性。

（二）脑干听觉诱发电位在听力障碍鉴定中的应用

虽然BAEP在听力检测中有其固有的局限性，但并不代表其在听力障碍鉴定中毫无用处。因为在涉及司法、劳动能力等鉴定中，多为外耳或耳蜗受损的受检者。例如外耳道出血、鼓膜破裂修补后，主诉听力丧失的受检者，BAEP正常至少可以证明其耳蜗至下丘的通路是正常的（特别是单侧外伤，双侧BAEP完全对称的），则诈病的可能性就很大。结合皮质听觉诱发电位正常，就可以排除器质性病变。

第五节　脑干听觉诱发电位在神经科疾病的应用

一、概述

BAEP的临床应用与其他电生理检测项目应用相同的是，均应建立在神经解剖通路及神经发生源基础之上，均应与解剖结构相邻的其他电生理项目结合应用。BAEP又具有其独特性：耳蜗及蜗后听神经对于机体内外环境改变的耐受性较强，受镇静、麻醉药物影响很小，对缺血、缺氧的耐受性也强于脑干及其上位中枢结构，这使得BAEP可以更好地反映脑干功能改变。

BAEP为功能性检测，反映耳蜗至下丘听觉通路功能状况。典型情况下甚至可以分析出听觉神经系统是以脱髓鞘为主、还是失轴索改变，但并不能直接反映功能受损的原因。对病因的判断要结合其他电生理项目综合分析，并结合影像学检测，如MRI、CT等。由于BAEP具有定位明确、敏感性高、变异小、非侵入式、操作便捷等优点，是怀疑听觉神经系统受损的早期首选检测项目，至少是首选之一。

可导致BAEP异常的神经系统疾病见诸报道的多达数十种。对直接累及听觉神经通路的疾病，其应用价值是显而易见的。但有些疾病如运动神经元病，因其病理改变机制并不累及BAEP的神经通路，对患者进行BAEP检测显然没有实际意义；另有一些罕见病即使有个别报道，显然也不具有普遍性。但从另一个角度，BAEP异常对此类疾病的鉴别诊断或发现合并听觉通路受损具有一定价值。

本章将简要介绍各种可能累及听觉神经通路的神经系统疾病BAEP改变特点，这些疾病通常为常见病、多发病，或是虽不常见但有代表性的疾病。

二、外周性损害

（一）药物耳毒性作用预防与用药监测

目前已知的耳毒性药物有上百种，研究报道较多的为氨基糖苷类抗生素和抗肿瘤药物，前者如万古霉素、庆大霉素、卡拉霉素等，后者主要是顺铂。这些药物对于听力的损害在早期为可逆性的，及早停药不会造成永久性听力障碍，但若长期使用则可能造成不可逆听力损害，甚至听力完全丧失。

耳毒性药物造成的听力损害早期主要表现在高频（4 000～8 000Hz）听力受损，这个频率恰好与BAEP检测的喀喇声频率重合。以往报道也显示BAEP异常对于耳毒性药物造成听力受损敏感性较高、无滞后，是监测耳毒性药物副作用、指导用药的客观、有效、便捷、准确的手段之一。成年人听力障碍可以主观地发现，儿童特别是新生儿、婴幼儿期严重感染患者，其他抗感染药物无效、必须使用万古霉素类或其他潜在耳毒性药物时，BAEP可作为常规监测手段应用。

推荐的 BAEP 耳毒性药物监测方法是：用药前先行 BAEP 检测评估脑干听觉系统功能，BAEP异常者，应慎用或不用耳毒性药物；BAEP 正常则可作为自身正常参考基准。用药 3～7 天后再次BAEP 检测，若明显异常则应及时停药；长期用药者应根据具体情况定期复查 BAEP；治疗结束后1～4 周，再行 BAEP 检测以评估本次治疗对听觉神经系统有无影响。

（二）外周性听神经病

原发性单纯性听神经炎性损害改变较少见。蜗（听）神经可在多种病因导致的多发性周围神经病中受累，例如急性脱髓鞘型多发性周围神经病、糖尿病多发性周围神经病等。在这些疾病中，BAEP 是否异常及异常程度取决于听神经纤维受累（脱髓鞘或脱髓鞘并失轴索）病理改变程度。BAEP 异常，可作为相关疾病侵害范围、病程进展判断的指标之一。

三、占位性病变

CPA 占位、脑干髓内肿瘤及脑干周围组织如小脑肿瘤等，均可直接或间接影响脑干听觉通路引起 BAEP 不同程度异常。听神经瘤是较为常见的 CPA 占位，BAEP 检测常可发现临床下病变，部分患者可在影像学改变前即出现 BAEP 异常。其他性质占位，BAEP 异常可作为判定肿瘤影响范围的指标。

临床上，对于可能影响脑干功能的占位性病变患者，BAEP 检测还应结合面神经、三叉神经支配肌及舌肌肌电图，面神经、三叉神经传导速度检测，还要结合 Blink 反射，必要时结合四肢 SEP、TSEP 检测。只有如此才能全面反映脑干受损的范围和程度。通过确定中枢神经系统损害范围，对于证实或排除占位性病变具有重要参考价值。

（一）听神经瘤

听神经瘤病理性质多为前庭神经髓鞘的施万细胞产生，一般生长较为缓慢。在 MRI 技术出现之前，由于 CT 扫描的分辨率所限，对早期听神经瘤诊断检出率不高。由于 BAEP 检测对听神经病理改变的高度敏感性，所以 BAEP 临床应用中听神经瘤的研究最多。这些研究报道多侧重于 BAEP在听神经瘤中的阳性率，且有学者制定了 BAEP 对听神经瘤的诊断标准。然而无论 BAEP 在听神经

瘤患者中的阳性率有多高，毕竟功能性检测并不能直接反映病因，而 BAEP 异常的原因可以有多种，单靠 BAEP 异常确诊听神经瘤的方法是不可取的，特别是随着 MRI 技术的出现和发展，对听神经瘤的确诊结合 MRI 是必须的。

听神经瘤早期 BAEP 异常形式通常表现为：Ⅰ波大致正常、Ⅲ波和Ⅴ波出波变差和 PL 延长，相应的Ⅰ-Ⅲ-IPL 和Ⅰ-Ⅴ-IPL 延长。肿瘤较大时也可表现为 BAEP 各波均不能明确引出。

虽然 BAEP 并不能最终确诊听神经瘤，但是对于早期患者（多数表现为听力障碍、步态不稳、耳鸣等症状）的发现，仍然具有不可替代的价值。对于仅有 BAEP 异常，电生理其他项目正常（排除了系统性疾病，如 GBS、广泛中枢神经系统脱髓鞘等），应进行 MRI 检测，如果 MRI 正常则定期随诊常在数月后 MRI 可检出病灶（此时 BAEP 异常程度较之前明显加重）；对于确诊的听神经瘤患者，BAEP 更是必查项目，BAEP 的异常程度通常反映了病理改变程度，同时还应结合其他电生理项目了解肿瘤对相关神经传导通路（面神经、三叉神经、本体感觉通路等）的影响程度，这些信息可以为手术方案设计、术中监护方案设计、预后评估提供重要依据。

对于术前 BAEP 检测Ⅴ波尚可分化的听神经瘤（包括其他 CPA）患者，术中 BAEP 监护对术后听力保留意义重大；患者的术后复查也应常规进行 BAEP 检测，与术前、术中对比可作为客观评估患者听力状况的重要参考。

（二）其他桥小脑角肿瘤

除常见的听神经瘤外，发生在桥小脑角区较少见的肿瘤还有脑膜瘤、三叉神经瘤、胆脂瘤、血管母细胞瘤以及转移瘤等。因为此类肿瘤早期并不一定引起听力障碍，所以 BAEP 对于它们的早期诊断价值不大。在这些肿瘤中，除三叉神经瘤早期可以因感觉异常就诊外，常常会在肿瘤占位效应出现以后就诊。当通过影像学等手段确诊后，BAEP 检测可以提供听觉神经系统受累程度的客观证据，为手术方案设计提供依据；术中 BAEP 监测可以有效保护听神经；术后 BAEP 检测是客观评价听神经功能的有效手段。

（三）脑干髓内肿瘤

临床上脑干髓内肿瘤并不少见，它对听觉神经传导通路（以及其他神经传导通路）的影响可以兼有占位压迫效应和肿瘤浸润破坏作用。由于损

害部位在脑干内部，早期的异常通常是Ⅲ、Ⅴ波异常，很少影响Ⅰ波，到肿瘤晚期也可以因为严重的压迫、浸润破坏，或者影响耳蜗供血等原因导致BAEP各波均不能明确引出。总而言之，由脑干髓内肿瘤引起的BAEP异常与脑干血管病、脱髓鞘病等引起的异常，从表现形式上看并无特异性改变，取决于肿瘤压迫、浸润的部位和程度。

对确诊的脑干髓内肿瘤患者，BAEP及其他相关电生理检测项目的运用尤为重要，它们可为患者预后提供重要的参考依据。

四、脑干血管病

脑干血管病的BAEP改变取决于听觉神经通路病损部位、影响范围、进展程度等。BAEP异常形式对于脑干血管病无特异性，但有准确定位价值；对确诊的脑干血管病，BAEP可以提供听觉神经传导通路功能的客观证据。脑干血管病出现BAEP异常时，要结合其他电生理项目以探明病变周围组织（邻近的神经通路）受累的范围和程度。

（一）脑干出血

发生脑干出血性病变时，BAEP传导通路既可受出血导致血供减少的直接影响，也受出血的压迫效应影响，BAEP异常类型及程度与出血部位及出血量相关。少量出血情况下，位置越低（例如耳蜗核、脑桥下部等）则可造成BAEP仅剩Ⅰ波，之后各波均不能引出；位置较高时（例如桥-中脑交界出血），可仅影响Ⅴ波，之前的各波均可正常。出血量较大时，往往伴有其他生命指征的改变，BAEP异常程度可作为脑干受损程度的参考指标。

（二）脑干梗塞

梗塞性病变对组织影响取决于梗塞血管的供血范围。关键的小血管梗塞如小脑前下动脉闭塞，尽管梗塞范围很小，但直接影响脑干供血，BAEP可以严重异常；而闭锁综合征早期，尽管闭塞范围较大（通常为椎动脉）、临床其他症状严重，但因为没有直接影响听觉神经通路，BAEP可以正常。

（三）其他脑干供血障碍

在反复发作的一过性椎动脉供血不足以及椎动脉狭窄、粥样硬化斑块形成等患者中，由于耳蜗对缺血的耐受性较高，通常BAEP的Ⅰ、Ⅲ波正常，Ⅴ-PL和Ⅲ-Ⅴ-IPL延长。

五、中枢神经系统脱髓鞘类疾病

临床上，以中枢神经系统局灶性、多灶性或广泛性脱髓鞘为病理改变的疾病有多种，是否导致BAEP异常取决于脱髓鞘改变是否发生在听觉传导通路上。BAEP传导通路位于中枢部分较短，中枢脱髓鞘病变对听觉通路也无特殊的"亲和性"，所以即使从单纯的概率上来讲，各类脱髓鞘病BAEP的异常率均不会很高。由于病理改变为脱髓鞘，BAEP的异常通常为Ⅴ-PL和Ⅲ-Ⅴ-IPL延长，脱髓鞘较为严重时，由于各纤维的信号不能整合也可以出现Ⅴ波不能明确引出。

（一）多发性硬化

多发性硬化（multiple sclerosis，MS）是神经科临床常见的中枢神经系统疾病之一，临床分类方法多种多样，电生理任何项目在MS中的应用都要抓住其中枢神经系统"随机性"脱髓鞘这个病理改变特征。综合对BAEP在MS表现的研究、报道可见，主要集中在研究MS的BAEP异常率、病程与异常率的关系、确诊价值以及如何提高阳性率等。笔者回顾所在实验室近20年临床确诊MS患者BAEP资料，发现异常率不足30%，认为较为符合MS病理机制。BAEP对于MS患者应用有如下特点：

第一，BAEP异常不是MS患者的特异指标，也不是必然指标。即单纯的BAEP异常，在没有其他临床、影像学支持下，不首先考虑MS；临床确诊的MS，BAEP可以正常。

第二，在无临床主观听力障碍的MS患者中，BAEP的敏感性有助于发现亚临床病灶。

第三，BAEP异常可以作为MS病理改变范围较为广泛的指标之一，而更广泛的病灶可能提示预后较差。

（二）脑白质营养不良

脑白质营养不良是以中枢神经系统广泛脱髓鞘变为病理改变特点的一类疾病，最常见的类型是异染性脑白质营养不良。该病BAEP异常率较高，可作为累及听觉神经通路的证据，结合其他电生理检测项目尤为重要。

（三）脑桥中央髓鞘溶解症

该病主要病理表现为脑桥部位神经纤维髓鞘溶解，而轴索、胞核保存相对完整。多见于慢性酒精中毒（可视为酒精性脑病的一种），主要临床表现为进行性四肢瘫痪，甚至出现类似闭锁综合征表现。报道显示该病BAEP异常率高，有别于其他原因引起的类似症状的鉴别诊断，但是由于BAEP的非特异性，脑桥中央髓鞘溶解症的确诊还是应该结合临床及影像学，并全面检测各相关电生理项目。

六、感染性疾病

感染性疾病的 BAEP 改变，从艾滋病（获得性免疫缺陷综合征）到各种脑炎、脑膜炎及全脑炎，甚至朊蛋白病（克雅氏病等）均有报道，总体来看 BAEP 对于这些疾病的诊断均无特异性，但对于疾病进展中脑干功能受损的程度判定具有一定价值。

七、新生儿缺血缺氧性脑病

临床上，新生儿缺血缺氧性脑病并不少见，BAEP 除可作为患儿脑干功能评价的客观指标外，也可以动态观察，一定程度上反映全脑功能及估计预后。

八、遗传病和代谢病

（一）糖尿病性周围神经病

继发周围神经病是糖尿病患者主要并发症之一，也是影响患者生活质量的主要原因。糖尿病性周围神经病累及听神经时，听神经脱髓鞘变导致 BAEP 的Ⅲ、Ⅴ波 PL 延长、Ⅰ波 PL 改变不明显，相应地Ⅰ～Ⅲ、Ⅰ～Ⅴ IPL 延长。糖尿病患者的 BAEP 异常在排除其他因素之后，提示多脑神经受累，周围神经损害程度较重、预后较差。

（二）遗传性运动感觉神经病

该病为少见病，有脱髓鞘型和失轴索型等分型，均可引起 BAEP 的相应改变。然而 BAEP 的异常既不能作为该病确诊的依据，也不能说明疾病的程度。

（三）肝脑变性病

为罕见病，其诊断依赖于临床及基因分析等手段，BAEP 仅提供听觉神经通路受损证据。

九、昏迷与脑死亡

在涉及脑干功能评估的电生理检测项目中，BAEP 神经通路对脑干缺血等受损的敏感性较高，可以作为评价脑干功能的重要依据。

（一）昏迷程度评价

脑干为"生命中枢"，在各种原因引起的昏迷中，脑干功能的受损程度与患者的转归具有一定相关性。总体趋势是：BAEP 异常程度越重、患者预后越差。临床应用时除结合其他电生理项目之外，昏迷的原因、影像学及相关临床体征均要考虑在内。

（二）植物状态预测

植物状态预测是指患者处于不可逆的深昏迷状态，丧失意识活动，但皮质下中枢可维持自主呼吸运动和心搏的一种生存状态。其脑干功能基本正常是前提条件，所以植物状态患者 BAEP 结果一般为正常或轻度异常。预测昏迷患者可能进入植物状态的前提也是 BAEP 正常或轻度异常。

（三）脑死亡判定

脑死亡患者的脑干功能严重受损，BAEP 多表现为Ⅰ～Ⅴ波均不能引出。早期深度昏迷患者，BAEP 可引出Ⅰ波或者Ⅰ、Ⅱ波；随着病程进展，Ⅰ波出波变差或不能引出，通常提示预后较差。

十、术中监护

在 CPA 占位切除术中，除术前确认听神经不予以保留的情况外，术中 BAEP 监测可以有效防止听神经意外损伤，对听力的保留有极大价值。除常规 BAEP 监测Ⅴ波潜伏期外，还可以短声刺激直接记录听神经动作电位。

十一、耳鸣

耳鸣是临床常见的症状之一，BAEP 检测对其有一定意义：BAEP 异常可能提示有器质性病变基础；BAEP 正常则仅仅是症状性表现。耳鸣的原因很多，与神经系统相关的原因多为血管性病变；耳鸣也可以由蜗性病变引起。所以除了 BAEP 外，耳鸣患者应进行详细的耳科学检测，必要时应结合影像学及脑部供血相关检测。

十二、其他

综合临床研究文献，对于运动神经元病、多系统萎缩、面神经麻痹、进行性肌营养不良、纤维性肌病等等均可见 BAEP 改变的相应报道，但是这些疾病由于其病理改变特征与听觉神经通路并不相干，较低百分比的 BAEP 异常可能来自合并症。

第六节　位听系统其他电生理检测

一、概述

有关位听觉功能的神经电生理检测方法还有：与耳蜗 - 毛细胞功能相关的耳蜗电图和耳声发射检查，与听觉诱发的高级神经功能相关的伴随负反应检测，以及高速率给声的 40Hz 稳态听觉诱发电位。其中耳蜗电图检测方法中又有微音电位、和（总）电位、听神经复合动作电位等手段及观察指标。这些检测方法和观察指标多用于听力评估研究或尚未有明确的临床解释意义，对常规的神经系统损害电生理定位意义不大。

另有听觉皮质诱发电位检测（与听觉皮质功能相关）和前庭肌源性反射（与前庭神经核及部分脑干运动神经核功能相关），在神经系统损害定位中有一定价值。

二、皮质听觉诱发电位

（一）概述

皮质听觉诱发电位（CAEP）又称皮质电反应测听（cortical electrical response audiometry，CERA）、颅顶慢皮质反应、颅顶慢电位等。是客观反映听觉皮质对于刺激声"听到了"的一种电生理检测手段。早在 20 世纪 60 年代，CAEP 就应用于临床听力检测，虽然后来产生的耳蜗电图、BAEP 及 40Hz 相关电位有替代其趋势，CAEP 的神经传导通路和神经发生源特点决定其具有独特的临床应用价值。

（二）检测方法

1. 记录　CAEP 采用 Cz 点为主记录电极，A1 或 A2（耳垂或乳突均可）为参考电极。

2. 刺激　CAEP 刺激声可用短音和短纯音。

（1）刺激声参数：CAEP 一般采用耳机给声、短纯音单耳刺激，对侧耳施加白噪声掩蔽，纯音频率可在 200～8 000Hz 变化，分级测试。若仅需了解语言范围声音频率的皮质反应，则只测 500Hz、1 000Hz、2 000Hz 即可。临床最简化的 CAEP 可仅测 1 000Hz。刺激脉宽（又称刺激持续时间）为 32～90ms（刺激纯音频率越低、刺激脉宽越大），其中上升时间、下降时间各占 8ms，这样设置可满足最低 250Hz 纯音的频率特性要求。刺激重复速率为 0.5～0.7 次 /s。

（2）刺激声强度：最简化的 CAEP 测试仅测一次，刺激声强可仿照 BAEP，用主观听阈 +60dB，大多正常人在 95dB 为保证不因刺激声太弱影响 CAEP 出波，可选 100～105dB。听力学应用中，在中低频率刺激声范围可从主观听阈起，每 10～20dB 为一档增加刺激声强测出声强 - 波幅曲线，基本为线性关系，可以作为估计听阈的参考。

3. 参数设置　CAEP 检测参数与 P300 检测相近。

（1）扫描时间：500ms 或 1 000ms（满屏 10 格，50ms/D 或 100ms/D）。

（2）灵敏度：5～10μV/D。

（3）滤波：低频滤波 0.5～1Hz，高频滤波 30～100Hz。

（4）叠加平均次数：30～150 次。

4. 注意事项　CAEP 受检者采用仰卧位，保持舒适及注意力集中。由于 CAEP 检测时间较长加之刻板、节律的刺激声，很容易使受试者进入睡眠状态，可令其心中默数或用手指计数刺激声个数，有利于保持清醒。

5. CAEP 与听觉刺激事件相关电位（auditory event-related potential，AERP）　现代电生理仪器大多配有听觉刺激事件相关电位 P300 的检测程序，而并不一定有专门的 CAEP 检测程序。临床上可通过调整听觉 P300 程序的参数来检测 CAEP。

（三）正常波形与异常判定

1. 正常波形与正常值范围　利用听觉 P300（事件相关电位）检测的正常 CAEP 波形如图 9-24a 所示。波形 T（靶刺激）的 N100 分化通常较 NT（非靶刺激）的差一些，CAEP 主要观察的是 N100 的分化、波幅和潜伏期，故以图中 NT 的波形为分析 CAEP 波形 N100 的主要观察对象。

CAEP 的 N100 潜伏期正常范围在 70～150ms，N100 前导波 P50 潜伏期为 35～75ms、后续波 P200 潜伏期为 150～250ms。图 9-24b 为 15 例正常 CAEP 的 N100 波形叠放（扫描速度改为 50ms/D），直观显示了 N100 潜伏期的变化范围。

2. CAEP 的神经起源　BAEP 的 I、III 波反映了耳蜗核及其之前的听觉通路功能，BAEP 的 V 波来自下丘。V 波潜伏期大约在 6ms 之内，下丘之后经内侧膝状体最后一次换元后到达听觉皮质，即使按薄髓鞘有髓神经纤维比较慢的传导速度 10～20m/s 计算，耳蜗产生的听觉神经电冲动到达听觉皮质所需时间也需约 20ms、甚至更短。可见 N100 必然不是"一级听觉皮质原发反应"（结合上肢常规 SEP 的 N20 为一级皮质原发反应来理解），即使 N100 的前导波 P50 潜伏期也明显较 20ms 为长。所以 N100 是更高级听觉中枢对短纯音（或短声）刺激的"响应"，这个响应可能包含了某种"感知、识别"等加工处理过程，似乎具有听觉皮质"听到了"的含义。CAEP 检测要求受检者必须处于觉醒状态且注意力要集中，而 SEP 检测 N20（P40）不仅不受睡眠影响，甚至不受麻醉和昏迷的影响，这一点可以从另一个侧面作为 N100 来源于深部皮

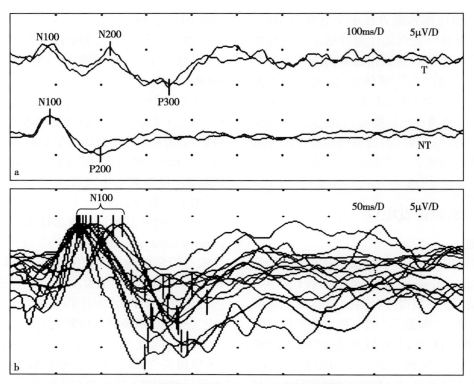

图 9-24　利用事件相关电位 P300 检测程序检测 CAEP 的波形

注：a. 正常人两次采集的 P300 实测，T 为靶刺激，非靶刺激 NT 叠加平均次数约为 T 的 2～3 倍，N100 分化更好、重合度高，分析时间窗 1 000ms；b. 利用 P300 检测程序的非靶刺激扫描观察 15 例 N100 波形，可见多数潜伏期位于 75～100ms 之间，分析时间窗 500ms。

质（或皮质后联络纤维）的佐证。

　　进一步来讲，N100 能够引出提示听觉皮质已经"听到了"耳蜗传递来的神经冲动，可见 N100 对一级听觉皮质及其之前的整个听觉神经传导通路功能评估具有相当的客观性。

　　3. CAEP 异常判定及意义　CAEP 的 N100 理论上反映全听觉通路功能，在其波形分析时亦应首先排除技术故障和受检者配合因素，且要结合其他检测。

　　（1）N100 不能明确引出为肯定的异常表现：对 N100 不能引出的解读应结合 BAEP 检测，如果 Ⅰ～Ⅴ 波均不能引出则病理改变部位应在耳蜗；如果 Ⅰ 波正常、Ⅴ 波不能引出，则可能提示听神经或脑干损害；如果 Ⅰ 波、Ⅴ 波均正常，则提示病理改变可能在内侧膝状体、听辐射或者听觉皮质（颞横回）。

　　如何判定 N100 波形消失（不能引出）是个难题。笔者的体会是在波形平滑度很好（排除了配合差等带来的干扰）的情况下，N100 波幅（N100-P200 峰谷值）小于 1μV，则至少是可疑异常；如果 N100 波幅小于 1μV，即使多次检测均可

重复，也是肯定的异常表现（认为波形消失）。

　　（2）N100 双侧波幅差的意义：在正常人群中，N100 波幅个体差异较大，但在同一受检者双耳分别引出的 N100 波幅差异不大。综合报道及临床观察，N100 波幅差在 2.5～5μV 可判为可疑异常或异常；超过 5μV，则判肯定的异常。其异常的意义可参考上文 N100 消失的思路分析。

　　（3）关于潜伏期异常：N100 潜伏期正常情况下的变化范围即较大，所以不能像 BAEP 及 SEP 波形成分那样严格地设定正常参考值范围，一般认为潜伏期超过 150ms 为异常。对潜伏期延长的解读可认为由听觉通路脱髓鞘引起，通常其病理改变程度要较 N100 为轻。在出现 BAEP 分化欠佳且 Ⅴ 波潜伏期延长或不能引出、N100 潜伏期明显延长时是较为肯定的听觉通路脱髓鞘改变。N100 分析除了要结合 BAEP 外，还应结合其他电生理项目如 SEP、PRVEP、瞬目反射、面神经相关检测等综合分析。

　　（四）皮质听觉诱发电位的临床应用

　　由 CAEP 的原理可见，CAEP 检测需要受检者良好配合，加之其全面检测十分耗时，CAEP 并

不作为临床听觉电生理，特别是神经系统检测的常规检测项目。对于婴幼儿，不使用镇静剂检测无法进行；使用镇静剂，N100 出波将被抑制，所以 CAEP 检测一般无法进行。CAEP 还不适用于癫痫患者、肌阵挛或抽搐患者、脑电图出现大量慢波变化的脑外伤患者。

在以下几方面的应用中，CAEP 具有其独特价值。

1. 儿童和少年癔症　在儿童及青少年期，常会有各种原因导致的癔症性或其他非器质性病变听力"丧失"，CAEP 检测正常并 BAEP 正常，则说明听觉皮质及其之前的听觉神经通路没有明显的病理改变，可协助排除器质性病变，为癔症诊断提供参考。

2. 涉及纠纷的听力鉴定　对于涉及司法鉴定、医疗事故鉴定、劳动能力鉴定等受检者，BAEP、CAEP 均正常可以作为耳蜗、听神经、脑干及其以上听觉通路、直至听觉皮质功能正常的可靠参考证据；BAEP 正常，而 CAEP 异常时，不可以贸然确定下丘以上听觉通路或听觉中枢受损。这是因为 CAEP 受注意力集中等主观因素影响很大，而通常此类受检者的合作愿望并不强烈，甚至拒绝合作。此时应进一步结合其他电生理检测项目、影像学等检测，在有相关证据的情况下，才可能作出较为客观的判断。

3. 病理改变导致的听力障碍　虽然 CAEP 不推荐作为常规检测项目，但在排除了纠纷、心因性因素后，主观听力检测异常而没有其他客观证据支持的情况下，CAEP 结合 BAEP 成为早期发现听觉神经系统受损的可靠手段。例如在多发性硬化、脑干肿瘤、桥小脑角肿瘤等的早期或者轻微的脑出血、脑梗死等疾病中，CAEP 异常都可以作为早期提供听觉神经通路（特别是内侧膝状体后听辐射及听皮质）功能受损的证据。

（五）皮质听觉诱发电位与棋盘格视觉诱发电位的对比研究

在进行 CAEP 的临床研究中，笔者注意到其 N100 与棋盘格翻转模式视觉诱发电位（PRVEP）的 P100 具有相似潜伏期的现象。二者潜伏期相似仅仅是巧合？还是有某种内在的联系？进而进行了 CAEP 与 PRVEP 对比观察，详细内容参阅第十章第三节的相关内容。

三、前庭肌源性反射

前庭肌源性反射又称前庭肌源性诱发电位（vestibular myogenic evoked potential，VEMP），过去多称为中期肌源性反应、中期声动反应，其机制建立在人体几乎所有骨骼肌均会对声刺激作出收缩反应的基础上。早期发现镫骨肌、耳后肌、头颈肌的反射性收缩具有一定特异性和临床应用价值，近年来研究报道逐渐增多，依照记录肌肉的不同分别称为 o-VEMP（眼外肌）、m-VEMP（咬肌）和 c-VEMP（胸锁乳突肌）。简要介绍如下。

（一）检测方法

1. 刺激与扫描　耳机单耳给 120～132dB SPL 短声或短纯音（常选 500Hz，上升时间 1ms、持续时间 2ms）刺激、对侧白噪声掩蔽，给声速率为 3～10Hz，总分析时间为 30～50ms，灵敏度为 50～100μV。

2. 记录电极　m-VEMP 和 c-VEMP 主记录电极分别置于咬肌 / 胸锁乳突肌肌腹、参考电极置于肌腱；o-VEMP 主记录电极置于下眼睑外侧半、参考电极置于眼外眦；均为双侧同时记录。叠加平均 100 次。

3. 检测方法　在 VEMP 检测时，一般应测量主观听阈，依据主观听阈来设置检测刺激声强度。与 BAEP 检测的 V 波类似，正常人约在 60dB SPL 引出肌反应，且随着声刺激强度增大，肌反应波幅增高、潜伏期缩短。因其声刺激的总次数及时间小于 BAEP 检测，故可适当增大刺激声强度以保证引出可靠的肌反应。

（二）波形与观察指标

1. 基本波形　由于刺激声类型、声强、记录方式等的不同，各文献报道的 VEMP 波形有差异。综合文献及笔者所在实验室少量试验，短声刺激不同肌肉记录的典型 VEMP 波形如图 9-25 所示。

在各种 VEMP 研究中，c-VEMP 较早被关注，相关研究也较多。约 70% 受试者可引出如图 9-25a 所示的先正后负的单个肌反应波形，约 30% 可引出如图 9-25b 所示的前后两次肌反应波形；o-VEMP 和 m-VEMP 则均为单次肌反应，如图 9-25c 和图 9-25d 所示。

2. 观察指标与正常参考值　各种 VEMP 第一个主要波形均为 P 向波（与记录 / 参考电极的放置相关），其潜伏期自然为主要观察指标，图 9-25 中各 P 波的名称，即 P11、P13、P17 等的数值表示与其潜伏期平均值接近的数值；P 波后为 N 向波，二者之间的峰峰值为另一个重要观察指标。不同报道观察指标有所不同；同一指标不同报道差异也

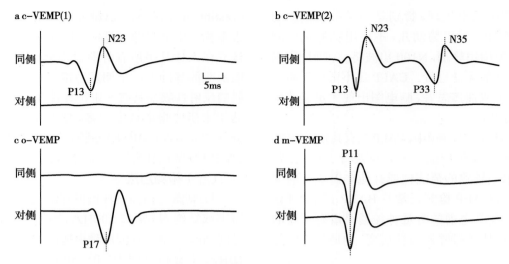

图 9-25 正常 VEMP 波形示意

较大。作为研究型应用是在方法学确立后，根据研究对象选择匹配的对照组采集正常参考值作为对照；若将 VEMP 作为临床常规检测，则应采集足够数量不同年龄段、性别等正常人，严格统计学处理后形成自己的正常参考值。

（三）前庭肌源性反射的神经传导通路

各肌记录的 VEMP 传出纤维（通路）无疑为支配该肌神经核中的神经元所发出，传导通路的研究主要区别在于传入和中枢交换通路，部分通路较为肯定、部分尚未完全明了。

1．传入通路 目前认为上述三种 VEMP 主要的 P-N 复合波传入通路均起始于球囊，分别经由前庭神经上/下支传入至前庭神经核；而 c-VEMP 的第二个波形（P33-N35）可能由耳蜗（听神经）引起。

2．转换及传出通路 目前较为公认的 o-VEMP 和 c-VEMP 神经传导通路如图 9-26 所示。

m-VEMP 的神经传导通路尚未完全明了，有推测为：前庭球囊→前庭神经下支→前庭神经核→延髓网状结构→三叉神经运动核→咬肌。将此通路与瞬目反射（BR）对比，假定上述推测成立，m-VEMP 若对应于 BR 的 R1，则不应经过网状结构；若对应 R2，则因经过网状结构，波形应该离散、潜伏期应该更长。可见，至少 m-VEMP 的确切神经传导通路尚需更多研究、找到更为确切证据。

（四）前庭肌源性反射的临床应用

近年来 VEMP 临床应用的研究报道逐渐增多，总结起来看可分耳科学应用和神经系统疾病应用两大方面。

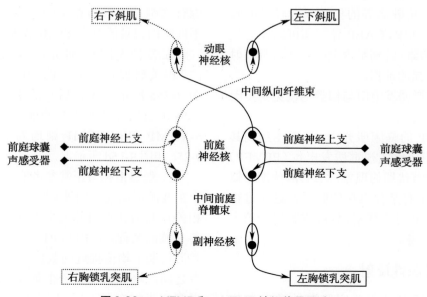

图 9-26 o-VEMP 和 c-VEMP 神经传导通路

1. 耳科学应用　VEMP 的耳科学应用报道较多的有前庭神经炎、Tullio 现象、内淋巴积水和上半规管裂孔综合征（superior canal dehiscence syndrome，SCDS）。

（1）前庭神经炎：前庭神经炎也包括前庭神经元炎，前者可累及支配后半规管的前庭下神经，c-VEMP 可异常；后者因主要累及上迷路的前庭上神经，c-VEMP 多为正常。联合三种 VEMP 可提高前庭神经炎和前庭神经元炎的阳性检出率。

（2）Tullio 现象：由 Tullio 首先描述了在病理状态下强声也可引出人的眼震。患者出现 Tullio 现象时，主要是振动幻视而不是眩晕。振动幻视是由垂直扭转性眼震引起的，这种眼震可能来源于上半规管，可见于镫骨足板过度活动、上半规管裂隙等患者。这些患者的 VEMP 的特征性改变是肌反应波幅异常增高，115dB SPL 刺激声引出的波幅可高达 500μV 以上；声刺激阈值异常降低，患者在低于 50dB SPL 时即可引出与正常人相仿的波幅。

（3）内淋巴积水：VEMP 可评价梅尼埃病的耳石器功能，VEMP 异常的患者在甘油试验后可转为正常。

（4）上半规管裂孔综合征：研究发现 SCDS 也表现出 VEMP 异常。有报道认为对于前庭外周性疾病，短声诱发的 c-VEMP 灵敏度为 59%，特异度更高达 100%。

2. 神经系统疾病的应用

（1）听神经瘤：VEMP 对于听神经瘤的诊断意义在于可根据其异常判断是否累及前庭上 / 下神经，从而更准确预估手术风险。该类患者必须结合 BAEP 等检测联合应用。

（2）神经系统脱髓鞘病：有研究报道在 70 例多发性硬化患者中有 31%VEMP 异常，提示其可作为评价脑干功能异常的辅助性检测项目（需与 SEP、PRVEP、BAEP 等联合应用）。

（3）神经系统变性病：近年来对帕金森病和帕金森综合征、阿尔茨海默病、肌萎缩侧索硬化症、脊髓小脑变性等神经系统变性疾病的 VEMP 研究报道显示，在这些疾病中均有不同比率的 VEMP 异常。提示 VEMP 可能是神经系统变性病脑干、丘脑受累较为可行和客观的评价指标。但由于方法学不同、患者选择标准不同等因素各报道差异较大，临床实用的评价标准尚需进一步研究。

第十章

视觉诱发电位

第一节 概　　述

一、闪光刺激视觉诱发电位

神经电图和体感诱发电位检测是以方波电脉冲直接刺激神经，BAEP 检测由方波电脉冲驱动耳机产生"喀喇声"（短声）刺激内耳，由此可见，刺激越简单越有效。针对人眼本质上具有"光电转换器"（感光细胞内完成光→化学→电转换）的作用，自然可以联想到：用方波电脉冲点亮发光器产生闪光（图 10-1）刺激人眼从而引出视觉神经系统诱发电位，即闪光刺激视觉诱发电位（FVEP）。但大量临床研究显示，闪光刺激诱发视觉反应变异很大、不够稳定，不能满足临床需要、独立应用价值有限。

二、棋盘格模式翻转视觉诱发电位

针对 FVEP 的缺陷，在研究光刺激形式的过程中人们发现光照由暗变亮的"给"（给光）和由亮变暗的"撤"（撤光）可以引起视觉皮质较为可靠的反应波形，称为视觉皮质的"给反应""撤反应"和"给-撤反应"。进一步研究发现用黑白方格图案（相当于国际象棋棋盘格）和同样形状的白黑方格来回转换作为刺激（图 10-2）可引出更为可靠的视觉皮质反应波形，该方法称为棋盘格模式翻转刺激视觉诱发电位（PRVEP）。本书后文中若无特别指明的"视觉诱发电位"即指 PRVEP。

早期的 PRVEP 刺激器采用幻灯机（老式光学幻灯机，而不是现在常用的电子投影仪）实现模式翻转。后来出现了采用受控电视信号发生器、黑白

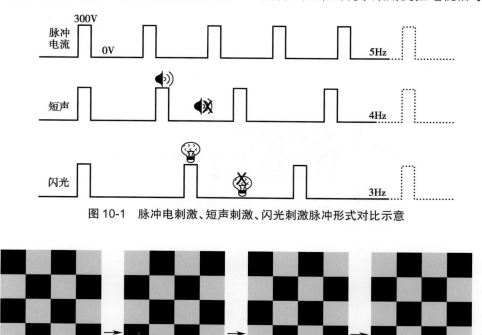

图 10-1　脉冲电刺激、短声刺激、闪光刺激脉冲形式对比示意

图 10-2　棋盘格模式翻转示意
注：图中为了显示轮廓用灰色代表白色，实际刺激器显示的是白色。

电视机（阴极射线管，简称 CRT）作为模式翻转刺激器。现代肌电图诱发电位仪一般都采用程序控制信号发生、CRT 或 LED 显示器实现模式翻转刺激。

第二节 人类视觉系统解剖和生理

一、概述

视觉系统为人体最重要的特殊感觉系统，人类约 70% 的知识学习经由视觉系统获得。视觉系统功能具有高度复杂性，大量的研究对其解剖结构、纤维投射方式、光→化学→电转换机制等已经较为清楚，然而对于视觉生物电信号的处理过程尚有很多并未探明。

二、视觉系统起源与结构

（一）视觉神经系统的起源

脊椎动物的视网膜和视神经在胚胎发育上与脑一样起源于外胚层，即由脑长出的结构。视网膜有与脑相似的多层次网络结构且具有复杂的功能，故被称为"外周脑"。视神经为特殊躯体感觉纤维，大多数为视觉传入纤维，有极少量为来源及功能不明的传出纤维。

（二）人眼的结构

人眼球构造类似于一架精密生物照相机：外侧巩膜等附属结构相当于照相机的机壳；前部角膜和晶状体相当于照相机镜头；晶状体可以调节，相当于照相机镜头变化焦距以适应人眼注视远方或近处；晶状体和角膜之间有虹膜，虹膜中央为瞳孔，虹膜括约肌松弛和收缩可以调整瞳孔大小，相当于照相机调节光圈的大小以控制通光量；眼底部的视网膜相当于照相机的胶片，物体在视网膜的成像也是倒立的。视网膜为视觉神经系统的起始，巩膜及眼球的其他结构既要保证正确的光学成像，又要起到为视网膜提供支撑、运动和营养的作用。视网膜上的"像"转换为视觉神经冲动，经由视神经传导至视觉皮质（图 10-3）。

（三）视觉神经系统构成

1. 视网膜 视网膜在眼球后极颞侧下方有一直径为 2～3mm 的黄斑，其中心的生理凹陷称为中央凹，为人眼的光学中心。黄斑向鼻侧 3～4mm 为视神经盘（简称视盘，又称视乳头）。

视觉系统的光感受器（感光细胞，即视锥细胞与视杆细胞）位于视网膜外层，靠近巩膜脉络层背向光线传入方向，故称为"翻转网膜"。视网膜由多层次细胞形成复杂的网络结构，与光→电转换、电冲动传导直接相关的细胞有三层（三级神经元），依次为光感受器细胞（第一级神经元）、双极细胞（第二级神经元）和神经节细胞（第三级神经元），各级细胞之间的信息传递为化学突触（图 10-4a）。视网膜中还有水平细胞、无长突细胞以及网间细胞参与对上述三种细胞的视觉信号调控共同完成视觉信息的初步处理。这些细胞均由支持性神经胶质细胞（Muller 细胞）支撑。

（1）视觉感受器：视觉光感受器为视觉神经系统的第一级神经元，分为视锥细胞和视杆细胞：视锥细胞感受亮光、有色觉，主要集中分布于黄斑区，在周围区域中仅有少量分布；视杆细胞感受弱光、无色觉，分布于视网膜周围区域（图 10-4b 和图 10-4c）。黄斑区的视锥细胞与双极细胞、神经节细胞一对一联系，与 PRVEP 相关；视网膜周围

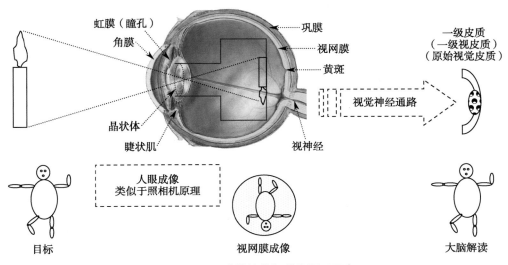

图 10-3 眼球的结构与成像原理示意

的视杆细胞及少量的视锥细胞与双极细胞、神经节细胞呈多对一联系，与 FVEP 有关（图 10-4c 和图 10-4d）。下文中在无需区分视锥细胞与视杆细胞时，描述视觉传导通路用图 10-4g 的形式表示。

视杆与视锥细胞对光能起反应是因为它们都含有视觉色素使其能捕获到光子。视杆细胞的色素是视紫红质；视锥细胞分三种不同类型，各具有三种不同结构的视紫蓝质，它们分别对可见光光谱中不同频率（颜色不同）的光具有最大吸收度，是色觉产生的生物学基础。视杆和视锥细胞视觉色素对光的吸收使色素分子发生异构化，产生连锁化学反应降低感受器细胞膜钠的电导，引起一个慢的超极化或者横跨细胞的分级电位。虽然分级电位在中枢神经系统作为动作电位传导信息不

常见，但是该电位在多数视网膜细胞中作为特殊的模式传导信息。

（2）双极细胞：双极细胞接受感光细胞产生的电冲动，在水平细胞和无长突细胞参与下起到对视觉信息初步加工处理的作用。

（3）神经节细胞：神经节细胞可分为 X、Y、W（中、大、小）三种类型，其中 X 细胞仅接受视锥细胞发出的神经冲动，Y 细胞同时接受视锥/视杆细胞的冲动，二者均与外侧膝状体核有直接纤维联系直至一级视皮质，分别与 PRVEP 和 FVEP 有关；Y 细胞尚有纤维传至上丘、再到达其他视皮质。W 细胞最小，同时接受视锥/视杆细胞的冲动，发出的纤维传至中脑顶盖区、部分到达其他视觉皮质，此二神经通路与视觉调控等非意识性感觉有关。如图 10-5 所示。

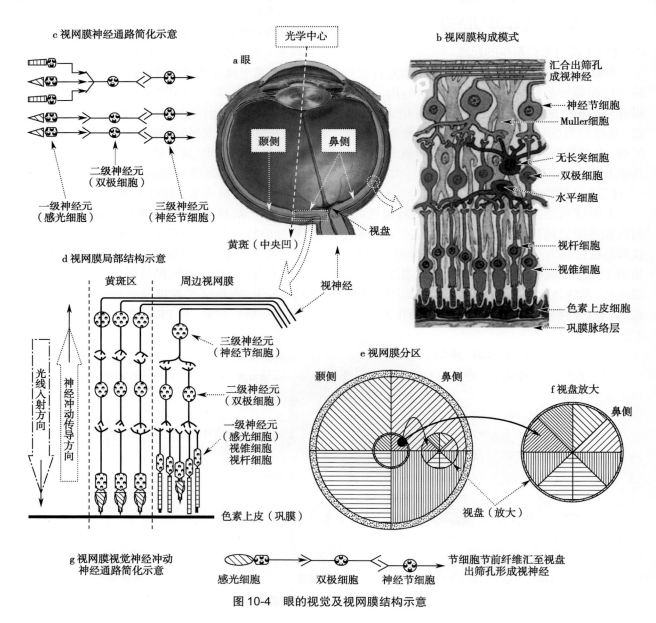

图 10-4　眼的视觉及视网膜结构示意

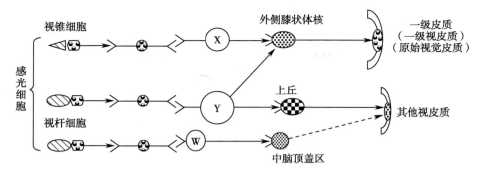

图 10-5 神经节细胞分型

（4）视网膜分区：由感光细胞分布决定了视网膜有中央黄斑视觉区和周围视觉区之分，二者以黄斑中央凹为中心，均可分为左右两半侧，分别为鼻侧视觉区和颞侧视觉区；每一侧再分上下两部分。即单眼视网膜可分为 4 个象限、8 个区域，每个区域发出的神经节细胞节前纤维（中枢端）按"就近、不交叉、不重叠"原则汇合至视盘。如图 10-4e 和图 10-4f 所示。

视网膜的分区是立体视觉产生、视野划分、理解半视野和四分之一视野刺激 PRVEP 的解剖学基础。

（5）视盘：来自每个视网膜区域的节细胞纤维在视盘有序排列穿出筛孔中的视神经管。排列方式如图 10-4f 示意。

2．视野　人眼的视野指眼球向正前方注视时所能看到的空间范围，单眼视野范围称为全视野，人体轴线左右两侧的视野范围分别称为左半视野和右半视野，左右半视野以翻转方式分别投射在右半/左半视网膜。视野大小通常以角度表示，人眼单眼水平视野约 156°，双眼水平视野 188°，重合视野（具有立体视觉）124°。黄斑区视觉为视野中央约 10°（6°～12°，与 PRVEP 有关）。

以黄斑中央为中心、平行于人体竖轴，视网膜分为左右两部分，每一部分又可分为上下象限；颞侧非重合视野部分的月牙形区域也分为上下象限。故单眼视野在视网膜上的投射可以分为 6 个象限，这 6 个象限在后续的视觉通路中也是严格按照区域划分投射。如图 10-6 所示。

3．视神经　神经节细胞轴突向视盘有序汇聚（黄斑颞侧纤维绕过黄斑），在视盘处形成视神经穿过巩膜筛板（无髓鞘，约 1mm）并获得髓鞘形成视神经眶部（球后视神经，长约 30mm），经视神经管（长 6～7mm）入颅，至视交叉前称为视神经颅内部（颅内段，长约 10mm）。视神经总长度约 48mm。

视神经约有 120 万根有髓鞘纤维，约 90% 髓鞘厚度 1μm，其余 2～10μm。粗纤维传导速度约 60m/s，细纤维约 25m/s。视交叉、视束纤维为视神经纤维的延续，其髓鞘厚薄没有明显变化。

在视神经中，来自视网膜 6 个象限的纤维汇聚在一起，开始基本保持视野的区域划分，走行中逐渐移行、重新组合。

4．视交叉　在视交叉，来自鼻侧半视网膜上投射的 6 个象限纤维交叉至对侧视束，颞侧 4 个象限纤维不交叉进入同侧视束。来自双眼不同区域的纤维在视束中再次重组投射至外侧膝状体。

5．外侧膝状体及视辐射　视觉神经通路在外侧膝状体再次换元（第四级神经元），膝状体神经元轴突先形成 Merya 袢（有调整通路长度，保证视觉信号到达皮质时间一致的作用）再呈放射状投射至纹状体区，故称为视辐射（视放射，膝状体-纹状区束）。

6．纹状体区　纹状体皮质为原始视觉皮质（17 区），也称为一级视觉皮质。视网膜各区域在纹状体投射有严格对应关系且视觉信号有点对点投射关系。

（1）视觉交叉支配指视野至半球的交叉投射：左半球接受左眼颞侧及右眼鼻侧视网膜视觉信号投射，对应双眼右半视野；右半球接受左眼鼻侧及右眼颞侧视网膜视觉信号投射，对应双眼左半视野。

（2）视野至视皮质的上下投射：以距状沟为界，纹状体上半部接受视网膜下半，对应上半视野；下半部接受视网膜上半，对应下半视野。

上述视皮质与视野的对应关系是人看到镜子中自己的影像，呈左右翻转、上下不翻转的解剖和生理学基础。

（3）视网膜不同区域在视皮质的投射：黄斑区投射在纹状体后部，占据 17 区约 50% 面积；双侧视野交叉的其他区域投射在纹状体中部、月牙区

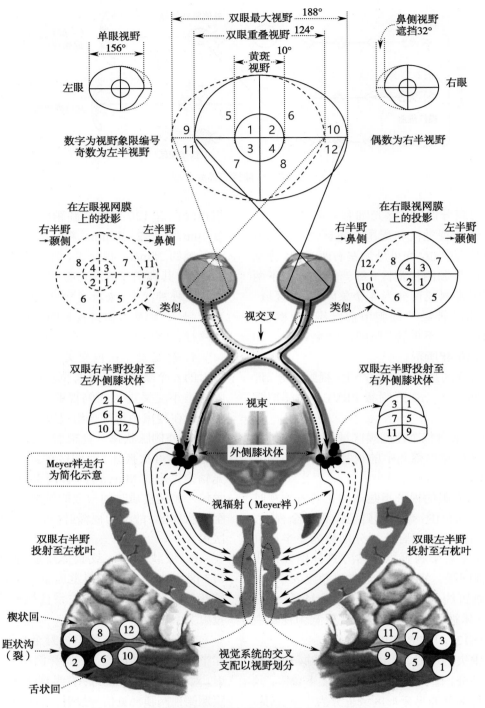

图 10-6　视野及其在视网膜、外侧膝状体和视皮质的投射

视野投射在纹状体前部，二者所占据面积依次减小。全部 17 区皮质可能都与 FVEP 有关。

7. 视觉信号处理　因为人类视觉系统本身就是脑的一部分，所以其具有高度复杂性。对于其解剖通路、视觉信号传递、处理过程已经有了一些了解，但尚有很多未知领域。视网膜中各级神经元及外侧膝状体均存在对视觉信号加工处理机制，

如图 10-7 所示。

神经细胞间的突触联系即为神经冲动的传递或处理。在视网膜中，部分同种或异种感光细胞之间存在电突触联系（图 10-7 中 A 虚线表示），为视觉信息的最初始处理方式；水平细胞（图 10-7 中 B 所示）位于感光细胞与双极细胞之间，与数个感光细胞发生化学突触联系起到调节作用；无长突

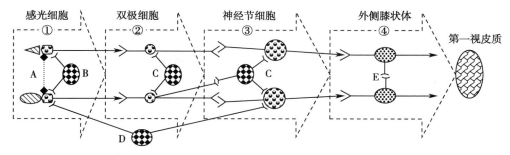

图 10-7　视觉信号处理、传导过程示意

注：①～④表示由 4 种视觉细胞构成视觉神经冲动的 4 级传导过程；A 示意感光细胞间的电突出联系；B 为水平细胞，可与两个或更多感光细胞形成突触（化学突触，下同）联系；C 为无长突细胞，可与两个或更多双极细胞形成突触联系、也在两个或更多神经节细胞间形成突触联系、还可同时与多个双极细胞和神经节细胞间形成突触联系；D 为网间细胞，与感光细胞和神经节细胞形成突触联系；E 示意外侧膝状体核神经元间存在信息交换。

细胞（图 10-7 中 C 所示）位于双极细胞和神经节细胞之间，既与多个双极细胞发生化学突触联系、也与多个节细胞发生突触联系，有些同时联系多个双极细胞和节细胞；网间细胞（图 10-7 中 D 所示）是近年来视网膜中发现的反馈细胞，由节细胞神经冲动反过来调节感光细胞功能。在外侧膝状体中，神经元对视觉信号并不是简单的中继传递，其中也有加工处理功能（图 10-7 中 E 所示）。

8. 视皮质通路与功能　视觉皮质细胞可分为简单皮质细胞、复杂皮质细胞和高度复杂皮质细胞，分别位于 Brodmann Areas（布罗德曼分区）的 17、18 和 19 区；按视觉功能视觉皮质又划分 V1、V2、V3、V4、V5 区。它们的功能及对应关系如下。

（1）17 区（V1）：对有特定方向的棒状光或有锐利边缘的光刺激反应大。

（2）18 区（V2）：对动态刺激较静态刺激反应敏感，且神经元仅对某个方向运动刺激有反应，即某些神经元对左右运动反应、对上下运动没有反应，其他方向类似。

（3）19 区（V3）：要求光刺激不仅有棒状或锐利边缘，而且方向要正确，还有长度限制。

V1 为原始视觉皮质，也称为一级视觉皮质、第一视皮质，接收由外侧膝状体传来的视网膜信号，是视网膜→视皮质投射的最短通路。V1 发出的轴突投射至 V2 和 V3，也投射至处理形状和颜色识别的 V4 区和处理方向选择和运动反应 V5 区，部分文献称 V5 区为颞中区，以 MT 标识。V3、V4、V5 又合称视觉联合区，V4、V5 将视觉信号分别传导至颞叶和顶叶的更高级视觉中枢，进行更进一步加工处理（图 10-8）。

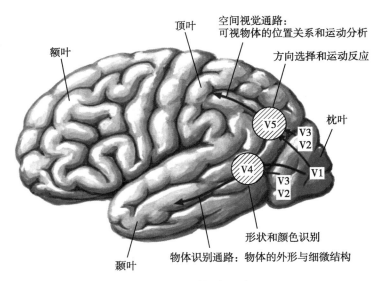

图 10-8　皮质视觉通路

三、小结

对于 VEP 的大量研究提示两点:一是 PRVEP 由黄斑视觉(亮视觉,锥细胞视觉)产生、FVEP 由全部视野产生;二是 VEP 的传导通路由视网膜→外侧膝状体→纹状体直接通路介导。如图 10-9 所示。

第三节 棋盘格模式翻转刺激视觉诱发电位

在 VEP 研究过程中刺激方式的研究始终是重点之一。相对于闪光刺激,人们发现模式刺激引出的 VEP 波形更加稳定、个体差异小,故逐渐成为临床实用的 VEP 检测手段。数十年来,随着电子技术的发展,模式刺激的方式也不断改进。最初的光照度"给-撤"反应一般仅用于实验室研究,临床很少用。临床使用的"棋盘格模式翻转"刺激 VEP,经历了幻灯片转换刺激到电视机实现的模式

翻转刺激,现代电生理仪大多使用程序控制的计算机显示器实现模式翻转刺激。

正确设置棋盘格模式翻转刺激的各项参数,是临床 PRVEP 检测结果准确性的重要保障。具体参数设置见附表 1-11。

一、刺激技术

(一)室内光照

进行 PRVEP 检测时应关闭室内顶部照明灯,用窗帘遮挡窗户直射阳光,一般窗户的漫射光、仪器操作屏幕的发光不会影响 PRVEP 检测,所以室内照度并不需要达到"暗室"效果。

(二)距离与高度

PRVEP 受检者一般采用坐姿,眼睛与刺激屏幕中心等高且平视视线与屏幕垂直。对于不同身高受检者可通过调节座位高度或者调节屏幕高度实现等高,也可以通过受检者轻微仰、俯头部同时调节显示器角度来实现等高且垂直等效。如图 10-10 所示。

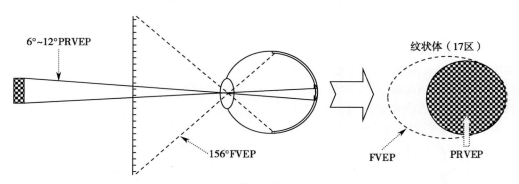

图 10-9 VEP 视野及视皮质投射示意

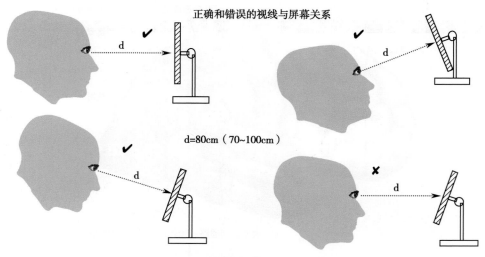

图 10-10 刺激器高度、距离示意

（三）刺激屏幕选择与方格大小

1. 阴极射线管（CRT）与液晶显示器（LCD） 理论上刺激器选择 CRT 较 LCD 为好，因为 CRT 屏幕扫描速度较快（可以理解为屏幕更新频率，CRT 为 100～200Hz，LCD 通常为 50～60Hz）。笔者对不同主机设备采用 CRT 和 LCD 分别检测 PRVEP 的观察表明，二者引出的波形、潜伏期等均无明显差异。

2. 屏幕尺寸和比例 屏幕尺寸选择一般与诱发电位仪型号无关，可选择宽高比为 4:3 对角线长 17～19 英寸（1 英寸＝2.54 厘米）的显示器，屏幕高度不小于 20 厘米。若仅有 16:9 类的宽屏显示器可用，应把活动刺激区域限定在 4:3 范围且保证刺激黑白格为正方形。也有设备指定接特定大小和比例的显示器，此类设备的使用要咨询厂家工程师。

3. 方格数量 临床实用的刺激方格数量比一般设置为 16×12。研究显示方格越小 PRVEP 检测结果"异常率"越高，可能与方格减小带来的视敏度下降等因素有关。考虑到检测结果与正常参考值的比较等，除特殊应用检测外不建议用减小方格刺激的方式来提高异常率。如图 10-11 所示。

为了保证刺激屏幕在整个视野上均匀分布，受检者应注视屏幕中央。通常在屏幕中央显示一个醒目的标志，如红色圆点、十字等，但标志不宜过大，最大直径应不大于一个方格的边长。

（四）单眼刺激

PRVEP 检测需单眼注视屏幕，另一侧眼用可靠遮挡物遮挡。一般采用特制眼罩，既要做到完全遮挡正面光线，也应遮挡侧面的散射光线，而且不应使眼球有压迫感。

（五）刺激重复速率

PRVEP 刺激模式翻转计数有两种方式：一种是每一次翻转计数一次，即就刺激屏幕的某个特定部位而言，如果起始颜色为白色，白变黑计数一次、黑变白再计数一次，依此类推；另一种方式是完成一次白变黑再变白计数一次刺激。大多数设备采用的是第一种计数方式，刺激翻转方式由设备生产厂商确定，叠加平均程序总是与翻转方式对应的，对于操作者来讲是"透明的"。部分翻转计数方式可以由用户设定，那么就应观察其默认方式是否为第一种，不是的话应改变为初始设置，以利于与其他设备检测结果对比。无论何种计数方式，重复速率可设为 1～3 次 /s。最高刺激速率

常规PRVEP正确和错误的屏幕方格设置

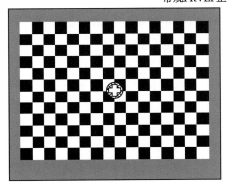

✔：4/3屏幕，16×12方格

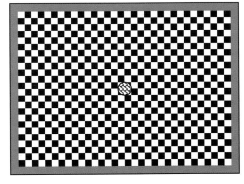

✘：32×24，方格过小

✘：16×12方格
在16/9屏幕上
满屏显示方格变形

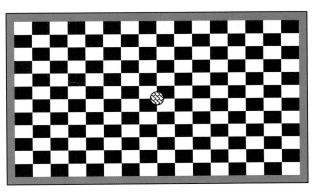

屏幕中央圆形标志为注视点

图 10-11 棋盘格模式刺激屏幕

受扫描速度限制；过慢的速率则延长检测时间。如果设备支持非整数设置，可设为诸如 1.7 次 /s、1.9 次 /s、2.3 次 /s、2.7 次 /s 等数值以利于消除工频干扰。

（六）屈光不正

对于屈光不正者，需在校正屈光（佩戴眼镜）后检测。

（七）受检者注视程度

PRVEP 检测的困难之一是需要受检者的良好配合。长时间注视屏幕，会使受检者因眼睛会干涩，为缓解干涩感而眨眼在所难免。对于每秒或数秒眨眼一次的情况，一般不会影响出波效果，无须干预。若过度频繁眨眼应暂停检测，令受检者闭眼休息一分钟或更长时间后再行检测。

临床检测常遇到主观不愿合作者，例如工伤、车祸、斗殴等纠纷者。可先检测 FVEP，若正常，则要运用心理学、潜意识作用诱导受检者注视屏幕。具体做法是：首先保持友好沟通，态度上认可其视力下降或丧失的主诉；然后打开模式翻转刺激，不叠加平均；令其保持睁眼、平视前方，即使受检者强调看不到，也表示同意，只要求其睁眼；扶起受检者手臂将其示指指向（接触到）屏幕中央的注视标志，嘱其坐回原位，令其"假装"看注视标识。最后严密观察受检者，在其按上述要求做后，开始叠加平均。一般受检者在上述诱导下，会下意识地"注视"屏幕。如果能引出正常 P100 波形，则证明其视觉通路功能正常（至少是正常感受到了模式翻转刺激），可能为诈病；在 FVEP 正常情况下，PRVEP 的 P100 不能引出或明显异常不能作为视觉通路功能异常的确切证据，因为受检者可以通过移开目光而使得 P100 分化差，此时其视觉功能只能由有授权部门通过暗访等手段评估。

二、记录技术

（一）记录电极

建议使用皮下针电极，新生儿、婴幼儿和外伤患者酌情使用。

（二）记录位置

建议 O1、Oz、O2 同时记录［Oz 位于枕骨结节上方 1～2cm 处，O1、O2 为 Oz 分别向左右旁开 3～5cm（根据头型大小）］，公共参考电极置于 Fpz，并且按上述顺序连接放大器导联，可使采集到的图形自上而下显示顺序为：O1、Oz、O2，利于观察分析。电极连接如图 10-12 所示。

（三）灵敏度与扫描速度

灵敏度设为 10μV/D，必要时可选范围 2～20μV/D。原则是：充分显示波形成分，又不产生波形"削顶"现象。

扫描速度建议用 30ms/D，即分析时间为 300ms，可以使主要分析波形显示在窗口的 1/3～1/2 利于分析。如果常规采用 50ms/D，波形则集中在窗口左半或左 1/3，不利于波形分析，但在主波潜伏期明显延长时，为观察后续波形可采用；采用 25ms/D 的扫描速度则常出现 150ms 后的波形显示不完整。

（四）滤波范围

低频滤波：1Hz（可选范围 0.2～3Hz）；高频滤波：100Hz（可选范围 100～300Hz）。

（五）叠加平均次数

叠加平均次数：50～100 次，也可将自动停止设置为 200 次甚至更多。采集时观察出波情况，在波形满意时随时停止。合作良好的受检者，20～30 次即可引出很好波形。

（六）重复检测次数

每一侧眼一般重复检测 2 次，且波形重合性较

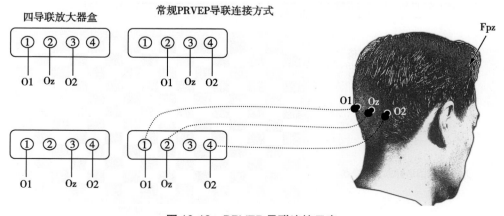

图 10-12　PRVEP 导联连接示意

好。在波形分化极好时亦可一次采集即可。

（七）干扰自动排除

大多数诱发电位仪 PRVEP 程序都有"干扰自动排除"选项，其工作原理是自动排除波幅高于某个设定值的实时采集波形，选择打开自动排除功能后，可以一定程度地改善叠加平均后的波形，但是会延长采集时间。对于配合很差的受检者，排除的波幅设定比较困难：设置过低，大多数实时信号将被排除，检测时间会大幅度延长、甚至无法进行；设置过高，起不到排除的作用。对于此类受检者应找到配合差的原因（如疼痛、座位不适等）予以消除，并与受检者耐心沟通。实在无法配合的受检者，可以关闭自动排除功能大幅增加叠加平均次数（如 500 次），一般可获得可辨识的波形。

三、正常波形及命名

（一）正常波形

用上述各种设置记录到的正常三导联记录 PRVEP 波形如图 10-13 所示。

（二）波形成分及命名

PRVEP 有三个清晰、稳定的波形成分，以潜伏期 100ms 左右深大波形最为稳定，其前后各有一个与其极性相反的成分，分别命名为：P100、N75 和 N145。在各类文献中，P100 的命名没有太多异议，N75 尚有 N60、N65、N70 等不同命名，N145 也有 N130、N135、N140 等不同命名。本书统一使用 N75 和 N145。

有实验室使用反接上述记录 - 参考组合的方法，使 P100 位于基线上方，笔者认为还是应遵照电生理研究中 P 波应处于基线下方的基本约定。

（三）观察指标及正常值

全视野 PRVEP 主要观察的波形成分是 P100。本小节先讨论理想情况下。波形分化好时标准波形的指标测量和正常值范围。虽然采集时为三导联同时记录，在测量全视野 PRVEP 的 P100 各项参数时，以 Oz 导联为准，O1、O2 记录的 P100 通常较 Oz 波幅稍低。

现代电生理仪大多具有波形成分自动识别功能，叠加平均结束后往往都会自动标记出各波形成分的位置，但是自动标记有时不够准确，特别是在波形非标准状况时，此时就需要人工标记。人工标记操作也很简单，只需要拖动标志到期望的位置，仪器即可自动计算出各项指标的数值。

1. P100 潜伏期的确定　正常 PRVEP 检测所得波形中在约 100ms 有一个深大的向下波形成分，故命名为 P100。有观点认为可在 80～250ms 范围内寻找 P100，其临床可行性较差。临床检测分化较好的 P100 潜伏期一般不会超过 150ms；即使波形分化欠佳，P100 潜伏期也很少超过 150ms，超过 180ms 的则极为少见。

P100 潜伏期与大多数电生理检测指标一样，也是"单正态分布"：只有高限、没有低限。即没有"P100 潜伏期低于某数值为异常"的指标。但在确定 P100 位置时，应考虑 P100 潜伏期的"合理低限"，过短的 P100 潜伏期可能是干扰波形或波形多棘化，而不是正确的 P100 波形。P100 潜伏期在 75～80ms 的正常人尚可见到，低于 70ms 则首先要考虑引出的波形是否为真实的 PRVEP 波形。

N75 设定在 P100 之前紧邻的负峰、N145 定在 P100 之后第一个（正常情况下也是最高的）负峰。

2. P100 波幅的测量　确定了各波形成分位置

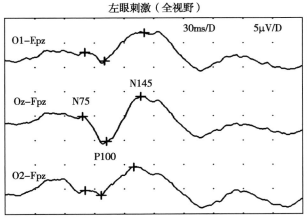

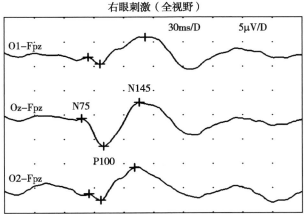

图 10-13　正常三导联图 PRVEP 波形

后，检测程序除给出各波潜伏期之外，通常会自动计算出 N75-P100 电压值、P100-N145 电压值，部分设备还可自动计算基线 -P100 波谷电压值。推荐使用 N75-P100 电压值作为 P100 波幅实测值。如图 10-14 所示。

此外还有其他测量 P100 波幅的方法供参考：

基线法：基线 -P100 电压值，缺点是基线不稳时很难确定基线位置。

平均法：P100 波幅 =（P100 下降支电压 + P100 上升支电压）/2，缺点是波形分化欠佳时不好确定上升支波幅。

3. 正常参考标准的建立　严格来讲每个实验室应通过对 100 例 10～60 岁正常人（至少 100 只正常眼）进行标准化的 PRVEP 检测形成实验室基础正常值库，作为自己实验室临床应用初始参考值。在此基础上，临床工作中再不断扩充正常值库（正常值采集越多越好；每一例数据采集均应保持之前的标准化方法），使得各项观察指标逐渐接近"真实"。但是要求每个临床检测室都做出自己的初始参考值并不现实，较为可行的方法是选择一组已有的正常值参考值作为标准，并通过至少 10 例自己实验室检测对比找出明显的差异进行修正，作为初始参考值，然后再通过临床工作中逐渐收集正常参考值。

在确定 P100 潜伏期的正常参考标准时，还要考虑设备的因素。这是因为不同的设备由于刺激显示器性能和扫描与刺激匹配时间的不同会带来差异。笔者使用过的设备中就有一款正常 PRVEP 较其他设备长 7ms 左右。在一个实验室中有多台仪器时，应对同一正常受试者在不同设备上进行 PRVEP 检测，以"校准"P100 潜伏期差异。理论上 P100 各项观察指标应受年龄和性别的影响，有观点认为在 10～60 岁分年龄段建立正常值并不能明显提高诊断准确性，与由此带来的烦琐工作量

不成正比。但是对于 60 以上的年龄段，目前比较认可的是每增加 10 岁，P100 潜伏期会增加 2ms 左右。对于婴幼儿、少儿，因为 PRVEP 检测的可行性较差，报道并不多见。笔者所在实验室成功检测的儿童最小年龄为 4 岁，总体来讲 10 岁以下儿童常规方法的 PRVEP 检测成功率很低。

4. 如何正确使用正常参考值　像所有电生理项目的正常参考值一样，P100 正常值的使用除参照正常参考值表中数值外，要充分考虑个体差异、环境差异等等，切忌死搬硬套。但是这一点又使得初学者难于掌握，需要在实践中积累经验。另外 PRVEP 检测波形分化带来的诊断信息也不能忽视。

（四）波形的正常变异

PRVEP 临床检测的波形形式多样，部分正常受检者并不总表现为 N75-P100-N145 的"标准"形态。临床经验显示如图 10-15 的形式是常见的 PRVEP 正常变异。

如图所示，部分正常人 N75 不能明确分化，此时 N75 定位在基线到下降的转折处。另一种变异是在 N75 之前有一个明显的、可重复的 P 向波，不同文献对此波有不同命名，这里用 Pe 代表，因为其并无特别意义，临床上无须特别关注。但是要确定变异波必须是至少 2 次采集后，各次波形良好重合。

（五）干扰的来源和识别

影响 PRVEP 波形的干扰源有多种，与其他电生理项目相同的是手机及其他电器、电源、地线等均可对波形产生干扰，消除方法也相同。下面讨论来自受检者对 PRVEP 影响较大的干扰因素。

1. 干扰来源及消除　咬牙、皱眉等颜面部动作所产生的数百微伏肌电干扰对 PRVEP 波形影响巨大，所以在检测开始时应与受检者充分沟通令其避免颜面部动作。

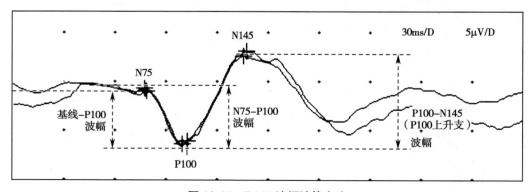

图 10-14　P100 波幅计算方法

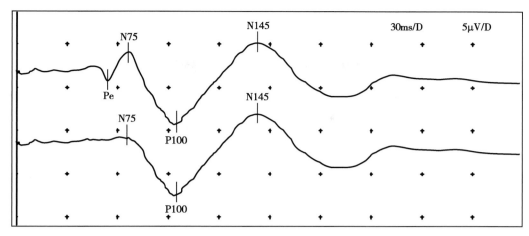

图 10-15 PRVEP 正常变异

由于受检者在检测过程中要长时间保持坐位，很容易造成颈部肌肉紧张，由此产生的肌电干扰对 PRVEP 波形影响也不可忽视。使用舒适的靠枕可一定程度改善颈部紧张度。

2. 干扰与异常的判断 在良好配合、波形基线平滑的情况下，P100 出现如图 10-16 中 a 所示有两个正向峰的变化，通常称之为 P100 "W" 形变，或称之为 P100 双峰；b 所示的现象称之为 P100 棘化。二者的共同特点是均有较为清晰的 N75 下降支和 N145 上升支，P100 潜伏期确定在此二支延长线向下的交汇处。这两种形式的变化均视为 P100 的异常表现。c 所示波形可看出基线明显受干扰，

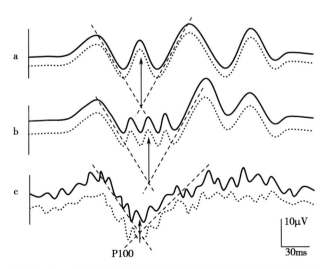

图 10-16 P100 双峰、棘化与干扰情况下的 P100 对比示意
注：a. P100 双峰、两次采集（实线/虚线扫描线）重合好，以前峰下降支与后峰上升支延长线交汇点确定 P100 潜伏期、按向上箭头标记在扫描线上；b. P100 棘化，以前第一个峰下降支与最后一个峰上升支延长线交汇点确定 P100 潜伏期；c. 干扰导致基线不光滑，P100 "多峰"、两扫描线不能重合，以两线趋势延长线交汇点确定 P100 潜伏期。

P100 虽呈多峰变，但多次采集不能重合，不作为异常判定的指标，其 P100 潜伏期的确定参照上述两种情况。

（六）O1、O2 波形对称性的意义

正常情况下，在 O1、O2 处记录到的波形基本对称、P100 潜伏期基本相同，如果出现其中一侧波形明显分化不好（如图 10-16 所示），在排除记录电极、导线等的技术故障后，则提示异常。此时必须进行半视野 PRVEP 检测。

四、非全视野刺激视觉诱发电位

（一）半视野刺激技术

半视野刺激是指屏幕的一半为全黑，另一半进行模式转换。同样也要左右眼单独进行，一般的顺序是在完成双眼全视野刺激检测后，分别进行左眼的左、右半视野刺激和右眼的左、右半视野刺激，这里的左、右半视野是相对屏幕、亦即人眼视野而言，而非受刺激的视网膜野。如图 10-17 所示。

除了刺激视野的改变，半视野刺激的其他参数与全视野相同。半视野刺激检测成功的最重要因素是受检者的配合，如果注视点在活动屏幕（黑白转换部分）的中央，则得到的是错误的全视野刺激 PRVEP 波形。

（二）记录技术

半视野刺激的记录位置、扫描参数、叠加平均次数等均与全视野刺激设置相同。

（三）正常半视野刺激 PRVEP 波形

推荐半视野刺激 PRVEP 也采用 O1、Oz、O2 三导联记录，Fpz 为公共参考电极。图 10-18 为正常半视野刺激 PRVEP 波形。左半视野刺激观

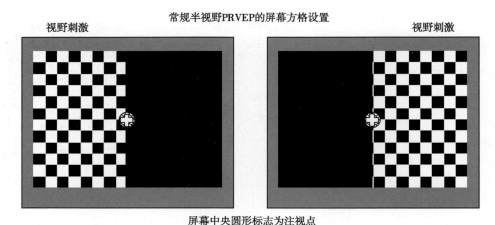

常规半视野PRVEP的屏幕方格设置

视野刺激　　　　　　　　　　　　　　　　　　　　视野刺激

屏幕中央圆形标志为注视点

图 10-17　半视野刺激 PRVEP

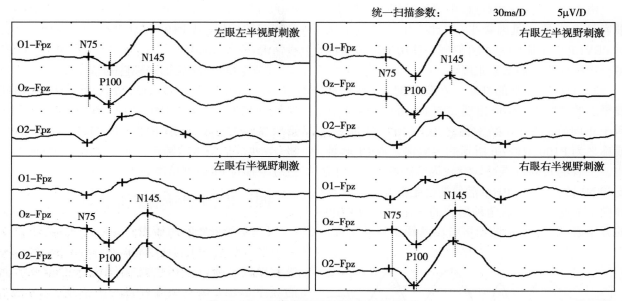

图 10-18　正常半视野刺激 PRVEP 波形

察 Oz、O1 的波形，右半视野刺激观察 Oz、O2 的波形。

（四）解剖与波形分析及正常参考值

左眼左半野刺激投射到左眼的鼻侧视野，传导至右半球枕叶皮质，按照通常理解应该在 O2 处记录到较好的 P100 波形，但实际上是在 O1 和 Oz 处记录的 P100 较好，而 O2 处的 P100 呈反相改变或者呈"W 型"改变，这个现象称之为半视野刺激 PRVEP 的 P100"矛盾定侧"。矛盾定侧产生机制如图 10-19 所示。

实验及临床观察显示，半视野刺激 PRVEP 矛盾定侧的现象并不意味着与视觉解剖通路的投射是真正的"矛盾"，而是由于半视野刺激致单侧（半球）视皮质兴奋，P100 神经发生源所形成的偶极子

与记录偶极投影关系的结果。图 10-19 显示典型的正常人左眼左半视野刺激、5 点记录的 P100 变化情况。

出现半视野刺激 PRVEP 矛盾定侧现象消失时（O1、O2 引出的 P100 波形基本对称），一定要再次确认受检者注视位置，如果没有注视屏幕中央而是注视在活动的半个屏幕的中心，引出的是非标准全视野刺激 P100，则不会有矛盾定侧。排除了注视错误，矛盾定侧消失可视为 PRVEP 异常的一种表现形式。

（五）半视野视觉诱发电位快速分析的方法

在临床检测中，首先按先左后右检测全视野 PRVEP，在发现 O1、O2 引出的 P100 不对称或者双眼 P100 不对称情况下，一般应该做半视野刺激

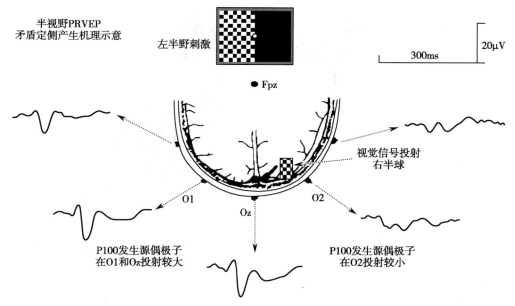

半视野PRVEP
矛盾定侧产生机理示意

左半野刺激

Fpz

300ms 20μV

视觉信号投射
右半球

O1   Oz   O2

P100发生源偶极子
在O1和Oz投射较大

P100发生源偶极子
在O2投射较小

图 10-19 左半视野刺激 5 点记录 P100 典型波形

PRVEP，推荐顺序为：左眼左半野、左眼右半野、右眼左半野、右眼右半野。这样利于快速分析。

在分析半视野 PRVEP 时，一定要对照视野投射图，这一点对于初学者尤为重要。然而每次分析都去打开参考书对照不太方便，推荐制作简易半视野 PRVEP 分析图放置在手边，或者随时手绘该图，如图 10-20 所示。

（六）四分之一视野刺激视觉诱发电位

从视野在枕叶皮质分布的解剖特点来讲，理论上可以进行四分之一视野刺激 PRVEP，如图 10-21 所示。

临床检测时，同样令受检者注视刺激屏幕中央，其他各项参数与全视野及半视野相同。正常图形如图 10-22 所示，与半视野刺激相同，左侧上下四分之一刺激，观察 Oz、O1 的波形；右侧上下四分之一刺激，观察 Oz、O2 的波形。四分之一视

野刺激 PRVEP 技术实现的难度与提供的诊断价值不成正比，故不作为常规 PRVEP 检测项目；当出现象限性视觉障碍时，该技术常可提供视觉通路受损的客观证据。

五、P100 神经发生源

（一）概述

P100 由视网膜 - 外侧膝状体 - 纹状体皮质通路介导。据 P100 潜伏期，P100 显然不是与 BAEP 类似的传导通路电位。分析 P100 神经发生源的焦点在于是否与 SLSEP 相同，为一级皮质原发反应。

（二）时间（潜伏期）分析

为方便从时序关系来分析 P100 神经发生源，现将 BAEP、CAEP、SLSEP 与 PRVEP 原理比较，如图 10-23 所示。

在图 10-23 中，视觉刺激显示器光量子到达视

从左至右，示意左眼左半视野通路及皮质
投射简化图绘制过程（其余半视野类同）

左半视野

左眼

右视皮质

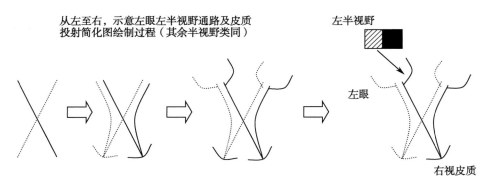

图 10-20 简化半视野分析

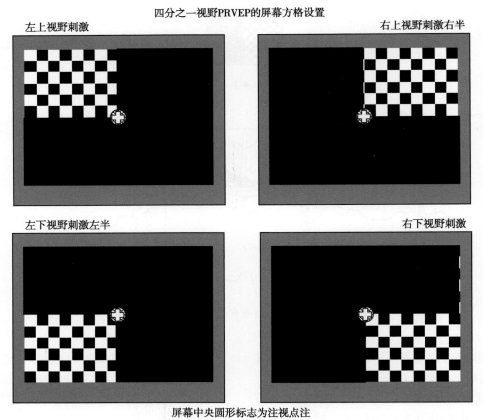

四分之一视野PRVEP的屏幕方格设置

左上视野刺激　　　　　　　　　　　　　　　右上视野刺激右半

左下视野刺激左半　　　　　　　　　　　　　右下视野刺激

屏幕中央圆形标志为注视点注

图 10-21　四分之一视野刺激屏幕

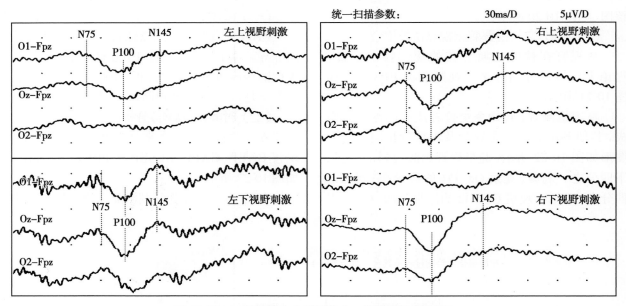

图 10-22　一例正常人左眼四分之一视野刺激 PRVEP

网膜时间可以忽略不计，刺激屏幕刷新延迟约数十微秒、感光色素转化过程约 0.46ms，至锥细胞突触前膜电位约需 2ms；4 个突触延搁时间约 4ms；双极细胞传导时间约 1ms；黄斑距视盘约 3mm，节细胞轴突在视网膜内走行并穿出巩膜筛孔约需

5ms；视神经、视交叉和视束总长度约 100mm，按有髓鞘神经纤维传导速度范围约 40m/s 计算约需 2.5ms；外侧膝状体至一级视觉皮层的视辐射按长度约 150mm、速度约 40m/s 计算，传导时间约需 3.5ms。

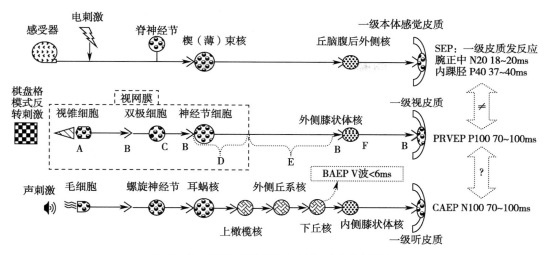

图 10-23　SEP、PRVEP、BAEP 时序分析示意

注：主要标识 PRVEP 时序：A 感光细胞光 - 电转换时间（≈0.46ms），B 突触延搁时间（≈1ms）至突触前膜电位形成（≈2ms），C 双极细胞传导时间（≈1ms），D 节细胞传导时间（≈5ms），E 视神经和视束传导时间（≈1ms），F 视辐射传导时间（≈3.5ms）；"≠"示意 P100 潜伏期远大于 P40，不是一级（视觉）皮层原发反应；"?"示意 P100 与 CAEP 的 N100 潜伏期相近，应有内在联系。

将上述传导时间数值累加，可得到从光量子引起锥细胞化学变化至神经冲动到达一级视觉皮质总传导时间（T）的最保守估计值约为 18ms。

在视觉系统的各级神经元之间均有某种信号处理机制（图 10-23），但这些机制对原始视觉信号传递时间没有延迟作用。

有观点认为在 P100 潜伏期中有约 15ms 来自刺激屏幕扫描延迟，即刺激屏幕接收模式翻转信号需要一个扫描周期完成翻转。这个观点是否成立尚需更多研究支持。倘使其成立，T 值约为 33ms。

从发出刺激屏幕翻转信号起计时，累计所有的延迟和传导时间，视觉神经冲动也应在 32.5ms 前到达一级视觉皮质。在 PRVEP 检测波形中，P100 之前的负向波 N75 潜伏期在 70～75ms，是视觉冲动到达一级皮质时间的 2 倍多。可见与 SEP 对比，P100 不是一级皮质原发反应，而应来自纹状体皮质深部或与视觉有关的其他皮质区域。

（三）刺激性质与神经发生源分析

SEP 刺激最为简单，刺激器脉冲电流经皮肤介导、直接施加给周围神经使之兴奋、产生神经冲动。人类听觉系统在耳蜗不同毛细胞对相应频率的声做出反应产生神经冲动，BAEP 检测脉冲短声引发的听神经冲动也较为简单。与以上两种刺激比较，PRVEP 检测的模式翻转刺激显然要复杂很多：视觉系统不仅要对"亮"或"不亮"做出反应，还要辨识其轮廓，以及对"亮"→"不亮"转换做出反应。更为复杂的是就刺激屏幕的某个小区域而

言，用白变黑或黑变白作为刺激，甚至交替刺激对 P100 的出波及潜伏期并无明显影响。故模式翻转刺激引起的反应不可能由皮质下（前）视觉通路或一级视觉皮质产生。

（四）视觉 P100 与其他诱发电位波形成分比较

为了探索 PRVEP 的 P100 成分性质，笔者注意到 CAEP 检测（声刺激 P300 检测）的 N100 波形潜伏期（图 10-24）与 PRVEP 的 P100 相近。故采用总分析时间 500ms（50ms/D）对同一受试者分别采集 PRVEP 和 CAEP，结果显示不同受试者 P100/N100 潜伏期个体间虽有差异，但同一受试者二者十分接近，提示似乎具有某种内在联系，二者分别代表了大脑"看到了""听到了"的感知电位。由此联想到对于一般感觉（电刺激直接兴奋周围神经引起的），大脑是否也有与特殊感觉（视、听觉）相似的"感觉到了"反应。笔者用总分析时间 500ms（50ms/D）对同一受试者刺激不同神经（正中、尺、桡、胫、腓总神经等），在头皮记录各自诱发反应。发现在相似的短潜伏期 SLSEP 组合波形成分之后，在中 - 长潜伏期（70～100ms，这里简称 M-LSEP）均有一个相对恒定出现的正相波，类似于 PRVEP 的 P100 成分。上肢各神经引出 M-LSEP 的 P100 潜伏期高度重合，下肢各神经类似，但下肢 M-LSEP 的 P100 潜伏期整体较上肢为长。与上下肢电刺激周围神经后，神经冲动到达大脑皮质的时间不同是一致的（图 10-24）。该波形成分的起源介于一级皮质原发反应和大脑对电刺

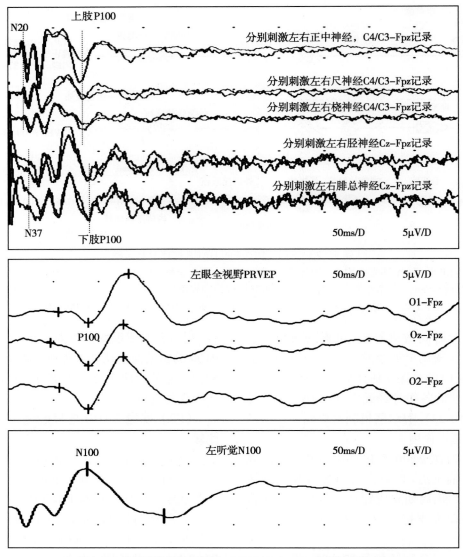

图 10-24 正常人 M-LSEP、PRVEP、CAEP 实测波形比较

激产生高级意识和思维之间的初级加工电位，代表对电刺激"感觉到了"。高级意识和思维是指对电刺激部位、强度等的辨识，以及对电刺激的不适感应采取何种行动等等。

近年来有关热痛觉诱发电位的研究文献众多，较多的报道显示在前臂或手掌给予 49.5～54.5℃ 热刺激（脉冲式，基线温度 31～32℃），Cz-Fz 导联在约 550ms（N550）和 750ms（N750）可分别记录到两个负向波形，一般认为二者分别由 Aδ 纤维（N550）和 C 纤维（N750）介导。笔者注意到四川大学华西医院郑重教授领导的课题组在进行热痛觉诱发电位评估重复经颅磁刺激（repetitive transcranial magnetic stimulation，rTMS）对疼痛患者疗效评估的研究中发现，在 N550 和 N750 之前可引出类似于正弦振荡波形，各波形成分分别命

名为 P1、N1、P2、N2、P3、N3、P4、N4（图 10-25）。在个体间比较各波形成分，其中 N1（潜伏期约 100ms）较为稳定。笔者分析因为 Aδ 纤维（极薄髓鞘）和 C 纤维（无髓鞘）介导的信号由前臂传递到大脑皮质至少需要约 500ms，故 N1 不可能是由 Aδ/C 纤维二者介导的，而是由快速感觉纤维介导，这些纤维介导的信号在数十毫秒内到达大脑一级皮质，更深部的大脑结构"感知到了"温度变化的过程而产生 N1。

比较上述四种不同性质刺激所诱发的皮质电位有理由推测：P100（视觉和体感）、N100 和 N1 的波形成分可能具有相同或相似的神经发生源，即使这些神经发生源非同一解剖位置，也可能具有对各自感觉信号相似的处理加工过程或者说位于同样的信号处理级别，即位于一级皮质与高级认

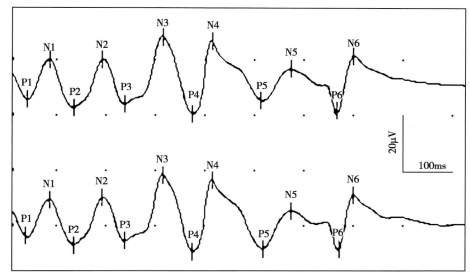

图 10-25　热痛觉诱发电位的波形

知功能之间的、由于"感知到了相应刺激"而产生的生物电反应。对 P100/N100 波形的深入研究或可为揭示人类感觉系统在脑内的传递、加工等过程提供有用线索。

（五）P100 与视觉暂留现象的关系

人眼具有视觉暂留现象，它是从中国最古老的"走马灯"到现代电影、电视等使间断性画面让人感觉为连续影像的生理学基础。视觉暂留时间约 100ms，与 PRVEP 的 P100 潜伏期恰好吻合。二者有无必然联系，似值得探讨。

视觉暂留现象来源于视网膜色素细胞、或感光细胞的色素变化滞后，抑或是源于视觉皮质，也有必要进一步探讨。

（六）结论

基于棋盘格模式翻转刺激方式和 P100 潜伏期分析，P100 并非一级视觉皮质原发反应。其神经发生源可能位于视觉皮质深部，源于视觉皮质对模式翻转刺激进行初级加工处理后的"感知电位"或者由大脑专门负责处理"感知到了"的脑区产生也未可知。对 P100 发生源研究将常见的区域研究、结构研究方法与视觉信号的时序结合探讨可能会有新的发现。

六、刺激改变对 P100 的影响

（一）刺激屏幕亮度与对比度

现代诱发电位仪均采用 LCD 显示器作为视觉刺激屏幕设备调试采用标准的屏幕亮度和对比度设置。一般显示器设置的亮度、对比度调整值为百分比，初始设置多为 50%。在 PRVEP 检测中，关闭窗帘、顶棚照明灯的情况下，可以不必调整刺激显示器参数；如果不关闭顶棚照明灯，亮度应设为 60%～70%。对比度参数一般不用调整。不建议使用显示器屏幕亮度、对比度自动调整功能。

（二）棋盘格大小

棋盘格方格在一定范围内减小，可使 P100 波幅增高、潜伏期延长。如果使用非标准（16×12）方格大小，则应针对该方格大小制定正常参考值。不建议在临床检测中随意改变棋盘格刺激方格大小。

（三）条栅刺激

精神生理学认为人眼对垂直和水平方向的物体辨识率高于斜线方向物体，可能与视网膜结构以及视觉纤维在视束和视辐射中层叠排列结构有关。所以有研究者用垂直条栅和菱形图案作为模式翻转刺激诱发 PRVEP，尚未临床常规应用。

（四）颜色刺激

蓝、绿、红三基色（替代黑色）分别与白色构成的棋盘格模式翻转刺激引出的 PRVEP 波形没有明显区别；大视野、非模式刺激引出的 VEP 与三基色引出的 VEP 不同，可能与不同类型视锥细胞和视杆细胞相互作用不同有关。这些改变刺激模式观察 VEP 的研究结果多见于实验性报道，未作为临床检测项目。

第四节　视觉诱发电位异常判定及解读

P100 是 PRVEP 检测中稳定可靠的波形，个体差异小，与皮质下及皮质视觉通路病理改变相关性好,可以客观、准确地反映视觉通路功能。当PRVEP 异常时,首先要排除技术性及其他非视觉通路病理性改变的因素。

一、视觉诱发电位异常判断标准

(一)引起 P100 异常的病理改变形式

1. 脱髓鞘 视神经虽由大脑生长而来,但其结构与有髓鞘周围神经类似;视束为视神经的延续;视辐射属脑白质,同样为有髓鞘纤维。大多数疾病对于皮质下视觉通路的损害是从脱髓鞘开始,脱髓鞘对 PRVEP 的影响为最常见病理因素。

一些观点认为脱髓鞘导致视觉通路纤维"漏电"是使 P100 波形、潜伏期异常的原因,但这不符合一般的物理学、生理学基础理论。如果脱髓鞘可以致使视神经漏电,漏电纤维所传导的视觉信号将部分或全部丢失,造成人可感知的视觉缺失;另一方面,如果纤维漏电说成立,相邻视觉纤维间因漏电可相互异常兴奋,产生视觉信号混乱。而视觉通路脱髓鞘患者常无临床症状,例如多发性硬化症等疾病早期,患者并无明显视觉障碍主诉,但 P100 明显异常提示有明显的视觉通路脱髓鞘,可说明上述漏电观点有缺陷。P100 波形的产生也遵循基本的物理学和生理学原理:所有纤维传导的视觉信号同时到达神经发生源,才能整合为较好的 P100 波形,否则各部分纤维传导的视觉信号到达不一致,产生的波形将相互抵消。与 CMAP、SNAP、SEP 等波形受脱髓鞘影响机制相同。

2. 失轴索 皮质下视觉通路失轴索病变通常继发于严重的脱髓鞘改变,占位性病变导致的视觉纤维轴浆流阻断、进而轴索断裂,通常也伴有脱髓鞘。所以临床分析影响 P100 波形因素时,应结合脱髓鞘和轴索/神经元变性综合分析。

3. 神经元损害 视网膜病变可致神经元损害。所以 P100 异常时,由眼科医师排除眼的光学、视网膜异常是必要的。在神经系统损害类型及定位分析中,默认前提是眼的光学系统以及视网膜正常,P100 异常源于视网膜后视觉神经通路病变。发生在外侧膝状体及视觉皮质的神经元损害往往同时伴有传导纤维损害,P100 异常的原因也就是综合的,无法加以区分。

(二)P100 异常形式、标准及其病理意义

PRVEP 临床检测采用 O1、Oz、O2 三导联同时记录,分析 P100 波幅和潜伏期时以 Oz 导联为准。O1、O2 作为参考,主要观察对称性。

1. P100 不能引出、波幅下降与波幅比异常 P100 不能明确引出是肯定的、最为严重的异常。临床检测 PRVEP 分辨率常设为 10μV/D,出现 P100 分化不明确时,可提高分辨率至 2μV/D,至少再采集两次以进一步确认。通常认为 P100 不能引出是由于视觉通路轴索完全阻断或者严重的视觉皮质病变,然而 P100 波形分化对视觉通路脱髓鞘极为敏感,严重的脱髓鞘改变也可以导致 P100 几乎无法分辨。

P100 波幅个体差异较大而且易受记录位置轻微偏差的影响,通常不作为绝对指标应用。双侧 P100 波幅低于 2μV、潜伏期轻度延长可判为异常;双侧波幅低于 1μV,即使潜伏期正常范围,可视为异常。

确认记录位置准确时双侧波幅比 >50% 是可靠的异常指标,即使较低波幅远高于 2μV,也可判为异常。单纯性波幅下降不伴有潜伏期延长可源于失轴索,也可由脱髓鞘引起。

双眼或单眼 PRVEP 波形消失均应加查 FVEP,以进一步评估视觉通路功能损害程度:如果 FVEP 波形分化也差,则提示严重异常;如果 FVEP 波形分化较好、双侧基本对称,则提示注视不良(包括合作不能、癔症与诈病者等)、严重屈光不正、光学通路障碍等,或者 PRVEP 检测有其他操作失误。

2. 潜伏期延长、潜伏期差增大 潜伏期延长为更敏感、更常见的 P100 异常形式,通常提示视觉通路脱髓鞘改变。脱髓鞘所致潜伏期延长通常不会超过 50ms。临床检测中如果 P100 潜伏期超过 150ms,则要考虑不仅由皮质下视觉传入通路脱髓鞘引起或者有皮质病变存在,或者要考虑波形识别错误。P100 潜伏期大幅度延长通常伴有波形分化异常。

双侧潜伏期差为自身对照指标,具有很高敏感性和可靠性,即使双侧 P100 绝对潜伏期均在正常范围,潜伏期差超过正常范围也可以判为异常。在波形分化较好、波幅正常范围时,潜伏期差增大是视交叉前脱髓鞘的可靠指征。

3. P100 双峰(W 形变)和棘化 P100 双峰为肯定的、常见异常形式之一。P100 棘化较双峰的异常程度更重,也可描述为 P100 整合较差或 P100 波形离散,其病理机制为非均匀性脱髓鞘。常见的形式如图 10-26 所示。

当发生 P100 双峰或棘化时,常伴有 N145 分化

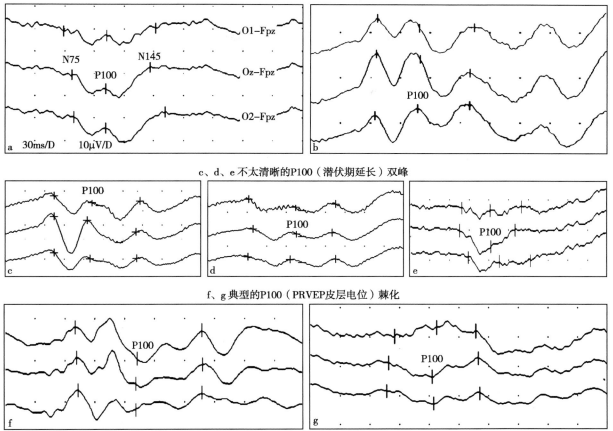

图 10-26 常见 P100 双峰和离散形式（全视野刺激）

较差或无法确定具体位置或者 P100 时程明显增大。

4. 全视野 O1、O2 不对称　正常情况下，全视野刺激 O1、O2 波形与 Oz 一致、双侧对称，波幅较 Oz 略低。当出现 O1、O2 波幅显著降低或二者相差超过 1 倍时，应首先排除技术因素，例如改变 O1、O2 或者其中之一位置再次测量等，可判定为异常或可疑异常，通常提示应加查半视野刺激。如图 10-27 所示。

5. 半视野刺激异常判断　半视野刺激 PRVEP

应 Oz 和刺激视野同侧半球（左 O1，右 O2）波形分析，二者 P100 变化形式通常相同。P100 潜伏期与全视野 Oz 相同、波幅正常低限为全视野波幅的 2/3。异常形式与上述全视野波形分析方法相同。

正常半视野波形参阅图 10-18 和图 10-24，矛盾定侧现象在正常人中必须出现，如果矛盾定侧现象消失则可视为异常的一种形式；如果全视野刺激及半视野其他观察指标均正常，则半视野矛盾定侧消失为可疑异常，意义不详，应动态观察。

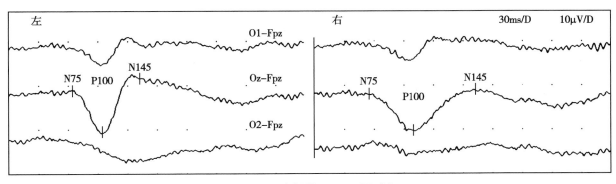

图 10-27 全视野 O1、O2 不对称

二、视觉诱发电位异常的定位分析

（一）异常定位

PRVEP 异常形式有多种多样，即使同一患者也可出现双眼、甚至单侧眼不同导联表现为不同形式的异常。要同时结合波形分化、波幅、潜伏期、潜伏期差等各项指标综合分析。

结合双眼全视野及双眼左右半视野刺激 PRVEP 分析，可以定位皮质下视觉通路损害的部位（图 10-28）。图中每条曲线均为相应视野刺激 Oz 记录的 P100，O1、O2 记录的曲线未在图中显示，排列顺序及异常形式见图中说明。

患者的视觉通路损害还可能为多部位受累，所造成的 PRVEP 异常就更为复杂，但也遵循图 10-28 所示各种损害所致改变的基本规律，可以是不同异常形式的组合。

（二）视觉诱发电位报告

PRVEP 结论的书写分为两种情况：

1. PRVEP 单项检测　对于临床仅要求 PRVEP 检测，神经电生理医生询问病史、常规体格检查也未发现除视觉功能障碍之外的其他症状、体征，可以仅行 PRVEP 检查，报告结论需给出异常、正常。必要时，在典型波形改变基础上可进一步描述定位、定性、定程度等信息。常见 PRVEP 单项检测报告结论举例如下：

（1）双眼 PRVEP 未见明显特征性改变。

（2）双眼 PRVEP 轻度异常。

（3）双眼 PRVEP 异常（程度重）。

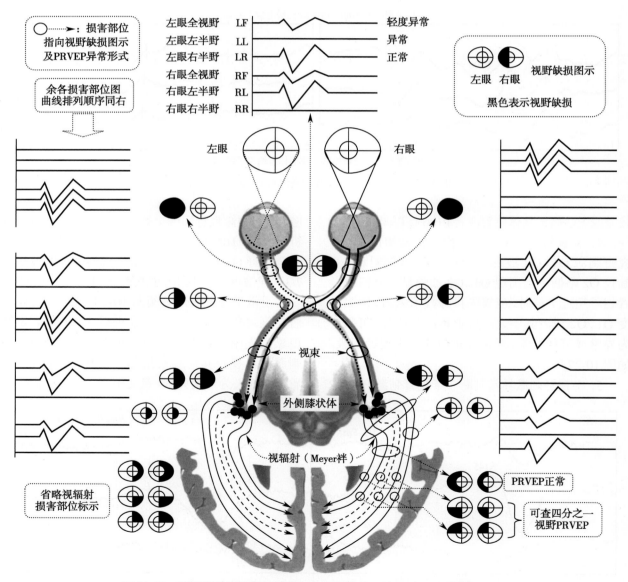

图 10-28　不同部位视觉通路损害视野缺损与全/半视野 PRVEP 异常模式

（4）双眼 PRVEP 异常（提示视交叉后脱髓鞘改变可能）。

（5）左眼 PRVEP 异常（程度较重；提示视交叉前受累可能）。

2．PRVEP 结合其他项目　PRVEP 更常见的应用是作为总体神经系统功能评价的视觉神经系统功能检测，结论通常要结合其他检测项目来确定，可在附加说明中提示累及视觉传导通路。例如"结论：中枢性损害（可见视交叉受累迹象……）"等。

第五节　模式翻转视觉诱发电位的临床应用

一、概述

PRVEP 临床应用同样遵循神经传导通路的原则：所有可能损害视觉神经传导通路的疾病都可能引起 P100 异常；P100 异常提示视觉通路损害。损害的性质、疾病的诊断仍需结合其他神经电生理项目、其他检查项目（影像学等）及临床表现由临床医生作出判断。

作为特殊感觉的客观检测手段，PRVEP 临床应用主要意义有三：一是 PRVEP 首检出视觉通路异常，结合其他电生理项目及影像学等为疾病确诊提供客观依据；二是 PRVEP 可提供已确诊患者视觉通路功能受损程度的客观依据；三是连续 PRVEP 检测可对治疗前后视觉传导功能恢复进行评估并估计其预后。

本章将简要介绍各类可累及视觉通路的疾病，介绍这些疾病可能的 PRVEP 变化以及应结合的其他电生理检测项目。对于部分较为常见的疾病和具有代表性的疾病，将在临床应用部分进一步详细讨论诊断标准等内容。

二、中枢神经系统脱髓鞘病

中枢神经系统脱髓鞘病对视神经系统有较其他脑神经更高的损害概率，可能因其由脑长出，与脑白质纤维更具同质性。视觉系统脱髓鞘引起的 PRVEP 异常程度与病理改变程度相关性较好。P100 异常形式可以从分化好、潜伏期轻度延长的轻度异常直至无法明确引出，P100 异常程度越重，则脱髓鞘改变越重。

（一）视神经炎与球后视神经炎

视神经炎与视神经脊髓炎均为急性脱髓鞘改变，前者仅累及视神经，后者通常先出现视神经损害，继而发生脊髓急性脱髓鞘改变出现相应症状。球后视神经炎亦为急性视神经脱髓鞘，但病变部位仅局限在视神经眶部。三者的 PRVEP 异常率均近 100%。如果 PRVEP 正常，则很大程度上可排除上述三种病变。在三病的早期，PRVEP 的阳性率均明显高于 MRI。

（二）多发性硬化症

MS 病理改变为多发性中枢神经系统局灶性脱髓鞘。与视神经炎及视神经脊髓炎相比，其病程进展相对较慢。MS 病理改变部位有"随机性"特点，即可发生在大脑、脑干和脊髓的任何部位，所以其临床症状并不固定。国际上报道 MS 患者 PRVEP 异常率从 47% 至 96% 不等，国内研究大多报道阳性率在 70% 以上，笔者所在实验室统计的确诊 MS 患者 189 例中有 169 例异常（89.4%）。在确诊的 MS 患者中，即使无视觉障碍主诉的患者也可检出 PRVEP 异常。这些均提示 PRVEP 应作为疑诊 MS 患者的常规检测项目，PRVEP 异常可作为 MS 确诊的重要依据。MS 患者亦常累及躯体感觉通路，应常规结合 SEP 检测。MRI 扫描常会发现中枢神经系统多发性斑片样脱髓鞘灶。

过度强调 PRVEP 在 MS 诊断中的价值有失片面。为了提高 MS 检出率而改变 PRVEP 检测参数，在对确诊患者研究中具有一定可行性。然而在临床检测时不应基于已确诊的"科研思路"，而应该是基于患者病理改变未知、将 PRVEP 异常作为 MS 诊断证据之一结合其他检查项目及症状体征综合分析的"临床神经电生理思路"。随意改变 PRVEP 检测参数而导致假阳性，误导诊断，实不可取。

（三）脑白质营养不良

临床常见的脑白质营养不良有三种类型：肾上腺脑白质营养不良、球形细胞脑白质营养不良和异染性脑白质营养不良，其共同特点是广泛大脑白质纤维脱髓鞘改变。三种类型发病年龄、致病机制、病理改变首发部位不同导致临床表现差异很大。PRVEP 可提供视放射受累程度的客观证据。结合四肢常规 SEP、三叉神经 SEP 等检测是必要的。

（四）同心圆性硬化及其他

同心圆性硬化又称巴洛病（Balo disease），是指在脑白质中发生的局灶性脱髓鞘，以某个位置为圆心向外扩展，影像学可见同心圆形病灶。如果发生在枕顶叶，则会累及视放射引起 PRVEP 异常。

有观点认为同心圆性硬化为 MS 的一种特殊形式，还有人观察到 MS 与同心圆性硬化之间相互转化的过程。从病理改变看，MS 的局灶性脱髓鞘可以扩大为任何形状的病灶。

三、颅内占位性病变

因前视路（视神经、视交叉和视束）纵贯端脑下方、视放射位于枕叶中下部，颅内各部位、各类型占位性病变均有可能从不同方向对视觉通路不同节段产生压迫，恶性占位性病变还可能会伴有浸润性损害。视觉通路由前向后、本体感觉通路由下而上在颅内形成"十字交叉"，故 PRVEP 结合 SEP 检测对颅内病变的定位价值极大。P100 异常程度与视觉通路受累程度呈正相关，可为治疗方案选择、预后估计提供客观依据。

（一）脑垂体肿瘤及其他鞍区占位

鞍区占位是发生在蝶鞍区占位病变的总称，常见的有脑垂体肿瘤、囊肿、脑膜瘤、颅咽管瘤等，常会造成前视路压迫。部分病例以视觉功能障碍就诊，PRVEP 异常时必须行头颅 MRI 检测。以其他首发症状就诊、影像学确诊的鞍区占位患者，PRVEP 为必查项目，常可发现视觉通路临床下损害。手术治疗的患者应在术后复查 PRVEP，再次评估视觉通路功能及预后。有条件的可在术中监测 FVEP，对术中视神经保护有肯定意义。

（二）桥小脑角占位

因 PRVEP 异常继而经影像学确诊的 CPA 占位患者极少。确诊的 CPA 占位，若瘤体巨大或边界不清，则需行 PRVEP 检测。前者可能会造成前视路压迫，后者可能会因浸润而累及视觉通路。特别是需手术治疗的患者，PRVEP 应作为术前常规检测。

（三）脑干肿瘤

脑干内肿瘤对视觉通路的损害及 PRVEP 改变与 CPA 占位类似，不同之处在于其更容易引起躯体感觉通路损害，即更易导致 SEP 异常。在无影像学支持下，若同时发生 SEP 及 PRVEP 异常，应注意与 MS 鉴别，需行头部 MRI 检查。

（四）大脑半球占位

大脑额、顶、颞部较小的、局灶性占位，通常不会累及视觉通路；浸润性的、较大而症状较轻的占位，则应通过 PRVEP 检测视觉通路受累情况。顶叶下部占位可累及视放射上半部分纤维形成象限盲，四分之一视野刺激 PRVEP 有助于明确诊断。

枕部占位可对视放射或 / 和视皮质造成压迫或浸润性损害，应常规检测 PRVEP 且必查半视野刺激 PRVEP。一侧枕叶病变时，特征性变化为对侧半视野（非视网膜野）刺激异常、同侧半视野刺激可正常。

（五）小脑占位

巨大小脑占位也可以累及视觉通路，特别是有视觉障碍则必查 PRVEP。即使无视觉障碍主诉，有平衡障碍、头晕等症状者也应查 PRVEP。

（六）脑膜瘤

发生在脑前部的脑膜瘤通常不会引起 PRVEP 异常，而头后部脑膜瘤可直接压迫视皮质导致 PRVEP 异常，PRVEP 应作为术前常规检测。

（七）脑软化与空洞脑及透明隔间腔增宽

部分巨大脑软化、透明隔间腔增宽及脑空洞患者也可以出现 PRVEP 异常，如果采取手术治疗，术前推荐行 PRVEP 评估视觉功能。

四、眼科疾病

各种眼病、视网膜病变均可引起 PRVEP 不同程度异常，这些疾病均需眼科检查确诊，PRVEP 仅提供视觉功能损害程度的参考依据。

（一）视网膜病变

视网膜脱离、缺血性视盘病变引起的 PRVEP 异常通常表现为 P100 双峰或波幅下降，分化及波幅正常、潜伏期显著延长者少见。视盘水肿、视盘炎常由球后视神经或颅内病变引起，P100 异常形式与原发病变对视觉通路损害的类型、程度相关联。视网膜脱离导致的 P100 双峰、多棘化在形态上无法与中枢脱髓鞘病所致鉴别，故 P100 出现相应异常时眼底检查是必要的。

（二）青光眼

青光眼 PRVEP 异常可表现为 P100 波幅下降并潜伏期延长，视力良好者可仅有波幅下降。有观点认为 50 岁以上患者 PRVEP 异常者，若其他电生理项目正常、影像学正常，亦即排除其他疾病，则要考虑青光眼可能。

（三）弱视

弱视有多种原因和形式。因屈光不正导致的弱视一般表现为 P100 波幅下降，通常潜伏期延长不明显。矫正视力后，如果 P100 明显异常则应考虑由外侧膝状体或视皮质病变导致的真性弱视。

五、其他疾病

（一）脑血管病

脑血管病为危及人类健康的三大疾病之一。无论缺血性脑血管病还是出血性脑血管病都有可能损害视觉通路或视皮质，关键取决于病变部位。影响枕叶供血的血管病更容易导致 PRVEP 异常，在病情许可情况下应尽早进行 PRVEP 检测，包括半视野刺激，必要时行四分之一视野刺激。早期发现视觉通路损害或发现临床下损害对患者治疗、康复的方案制定具有指导价值。

（二）外伤

1. 颜面部外伤　车祸、坠落等导致颜面部外伤，若有眼周围皮下出血，应在血肿、水肿有所消退、眼睑睁开后，尽早行 PRVEP 检测以客观评价视觉功能状况，早期发现视网膜、视神经等的损害。眼科其他检查是必需的。

2. 外伤致视觉通路损伤　头颅外伤可直接损伤前视路或视皮质，也可由颅内出血导致视皮质损害。有视觉功能障碍的头颅外伤必须早期检测 PRVEP，必要时行半视野、四分之一视野刺激。

3. 单眼外伤后遗症期致对侧视力下降　有报道显示单侧眼球严重外伤致失明后，早期健侧眼视力正常、PRVEP 正常，若干年后可出现健侧眼视力下降、PRVEP 异常。这一现象在临床工作中也有发现。推测可能是患侧视神经萎缩，视交叉后健侧视神经纤维受患侧萎缩纤维引起的免疫反应等影响所致，也有观点认为源于自主神经功能。

（三）癫痫

枕叶癫痫所致 PRVEP 异常较其他部位癫痫多见，异常形式通常为 P100 波幅增高，但增高幅度不如 SEP 那么明显。以视觉症状为主的癫痫如果发生 P100 波幅下降、潜伏期延长或波形分化较差的异常形式，则提示视觉通路可能存在器质性病理改变，应结合影像学进一步明确。

（四）脑炎及脑膜炎

PRVEP 不是各类脑炎、脑膜炎的必查项目，但若患者出现视觉功能障碍症状则应择机行 PRVEP 检测。脑炎和脑膜炎既可直接累及视觉传导通路纤维，也可因炎性反应或颅压增高致视盘水肿。PRVEP 可以客观反映视觉系统损害程度，但需眼科检查证实/排除视网膜、视盘病变。

（五）中毒性疾病

特异性视觉毒性物质（如甲苯、一氧化氮等）及某些神经毒性物质和药物（如 n- 己烷、乙胺丁醇等）均可造成视网膜或视神经损害，PRVEP 可以发现这些物质中毒的临床下损害。用乙胺丁醇抗结核治疗时，PRVEP 可作为药物毒性作用发生的监测指标，有研究显示用药 1～3 个月就可出现临床下 P100 异常，通常停药后数周至数月 PRVEP 恢复正常。

（六）代谢性疾病

1. 糖尿病　糖尿病可分 1 型糖尿病和 2 型糖尿病。1 型糖尿病起病快，更容易引起视神经损害，严重者从有视觉症状至失明仅需数月或数年，P100 的异常程度通常较患者主诉视觉异常程度为重，这可能源于 PRVEP 对脱髓鞘改变的敏感性较高。2 型糖尿病较为严重的并发症为多发性周围神经病，亦可累及脑神经，但 PRVEP 异常往往较肢体周围神经和其他脑神经异常为轻，这可能是因为视神经与其他脑神经胚胎发育阶段起源不同。

2. 维生素 B_{12} 及叶酸代谢障碍　由于吸收不良或遗传代谢因素所致的维生素 B_{12} 和叶酸缺乏可以发生广泛的中枢神经系统及周围神经损害。对视觉系统的损害表现为整个前视路脱髓鞘甚至失轴索，病理改变可能起始于黄斑乳头束，然后累及视神经。有研究提示维生素 B_{12} 缺乏造成的视觉障碍症状先于脊髓损害所致的痉挛症状出现，因此 PRVEP 可作为该病早期确诊的首选检查之一。P100 潜伏期的改善与该病治疗效果具有较好相关性，说明 PRVEP 亦可作为疗效评估手段。

3. 维生素 E 及维生素 A 缺乏　维生素 E 缺乏通常伴发维生素 A 缺乏，这与二者代谢途径相关。维生素 A 是视觉感光细胞中感光物质合成、转换的必需物质，维生素 A 缺乏必然导致感光细胞功能障碍。视锥细胞产生 PRVEP 的 P100，而视锥细胞对维生素 A 的依赖性低于视杆细胞（维生素 A 缺乏导致夜盲症是为证据），所以维生素 E（维生素 A）缺乏时 PRVEP 的改变目前仍无统一认识，尚需大量的临床研究来确认。

（七）吉兰 - 巴雷综合征

伴多脑神经受累的吉兰 - 巴雷综合征（GBS）患者，PRVEP 异常率较低。原因多为继发于脑水肿、脑脊液蛋白增高所致的视盘水肿，视神经自身炎性改变反而较少见。可能因为视神经起源于外胚层，与其他脑神经根蛋白结构不同。故不可用 P100 正常与否判断是否存在脑神经损害。

（八）癔症性盲与诈病者

对于癔症性盲患者，PRVEP正常可排除视觉通路器质性病变，进一步确诊；反之，明显的P100异常可排除癔症。

对于各种原因的诈病者利用前述刺激技术若引出良好的P100，则可以确认其视觉功能正常。

（九）非视觉通路特异损害性疾病P100异常的思考

对于病理改变可能累及视觉通路的疾病，PRVEP检测可客观反映病程进展；对于病理机制尚不明确的疾病，PRVEP的研究也许对其病理机制的阐明有帮助。

有报道在肌萎缩侧索硬化症（amyotrophic lateral sclerosis，ALS）患者中检出PRVEP异常，对此现象值得探讨。ALS病理机制已明确为脊髓前角和脑干α-运动神经元变性，不会累及一般感觉神经元，更不会累及视觉通路。ALS患者的PRVEP异常多由其他性质合并症引起，而不是与ALS同因。

六、小结

PRVEP为视觉通路功能评价的敏感检测项目，特别是对脱髓鞘病常可发现临床下病变。基于P100的起源，视觉通路任何部位的病理改变都可以引起P100异常；P100正常则说明视觉功能正常。

通过全视野刺激、半视野刺激、四分之一视野刺激等不同刺激方式检测PRVEP，根据视觉纤维解剖和生理特点及P100异常模式可精确定位诊断视觉通路损害部位。

PRVEP只能反映视觉通路功能异常和定位，不能反映病因。PRVEP异常通常要结合SEP、BAEP、BR等电生理项目分析，还应结合眼科其他检查（例如眼底检查等）及影像学检查。

第六节　闪光刺激视觉诱发电位

一、刺激技术

（一）常用刺激器

随着技术发展，现代肌电图诱发电位仪一般均采用白色或红色LED（发光二极管）作为刺激光源。临床常见的闪光刺激器多数为将LED发光器件镶嵌在专用或通用眼罩内，眼罩侧边通常留有小孔用于操作者观察光刺激是否正常。图10-29是部分常见的闪光刺激器。

正常刺激的情况下，受检者应闭眼，LED光照度足以穿透眼睑给予视网膜足够亮度。在颜面部外伤、眼睑血肿或水肿严重的情况下，如果必须了解视觉通路大致功能时，应采用开睑器等器具撑开眼睑，保证光线能够照射到视网膜。一般诱发电位仪的光照强度设置已经考虑到直接照射的问题，其最大光照强度不会造成视网膜"灼伤"。

（二）刺激参数

各种诱发电位仪的闪光刺激可调节参数不同，这里主要指刺激脉宽（即亮光持续时间）和发光管亮度（光照度）。对于可调节的仪器应按照仪器使用说明书适当调节，通常刺激脉宽≤5ms。

（三）刺激重复速率

一般要求不大于3次/s（也可用Hz表示），如果设备支持非整数设置，可设为诸如1.7次/s、1.9次/s、2.3次/s、2.7次/s等数值以利于消除工频干扰。

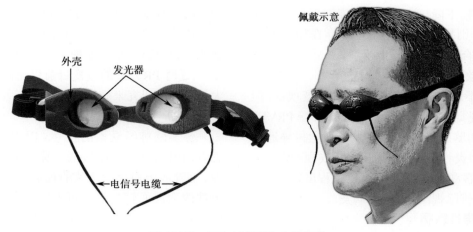

图10-29　闪光刺激器构造与佩戴

二、记录技术

（一）导联及电极

FVEP 记录采用 Oz-Fpz 单通道记录即可，建议采用皮下电极。如果必须采用表面电极（例如婴幼儿患者睡眠状态下检测），则在 Oz 处应局部剃发，仔细处理皮肤保证记录电极阻抗<5 兆欧。

（二）记录参数

扫描速度：30ms/D（总扫描时间 300ms）；
灵敏度：5～10μV/D；
低频滤波：1Hz（可选范围 0.2～3Hz）；
高频滤波：100Hz（可选范围 100～300Hz）；
叠加平均次数：50～100 次。

三、正常波形与异常判断

（一）常见正常波形类型

正常人最常见的类型有三种：V 型、W 型和振荡型，如图 10-30 所示。

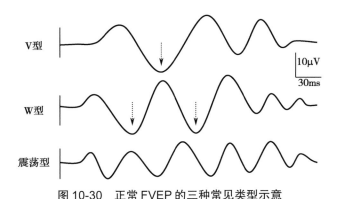

V型
W型
震荡型
10μV
30ms

图 10-30　正常 FVEP 的三种常见类型示意

FVEP 的波形还可以是上述三种形式的变异型或混合型，这就使 FVEP 波形个体差异极大、相互对比困难。所以 FVEP 波形成分命名及异常判定目前尚无统一标准。故其临床应用价值有限。

上述三种波形似有"年龄相关性"：在婴幼儿阶段，V 型波形占大多数；儿童至青少年期，W 型逐渐增多；在成年人中，三种波形均可见到，但似有 W 型占优的趋势；60 岁以上年龄段则很少见到标准的 V 型波形。正是由于上述特征，再加上 PRVEP 检测对于婴幼儿不可行，故有诸多研究婴幼儿 FVEP 的文献报道将 V 字波谷命名为 P100、观察其潜伏期和波幅变化规律。就搜集到的结果分析，P100 潜伏期差异很大。可见为 FVEP 的 P100 潜伏期设定一个绝对值作为异常判定指标是否是一个"科学、合理"的方法，似有进一步研究的必要。

FVEP 的波形个体间可以有较大差异，但某个特定受检者双眼 FVEP 波形应该是对称的。临床可行的正常 FVEP 判断标准为：2～3 次叠加平均重复性好、双侧波形分化好、双侧对称性好。可辨性较好的 FVEP 最大波幅（最高峰与最低谷电压值）不低于 5μV。

（二）异常判断及解读

需要进行 FVEP 检测的患者常处于病情危重或意识障碍状态，交流、沟通无法进行，操作者应特别注意排除技术失误，首先排除电极脱落、闪光器故障等引起的波形异常。以下为异常判定的基本原则：①双眼未能引出波形；②一侧可引出，另一侧不能引出明确的、可重复的波形；③双眼波形形态明显不对称；④一侧波幅低于对侧 50%；⑤双侧波幅均低于 2μV。

四、临床应用

（一）新生儿、婴幼儿视觉功能评估

新生儿、婴幼儿发生追物不能等可疑视觉功能障碍者，均可通过 FVEP 反应视觉通路功能状况。

（二）高压氧治疗前检测

新生儿缺血缺氧性脑病患者早期高压氧治疗是减少后遗症的有效手段。然而高压氧治疗对于部分患者视觉功能有损害，所以治疗前的视觉功能评估、治疗中的监测及治疗后 FVEP 均有不可替代价值。

（三）眼外伤的性质判定

对于异物飞溅等造成的眼角膜贯通伤患者常因屈光改变，PRVEP 严重异常，FVEP 正常则提示虽然屈光受损，但漫射性光线可到达视网膜且视网膜功能可能正常；若 FVEP 也不能引出肯定波形（与健侧比较更有意义），则提示视网膜功能亦受损或光学通路完全阻断可能。

（四）颅脑外伤视觉功能评估

对于伤情较重的颅脑外伤需要手术治疗的患者，术前 FVEP 检测是评估视觉功能受损程度、避免纠纷的有效手段。此类患者检测中应注意眼睑血肿（俗称"熊猫眼"）对光的阻挡，必要时可使用开睑器，不必撑开很大，只要有足够的缝隙能透过光线即可。

（五）昏迷与脑死亡

虽然 FVEP 不作为脑死亡判定的必要指标，但

其结果对各种原因所致昏迷患者脑功能评价具有重要价值，在除外眼部疾患的情况下，FVEP波形可作为视觉通路至视觉皮质严重损害的证据。

（六）术中监护

鞍区占位等颅脑手术中视觉通路的保护十分重要，FVEP可用于术中监护。但是目前大多数闪光刺激器为硬质材料且体积过大，不利于术中眼部封闭保护，在俯卧位常无法使用，在长时间的手术中还可能造成眼眶周围挤压伤。期待柔性可发光材料制作、能被皮肤保护贴密封在眼睑上的闪光刺激器推出。

第七节　其他视觉电生理检测

临床应用和试验研究涉及的有关眼电生理和视觉系统电生理的方法还有很多种，本章仅就与模式翻转视觉诱发电位（PRVEP）、闪光刺激视觉诱发电位（FVEP）有关联的部分内容做简要讨论。这些方法一般不作为神经系统疾病研究常规检测手段。

一、稳态视觉诱发电位

（一）稳态视觉诱发电位方法与原理

稳态视觉诱发电位又称为稳态闪光刺激视觉诱发电位。与常规FVEP相比，其刺激光同样为脉宽≤5ms的闪光（有主张≤3ms），不同的是FVEP刺激间隔时间大于总扫描时间（所以常规FVEP又称为瞬态闪光刺激视觉诱发电位），而稳态视觉诱发电位刺激间隔时间远小于总扫描时间。

稳态视觉诱发电位总扫描时间一般设为500ms

或1 000ms，刺激间隔时间小于125ms，即刺激重复速率最小为8次/s（8Hz，下同）。临床检测方法为：在10～60Hz之间逐级增大刺激速率，多次检测以找到具有最大波幅的刺激速率。叠加平均次数通常需要500次，其他参数与FVEP相同。记录导联方式同样为Oz-Fpz。

稳态视觉诱发电位引出的典型波形类似正弦振荡波，正弦波的频率与刺激速率相同、不同频率间波幅差异较大。图10-31为同一受试者常规FVEP（瞬态视觉诱发电位）与稳态视觉诱发电位实际采集图形的比较。

（二）稳态视觉诱发电位分析与意义

FVEP分析特定波形成分的波幅、潜伏期；而稳态视觉诱发电位是分析引出最大波幅对应的刺激速率。就某一个个体而言，可以引出稳态视觉诱发电位的刺激速率值是不确定的。大多数人分别在低频（10Hz）、中频（13～22Hz）、高频（42～60Hz）出现三个波幅较高的、清晰的正弦振荡波形。

对于稳态视觉诱发电位的解读，有观点认为三种不同频率成分在视觉系统的初始阶段即分离开来，经由不同的通路传导平行到达枕叶皮质。并以如下四点作为其支持证据：①三种频率VEP波形在视皮质的电场分布不同。②低频范围较窄；高频范围较宽。③中、低频范围与精神生理确定的光谱敏感性不一致；高频成分与光谱敏感性一致。④视觉通路脱髓鞘主要影响中频范围出波，对低、高频影响不大。故认为稳态视觉诱发电位不同频率段的波幅下降可能提示相应的传导通路功能障碍。

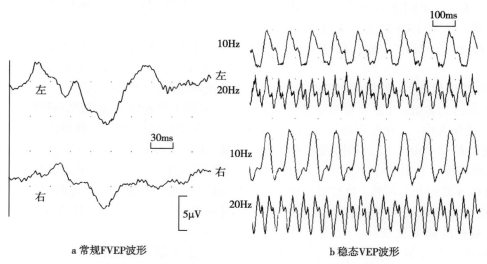

a 常规FVEP波形　　　　b 稳态VEP波形

图 10-31　同一受检者 FVEP 和稳态视觉诱发电位

（三）稳态视觉诱发电位成因的生理学及物理学探讨

基于稳态视觉诱发电位的临床检测方法及波形特点结合其刺激光源与FVEP相同，在假定每一次闪光刺激均引出相同的FVEP反应的基础上，笔者将实测FVEP图形数字化再用函数代数和的原理和方法，按照稳态视觉诱发电位的相应刺激速率人工合成波形，以试图找出二者之间的关系、阐释稳态视觉诱发电位产生机制。有意思的是，合成的波形与实测模拟稳态视觉诱发电位极其相似。该结果究竟是源于方法学的缺陷或是小样本试验的巧合，还是确实反映了稳态视觉诱发电位的生物学和物理学机制，尚在进一步研究中。

本研究的意义在于，如果能证明稳态视觉诱发电位确由FVEP"合成"，那么对于FVEP和稳态视觉诱发电位的神经发生源研究、病理改变如何影响波形等基础理论以及其临床应用的进一步挖掘可能都有帮助。

二、视网膜电图

视网膜电图是眼科应用较多的一种视网膜功能检测手段，有专用仪器。普通肌电图诱发电位仪配专用程序、角膜电极等也可以完成检测，但大多数仪器没有此类配置，一般不作为临床神经电生理常规检测手段。

（一）检测内容及波形简介

视网膜电图基本检测方法有暗适应单次闪光、明适应单次闪光和明适应30Hz闪烁光刺激，分别引出暗适应视杆反应、暗适应视杆-视锥混合反应、明适应视锥反应（图10-32）和视锥闪烁反应。

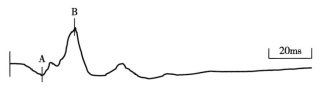

图10-32　明适应视锥反应

注：A，由锥细胞光电转换产生的波；B，双极细胞、穆勒细胞和水平细胞产生的波。

（二）视网膜电图波形起源及其思考

对视网膜电图各个波形的发生源，以图10-32中明适应锥细胞反应为例。目前认为图10-32中的"A"波由锥细胞光电转换产生，不受双极细胞影响，潜伏期为13～18ms；图10-32中的"B"波由双极细胞、穆勒细胞和水平细胞产生，潜伏期为31～38ms。

感光色素视紫蓝质转化时间仅需0.46ms，按上述波形起源及时间，图10-32中的"a"波代表的视锥细胞电位超过10ms的光电转换时间机制为何等问题尚需进一步研究。

三、短潜伏期视觉诱发电位

与SLSEP研究躯体感觉一级皮质原发反应不同，短潜伏期视觉诱发电位（short latency visual evoked potentials，SLVEP）试图研究皮质下视觉通路电冲动信号，这点与BAEP有相似之处。方法是用6次/s的高强度、窄脉宽闪光刺激，以Cz为参考点，中线其他位置记录（如Fpz等）或横向分布记录电极（如T4、T8等），分析时间50ms或100ms。SLVEP可引出呈P-N-P形态的三相复合波，三个成分的潜伏期分别约为21ms、26ms和33ms。

正如上一节讨论的视网膜电图波形成分起源，这里的三相波是否包含有视网膜电位的成分，或是起自视交叉、外侧膝状体抑或是视辐射，还有人推测起自一级视觉皮质，尚无定论。鉴于SLVEP波形成分的未知性、波幅低、可重复性差，故SLVEP尚不能作为临床常规检测应用。

四、眼电图

眼电图检测的生理学基础是眼球的前后极有静息电位差存在，这个电位差会在暗适应后给予光刺激发生改变。部分眼科实验室开展眼电图检测，但不作为神经电生理检测实验室的常规项目。

短潜伏期视觉诱发电位和眼电图检测的机制、临床解释均无可靠结论，并未作为临床常规使用。

第十一章

运动诱发电位

第一节　概　述

针对感觉系统的各种诱发电位均反映中枢上行传导通路功能，临床确有部分疾病仅累及中枢下行传导通路，而上述各种诱发电位均无法直接反映其功能受损状况。

一、中枢运动传导通路解剖与生理

与感觉系统相同，大脑半球对运动的支配也是左右交叉的。运动皮质位于大脑半球中央前回，身体不同部位由特定区域支配，其分布规律如

图 11-1 所示。

中央前回的 4 区（第一躯体运动皮质）和 6 区（补充运动皮质和运动前皮质）为一级运动皮质，其中大小不等的神经元（皮质运动神经元，CMN）发出轴突形成皮质脊髓束的纤维，穿过同侧内囊后肢、大脑脚、脑桥底部到达延髓，80%～90% 纤维在延髓锥体交叉处交叉至对侧，然后沿皮质脊髓侧束下行，最后到达相应节段直接或通过中间神经元与脊髓前角 α 运动神经元和 γ 运动神经元（统称为下运动神经元，LMN）形成突触联系，直接与皮质脊髓束形成突触的 LMN 多支配肢端肌肉，如手内在肌和足内在肌。LMN 发出轴突出脊髓

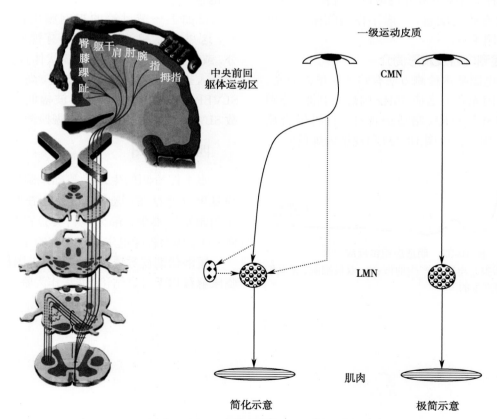

图 11-1　运动传导通路模式和简化示意

及椎间孔形成周围神经轴索，支配相应肌肉。少部分纤维不在延髓交叉，继续沿同侧皮质脊髓前束下行到相应节段大部分经脊髓前联合交叉至对侧，直接或通过中间神经元与 LMN 形成突触；也有少量纤维始终不交叉，直接与同侧 LMN 形成突触。支配骨骼肌运动的中枢段和周围段纤维均为传导速度 60～100m/s 的厚髓鞘纤维；支配手（足）内在肌的皮质脊髓束直接与 LMN 形成突触，这可能都是人类进化选择的结果——运动的快速响应和精细运动需要有较快速纤维、尽量短的传导通路。

二、中枢运动传导功能检测的思路

（一）基本思路

兴奋运动皮质记录肌肉因皮质兴奋所致收缩放电的 CMAP，是最易想到的研究中枢运动传导功能思路，如图 11-2 所示。

肌肉 CMAP 记录技术与 MCV、F 波及 H 反射相同，使用表面电极、皮下电极和同心针电极均可；手/足肌肉是最佳记录位置。记录参数除扫描速度需设为 5ms/D 或 10ms/D 外，其他参数参照 MCV 设置即可。

使运动皮质兴奋的方法最易想到的、曾被证明有效的是经颅电刺激（TES）又称头皮电刺激。有鉴于电刺激不适感较大、区域选择性较差等缺陷，发明了经颅磁刺激（TMS）技术。检测中枢运动传导功能的技术称为运动诱发电位（MEP）；经颅电刺激运动诱发电位简称为 TES-MEP；经颅磁刺激运动诱发电位简称为 TMS-MEP。

（二）关于运动诱发电位的名称

刺激周围神经或外周感受器，记录诱发出的中枢神经系统生物电反应是诱发电位定义的要点。而 MEP 检测技术刺激的是中枢、诱发的是肌电反应，与经典的诱发电位定义似乎是矛盾的。那么临床 MEP 检测技术称之为运动诱发电位似有不妥，称为中枢运动传导功能检测或中枢运动传导功能研究（central motor conduction test/study，CMCT/CMCS）似乎更为贴切。此观点仅为笔者的思考，本书仍沿用 MEP 的名称。

第二节　运动诱发电位检测方法

一、经颅电刺激运动诱发电位

（一）经颅电刺激技术

高压电对皮质的兴奋、抑制或调节功能很早就已被发现，如应用于精神病患者治疗的电休克疗法等。TES-MEP 技术也较 TMS-MEP 更早应用于临床研究。

TES 刺激器输出 0.1～0.2ms 脉宽的直流方波脉冲，早期输出电压为 3 000V，国内改进后的 TES 最高输出电压已降为 800V，临床应用证明是有效的。

（二）经颅电刺激的基本原理

TES 工作原理如图 11-3 所示。

TES 由可快速充放电的高能、高压电容器储存电能，输出控制电路可使刺激输出电极在瞬间（0.1～0.2ms）释放电能。主刺激电极（阳极）下方的 CMN 兴奋，CMN 产生的神经冲动沿皮质脊髓

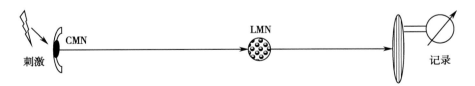

图 11-2　中枢运动传导通路研究刺激/记录示意

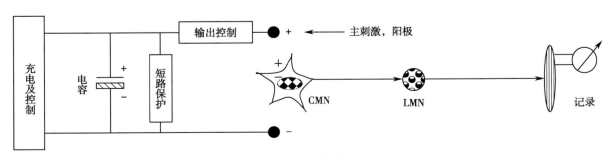

图 11-3　TES 工作原理示意

束下行，经 LMN 引起肌肉收缩。TES 还可以刺激脊髓，此时阴极为主刺激电极，与周围神经刺激电极的极性相同。

（三）经颅电刺激的临床应用参数与方法

TES 刺激电极一般为银制，两刺激电极间距约 6cm，使用时应保证电极与皮肤良好接触以减小电阻。在用于中枢运动传导通路功能评价时，常规刺激左上肢运动区、右上肢运动区、下肢运动区、颈膨大、腰膨大共 5 个部位。皮质刺激阳极置于相应运动区、阴极位于阳极前方，电压预设 750V、脉宽 0.1ms 或 0.2ms；脊髓刺激阴极置于相应节段棘突、阴极位于阳极下方（与皮质刺激位置恰好相反）电压预设 500V、脉宽 0.1ms。记录参数设置与 TMS 相同。

二、经颅磁刺激运动诱发电位

（一）经颅磁刺激发展简史

国际上于 1985 年研制出第一台经颅磁刺激仪（简称 TMS），1992 年推出第一台重复刺激 TMS（rTMS）；国内目前亦有数家厂商生产 rTMS。

早期 TMS 的应用主要集中在中枢运动传导功能的研究方面；目前 rTMS 也被用于神经精神类疾病（如癫痫、抑郁症等）的治疗。

（二）经颅磁刺激基本原理

电和磁为自然界能量的两种不同存在形式，二者可以相互转换。自然光就是电磁波，以电场、磁场交替转换传递的能量，阳光可以使人感觉温暖、阳光照射光伏电池可以转化为可利用的电能，这些都是光（电磁）能量的体现。

发电机的基本原理是闭合导线切割磁力线而产生电流。磁刺激器发出的脉冲磁场相当于磁场

的运动，在脑组织中可产生小范围的涡电流，作用于皮质内神经元（CMN）"之前"轴突使其兴奋，致 CMN 产生突触后电位；或者涡电流作用于 CMN 的轴丘部直接兴奋皮质脊髓束纤维。皮质脊髓束将神经冲动传导至脊髓前角运动神经元继而兴奋所支配肌肉，产生可记录的 CMAP，从而得以研究中枢运动传导通路功能。如图 11-4 所示。

TES 和 TMS 刺激仪都有与肌电图仪连接的信号线传递触发信号，使二者同步。购置仪器时一定要确认两种仪器的触发连线电气指标、通讯规约等是否一致。否则，轻则无法使用，重则可能造成仪器损坏。

（三）刺激参数及方法

1. 刺激参数 TMS 圆形刺激线圈直径有 9cm、7cm、4cm 等规格，可产生的最大磁场强度在 1.5～2.5T。直径越小强度越大，临床常用 9cm 线圈。通常将 TMS 刺激仪设定为主动式（即由 TMS 触发肌电图仪记录）。刺激输出量通常以最大刺激的百分比表示，大多数情况下，80% 可满足所有部位刺激，颅顶正中刺激下肢运动区出波不理想的情况下，可用 100% 输出。

TMS 每个单脉冲刺激产生的感应电流相当于脉宽 0.05～0.08ms 的电脉冲，两次刺激间隔 30～60 秒为宜。

2. TMS 磁场输出的特点 TMS 刺激器的最大磁场强度在线圈"内边缘"位置。理论上，距离线圈≤1mm 时，线圈内边缘强度最大（以此作为 100% 参照），但在临床上是不可能实现的；距离约 10mm 处，最大磁场强度即等效于线圈中心点，约为 60%；距离线圈越远，强度越小，40mm 处理论上只有最大场强的约 20%。如图 11-5 所示。

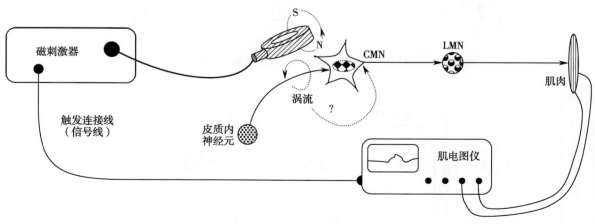

图 11-4 TMS 工作检测原理示意

注："?"示意磁刺激产生的涡流作用于 CMN 前兴奋性末梢或直接作用 CMN 轴丘部不同学者意见不一。

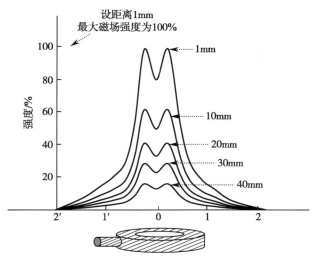

图 11-5 最大场强的理论曲线

注：横轴数值"0"示意线圈中心点，1′至 1 示意线圈外径、2′至 2 示意线圈 2 倍外径；纵轴为以垂直距离线圈中心 1mm 的磁场强度 100% 的百分比；各曲线指示数值为与线圈中心的垂直距离，峰顶对应纵轴百分比。

电磁场的另一物理特性为方向性，即线圈不动的情况下，线圈中电流的方向不同则磁场方向不同，引起的皮质反应也不同。

3. 刺激部位与方向　由图 11-5 可知，临床行皮质刺激时，磁刺激线圈应尽可能贴近头皮，而且中心点要对准欲兴奋的运动神经部位，同时要考虑到磁场方向，这可以通过翻转线圈或改变电流方向开关来实现。由于个体差异，最佳兴奋点可能出现偏移，可以通过轻微移动线圈的位置和方向寻找。找到左半球的最佳刺激点和磁场方向后，对右半球刺激则应改变磁场方向。

TMS 脊髓刺激目前大多认为兴奋的是脊神经根，而非相应节段脊髓前角运动神经元（与皮质内兴奋部位有类似机制）。方法是棘突旁开约 1cm 为中心（上肢在 C_7 或 T_1 棘突水平、下肢在 T_{12} 或 L_1 棘突水平），改变线圈中心方向和磁场方向找到最佳刺激点，左右两侧同样磁场方向相反。在颈部刺激，手部通常容易引出可靠的肌电反应，而下肢则有报道约 50% 不易引出，可通过提高刺激百分比、反复寻找位置及易化来提高引出率。

4. 注意事项　与 TES 不同的是 TMS 通过强磁场实现刺激，具有无接触、无痛等优点的同时，临床应用也要考虑强磁场的影响，金属对强磁场产生远大于人体组织的感应电流。对于体内有金属植入物者，如颅骨钉、颅内金属埋入物、人工耳蜗、心脏起搏器等患者，不应使用 TMS 刺激。检测者也不应随身携带对磁场敏感或会被磁场破坏的物品，例如磁性银行卡、移动硬盘等，均应放置在远离（至少 1m 以上）TMS 刺激仪的地方。

三、运动诱发电位记录技术与分析方法

相对于 TES，TMS 刺激技术更易被临床接受，本章后续各节涉及 MEP 刺激技术时，如果没有特殊说明均默认为 TMS 刺激。

（一）受检者准备

1. 受检者沟通　TES 刺激引起的肌肉运动范围较广，受检者可能不适应。TMS 虽然兴奋范围比较局限，但又不容易一次找准刺激部位，往往需要 3～5 次刺激，这些都应在检测前充分说明。

2. 受检者体位　一般可采用靠式坐姿完成检测。但坐位时，腰部刺激不易操作。进行下肢检测时，可采用侧靠坐姿；为安全起见，对于平衡功能较差、部分肢体功能障碍的患者，可采用侧卧位刺激腰部，仅刺激皮质者可采用仰卧位。

3. 记录技术　推荐使用表面电极或皮下电极记录 MEP，并需对近电极处导线良好固定，尽量不采用同心针电极（不易固定）。记录导线应理顺，并尽可能远离刺激部位，避免导线感应电磁场带来刺激伪迹。

4. 记录部位及参数　常规 MEP 检测，为操作简便、波形易于引出，下肢记录肌肉通常选择双侧胫前肌，上肢肌选择双侧拇短展肌。4 个部位同时连接电极，肌电图仪四导联同时记录。扫描速度设为 10ms/D（分析时间 100ms），可使下肢引出波形位于屏幕中部且完整显示，初始灵敏度设为 0.2mV，根据出波情况再随时调整，其他诸如滤波范围等参数与 MCV 检测相同。基本参数设置参见附表 1-12。

（二）检测程序及正常波形

大多数肌电图仪均可以分别开放 / 关闭某个通道。按下述顺序组合刺激和通道：开放拇短展肌通道——刺激大脑右半球左上肢皮质、刺激左侧颈部神经根；开放胫前肌通道——刺激下肢运动皮质、刺激左侧腰骶部神经根。可依次得到如图 11-6 所示的 CMAP 波形。根据出波情况，每个刺激 - 记录组合可重复刺激 2～3 次，以确认采集 CMAP 波形的真实性。右侧肢体重复上述检测顺序，可得右上下肢 CMAP 波形。

上述检测顺序的优点是方便计算中枢传导时间（central motor conduction time，CMCT；C-CMCT

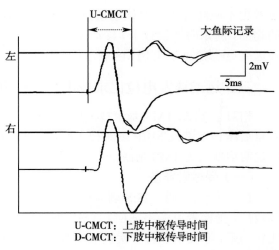

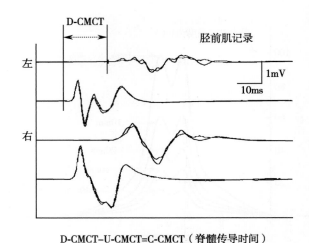

U-CMCT：上肢中枢传导时间
D-CMCT：下肢中枢传导时间

D-CMCT－U-CMCT＝C-CMCT（脊髓传导时间）

图 11-6　正常 MEP 四肢采集波形

为脊髓传导时间）。各实验室也可以按设备程序特点和自己的习惯，以先上肢后下肢（或者相反）的顺序得到与图 11-6 类似图形，如果设备支持，也可以将左右侧 8 条图线采集到一个屏幕中。

（三）正常值与异常判断标准

非常重要的是：通常在 MEP 检测之前，应先测周围神经 MCV（正中神经与胫神经），以排除/证实周围神经病理性损害的存在。MEP 结果分析要考虑周围神经病变的影响，严重周围神经病会使 MEP 检测结果判定困难，MEP 检测意义不大。

1. CMAP 波幅　MEP 测试的 CMAP 波幅绝对值不作为观察指标。相对于皮质，根部或脊髓刺激引出的 CMAP 整合较好、波幅较高，这是因为根部刺激靶向性较好、皮质刺激靶向性较差，或由中枢运动通路中存在不同传导速度的纤维所致。如果根部刺激的 CMAP 波幅各个部位总不能明显高于皮质诱发的 CMAP，则提示根性或周围神经损害。此时针极肌电图和 NCV 检测可能已经发现异常，MEP 不是必查项目，这个现象也说明电生理检测项目综合应用的必要性。

2. 潜伏期计算与中枢传导时间　MEP 检测引出的 CMAP 常不能、也不要求必须是超强刺激，但潜伏期的计算与 MCV 检测相同，也在 CMAP 的起始位置。利用图 11-6 中检测方法组合所测得 4 个潜伏期，可计算出与中枢运动神经通路相关的几个指标：

（1）上肢中枢传导时间（U-CMCT）；

（2）下肢中枢传导时间（D-CMCT），参考图 11-6；

（3）脊髓传导时间（C-CMCT）＝ D-CMCT－

U-CMCT，值得注意的是，C-CMCT 忽略了颅内上下肢下行运动传导通路可能存在的距离差。

3. 正常参考值与异常判断　MEP 各项观测指标遵循正常参考值使用的一般原则。临床应用需结合与运动系统相关其他检测项目综合分析。

MEP 检测目的是反映中枢运动传导通路功能，因此最重要的观测指标自然是与中枢传导相关的 CMCT 和 C-CMCT。参照国内部分报道、结合笔者所在实验室采集数据修正的 MEP 各主要观测指标高限参考值，超过高限者即判为异常。

U-CMCT：8.9ms，侧差 1.0ms；

D-CMCT：15.1ms，侧差 1.5ms；

C-CMCT：7.8ms，侧差 0.8ms。

此正常参考值男女无明显差异，参考身高170cm，身高每增减 10cm，相应传导时间增减约5%，侧差增减约 0.03ms。临床使用时，应根据身高适当调整。

MEP 检测在排除技术因素后，CMAP 不能引出视为异常，特别是单侧不能引出是更为确切的异常指标。CMAP 可以引出时，其波幅的绝对值通常不作为异常判定指标；即使双侧波幅差异超过 50%，只要 CMCT 在正常范围内，也不作为异常判定指标。

4. 提高 CMAP 引出率　部分受检者出现 CMAP 引出困难时，令受检者轻用力收缩记录肌肉，可有效提高 CMAP 引出率。一种方法是令受检肌做最大用力的 10% 收缩，最利于 CMAP 引出，又不造成主动收缩干扰。另一种方法是检测拇短展肌时拇指与手掌平面成约 30° 角，测胫前肌时足部较自然放松状态背屈约 15° 角。

四、其他运动诱发电位检测

（一）节段性运动诱发电位检测技术

在双侧胫前肌记录，用 TES 从 L_1 开始（L_1、L_2 棘突间隙，下同）刺激脊髓，依次向上刺激 T_{11}、T_9、T_7、T_5、T_3、T_1。观察相邻两刺激点之间的 CMAP 潜伏期差，正常人的规律是：T_9 至 T_5 间相邻两点差值为 1.5～2.0ms；其他节段差值为 1.3～1.5ms。此法与节段性 SEP 和脊髓 SEP 有相同的脊髓定位诊断原理，但给患者带来较大痛苦，难以配合。

（二）磁刺激与电刺激 F 波检测结合

如图 11-7 所示，TMS 在颈部和腰部刺激时，并不直接兴奋脊髓前角运动神经元，而是兴奋脊神经根。刺激线圈位置与角度的轻微改变都可能带来神经根兴奋部位的变化，而这些变化所带来的潜伏期误差都会计算到 CMCT 中。即：真正的 CMCT 应为 A→B 间传导时间，TMS 实测的是 A→C 间传导时间。基于人体运动神经系统解剖和生理，结合刺激 MEP 原理及 F 波检测原理，也许皮质 TMS 刺激联合周围神经 F 波检测是更为准确的测定 CMCT 的方法。

定义由 TMS 刺激与 F 波结合计算的中枢传导时间为 TMS-F-CMCT，由图 11-7 可有公式：

$$TMS\text{-}F\text{-}CMCT = TMS\text{-}CMCT - (FL + ML)/2$$

在 F 波检测中，F 波潜伏期（FL）与 M 波潜伏期（ML）总和的一半为神经冲动从 LMN 传导至肌肉并引出 CMAP 所需时间，TMS_CMCT 减去这个时间则为真正的神经冲动从 CMN 传导至 LMN 所需时间（图 11-7 中 A→B 间传导时间），有效避免了 TMS 刺激神经根带来的不确定性。

此方法在笔者所在实验室试验检测证实了其可行性，尚未做大样本正常参考值以及与 TMS 刺激神经根比较 CMCT 差异等研究。此外，检测需在 TMS 检测程序和 F 波检测程序间转换，分别测出各参数，再人工计算 TMS-F-CMCT。若能开发一个程序，在一个界面同时进行 TMS 和 F 波检测且可自动计算各参数，则检测更为便利。

五、运动诱发电位的安全性

（一）经颅电刺激的安全性

物理学计算 TES 单次刺激能量为 1.5～7.5mJ，与电休克疗法所用的数千毫焦耳相比，仅为其千分之一。

动物实验研究显示，以最大电压 1 500V、脉宽 0.1ms 刺激 20 次，不会引起家兔脑组织病理改变，也未见呼吸抑制、心脏功能改变、癫痫发作、瘫痪以及后期活动和行为异常。但以仪器容许最大重复速率连续刺激 1 000 次，可见电极下方的神经组织病理性改变——线粒体肿胀、空泡样变甚至细胞死亡，损害深度可达 2～3mm，这提示 TES 可能对脑组织的影响尽管轻微，但总是存在的，且有累积效应，临床应用时应尽量用低速率刺激，并减少刺激次数。一般临床检测所需刺激次数小于 20 次。

临床应用方面的报道超过 10 000 例，有个别受检者出现头晕、振动不适感等轻微症状，未发生诱发癫痫、脑出血、心脏病等问题。宋新光等对

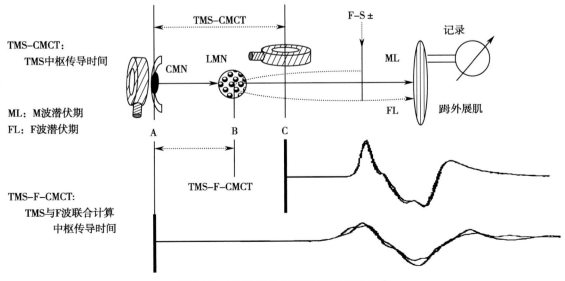

图 11-7　TMS 结合 F 波检测 CMCT 示意

注：F-S± 示意常规 F 检测刺激部位，符号"±"意在强调为电刺激。

1 000 余例急性脑血管患者做刺激前后的脑电图、心电图对比，未见明显变化。

（二）经颅磁刺激的电气安全性

TMS 刺激仪对受检者而言为非电接触式检测，仪器各个部件均无须直接接触人体的任何部位，不会因为仪器漏电而造成受检者损害。

TMS 刺激线圈及连接线圈的导线里有瞬时强电流通过，所以导线不可折弯，如果发现导线有成角度折弯现象或者破损，则应及时处理或更换，以免导线漏电伤及操作者。

（三）磁场安全性

1. 磁场的影响　TMS 瞬时磁场强度最大为 2.5T，对大脑的作用远小于 MRI 检测时的 3.0T 恒定磁场，可以忽略不计。

2. 电灼伤　按人脑组织的电导率等计算，每次脉冲磁刺激全部转化为电能，相当于对人脑施加的最大电流峰值为 250mA、最大充电为 50μC、在脑部产生的能量小于 2mW。上述各项指标又小于 TES，相比于电休克更是微乎其微。所以 TMS 引起的感应电对脑组织是安全的。

（四）诱发生物电安全性

1. 生物电的"阈值"　TMS 可能兴奋的是 CMN 前结构，即与 CMN 发生突触联系的联络纤维轴突。其依据是：在同一部位引出的肌电反应时间，TMS 总是比 TES 晚 1~2ms。MS 兴奋的是神经纤维轴突，而轴突兴奋产生的电压取决于膜内外电势差，这个电压的大小不会对神经纤维本身或周围组织造成损害。

2. 对神经网络的干扰　瞬时强磁场对记忆力、思维等影响的研究局限于临床量表等手段的报道。人类大脑有近 1 000 亿个神经元，这些神经元又以突触方式形成极为复杂的网络结构，TMS 诱发的生物电在细胞水平及生物化学水平是否对神经元、突触及神经递质等有影响尚需进一步研究。

（五）经颅磁刺激安全性的动物实验和临床研究

相对于基础研究，有关 TMS 安全性的动物实验和临床观察报道更多，这里对其中关注较多的几个方面做简单介绍。

1. 关于引起癫痫发作　TMS 通过兴奋运动皮质达到研究中枢传导功能的目的。癫痫发作时皮质兴奋性异常增高，对 TMS 是否可诱发癫痫发作的顾虑是临床工作自然而然的思考。有报道 TMS 刺激可诱发癫痫，故应列为禁忌证。也有认为

TMS 诱发大脑产生电流能量很小，不足以"点燃"致病灶，且小发作过程中的患者，诱发肌电反应不受影响，大发作可致 TMS 诱发的肌电反应衰减甚至消失，这可能提示 TMS 施加的能量远小于癫痫发作脑电爆发的能量。随着 rTMS 的出现，国内已有多家医院开展了 rTMS 用于癫痫治疗的研究。

2. 继发性脑出血　脑出血患者中枢运动传导功能是否受影响是 TMS 应用的主要疾病之一。TMS 是否可诱发继发性脑出血的研究也有大量临床报道，多数认为是安全的。有个别报道出血加重，但不能确认是否与 TMS 刺激有因果关系。

3. 视听觉功能障碍　有报道对幼兔脑部进行 3 周或更长时间的重复磁刺激实验研究发现有耳蜗形态学损害及听力障碍现象。这可能提示反复多次 TMS 刺激对婴幼儿未发育成熟的耳蜗、甚至大脑也具有一定危险性，临床应慎用。

对听力影响的临床观察报道均为成人，结论是 TMS 很少有听力损害的危险。

有会议报道临床发现有受检者主诉出现幻视，未见其他明显视觉异常报道。

4. 头痛和大脑高级功能障碍　关于 TMS 对大脑高级功能的影响研究手段有限。大量临床研究报道均未见 TMS 检测过程中及检测后即刻有头痛、记忆力减退、情绪、思维改变等障碍。检测后数天，甚至数小时后发生的大脑高级功能异常则无法证明与 TMS 刺激有必然联系。

（六）检测禁忌证

虽然大量临床观察显示，各种需用 MEP 检测的患者运用 TES 或 TMS 未发现明显的、可致严重后果的副作用。但是对于由强电磁场本身或强烈非自主运动可能引起的副损伤，临床上不可不预防。像高颅压、严重高血压，TES 和 TMS 引发的运动可能会造成脑出血等脑损伤；心功能衰竭患者可能会因为非自主运动加重病情；严重的脊髓型颈椎病、椎体不稳、椎体骨质破坏等患者，非自主运动可能会造成椎体移位继发脊髓损伤。上述疾病最好不用 TMS 或 TES 刺激的 MEP 检测。

第三节　运动诱发电位的临床应用

一、概述

（一）适应证

作为目前临床唯一客观反映中枢运动传导通

路（锥体束）的电生理检测手段，MEP 无疑具有其不可替代的价值。原则上，MEP 可用于辅助诊断一切累及或可能累及锥体束的疾病。理论上，原发性侧索硬化症因其病理改变仅累及锥体束，MEP 为必需检测项目。对于诸如 ALS、颅内占位、脑血管病、昏迷、多发性硬化、脑白质营养不良、脊髓占位及外伤等疾病，MEP 可提供运动皮质及锥体束功能状况的客观证据。

TMS 刺激的 MEP 在术中监护中的应用也有报道。但由于其设备过大、定位困难以及手术野有大量的金属器械等因素，特别是现代术中监护仪标准配置均有低压皮下电刺激 MEP 监护程序，所以 TMS 的术中监护并未普及。

（二）应用原则

从临床综合诊断角度出发，不能单独用 MEP 诊断任何疾病，必须结合其他电生理检测项目。而且作为功能检测手段，MEP 通常不能直接反映病变性质，还应结合各种形态学检测手段。推荐的应用原则是：首先针对症状、体征选择其他电生理检测项目，然后在必要时结合形态学检查（如 MRI、CT 等），最后在上述检测都无阳性改变必须探明中枢运动通路功能时或者其他检测阳性改变无法解释症状、体征时，再行 MEP 检测。

（三）现状与展望

TMS 技术发明 30 余年来，尽管有其不可替代之处，然而由于 MEP 检测的需求相对较少，又有使用者对其安全性的顾虑等因素存在，所以 MEP 检测技术尚未在临床普及。随着对 MEP 更深入研究、对 TMS 技术安全性的进一步验证，也许 MEP 将来可作为临床电生理的常规检测手段。

二、临床应用

（一）运动神经元病

1. 原发性侧索硬化症（PLS）　PLS 为少见病。典型的病理改变先累及下胸段锥体束，并逐渐向上下蔓延。典型临床表现为由肌张力增高、肌肉痉挛引起的一系列症状、体征。由其病理改变部位可知，MEP 是目前唯一可能有异常改变的客观检测项目，一般异常表现为 CMAP 下降，CMCT 各项指标均明显延长，特别是 C-CMCT 延长。然而该病发病率很低，所以临床应用的经验并不多。

2. 肌萎缩侧索硬化症（ALS）　ALS 发病率相对较高，每个规模性电生理实验室每年接诊上百例 ALS 患者是常见的，MEP 检测 CMCT 延长，可

作为上运动神经系统损害证据，但不是 ALS 确诊的必需条件，MEP 也不是 ALS 诊断的必查项目。

（二）中枢神经系统脱髓鞘病

发生于中枢神经系统的以脱髓鞘为主要病理改变的疾病有多种，较为常见的是多发性硬化（MS），其他还有脑白质营养不良、视神经脊髓炎、急性播散性脑脊髓炎、弥漫性硬化、脑桥中央髓鞘溶解症等等。这些疾病对锥体束的损害同样具有随机性，CMCT 延长可提供锥体束脱髓鞘的证据，但通常不作为首选检测项目。

（三）颅内占位性病变

颅内占位性病变通常由影像学发现、确诊，也有其他电生理检测项目首先发现颅内损害，进而影像学确诊。MEP 可在必要时提供中枢运动系统功能受损的客观证据。

（四）脑血管病

脑血管病（包括出血性、缺血性）是常见病、多发病，继发痉挛性肢体功能障碍是影响脑血管病患者生活质量的重要因素之一。单纯使用 MEP 说明锥体束损害似无绝对必要。研究早期 CMCT 异常程度与患者中晚期肢体痉挛程度的相关性，进而指导临床治疗和康复干预时机与方法减轻痉挛程度、提高患者生活质量，似乎是有价值的。

（五）脊髓疾病

对于脊髓空洞症、脊髓肿瘤和其他类型的脊髓占位以及脊髓外伤，CMCT 异常反映中枢运动功能损害的程度，可作为治疗手段选择及预后评估的参考。但是此类患者在行 MEP 检测之前，一定要通过影像学评估脊柱稳定状况，避免皮质刺激引发非自主运动带来脊髓损伤。

（六）其他

有报道阿尔茨海默病、帕金森病、小脑性共济失调、遗传性痉挛性截瘫等患者可有 MEP 异常改变。但锥体束损害非这类疾病的特征性病理改变，故 MEP 异常并无特异性、应用价值并不高。

脊髓圆锥损害、马尾损害及腰骶神经根损害的鉴别是难点之一，TMS 具有可选择性兴奋上述各部位的优点，可能是鉴别诊断的有效手段。此类报道也提示鉴别价值较大，但尚需大量研究以确立方法学和判定标准。

对于多发性周围神经病变，有针极肌电图、神经传导检测等更为便捷、准确的手段，MEP 的应用似乎是没有必要的。

综合本章所述内容小结 MEP 检测技术和临床

应用价值如下：TES 和 TMS 均能可靠地兴奋运动皮质引出肢体肌肉 CMAP，进而达到研究中枢运动系统功能的目的。TES 虽然有设备价格低、操作简便、皮质及脊髓兴奋可靠等优点，但由于其皮质兴奋选择性较差、不适感较大等缺陷无法解决，临床普及程度较低；TMS 则较易临床医生和患者接受。MEP 检测技术对锥体束功能的评价具有不可替代性。然而临床上必须评价锥体束功能才能作出诊断的疾病毕竟很少，故本书后续临床应用部分中未将 MEP 技术列为常规检测项目。

第十二章

事件相关电位

第一节　概　述

一、大脑高级功能

人类大脑有数百亿神经元，这些神经元之间又以不计其数的突触相连组成十分复杂的神经网络。这个奇妙的神经网络可以高效地完成学习、记忆等高级功能，也使得人类具有了情感、思维等，至今尚未研究出其机制的复杂功能。自有现代科学以来，对人类大脑的研究从未停止。

然而由于大脑的高级功能只能在活体中体现，大量的离体研究尽管对大脑内部的各种结构，包括神经核团、联络纤维走行承继关系等有了一些了解，但对高级功能的研究则无法实现。例如对爱因斯坦大脑的研究并不能说明他为什么能提出对人类社会影响如此巨大的相对论。

人们对大脑奥秘的探索是多角度的，催生了信息学、精神心理学等学科，设计了有关学习能力、理解能力、情感测试、智力测试等各种心理学量表，这些量表可在一定程度上反映被测试者的大脑功能。但是这些手段距离揭示大脑高级活动本质显然太过遥远。

二、大脑自发放电与脑电图

早在 100 多年前人们就意识到大脑生物电活动的存在。1930 年前后就出现了脑电波描记技术，并随着电子技术的发展逐渐成熟。对人脑电波的研究使人类初步意识到大脑是以电冲动的方式一刻不停地工作着，脑电波受大脑自身病理改变的影响易于理解；同时各种外界的刺激无论是声、光、电，只要可以被机体感知，就会影响脑电波。脑的生物电活动并不完全是"自发的"。脑电图描记技术提供了不同于以往的大脑高级活动的

全新手段，开创了人类研究大脑功能的新纪元。然而由于大脑生物电活动的高度复杂性，虽然自发脑电活动的描记为某些大脑器质性病变（如占位、脑炎等）、严重的功能性病变（如癫痫等）提供了功能性改变的客观证据，但尚不能为大脑高级（认知、思考等）功能研究提供足够的信息。

三、大脑对外界刺激的反应

研究大脑对外界刺激所产生的生物电反应技术即为诱发电位技术，包括 SEP、BAEP、VEP 等，这些诱发反应的共同特征是：在正常生理状态下，反应的形式与刺激的类型、刺激量的大小等因素有某种线性关系。其本质是大脑某个结构对特定刺激做出的"自动处理"，称为外源性电位。外源性电位的潜伏期通常较短，例如下肢 SEP 约为 40ms、CAEP 和 PRVEP 约为 100ms，反映了大脑对刺激的"感知"，即感觉到了。

在外源性电位之后，刺激信号将在大脑里被进一步加工处理形成对刺激的精确"认知"，形成"是什么样的刺激"的概念；再之后的处理应是"决策""执行"环节。如果可以引发并记录出与"认知"相关的大脑电活动将极大地推进对大脑功能研究的深入。

四、事件相关电位发展简介

早在 1965 年，Sutton 基于对神经电生理的深入研究，利用当时电子计算机的发展成果，开创性地提出事件相关电位（ERP）的研究方法：在人对某个相对较复杂的"事件"进行认知加工（关注、记忆、思维等）时，通过叠加平均技术记录"事件"所引起的脑电活动特定波形。ERP 是一种特殊的诱发电位，它反映认知过程中大脑的生物电活动，因此也被称作"认知电位"。

20 世纪 90 年代之前，受限于计算机技术，

ERP 检测并未得到普及。随着计算机小型化、微型化的发展，个人计算机的推出为 ERP 检测技术普及提供了技术上的可行性。20 世纪 90 年代之后，ERP 研究风靡全球，人们认为 ERP 为窥视人类心理活动打开了一扇窗口。有人曾预测"ERP 是揭开人类思维奥秘的金钥匙"。

五、事件相关电位的特点

首先，ERP 检测给予受检者的刺激不再是研究 EPs 所用的单一的、重复的、节律性的刺激，而是至少需两种或更多的不同刺激组成特定的刺激组合，其目的是要能够形成一个所谓的"事件"，启动大脑的"认知"过程。

其次，与 EPs 相比较，ERP 检测中受检者不是被动的"受试"，而是要主动参与受试，受检者需对特定刺激做出特定回应或不做回应。

最后，ERP 的分析时间≥1 000ms，远长于 SEP 的 100～200ms 和 VEP 的 300ms 分析时间。与事件相关的认知电位称之为"内源性电位"出现在 200ms 之后，在 100ms 之前及其附近记录到的仍然是外源性电位。

六、事件相关电位技术的分类及其局限性

在 ERP 研究中，根据刺激性质、刺激组合方式等不同，主要分有 P300、N400、伴随负变化（contingent negative variation，CNV）及非匹配负波（mismatch negativity，MMN；为与多灶性运动神经病区别，用 MMN-ERP）等不同方法。本章以 P300 为代表进行讨论，对其他方法仅作简要介绍。

ERP 的总分析时间为 1 000ms，研究的是在这个窗口时间内由特定刺激组合引起的大脑加工处理过程。仅就窗口时间来讲，显然也远未达到探究人类思维全过程的程度。

第二节　听觉刺激 P300 检测

听觉刺激 P300 检测又称声刺激 P300 检测，是临床最常用 P300 检测方法，在无特别说明时，"P300"或"P300 检测"即指听觉刺激 P300 检测。

一、检测方法

（一）实验室条件

声刺激 P300 检测不一定需要电磁屏蔽和声屏蔽室，但要求检测室安静，特别是室内外均不能有突发的声响，如电话铃声、大声喧哗等，因为突发的声音对于 P300 受检者来讲是另外一个新的"事件"，会严重干扰 ERP 的出波。室内工作人员必须关闭手机等可能突然发出声响的设备。实验室条件其他要求与一般电生理检测相同。

（二）受试者准备

对于 P300 受试者，在记录电极安放好之后仅要求放松是不够的。因检测需要"互动"，一定要充分沟通，令其在检测过程中保持清醒，并预先明白将要进行检测的流程以及如何作出正确的反应。

（三）记录方法

推荐导联方式：Cz-A2；推荐使用一次性皮下电极。P300 的记录方式十分简单，采用颅顶中线（主记录电极）至右侧耳垂（A2，参考电极）的导联组合方式均可记录到可靠的 P300 波形。作为研究性应用或者初开展 P300 检测时，可在颅顶中线的多个部位多导记录，例如 Cz、Fz、Pz 等，确定了本实验室较好的记录位置后，一般就不要再行改变。基本参数设置参见附表 1-13。推荐采集两次或更多，观察波形的重复性。

（四）刺激方法

给声方式：双耳耳机同时给声。

刺激类型：短声，持续时间（脉宽）0.1ms，靶刺激（T）2 000Hz、非靶刺激（NT）1 000Hz。

刺激序列：T 与 NT 随机交替出现，每次刺激无论是 T 或 NT，间隔相同，即刺激速率不变，变化的刺激速率也是一种事件，但不是检测 P300 的事件；在 T＋NT 总数中，T 所占比例在 15%～30%；避免连续 3 个 T 或 3 个相同的 T-NT 组合出现。按上述方法编排的刺激序列称为 OB 序列（oddball paradigm）。如图 12-1 所示。

反应方式及准确性的判定：对 T 默数计数或按键计数。叠加平均结束后，受检者回答听到的 T 的个数，或操作者观察正确反应的按键次数。

（五）P300 波形

临床 P300 检测按照上述刺激和记录参数，可得到如图 12-2 的 P300 波形。

T 扫描线与 NT 扫描线上的波形成分不同，T 与 NT 均有 N100 和 P200 成分，只有 T 有 N200 和 P300 波形成分。也有将 T 波形上的 5 个波形成分依次称为 P1、N1、P2、N2、P3 的命名方法，本书采用图中所示方法。简化标示时，可仅在 NT 线标出 N100、P200，T 线标出 N200 和 P300。

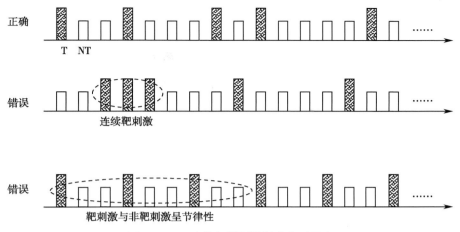

图 12-1　正确的和错误的刺激序列示意

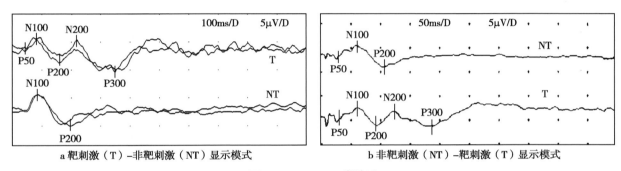

a 靶刺激（T）–非靶刺激（NT）显示模式　　　　b 非靶刺激（NT）–靶刺激（T）显示模式

图 12-2　P300 正常波形

注：正常 P300 波形的不同显示方式；a. 第 1、2 扫描线分别显示靶刺激（T）和非靶刺激（NT）；b. 第 1、2 扫描线分别显示非靶刺激（NT）和靶刺激（T）；识别 T 和 NT 曲线的要点是 T 扫描线因叠加次数较少波形的平滑度低于 NT。

二、听觉刺激 P300 波形分析

（一）N100-P200 组合波

ERP 波形分析重点自然在 T 波形，然而 NT 与 T 波形中共有的 N100-P200 组合波，对于音频刺激来讲，它们是皮质听觉中枢"听到了"刺激声的生理性反应。N100-P200 可能与 CAEP 的皮质电位 N100 有某种内在联系，或者是同一个反应机制，均为外源性成分，与心理活动无关。它们可作为刺激声正确施加给听觉系统的判断指标。由于叠加平均次数的差异，T 波形中的 N100 整合度常较 NT 波形差一些，但二者的总体趋势、潜伏期、波幅较为一致。如果出现了 NT 波形中 N100-P200 成分整合良好，而 T 波形中没有明确的分化，则可能为受检者对 T 刺激做出了错误的连带反应（例如咬牙等）干扰了 T 波形，或者受试者刻意在 T 刺激出现时做出干扰动作，应判为检测失败，与受试者再次沟通后再行检测；如果 NT 与 T 波形中均未引出良好的 N100-P200 组合波，应查明是否为受

试者听力障碍以及受试者完全不能或不愿合作造成的。

如果受检者配合差，导致 N100 波形不能确切分辨则应判为采集失败，反复采集失败情况下，则应改期或放弃检测。N100 之前的 P50 必然也是外源性电位，但其机制不详、出波不稳定，一般不作为判断指标。

（二）P300 分析指标

在 T 波形上，紧接着 P200 之后为 N200-P300 组合波，如从基线到波峰计算波幅绝对值的话，P300 波幅明显高于 N200，P300 是 N200 之后的一个深大的正向波形成分，这也就是 P300 检测得名的由来。P300 检测主要是分析 T 波形上的 P300 成分的各项指标。

1. 潜伏期（PL）　当 P300 清晰可辨时，PL 是最重要的分析指标。相对于外源性 EPs 的波形 PL 取决于神经传导通路上的传导时间，P300 的 PL 更多地取决于心理活动或者说取决于"认知速度"，这在正常人中差异较大。所以成人 P300 的 PL 正

常范围可以从 300ms 直至 450ms，而不像 EPs 那样 PL 变化范围较小。

2. 波形分化与波幅 正常情况下，P300 为清晰可辨的向下波形。在干扰控制较好时，其波幅（N200-P300 峰峰值）一般较 N100 波幅（N100-P200 峰峰值）为高。波幅的绝对值个体差异较大，通常不作为判断的绝对指标。

在 N200-P300 下降支上可以有一个平台甚至有小的 N 向折返，波形识别时不可将其作为 P300 的波谷。如图 12-3 所示。

3. 计数准确性与反应时间 受检者计数与实际 T 刺激个数间的误差绝对值小于实际 T 刺激次数的 10% 为计数准确，在 10%～30% 为计数不准确，超过 30% 判为计数不能。例如实际 T 刺激 30 次，计数 28～32 次为准确，20～27 次为不准确，小于 20 次或大于 40 次判为计数不能。计数准确性与 P300 分化、波幅、PL 没有严格的线性关系，但可作为参考指标。

按键计数时还有反应时间（Response time, RT）可供分析，RT 通常在 400～600ms。RT 显著延长可作为认知、执行能力异常的参考指标。

（三）P300 异常的判定

P300 波形分化可辨时，正常参考值参见附表 2-33。在此基础上，遵循以下原则判定。

1. 波形分化与波幅 P300 成分未能明确引出为肯定异常；在 300～600ms 有一个或数个波幅低于 N100 波幅三分之一、似是而非的波形成分者，也判为未引出；P300 潜伏期正常、波幅低于 N100 二分之一时，判为轻度异常。

2. 潜伏期（PL） P300 的 PL 大于相应年龄段正常参考值，无论波幅是否正常，结果判为异常。

当 P300 的 PL 出现超长潜伏期（高限＋1/2 高限，如高限 450ms，检测值 675ms）时，必须多次检测确认其重复性。

3. 计数准确性与反应时间的应用 计数准确性和反应时间一定程度上反映了受检者的理解、执行能力，这些因素都可以影响受检者对 T 刺激的关注度，进而影响 P300 波形引出。但也有"计数不能"的受检者可测出很好的 P300 波形，可见 OB 序列刺激诱发 P300 的方法是很可靠的。

对于主观合作意愿较差的受检者，耐心、详细的说明检测方法显得尤为重要，必要时给予刺激和计数示范，使其形成"潜意识关注"，虽然计数不准（或者故意报告错误计数），也可以引出较为可靠的 P300 波形。

配合良好的受检者，RT 可作为 PL 异常判断的补充，RT 正常参考值可在所属年龄组 PL 正常值基础上加 15ms（皮质动作意愿产生至手指做出按键动作所需的大约时间）左右获得。RT 在主观不合作受检者中无意义。

4. P300 异常判定的进一步说明 由于 P300 属于大脑高级的电位，对其异常的判断沿用外源性 EPs 波形成分的波幅、潜伏期分析方法是否合适，也是值得进一步研究的。但是在没有更好方法的前提下，也只能沿用对波形成分观察指标正常值范围的判断方法。临床应用时要结合受检者的其他临床表现综合分析。

（四）听觉刺激 P300 检测报告

对肌电图、诱发电位（外源性 EPs）综合应用中，笔者提倡报告尽量准确定位神经系统损害部位、程度等为临床诊断提供更多的依据。但是 ERP 属高级认知活动的一部分，临床受检者通

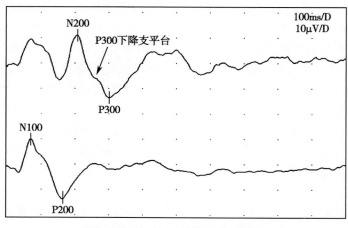

图 12-3 P300 下降支平台的波形

常涉及精神心理学等学科，所以 ERP 结论报"正常""异常"即可，最多再加"轻度异常""可疑异常"。患者的临床判断由临床医生根据 ERP 结论结合其他检测及临床表现综合分析。

三、其他刺激 P300 检测

（一）靶刺激与事件的概率

用于 P300 检测中的 OB 序列强调的是 T 的随机性和较少出现，其本质就是受检者注意到了在一个较多出现"事件"的背景中随机出现了较少的"事件"。所以靶刺激又被称为"小概率事件"，非靶刺激称为"大概率事件"，P300 波形就是"在大概率事件背景中随机出现的小概率事件所诱发的大脑高级认知电位"；P300 波形的出现与"事件"本身的物理性质无关，只与事件的出现方式有关，所以语言、文字、图形、图像等刺激方式均可作为 P300 的刺激源，只要其编排方式符合 OB 序列即可。图 12-4a 显示两种不同频率的刺激声在不同出现概率情况下所诱发的 P300 的变化模式，可充分说明 P300 的引出与靶刺激声的频率无关，而与其出现概率有关。有趣的是，随着出现概率的变化，原来的靶刺激（图 12-4 中的高频刺激声）事实上变成了非靶刺激。

（二）可用作 P300 检测的其他刺激方式

如图 12-4b 显示的那样，亦可用视觉刺激不同的字符元素、风光与人像等作为靶刺激和非靶刺激；也有报道用赞美性语言作为靶刺激、一般语言作为非靶刺激。这些刺激形式显然与短声的物理属性相去甚远，但都能引出相同或相似的 P300 波形。

临床上这些刺激的实现相对于音频刺激困难大许多，所以较少应用。对于心理学、精神科学以及儿科研究方面，这些刺激方式有时是必须的。例如对于形状辨识困难、语言障碍患者等，可通过合理编排相应刺激，作出较为客观、准确的诊断；对于儿童，可以用卡通形象等其感兴趣事物编排刺激序列诱使其关注，从而引出可靠的 P300 波形。这些特殊类型的刺激，均需设备具有相应程序支持，或者通用程序中带有刺激类型二次开发功能。

第三节　P300 的临床应用

一、概述

在 20 世纪 90 年代的 ERP 研究热中，大量报

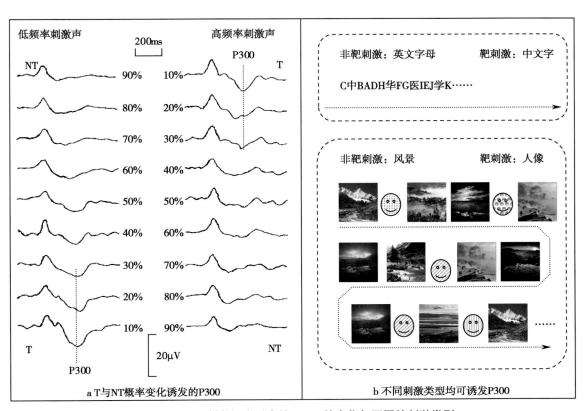

图 12-4　不同刺激概率诱发的 P300 的变化与不同的刺激类型

道对于心理学、精神行为等方面做了研究，方法多种多样，结论更是五花八门。例如研究者称给受试者看"1""2""3"等数字可引出可分辨的不同脑波；ERP可识别受试者看米老鼠、唐老鸭图形的不同表现等，但这些结果往往都很难被其他的研究者重复。研究最多、结论也最为可靠的是脑血管病（特别是脑梗死）及与AD相关的研究，其他也有些有意义的研究，下面简要介绍。

二、认知障碍性疾病

（一）轻度认知障碍与阿尔茨海默病

AD可由多种原因引起，是影响中老年人生活质量的一大疾病，甚至已经成为一个社会问题。在AD的前期有一个轻度认知功能障碍（mild cognitive impairment，MCI）期，如果此期或更早期能及时干预治疗，可以有效延缓或阻止患者进入AD期。因为患者一旦进入AD期，则治疗手段十分有限。客观认知功能评估对于AD的"前期诊断"意义重大。

（二）P300对患者阿尔茨海默病发生概率的预测价值

综合报道及笔者实验室研究均显示，AD患者的P300异常率显著高于同年龄段对照组；P300异常的无症状老年人发生MCI、P300异常程度较重的MCI患者发生AD均较P300正常或异常程度较轻的比例要高、病程要短，提示P300是简便易行的预测AD发生的检测手段。

对MCI或AD患者同时行四肢SEP检测可以提供大脑功能改变的更多信息。笔者观察到SEP皮质电位潜伏期正常、波幅正常或异常增高的AD患者似乎比波幅显著下降、整合变差及潜伏期显著延长的患者更为"良性"。但限于追踪困难，完整的样本量太少，结论是否成立尚需进一步研究。

三、脑血管病

对脑梗死患者的研究分两个方面：一是梗死程度（单灶性、多灶性；梗死面积等）与P300异常程度的关系；二是追踪脑梗患者观察P300异常程度与发展为AD的相关性。

P300异常程度与脑梗死程度呈正相关，与患者的其他心理学评分一致。P300异常可以表现为波幅下降、潜伏期延长及RT延长其中之一或者全部异常。P300异常的脑梗死患者3年后出现AD症状的概率高于P300正常者。

对于脑梗死患者，在行P300检测同时建议进行四肢SEP、PRVEP及BAEP或CAEP检测以全面反映相关神经传导通路受损状况。

四、精神分裂症和弱智儿童

除脑血管病和AD外，P300临床研究较多的是精神分裂症和弱智儿童，二者均有较高的P300异常率。异常形式可表现为P300分化较差、波幅下降和潜伏期延长其中之一或兼而有之。但是精神分裂症患者和弱智儿童普遍有对计数任务的理解力、关注度和执行力较差的现象，很难判定P300异常源于关注不良或大脑认知功能障碍。笔者在对正常志愿者P300试验检测中，发现受试者有意识地转移注意力即可使P300异常。

五、智力障碍评估

部分颅脑外伤患者可继发智力障碍或轻度认知功能障碍，也有部分涉及纠纷的受检者伪装"智力障碍"，P300检测可在此类患者的鉴别诊断中发挥一定作用。

当受检者合作顺利，计数准确时，P300异常程度与其认知功能具有较好相关性：P300异常可能提示其确实有一定程度的大脑高级功能障碍。

伪装"智力障碍"者常主观不合作，应探索个性化沟通方式，令其主观合作或者诱使其在潜意识中合作。非合作受检者P300异常不能作为认知功能障碍的肯定证据，要认真分析其合作情况等采集条件，然后结合其他手段综合判断，电生理实验室只能客观报告检测所见；无论其计数是否准确，可重复的、分化良好的P300波形可作为排除其认知功能障碍的重要参考依据（图12-5）。

检测中，令其计数靶刺激（T），两次采集T均为30次，非靶刺激（NT）分别为123次和119次。采集完成后，受检者两次报告计数结果恰好均为NT数。可以看出两次采集P300分化均较好，波形基本重合，潜伏期在正常范围，故此受检者的"智力障碍"表现值得怀疑。这个现象验证了P300检测的两个特点：一是P300检测与T和NT物理性质无关；二是对T的"纳入"或"排除"均可引出P300，与T作为小概率事件出现有关，与对其为"正向关注"或"反向关注"无关。

对于外伤鉴定的受检者，在检测P300后进行四肢SEP、PRVEP及BAEP检测，若其中一项或多项异常对P300异常结果具有一定支持作用。

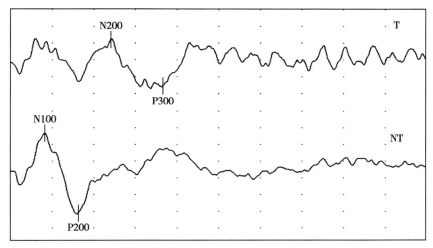

图 12-5　头颅外伤后表现为"智力障碍"的 P300 波形

六、测谎

（一）测谎概述

"测谎术"古已有之，是巧妙地利用人在特定心理活动支配下的言行辨别真伪、拆穿谎言的"技术"。

现代普遍应用的测谎技术则是利用仪器记录受试者的血压、脉搏、呼吸、皮肤阻抗等生理指标。受试者在回答经过科学编排的问题或观看特定场景图片、影像时，其心理活动的变化会通过自主神经系统引起上述生理指标发生改变，综合分析这些改变可以判定谎情。合理的问题设计、场景图片再现、实物展示等可使测谎仪的准确性达到80%以上，是现代相关部门重要的侦查手段之一。然而也有研究者对测谎仪的准确性存有质疑，认为其假阳性或假阴性可达50%以上。经过严格训练的特工人员，完全可以通过自我心理控制"欺骗"测谎仪。

（二）P300 用于测谎

P300 检测用于测谎研究国际上始于 20 世纪 80 年代末期。20 世纪 90 年代国内学者在这方面做了大量研究。其基本方法是：要查明某人与某个特定现场是否有关时，对其进行视觉刺激 P300 检测，将大量与现场无关的照片作为 NT，其间随机插入与现场相关的照片（人、物、场景等）作为 T。报道的研究结果显示此方法的阳性率可达 85%～100%，且无假阳性。

P300 测谎的高阳性率理论上是可信的，因为要控制特定场景对自主神经系统兴奋性的影响必须首先识别出这个场景，而识别过程就可以作为

T 刺激引出 P300。然而人的视觉功能是极其复杂的，受试者是否可以对场景照片做到"视而不见"从而令 T 刺激无效，尚未可知。所以 P300 用于测谎的准确性可能尚需更多的实践检验。

第四节　其他事件相关电位

在 ERP 研究中，除 P300 之外用"非标准"的 OB 刺激序列可引出不同于 P300 波形的其他较为稳定的、与大脑高级活动有关的电位。这些方法多用于精神、心理科学方面，这里做简要介绍。

一、非匹配负波

1. 方法　非匹配负波（MMN-ERP）又称失匹配负波，记录方式及其他参数与 P300 检测相同。一般采用听觉刺激，其刺激序列的特点是每一个刺激都与上一个刺激的物理特性不同（频率、持续时间、强度甚至声源的空间位置不同均可）。引出的负波潜伏期约 200ms、时程约 200ms。MMN-ERP 主要观察波幅，波幅与刺激声之间的偏移程度正相关。

2. 图形　也有学者采用 P300 检测中的 T 波形减去 NT 波形得到 MMN-ERP 的方法，如图 12-6a 所示。

此方法可以使 P300 检测与 MMN-ERP 一举两得，似值得深入研究，但需要设备支持。

3. 意义　MMN-ERP 被认为是 ERP 的早成分，源于听觉皮质对刺激物理特性"偏离"的自动认知加工，不受意识控制。

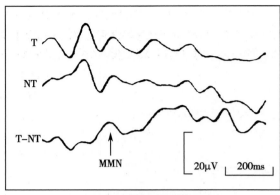

a T-NT生成MMN示意 　　　　 b CNV波形示意

图 12-6　T-NT 得到 MMN-ERP 示意和 CNV 波形示意

二、伴随负反应

1. 方法　伴随负反应（CNV）采用单通道记录、单曲线叠加平均，扫描时间 2 500ms，其他记录参数与 P300 检测相同。刺激源可以是声、光、电和复杂组合刺激，两个刺激分为预警刺激（S_1）和指令刺激（S_2），S_1 触发扫描（或者扫描比 S_1 提前 5～10ms），S_2 与 S_1 间隔 1 000～2 000ms。受试者接收到 S_1 后做好准备等待 S_2 到来后做按键反应。正常波形的示意如图 12-6b 所示。

2. 图形　CNV 主要观察 S_1 后 500～600ms 处的波幅（自基线起计算），正常约在 20μV。影响 CNV 出波的生理、精神因素很多，例如呼吸周期、疼痛、疲劳、嗜睡、注意力不集中、被控制感、压抑感、焦虑、睡眠剥夺等，抗精神病药物也可以影响 CNV 波形的引出。因此，CNV 检测较为困难。

3. 意义　CNV 波幅可能与注意、警觉、准备、期待等心理活动有关，记忆功能受损也可使 CNV 波幅降低。

三、N400

1. 方法　N400 检测是用一系列语义正确的语句作为 NT 刺激构成一个特定语义环境（语义场），T 刺激是一句被特意更换为"错误的"末尾词的语句，使整体语句发生"畸变"。

N400 仅叠加平均靶刺激（T），其他参数、记录方式与 P300 相同，OB 刺激序列的编排方式也相同，但刺激源的物理性质不再是两种单纯意义的声音、字母、文字、图片等，而是用有一定含义的语言作为刺激源，语言可以是听觉的、文字的或者图示的。

2. 图形　如图 12-7 所示，在 300ms 附近的正波后有一个高大的、持续数百毫秒的负向电位，称之为 N400。主要观察指标为 N400 波幅。

3. 意义　N400 源于对语言的认知和加工过程，临床上主要用于对精神分裂症、AD、脑瘫患儿及其他脑病的语言障碍研究。

关于事件相关电位的研究小结如下：人类对于自然界研究的兴趣莫过于对人自身的研究；而对人的研究最具挑战性的又莫过于对大脑功能的研究。在脑电图描记技术出现之前可以说人们对大脑的认识只能靠表象去推测，相当于面对一个黑箱——知道里面有事物，但看不见、摸不着；脑电图技术的发明使得人类对大脑的认识向前迈进一大步，脑电波对外界刺激的特定改变例如睁闭眼、闪光刺激可引发脑电波特定变化等现象，似乎像是黑箱的一个面变成了一张厚厚的白纸，让我

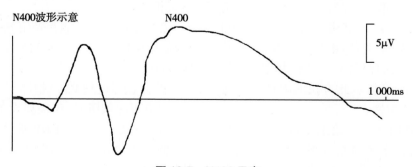

图 12-7　N400 示意

们隐隐感觉到箱子里朦胧的影子；ERP 的研究似乎又将白纸换成了毛玻璃，箱子里的影子显现出隐约轮廓。可以肯定的是 ERP 对大脑高级功能研究起到了极大的推动作用。

就目前 ERP 研究结果看 P300 异常与认知功能改变的关系最接近"线性关系"，认知功能障碍多数或者绝大多数会有 P300 异常。但相对于其他电生理检测项目数据异常与病理改变的良好线性关系，ERP 还有很大的局限性，这也限制了其临床应用。例如 MCV 检测，神经传导速度与所测周围神经髓鞘完整性具有良好的线性关系，即脱髓鞘必然导致 MCV 减慢、MCV 减慢必定是周围神经有脱髓鞘改变；而当一个受检者 P300 异常，即便是波形不能明确引出的异常对于一个老年人就确定为认知功能障碍、对于一个年轻人就确定为精神异常、对于一个儿童就确定为智力障碍等显然是不科学、不可行的。现有技术下改变刺激序列诱发的其他类型 ERP 与 P300 具有相同或相似的原理，其结果的应用价值亦与 P300 类似。

显而易见，ERP 技术距"揭开人类思维奥秘"的目标尚有遥远距离。相对于大脑高度复杂的结构和极度复杂的功能，ERP 研究技术显得太过简单。关于大脑高级功能的深入揭示似待更精确的方法学出现方有可能。

第十三章

神经电生理临床应用概论

作为一种客观评价神经肌肉系统功能的诊断技术，神经电生理检测可用于临床多学科疾病的诊断和鉴别诊断。就神经电生理学科本质而言，是以数学物理学为基本原理、电子学为手段、解剖学和生理学为依据研究神经肌肉系统生物电现象的规律，通过病理改变导致的生物电变化特征解释临床症状体征。需行神经电生理检测的临床症状可归纳为：手脚麻木、四肢无力、肌肉萎缩、神经外伤、视听障碍。

第一节　神经电生理检测与临床的关系

一、临床表现的特点

1. 症状体征产生检测需求　临床受检者总是在出现了某些神经肌肉系统症状、体征时前来就诊，临床医生在申请电生理检测时除了临床疑诊外应写明相应症状、体征。神经电生理医生则应掌握神经肌肉系统疾病相关症状学和体格检查。同时也不可忽视症状、体征的主观性，避免由此带来的误导。

2. 患者的症状表述能力和医生的理解　症状通常为患者的主观感受。一方面，受限于患者语言表达能力、方言以及医学常识的匮乏，并不总能够准确表述。另一方面，由于医生的语言习惯、思维模式，不同医生对同一个患者的表述理解也可能不同。症状的不同含义也是不可忽视的主观性和误导因素，例如"麻木"症状实质上分为"麻"和"木"两种不同表现，前者常为神经激惹致感觉异常、后者则是感觉缺失。

3. 体征的主观性　体征由医生对患者进行体格检查获得，同样具有主观性。例如痛觉减退区域检查，由于医生使用器具不同、手法和力度不同以及患者耐受力不同等均可影响检查结果，属于"双主观"检查；肌力、肌张力及病理征检查，则会由医生的手法、评价标准不同以及患者的理解力、合作意愿、合作能力等带来"单主观或双主观"影响。

4. 症状的心因性因素　心因性因素分为两类，一类为心理素质较差者，严重放大了偶然的、轻微的症状，甚至"无中生有"；另一类为由于各种纠纷导致的诈病者，其共同临床特征是主观症状多于客观体征。

二、辅助检查的特点

现代西医学常用的实验室诊断方法大体可分为三种：研究结构的形态学、研究构成的成分学和研究生理/病理活动过程的功能学检测。三者既有不同，又有交叉；各自结论既可相互独立，也可相互支持。综合应用不同检测才能对疾病作出全面、准确、客观的诊断，继而为治疗提供可靠依据。

1. 形态学　19世纪末、20世纪初，居里夫人发现放射性元素镭及发明了X光照相技术，开创了临床医学影像学先河，使得医学工作者以"非侵入式"观察到骨骼、内脏等组织结构。此后随着微电子技术及电子计算机技术的发展，出现了以X光透射为基础的CT（计算机断层）扫描成像技术、超声波成像技术、放射性元素与计算机扫描结合的ECT成像技术、利用强磁场使水分子有序排列并感知其密度的MRI（磁共振成像）技术，以及由上述技术演变出的DSA（数字减影血管造影）、fMRI（功能磁共振成像）等，使人们可以得到分辨率越来越高的人体组织形态学结构。光学显微镜的发明使得人们可以从细胞级水平观察组织结构，电子显微镜的出现更使人们可以观察到细胞的亚结构，从而得以在细胞及其亚结构水平对疾病的产生和病程进展予以解释。

上述形态学检查无论是大体结构，还是显微结构或是超微结构，均因为其"形象""可视性"的特征而容易被临床工作者理解和接受。

2．成分学　显微镜可以观察血液中的有形成分，实现从微观角度观察体液构成；利用化学和生物化学技术可以精确测定人体各种体液中无机物和有机物构成比例；免疫学方法又可测定血液中各种抗体、抗原的构成等。这些检测技术统称为成分学检测。

从日常生活和一般科学经验角度出发，也易于理解血液或其他体液中各种成分构成必须处于合理范围。

3．功能学　心电图、脑电图、肌电图、诱发电位等属于功能学检测范畴。这些"电图""电位"检测本质是记录两电极之间电势差随时间变化的函数，其变化既遵循生物电的产生、传导规律，又不能脱离电学基本原则，这一点常被医学工作者忽视。

功能学检测的结果通常为二维函数曲线图以及由函数得出的数值，这些图线、数据远不如形态学检测的图像那样形象、直观。正是由于神经系统结构的"低可见性"、神经生理功能的"非可见性"、神经功能检测结果的抽象性，使得临床医生对其接受度普遍较低。临床神经电生理医生的职责就是将这些曲线、数据的特征性变化与具体的解剖结构、生理学、病理学改变相关联，为临床医生提供神经肌肉系统病变定位、定性、定程度诊断依据。

三、神经电生理检测的特点

（一）神经电生理检测的敏感性

1．神经系统的耐受性和患者的耐受力　神经系统耐受性指在神经组织或其周围组织发生压迫、缺血缺氧等改变时，并不表现出与之"相匹配"的临床症状。神经电生理检测则可通过功能改变客观反映神经组织受损程度。例如图13-1所示小脑脑桥角（cerebellopontine angle，CPA）占位患者。术前患者无面瘫症状，面神经MCV检测未见明显面神经周围段损害、BR潜伏期延长提示颅内段损害。术中发现面神经因严重受压薄如纸张，说明面神经渐渐受压、变形以适应肿瘤的生长，但并未出现大量轴索断裂，故无明显面瘫症状。术前电生理检测颅内段传导减慢的现象，提示术后可能出现面神经功能损害的症状。术后第二天患者出现轻度面瘫症状，3个月后好转。

患者耐受力指部分患者逐渐适应了疾病缓慢进展过程中造成的神经功能障碍，其主诉症状较轻、病程较短。多见于体力劳动者神经卡压症和神经病等。神经电生理检测结果常重于临床症状、提示的病程也远较主诉为长。

2．神经电生理敏感性原理和体现　临床神经电生理检测到的生物电信号均来自肌肉放电或神经组织电活动。肌肉放电既可以检测单根肌纤维的生理/病理放电，也可以检测多根肌纤维放电的和电位；神经组织生物电检测，大多需先施加刺激，然后检测神经纤维传导性电活动、中继神经元突触后电位、大脑皮质突触后电位或传导性活动，或者通过肌肉放电反映运动神经电活动。

支配每一块肌肉的运动神经、每一个感觉区域的感觉神经均由数十、数百甚至上千条神经纤维构成。这些神经纤维数量减少（失轴索）和传导

横断　　　　横断　　　　侧位

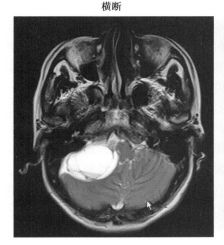
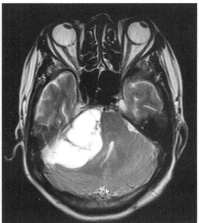
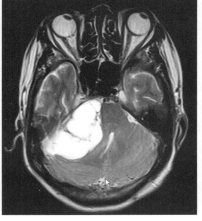

图 13-1　CPA 占位 MRI 表现

不同步（脱髓鞘），都会导致功能异常并反映在神经电生理某个检测指标的异常。

由于一个前角运动神经元或周围神经轴索可支配数百上千根骨骼肌纤维，少量神经元或轴索损伤即可在其支配肌肉中检出失神经电位；针电极附近的单根骨骼肌纤维变性产生的自发放电也可以被记录到。此为电生理检测高度敏感性具体体现之一。例如运动神经元病早期在无明显萎缩、无力的肌肉中也可检出失神经电位；以脊神经前根受损为主的神经根病，患者并没有明显肌无力症状，但在该神经根参与支配的肌肉中可检测明确失神经电位；在多发性硬化类患者临床未出现视力异常、MRI 未见明显改变时，常可检出 PRVEP 异常，即神经电生理检测出临床下、影像学下病灶。这些现象均为神经电生理检测敏感性临床应用的具体体现。

临床神经电生理检测记录技术通常不能记录到单根神经纤维以及单个神经元的生物电变化，若病理改变破坏了神经纤维的传导一致性、神经元排列的空间一致性等，SNAP、SEP 皮质电位等依赖于数百上千根神经纤维功能高度一致性方能记录到的电生理检测波形将会发生异常改变，CMAP 也会受神经传导一致性的影响而出现离散。这些现象是神经电生理检测对单根神经纤维损害敏感性间接反映的具体体现。

（二）神经电生理检测的特异性

1. 相对于临床其他检查的特异性　神经电生理检测异常指标所反映神经功能和神经结构损害的能力是其他检查手段所不具备的。例如神经影像可以反映神经走行部位被占据或神经结构发生形态学改变，但是否有神经纤维脱髓鞘、神经元变性等需要电生理相关指标判定。

2. 各观测指标间的特异性和关联性　在神经电生理检测的诸多观察指标中，有些具有唯一特异性、有些具有关联特异性。例如神经传导速度减慢、皮质诱发电位潜伏期延长，唯一的原因是所测神经传导通路上发生了脱髓鞘改变；肌肉中检出自发电活动提示该肌肉发生了部分性或完全性失神经支配或肌细胞自身变性，结合 MUP 高宽改变或不能检出可判定神经损害、MUP 窄小且多相改变可判定肌性损害；而 CMAP 和 SNAP 波幅下降，既可以源于失轴索、也可源于脱髓鞘，结合其他指标排除其中之一则可明确判定损害类型。再如肌强直放电、颤搐放电等均有其特定的病理机

制或仅出现于某种疾病。灵活运用这些指标可精准判定神经损害的性质。

（三）神经电生理检测的高分辨力

1. 神经电生理检测的时间分辨力　无论何种原因导致神经系统损害的病理改变总是随时间而变化，反映在神经电生理检测中即为不同时期表现为不同的观测指标异常或同一指标在不同时期表现出不同异常形式/程度。例如急性脱髓鞘型多发性周围神经病、周围神经外伤、神经麻痹症、神经卡压症等均可在疾病进展的不同时期表现为不同的电生理异常形式。掌握并运用时间分辨力可为疾病定性诊断、转归及预后判定提供依据。

2. 神经电生理检测的空间分辨力　神经电生理检测的空间分辨力体现在对同一神经不同部位损害的鉴别和某个部位疾病所累及神经功能的不同。前者如肘管综合征患者可同时合并神经根受卡压，也可同时合并腕部尺神经同时受卡压（Guyon 管综合征），它们均可由神经电生理检测精确定位；后者在临床亦为常见应用类型。例如图 13-2 所示患者。该患者三年前以小指麻就诊、无肌肉萎缩，电生理提示肘部尺神经中度损害，已具手术指征；针对下肢腱反射亢进和病理征阳性行下肢 SEP 检测、结果异常（图 13-2a），上肢 SEP 轻度异常（图 13-2b），提示合并颈段脊髓或颅内损害；再查双上肢近端肌，双三角肌可见少量失神经电位。神经电生理最终结论为颈段脊髓损害＋右肘部尺神经中度损害，建议颈部 MRI 检查。颈部 MRI（图 13-2c）显示颈段脊髓受压，骨科医生建议患者手术治疗，患者因对颈椎手术的恐惧心理而陷入犹豫，同时临床医生据 MRI 结果质疑肘管综合征诊断，未予重视。三年后患者出现第一骨间背侧肌严重萎缩（图 13-2d）、MRI 变化不明显，临床确认合并肘管综合征。复查神经电生理证实肘部尺神经损害程度达重度不全（第一骨间背侧肌及小指展肌可见大量失神经电位、MUP 显著减少、增大；尺神经 SNAP 不能引出、肘段 MCV 仅有 12.6m/s）。此时再行肘部尺神经移位术，手部尺神经支配肌功能障碍仅能部分恢复。该患者第一次神经电生理检测即检出肘部尺神经损害早期是敏感性的体现、定位 C_5/C_6 水平脊髓前角并脊髓后索受累，充分体现了神经电生理的空间分辨力；可分辨颈脊髓合并肘部尺神经卡压，即通常所说发现合并症的能力。

SEP　　　　　MRI　　　　　第一个骨间背侧肌萎缩，小指屈曲

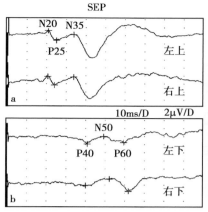
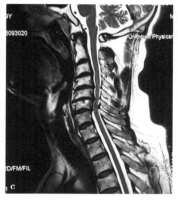
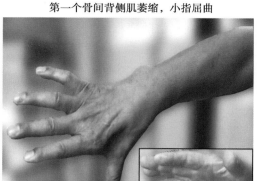

图13-2　肘管综合征合并颈椎病

注：a. 上肢 SEP 示 N20-P25 分化欠佳、波幅下降，符合上行本体感觉通路脱髓鞘改变，结合上肢 SEP 异常程度稍轻可定位颈段脊髓损害；c. 第1次就诊的颈部 MRI 平扫示颈5/6椎体平面脊髓受压；d. 第2次右手外观可见第一骨间背侧肌萎缩致虎口部凹陷、第3/4蚓状肌萎缩致环小指指间关节伸直不能。

第二节　神经电生理应用的思维模式

一、临床思维与电生理思维

具有临床症状才有神经电生理检测的需要、临床症状又是神经电生理检测方案设计的依据、结论解释的目标。神经电生理医生必须在严格规范检测的基础上，依据检测数据对应的病理改变，客观判定神经损害的部位、性质等，即神经电生理医生必须培养"看图说话"的能力，切忌套用临床医生的思维模式和概念。

作为一种能力考证，一个合格的临床神经电生理医生应可做到在不了解患者任何临床信息的情况下，通过全面、系统的检测即可准确判定神经系统损害的具体部位与程度——即所谓"盲检"能力，但对每一个患者均进行盲检在临床上显然不是高效、可行的方法。故神经电生理医生掌握相关临床知识、理解临床思维是必不可少的。

二、逻辑思维

神经电生理检测将"非可视性"神经功能"数值化、可视化"，检测结果则可用数理分析、逻辑分析处理。统计学方法形成正常值、个体检测结果数据对照正常值易于理解，也是临床检测结果判定普遍采用的方法。而逻辑思维在神经电生理结果判定中的价值常被忽略。例如分析某周围神经 MCV 检测中 CMAP 波幅下降的意义。

令：C = CMAP 波幅下降；A = 运动纤维失轴索；B = 运动纤维脱髓鞘。

由神经纤维病理改变导致 CMAP 异常的原理可有公式：C = A + B。

使 C = A 成立的条件是已知 B = 0。

在运动神经元病（motor neuron disease，MND）患者中，无周围神经纤维脱髓鞘改变，即 B = 0，故 C = A 成立可推导出 CMAP 波幅下降是由失轴索所致。

在其他类型周围神经病变时，条件 B 是未知的、是检测欲得结果，即 B ≠ 0。故 C = A 不能成立（C ≠ A），即判定 CMAP 波幅下降仅由失轴索所致逻辑上是错误的。

临床各学科医生在实际工作中均会自觉不自觉地运用到逻辑思维，神经电生理检测数值化、客观性决定了逻辑思维的运用更加重要。故神经电生理医生应提高逻辑思维的意识和能力，由原理出发分析、发现、运用各观测指标间的逻辑关系，对提高应用水平极为重要。

三、哲学思维

一个患者既可以因单一病理改变所致单一临床症状就诊，也可见多种病理改变导致的多种疾病共存，而共存的多种疾病中症状较重者并不总是危害性最大者，且随着病程进展多种疾病的症状表现、危害性大小等会不断变化。就神经系统而言，既可以是单一部位、单一病理改变的损害，也可以是多部位、多病理改变形式。临床神经电生理观测指标中，既有单一解剖部位、单一病理改变的特异性指标，也有多个解剖部位、不同病理

改变可致同一指标异常，不同因素在同一指标异常中的权重也会随病程进展而改变。运用辩证唯物论的矛盾统一观点、事物有主要矛盾和次要矛盾之分的观点，更深入理解临床症状体征的多样性和多变性，在神经电生理检测时则可在众多观测指标的改变中找到主要病理改变、提高诊断准确性。

万事万物均有其固有本质，事物的本质是可以被人们探索与认知的，但随着人类的进步，对一个事物的认知也不是一成不变的；事物的演变有其固有的规律，但又可受周围环境的影响而打破规律。将其运用在指导神经电生理学习上，提示我们不能仅满足于掌握各种检测项目的方法学，而应研究其生理学、解剖学基础以及生物电、物理学、数学本质；运用在正常参考值使用上，可使我们更深刻理解其科学性和局限性；运用在神经电生理异常改变的解读上，则可更好解释同一种疾病的共性表现与其在不同患者间可有不同改变形式及异常程度。

总之，临床神经电生理医生除应具有扎实的医学基础知识、培养自身逻辑思维能力之外，掌握一些基本的哲学思想，对我们的学习、工作十分有益。

第三节 神经电生理应用的基本原则

一、操作规范化

神经电生理检测规范操作包括程序参数设置和检测项目规范操作两个方面。

（一）程序参数设置

神经电生理检测观察指标间信号速率、信号大小等差异巨大，正确设置各检测程序的参数是保证检测数据准确的前提。对于固定不变的参数必须在采集数据前确认，对于需随检测信号变化而灵活调整的参数则应掌握其正确调整方法。

（二）检测项目规范化和严谨操作

规范化指每个项目检测、每个观测指标获得均应严格按操作要求进行。严谨操作既包括技术层面，又包括工作态度。最大限度降低操作失误有两个要点：一是把每一次检测都当作生平第一次检测；二是出现异常改变时首先想到所有可能的技术失误并加以排除。例如在对一位患者进行四肢 SEP 检测时，先测得下肢 SEP 皮质电位正常，再测上肢 SEP 出现皮质电位严重异常，因这种异常形式较为少见，故怀疑检测失误，仔细核对才发现在测上肢 SEP 时使用了 Cz-Fpz 导联，正确连接导联后测得上肢 SEP 正常。临床检测时犯此类低级错误通常是无意的，但也是难免的。

二、合理设计方案

（一）基于症状体征设计和调整方案的一般原则

针对特定症状和体征患者正确运用检测项目是最基本检测原则。例如一位以双下肢肌无力就诊的 8 岁男童，患儿行走困难、下蹲起立不能、无扶持不上楼梯不能且伴有腓肠肌假性肥大，然而家长出示的某医院肌电图检测报告为"正常"。原因是仅检测了若干周围神经 MCV 和 SCV，未行针极肌电图检测；该患儿针极肌电图结果支持假肥大型进行性肌营养不良诊断。这是检测项目选择错误的典型案例。部分常见症状、体征电生理检查方案设计原则见表 13-1。

临床神经电生理检测过程中，并不能保证初始检测方案 100% 正确。每一个检测步骤或项目完成后，均应迅速评价检测结果，若能够解释症状、体征则可终止检测、出具报告；若检测过程中出现未预见的异常或预设方案完成后仍不能解释症状体征，则应调整检测方案、追加检测项目，直至症状得到解释或穷尽检测项目。由此可见神经电生理医生的主动性思考、现场决策能力的重要性。由申请医生确定检测项目、电生理医生机械执行的工作不利于真正发挥电生理检测的作用。临床神经电生理一般检测流程如图 13-3 所示。

（二）基于部位的检测方案

患者的症状、体征可表现在单个肢体、单一部位，也可为多肢体多部位的复杂组合。这些症状、体征可能源于肌性疾病，也可能源于周围神经病变、中枢神经系统病变，还可能是共患多种疾病的结果。对于症状指向性明确的患者，检测方案针对性设计、针对性检测往往即可得出结论；对于那些症状指向性不明确，需全面检测的患者，则根据出现症状或症状较重的肢体有一些基本的、常用的检测组合，通过这些组合方式的检测可发现大部分常见病、多发病，如果检测中出现不能解释的结果或需扩大检测时，则应追加相关项目。如表 13-2 所示。

临床神经电生理检测中，对于发生于某个躯

表 13-1　部分常见症状、体征电生理检查方案设计原则

检测项目	手脚麻痛	四肢无力	肌肉萎缩	面部麻痛	肌肉痉挛	肌肉强直	震颤	肌肉跳动	步态不稳	吞咽困难	构音障碍	听力下降	视力下降	耳鸣眩晕	意识障碍	认知障碍	二便障碍	性功能障碍
SCV	■	■	■	═	■	■	■	■	■	—	—	—	—				═	—
MCV	■	■	■	═	■	■	■	■	■	═	═						═	
F/H	═	■	■		■	■	■	■	■								■	
EMG	■	■	■	═	■	■	■	■	■								■	
MUP	■	■	■	═	■	■	■	■	■								═	
SEP	■	═	═	═	═	═	═	═	■					■	═	═	■	■
TSEP				■						■	═	═		═	—			
BAEP								—		■	═	■		■		═	═	
VEP							—		—		—		■		═	■		
BR				■			—		—		—			═		■		
RNS		═																
SSR	═	—		—													—	═
P300																■		
PSEP																	■	■

注：■ 为必测项目；═ 为需测项目；— 为扩展可测项目。

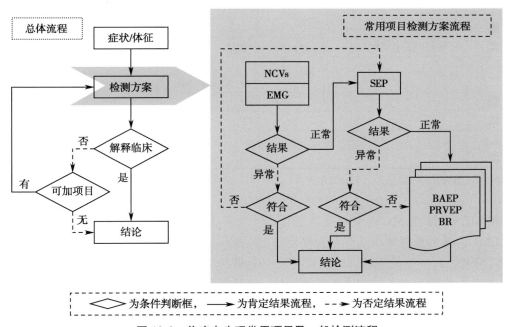

图 13-3　临床电生理常用项目及一般检测流程

体部位的症状，可以从表 13-2 所示的必测项目入手，根据需要再扩展检测。例如上肢一般必测正中神经、尺神经的 SCV、MCV 和 F 波，以及拇短展肌和小指展肌针极肌电图，所以称这个项目组合为上肢常规检测项目组合；下肢类同。

（三）基于项目与疾病关联的检测原则

神经电生理的不同项目应用于特定神经、肌肉功能检测，项目的不同异常形式与相应的病理改变关联。神经电生理检测的总体方案通常由多个检测项目组成。常用检测项目及检测顺序一般原则为：首先检测 SCV 可避免因肢体暴露过久皮温下降对 SCV 的影响；之后观察用于 MCV 记录肌的 EMG（包括自发放电和 MUP）、测定 MCV、F 波，多条神经交替进行；然后检测近端肌 EMG。

表 13-2　针对躯体部位的检测项目组合基本策略

项目	常用性	上肢	下肢	面部	中枢
SCV	■	正中神经 / 尺神经	腓浅神经 / 腓肠神经		腓浅神经 / 腓肠神经
	═	桡神经	胫神经 / 股外皮神经		正中神经 / 尺神经
	━	前臂内侧皮神经	隐神经		
MCV +FW	■	正中神经 / 尺神经	腓总神经 / 胫神经		腓总神经 / 胫神经 / 正中神经 / 尺神经
MCV	■			面神经：额支 / 颊支 / 下颌支	
	═	桡神经 / 肌皮神经 腋神经 / 肩胛上神经	股神经（分支）	三叉神经运动支	
	━	胸内侧神经 / 肩胛背神经		面神经 / 三叉神经	
EMG	■	拇短展肌 / 小指展肌	趾短伸肌 / 蹬外展肌	额肌 / 口轮匝肌 / 颏肌	
	═	示指固有伸肌 肱二头肌 / 三角肌 冈下肌	胫前肌 / 腓肠肌 股内肌 / 股外肌 股二头肌长 / 短头	舌肌、咬肌	拇短展肌 / 小指展肌 趾短伸肌 / 蹬外展肌
	━	前锯肌 / 肱三头肌 指总伸肌 / 肱桡肌 尺 / 桡侧腕屈肌 胸大肌 / 掌长肌 第一骨间背侧肌 / 背阔肌 肩胛提肌 / 菱形肌 旋前圆 / 方肌	腓骨长肌 臀大肌 / 臀中肌 阔筋膜张肌 髂腰肌 / 缝匠肌 大收肌 / 长收肌 趾长伸 / 屈肌 半腱肌 / 股薄肌	眼轮匝肌 / 眼外肌	颈 / 胸 / 腰段 脊旁肌
SEP	■				胫神经 / 正中神经
	═	胫神经 / 正中神经	胫神经 / 正中神经	胫神经 / 正中神经	
	━	尺神经	腓总神经		腓总神经 / 尺神经 / 节段性
TSEP	■				═
BAEP	═				■
PRVEP	━				■
BR	═				═

注：■为必测项目；═为需测项目；━为扩展可测项目。

用表面电极测 MCV 时，则 MCV、FW 交替进行，再集中检测 EMG。最后根据需求选择是否测定各种反射、RNS、SEP 等。

图 13-4 汇总了适用于大多数临床常见神经肌肉疾病、神经损害类型的检测和判定流程。读者根据图中显示的检测项目、异常改变形式、判断流程可得出受检者神经损害类型或肌肉疾病的基本判断，可作为临床检测方案设计、实时调整方案的参照；图中所列疾病名称供分析应用，不宜直接写入报告结论。该图列出了 30 余种神经损害类型和神经肌肉疾病的判定流程，具有一定复杂性，初学者一次性完全理解和掌握有一定困难，可在系统阅读了后续章节内容后再重读此图。

关于图 13-4 使用方法的进一步说明：

1. 流程图的基本使用方法　菱形框表示各检测项目正常 / 异常判断，从菱形判断框发出的实线箭头表示判断结果正常的走向、虚线箭头表示判断结果异常的走向；判断结果异常时，可有表示不同异常结果的走向，虚线方框里表示不同的异常形式。实线方框里多数为根据各种不同异常形式得出的神经 / 肌肉病理改变形式、定位或可能的疾病判定，这些判定作为初步结果均要经过综合分析（图中用粗实线箭头指向的路径）以决定是否可以作为结论或是否还应加测其他项目，即返回开始加测其他周围项目或加测与中枢相关的其他项目。图中双向虚箭头特指肌性疾病也可能合并终板功能障碍出现 RNS 波幅递减。"F&P"判断框指纤颤电位和正锐波，"自发"判断框则包括纤颤电

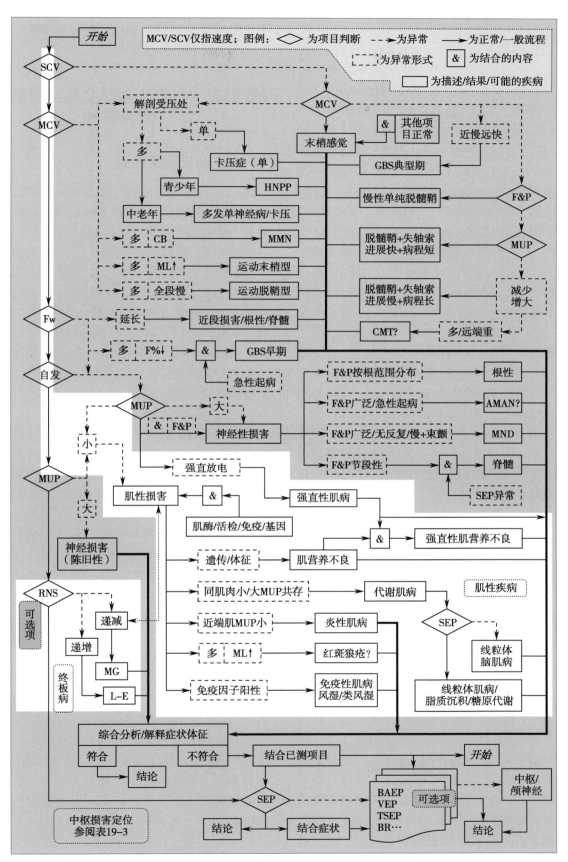

图 13-4 常见神经肌肉疾病电生理检测／判定流程

位、正锐波、束颤电位、肌强直放电等其他形式的自发放电。

2．流程图的正向运用　正向使用流程图是从项目正常/异常判断推导出可能的病理改变。例如：①当检测结果显示 SCV 减慢、MCV 减慢、肌肉有失神经电位/MUP 增大减少、表现为多神经改变、远端异常较重时，初步可判定为多发性周围神经损害、病理类型为脱髓鞘＋失轴索、受损部位以远端为重，符合这个病理改变特征的典型疾病为腓骨肌萎缩症（charcot marie tooth，CMT）。②当结果显示 SCV 正常、MCV 正常、F 波正常或异常、有或无自发电活动、MUP 减小时，可初步判定为肌性损害，结合肌酶等临床其他检测，如果又符合近端肌（如三角肌、股内肌）表现较为明显，则提示炎性肌病可能；若有典型的免疫因子支持，则提示免疫性肌病可能。③当结果显示 SCV 正常、MCV 正常、F 波正常或异常、有或无自发电活动、MUP 增大或变化不明显，可判为神经源性损害，若失神经电位按脊髓节段双侧分布，结合 SEP 异常则提示脊髓节段性损害可能，常为脊髓压迫、脊髓肿瘤或节段性变性等。④若 SCV、MCV、F 波均正常，各肌肉也未检出失神经电位、MUP 也无明显异常（RNS 作为可选项视症状而定），若患者确有症状则需要加测 SEP（下肢或四肢），SEP 也正常时，若无视听觉障碍等指向性症状，则其他项目可不必检测，出具报告结论为：未见明显特征性改变。

3．流程图的反向运用：反向运用是指从图中实线方框所显示的神经损害类型或疾病出发，按照与箭头所指方向相反向上推导得到电生理诊断该疾病或神经损害类型所必需的电生理异常改变。例如：①对于 GBS 超早期（<3 天）和早期（<7 天），首先应满足急性起病的条件，电生理除多条神经 F 波出波率下降外，MCV 和 SCV 均正常，同时满足在肌肉中不出现失神经电位和 MUP 仅减少、无大小变化。②初步判断 MMN 的患者，则应满足多条神经的 MCV 检测出现传导阻滞（CB）现象，SCV 可正常。③MND 的判断，必要的前提是四肢、躯干肌（可包括或不包括脑神经支配肌）广泛存在失神经电位，MUP 增大、减少或变化不明显（必要条件是不减小），F 波可异常或正常，MCV 可正常或轻度异常，SCV 则应正常。④若要判定强直性肌营养不良，则必需多肌肉出现肌强直放电、在遗传/体征的支持下又表现为典型的肌性损害改变（自发电活动、MUP 减小、多相电位增多），F 波可

正常或异常，MCV 和 SCV 须正常。单纯的肌营养不良不会出现肌强直放电，而先天性肌强直则不会出现典型肌性损害表现。

第四节　神经电生理检测结果解读及报告书写

一、结果解读原则

按上节介绍的检测方案实施，大部分患者在检测结束时已有结论。部分病情复杂、异常指标较多的患者则在结束后综合分析。

（一）单指标特异性原则

单指标特异性具有唯一性，它们可作为神经肌肉损害性质、部位等判定确切指标，常与临床疾病相对应。在患者合并多个性质、部位损害的神经肌肉疾病时，具有特异性的单指标可作为相应合并症判定的依据。例如尺神经肘上下 MCV 显著减慢即可判定肘部尺神经卡压，腓骨小头上下 MCV 显著减慢即可判定腓骨小头处腓总神经卡压。

（二）多指标特异性原则

相对而言，更多神经肌肉损害性质、部位等的确切判定需多指标综合运用。例如 MND 判定除需肢体、躯干多节段肌肉检出失神经电位，同时需周围神经 MCV 正常或轻度异常、SCV 正常等支持。

（三）多指标加权原则

加权原则是指某种损害形式或疾病判定中多个指标的"权重"不同。例如 MND 的判定中，失神经电位出现比 MUP 高宽改变更重要；ALS 型 MND 上肢肌检出失神经电位较下肢肌更重要等。

临床神经电生理检测技术进入国内历经 50 余年，推广范围已从国家级大型医院至县级医院、甚至乡镇医院，应用学科除关系紧密的神经病学、手外科学等，已扩展至康复医学、内分泌科直至所有与神经系统病理改变相关的学科。由于其应用学科、目的不同，检测报告的格式、结论等有很大差异。笔者在汇总国内各大电生理实验室报告格式的基础上，基于多项检测、综合应用、精确定位的原则，形成本章介绍的报告格式，供读者参考。应可满足大多数临床学科对电生理检测报告的需求。

二、报告书写规范

一份完整的神经电生理检测报告应该做到临

床医生易读、易懂、易用，为临床诊断提供尽可能准确的依据。这就要求既要提供足够多的信息，又要避免不必要的数据和图形，还要有科学合理的布局。一般情况下可分为基本信息区、数据区、图形区、描述区、结论区，如果五个区总和超过单页 A4 纸，通常将基本信息区、描述区和结论区放在第一页，以便临床医生和其他阅读者可第一时间读到结论，有兴趣者再翻页阅读数据及图形。

现代肌电图诱发电位仪大多具有自定义报告格式、输出内容的功能，可在前期灵活地编辑统一报告格式，具体使用方法需请教厂商工程师或仔细阅读随机附带的使用说明书。

（一）基本信息区

1. 必要信息　一份电生理检测报告必要的基本信息有：检查编号（或称检查号、序列号等）、姓名、性别、年龄（或出生年月）、检查日期。其中检测编号应为每个受检者的唯一识别，不可重复。编号规律可与检测日期相关联，多台设备间编号应有各自独立识别标识。参见附表 5-1。

2. 可选信息　以下信息可根据各实验室需求灵活取舍：门诊号/住院号/病历号、病区、申请科室、床号、申请医生、临床诊断/疑诊、简要病史等。

一般情况下，必要信息总是排列在前、可选信息在后。

（二）数据区

数据区应包括所有已检测项目数据，且按一定顺序排列，至于排列习惯、各项目内容等各实验室按其应用领域灵活设定。在报告首页不能容纳全部内容时，首页中可仅有部分数据，其余数据置于续页中。

1. 项目排列顺序　项目：推荐项目的先后顺序由 EMG 开始，之后依次为 SCV、MCV、F 波、H 反射、BR、RNS、SSR、SEP、三叉诱发、阴茎（阴蒂）诱发、节段性 SEP、BAEP、PRVEP、FVEP、MEP、ERP。项目较多时，灵活调整 EMG、SCV、MCV 等的顺序，目的是一个项目的数据尽量不要跨页，保证报告的可读性。

肢体：同一项目中有上下肢之分时，先上肢后下肢。

侧别：先左后右。

肌肉：先远后近。

神经：先末梢后近端。

2. 各项目内容　在上述罗列的各个项目中，

各实验室由于用途的不同，每个项目中的侧重点不同。例如侧重于手外科应用的，对于 MUP 的关注点在于有或无，至于波幅高低、时限宽窄的具体数值并不是太关注；而对于肌病研究（怀疑肌病的受检者），MUP 的定量观察则是至关重要的。其他项目同样有类似区别。现代肌电图诱发电位仪多数有报告自动生成系统，大多可预设报告格式，各实验室可根据自己的习惯，在厂商工程师协助下自行设置，工作中还可再行调整。笔者所在实验室常用检测项目报告格式参见附表 5-2～附表 5-14。

（三）图形区

1. 附图选择的基本原则　现有肌电图诱发电位仪一般所有项目均可设定是否在报告中输出图形。有些项目如 EMG，图形数量庞大，会占据很大的报告篇幅，而且参考意义不大，一般不选择输出；神经传导类项目图形同样较多，但有些具有一定的参考价值，可选择有代表性的部分输出；各种诱发电位图形变化对临床医生有参考价值，一般可附图。

无论哪个项目，一定选取分化较好、无歧义的波形作为附图。如果因干扰等因素导致波形采集困难、图形辨识可能有歧义的，操作者根据采集过程中可作出判断，但最后图形可能与判定结果不完全相符，则最好不要附图。

2. 附图与数据的排列　一般采用在数据区后，依次排列附图，也可在项目数据后附图。两种方法无本质区别，各实验室可根据自己的习惯排列。

（四）描述区

描述区通常以"分析""检查所见"等为标题，是一份完整电生理报告不可少的部分。通过描述检查所见可以达到与临床医生沟通的目的：例如，对于左正中神经前臂段 MCV 为 46m/s 这一客观数据，若受检者年龄在 10～40 岁，常描述为"左正中神经前臂段 MCV 减慢"，而受检者为 60 岁以上时，则多为正常。久而久之，临床医生就会注意到：为什么同样的速度值会有不一样的判定呢？通过与电生理医生的沟通，了解其中缘由。很多临床医生是通过这种方式学习电生理基本原理与应用方法，从而更好地利用电生理检测结果作出准确的临床诊断。

分析描述区尚未有统一格式。通常依次描述已检测的各项目数据变化特点、是否异常，描述顺序与数据区一致。各项目的分析在用词、语义准确的前提下，应做到尽量简洁、灵活，切忌刻板。每个项目中通常先描述异常、再描述正常。例如，针极肌电图结果描述为"所检左上肢拇短展肌、小指展肌、桡侧腕屈肌、尺侧腕屈肌可见失神经电位，余肌未见；左拇短展肌、小指展肌 MUP 减少、增大，余肌 MUP 未见明显变化"，既简洁，又初步得到"正中神经、尺神经运动纤维轴索损害"的印象，并且隐含提示应结合神经传导等的改变进一步定位损害部位。例如：

分析：所检左上肢拇短展肌、小指展肌、桡侧腕屈肌、尺侧腕屈肌可见失神经电位，余肌未见；左拇短展肌、小指展肌 MUP 减少、增大，余肌 MUP 未见明显变化……

（五）结论区

神经电生理检测的结论无疑是一份报告中最重要的部分。因为大部分临床医生不可能对神经电生理原理做深入研究，更不可能熟练掌握各项目的检测方法以及解读全部检测数据的解剖学与病理学意义，所以检测结论往往是临床医生关注的焦点。准确的结论可以为临床诊断提供客观依据；反之，模糊的结论显然无法为临床诊断提供有价值信息；而错误的结论则可能会误导临床医生，至少会造成诊断上的困惑。

早期的神经电生理检测技术严重受限于电子技术的发展水平，临床肌电图（广义肌电图）与临床诱发电位分属两个不同的学科，故二者的报告通常是分别出具的。早期肌电图检查方法较为简单，报告通常有"肌电图未见明显特征性改变""神经源性损害肌电图""肌源性损害肌电图"三个结论形式；临床诱发电位检查通常为单项，报告分为正常或异常或者划分更细一些，报正常、可疑异常、轻度异常或异常。

电子技术发展使临床神经电生理的检测方法更为可靠、快速、准确；设备的进步也推动了神经电生理基本原理的深入研究；设备的小型化、微型化使其推广应用成为可能，从而积累了大量临床应用经验。这些都使得利用神经电生理检测技术精确定位神经、肌肉系统损害的性质、部位、范围、程度等成为可能。显然，上述笼统的报告结论方式已经不能满足临床对现代神经电生理的要求。

结论的表述方式应做到在简洁明了的基础上为临床提供准确的参考信息。不同类型、不同性质、不同部位神经或肌肉损害结论表述的方式不同，例如：

结论：可见左上臂桡神经重度不全损害（桡神经分支以上）；

结论：四肢近端肌可见肌源性损害；

结论：可见双肘部尺神经损害（左侧轻度、右侧中度偏重）；

结论：可见多发性周围神经损害（以脱髓鞘变为主、伴少量失轴索变）；

结论：提示中枢性损害（多灶性改变可能）；如此等等。

多页报告时，为了保证报告的可读性，基本信息区、描述区、结论区通常布局在报告的首页（附表 5-15），根据各区内容的多少，可在基本信息和描述区之间加入适当的数据区，使得整个报告美观、具有较好的可读性。后续各页依次排列其他项目数据、最后附图（附表 5-16）。

三、结论表述

现代神经电生理检测报告结论总体要求是尽量准确定性、定位、定程度。

（一）定性

不同于神经科临床的定性诊断例如判断疾病为炎性改变、肿瘤性、血管性等的定性诊断概念，神经电生理报告结论的定性分两个层面：首先明确为肌性损害或神经性损害或神经肌肉接头损害，在确定神经性损害的基础上，再进一步明确其病理改变的性质——脱髓鞘或失轴索。

1. 肌性损害 根据针极肌电图原理中学习的肌性损害程度划分，肌性损害结论中可用修饰性词语加以提示肯定程度（本质上表达了损害的程度），即"典型肌源性损害""肌源性损害""肌源性损害可能""肌源性损害倾向""可疑肌源性损害"等。临床医生根据这些修饰性词语，可更好地决定"肌性损害"结论在最后临床诊断中的参考价值。对电生理医生而言，合理、正确使用修饰性词语需要严格的培训和实践过程。

肌强直放电为强直性肌病所特有电生理改变，其出现，结论则可用"提示肌强直性改变（或损害）"，如果伴有自发电活动同时出现，则用"肌源性损害并肌强直改变"表述。

2. 神经性损害 "神经源性损害肌电图"源自早期针极肌电图检测的结论，是对某一块肌肉针极肌电图表现为 MUP 增大、伴或不伴失神经电位、最大用力呈单纯相的定义。除此之外，现代神经电生理理论认为 NCV 减慢、CMAP/SNAP 波幅下降或波形离散、SEP 异常等也同属神经性损害的表现。综合分析这些神经性损害指标可进一步明确病理改变来源于中枢神经系统或周围神经系统，在结论中应明确表述。

就神经解剖与病理改变而言，周围神经损害分为单纯脱髓鞘、单纯失轴索和混合性损害（脱髓鞘＋失轴索），脱髓鞘的依据主要为 NCV 减慢、失轴索主要表现为失神经电位出现和在一定条件下的 CMAP 波幅下降；如果检测异常仅表现为 SCV 减慢和 SNAP 异常，其他项目均为正常，则为单纯感觉纤维性损害；单纯外周运动纤维损害性疾病极为少见，脊髓前角运动神经元损害等同于单纯外周运动纤维失轴索。结论中用诸如"周围神经脱髓鞘性损害""周围神经失轴索性损害""周围神经混合性损害""周围神经末梢感觉纤维损害"等关于病理改变性质的表述将有助于临床医生作出准确临床诊断。脱髓鞘性损害也可用"脱髓鞘型"表述，失轴索相同。

相对于周围神经，定性中枢神经系统为脱髓鞘或失轴索更加困难。一般来讲，中枢神经系统损害多为混合性、脱髓鞘较失轴索为重，单纯中枢神经系统失轴索则较少见。脱髓鞘常表现为 SEP、PRVEP、BAEP 等涉及中枢通路的指标潜伏期延长、波形整合变差等；失轴索则表现为相关波形的波幅下降，但线性关系较差；累及脑干和脊髓前角运动神经元的病变可表现为失神经电位出现，而周围神经 NCV 速度一般不会异常、F 波可异常。

中枢神经系统损害时，定位较定性（脱髓鞘、失轴索）对临床诊断的意义更大。

（二）定位与范围

肌性损害、周围神经性损害、中枢性损害均存在损害定位的问题，不同的定位与损害范围可为疾病的最终诊断提供可靠依据：例如遗传性疾病、神经卡压性疾病、肿瘤性疾病、免疫性疾病等。

1. 肌性损害　不同肌性疾病累及肌肉的部位与范围不同：常见的免疫性肌病，如肌炎、皮肌炎等常首先累及四肢近端肌，结论可用"双三角肌可见肌源性损害""肌源性损害（以四肢近端肌受累为主）"等表述；假肥大型进行性肌营养不良的肌性损害表现极为典型，以腰腹、大腿肌表现最为明显，上肢肌也普遍受累，则常用"典型肌源性损害"表述；其他特殊类型的进行性肌营养不良往往仅在肌萎缩部位有明显肌性损害表现，其他部位则

不明显，在结论中应明确指出肌性损害部位，用如"双侧肩周围及上臂肌可见肌源性损害"（对应于肩肱型肌营养不良）、"四肢远端肌可见肌源性损害"（对应于肢端型进行性肌营养不良）等表述。

2. 周围神经性损害　对于周围神经损害性疾病，无论是由外伤、慢性卡压、急性卡压或缺血等所致的局部损害，还是由系统性因素导致的广泛性周围神经损害，结论中指明损害部位和范围是必需的。受损部位和范围除了对临床诊断的指导意义外，还常可决定治疗方案的选择。例如，"右全臂丛重度部分性损害（提示合并根性损害）"，则提示有根性撕脱伤，一般的臂丛神经解压术对患肢功能恢复的作用有限；有锁骨骨折错位的患者，结论为"右臂丛神经束性损害"时，则提示尽快复位、固定锁骨骨折、解除其对臂丛神经的压迫，将会取得较好的治疗效果；中老年患者，结论为"双肘部尺神经并双腕部正中神经损害"，则可诊断为双肘管合并双腕管综合征，然而对于 20 岁左右或更年轻的患者，这一结果就不能简单地理解为单纯的神经卡压症，应考虑遗传性压力易感性周围神经病（hereditary neuropathy with liability to pressure palsies，HNPP）的可能；对于一个突发四肢无力、有类似感冒史，发病数天的患者，若结论为"提示多发性周围神经近心端损害可能"，则提示患者可能为 GBS 早期，应严密监视病情进展，并采取必要措施以防突发呼吸衰竭而危及生命；对于结论为"可见多发性周围神经末梢感觉纤维损害"的受检者，若其检验血糖异常增高，则提示糖尿病性周围神经病可能，否则在排除了其他已知因素的情况下，可诊断原发性末梢神经炎。可见周围神经损害时，电生理定位对临床诊断的意义十分巨大。

神经电生理检测报告的结论中是否应明确定位神经损害部位，一直以来存有争议。临床实践和大量文献报道均显示现代神经电生理检测对神经肌肉系统疾病定位诊断是可行的和必要的；不仅对周围神经，在确定足够阳性证据的情况下，神经电生理对中枢神经系统损害部位和范围的确定也是可行的。

3. 中枢性损害　相对于周围神经损害（如卡压症）通过单一检测项目即可获得明确定位信息而言，中枢神经系统损害的定位则要复杂很多，通常需要综合多个项目才能较为准确地定位。

如果排除了周围神经及肌性损害、中枢损害

的依据又很肯定，但又无法明确定位，通常可用"提示中枢性损害""中枢性损害（定位？）"等表述；中枢损害可以定位在大体节段时，则用"提示骶段脊髓或马尾损害""中枢性损害（颈胸段脊髓改变可能）"等，切忌在证据不足情况下，用肯定的精确定位表述，以免误导临床医生；对于定位信息足够的患者，结论中一定要明确定位表述，例如"中枢性损害（提示皮质功能改变）""提示多发（多灶）性中枢性损害""中枢性损害（提示脑干水平改变）""中枢性损害（提示颅内改变；可见累及下肢本体感觉通路及双侧视觉通路）""中枢性损害（提示延髓受累）""提示颈段脊髓损害""中枢性损害（提示 T_7 水平受累）"等。

4. 根性损害与马尾损害　脊神经根慢性压迫性疾病是临床常见病，例如颈椎间盘突出、腰椎间盘突出导致的相应节段脊神经根（或马尾）受压。相对于多发性周围神经病、神经卡压症等，神经电生理检测对根性受损"正向"判定条件更为苛刻、判定能力最弱，通常需"反向判定"——在排除其他病变（包括脊髓损害）的基础上作出根性受损可能判定。单个脊神经根受累迹象较为明确者可报"提示某某神经根损害可能"，不能确定单一脊神经根者则报"提示某神经丛部分性根性损害可能"。F 波和 H 反射对根性损害有重要意义，但以某个神经 F 波或 H 反射异常不结合其他观察指标即确定单一脊神经根受累的方法是不可取的。

马尾神经结构特殊，马尾损害电生理异常改变可与骶尾段脊髓、骶尾丛损害重叠。无典型的马尾损害异常形式又不能排除马尾受累时可报"提示骶段脊髓或马尾损害"（更倾向于脊髓受损）、"提示马尾或骶段脊髓损害"（更倾向于马尾受损）、"提示马尾或骶丛部分性根（指椎间孔段）性损害"等。为临床医生留有结合影像学等进一步明确诊断的空间。

（三）定程度

1. 肌性损害　在结论中表述出肌性损害的程度对疾病诊断和转归判断有一定帮助。判断肌性损害较重的标准是多肌肉或者四肢肌均表现为明显肌源性损害改变，即自发电活动发放频率高、MUP 显著窄小、短棘多相电位明显增多。结论表述形式通常为"双上肢近端肌肌源性损害（程度较重）""四肢肌可见肌源性损害（程度重）"等。

2. 周围性损害　神经电生理检测结论定程度主要用于周围神经受损，无论是外伤、神经卡压症、神经麻痹，还是多发性周围神经损害，损害程度的确定往往是治疗方案选择的重要依据。例如周围神经卡压症的中度或中度以上损害，则应选择手术治疗，保守治疗的效果不佳；周围神经外伤的重度损害则有神经离断伤的可能，术前可能需准备神经断端吻合相关器械；多发性周围神经的严重损害则提示病情较重、预后不佳。

对于周围神经损害程度的划分，目前使用较多的有两种方法：一个是"部分 / 完全"法，表述为"某某神经部分性损害"或"完全性损害"；另一个是"轻 / 中 / 重度"法，表述为"某某神经轻度损害"或以其他程度替换"轻度"。推荐二者联合使用、侧重使用后者，视不同受检者灵活运用。精确描述周围神经损害程度多应用在周围神经卡压症、麻痹症、外伤等神经受损疾病中；对于多发性周围神经病，因各神经损害程度可能不同，常需要附加说明，例如"可见多发性周围神经轻度损害""提示多发性周围神经损害（双下肢较重）""多发性周围神经损害（程度重）"等。

应用轻中重度法判定时，为了更准确表述神经损害程度，也可在中度与重度之间加入"中度偏重""重度部分性""重度不全"表述。不同神经的卡压症、麻痹症、多发周围神经病损害程度判定标准亦不同。

在神经外伤早期，因为不会出现失神经电位，神经损害程度的判断缺少了最重要指标，所以不建议用轻 / 中 / 重度法表示，在没有神经功能完全丧失的确切证据下，一般用"提示某某神经部分性损害"表述，而不用轻度、中度表述；可证实神经功能完全丧失时，用"提示某某神经重度损害"，而尽量不用"完全性损害"，因为前者指神经功能完全障碍，后者则易被误解为神经完全离断。在涉及司法、工伤等纠纷鉴定时，神经损害的程度判定更要慎之又慎。

3. 中枢性损害　中枢神经系统疾病通常很难精确划定轻 / 中 / 重度电生理判断标准。但在涉及中枢功能的检测指标严重异常时，可用"损害程度较重"之类的表述，为临床判定病情提供参考依据。例如 C_5 水平脊髓髓内肿瘤，如果上肢 SEP 严重异常，通常表明肿瘤浸润、压迫颈段脊髓侧索已经较为严重，如果下肢 SEP 严重异常，提示对后索损害也较重，用"提示颈段脊髓损害（程度较重）"表述，则可为临床医生提供颈段脊髓功能受损严重的证据，可作为选择治疗方案的参考。

（四）与疾病相关的附加说明与建议

1. 与临床诊断相关的附加说明　部分临床医生，特别是新开展神经电生理检测的单位对电生理报告结论不太熟悉，不能很好地与解剖通路、病理改变联系在一起，也就是不能与临床诊断很好地关联在一起。推荐另起一行进一步加以说明。这个额外的附加说明通常用"符合某某疾病电生理改变特征"来表述，不建议直接给出诊断性结论。例如，急性起病的四肢无力患者，主要电生理异常为四肢 F 波出波率明显下降，结论为"提示多发性周围神经近心端损害早期可能"，附加说明可表述为"（提示符合 GBS 早期电生理改变特征）"；再如，青春期受检者电生理异常主要表现为四肢多处神经解剖受压处传导速度减慢，结论表述为"可见四肢周围神经解剖受压处损害"，附加说明可用"（提示符合遗传性压迫易感性神经病电生理改变特征）"等。这样既为临床医生提示了可能的最终诊断，又为临床确诊留有空间。

2. 建议　是指与结论并列、在其下方的、以"建议："开始的、推荐的对受检者后续处理意见。

"建议"的内容主要包括两个方面：一是仅凭神经电生理结论对疾病做出准确诊断有困难，需要结合临床症状、体征，或者其他检查作出综合判断，常用"请结合临床及影像学检查"等表述；二是神经或肌肉疾病会随时间推移而变化，早期检测可能无法得到确切结论、需某个时期才有明确电生理异常表现的，或需要观察神经损害的演变过程以决定下一步治疗方案的，或需要观察治疗效果的，则应建议一段时间后复查，不同疾病复查的间隔时间不同。

例如无开放性损伤、无骨折而有肢体功能障碍的外伤患者，一周内检测通常电生理没有异常或者异常程度与肢体障碍程度不符，应在 2 周后、2 个月内再次检测，进一步明确有无神经损害以及神经损伤的部位、程度、范围等；再如明确的神经断裂伤，应做术前神经功能评价、术后预计可检测到恢复迹象的时间段，再行复查；又如 GBS 早期，一周内检测，通常仅有 F 波异常，虽结合临床症状及起病方式可推断 GBS 可能，也应在 2～3 周时复查，进一步明确诊断，并且在进入临床恢复期后，定期复查，以观察恢复效果以及是否有病情反复迹象；对于其他慢性进展性神经肌肉疾病，复查时间应大于 1 个月，一般为 3～6 个月或 6～12 个月。

（五）合并症的结论

临床上，部分疾病所致神经系统损害可以为单一性的、局部性的，例如锐器切割伤、神经卡压症等；另一些则可造成多神经、多系统损害，如多发性周围神经病、脊髓肿瘤、多发性硬化等；还有一些在原有疾病基础上，继发或合并其他神经系统受损性疾病，如糖尿病患者骨折所致周围神经外伤、运动神经元病患者继发脑血管病、神经卡压症患者继发 / 合并肌炎等。

神经电生理检测项目众多，将这些项目合理组合，可产生许多有针对性的检测方案，这些检测方案即可提供神经系统多处损害的准确证据。如何将这些神经系统受损的定位信息准确传达给临床医生，使其能分辨这些损害是由单一疾病引起、还是不同疾病的合并发生，从而作出准确的临床诊断，是结论表述中应特别注意的一个方面。

基于上述原因，笔者提出"结论的一元论与多元论原则"。这一原则不仅可指导电生理医生出具复杂、疑难患者的报告，同样适用于临床医生对多结论电生理报告的解读并用于临床诊断。

1. 一元论原则　是指在出现多神经、多系统、多部位、多项目异常时，首先以同一原因（即一种疾病）来解释。

例如糖尿病患者，当检测出四肢多条周围神经传导速度程度相近的减慢（匹配性），有理由认为各神经受损的原因均为糖尿病所致，报告中以"结论：可见多发性周围神经损害"表述即可。再如对出现肯定的中枢系统多系统、多部位脱髓鞘电生理改变的患者，报告为"结论：提示多发中枢神经系统局灶性脱髓鞘可能"，临床医生据此可与多发性硬化的临床诊断相关联。类似的电生理改变与疾病的相关性，读者可举一反三。

2. 多元论原则　是指在以一元论无法解释多系统、多部位、多项目异常时，应考虑到合并症的存在，在结论中应分别表述。合并症是临床电生理检测中常见的现象。

例如糖尿病患者，如果大多数周围神经传导速度的减慢为各自正常参考值的 30% 以下，而右侧肘段尺神经 MCV 较正常参考值减慢了 60% 以上，则说明该患者在糖尿病多发性周围神经病的基础上合并有肘管综合征，报告应表述为"结论：1. 可见多发性周围神经损害；2. 合并右肘部尺神经中度偏重损害"；此结论可使临床医生在选择治疗方式时做到心中有数。如果仅报"多发性周围神经损害"，临床则无法解释可能存在的右小鱼际萎缩、小指麻木等症状；同时，由于有多发周围神经病的存在，临床在选择肘部尺神经手术治疗时将会更加慎重，至少在术前与患者沟通时可指出手术效果将较普通患者差。

再如右锁骨闭合性骨折患者，需早期（比如5天）手术复位。术前电生理检测显示：臂丛各主要分支 MCV 检测时，Erb's 点刺激 CMAP 波幅较腋以下刺激下降，除尺神经肘段 MCV 较正常参考值减慢约 50% 外，其余各神经、各节段 MCV 均在正常范围，提示该患者在锁骨骨折致臂丛神经部分性受损之前，已有肘管综合征，报告应为"结论：1. 提示右臂丛神经部分性损害；2. 合并右肘部尺神经中度损害（陈旧性可能）"。这里之所以能指出肘部尺神经受损为"陈旧性"，是因为该受伤类型在早期不可能导致尺神经上臂段、前臂段 MCV 均正常，而仅造成肘段明显减慢（脱髓鞘），所以一定另有原因，最常见的原因就是原发肘管综合征。有了这样一份报告，临床医生就可以在术前告知患者肘管综合征的存在，有效避免术后出现尺神经受损症状，因责任不清而导致的纠纷；条件许可的情况下，患者还可以选择骨折复位与尺神经前置术同时进行。

临床神经电生理检测中，合并症的存在不在少数。除上述举例外，脊髓病变（如椎间盘突出、脊髓占位等）合并周围神经病变、运动神经元病合并周围神经卡压症、运动神经元病合并末梢神经炎、周围神经病变合并脑血管病等。神经电生理检测在明确损害部位后，应如上述分多个结论报出。

合并症的结论排列时，应遵循"先主后次、先重后轻、先确后疑"的原则。

先主后次，是指先报直接引起主要临床症状体征的损害、后报次要症状或无临床症状的损害（亚临床病变）。例如，左手小指麻木为主诉的患者，检测结果显示肘部尺神经损害达中度偏重，同时又有颈段脊髓受压致下肢 SEP 异常，显然，手部症状主要来自肘管综合征，所以，第一个结论报肘部尺神经损害。

先重后轻，指在多个神经损害时（常见为神经卡压症、神经外伤等），总是将受损较重的神经作为第一个结论。例如上下肢同时外伤时，先报神经损伤较重的肢体，而不是按照上下顺序排列。

先确后疑，指确定无疑的异常排列在前，可能

的或可疑的损害则排列在后。

三个原则应灵活运用。事实上，临床检测还可能存在三个或更多的合并症或更多部位神经损害，结论中也应一一列举。这里不再举例说明。

3. 关于"神经肌源性损害"　对于一个左下肢脊髓灰质炎后遗症的成年患者，若又不幸患肌炎。在行神经电生理检测时，则双侧三角肌可表现为典型的"肌源性损害改变"；而萎缩的下肢、甚至对侧下肢肌肉肌电图可表现为 MUP 减少、大电位甚至巨大电位出现，但不出现失神经电位，是为典型的"神经源性损害"。对于这种既有肌性损害表现、又有神经性损害表现的现象，有学者提出"神经肌源性损害"的概念。显然，除非临床医生非常精通电生理原理，可以读懂报告中所有数据的含义，才可能正确解读"神经肌源性损害"的意义；若仅凭结论表述的字面意义，将使大多数临床医生无所适从。然而，用多元论原则，该患者报告为："结论：1. 双侧三角肌可见肌源性损害；2. 左下肢肌可见陈旧性神经源性损害改变"，该结论既表明了解剖定位，又表明了病理定性，临床医生更易理解，也就能更好地指导诊断。临床检测中可出现远较该例患者更为复杂的肌性损害与神经性损害共存现象，应根据具体的电生理异常改变，在结论中分别表述。

4. 结论在精确与模糊间的取舍　诚然，准确的定性、精确的定位、恰当的定程度、明确的区分合并症，是神经电生理检测结论应追求的目标。但是，在临床检测中，常会遇到其中一个或数个目标无法达到，则应客观报告，甚至用"模糊"的表述。在上述目标中，最常见的是定位困难，特别是涉及中枢神经系统损害时的定位，此时宁可用"结论：提示中枢性损害（定位？）"，也不可给出一个不可靠的定位误导临床医生。更有极少数患者，可以肯定电生理检测异常，连基本的神经性损害和肌性损害也无法确定、也不能用多元论解释，则用"结论：神经电生理检测异常（定性及意义？）"来承认电生理的"无能"，对临床的参考价值也胜于"估计"一个结论；更不能由临床表现去推导电生理结论——电生理结论必须源自各项目检测数据。

四、结论的格式化与个性化

（一）结论的格式化

结论表述的格式化，是指在对同类型疾病的患者，应使用相对固定的表述方式。例如："肌源

性损害"其意义一定为肌性疾病,用于进一步说明疾病类型的表述,一定是在其基础上扩展;对于多处周围神经卡压性受损的患者,常用诸如"可见双肘部尺神经并双腕部正中神经损害""四肢周围神经解剖受压处可见轻、中度损害"等表述;"多发性周围神经损害"则不用于卡压性、外伤性等病变,而是用于由系统性因素(糖尿病、中毒、免疫介导等)导致的多神经异常;"多发脊髓前角运动神经元损害"是各种类型的运动神经元病共有的结论表述部分;"提示颈段脊髓损害、以前角损害为主"则表示脊髓病变为节段性的、横断性的、前角病变较重;"提示皮质功能性改变"则是在说明电生理异常及相关临床症状体征可能源于大脑皮质功能改变,同时暗示影像学可能无明确结构改变。

上述格式化表述形式的严格使用,临床医生在反复接触后,结合患者的最后确诊,也可以在潜移默化中掌握电生理报告结论的应用方法,即有利于"默契"的建立。

(二)结论的个性化

结论要有格式化,但又不能被格式化所局限。因为相同疾病所致不同个体之间的神经病理改变可以不同;疾病的不同阶段病理改变在进展、变化中,而且不同个体其进展速度不同。这些因素都可以导致电生理检测结果差异,这就是结论的个性化表述的临床需求基础。结论的个性化,通常以附加说明和特殊附加说明形式表述。

五、结论表述与临床诊断的默契

患者的临床诊断应由临床医生作出,神经电生理报告仅为诊断依据之一,尽管有时为唯一依据。所以,电生理医生在出具报告时,一方面像上文所讨论的做到定位、定性、定程度;另一方面,在不能明确损害部位、类型、程度的情况下,应客观表述,不能为定位而定位,从而误导临床诊断,即做到"引导而不误导"。在结论的表述中,要遵循电生理基本原理,给出明确的神经损害部位等即可,最多以附加说明的形式,提示可能的疾病诊断;绝不可越俎代庖,直接给出临床诊断,例如,"结论:皮肌炎""结论:吉兰-巴雷综合征""结论:肘管综合征""结论:运动神经元病"等。笔者认为电生理报告应做到"到位而不越位"。

对于临床医生而言,如果不经过神经电生理系统培训,未能掌握电生理基本原理,要将电生理的结论与神经解剖、神经病理联系在一起,有一定困难;另一种情况是,电生理报告的神经损害程度不同,临床治疗方案选择不同。这就要求在电生理医生与临床医生之间建立起信任和默契。

所谓默契,这里是指临床医生可正确解读电生理结论的明确指向性。例如,对于"结论:可见多发性周围神经末梢感觉纤维损害",临床医生应从常见病、多发病入手,在排除了糖尿病、长期饮酒史、毒物接触史、神经毒性药物接触史等常见的原因后,可诊断为原发性末梢神经炎;再如,对于一个四肢感觉或运动障碍的患者,结论为"中枢性损害(定位?未见明显周围神经及肌性损害迹象)",临床医生则可确认排除了多发性周围神经病、肌性疾病,同时电生理又无法准确定位中枢损害部位,应结合体征症状、影像学等,进一步确定中枢神经系统损害的部位与性质;又如,对于一个单手麻木的患者,结论为"可见肘部尺神经轻度损害",则提示为肘管综合征早期,可在保守治疗的基础上,定期复查电生理,如果结论为"肘部尺神经中度损害"或者更重,即使患者影像学检查提示颈部有椎间盘突出、压迫脊髓或神经根,也应建议手术治疗肘管综合征,临床上此类患者因恐惧手术等而延误治疗,导致手内在肌严重萎缩的不在少数。

当然,上述默契必然是建立在临床医生对电生理医生的信任上。而取得临床医生信任的唯一途径是神经电生理医生保证结论准确、可靠。

第十四章

肌肉疾病

肌肉疾病，是指原发于骨骼肌细胞本身的一组疾病。其病因有遗传性、中毒性或炎性等；引起肌细胞（肌纤维）膜、细胞核、线粒体、肌管系统、离子通道等发生病理变化；常见的体征为肌肉萎缩、肌肉"假性肥大"等；症状常为肌肉无力、易疲劳、肌肉疼痛或肌肉强直等。

肌肉疾病分类主要依病因分为遗传性肌病、炎性肌病、内分泌肌病、代谢性肌病和中毒性肌病等，不同学者的分类方法略有差异。随着肌活检技术、生化肌酶学技术、神经电生理技术的发展，特别是电子显微镜技术和基因检测技术的发展，肌肉疾病的分类与分型更细。

临床神经电生理检测技术，特别是针极肌电图检测作为一种创伤小、便捷、准确、可靠的肌肉疾病诊断手段自 20 世纪 80 年代起得到了长足的发展。现已逐渐成为临床诊断肌肉疾病"效费比"最高的检测项目，体现在：①可准确定性神经性损害或肌性损害；②可反映全身几乎所有肌肉的功能状态；③根据肌电图异常的特征，对大多数患者可进行分类；④对部分患者可分型。

第一节　肌肉疾病的电生理检测

肌病的临床诊断首先要对临床症状、体征、遗传史、接触史等作初步分析，然后结合多种检测、化验、肌肉活检和基因检测等作出最终诊断。需

要注意的是，针极肌电图检测可称为"无创检测"的原因是针电极刺入造成的肌纤维损伤是可以完全恢复的（像肌内注射一样）。但针刺过程中肌细胞内液外流，经免疫系统处理后部分化学成分进入血液，可引起肌酶短时间内异常。所以应在肌电图检测前或检测 7 天后进行肌酶化验，亦有认为 3 天后即可。

一、基本检测方案

（一）检测项目与流程

以肌无力、伴或不伴肌痛为主要症状的患者怀疑肌肉疾病时，针极肌电图是最重要电生理检测项目。由于疾病表现的复杂性、个体差异、各种疾病症状和体征的重合性、多种疾病可并存等因素导致患者在检测前无法确定其病变性质、是否合并周围神经损害，因此周围神经功能检测也是必查项目。部分肌性疾病可同时合并中枢神经系统损害，需做四肢常规 SEP 检测来反映中枢神经系统功能，借此证实或排除合并中枢神经系统损害。检测顺序为：SCV（首先检测防止肢体暴露时间过长而致皮温下降）、远端肌电图＋MCV＋F 波、中近段针极肌电图。各型肌性疾病通用的常规检测项目见表 14-1。

（二）电生理检测项目在肌肉疾病中的意义

1. 针极肌电图　肌肉疾病的肌细胞各亚结构发生病理改变可引起肌细胞膜生物电特性改变，

表 14-1　肌性疾病常规检测项目

项目分类	EMG	SCV	MCV＋F 波	诱发电位
必查	左踇外展肌、右拇短展肌、双三角肌、股内肌（股外肌）、胫前肌、腓肠肌、肱二头肌	右正中神经 左腓肠神经	右正中神经 左胫神经	
可选	左趾短伸肌、右小指展肌 双指总伸肌、桡侧腕屈肌	右尺神经 左腓浅神经	右尺神经 左腓总神经	SEP：双胫神经 双正中神经
扩充	视必查、可选肌肉异常分布			BAEP、PRVEP

这些改变可反映在 EMG 检测各观测指标的变化上。所以针极 EMG 是肌肉疾病患者的电生理必测项目，且常为唯一有异常变化的项目。具体的判定指标将在下一节详细讨论。绝大多数情况下 EMG 检测只需观察自发电活动和 MUP 的变化即可判断受检肌是否有肌性损害，无需再检测最大用力的干扰相。

2. 神经传导功能检测　通常将右正中神经和左胫神经测的 MCV 和 F 波，正中神经和腓肠神经的 SCV 作为常规检测项目来判断周围神经是否存在病理性改变。F 波潜伏期正常、出波率下降可作为肢体远端肌肉肌性损害的参考指标。下述情况应针对性地检测相应的周围神经功能：①有肌肉疾病无法解释的症状，如感觉异常。例如：合并小指麻木的患者应针对尺神经和臂丛内侧束进行检测，必要时还需针对下颈段脊神经根设计检测项目。②对于（中、晚期）可能累及神经末梢的肌性疾病，如系统性红斑狼疮，除常规检测项目外，即应选择 2~4 块肢体中、近段的肌肉做单点式末梢运动传导速度检测，更好地反映疾病进展程度。

3. 体感诱发电位检测　大多数肌肉疾病在神经传导速度正常、针极肌电图三要素已判定为肌性损害的情况下无需检测 SEP。出现以下情况时则应加测 SEP：①合并中枢损害的症状和体征者，如病理征阳性；②同一块肌肉中 MUP 大电位（或巨大电位）和小电位（或短棘多相电位）并存时要考虑可能是线粒体脑肌病的特征性表现，必须加测 SEP。

二、肌性损害的判定

肌电图检测结果是肌肉疾病诊断的重要依据，有时甚至是唯一依据。肌电图检测的结论不能直接写"肌肉疾病"，而是用"肌源性损害"表述，在讨论检测和判定时用"肌性损害"表述，肌肉疾病也常称肌性疾病。肌性损害的判定分对受检肌肉的判定和对受检者的判定两个层面。肌电图报告的结论应尽可能做到定性（肌性损害）和分型（提示不同类型的肌肉疾病）。

（一）肌性损害判定三要素

肌性损害判定三要素为受检肌 MUP 减小（或称窄小）、检出自发电活动、多相电位增多。

1. MUP 分析　MUP 是肌性疾病电生理检测中最重要的指标，主要分析其时限、波幅和相位，

分析方法及其受影响的机制请参阅本书第五章第四节。分析方法有定量分析法、发放形式（募集）分析法、统计分析法和目测法，无论用哪种方法分析 MUP 都用时限缩窄、波幅下降和多相电位增多来描述。时限缩窄和波幅下降常伴随出现，称MUP 窄小，是判断肌性损害三要素中的首要指标。MUP 多相电位增多排在三要素的第三位，若出现波幅极低、相位极多（可超过 10 相，称为短棘多相电位）时，其诊断价值与 MUP 窄小等同（短棘多相电位常在 MUP 明显减小时才出现，也就是说 MUP 明显减小与短棘多相电位常伴发）。

2. 自发电活动观察　自发电活动（纤颤电位、正锐波）一方面源自肌细胞自身病变破坏了运动终板，从神经末梢上"脱落"，即失去神经支配；另一方面也可能源于肌细胞膜的变化，外流的细胞内液使膜兴奋导致肌细胞自发放电，无论何种原因引起的肌性疾病，针极肌电图都有可能检出肌肉的自发电活动。自发电活动也是判断肌肉病变严重程度的重要指标，肌性病变的自发电活动越多（发放频率越高），肌细胞病变越严重。纤颤电位和正锐波不只出现在肌肉疾病中，周围神经轴索断裂、前角运动神经元受损时其支配的肌肉也会出现失神经电位。所以自发电活动在判断肌性损害的三要素中排在第二位。

3. 关于最大用力干扰相　最大用力干扰相在肌性疾病中表现为低幅、超强干扰的干扰相病理性增强，称病理性干扰相增强，简称病干相。针极肌电图检测的目的是区分受检肌肉是肌源性损害、神经源性损害还是正常，大部分肌性疾病通过观察自发电活动和 MUP 就可得到可靠的结论，最大用力干扰相不是必须观察的指标。

（二）一块肌肉肌性损害的判定

针极肌电图检测一块肌肉的步骤是先在肌肉松弛状态下观察有无自发电活动，然后观察 MUP 的大小和相位，得出这三要素的结果。分析三要素应注意某些特殊部位肌肉特有的表现，如正常手、足小肌肉的 MUP 与肢体中、近端肌肉的 MUP 比较时限更宽、波幅更高，即 MUP 相对较大。胫前肌和肱二头肌的肌纤维结构较其他肌肉更复杂，正常的 MUP 多相电位相对较多。三要素判定方法见表 14-2。

（三）受检者肌性损害的判定

一个受检者在完成远、中、近段肌肉检测后应根据各部位肌肉的三要素异常结果综合分析。从

表 14-2　单肌肉三要素肌性损害判定方法

判定结果	自发电活动	MUP 减小	多相电位增多	备注
典型肌源性损害	+	+	+	
肌源性损害	+	+	−	
	−	+	+	
肌源性损害可能	+	±	−	结合其他项目
	−	±	+	结合其他项目
可疑肌源性损害	−	±	−	结合其他项目

注："−"正常；"+"异常；"±"界限性异常（MUP 有减小趋势，但未低于低限）。

检测技术和肌肉疾病本身来考虑，以下几种情况应注意鉴别：①无自发电活动，远、近端肌肉 MUP 均减小，多相电位不增多时要考虑可能是同心针电极针芯阻抗过高，应更换电极后选代表性肌肉再次检测以检验结果的可靠性；②绝大多数肌病不会仅累及一块肌肉，若只有一块肌肉的检测结果显示为肌性损害或肌性损害可能时应考虑可能是检测误差；③大多数肌病累及的肌肉是对称的，但可出现一侧相对对侧重的情况，很少出现一侧异常另一侧完全正常者的现象；④多数肌病易累及近心端肌肉（常用检测肌肉为三角肌、股内肌或股外肌），若检测时出现远端肌异常、近端肌正常需反复确认有无技术误差，应结合家族史、临床表现等进行综合分析，看是否为肢端型肌肉疾病。针极肌电图检测三要素阳性是不同类型肌肉疾病的共同电生理改变，不同之处表现在以下几方面：异常肌肉的分布、肌肉的异常程度、是否伴周围神经或中枢神经系统异常和进针的手感等，这些将在后续各章详细介绍。

（四）肌性疾病报告的基本原则

肌性疾病电生理报告结论中，除必有的"肌源性损害"外，可用"可疑、倾向、可能、迹象、典型"等修饰性用词，表示受检者肌性疾病异常的程度。如果肌性改变仅局限在某些肌肉中，应具体指出异常部位，例如"双三角肌可见肌源性损害改变"等；对于部分有电生理特征改变的少见病、罕见病，可用括号的形式提示临床医生，例如"结论：强直性、肌源性损害（提示符合强直性进行性肌营养不良电生理改变特征）"；对于合并有神经损害的受检者，则应在结论中分别报出，例如"结论：1. 四肢近端肌可见肌源性损害；2. 合并肘部尺神经中度损害"，需强调的是，此类受检者若报"神经肌源性损害"，对临床医生不仅不能提供明确的诊断依据，反而可能会造成误导，至少使其无所适从。本篇后续各章中，将进一步详细讨论各类肌性疾病的报告结论。

第二节　进行性肌营养不良

一、概述

进行性肌营养不良症（progressive muscular dystrophy，PMD）是一组遗传性肌肉变性疾病，临床特征主要为缓慢进行性加重的对称性肌肉无力和萎缩，无感觉障碍。遗传方式主要为常染色体显性/隐性和 X 连锁隐性遗传。

（一）病因

各种类型的进行性肌营养不良，其遗传方式、基因变异均不相同，决定了致病机制与病理改变也不一样，实际上各种类型均是一种独立的遗传病。表 14-3 为临床常见部分肌肉疾病的遗传方式与基因异常。

由表 14-3 可看出，PMD 通常根据肌肉萎缩部位、有无假性肥大等命名，明确的分型，则需要基因检测确定。近年来随着基因检测技术的进步和更新，又在各分型中发现了不同的亚型。但国内较常见的 DMD、BMD 和 FSHD 反而未见更细的亚型被发现。

（二）病理改变与临床表现

PMD 的不同分型不仅受累肌肉分布部位不同，病理改变差异也很大。各种分型的病理改变分布部位、性质、程度，决定了其临床表现。本书将对临床较为常见的几个类型的病理改变及由其所致的临床表现和电生理改变要点予以介绍。

（三）电生理检测与诊断

进行性肌营养不良的最终诊断依靠基因检测及分子生物学技术。但由于这些技术的普及程度不够广泛和费用偏高等原因，临床上大多数患者无法进行检测。依据家族史、肌萎缩的部位和相关的体征，结合肌酶学检测和电生理检测，必要时再结合肌活检，大多数可作出可靠诊断。

一般来讲，对于肌营养不良的患者，电生理检

表 14-3　部分肌营养不良的遗传方式与致病基因

遗传方式	分型名称	缩写	基因定位	常见性	备注
性连锁隐性	假肥大 Duchenne 型	DMD	Xp21.2-21.3	☆☆☆☆☆	腓肠肌假肥大
	假肥大 Becker 型	BMD	Xp21.2-21.3	☆	
	Emery-Dreifuss 型	EDMD	Xq28/1q11-23	☆	
常染色体显性	AD 面肩肱型	FSHD	4q35	☆☆☆	
	AD 肩腓型				
	AD 肢带型	LGMD	15q		有亚型
	AD 远端型		2q12-14		
	AD 眼咽型		14q11.2-13		
	AD 强直性	DM	19q13.3	☆	伴肌强直
常染色体隐性	AR 肩肱型				
	AR 肢带型	AR-LGMD	5q		有亚型
	AR 远端型		2q13		
先天性		CDMD	多位点		对应不同亚型

注:"☆"号数量多示意临床相对多见。

测应包括表 14-1 中的必查和可选两部分,特殊类型的患者还应加查肌萎缩部位的肌肉。

二、假肥大型肌营养不良

假肥大型肌营养不良临床上又分 Duchenne 型(Duchenne muscular dystrophy,DMD)和 Becker 型(Becker muscular dystrophy,BMD)两种类型。其中 DMD 是肌营养不良中最常见的类型,在男性存活婴儿中,其发病率约为(18～30)/100 000。BMD 发病率较低,约为 DMD 的 1/10。

(一)病因与发病机制

DMD 为 X 连锁隐性遗传病,致病基因定位于 X 染色体短臂 2 区 1 带 2～3 亚带(Xp21.2-21.3),其基因的 cDNA 已被克隆,BMD 基因与 DMD 处于同一区域,互为等位基因。基因表达产物为抗肌萎缩蛋白(dystrophin,Dys),是一个棒状结构的细胞骨架蛋白。基因缺陷导致 Dys 合成障碍、肌纤维发生病理改变。

(二)病理改变

DMD 的早期病理变化仅见肌纤维大小不等,肌核内移增多。至进展期表现为肌纤维结构紊乱,大小悬殊,外形多呈圆形,在同一肌束中,萎缩肌纤维、撕裂纤维及肥大纤维呈不规则的混杂分布(决定了单个肌肉中电生理异常形式)。其基本的病理变化包括肌纤维变性、萎缩、坏死、再生、吞噬细胞浸润等。此外,在肥大纤维中,可见散在分布的不透明纤维,具有病理学诊断意义。在肌束间或肌纤维间,有结缔组织或脂肪组织代偿性增生,严重者可取代全部肌纤维(二者形成假性肥大)。

BMD 与 DMD 病理改变基本相同,但程度相对较轻,病理进展相对较慢(决定了临床表现的不同)。二者受累肌肉分布相同,均可累及四肢及躯干肌肉,部分累及颜面部肌肉,DMD 心肌可受累、BMD 则很少。肌纤维肥大及结缔组织增生主要累及腓肠肌(正是本病名称的由来),病理上还可见累及三角肌、股四头肌等(但临床及电生理表现不明显)。

(三)临床表现

DMD 是 PMD 中病情最严重的一种类型,常早年致残或死亡,故称为"严重型"。几乎所有患者均为男孩,女孩患病极为罕见。多在 3 岁后发病,也 1 岁左右发病的。早期表现为动作笨拙、迟缓,不能奔跑、跳跃,特别是难以并脚起跳。随后逐渐出现步行易跌倒,登梯、上台阶困难,蹲下后起立困难,平地走路时足跟不能着地,腰椎前凸,行走时骨盆向两侧上下摆动,即"鸭步"步态。患儿从仰卧位起立时,由于腹肌和髂腰肌无力,必须先翻转为俯卧位,继而手足扶地、伸直膝关节使臀部翘起,再以双手支持地面和双足背、膝部等处,缓慢站起,称之为 Gower 征,为本病特征性的临床表现。肩胛带肌肉受累,可致穿衣、举臂等动作困难,肩胛带松弛可形成"游离肩",前锯肌无力形成"翼状肩"。晚期,随着病情的发展,行动更加困难,多在 10～15 岁不能行走。肢体肌肉受累近端重于远端，下肢及躯干重于上肢（决定了电生理检测异常轻重的分布）。绝大多数患儿病程中伴有不同程度的腓肠肌假性肥大，三角肌、股四头肌也可有假性肥大改变，但不明显。患者多在 20 岁左右死于呼吸肌无力所致的呼吸衰竭合并肺部感染。DMD 晚期可有心肌受累、关节挛缩，有报道部分 DMD 患者伴有智力障碍，但与严重程度和病程进展无关。

BMD 的临床表现与 DMD 相似，区别要点为 BMD 较 DMD 起病晚、病程长、进展相对缓慢，有一段相对正常的生活期，故称之为"良性型"。BMD 一般在 5～20 岁发病，在出现症状后约 20 年不能行走，可存活至 50～60 岁，甚至更长。智力多数正常，心肌受累相对较少。

思考：DMD 和 BMD 为临床分型，二者的区别仅在于起病年龄与病程进展，但从基因改变位点相同、病理改变性质和形式相同两方面看，也许认为二者为同一疾病，只是由于基因异常程度不同而造成的区别更为恰当；关于智力障碍，因为没有中枢神经系统受累的直接证据，也许应考虑到患儿因行动困难而与外界接触减少、"显得"智力低下的因素，这一点尚需进一步研究。

（四）电生理检测与报告

1. 检测方案　全面检测肌性损害检测项目的必查和可选项，腓肠肌应内外侧头均检测，必要时可加查肱三头肌及表中未列出前臂肌。

肌性损害检测项目的必查和选查项：腓肠肌内外侧头为必查项目，必要时可加查肱三头肌及表中未列出的前臂肌。

2. 电生理表现　临床上接诊的 PMD 患者大多数在检测时在病理改变上已非早期。DMD 和 BMD 肢体远、近端肌和躯干肌的针极肌电图均呈典型的肌源性损害改变，即几乎各肌均出现三要素异常。受检各肌异常程度的顺序为：股四头肌、三角肌、小腿肌、上臂肌、前臂肌、足肌和手内在肌。针极肌电图检测时最具特征性的表现为肥大的腓肠肌（有时目视的肥大并不明显）进针时的"涩感"（无此经验的电生理初学者可用缝衣针刺入多层纱布或橡皮擦中体会手感，为保护电极，不要用同心针电极练习），此手感在其他类型肌病及神经性肌萎缩中均不会出现。除此手感外，在腓肠肌的部分位置中可表现为"电静息"，既无自发电活动，也无 MUP 的现象，这是由于针电极位于大量增生的结缔组织中。在其他大肌肉（如三角肌、股内肌等）中，三要素异常几乎遍布肌肉的每一个位置（参阅上文，肌纤维各类损害形式混杂分布），无区域性差别（区别于炎症性肌病）。临床症状较轻的早期患者，足肌与手内在肌可不具备三要素异常，但三角肌、股四头肌及小腿应具备三要素异常，且腓肠肌进针存在"涩感"。

患者的感觉、运动传导速度正常，SNAP 波幅正常，可出现 CMAP 波形离散、波幅下降及 F 波出波率下降。

3. 报告结论表述　受检患者电生理改变符合 PMD 上述特征时，通常建议用"结论：典型肌源性损害"表述，并与临床医生沟通，达成默契，临床医生则可结合症状、体征、家族史、肌酶学检查等作出明确诊断。对于初开展电生理检测、与临床尚未达成默契的实验室，可在上述结论后附加说明：提示符合假肥大性肌营养不良电生理改变特征。

（五）电生理鉴别诊断

一般来讲，腓肠肌进针的手感足以鉴别 PMD 与其他类型的肌萎缩，但临床上表现为近端肌萎缩时需与少年型脊肌萎症和多发性肌炎鉴别。

1. 少年型脊肌萎症　因病理改变在脊髓前角运动神经元，所以除自发电活动（失神经电位）外，还可能出现束颤电位，且 MUP 减少、增大（神经源性损害），与 PMD 鉴别应无困难。

2. 多发性肌炎　本病进展较快，肌无力比肌萎缩明显，常伴肌痛，无腓肠肌假性肌肥大，无家族遗传史，依据上述临床表现即可鉴别。电生理表现方面，三要素异常一般仅限于近端肌，如三角肌和股四头肌，且程度较轻。远端肌肌源性损害不明显。腓肠肌进针无"涩感"。临床与电生理结合可鉴别。

三、面肩肱型肌营养不良

面肩肱型肌营养不良症（facioscapulohumeral muscular dystrophy，FSHD）是一种成人型遗传性肌病，欧洲报道发病率约 5/100 000，国内未见流行病学报道。

（一）病因与发病机制

FSHD 为常染色体显性遗传，致病基因位于 4q35 亚端粒区。近年来对致病机制的研究虽有大量报道，但机制并未完全阐明。

（二）病理改变

一般肌纤维的病理变化较轻，大部分纤维完整，但肌束中可见肌纤维大小不等，变圆的肥大纤维，散在单个退行性改变的环状纤维，也可见有空泡变性以及单一纤维坏死及吞噬反应等。在横切面见到较多的分叶状纤维，这可能是肥大纤维纵行撕裂的一种形式。少数患者肌活检有炎性改变。病理改变主要出现在肩周围肌和面肌，其他部位肌肉不受累或极其轻微受累。

（三）临床表现

FSHD 男女均可患病，发病年龄一般为 5～20 岁，甚至更大。病变主要侵犯面肌、肩胛带及上臂肌群。面肌受累时，多表现面部表情淡漠，闭眼、示齿力弱，不能蹙眉、皱额、鼓气、吹哨等。由于常合并口轮匝肌的假性肥大，以致上下嘴唇增厚而微噘（"噘嘴"）。有些患者因面瘫症状很轻，易被忽略。病变同时会延及双侧肩胛带及臂肌，可表现为不对称性（但较轻一侧病理改变不会完全正常）。患者逐渐不能抬举双臂，并出现梳头、洗脸、穿衣等困难。由于肩胛带肌无力和萎缩，表现明显的翼状肩，有的表现游离肩或"衣架样肩胛"。可并三角肌假性肥大，但此阶段患者临床上极难见到，即使发展至下肢受累，也不会出现关节挛缩、智力障碍。

（四）电生理检测与报告

1. 检测方案　疑诊 FSHD 患者，应在查表 14-1 中的必查项目之后，重点查症状较明显一侧的肩胛带肌肉和上臂肌肉，并选对侧代表性肌肉对比，例如肱二头肌、肱三头肌、冈上／下肌等，并测肌皮神经、腋神经及肩胛上神经 MCV（排除臂丛神经病）。此外，应加查颜面部肌肉。

2. 电生理表现　FSHD 因肌肉病理改变程度远较 DMD/BMD 为轻，故受累肌的肌性损害三要素表现不像 DMD/BMD 患者那么典型，但总体趋势呈现肌源性损害表现——MUP 减小、少量或极少量自发电活动、多相电位增多不为明显。症状较轻的一侧，相应肌肉的电生理异常程度会更轻，但不会完全正常。未发生萎缩的肌肉，电生理则几乎不出现肌性损害改变。有"噘嘴"症状的患者，仔细体会，口轮匝肌进针可有"涩感"（肌肉较小，感觉不会像腓肠肌明显）。

神经传导功能的常规检测项目 SCV、MCV、F 波均正常，虽然腋神经、肌皮神经等近心端神经 CMAP 波幅可下降，但传导速度正常。

3. 报告结论表述　FSHD 及后续介绍的其他局部型进行性肌营养不良，在报告描述上的一个共同原则是必须注明有肌性损害表现的肌肉分布特征。典型 FSHD 报告举例如"结论：双侧颜面部、肩周围及上臂肌可见典型肌源性损害（左侧较著）"，必要时结合其他部位电生理改变、临床表现及家族史等可附加说明：提示符合面肩肱型肌营养不良神经电生理改变特征。

（五）电生理鉴别诊断

1. 与其他肌性疾病鉴别　因 FSHD 受累肌主要在肩周围，与 DMD/BMD 鉴别要点为 FSHD 下肢肌和上肢远端肌异常不明显；炎性肌病多表现为四肢近端肌特别是双三角肌肌源性损害，且临床表现常伴有肌痛、不会出现明显肌萎缩。

2. 与神经性损害疾病的鉴别　臂丛神经病与颈段脊髓病变（如脊髓空洞症、脊髓肿瘤、运动神经元病等），也可导致肩周围肌萎缩，但二者的 MUP 表现为减少、增大，前者还伴有相关神经传导速度减慢，是与 FSHD 鉴别的神经电生理特征。

思考：临床所见部分患者肌萎缩主要在肩胛带肌、上臂肌和躯干肌，无明显面部肌萎缩，电生理检测也未见明显面部肌肉肌源性损害改变。此类患者究竟是 FSHD 疾病进展某个阶段的表现，抑或是一种新的"肩肱躯干型肌营养不良"，似值得进一步研究。

四、Emery-Dreifuss 型肌营养不良

Emery-Dreifuss 型肌营养不良（Emery-Dreifuss muscular dystrophy，EDMD）是一种相对良性、儿童早期发病、缓慢进展的遗传性肌肉疾病，临床上少见。

（一）病因与发病机制

EDMD 主要有 X 连锁隐性遗传和常染色体显性遗传两种遗传方式，但也有少数常染色体隐性遗传的报道。两种主要遗传方式导致的基因缺陷，以不同的形式均影响肌细胞核膜的形成，导致肌纤维病理变化。

（二）病理改变

EDMD 的病理变化为非特异性的，可见肌纤维大小不等，部分肌纤维体积变小、变圆与一些肥大的纤维呈镶嵌分布，肌核内移增多，间质中纤维组织增生。组织化学染色显示 I 型纤维萎缩。

（三）临床表现

EDMD 多于 2～10 岁发病，偶尔迟至成年发病。偶见成年发病。初期常表现上肢近端及肩胛带肌无力，数年后逐渐累及骨盆带及下肢远端肌群，一般以胫前肌和腓骨肌无力和萎缩最为明显，腱反射减退或消失。少数可伴有面肌轻度无力，

不出现任何部位的肌肉假性肥大。挛缩在起病较早期即可出现，可累及肘、膝、踝关节、颈部伸肌、腓肠肌以及脊旁肌肉等，以致患者头部常处于后仰位，拾取地面上的物体时，往往不能弯曲其脊柱及颈部。几乎所有患者均伴有不同程度的心肌损害，常并发扩张型心肌病，严重的心肌病可导致房室传导阻滞，可发生患者猝死。心肌受累程度一般与患者的骨骼肌肌无力和肌肉萎缩程度无明显相关，智力一般无受损。

（四）电生理检测与报告

1. 检测方案　EDMD 除表 14-1 中必查选查项外，应多查几块四肢肌肉，并加查面部肌肉，以与其他类型鉴别。

2. 电生理表现　EDMD 受累肌肉的针极肌电图肌性损害三要素表现较明显，且双侧异常程度较对称，远、中、近段肌肉异常程度较一致。即其肌源性损害分布较均匀，无明显部位差异。各肌进针均无"涩感"。

EDMD 可出现 CMAP 波幅下降、F 波出波率降低，MCV、SCV 和 SNAP 正常。

3. 报告结论表述　EDMD 因电生理异常无明显特异性指征，严格来讲，不能由电生理给出提示性结论，报告为"结论：四肢肌可见典型肌源性损害"即可，也可附加"无明显部位差异"之类的说明。临床医生在此基础上，主要结合关节挛缩、无假性肥大等可作出诊断。

（五）电生理鉴别诊断

1. 与其他肌性肌病鉴别　EDMD 各肌肌电图异常程度较一致，可作为鉴别的参考指标。但更为可靠的鉴别应结合关节挛缩。

2. 与神经性损害疾病的鉴别　DMD 广泛的自发电活动与广泛脊髓前角运动神经元损害或多发性周围神经损害的广泛失神经电位从形态及分布范围上有相似表现，但 MUP 的典型肌性损害改变与神经性损害改变应易鉴别，另外周围神经损害还伴有传导速度减慢，鉴别应无困难。

五、强直性肌营养不良症

强直性肌营养不良症（myotonic dystrophy, DM）为常染色体显性遗传，外显率 100%。不同文献对 DM 归类不同，也有归为强直性肌病类。

（一）病因与发病机制

DM 的致病基因定位于 19q13.3，编码蛋白为强直性肌营养不良蛋白激酶（MDPK）。本病具有"遗传早现"现象，即发病年龄逐代提前、临床症状逐代加重、发病率逐代增高，母系遗传重于父系遗传。

（二）病理改变

DM 肌活检病理变化显示肌纤维体积大小不一、呈镶嵌分布，内核肌纤维明显增多，纵切面可见核链形成，为本病的特征性图像。某些肌纤维较小，也可见中央核数目增多，且聚集成堆。另一个特点是肌纤维周边有大量的肌质块形成。肌纤维坏死和再生较少见。一般肌萎缩仅发生于 I 型纤维，II 型纤维少见。电镜下观察的主要改变是肌膜存在广泛的微小缺损、Z 带破坏、肌纤维溶解、线粒体肿胀、肌质网扩张、肌质块和环形纤维形成等，部分可见 T 管系统聚集形成蜂巢状结构。

（三）临床表现

DM 主要累及骨骼肌，也累及心肌及平滑肌，同时可伴全身多个系统受累。临床上又分为成年型和先天性两型。

1. 成年型强直性肌营养不良　常在青春后期发病，男性多于女性。临床上主要特点为肌无力、肌肉萎缩和肌强直，呈缓慢进行性发展。全身骨骼肌均受累，但肌无力和肌肉萎缩多见于面肌、咀嚼肌、颈屈肌、胸锁乳突肌、前臂肌及手、足诸肌。由于上睑、面部诸肌、颞肌、咬肌等的萎缩，患者表现双上睑下垂、面容瘦长、颧骨凸出，呈典型的"斧状脸"。胸锁乳突肌、颈肌等萎缩，致颈部消瘦并稍前倾，形成"鹅颈"。早期可出现胫前肌无力致足下垂。部分患者由于咽喉肌受累，可出现构音不清和吞咽困难。腱反射多呈对称性减弱或消失。

肌强直可先于肌无力多年出现，但一般症状较轻，且多局限于上肢肌肉和舌肌。表现为用力握拳后，不能立即放松，天气寒冷时更为明显。应用叩诊锤叩击肌肉时，可出现叩击性肌强直。

DM 为多系统损害的疾病，临床上可出现心血管系统、眼部、内分泌和代谢改变、平滑肌受累症状（参阅肌肉疾病专著）。DM 还可累及神经系统，出现难于控制的嗜睡，易被误诊为发作性睡病。约 50% 患者伴发智能低下，部分患者可表现精神障碍，易误诊为原发性精神疾病（见后续典型病例）。累及周围神经系统时，可出现神经传导速度减慢及神经纤维变性（失神经电位）等改变，应与多发性周围神经病鉴别。

2. 先天性强直性肌营养不良　又称新生儿型

强直性肌营养不良,其母亲多为 DM 患者。患儿于出生时即出现全身肌张力低下、双侧面瘫、幕状上唇、吸吮和吞咽困难,并伴有呼吸窘迫。多数患儿预后差,于新生儿期即死亡。若存活过新生儿期,临床症状可逐渐改善,但常有智力低下、运动及语言发育迟缓、吞咽困难、畸形等症状,并发展为成年型 DM。

(四)电生理检测与报告

1. 检测方案　DM 临床神经电生理检测除表 14-1 中的必查与选查项目外,重点观察前臂及上臂肌群中肌强直放电,在强直放电间隙观察自发电活动和 MUP 大小。受肌强直放电的干扰,DM 患者的自发电活动和 MUP 观察十分困难,需操作者要有足够耐心,认真操作,严格识别,以免误诊。

由于 DM 患者中枢及周围神经系统均可能受累,故必要时检测四肢 SCV、MCV 和 F 波,还应常规检测 SEP(下肢 SEP 正常,则可不检测上肢)。

2. 电生理表现　DM 患者的针极肌电图兼有强直性肌病和进行性肌营养不良性肌病的表现,即受检肌(上肢肌表现为著)出现肌强直放电。在肌强直放电的间隙可有肌性损害三要素表现,无临床强直表现的肌肉中也可能检出肌强直放电。DM 患者的肌强直放电虽在上肢肌易检出,但通常是广泛存在的,如果仅在一块肌肉中检出一次(移动电极后再也不能检出),即使其形态、发放形式如何典型,也不能认定有肌强直放电。如果没有肌强直放电,仅有肌性损害三要素表现,应首先考虑其他类型肌病。

虽然文献报道 DM 可累及神经系统,但临床并不多见,即使累及,其病理改变程度也往往较轻,即可表现为 MCV 轻度减慢、SEP 皮质电位潜伏期轻度延长。如果出现神经系统检测指标严重异常时应综合分析,以证实或排除是否合并原发神经系统疾病。

3. 报告结论表述　在确定了多块肌肉表现为肌强直放电+肌性损害三要素共存时,受检者可报告为"结论:强直性肌源性损害。(提示符合强直性进行性肌营养不良电生理改变特征)",也可报告为"结论:1. 典型肌源性损害;2. 伴肌强直性改变(提示符合强直性进行性肌营养不良电生理改变特征)"等。

(五)电生理鉴别诊断

1. 与其他肌性肌病鉴别　因 DM 兼具其他类型进行性肌营养不良(如 PMD)和先天性肌强直的电生理改变特征,故易于混淆。鉴别的要点为:PMD 类可出现进针"涩感"(假性肥大),不会出现肌强直放电;而 DM 刚好相反,先天性肌强直仅有肌强直放电,无肌性损害三要素表现,DM 则二者兼有。

2. 与神经性损害疾病的鉴别　在 DM 患者中,神经系统损害的电生理表现为次要矛盾,肌性损害及强直放电总是早于、重于神经系统损害改变,而其他原发的周围神经系统损害、弥漫性(多发性)中枢神经系统损害引起的针极肌电图改变,总是表现为所谓的神经源性损害,即 MUP 减少、增大,是 DM 与神经性损害疾病的鉴别要点。另外,部分神经损害性疾病可出现部分肌肉的少量高频放电,应与肌强直放电予以鉴别。

六、其他类型肌营养不良

除上述分别介绍的 DMD/BMD、FSHD、EDMD 和 DM 外,因临床表现和遗传位点不同,进行性肌营养不良还有肢带型、远端型、先天性等。每种类型又分不同亚型,每个亚型都有各自特定的遗传形式。这些类型均少见或罕见。

(一)临床表现

肢带型和远端型肌营养不良从某些部位性起病、逐渐发展的特点较为明显,前者肌无力、萎缩首先从肢体近端肌肉起病,逐渐发展至远端;后者则为相反的顺序,二者颜面部及躯干肌受累均较轻或无明显肌萎缩表现。先天性肌营养不良则在新生儿或幼儿期即发病,表现为全身性肌张力低下,常伴有神经系统或其他系统受累症状,极少能存活至成年。

(二)病理改变

这些肌营养不良患者的肌肉病理改变,亦为肌纤维大小不一、核内移等。还有肌细胞坏死、再生等肌营养不良的普遍病理改变,无特征性病理现象。

(三)电生理检测与报告

对于非 PMD 类的肌营养不良,检测方案均与 FSHD 类似,即除常规项目外,对发生肌萎缩的部位应重点观察针极肌电图。条件容许(患者可配合)的情况下,有中枢神经系统损害症状的患者,加查常规 SEP。

此类患者的报告,重点是明确肌性损害表现的部位,例如"结论:四肢近端肌可见典型肌源性损害""四肢远端肌可见典型肌源性损害"等。

（四）电生理鉴别诊断

临床上，除上述独立介绍的几种肌营养不良外，其他类型的肌营养不良依靠电生理分型较为困难。特别是肢带型早期，电生理异常局限在肢体近端肌、异常程度较轻时，电生理无法与皮肌炎等炎性肌病区别，需结合临床表现、遗传史，必要时结合肌活检、基因检测方能准确分型。

七、肌营养不良电生理检测小结

（一）检测前

对于以肌无力、肌萎缩为主要症状的患者中，部分患者在受检前通过病史、遗传史、症状和体征分析即可作出初步判断，并据初步判断设计有针对性的检测方案。然而，有些患者无法在检测前得出倾向性判断，检测方案就应该尽量全面。

事实上，无论肌性疾病还是神经性疾病，在检测前均无法知道其最终确切的结论，电生理检测均应全面考虑各种可能性，避免只顾一点、不及其余。这一检测原则，是本书反复倡导的检测方案设计原则即综合应用的原则。

（二）检测中

对于某个受检者个体，初始方案设计不一定完全准确，在检测过程中，要随时根据已有结果，灵活调整检测方案、正确应用各检测项目。

例如笔者接诊的一例 8 岁男性 DMD 患者，有明显的腓肠肌假性肥大，在外院肌电图室"肌电图"检测结论为"肌电图检测未见明显异常"，阅读其检测数据发现仅检测了神经传导速度、未行针极肌电图检测，显然是完全错误的。对于每一个怀疑肌性疾病的受检者，针极肌电图为必查项目，神经传导功能检测也为必查项目。如有特殊原因，如患者凝血机制障碍、患者极不配合无法进行针极肌电图检测时，则应放弃检测，但也不能仅测神经传导功能。若临床仅要求证实周围神经传导功能，在神经传导检测项目正常的情况下，报告结论可表述应为"未见明显周围神经损害迹象（因故未能检测针极肌电图）"。

（三）结论表述

各型进行性肌营养不良患者，一般均有肌细胞的变性、坏死、再生等，即肌肉病理改变相对于其他类型肌肉疾病为重。所以其肌性损害三要素异常通常较其他肌肉疾病明显，推荐在报告结论中通用的表述用"典型肌源性损害"字样，再加上部位、分型等其他修饰性用词和附加说明，则可为临床提供可靠、明确的诊断依据。

综上所述，肌营养不良类疾病电生理检测要点可总结为"全面检测、重点观察、注意针感、明确结论"。

第三节　其他遗传性肌肉疾病

一、概述

除上一章讨论的各型进行性肌营养不良外，以肌无力、肌萎缩为主要临床表现的肌性疾病还有很多。其中由遗传因素引起的、经现代基因检测技术明确或基本明确分型的也为数众多。这些疾病从受累组织来看，有单纯累及神经系统的（原发性神经系统损害，继发神经性肌无力、肌萎缩等），单纯累及骨骼肌的（原发性肌性疾病，可伴心肌受累）和二者兼有的。本节主要讨论仅累及骨骼肌或以骨骼肌受累为主的类型，即遗传性肌病。神经系统损害所致的肌萎缩性疾病，将在第二十一章神经系统变性疾病中讨论。

遗传性肌病依据发病机制分遗传性离子通道肌病和遗传性代谢肌病两大类。离子通道肌病又分为强直性肌病和周期性瘫痪两类，遗传性代谢肌病又分贮积性（糖原或脂质）肌病和线粒体病肌病两类。见表 14-4。

二、强直性肌病

这里讨论的强直性肌病包括先天性肌强直、全身性肌强直和先天性副肌强直，因它们具有肌肉强直的共同特征而归为一类。它们另一个共同特点是肌细胞的离子通道发生病理变化引起肌细胞的功能发生改变，而不是肌细胞的结构受到破坏。因此尽管肌活检可见到与 PMD 相似的病理改变（肌纤维大小不一），但肌细胞的变性、坏死并不明显，这有别于强直性肌营养不良。

（一）先天性肌强直与全身性肌强直

1. 病因与病理机制　二者的致病基因均定位于 7q35，致病机制均为基因表达错误导致肌细胞氯离子通道异常，使肌细胞膜对氯离子通透性降低、静息电位及兴奋阈下降，从而诱发肌强直；二者的区别在于，前者为常染色体显性遗传，后者为常染色体隐性遗传。

2. 临床表现　先天性肌强直与全身性肌强直

表 14-4　离子通道性和代谢性肌病的遗传方式与致病基因

分类		疾病名称	遗传	基因定位	受累部位
离子通道性	强直性	先天性肌强直	AD	7q35	肌氯通道
		全身性肌强直	AR	7q35	
	周期性瘫痪	先天性副肌强直	AD	17q13.1-q13.1	钠通道 α- 亚单位
		高钾周期性瘫痪	AD	17q13.1-q13.3	
		低钾周期性瘫痪	AD	1q31-q32	钙通道 α-1 亚单位
		正常钾周期性瘫痪	AD	17q13/17q23（?）	钠通道?
遗传代谢性	贮积性	Ⅱ型糖原贮积性肌病	AR	17q23	酸性麦芽糖酶
		Ⅴ型糖原贮积性肌病	AR	11q13	肌磷酸化酶
		Ⅶ型糖原贮积性肌病	AR	1cen-q32	磷酸果糖激酶
		脂质贮积性肌病	AR	1p11-13	肉碱脂酰基转移酶
	线粒体	线粒体肌病	mtDNA/nDNA	线粒体结构/氧化磷酸化功能	骨骼肌
		线粒体脑肌病			骨骼肌＋中枢

由于遗传方式不同而致的主要区别在于起病年龄，前者多在婴儿期或儿童期起病，偶有在青春期起病者；后者通常在 10～14 岁或更晚起病，但起病后病情较前者严重。肌强直及肌肥大进行性加重，至成人期趋于稳定。

患者全身骨骼肌普遍性肌强直，致使肢体僵硬、动作笨拙、静态起动较慢，如久坐后不能立即站立，站久后不能马上起步，握手后不能放松，但多次重复运动后症状减轻。在寒冷的环境中上述症状加重。叩击肌肉可见肌丘或局部肌肉收缩出现持久性凹陷，称为叩击性肌强直。如呼吸肌及尿道括约肌受累可出现呼吸及排尿困难，眼外肌强直可出现斜视或复视。家族中不同患者肌强直的程度差异很大。

由于持续性强直收缩，全身骨骼肌得到额外"锻炼"，导致普遍性肌肥大，酷似"运动员"。肌力基本正常，无肌肉萎缩，感觉正常，腱反射存在。

（二）先天性副肌强直

1. 病因与病理机制　先天性副肌强直基因定位于 17q13.1-q13.1，其致病机制为基因突变致使钠离子通道（α- 亚单位）温度依赖性功能失调。当肌肉遇冷时，肌细胞膜静息电位下降，呈现持续性去极化，从而引起过度兴奋，即肌强直放电；而细胞内钠离子的增加，干扰了肌肉收缩后肌质网内钙离子的摄取，即发生瘫痪。肌肉可表现为强直收缩和无力两种现象共存、以强直为主（与下节讨论的高血钾性周期性瘫痪病理机制类似）。

2. 临床表现　先天性副肌强直多数于婴儿期起病，病程为非进展性。主要累及面、舌、颈和手部肌肉，常表现为面肌强直，眼裂变窄，额肌收缩出现下巴小窝等。与经典的先天性肌强直比较，除受累部位相对较局限外，最突出的区别有三：一是本病在重复肌肉收缩后反而加重，即为反常性肌强直；二是对寒冷、应激的高度敏感性，在温暖环境中，肌强直症状可显著缓解甚至消失；三是可出现与高血钾性周期性瘫痪相同的肌无力、瘫痪，症状可持续数分钟至数天不等。

（三）电生理检测

1. 检测方案　与肌强直相关的肌病，因均为全身性改变，所以按表 14-1 的必查和可选项目检测是基本方案。四肢大肌肉肌强直放电观察是重点，上肢观察肱二头肌、三角肌，必要时可加查前臂肌；下肢观察胫前肌、腓肠肌和股内肌。

2. 电生理表现及报告　先天性强直性肌病不会累及神经系统，所以有关神经传导速度检测项目均应正常。在检测中需注意，由于强直放电可影响 CMAP 使起始位置识别困难，应多次刺激，仔细辨别、找到准确的 CMAP 起始位置，才能确定正确的潜伏期、计算出正确的速度。

针极肌电图表现：肌强直放电是所有强直性肌病的特征电位，因为离子通道病所致的肌强直以骨骼肌收缩功能异常为主要表现（肌强直放电），而肌细胞本身的变性、坏死并不明显，所以自发电活动（纤颤电位、正锐波）并不明显，MUP 也不明显变小，即肌性损害三要素不明显。这是鉴别离子通道病引起的强直性肌病和强直性肌营养不良的要点。

强直性肌病（包括强直性肌营养不良）的电生

理诊断难点：①正确识别肌强直电位；②准确识别强直放电间隙有无纤颤电位、正锐波和 MUP 有无变化。应注意的是，有强直放电的肌肉，其自发电活动和 MUP 的变化更有意义；无强直放电的肌肉，三要素变化可作为参考。

有症状、临床疑诊的先天性副肌强直患者常温下肌强直放电不明显时可用冰水浸泡肢体后立刻检查，或用冰袋对受检肌局部降温，可提高肌强直放电的检出率。反之，若室温偏低，可通过温水浸泡或暖水袋加温，观察肌强直放电是否明显减少甚至消失。

在上述条件都满足的情况下，确认单纯强直性肌病推荐的报告表述方式："结论：肌强直性损害，或肌强直性改变"，有明显的遇冷肌强直放电明显增加者，可附加说明："提示符合先天性副肌强直电生理改变特征"，无此现象者可附加说明："提示符合先天性肌强直电生理改变特征"。

（四）鉴别诊断

与遗传相关的肌强直需结合临床表现（病史、家族史、症状、体征）、电生理、肌活检和基因检测，大多数患者可得到明确诊断。

1. 三种离子通道型强直性肌病鉴别　先天性肌强直和全身性肌强直的电生理改变没有明显差异，二者的主要不同点是起病年龄和家族史，从实质来看鉴别二者对指导临床治疗的意义不大。副肌强直与前二者的不同点是：肌强直放电在肌肉遇冷后显著增加、遇热后显著减少或消失。

2. 与强直性肌营养不良鉴别　强直性肌营养不良有肌细胞变性、坏死，有肌性损害三要素改变，而离子通道强直性肌病的上述表现不明显，这是二者最重要的鉴别点。从临床表现来看，前者为"萎缩+强直"，后者为"强直+肥大"，亦不难鉴别。

3. 与高钾性周期性瘫痪鉴别　高钾性周期性瘫痪虽也可出现肌强直（电生理可见肌强直放电），但单纯肌强直性肌病不会出现发作性肌无力，此为鉴别要点。

4. 与其他无力性疾病鉴别　通常神经性疾病和其他肌性疾病不会出现典型的、单纯的肌强直放电，但部分神经性疾病（如神经根病、多发周围神经病等）部分肌肉可出现高频放电、偶见神经性肌强直，应注意与肌强直放电鉴别。

三、周期性瘫痪

周期性瘫痪又称周期性麻痹，是以反复发作的骨骼肌弛缓性瘫痪为特征的一组肌病。发作时肌无力可持续数小时或数天，发作间期肌力则完全正常。根据发作时血清钾浓度，分为低钾型、高钾型和正常钾型三类，以低钾型多见。部分周期性瘫痪可继发于甲状腺功能亢进、肾小管酸中毒、肾衰竭或代谢疾病等引起的电解质紊乱，因此周期性瘫痪的诊断应首先排除相关疾病。

（一）低钾型周期性瘫痪

低钾型周期性瘫痪是最常见周期性瘫痪类型，以发作性肌无力、伴血清钾降低、补钾后肌无力能迅速缓解为特征。该病包括原发性与继发性；前者系呈常染色体显性遗传，在同一家族中数代均有发病，又称为家族性周期性瘫痪，但我国多数为散发；后者多继发于甲状腺功能亢进、肾功能衰竭和代谢性疾病。

家族性低钾型周期性瘫痪致病基因位于 1q31，基因突变结果是骨骼肌细胞钙离子通道 α-1 亚单位异常，基因异常表达导致钙离子通道功能障碍，损害肌肉兴奋 - 收缩耦联。但钙通道改变如何引起钾离子在肌细胞内蓄积、肌细胞膜静息电位超极化、血液中钾离子浓度降低、最终致肌无力的机制，目前尚不清楚。在疾病发作期间，超强电刺激受累肌所属周围神经不能引出 CMAP。

病理改变方面，大多数患者的肌肉组织形态学正常，仅患者可见肌纤维内有"管聚集现象"。长期反复发作或持续的病情严重者，可有肌纤维萎缩呈不规则形态、部分出现变性或空泡形成。

临床表现方面，低钾型周期性瘫痪可于任何年龄发病，以 20～40 岁男性多见。疲劳、饱餐、寒冷、酗酒和精神刺激等为常见发病诱因。发作前可有肢体疼痛、感觉异常、口渴、多汗、少尿、潮红、嗜睡、恶心等先兆。常于夜间睡眠或清晨起床时，出现对称性肢体无力或完全瘫痪，肌张力低下，腱反射减弱或消失，无病理征，且下肢重于上肢、近端重于远端，少数可从下肢逐渐累及上肢，数小时至 1～2 天内达高峰。部分患者可伴有肢体酸胀、针刺感；一般没有意识、眼球运动、吞咽、咀嚼和发音障碍，也无大小便障碍。个别可出现呼吸肌麻痹，或由于血钾过低出现心动过速或过缓、室性心律失常、甚至室颤致死。发作一般持续数小时或数日逐渐恢复；发作频率不等，一般一年一次至数次，频繁者可在一段时间内每天发作，也有终生仅发作一次的。继发性周期性瘫痪较原发性发作频率高、持续时间短，在原发病得到有效治疗后发作减少或消失。

（二）高钾型周期性瘫痪

高钾型周期性瘫痪又称强直性周期性瘫痪，为罕见病。因其具有家族性遗传，亦称之为遗传性发作性无力症，为常染色体显性遗传。致病基因与先天性副肌强直相同，位于 17q13.1-q13.3，亦为影响骨骼肌膜钠通道 α- 亚单位的基因。可能由于突变基因片段更多的原因，表达的氨基酸改变，一方面引起膜电位下降，膜对钠的通透性增加或肌细胞内钾、钠转换能力缺陷，而细胞外钾离子浓度升高，导致钠通道长时间开放而使膜兴奋性消失，肌无力产生；另一方面，与先天性副肌强直相似的钠通道改变，也可表现为部分肌肉（多见于手肌、舌肌等）在遇冷时，诱发肌强直产生。

肌肉病理检查与低钾型相同。

临床表现方面，多在 10 岁前发病，男性较多，饥饿、寒冷、剧烈运动和钾盐摄入可诱发肌无力发作。肌无力从下肢近端开始，而后累及上肢、颈部肌肉和脑运动神经支配的肌肉，瘫痪程度一般较轻，常伴有肌肉痛性痉挛。每次持续时间短，约数分钟到 1 小时。发作频率为每天数次到每年数次。多数病例在 30 岁左右趋于好转，逐渐中止发作。

（三）正常钾型周期性瘫痪

正常钾型周期性瘫痪又称钠反应性正常血钾型周期性瘫痪，为常染色体显性遗传，极为罕见。多在 10 岁前发病，常于夜间或清晨醒来时发现四肢或部分肌肉瘫痪，甚至发音不清、呼吸困难等。发作持续时间常在 10 天以上。限制钠盐摄入或补充钾盐均可诱发，补钠后好转。

（四）电生理检测

1. 检测方案 由于周期性瘫痪是发作性的，特别是对于首次发作患者的肌无力症状易与神经系统疾病（例如 GBS、脑血管病等）混淆，所以电生理检测应尽量全面，表 14-1 中的必查和选查项目均需检测外，SEP 检测也是需要的（至少要做下肢）。

2. 电生理表现与报告 总体来讲，周期性瘫痪是各种神经肌肉疾病中神经电生理检测异常改变项目最少的。

在发作间期，针极肌电图、周围神经传导检测（潜伏期、速度与波幅）和 SEP 均无明显异常改变，可作为周期性瘫痪的"反向证据"。这是因为其他神经肌肉系统疾病尽管可出现类似"发作性无力"表现的，但在"发作间期"或多或少总可检出肌性或神经性电生理异常改变。

在发作期，无论肌无力有多严重都不会检出自发电活动（纤颤电位、正锐波），高钾型周期性瘫痪有可能检出肌强直放电。严重无力的肌肉无主动 MUP，但 MUP 检测存在患者的主观因素，不作为绝对的诊断指标。在无主动 MUP 的肌肉中刺激所属神经，CMAP 波幅显著降低或引不出可作为周期性瘫痪的有力佐证（也可认为是唯一的电生理异常客观指标）。单神经的 SCV 减慢或引不出时应确认患者是否合并单神经损害性疾病（如神经卡压症等），如果出现多神经 SCV 异常或 SEP 异常，则应考虑为神经系统疾病。若发作时患者首检项目为电生理，未化验血钾，可考虑请检验科在电生理检查同时抽血，以免电生理检测完成后患者发作结束，血钾可能恢复正常。

因为周期性瘫痪的电生理异常改变较少，其电生理报告的出具较困难。电生理各项目表现可排除其他中枢神经系统、周围神经系统及其他肌肉疾病，且符合上述周期性瘫痪发作期的典型改变，结合临床表现可除外心因性（癔症、诈病等）的情况下，报告可表述为"结论：提示肌肉兴奋性减弱"，若血钾异常（低 / 高），可附加说明"符合低 / 高血钾型周期性瘫痪电生理改变特征"，无血钾化验结果时应表述为"建议：请结合临床及血钾检验"，予临床医生提示。

（五）诊断与鉴别诊断

周期性瘫痪的确诊和分类需参考基因检测，临床上通常依发作形式、血钾化验及电生理改变可给出诊断。

1. 三种类型周期性瘫痪的鉴别 神经电生理检测的作用是排除其他类型神经、肌肉疾病。发作期血清钾低钾型常低于 3.5mmol/L；高钾型则显著高于正常；正常钾型血钾水平无改变。

2. 与 GBS 的鉴别 低钾和高钾型周期性瘫痪在发作期血钾异常，易与 GBS 鉴别。正常钾型周期性瘫痪与 GBS 早期的电生理鉴别要点为：周期性瘫痪可出现 F 波和 CMAP 引出困难，而 GBS 仅 F 波异常、CMAP 引出正常。发作后两周左右，周期性瘫痪若持续存在或再次发作，其电生理异常形式不变，而 GBS 则除 F 波异常之外，出现 MCV 减慢（可表现为仅近心端减慢）、CMAP 离散和检出失神经电位等其他异常。

四、遗传代谢性肌病

遗传代谢性肌病与进行性肌营养不良、离子

通道病均为遗传性肌病,但病理机制不同:进行性肌营养不良遗传缺陷直接导致肌细胞变性、坏死;离子通道病遗传缺陷致离子通道障碍而致肌纤维功能异常;代谢性肌病遗传缺陷导致肌细胞中生物酶异常,继而发生肌纤维功能障碍。

遗传代谢性肌病依代谢障碍物质种类不同又分糖原贮积性(糖原代谢障碍)肌病、脂质贮积性(脂肪代谢障碍)肌病和线粒体脑肌病(线粒体代谢障碍)三大类,每种类型因基因突变所致的酶异常不同,又分为诸多类型。所有这些类型均为少见病或罕见病。本节将讨论三大类肌病所具有的相似病理改变特点和由这些特点所致的特殊电生理异常表现,借此可给临床诊断提供线索和依据。

(一)糖原贮积性肌病

1.病因和致病机制及分类 糖原贮积病是由于糖原分解酶或糖原合成酶缺陷导致的糖原代谢障碍,致使糖原在组织内过多沉积所引起的一组疾病。病因与遗传有关,是由于编码糖原代谢过程中酶基因缺陷导致的遗传病。多数病例是由于缺乏糖原分解酶,致糖原在体内不同组织沉积。根据引起糖原代谢障碍的酶缺陷和过量糖原在体内贮积的组织不同,临床上可分为 11 类 12 种(表 14-5,还有更细的亚型未列出)。其中绝大部分均为常染色体隐性遗传。糖原贮积可发生在肝脏、肾脏、心肌和骨骼肌中,以肝、肾等脏器贮积为主的,相应脏器损伤的病情通常重于骨骼肌症状,以骨骼肌糖原贮积为主的称为糖原贮积性肌病,其中以酸性麦芽糖酶、肌磷酸化酶缺乏引起的肌病(Ⅱ型和Ⅴ型)相对常见。

2.临床表现 糖原贮积性肌病可于婴儿期起病(Ⅱ型),也可至儿童期、成人期起病(Ⅱ型、Ⅴ型、Ⅶ型),总体来讲,起病越早、病情越严重。共同的临床症状主要为全身性肌无力。Ⅱ型婴儿期起病者常伴心肌、肝脏损害,病情进展迅速,数月内死亡;Ⅱ型儿童期起病者可出现与 DMD 类似症状;Ⅴ型可出现用力后肌肉剧烈疼痛;Ⅶ型有数个亚型,其肌病型与Ⅴ型症状相似;Ⅺ型极罕见。

3.病理改变及生化改变 各型糖原贮积性肌病,除基因检测外,肌细胞生化检测可呈现相应的酶学改变,是特异性诊断指标。肌肉病理活检显示"空泡性肌病"变化,细胞本身的肌纤维肿胀、变性、局灶性坏死并无特异性。病变肌纤维可散在分布于肌肉中,也可集中"成束"、与正常肌纤维呈间隔分布(图 14-1)产生相应电生理(F&P 和 MUP)特殊表现。

(二)脂质贮积性肌病

1.病因和致病机制及分类 脂质贮积性肌病,是由于长链脂肪酸代谢障碍,导致脂质贮积在肌纤维中而引起的一组肌肉疾病。在临床上较少见,目前认为与常染色体隐性遗传有关。

脂肪酸是体内重要的能量来源之一,肌肉运动过程中的能量主要来自长链脂肪酸在线粒体内氧化。肉碱和肉碱棕榈酰基转移酶在线粒体脂代谢中起重要作用,它们分别作用于脂代谢的不同环节,最终将长链脂肪酸转化为乙酰辅酶 A,进入三羧酸循环,释放能量供肌肉运动。二者的缺乏,均可影响脂肪转化,使其在细胞内贮积。也有报道乙酰辅酶 A 脱氢酶缺乏,也可导致脂质贮积性肌病。

表 14-5 糖原贮积病的分型和主要受损脏器

类型	遗传致酶缺陷	受累脏器	基因定位	(别)病名
Ⅰa	葡萄糖 -6- 磷酸酶	肝、骨骼肌		Von Pomp's 病
Ⅰb	葡萄糖 -6- 磷酸酶微粒体移位酶	肝、肾、骨骼肌		
Ⅱ	酸性麦芽糖酶	骨骼肌、心肌	17q23	Pomp's 病
Ⅲ	脱支酶(淀粉 1,6 糖苷酶)	肝、心、骨骼肌		Cori 病
Ⅳ	分支酶(1,4→1,6 转糖苷酶)	肝(网状内皮系统)		Andersen's 病
Ⅴ	肌磷酸化酶	骨骼肌	11q13	McArdle 病
Ⅵ	肝磷酸化酶	肝		Hef's 病
Ⅶ	肌磷酸果糖激酶	骨骼肌	1cen-q32	Tauri's 病
Ⅷ	磷酸化酶 b 激酶	肝、骨骼肌		
Ⅸ	磷酸甘油激酶	肝、骨骼肌		
Ⅹ	磷酸甘油变位酶	肝、骨骼肌		
Ⅺ(极罕见)	肌乳酸脱氢酶	骨骼肌	11cen	

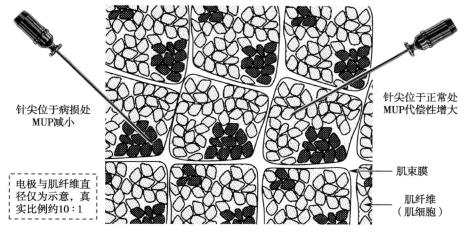

针尖位于病损处
MUP减小

针尖位于正常处
MUP代偿性增大

肌束膜

肌纤维
（肌细胞）

电极与肌纤维直径仅为示意，真实比例约10∶1

图 14-1 代谢性肌病 MUP 大小电位共存原理示意

2. 临床表现　男女均可患病，多在儿童或少年期发病，也可在青中年发病。主要表现呈缓慢进展性四肢无力，一般近端重于远端，可累及颈肌、面肌、咀嚼肌、咽喉肌、舌肌、躯干肌以及全身肌肉，肌萎缩一般较轻。肌肉运动稍久，无力现象明显加重，并伴肌肉胀痛。儿童期发病患者，可出现鸭步，翼状肩或阳性 Gower 征，腱反射减低或消失。其临床症状与进行性肌营养不良、糖原贮积性肌病、多发性肌炎等具有重叠性，很难通过症状、体征加以鉴别。

3. 病理改变　肌活检病理变化示肌肉纤维大小不等，HE 及改良 Gomori 三色染色光镜下可见萎缩肌纤维的胞浆内有不规则的空泡及大量裂隙样改变，有的空泡已融合；ATP 酶染色显示体积变小的纤维为Ⅰ型纤维，与体积正常的Ⅱ型纤维呈镶嵌分布；苏丹黑 B 染色可见Ⅰ型肌纤维中出现的空泡染成黑色，油镜下可看到黑色脂滴互相融合成团块状，Ⅱ型肌纤维中黑色脂滴细小量少，有的肌纤维中未见此细小颗粒的存在；油红 O 染色Ⅰ型纤维中出现的空泡染成橘红色，比Ⅱ型纤维脂滴明显增多。这种正常肌纤维与病变肌纤维的镶嵌分布称为插花样分布，与前述糖原贮积性肌病具有相似之处，可引起 F&P 和 MUP 相似改变。

（三）线粒体肌病与线粒体脑肌病

线粒体肌病和线粒体脑肌病是一组由线粒体 DNA（mtDNA）或核 DNA（nDNA）缺陷导致线粒体结构和功能障碍、ATP 合成不足所致的多系统疾病，其共同特征为轻度活动后即感到极度疲乏无力，休息后好转；肌肉活检可见蓬毛样红纤维（RRF），如病变以侵犯骨骼肌为主，则称为线粒体肌病；如病变同时累及中枢神经系统，则称为线粒体脑肌病。

1. 病因和致病机制及分类　线粒体是提供细胞代谢所需能量的主要细胞器，糖、脂类和氨基酸等，均在线粒体内被氧化为水和二氧化碳，释放的能量转变成 ATP，供给机体一切生理活动需要。线粒体受两种基因的控制：即它们自己的基因组——线粒体脱氧核糖核酸（mtDNA）；核酸基因组（nDNA）。如果这两组基因中任何一组基因突变，均可引起线粒体功能障碍，即各种酶合成障碍使脂类、糖原等氧化功能障碍，ATP 产生减少，以致不能满足需要高能量供应的器官（脑、心肌、骨骼肌、肝和肾等）进行正常功能活动的需要，进而产生一系列临床症状。

线粒体病的遗传方式主要是母系遗传，遗传性的病理改变仅能通过母系传递到后代，这是因为受精卵中的线粒体主要来自卵子。人体的每一个细胞均含有多个线粒体，每个线粒体含有许多 mtDNA，因此每个细胞含有成百上千个 mtDNA（或线粒体基因组）。若母亲是一线粒体病患者，其体内的部分 mtDNA 是正常的，部分是突变的。在母系遗传时，母亲将其正常的和突变的 mtDNA 均传递给子代，但只有女儿可将其正常和突变的 mtDNA 传递给下一代。子代是否发病，这取决于子代个体正常 mtDNA 和突变 mtDNA 的比例，即当突变 mtDNA 达到某一阈值时，患者才会出现症状，这与孟德尔遗传方式是不同的。同一种 mtDNA 突变对于不同患者可引起不同的临床表现，这与突变 mtDNA 的数目有关，突变 mtDNA 数目越多临床症状越重，这也是线粒体病临床表现复杂多样的原因。线粒体肌病的 mtDNA 突变程度和数量相对线粒体脑肌病较少。

2．临床表现　线粒体肌病20岁左右发病者居多，也有儿童及中年起病者，男女均可受累。临床上以骨骼肌对疲劳耐受性极差为主要特征，往往轻度活动后即感疲乏，休息后好转，可伴肌肉酸痛及压痛，无"晨轻暮重"现象，肌萎缩少见。可见，其症状、体征与其他类型肌病有较多相似甚至相同之处，仅凭临床难于鉴别。

线粒体病严重到累及中枢神经系统时则表现极为复杂，临床症状取决于受累部位、范围、程度等。典型的有慢性进行性眼外肌瘫痪（chronic progressive external ophthalmoplegia，CPEO）、Kearns-Sayre综合征（Kearns-Sayre syndrome，KSS）、线粒体脑肌病伴高乳酸血症和卒中样发作（mitochondrial encephalomyopathy with lactic acidosis and stroke-like episodes，MELAS）综合征、肌阵挛性癫痫伴肌肉破碎红纤维（myoclonus epilepsy ragged-red fibers，MERRF）综合征等，同时也可有上述综合征表现之外的、广泛中枢神经系统变性引起的其他症状。

3．病理改变　线粒体功能障碍可发生在肌肉与大脑引起相应病理改变。

（1）肌肉病理改变：肌活检冷冻切片、GT染色，光镜下可见大量RRF，包含大量的团块状异常线粒体和糖原、脂肪堆积的肌纤维，GT将变性的线粒体染成红色。电镜下可见肌膜下或肌原纤维间有大量异常线粒体、糖原和脂滴堆积，线粒体嵴排列紊乱。有时可见线粒体内有类结晶样包含体。线粒体肌病的肌纤维受损程度也可截然分开，病损肌纤维也常"成束插花样"位于正常肌纤维之间。

（2）脑的病理改变：脑的病变复杂多样，广泛受累。主要为海绵样变、神经元变性丢失、灶性坏死或广泛层性坏死、星形胶质细胞增生、脱髓鞘或矿物质沉积。MELAS患者还可见颞、顶、枕叶皮质多灶性损害，脑皮质萎缩和基底节钙化，颅内多灶性坏死并伴小血管增生和星形胶质细胞增多，灶状或层状海绵样改变。MERRF患者可有齿状核、红核和苍白球等的变性。

（四）代谢性肌病病理改变的共性特征

对比糖原贮积性肌病、脂质贮积性肌病和线粒体肌病的病理改变，发现有一共同的特征：无论是何种沉积物，受累肌细胞与正常肌细胞总是镶嵌式分布，而且病损肌细胞功能障碍、正常肌细胞功能则可完全正常。这与其他类型肌病肌细胞病变程度的一致性明显不同。这一共有特性，使得

肌电图检测时，同心圆针电极刺入肌肉后，其附近的肌细胞可能以正常肌细胞占优势，也可能病变肌细胞占优势，其肌电图改变则会随着电极移动而变化。

（五）代谢性肌病的电生理检测

1．电生理改变的病理学基础　除线粒体脑肌病外，大部分代谢性肌病不会累及神经系统，所以在表14-1中有关神经传导功能的各项目均应正常。

由代谢性肌病的共同病理改变特性决定，当同心针电极针尖位于一个肌肉中以受损肌纤维为主的位置时，则可记录到典型的肌性损害三要素改变；但当针尖位于以正常肌纤维为主的位置时，可记录代偿性高幅、宽时限MUP（即所谓神经源性损害改变）。MUP异常改变的特征为：肌性损害的低幅（200μV左右）小电位与高幅（2 000μV左右）大电位共存，而中等大小电位（波幅在500～1 000μV）极少，采用计量法观察MUP，则会出现平均后MUP时限、波幅检测值在正常范围的结果（见图14-1）。

2．检测与判断　当患者以无力、肌痛等症状就诊时，除常规检测项目外，要多观察大肌肉（三角肌、肱二头肌、股内肌、胫前肌等）MUP，即使不使用定量法也要记录较多发MUP。如果有一个肌肉中"大小共存"现象，或者称为MUP大小两极分化现象，则应加查SEP鉴别中枢神经系统功能是否受损。当出现明显的MUP"大小共存"现象时，如果周围神经传导功能正常、SEP正常，应考虑糖原贮积性、脂质贮积性或线粒体肌病可能。若SEP也异常则提示线粒体脑肌病可能。因MUP的改变不能区分三种代谢性肌病，需作肌肉病理活检或基因检测，结合肌酶检测来确诊。

代谢性肌病在同一块肌肉中有MUP"大小共存"的现象首先见于1例以四肢无力、渐进性加重为主要表现的21岁女性患者，后经肌肉活检确诊为脂质贮积性肌病。此后的临床实践中，在近20例电生理首诊发现"大小共存"现象的患者中，经肌肉活检仅有2例排除代谢性肌病（推测原因可能是MUP采集和判断欠准确），其余均证实为代谢性肌病。其中2例（姐妹）伴SEP异常者，证实为线粒体脑肌病。由于代谢性肌病发病率较低，一个实验室不可能在短时间内收集到大量样本供分析，上述结论仅为笔者实验室观察到的现象，其特异性和灵敏性尚待更多病例总结、进一步验证。

3. 报告结论　大多数临床医生接诊疑似肌病患者时不可能第一检查就选择肌肉活检和基因检测，电生理检测作为一种信息量大、简便易行的检测手段是各类肌性疾病的首选检测手段。这就要求电生理检测报告给出尽量多的诊断信息，对于代谢性肌病，这一点显得更重要。若能提供准确信息，则利于临床医生有针对性地选择肌肉活检和基因检测，利于尽早确诊。所以，对于MUP"大小共存"特征性明显的患者，推荐在检查所见描述中写明"MUP可见大小共存现象"，报告结论用"结论：特殊肌源性损害（疑似符合代谢性肌病电生理改变特征）。建议：肌活检和基因检测"，合并SEP异常者，推荐再加附加说明"合并中枢神经系统受累"。这样可给临床医师提供参考依据。

（六）代谢性肌病的诊断与鉴别诊断

1. 与其他肌性疾病鉴别　肌无力和肌痛是各种肌病常见的临床表现，临床鉴别较困难。代谢性肌病的病损肌细胞与正常肌细胞之间损害程度的显著差异及镶嵌分布形式，在其他类型肌病中并不常见，所以，MUP"大小共存"现象可以作为初步鉴别手段，最终确诊仍需作肌活检和基因检测。

2. 与神经性肌无力的鉴别　准确鉴别代谢性肌病和广泛神经源性损害（特别是运动神经元病及多系统萎缩等中枢神经系统变性病）的肌电图变化对电生理医生具有一定挑战性。代谢性肌病的正常肌细胞多处可见代偿性大电位，极易被判定为神经源性损害，这是因为广泛神经源性损害疾病在临床上远较代谢性肌病多见，极易产生忽略小电位、重视大电位的错误，从而得出广泛神经源性损害改变的结论。有效避免此类错误的两个关键点：一是养成良好的观察MUP的习惯，规范地采集电位。不能凭申请单上的临床疑诊和自己的初步判断形成先入为主的概念，有倾向地选取相应的MUP（潜意识中去选取大电位或小电位）以"靠上"临床诊断。二是应仔细询问病史、认真查体，敏锐地发现肌性疾病和神经性肌萎缩的区别，真正做到有的放矢。

线粒体脑肌病同时累及骨骼肌和中枢神经系统，一元论分析可解释儿童和青少年患者同时存在MUP"大小共存"现象和SEP异常（一元论分析）；中老年患者在MUP"大小共存"现象基础上又出现SEP异常，则应考虑线粒体肌病合并脑血管病或其他因素导致中枢神经系统功能障碍的可能性（二元论分析）。

五、先天性肌病

先天性肌病是一组出生后即存在，但可在不同年龄发病，且多数病情较为稳定或进展缓慢的遗传性肌肉疾病。本组肌病与上文已讨论的肌营养不良类、离子通道障碍类、遗传代谢类肌病有不同的遗传形式、病理机制和临床表现。先天性肌病虽有部分致病基因已定位，但目前仍以肌肉病理组织学改变作为分类基础。

（一）分类与病理

目前为止，已发现多达40多种先天性肌病，均为少见病、罕见病，其中相对常见的有10余种。这些肌病大多数具有遗传性，但遗传方式多样，外显率亦有不同。随现代组织病理学、分子遗传学等学科发展，对此类肌病有了更深入研究，对其分类又有一些不同提法，致使分类命名有所混乱。主流意见对先天性肌病仍主要依临床及组织病理学发现，特别是超微结构的异常来分类、命名。Goebel等（1992）根据超微结构是否有肌纤维内部结构改变对先天性肌病进行分类，部分相对常见的疾病见表14-6。

表14-6　部分先天性肌病分类表

疾病名称	遗传基因	病理/机制	异常部位
中央轴空病	19q13.1	钙离子通道障碍	肌纤维膜
多轴空病	不明	多轴空区	
线状体/杆状体肌病	多基因	肌细丝蛋白异常	Z带
中央核肌病	Xq28	肌肉发育停止	肌核
指纹体肌病	不明	指纹体（电镜）	异常包涵体
斑马体肌病	不明	斑马体（电镜）	
还原体肌病	不明	还原体（光镜）	
肌质管性肌病	不明	肌质网破坏	细胞器
先天性肌纤维类型比例失调	p11.2/q25易位	I/II型纤维失衡	细胞结构无改变

（二）临床表现

各型先天性肌病具有相似的临床症状，多表现在出生后即出现全身性肌张力低下，患儿呈软婴儿状，故又被称为软婴儿综合征；常伴有骨骼发育异常，如髋关节脱位、足内翻及高颧弓、长脸，所以多致运动发育迟缓，也可伴有心脏异常，智能发育多正常。体检可发现全身肌张力减低、肌无力，常以近端为主，并可伴有肌发育不良和腱反射减弱或消失。实验室检查，血清肌酶谱正常或稍升高。

（三）电生理检测

先天性肌病的电生理检测，遵循一般肌性疾病电生理检测原则。针极肌电图结果常呈多肌肉肌源性损害改变、以近端肌较为明显，肌性损害三要素异常程度与病情严重程度相关，但与病程关联不大。有关神经传导速度检测的项目通常正常，仅可有 CMAP 波幅下降、F 波出波率下降等变化。部分累及中枢神经系统、出现相应症状的类型，SEP 检测应作为常规检测项目。

与进行性肌营养不良、强直性肌病、代谢性肌病的特征性电生理改变不同，先天性肌病电生理改变无特异性。所以，报告结论仅可给出"肌源性损害"。而对于先天性肌纤维类型比例失调症，因其病理改变并不出现大量肌细胞的变性、坏死等，故电生理肌源性损害改变也不为明显。

（四）诊断与鉴别诊断

先天性肌病的诊断，临床表现和电生理改变仅作为初步判断指标，在可除外有特异性改变的肌病类型后，必须由肌肉活检光镜、电镜检测的特异性改变作出确诊，必要时还应结合基因检测。

第四节　炎症性肌病

一、概述

（一）定义与分类

炎症性肌病是指骨骼肌存在炎性细胞浸润的一大组疾病，虽然肌肉病理学有某些相似，但这组疾病的临床特征差异很大。基于目前对炎性肌病病因的理解，可以概略性地将其分为 4 大类：特发性炎症性肌病、血管炎病关联性炎症性肌病、感染性炎症性肌病和无法分类的炎症性肌病，见表 14-7。

表 14-7 中列出的炎症性肌病仅为已知的、具有一定代表性的一小部分，而且其中有些肌病又有更细的分型，例如，广义的多发性肌炎（polymyositis, PM）又有分为：特发性多发性肌炎、特发性皮肌炎、儿童多发性肌炎或皮肌炎伴血管炎、肌炎伴系统性结缔组织病（重叠综合征）、肌炎合并恶性肿瘤和无肌炎性皮肌炎等类型。特发性炎症性肌病和与血管炎关联的炎症性肌病，均与自身免疫相关，加之二者为临床较为常见的有别于此前讨论的与遗传相关的肌病，故也有学者将二者合称为自身免疫相关性肌病，简称免疫相关性肌病。由于分类、分型、命名的原则和方法不统一，事实上无法精确统计究竟有多少种炎症性肌病。

（二）病理改变

炎症性肌病有别于遗传性肌病的最大病理特征即为肌肉组织中明显的炎性浸润致肌细胞变性，

表 14-7　炎症性肌病主要分类

类别	疾病名称	自身免疫	受累部位
特发性炎症性肌病	多发性肌炎	是	骨骼肌＋心、肺等
	皮肌炎	是	皮肤＋骨骼肌（毛细血管）
	包涵体肌炎	是	骨骼肌＋心血管系统
血管炎病关联性炎症性肌病	系统性红斑狼疮	是	皮肤黏膜＋肾脏＋骨骼肌等
	系统性硬化	是	皮肤＋多脏器＋骨骼肌等
	干燥综合征	是	外泌腺＋多脏器＋骨骼肌等
	风湿性关节炎	是	关节（滑膜、腱鞘）等
感染性炎症性肌疾	病毒性肌炎	否	骨骼肌（或同时累及其他多脏器）
	细菌性肌炎	否	骨骼肌＋败血症＋骨髓炎
	寄生虫性肌炎	否	骨骼肌
无法分类的炎症性肌病	嗜酸细胞性肌炎	否	骨骼肌
	肉芽肿性肌炎	否	骨骼肌
	巨噬细胞性肌筋膜炎	否	骨骼肌

而非肌细胞自身结构破坏所致变性、坏死为主；但在各种炎性肌病之间，由于致病因素的不同，其病理改变的差异也十分巨大。这些病理改变的差异，正是临床表现不同和电生理检测异常表现的基础。

（三）临床表现

炎性肌病也可为多脏器、多系统受累，部分以骨骼肌受累为主或首先受累，也有相反的情况，这就更造成炎性肌病的临床表现多样性。即使同一种炎性肌病，也可有不同的表现形式。

（四）电生理检测概述

不同类型肌病的致病机制、病理改变不同，临床接诊时均应视作"未知类型"设计电生理检测方案，并根据检测的中间结果，适当调整检测方案。推荐的基本检测方案是首先测表 14-1 中的必查项目，然后根据检测结果，调整检测方案。本章介绍部分炎性肌病较为特征性的电生理改变及其病理基础。

二、特发性炎症性肌病

特发性炎症性肌病，简称为特发性肌炎，是临床最常见的炎症性肌病，包括多发性肌炎（PM）、皮肌炎（dermatomyositis，DM）和包涵体肌炎（inclusion body myositis，IBM），前两者更为常见。多与自身免疫功能异常和病毒感染有关。

（一）病因与病理

目前认为，PM 是细胞毒性 T 细胞介导的自身免疫性疾病，$CD8^+T$ 淋巴细胞通过攻击肌细胞膜致肌细胞变性坏死，肌内血管结构正常或病变轻微。PM 肌细胞在肌束内呈灶状或散在性分布（有别于 DM 的束周萎缩）。

DM 特异的肌肉病理改变是束周肌纤维萎缩、微血管病变和炎症细胞浸润。炎症细胞主要是 $CD4^+T$ 淋巴细胞和 B 细胞，主要聚集于肌束膜和血管周围。肌束膜内可见血管管壁增厚、管腔狭窄和血栓形成，血管壁可见 IgG、IgM、C_3 等沉积。DM 同时伴有皮肤结构的病理改变是其又一特征。电镜下可见淋巴细胞浸入肌纤维肌膜下，肌丝断裂、空泡样变、Z 线消失；肌细胞再生，毛细血管可见内皮细胞和基底膜增厚，并出现微管包涵体，管腔狭窄甚至闭塞。DM 还可为副肿瘤性疾病的一种。

IBM 病因不明确，可能是环境和基因（线粒体 DNA 缺陷者）共同作用的结果，由某些病毒（副粘病毒、丙型肝炎病毒）激发的自身免疫反应；也可

能与肌细胞内异常的蛋白沉积（与 Alzheimer 病相似，如 β 类淀粉物质等）；也有认为细胞内信号传递异常可能为致病因素。病理的炎症变化 PM 与有相似之处，但肌细胞内镶边空泡和圆形或卵圆形嗜伊红性包涵体是其主要病理特征（也是其命名的由来）。电镜下，镶边空泡内含有颗粒状物质，呈指纹状膜样结构。镶边空泡附近的嗜伊红性包涵体为大量细丝状物，呈刚果红或结晶紫阳性的淀粉样沉积物，在偏振光显微镜下显示特征性绿色双折色性，被认为是 IBM 的特异表现。

PM、DM 的肌肉异常分布类似，早期出现病理改变或病理改变较重的，通常在肩胛带肌和髋带肌；而 IBM 可较早出现在肢带肌。

（二）临床表现

PM 一般于青、中年（极少小于 16 岁）起病，DM 则可于任何年龄段起病（也可根据起病年龄分为儿童型和成人型 DM），IBM 则多在 50 岁后、隐袭起病。DM 常先出现皮疹、并全程伴有皮肤症状，是其临床最明显特征。除此之外，三者都可以伴有心、肺等脏器病理改变，这些症状多在肌无力之后出现；DM 其他脏器受累较重、出现可能较早，肌无力也常较重。

就肌无力而言，PM 和 DM 均为急性或亚急性起病，近端肌群首先受累（颈部肌肉、肩胛带肌和髋带肌），随病程进展这些肌肉无力程度更重，且常为对称性，活动后可有肌痛和肌肉压痛（但均非剧烈疼痛）；IBM 肌无力则表现为肢带型（肱二头肌、肱三头肌、前臂肌、髂腰肌、股四头肌和胫前肌等），可呈非对称性，一般无肌痛和肌肉压痛。

（三）电生理检测与报告

PM、DM 和 IBM 因不累及神经系统，故神经传导速度检测相关项目结果均正常。CMAP 波幅下降和 F 波出波率下降，可作为参考证据，但也不具备特异性。

由病理改变部位决定，PM 和 DM 患者的针极肌电图肌性损害三要素通常首先出现在近端肌，因此三角肌和股四头肌是必须检测的肌肉，这一点有别于遗传性肌病损害比较广泛的特征。通常来讲，特发性炎症性肌病，肌性损害三要素异常程度轻于患者主诉的肌无力；在同样肌力情况下，也轻于肌营养不良类患者。

炎性肌病肌纤维受累程度不像代谢性肌病那样正常肌纤维与病理肌纤维截然分开，各肌纤维炎性损害程度为"渐变性"。DM 患者束周萎缩特

征决定了在针电极位于肌束膜附近时 MUP 窄小变和 F&P 较为明显、位于肌束中央时则不为明显，但不像代谢肌病可出现 MUP"大小共存"现象。所以无论用何种方法分析 MUP，所得检测结果总体上还是呈现肌源性损害（图 14-2）。

由于特发性炎症性肌病的电生理指标异常改变特异性较差，仅有的常首先在三角肌和股四头肌检测出肌源性损害改变的特征，与进行性肌营养不良早期有重叠，但又有细微的差异——PM 和 DM 患者早期远端肌可完全正常、而肌营养不良类患者或多或少会有异常表现。所以对于特发性炎症性肌病患者，推荐的报告方式为"结论：四肢近端肌可见肌源性损害"，肌性损害三要素表现不为明显时，也可用"结论：四肢近端肌可疑肌源性损害"，常见的表现形式还有"结论：双侧三角肌可见肌源性损害改变"。最终的诊断，需要临床医生结合肌酶化验、肌活检等综合得出，不建议电生理报告给出类似"符合特发性炎症性肌病电生理改变特征"的提示性表述。

有报告 PM/DM 晚期患者残存肌细胞代偿性放电，可使 MUP 增大，此现象在临床上是极为少见的。也就是说，MUP 增大的解读，通常应理解为神经源性损害。即使在病史明确、之前有多次肌性损害证据，再出现 MUP 增大现象时，也应先考虑合并或继发神经损害，再在其他相关神经功能检测指标正常的情况下，考虑由于晚期肌性损害残存肌细胞代偿性放电致使 MUP 增大。

（四）诊断与鉴别诊断

以下为各种类型特发性炎症性肌病电生理应用要点：

1. 早期诊断　近心端肌肉肌源性损害改变，是 PM/DM 早期诊断的强有力证据，但不是特有现象，必须结合病史、皮肤改变、肌痛但不明显萎缩、其他系统受累症状、肌酶化验等，必要时肌活检；电生理对 IBM 的诊断价值，与上述类同。

2. 病程进展评估　对于确诊的 PM、DM 和 IBM 患者，定期复查肌电图，自发电活动发放量的多少、MUP 减小程度的变化，与病情进展程度有一定正相关性。晚期患者、病情严重的患者，不仅近心端肌肉可表现明显的肌性损害三要素，前臂肌、小腿肌及手足部肌肉也可以表现出较为明显的肌源性损害改变，通常提示预后较差。

3. 鉴别诊断　对于各类型肌病之间的鉴别，电生理无特异性改变是特发性炎症性肌病与其他肌性疾病相比较的"特征"：当未检出诸如强直放电、肌肉进针的"涩感"等特异性改变现象时，对于近心端肌源性损害改变的患者，即应考虑到炎性肌病的可能，结合生化、免疫、酶学化验等，必要时肌活检、基因检测等，以进一步明确诊断。

对于特发性炎症性肌病与神经系统疾病的鉴别，除 MUP 的特征改变外，神经传导速度是敏感而又可靠的指标：传导速度减慢提示周围神经脱髓鞘，而脱髓鞘是大多数周围神经病的共同病理改变之一；特发性炎症性肌病类疾病，通常不会导致周围神经脱髓鞘改变。这里需要反复强调的是，特发性炎症性肌病早期患者，CMAP 波幅下降可以不明显，但在进展期和晚期可显著下降，此时"CMAP 波幅下降即为失轴索改变"的概念，会带来严重的判断错误。

无痛性特发性炎症性肌病的肌力下降，与前

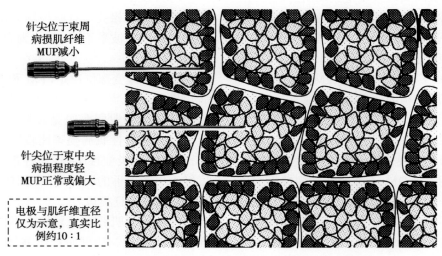

图 14-2　炎症性肌病束周损害特征与 MUP 改变示意

角病变所致的肌力下降，临床症状上可以重叠，但后者的 MUP"少而大"与肌炎的肌性损害改变鉴别应无困难。

三、血管炎病关联性炎症性肌病

血管炎病关联性炎症性肌病（简称血管炎性肌炎）有多种，大部分为少见病或罕见病。其"原发疾病"通常为自身免疫性结缔组织病，代表性的有：系统性红斑狼疮（systemic lupus erythematosus，SLE）、系统性硬化（systemic sclerosis，SSc）、干燥综合征类（sicca syndrome，SS）、风湿性关节炎（rheumatoid arthritis，RA）等。

（一）病因与病理

血管炎性肌炎均为自身免疫性肌病，病因与致病机制总体来讲不是十分清楚，可能与遗传、环境、感染等有关。免疫攻击主要损害血管，因攻击血管的类型、部位不同，而致以不同脏器受累为主：SLE 以皮肤、黏膜最早出现损害、肾脏亦为易受累器官；SSc 首先出现症状的往往是皮肤，同时各脏器均可不同程度受累；SS 主要累及外分泌腺体，继而是多脏器受累；RA 则以小关节滑膜、腱鞘受累为主；这些疾病出现骨骼肌受累均在病情较重或晚期。本组肌病的骨骼肌病理活检可呈现各自特征，但肌细胞变性、坏死无特异性。

（二）临床表现

典型的结缔组织病各系统受累的顺序为：皮肤、黏膜、滑膜、外分泌腺→肾脏、心脏等脏器→骨骼肌→神经系统。所以，血管炎性肌炎患者通常是以其他脏器症状就诊的，例如：SLE 常以皮肤红斑、消化道症状就诊；RA 常首先表现为关节疼痛、关节变形、活动受限等就诊。大多数患者出现肌无力、肌肉疼痛等症状时，已被确诊。

（三）电生理检测与报告

怀疑血管炎性疾病骨骼肌受累的患者，电生理检测的方案设计依一般肌性疾病检测原则即可，其异常表现亦为受累肌出现肌性损害三要素异常，受累部位各病种之间有差异，总体来讲近心端肌易受累。肌性损害改变提供了骨骼肌受累的证据。

结缔组织病晚期，可出现神经系统损害，也有部分患者在起病时即合并神经系统受累。所以，对此类患者有可疑神经系统症状时，完善必要的神经系统检测项目。

结缔组织病患者的电生理检测客观报告有否肌性损害、神经性损害，以及受累部位、范围，必要时可注明受累程度。不推荐像肌营养不良类等那样，给出指向性提示。

（四）诊断与鉴别诊断

结缔组织病"原发疾病"诊断的主要依据为特异性的免疫、生化、酶学等检测。电生理检查虽非确诊必要检测，但电生理异常表现，通常提示疾病进展到较为严重的程度，特别是出现神经系统受损改变（非神经系统原发性损害，如神经卡压症、脑梗死等），可能提示预后差、预计存活期较短。

四、感染性肌炎及其他肌炎

（一）感染性肌病

感染性肌病的病原体多见为病毒、细菌，也可由寄生虫等引起，均为极少见疾病。通常由原发性感染史先导致相应临床症状，之后才出现肌肉炎性表现。由于病原体不同，还可伴发脓血症、毒血症、败血症及其脏器损害症状。

感染性肌炎的电生理异常，取决于感染的性质和部位等。常可表现为局灶性肌源性损害——一块肌肉中的仅在局部（感染部位）出现肌性损害三要素异常改变，是感染性肌病的电生理异常特点；但在病毒性、细菌性肌炎患者中，也可出现肌肉弥漫性损害。

（二）其他炎性肌病

以肌肉炎性浸润致肌细胞变性坏死的、不能归属于上述各个类型的肌性疾病还有许多（事实上，上述各类型中，也仅列出部分代表性疾病），例如：嗜酸细胞性肌炎、肉芽肿性肌炎、骨化性肌炎、巨噬细胞性肌筋膜炎等。这些炎性肌病电生理检测受累肌，可出现肌性损害三要素的异常改变，但均无上述讨论的各种肌病具有电生理特异性改变，加之均为少见病、罕见病，故不再一一讨论。

第五节 其 他 肌 病

除上述讨论的各类型肌病，还有一些不多见、继发于其他系统性疾病的肌性疾病。这些疾病的种类也很多，但其电生理改变均无特异性表现，故简要罗列部分疾病名称、可能的病理机制、临床表现等，以供读者需要时作为查阅相关专著的线索。

一、内分泌性肌病

（一）概述

内分泌性肌病是指由于患者内分泌激素水平

异常（排除了原发性因素所致肌细胞损害），导致（继发）肌肉功能异常或肌细胞变性等，继而出现一系列症状的肌性疾病。大多数内分泌性肌病主要临床表现是肌无力，肌无力症状可与激素水平异常二者交替出现，以近端肌肉易疲劳为主，偶尔有肌痉挛或疼痛。临床过程较轻，大多数肌病症状随着原发病好转而减轻或消失。

（二）病理与分类

内分泌性肌病无特异性的病理变化（是电生理无特异性改变的基础），主要是不同程度的肌萎缩，尤其见于Ⅱ型纤维。在肌肉的生化、结构、功能上也很难判断是哪一种内分泌腺体所致的肌病。因此重要的是在出现肌病症状后，通过全面细致的实验室检查早期发现内分泌系统的疾病。电生理检测的意义仅限于提供肌性损害的客观证据，对原发疾病不具有诊断与鉴别诊断价值。见表14-8。

（三）电生理检测

对于内分泌疾病患者，出现肌无力相关症状，或者怀疑继发肌性损害，神经电生理，特别是针极肌电图检测是必查项目。检测方案设计按常规肌性疾病检测方案即可，针极肌电图重点观察肢体近心端肌肉。出现不同程度的肌性损害三要素异常改变，在报告结论中客观表述即可，例如，"结论：双三角肌可见肌源性损害""结论：四肢肌可见肌强直性改变""结论：四肢近端肌可见肌源性损害（程度较重）"等。一般无需附加提示符合原发疾病所致的肌病，由临床医生综合分析。

对于可能会累及中枢神经系统内分泌的疾病，

例如急性甲状腺功能亢进性肌病、腺垂体功能亢进性肌病等，SEP应作为常规检测项目，必要时，均应加查BAEP、PRVEP、BR及其他涉及脑神经功能检测项目，以全面评估中枢神经系统受累范围及程度。

对于甲状腺突眼性眼肌麻痹（又称Graves病、浸润性突眼、内分泌性眼肌病），因其主要受累肌为眼外肌，而眼外肌肌电图并不是临床神经电生理检测的常规项目，各实验室可根据实际情况选择是否检测。但对该病患者的近心端肌肉肌电图、神经传导功能的检测仍应常规进行。

（四）诊断与鉴别诊断

神经电生理检测肌性损害改变是内分泌疾病继发肌病的客观检测手段，是必须检测项目。但是，对其原发疾病不具有诊断和鉴别诊断价值，必须有相应内分泌检测指标等支持，这些检测亦可提供与其他原发性肌病、神经性肌无力等鉴别的证据。

二、中毒性肌病

（一）概述

某些治疗性药物和外源性毒性物质，对骨骼肌具有一定毒副作用，可引起骨骼肌结构和功能损害，从而产生药物性和中毒性肌病；有些药物和酒精及具有成瘾性的药物，可以引起肌肉损害症状。药物和毒物可通过直接作用于骨骼肌，或通过干扰神经肌肉接头的传递，或影响神经系统功能，从而引起肌肉损害或肌肉功能障碍。所引起的

表14-8 内分泌性疾病伴发的肌病分类

腺体	功能异常	机制/病理	自身免疫	主要累及	主要症状
甲状腺	急性亢进	甲状腺激素过量→线粒体中氧化过速	否	全身肌肉＋延髓麻痹	甲状腺危象
	慢性亢进	T_3/T_4干扰肌细胞代谢	可能	四肢近端肌	
	突眼性麻痹	眼外肌变性、炎性浸润	可能	眼外肌	Graves病
	亢进并周期性瘫痪	钾、钠、钙离子通道	遗传	四肢近端肌	
	减退	肌细胞代谢障碍	否	四肢近端肌	伴假性强直
甲状旁腺	亢进	维生素D缺乏→低钙等	否	双下肢肌	
	减退	甲状旁腺素缺乏→低钙等	否	四肢远端肌	伴四肢麻木
肾上腺	皮质功能亢进	促肾上腺皮质激素→皮质醇过量	否	全身肌肉	库欣综合征
	醛固酮增多症	血钠潴留、钾丢失	否	肌肉、发作性	类似周期性瘫痪
	皮质功能减退	血钠降低、钾增多	否	全身肌肉	休息后恢复
垂体	腺垂体亢进	生长激素过量	否	全身肌肉	伴神经损害
	腺垂体减退	肌肉发育不良	否	全身肌肉	侏儒症等

临床症状多种多样，从轻度的肌痛、肌痉挛，到进一步的肌强直、瘫痪、肌红蛋白尿。同样，许多化学物质、生物毒素和毒物具有肌毒性或神经毒性。

对于吸毒成瘾者或接受药物戒毒治疗者，中毒性肌病发病率会大幅度增高；有原发神经肌肉疾病或家族遗传史的患者，对药（毒）物毒副作用的敏感性明显高于正常人。所以，在上述人群中具有神经、肌肉毒性作用的药物时，应特别慎重。

（二）致病机制与病理

药物和毒物对骨骼肌毒副作用的机制是多方面的，有些并不清楚。已查明的机制有如下几种。

1. 骨骼肌直接损害　误注射对骨骼肌有直接毒性作用的药物，可直接破坏注射部位肌细胞膜，造成肌肉局部变性、坏死等改变；原本无肌毒性的药物，也可因注射部位不当，导致局部肌肉供血障碍等形成局灶性损害。部分肌毒性药物，通过吸收再进入肌细胞，造成肌细胞膜或细胞器（例如线粒体、肌质膜等）破坏，形成全身性肌肉损害。

2. 通过影响骨骼肌离子通道　某些药物通过干扰离子代谢，可直接改变体内离子浓度；或干扰离子通道功能，影响肌细胞对离子的利用。此类药物所致的往往是肌肉功能性障碍，例如肌痛、肌痉挛、肌强直等，严重时也可造成肌细胞变性、坏死。

3. 通过损害运动终板或神经造成肌无力　部分药（毒）物既有肌毒性、又有神经毒性，仅有神经毒性药（毒）物造成的肌无力属于毒性神经病范畴。

（三）可能引起中毒性肌病的药（毒）物

部分可引起中毒性肌病的药物及其机制见表14-9。在各种中毒性肌性疾病中，酒精中毒、有机磷中毒和部分生物毒素中毒等可通过多种机制损害肌细胞、同时会累及神经系统，而且神经系统损害预后更差。

（四）电生理检测

中毒性肌病电生理检查和报告的总体思路，与内分泌肌病类似。肌性损害改变亦应重点检测近心端肌肉。在有疑似肌痉挛、肌强直临床表现，或明确使用了可能损害离子通道的药物，则必须重点观察有无痉挛电位或肌强直电位。

对于有肌无力症状、电生理正常或肌性损害异常与其"不匹配"的患者，或有神经系统损害症状，应加查周围神经和中枢神经系统检测项目。

明确有机磷中毒的患者，无论有无肌源性损害改变，都应特别警惕"有机磷中毒迟发性神经病"的发生，不及时处理可使肢体致残。

（五）诊断与鉴别诊断

中毒性肌病的诊断，必须有明确的药（毒）物接触史，而电生理肌性损害三要素异常改变，是诊断骨骼肌受累客观证据。因为许多药（毒）物兼具有肌毒性和神经毒性，所以明确的中毒性肌病患者，神经系统检测项目的完善相对于内分泌肌病更为必要。

表 14-9　部分引起中毒性肌病的药物及其机制

疾病名称	机制	代表性药物
药物性肌痛和肌痉挛症	离子通道*	琥珀酰胆碱、秋水仙碱、利福平
药物性肌强直症	氯离子通道*	氯贝丁酯、琥珀酰胆碱、呋塞米
药物性坏死性肌病	毛细血管闭塞等	6-氨基己酸、氯贝丁酯、可待因
药物性急性肌坏死（横纹肌溶解症）	直接损害肌细胞	全麻、酒精中毒、乙酰吗啡、可卡因
药物性肌红蛋白尿	急性肌细胞破坏	巴比妥、乙酰吗啡、美沙酮、可卡因
药物继发性线粒体肌病	抑制DNA复制	核苷类抗艾滋病药物
药物性低血钾肌病	离子通道？	噻嗪类利尿剂、止泻剂、甘草制剂
药物性炎症性肌病	免疫功能紊乱	D-青霉胺、普鲁卡因胺、青霉素
皮质激素性肌病	干扰蛋白质合成	曲安西龙、倍他米松、地塞米松
自噬性肌病	干扰溶酶体消失	氯喹、胺碘酮、长春新碱、秋水仙碱
局灶性肌病	局部肌变性坏死	苯二氮䓬、地高辛、利多卡因
酒精性肌病	离子通道、多种代谢	酒精中毒
有机磷中毒性肌病	抑制乙酰胆碱酯酶活性	硫磷（1605）、内吸磷（1059）、敌敌畏、乐果、磷胺

注：* 指可能的离子通道，有争议。

第六节 半圆形脂肪萎缩

一、临床表现与病理

半圆形脂肪萎缩(lipoatrophia semicircularis)是一种罕见皮肤病,国内尚无统一命名,又称为半环形脂肪萎缩、环形脂肪萎缩。因其常被误认为肌萎缩,故电生理工作者常可见该类患者。典型半圆形脂肪萎缩特征是位于大腿前面和侧面的半圆形局部凹陷,宽为2~4cm,大部分患者为20~40岁的女性,有俗称其为"高筒袜综合征"。半圆形脂肪萎缩第二好发部位为臀部,也可以见于腹部、胸部、背部、小腿、面部的身体其他部位。其表皮完全正常,除外观凹陷外,无其他不适。病理表现主要是局部皮下脂肪萎缩,病理切片可发现部分脂肪有轻微的纤维化现象,但无炎症反应表现。该病为特发性,病因不明,多数文献报告可能与局部受压有关,如靠在桌、椅边,甚至紧绷的牛仔裤、坐姿不良都可能是诱因,故"高筒袜综合征"称谓也非完全没有道理。也有人认为电磁场在病因中扮一重要角色。

二、电生理检测与诊断

半圆形脂肪萎缩因并不造成神经系统及骨骼肌损害,一般电生理检测项目均无异常改变、针极肌电图进针时的手感(图14-3),可作为该病的"反向证据"以排除神经、肌肉系统损害。

在图14-3中,A、D位置同心针电极位于肌肉中,由于肌肉生物电对环境电场的"抑制"作用(肌细胞外液中离子具有导电性),在无自主收缩放电和其他异常肌肉放电时,仪器记录到的基线较窄,如左侧曲线A、D所示;而脂肪组织介电常数较高,针电极位于B位置时,显示的则如左侧B曲线所示。对于这个现象,初学者应在工作中观察此区别。实际操作中,要求电极刺穿皮肤的过程要快,可以大大减轻受检者疼痛感,所以图中C位置所示的针电极位置就不会出现:在脂肪萎缩的部位,刺穿皮肤即刻进入肌肉,电极位于皮下脂肪中基线较宽的现象不会出现,而脂肪萎缩周围进针,表现为正常过程。如此,在排除了肌肉其他异常放电、MUP正常、神经传导功能正常情况下,可肯定为半圆形脂肪萎缩。

半圆形脂肪萎缩电生理报告推荐用"结论:未见明显神经、肌肉损害迹象",而不要仅用"结论:未见明显特征性改变"表述,或用"结论:未见明显神经肌肉损害迹象(可见局部皮下脂肪萎缩)",以给临床医生更准确的提示性信息。

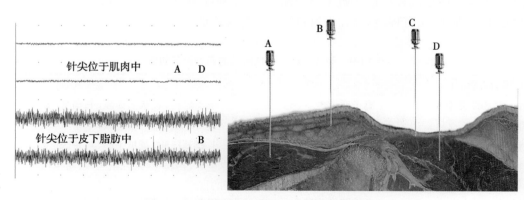

图 14-3　半圆形脂肪萎缩肌电图检测进针示意
注:A示针电极位于肌肉中;B示针电极在皮下脂肪中;C和D示脂肪萎缩致针电极刺入皮肤后将直接进入肌肉,失去在脂肪组织过渡可见到的宽基线现象。

第十五章

神经肌肉接头病

第一节 神经肌肉接头病分类及临床

神经肌肉接头病的分类有各种不同方法。按病损部位可分为：终板前膜、终板间隙和终板后膜病变（表 15-1）。

一、重症肌无力

重症肌无力（MG）是乙酰胆碱受体抗体（AchR-Ab）介导、细胞免疫依赖及补体参与、致神经肌肉接头传递障碍的一种自身免疫性疾病。病变主要累及终板后膜乙酰胆碱受体（AchR）。临床特征为部分或全身骨骼肌易疲劳，呈波动性肌无力，常具有活动后加重、休息后减轻和晨轻暮重等特点。

（一）病因与机制

1. 自身免疫 实验研究证实，MG 的发病机制可能为体内产生的 AchR-Ab 在补体参与下与 AchR 发生应答。足够多的循环抗体能使 80% 的肌肉 AchR 达到饱和，经由补体介导的细胞膜溶解作用，使 AchR 大量破坏，导致终板后膜电位产生障碍、影响神经冲动传递，从而产生肌无力症状。

2. 胸腺异常 胸腺是 T 细胞成熟的场所，

T 细胞可介导免疫耐受以免发生自身免疫反应。AchR-Ab 由 B 细胞在增生的胸腺中产生。

3. 遗传因素 家族性 MG 的发现及其与人类白细胞抗原（HLA）的密切关系提示 MG 的发病与遗传因素有关。

（二）病理改变

MG 的病理改变包括肌肉、运动终板及胸腺。

1. 肌肉病理 MG 肌肉的病理改变是非特异性的，改变程度与重症肌无力的类型、肌无力程度以及是否并发胸腺瘤有关。肌肉病理改变可从基本正常、直至出现局灶性坏死。最常见的变化是肌纤维粗细不一、玻璃样变性、结缔组织增生等。伴胸腺瘤者易出现肌细胞坏死，坏死区附近可见炎性细胞浸润。

虽然肌纤维有上述病理改变，但临床患者大多数针极肌电图无肌性损害三要素的典型表现，提示 MG 早期或程度较轻时，仍以损害运动终板为主。

2. 运动终板 MG 患者的运动终板病理变化主要出现在终板后膜，表现为后膜皱褶减少甚至消失，致使 AchR 数量减少，并可见 IgG-C3-AChR 结合的免疫复合物沉积等。如图 15-1 所示。

3. 胸腺 MG 患者约 85% 可见胸腺异常，其

表 15-1 运动终板分类

受累部位	疾病名称	自身免疫	遗传
终板前膜	家族性婴儿肌无力	否	是
	突触囊泡缺乏和离子释放减少	否	是
	Lambert-Eaton 综合征 *	是	否
终板间隙	先天性终板乙酰胆碱酯酶缺乏症 *	否	是
终板后膜	重症肌无力 *	是	否
	先天性继发性终板间隙变小	否	是
	慢通道综合征	否	是
	高传递快通道综合征	否	是

注：* 为下文中重点介绍的疾病。

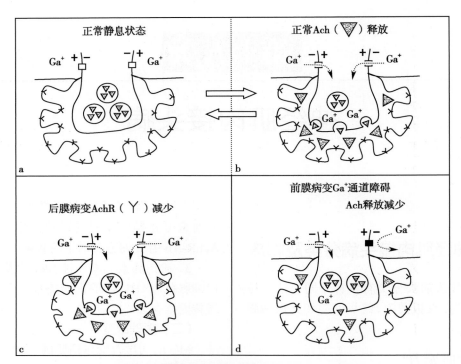

图 15-1 运动终板的正常结构与 MG 及 LEMS 改变

注：a. 正常运动终板静息状态钙离子通道关闭；b. 神经冲动到达运动神经末梢、钙离子通道打开、钙离子内流、Ach 囊泡出泡、Ach 与终板后膜的受体结合产生终板后膜电位，然后再返回 a 的静息状态；c. 终板后膜病变、受体减少致肌无力；d. 终板前膜病变、钙离子通道障碍、Ach 释放减少致肌无力。

中 15% 合并胸腺瘤，约 70% 合并胸腺肥大、淋巴滤泡增生。

（三）临床表现

MG 在一般人群中发病率为（6～20/）10 万，患病率约 50/10 万。我国南方发病率略高于北方，各年龄段均可发病，多在 20～40 岁，男女比约 1:1.5，家族性病例少见。中老年患者则以男性为主，且多为胸腺瘤所致。常见诱因有感染、手术、精神创伤、全身性疾病、过度疲劳、妊娠、分娩等，有时甚至可诱发重症肌无力危象。临床表现具有如下：

1. 病程特点 隐匿起病，整个病程有波动，缓解与复发交替。晚期患者休息后不能完全恢复。依靠药物维持，多数病例可迁延数年至数十年，少数病例可自然缓解。

2. 肌无力特点 受累骨骼肌病态疲劳，肌肉连续收缩后出现严重无力甚至瘫痪，休息后症状可减轻。肌无力于下午或傍晚劳累后加重，晨起或休息后减轻，此种波动现象称之为"晨轻暮重"。

3. 肌无力分布 全身骨骼肌均可受累，多以脑神经支配肌最先受累。肌无力常从一组肌群开始，范围逐步扩大。首发症状常为一侧或双侧眼外肌麻痹，如上睑下垂、斜视和复视，重者眼球运动明显受限，甚至眼球固定，但瞳孔括约肌不受累。面部肌肉和口咽肌受累时出现表情淡漠、苦笑面容；连续咀嚼无力、饮食呛咳、吞咽困难；说话带鼻音、发音障碍。累及胸锁乳突肌和斜方肌时表现为颈软、抬头困难，转颈、耸肩无力。四肢肌肉受累以近端无力为重，表现为抬臂、梳头、上楼梯困难，腱反射通常不受影响，感觉正常。

4. 重症肌无力危象 指呼吸肌受累时出现咳嗽无力甚至呼吸困难，是致死的主要原因，需呼吸机辅助通气。口咽肌无力和呼吸肌乏力者易发生危象，诱发因素包括呼吸道感染、手术（包括胸腺切除术）、精神紧张、全身疾病等。心肌偶可受累，可引起突然死亡。约 10% 重症肌无力可出现危象。

5. 胆碱酯酶抑制剂治疗有效是 MG 一个重要的临床特征。

（四）临床分型

1. 常用分型 MG 的临床分型有多种方法，国内外常用的是 Osserman 分型（表 15-2）。也有根据 MG 的发病年龄、性别、是否伴发胸腺瘤、AchR-Ab 阳性、HLA 相关及治疗反应等综合评定的方法。

表 15-2　MG 的 Osserman 分型

分型		占比	进展	危象	药敏性	预后
Ⅰ型	眼肌型	15%～20%	慢	无	好	预后较好
ⅡA型	轻度全身型	30%	慢	无	好	预后尚可
ⅡB型	中度全身型	25%	较快	无	欠佳	预后欠佳
Ⅲ型	急性重症型	15%	迅速	有	差	胸腺瘤高发；死亡率高
Ⅳ型	迟发重症型	10%	迅速	有	差	Ⅰ→ⅡA→ⅡB→Ⅳ(>2年)*

注：*示意Ⅳ型由Ⅰ型演变而来的过程。

2. 其他类型　除常用分型外，临床还有新生儿 MG、先天性 MG、药源性 MG 等类型。

（1）新生儿 MG：女性 MG 患者生产的新生儿，约 12% 有吸吮困难、哭声微弱、肢体无力，特别是呼吸功能不全的典型症状。母亲和患儿均可检出 AchR-Ab，新生儿的症状随抗体滴度降低而减轻，约在 48 小时后消失。

（2）先天性 MG：是由 AchR 基因突变导致的离子通道病。少见，有家族史。新生儿期通常无症状，婴儿期主要表现为严重的眼肌麻痹和肢体无力。

（3）药源性 MG：可发生在使用青霉胺治疗肝豆状核变性、类风湿关节炎和硬皮病的患者。临床症状和 AchR-Ab 滴度与典型 MG 相似，停用青霉胺后肌无力症状消失。

二、Lambert-Eaton 综合征

Lambert-Eaton 综合征（LEMS），又称肌无力综合征，最早由 Lambert 和 Eaton 等人于 1956 年报道而命名，是一组累及胆碱能运动终板前膜的自身免疫性疾病。

（一）病因与机制

LEMS 为获得性自身免疫疾病，体内产生自身抗体，其靶器官为运动神经末梢的钙离子通道蛋白。通过自身免疫应答破坏钙离子通道功能，因而当神经冲动到达神经末梢时，钙离子不能进入神经末梢，导致 Ach 囊泡释放 Ach 的数量大大减少，造成神经肌肉传递障碍。

LEMS 已确认与原发肿瘤有关。50% 以上患者伴发癌肿，最多见的是小细胞肺癌，60% 小细胞肺癌患者发现有不同程度的 LEMS；其他如胃癌、前列腺癌和直肠癌等也有偶见 LEMS 伴发；自身免疫性疾病如恶性贫血、系统性红斑狼疮等也可见 LEMS 发生；也有部分病例找不到病因。在副肿瘤综合征中，针对肿瘤抗原的抗体与周围神经运动末梢突触前膜电压门控钙通道发生交叉反应，影响 Ach 释放，导致神经肌肉传递障碍（图 15-1d）。

（二）病理改变

肌肉活检标本光镜和电镜下肌细胞本身均无特征性发现。电镜冰冻蚀刻技术显示，终板前膜活动区数目减少且排列紊乱，并可出现少数成堆的、较大的颗粒。

（三）一般临床表现

LEMS 多在 50～70 岁发病，男性患者居多，男女比例约 4.7：1。男性患者中约 90%、女性中约 25% 合并恶性肿瘤，其中 80% 为小细胞肺癌，也可合并其他恶性肿瘤如乳癌、消化道肿瘤等。临床肌无力症状常早于肿瘤症状前数月甚至数年出现，有报告可长达 5 年。约有 33% 患者不合并恶性肿瘤，但可合并其他自身免疫性疾病。

（四）症状与进展

LEMS 呈亚急性起病，典型症状包括四肢和躯干骨骼肌无力和易疲劳，进行性加重，以双下肢近端肌肉受累最严重。约 70% 患者可有轻度或暂时性眼外肌无力，咽喉肌受累少见，呼吸肌可力弱。四肢腱反射减低或消失，静止时肌力减弱，用力自主活动后肌力反而增强，但持续活动数分钟后肌力又减弱。抗胆碱酯酶药物试验或治疗对肌无力改善不明显或甚微。约 80% 病例有自主神经功能障碍，常见为唾液减少而感觉口干，其他尚有眼泪减少、出汗少、直立性低血压、便秘、阳痿和瞳孔对光反射减弱等。

三、先天性肌无力综合征

先天性肌无力综合征是指一组遗传性运动终板传递障碍性疾病，其发病机制不同于自身免疫性重症肌无力。自 20 世纪 70 年代以来，随着体外电生理检查、分子生物学技术的发展、运动终板的超微结构检查及其形态计量分析，已发现多种先天性肌无力综合征。至 1997 年，美国学者 Engel

根据病变在运动终板出现的部位分为终板前膜、终板间隙和终板后膜病变，并进一步根据其病变影响的离子通道、生物酶等，提出了先天性肌无力综合征的分类如表15-3所示。

表15-3 先天性肌无力综合征分类

缺陷部位	病理机制	疾病名称
终板前膜	Ach 再合成或包装缺陷	家族性婴儿肌无力*
终板间隙	终板乙酰胆碱酯酶减少	乙酰胆碱酯酶缺乏症*
终板后膜	AchR 通道的动力学异常伴 AchR 缺乏	慢通道综合征*
	AchR 通道的动力学异常不伴 AchR 缺乏	低附着快通道综合征
		高传递快通道综合征
混合性	先天性肌无力综合征的部分典型综合征	类 LEMS 的先天性肌无力综合征
		AchR 缺乏伴次级间隙减少**
		混合型部分典型的 AchR 缺乏**
		良性先天性肌无力综合征伴面部畸形

注：* 将在下文中简要介绍的疾病；** 未以特定"综合征"或"症"命名。

包括上表中列出部分疾病，已知的先天性肌无力综合征有十余种，是否有尚未发现的种类亦未可知。然而这些疾病均为罕见病，本书以病理缺陷发生部位为参照，仅简要介绍其中具有代表性的几种。

（一）乙酰胆碱再合成或包装缺陷

乙酰胆碱再合成或包装缺陷是先天性运动终板前膜缺陷疾病，称为家族性婴儿肌无力，是常染色体隐性遗传病。

1. 机制与病理 该病为终板前膜 Ach 囊泡再生成障碍，持续电刺激可使囊泡进行性减少。机制可能是神经末梢的胆碱吸收异常加强，或者是 Ach 转移酶异常，或者是 Ach 分子转移进入突触囊泡"包装"异常。

病理活检肌肉和终板后膜及终板间隙的显微、超微结构未见明显异常，在终板前膜神经末梢内可见 Ach 囊泡直径减小。

2. 临床表现 婴儿期发病者，可出现波动性的上睑下垂、哭声低、吸吮和喂食困难，以及反复呼吸道感染。在婴儿期和儿童期，可由发热、兴奋和呕吐引起病情周期性恶化。在病情恶化期间临床症状加重，如不进行适当的治疗，患儿可由于呼吸肌无力导致窒息，严重者可发生缺氧性脑损伤甚至突然死亡。轻症者，患儿可成长至儿童期，面部肌肉、肢体肌肉和呼吸肌无力，活动和劳累后加重，休息后好转，症状类似重症肌无力。少数患儿可仅在持续活动后或劳累后感觉十分疲倦。腱反射正常，肌容积正常，无感觉障碍。

（二）先天性终板乙酰胆碱酯酶（AchE）缺乏症

先天性终板乙酰胆碱酯酶（AchE）缺乏症为常染色体隐性遗传病，极为罕见。主要是终板间隙中缺乏 AchE 或仅有微量的 AchE。

1. 机制与病理 终板前膜释放至终板间隙的 Ach 与 AchR 结合产生微终板电位后，失活的 Ach 需要由 AchE 水解为乙酰和胆碱，大部分被终板前膜再"回收"用于再合成 Ach，同时 AchR 被释放，为下一次与 Ach 结合再产生微终板电位做好准备。AchE 缺乏，则会导致 AchR 上结合的 Ach 不能被及时清除，从而使可用 AchR 相对减少、终板电位产生障碍出现肌无力。也有认为，由于 AchE 缺乏使 Ach 在突触间隙存留时间延长、AchR 活性增加、开放时间延长、"突触肌质"中钙离子异常进入，造成运动终板变性、突触囊泡内量子含量减少，因而肌无力症状加重。

肌肉活检常规的肌肉组织学和组织化学均可正常。细胞化学及免疫组织化学染色，均提示终板间隙 AchE 不能检出。电镜超微结构显示终板前膜变小，部分终板间隙有施万细胞伸入、覆盖了终板前膜，使有效终板前膜面积减小、Ach 释放障碍，更进一步加剧肌无力。

2. 临床表现 新生儿或婴儿起病，表现为肌肉无力、易疲劳。出生后哭声低、吸吮无力并逐渐加重，以及周期性呼吸功能不全，运动发育迟缓，多在3～4岁才能行走。肌无力一般累及面肌、颈肌、躯干肌和肢体肌肉，大部分患者有眼外肌麻痹。患者极易疲劳，活动后无力加重，短时间站立后即显得弯腰曲背，在病程较长的患者出现脊柱侧弯畸形。部分患者瞳孔对光反射减慢，腱反射正常，偶尔减低。患者对抗胆碱酯酶药物无效，甚至可加重症状。

（三）慢通道综合征

该组疾病具有代表性的是慢通道综合征，为

常染色体显性遗传病，也可散发出现。

1. 机制与病理　慢通道综合征是 AchR 的异常，由于 AchR 某一点的异常，离子通道关闭十分缓慢，造成微终板电位衰变时间长于 20ms 以上，从而使可扩散的终板电位产生障碍，导致肌无力。

肌肉组织活检其病理改变包括突触皱褶变性导致 AchR 脱失和突触间隙加宽、终板后肌质内膜性细胞器增多、变性和线粒体消失、肌丝变性及终板附近肌细胞内出现空泡，后膜的肌核出现分叶，核内出现致密染色质。其他改变包括终板区分布范围加大。常规组织学和组织化学检查可见 I 型肌纤维占优势，肌纤维大小不一、小管聚集和其他非特异性肌病改变。

2. 临床表现　常见于婴儿期和儿童期发病，也可于少年和成年期发病。表现为缓慢阶段性进展，有的发病后病情稳定数年或十余年，可再突然加重。典型表现为颈肌、肩带肌、前臂肌、手指伸肌和提上睑肌的轻至中度无力，但少见复视现象。此外，可出现咀嚼肌、面肌、躯干肌和其他上肢肌群的无力，下肢肌很少受累。受累的肌肉出现肌萎缩、无力和易疲劳，肌无力和肌疲劳可出现波动，劳累后加重，休息后好转。但这种波动性没有重症肌无力明显。腱反射一般正常、明显受累肌肉可减低。抗乙酰胆碱药物治疗无效。

第二节　电生理检测与诊断

一、检测方案设计及实施

（一）全面检测的必要性

在应用部分的概述中，讨论了电生理检测综合应用的必要性。通过对肌性疾病的讨论，加深了对综合应用的认识。在运动终板疾病的检测中，这一点显得尤为重要。反复强调电生理是为临床提供诊断依据的，只有小部分患者仅为验证临床诊断。而且运动终板病患者的症状与部分肌性疾病、神经性疾病重叠，电生理可以起到鉴别诊断的作用；还有部分患者为多种疾病并发，导致临床症状复杂化，会严重干扰临床诊断，电生理检测可以提供合并症证据。

1. 针极肌电图　运动终板病的针极肌电图无明显特异性改变（MUP 减少不能视作特异性异常），但可通过其正常间接支持运动终板病。如果针极肌电图异常，则提示神经系统或肌肉疾病，排

除运动终板病。部分肌性疾病也可同时累及运动终板功能，其诊断必须有针极肌电图异常支持，否则无法与原发运动终板病鉴别。针极肌电图检测的重点为近心端肌肉，双侧三角肌、股内肌（股外肌）为必查肌肉，其余肌肉根据临床肌无力表现情况灵活选择。

2. 神经传导功能　常规的 MCV、SCV、F 波检测，参照肌性损害章节表 14-1。其意义在于排除神经系统病变导致的症状，或发现神经系统合并症，以更好解释临床症状。周围神经功能各项目正常、终板功能检测正常时，对于确有症状的患者，有必要加测 SEP 等涉及中枢神经系统功能的项目。

3. 终板功能检测　重复神经刺激（RNS），又称重复电刺激试验、重复频率刺激，是专门针对运动终板功能检测设计的一种电生理检测方法。所有怀疑运动终板疾病的患者、肌性损害患者需检测终板功能是否受累者均应行 RNS 检测。总而言之，对所有以肌无力为主要症状的患者，在神经传导功能、针极肌电图检测均正常的情况下，均可用 RNS 证实或排除终板功能异常。

（二）重复电刺激试验

在本书第六章第七节已介绍了 RNS 的检测方法、一般判定方法，这里介绍临床应用中的相关内容。

1. 检测部位选择　RNS 需要多次重复刺激，特别是高频刺激时肌肉强直样收缩，给受检者带来较大痛苦，所以检测部位选择的基本原则是：以面部肌肉无力（上睑下垂等）表现为主的，双侧眼轮匝肌为必查，可再选择一侧小指展肌检测；以肢体近心端无力为主的，双侧三角肌必查，可再选择一侧小指展肌和/或趾短伸肌检测；肌无力特征性不明显时，则眼轮匝肌、三角肌、小指展肌各选一侧检测，根据结果再决定是否加测，例如一侧三角肌 RNS 阳性，则加测对侧三角肌，余肌类推。总之，尽量以最少检测部位得到可靠检测结论。

2. 刺激的设定　RNS 刺激重复速率通常称为刺激频率，计量单位为赫兹（Hz），建议的频率组合为 1Hz、3Hz、5Hz、10Hz、30Hz。1Hz 一般作为调整刺激位置、刺激强度、扫描速度等用途，同时可初步观察 CMAP 波幅变化；3Hz、5Hz 用于观察低频刺激 CMAP 波幅是否变化；10Hz、30Hz 为高频刺激，不建议使用 50Hz 或更高频率刺激。

每个频率的重复刺激次数一般设定为 10～

20 次，1Hz 可定为 7～10 次。在出现 10Hz 和 / 或 30Hz 有递增趋势时，可临时改变刺激次数为 50～100 次甚至 200 次，也可采集一次 50Hz、200 次刺激，以更清晰显示递增的形式。

3. 疲劳试验与恢复试验　强直后易化（也称强直后强化、强直后增强）和强直后衰竭是提高 RNS 阳性率、以利于 MG 和 LEMS 鉴别的方法。但是所谓标准的易化和衰竭检测方法，在临床的可行性较差，通常可用简化的、改造了的方法替代，同样达到提高阳性率和准确性的目的。

疲劳试验相当于强直后易化，即在 RNS 检测各频率刺激前，先令患者主动强力收缩受检肌 30～60 秒后，立刻进行重复刺激。此方法主要用于轻型 MG 患者，如果常规 RNS 各频率刺激波幅衰减达不到阳性标准、疲劳试验后达到，可判为阳性（图 15-2）。

对于 LEMS 患者，疲劳试验可使低频刺激（3Hz 或 5Hz）波幅衰减略有恢复，即衰减幅度减少（图 15-3），这一现象可作为诊断参考指标。

与疲劳试验相反，恢复试验在 RNS 检测每个频率刺激之前，先令受检肌放松 30～60 秒，即两个频率刺激的间隔时间至少 30 秒，此方法主要用于重型 MG 患者。对于此类患者，如果两个频率刺激间隔时间过短，第二个频率刺激的起始（第一个）波幅（又称为基线）会明显下降，即随着连续检测，各频率刺激的起始波幅会越来越低（见图 15-3），从而影响波形辨识及衰减率计算的准确性。

二、检测结果判定与报告

需要再次强调的是，在判定运动终板功能障碍之前，必须排除多发的、系统性的周围神经疾病和肌性疾病，即周围神经传导功能、针极肌电图、SEP 检测均为正常。部分患者出现 CMAP 波幅下降，不能作为特异性指征（脊髓前角病变、周围神经病变等均可引起 CMAP 波幅下降）。有报道 MG 患者针极肌电图可检出自发电活动（纤颤电位、正

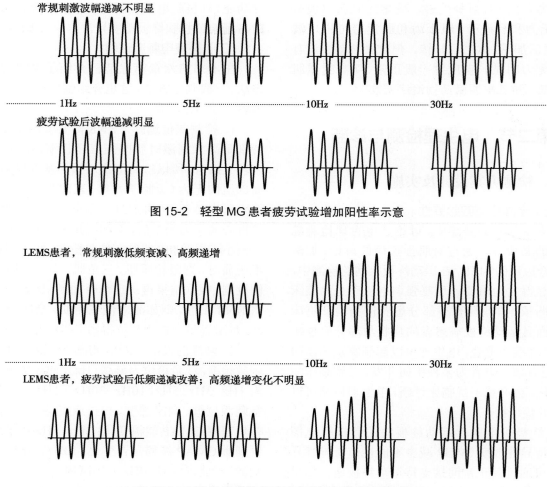

常规刺激波幅递减不明显

────1Hz──── ────5Hz──── ────10Hz──── ────30Hz────

疲劳试验后波幅递减明显

图 15-2　轻型 MG 患者疲劳试验增加阳性率示意

LEMS患者，常规刺激低频衰减、高频递增

────1Hz──── ────5Hz──── ────10Hz──── ────30Hz────

LEMS患者，疲劳试验后低频递减改善；高频递增变化不明显

图 15-3　LEMS 患者疲劳试验改善低频递减趋势示意

锐波），此现象仅出现在重型、晚期 MG 患者中，与该类患者肌活检可见肌细胞坏死的现象吻合。但自发电活动的出现不可作为临床 MG 患者诊断的必要指标，特别是轻型患者，而是应该作为排除指标，即多肌肉检出自发电活动结合 MUP 减小，应首先考虑其他肌性疾病。

RNS 检测由于反复的超强刺激，给患者带来较大痛苦，故其依从性较差。即使如此，在出现波幅衰减现象时，特别是衰减程度较轻时，也必须多次采样，能重现相同或相似衰减后，才能确认检测结果，衰减结果不能重现，则提示操作失误可能。每次采样前，令受检肌休息 1～2 分钟。要顺利完成多次采样，需检测者平时积累与患者沟通的技巧、提高患者依从性。

RNS 检测结果判定时，1Hz 通常可以忽略，3Hz 和 / 或 5Hz 代表低频，10Hz 和 / 或 30Hz 代表高频。波幅递减与递增比值，采用第 4 号波比第 1 号波，如果仪器支持第 4 号、第 5 号波与第 1 号波比值同时显示，哪个递减 / 递增更为明显，采用哪一个为检测值（不是每一个受检者都是第 4 号波幅或第 5 号波幅下降最为明显）。

（一）重症肌无力

判断是否 MG 患者，观察的是 RNS 连续刺激的波幅递减，其特点是在各个频率均有不同程度的递减。

1. 单一受检肌的阳性判定　单一受检肌阳性判定依靠其各刺激频率下波幅递减的形式和程度（表 15-4）。

2. MG 患者的 RNS 阳性判定与报告　综合各肌肉递减程度对受检者作出是否阳性判定。目前各实验室针对 MG 的 RNS 检测报告形式多样，表 15-5 列出笔者所在实验室报告结论表述方式及可能对应的 MG 分型，以供读者参考。各实验室应根据自身特点确定报告形式，并加强与临床医生沟通、达成默契，以便临床更好应用 RNS 检测结果作出诊断。

单纯从数学角度考虑，3 个常用肌肉的异常情况与表 15-4 所示的 6 种异常判定标准组合可有 18 种不同结果，临床检测应根据患者症状、体征灵活调整受检肌肉，判定标准同样可参照表 15-4 和表 15-5。

3. 不同类型 MG 患者 RNS 的阳性率　文献报道显示全身型 MG 患者 RNS 阳性率高者可达 90% 以上、低者也有认为仅约 70%；眼肌型 MG 阳性率报道多在 50%～70%。除疾病本身病理改变外，检测肌肉选择、操作方法规范性、阳性标准设定以及研究对象选择均可称为阳性率差异的因素。非 100% 的阳性率也提示临床应用时不可用 RNS 阴性否定 MG 诊断。临床电生理检测，必须在严格操作基础上依据检测数据出具报告，不可根据

表 15-4　受检肌 RNS 波幅衰减阳性判定标准

判定	正常	可疑	可疑	可能	阳性	阳性	典型
低频	<10	10～15	<10	10～15	>15	5～15	>15
高频	<10	<10	10～15	10～15	5～15	>15	>15

注：高低频均含疲劳试验后表现；数值为 4（5）:1 递减的百分比。

表 15-5　受检者 RNS 的 MG 阳性判定标准

眼轮匝肌	三角肌	小指展肌	判定	结论或说明	类型[**]
正常	正常	正常	正常	未见明显终板功能异常改变	
典型	典型	典型	异常	提示符合 MG 电生理改变特征[*]	Ⅳ 型
典型	典型	任意	异常	提示终板后膜损害[*]	Ⅲ 型
典型 / 阳性	正常	正常	异常	提示终板后膜功能障碍[*]	Ⅰ 型
阳性	阳性	阳性	异常	提示终板后膜损害[*]	ⅡB 型
可能	可能	可疑 / 正常	异常	提示终板后膜损害[*]	ⅡA 型
可疑	可疑	正常	可能	提示终板后膜损害可能	ⅡA 型
正常	可疑	正常	可疑	可疑终板后膜损害	ⅡA 型

注：[*]"提示符合 MG 电生理改变特征""提示终板后膜损害""提示终板后膜功能障碍"等价，可根据习惯选用；[**]分型请参阅表 15-2。

临床印象随意更改判断标准以使结论"符合临床诊断"。

4. 温度对 MG 患者 RNS 的影响　临床症状支持的、可疑的 MG 患者室温下检测 RNS 阴性时，可让患者热水泡手、热水袋局部热敷、电热毯加温等方法，令受检肌温度升高后再行 RNS 检测。增温后波幅递减变化更为明显的价值，等同于疲劳试验。其他类型运动终板病 RNS 波幅变化不受温度增高影响。

5. 新斯的明试验和治疗　新斯的明类药物常用于 MG 诊断性治疗和系统治疗，用药后患者症状改善的同时 RNS 检测结果亦受影响。影响的程度和时间，取决于患者疾病严重程度和药物类型及用量。图 15-4 为典型 MG 患者新斯的明试验后 RNS 波幅改变示意。

为了保证 RNS 检测阳性率，患者新斯的明试验后不能立刻进行 RNS 检测。对于使用新斯的明类药物治疗的患者，应在停药 24 小时后再检测。由于研究对象的病情不同、个体差异等，亦有认为 72 小时后检测更好。对于治疗中的患者，停药具有一定风险，应在临床医生指导下进行。重型、已明确诊断的 MG 患者药物治疗期间，除非临床肌无力症状明显改善，不建议随意停药检测 RNS。

（二）肌无力综合征

RNS 检测高频连续刺激波幅明显递增是 LEMS 特征性电生理改变，而低频刺激则变化不为明显，也可轻度递增或递减。

相对于 MG，LEMS 的阳性判定较为简单，对低频刺激的递减与否可以忽略，仅观察高频递增程度即可：一块肌肉递增在 50%～<100%，判为可能，100%～200% 为阳性，>200% 为典型；一个患者有一块肌肉为阳性或典型，或两个及以上肌肉为可能，判为阳性。疲劳试验后低频递减改善，可作为高频递增阳性的补充证据，但不能作为单独的阳性判定指标。

（三）先天性肌无力

先天性肌无力虽为罕见病，但其类型众多，共同特点之一是就诊患者均为新生儿或婴儿，仅部分为儿童期。这里仅以先天性终板乙酰胆碱酯酶缺乏简要说明。根据先天性终板乙酰胆碱酯酶缺乏的病理特征（因 AchE 缺乏、持续运动致可用 AchR 数量减少），该病的 RNS 改变与 MG 类似，表现为各频率刺激波幅均呈递减趋势，且高频递减更为明显。

对于儿童期患者，检测方法、判定标准均可按上述介绍的针对 MG 患者进行。对于婴幼儿患者，先检测小指展肌 RNS，需要检测近端肌时，因眼轮匝肌检测头部固定较为困难、三角肌检测 Erb's 点刺激困难，推荐选用前臂、上臂肌肉替代，在腋下刺激相应神经，可减轻患儿痛苦，有利患儿和家属的配合，顺利完成检测。

（四）诊断与鉴别诊断

RNS 检测结果是临床各种运动终板病诊断与鉴别诊断的重要依据。所以电生理医师对运动终板病临床诊断的初步了解是必要的，以利于报告书写真正对临床有所帮助。

MG、LEMS、先天性肌无力的诊断和鉴别诊断，临床上需结合肌无力的临床表现特征、多种检测手段，表 15-6 为三种运动终板病的鉴别诊断要点。

各型运动终板病临床诊断需进行肌肉活检（光镜、电镜）、基因检测等。另外，如表中各种运动终

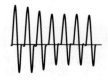
用药前

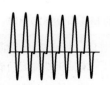
0.5小时

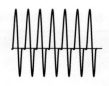
1小时

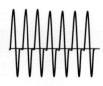
2小时

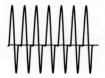
4小时

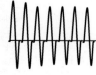
8小时

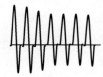
24小时

图 15-4　MG 患者新斯的明试验前后 5Hz 刺激 RNS 变化示意

表 15-6　MG、LEMS 与先天性肌无力鉴别诊断要点

| 疾病 | 年龄 | 性别差异 | 疲劳试验后肌无力 | 依酚氯铵试验 | RNS | | CK | AchR-Ab |
					低频	高频		
MG	青中年	女性多于男性	加重	+	↓	↓	−	+
LEMS	中老年	男性多于女性	先轻后重	−	−/↓	↑	−	−
先天性肌无力	婴幼儿	男性女性比例相当	加重	−	↓	↓	−	−

注：CK，肌酸磷酸激酶；"+"阳性（异常）；"−"阴性（正常）；"↓"递减；"↑"递增。

板病的 CK 通常正常，从另外一个角度提示，其病理过程的主要改变不是肌细胞变性、坏死，所以电生理出现明显肌性损害改变时，即使 RNS 有递减表现，也要首先考虑肌性疾病。

（五）中毒性运动终板功能障碍

1. 肉毒毒素中毒　肉毒毒素是肉毒梭菌的外毒素，人类感染途径通常为食用生的或未完全煮熟的食物，或者是罐装蔬菜、肉类、鱼类食物，偶尔有伤口感染而中毒。肉毒毒素广泛作用于神经肌肉接头，包括横纹肌、平滑肌。大量摄入可迅速引起心脏和呼吸衰竭而死亡。轻型病例可自愈。

食物感染者一般有 1～2 天"潜伏期"，伤口感染者则常在 1～2 周后才出现症状。在最初出现眼外肌麻痹和上睑下垂之前，常有胃肠功能障碍如腹泻、恶心、呕吐等，也可有眼球会聚不能、瞳孔固定和扩大、构音障碍、吞咽或咀嚼困难，小肠和膀胱受累者可出现便秘和小便潴留。之后可累及四肢和躯干肌肉，表现为全身弛缓性瘫痪和反射消失。活动后疲劳不如 MG 那么显著。与 LEMS 中所见到的力弱不同，反复活动后肌肉力量无改善。

肉毒毒素中毒患者的电生理改变可表现为低频递减、高频递增，高频递增幅度小于 LEMS，通常不超过 100%。疲劳试验不能增加高频递增初始

波幅和递增百分比也是其与 LEMS 鉴别的要点。中毒患者出现 RNS 阳性改变的肌肉分布和程度，与中毒程度有关，而并非一定为近心端肌肉较为明显，可作为诊断的参考指标。

临床上，肉毒毒素中毒诊断较为困难。在 RNS 阳性改变基础上，具有明确感染史是诊断的前提。另外，其胃肠道症状、尿潴留现象较为明显，也是与 LEMS 鉴别的关键。作为电生理检测结论，不建议直接使用"符合肉毒毒素中毒电生理改变特征"之类说明，仅表述为"提示终板前膜抑制性电生理改变"为妥，必要时可与临床医师直接交流沟通。

2. 药（毒）物中毒　有报道治疗类风湿关节炎药物青霉胺引起的肌无力和有机磷中毒性肌病，RNS 均可表现为类似 MG 的递减现象，可作为评价药（毒）物毒性作用的佐证之一，但并不是诊断的必要条件。

（六）关于单纤维肌电图在运动终板病中的应用

文献报道显示，单纤维肌电图（SFEMG）检测在运动终板病的诊断与鉴别诊断中具有一定价值。因 SFEMG 技术并未在临床上普及应用，本书中不再深入讨论。

第十六章

周围神经外伤

周围神经外伤,是指由于锐器切割、骨折刺伤、挫伤、挤压、牵拉等形式的外力作用于周围神经致其结构破坏、功能障碍。周围神经外伤从致病机制、临床表现及电生理检测方法、结果判定等方面均有别于由自身结构缺陷或其他内源性因素导致的神经损害,故分为不同篇章加以讨论。

周围神经外伤的电生理检测必须做到精确定位、准确定程度,才能为治疗方案的制定提供客观依据。

第一节 基本概念与检测原则

一、外伤类型与病理改变

(一)周围神经的多层结构

研究周围神经外伤后的电生理表现要从其解剖入手(图 16-1)。本质上其他原因导致的周围神

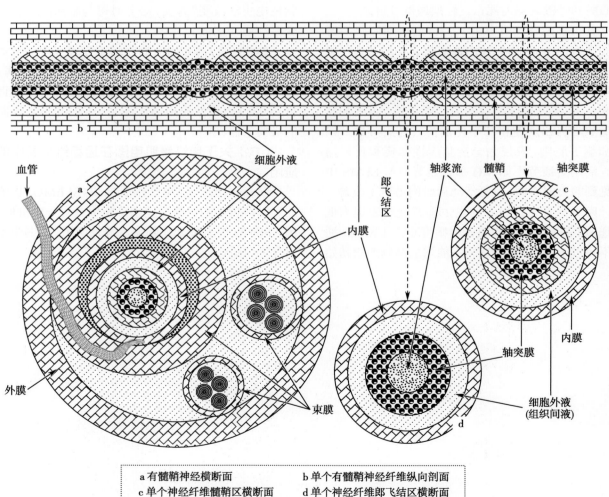

a 有髓鞘神经横断面 　　　b 单个有髓鞘神经纤维纵向剖面
c 单个神经纤维髓鞘区横断面 　　d 单个神经纤维郎飞结区横断面

图 16-1　周围神经结构示意

经损伤（更常称为损害）与外伤所致仅区别在原因和形式，其受损结构与病理过程是相同或相近的。因此，本部分将较为详细地讨论周围神经不同程度受损后的病理过程、电生理改变、与时间的关系等。

　　周围神经分支（如正中神经、腓总神经、股神经、面神经等）由神经丛、脊神经根或脑神经发出。从横断面看，周围神经组织由外至内分别为神经外膜、神经束膜、神经内膜、髓鞘、轴索 5 部分。其中三层膜由外至内逐级延续，它们的坚韧度要高于神经纤维，至神经末段，束膜可逐渐变薄或与外膜融合消失，但内膜一直要延续到末梢，膜内有血管、淋巴管走行，为神经纤维（髓鞘和轴索）提供支撑、保护和营养。相对轴索而言，髓鞘对各种损伤因素较轴索更为敏感，这是因为轴索为神经细胞的一部分，轴浆流可为神经细胞膜提供营养，而髓鞘的营养仅依靠内膜局部血流供应。这些结构特点是周围神经受损的生物学基础。

　　周围神经损伤的程度划分有三方面：第一是解剖与病理范畴，也是神经受损的根本表现形式；第二是致伤方式，各种原因导致的神经损伤，最终都要体现在第一个范畴；第三是电生理检测范畴，神经电生理检测神经是否有脱髓鞘、是否有轴索断裂，可反映神经组织的功能性改变，但无法反映周围神经中起支撑作用的内膜、束膜及外膜的状况。三个方面虽分属不同范畴，但又有内在的联系。

（二）解剖学及病理学损伤分类

　　1. Sunderland 损伤程度分类　Sunderland 严格按照病理改变程度的轻重进行划分，并以"由轻至重"为原则，将周围神经损伤划分为 5 个程度，分别用罗马字母Ⅰ～Ⅴ度表示。如图 16-2 所示。

　　2. Seddon 损伤程度分类　Seddon 划分法有三个程度级别，即神经失用（对应 SunderlandⅠ度）、轴索断伤（对应 SunderlandⅡ度）和神经断伤（对应 Sunderland Ⅲ、Ⅳ、Ⅴ度）。此划分法对应于神经纤维脱髓鞘和失轴索病理上更为确切，但对神经断伤的定义较为宽泛，易与临床产生矛盾——仅有神经内膜断伤也定为神经断伤，与临床所见的神经解剖延续性存在矛盾。

（三）致伤方式分类

　　外伤导致周围神经损伤通常有直接暴力、骨

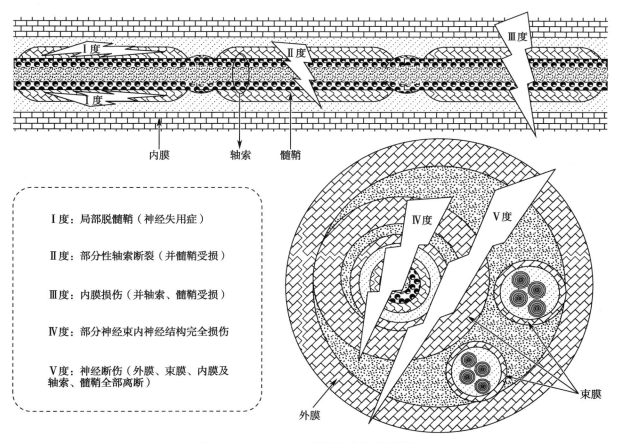

图 16-2　Sunderland 神经损伤程度分类法

折继发和周围组织损伤（例如出血压迫等）继发几个原因。外伤形式多种多样，归纳起来大致有锐器切割伤或刺伤（完全或非完全离断）、挤压伤（慢速）、挫裂伤（快速）、绞扎伤和牵拉伤等。除完全离断伤外，各种形式的损伤因素造成神经损伤的程度均可在Ⅰ~Ⅳ度之间。

各种致伤形式中，牵拉伤和绞扎伤所致神经纤维断裂的部位通常不一致，定位诊断时要充分考虑此因素。

（四）周围神经外伤后病理改变程度随时间的变化

临床上，神经内膜、束膜、外膜的损伤最终要通过髓鞘和轴索的损伤导致功能障碍体现出来。而神经外伤后的病理过程并不是一成不变的，下述以 Sunderland 周围神经损伤程度划分法来说明周围神经不同程度损伤后病理改变随时间的变化过程。

1. Ⅰ度　神经局部脱髓鞘，属于最轻度神经损伤。可出现在轻度挤压、挫伤和牵拉等外伤之后，一般为神经局部水肿，或周围组织水肿压迫神经。水肿、压迫等因素不能及时消除致使神经局部脱髓鞘，即所谓的神经失用。随时间推移，脱髓鞘可向神经远端蔓延。如果及时消除神经压迫，也可能不会造成脱髓鞘改变，或者轻微的、局部性髓鞘变性，通过自身修复不会造成永久性感觉、运动障碍。

2. Ⅱ~Ⅳ度　对于伤及神经内膜、束膜，但外膜延续性尚存的外伤，神经内部神经纤维的损伤程度并不完全一致，事实上很难准确区分。较轻的损伤，其中部分纤维可能仅为神经失用甚至没有受损；较重的损伤，可能所有轴索全部断裂，即使没有全部断裂，残存轴索也会由于神经水肿或周围组织水肿导致轴浆流阻断、丧失神经冲动传导功能，这一点是造成电生理与术中所见"不符"的常见原因。Ⅱ~Ⅳ度损伤的轴索断裂亦可发生远端瓦勒变性、近端逆行变性和再生。

3. Ⅴ度　即真正的神经组织离断，神经的解剖延续性（或可称为物理延续性）被破坏，即外膜及其之内的所有组织离断。是最易理解的神经外伤，也是与外科手术中所见完全相同的损伤类型。离断的远端，神经轴索和髓鞘发生崩解、吸收，称为瓦勒变性，瓦勒变性完成大约需10天。离断近端可发生逆行变性，有报道变性长度约20mm，然后断端闭合并开始再生过程。

二、周围神经外伤的电生理检测

（一）观测指标及其病理意义

综合上述周围神经外伤后的病理改变可知，无论何种致伤原因、何种损伤程度，最终都体现在神经纤维的功能要素，即轴索和髓鞘之上。作为神经功能研究的手段，神经电生理的不同检测项目被设计为反映不同系统、不同纤维功能的方法，它们可以分别反映周围神经运动纤维、感觉纤维轴索和髓鞘功能。而神经外伤后轴索与髓鞘的病理改变随时间而变化，所以电生理检测项目的应用及各指标的变化也随时间而不同。

周围神经外伤的电生理检测项目主要依靠针极肌电图以及神经传导相关项目，SEP 传入第一步也是周围神经，所以在某些情况下，也用于周围神经外伤检测。各项目不同的观测指标在神经外伤后的不同时期有不同改变，将在下文中详细介绍。此部分综合介绍各指标变化的意义。

1. F&P 和 MUP　在神经外伤后的最佳检测期，肌肉所检出的 F&P 称为失神经电位，是判断其所属神经受损的最客观、最重要观测指标；根据失神经电位在肌肉中分布区域，又可以判定神经受损部位；失神经电位发放量多少，还可以一定程度反映神经受损程度。但在早期和晚期，失神经电位出现与否不能作为判定神经是否受损肯定指标。

周围神经外伤，特别是外伤早期，MUP 大小变化诊断意义不大。对于合作良好的患者，MUP 仅关心有或无即可（检测报告中通常描述为"主动 MUP 可检出"或"未检出"）；对于骨折早期患者，由于惧痛等原因，以及涉及车祸、矿难、司法纠纷、癔症等受检者，受检肌肉不能主动收缩、MUP 不能检出，此时不作为神经受损的客观观测指标。通常将跨损伤节段电刺激可引出 CMAP 视作主动 MUP"（应该）可检出"。任何致伤原因、任何伤后阶段受检者，受检肌检出主动 MUP，可作为其所属神经没有完全损伤的客观指标。周围神经外伤后恢复期，在原来检测不出主动 MUP 或者没有多相电位的肌肉中，检测出多相电位是神经恢复的客观证据，这个多相电位也被称作新生电位，但部分学者不赞同此称法。

2. MCV 和 CMAP　周围神经外伤 MCV 检测，原则上应两个刺激点分别位于外伤部位的两侧。条件不容许的时候，至少要保证刺激点和记录点位于外伤部位两侧。也就是说，让神经冲动通过神经受损部位，有利于更早期、更敏感、更准确地发现神经损伤。在临床检测中，由于外伤患者通常有骨折、组织水肿等，MCV 检测时应和患者充分沟通，告知其可能带来的疼痛；在近心端刺激的时候，应采用预估刺激量、单次刺激的方法，尽量减少刺激次数以减轻患者痛苦。

MCV 检测原理的"物理性"决定其检测结果的客观性，在周围神经外伤的各个阶段均有意义。大多数情况下，MCV 检测值与失神经电位结合可判断神经受损的程度。轻度神经损伤时，提供局部损伤或仅有脱髓鞘改变的证据；重度神经损伤时，无论神经外膜是否延续，MCV 不能测出（CMAP 不能引出）是神经轴索"功能性断裂"的客观证据。

CMAP 波幅一定程度上可反映轴索受损。在早期失神经电位尚未出现时，跨损伤平面 CMAP 波幅下降（传导阻滞）是判断神经部分受损的客观证据；在恢复期使用同心针电极记录出非常离散的 CMAP、测算出极慢 MCV，无论该肌肉有无主动 MUP，都可以作为神经恢复的客观证据；在最佳检测期，CMAP 可以波形离散、波幅下降，但都不作为判断神经损伤程度的主要指标。当然，重度损伤 CMAP 不能引出是有意义的。

3. SCV 和 SNAP　SCV 检测在周围神经近心端外伤的各个时期都不是主要观测指标，特别是早期意义不大。在中晚期可作为损伤程度判定的参考指标。

在手部、足部切割伤、刺伤、挤压伤等损伤时，SCV 和 SNAP 的重要性则不可替代。因为此类损伤有时并不伤及运动纤维，SCV 检测又有条件将刺激电极和记录电极置于受损部位的两端，所以 SCV 检测有时是神经受损唯一的客观判断手段。小腿的外伤也可仅伤及感觉神经，SCV 检测也是必需的。

4. F 波　常规 F 波检测，对于上肢腕部以上、下肢踝部以上的周围神经外伤都是有意义的。但是由于其检测方法需多次刺激的特点，会给外伤患者带来较大痛苦，如果针极肌电图及 MCV、SCV 检测已能判定损害程度、部位时，一般不用 F 波检测。但是对于近心端神经外伤，如臂丛干/根性损伤、坐骨神经损伤等，MCV 检测无法在损伤部位的近端刺激，F 波检测神经冲动两次经过损害部位的特点，使其具有不可替代的价值；在近心端周围神经外伤早期，F 波更为必查项目。

5. SEP　常规 SEP 检测对于一般的肢体神经外伤均非必测项目。但在臂丛根性损伤的节前节后判断中 SEP 有其独特价值；在下肢近心端周围神经外伤（如骶丛损伤、坐骨神经损伤）早期，下肢 SEP 为必测项目。

6. 有关减轻患者痛苦的注意事项　神经外伤患者常伴有骨折等其他联合外伤，有的甚至为多发骨折，还有的会有石膏固定或金属外固定装置。这些患者通常无法按电生理检测项目要求的体位做出配合，就需要检测者根据具体情况对检测方法做出适当调整，既要保证患者安全、尽量减少患者痛苦，又要做到检测数据准确、对周围神经损害程度做出可信的判断。

（二）早期

1. 早期的定义与由来　关于神经外伤后早期定义的时间，各文献资料报道不一致。一般认为一周内为早期。因为外伤周围神经损伤程度判定最重要指标为失神经电位，失神经电位与瓦勒变性有关，瓦勒变性约需 10 天完成，所以也有人认为 10 天内为早期，但也有将伤后 14 天定为早期。另外，也有报道外伤后 3 天即可检出失神经电位。笔者的体会是，如果伤后 1～3 天检出失神经电位，应考虑到患者受伤之前是否有基础疾病存在，例如神经卡压症、神经根病及其他导致周围神经失轴索或脊髓前角损害的病变。对此类患者，除结合病史外，可选择性检测受伤部位近心端肌肉。如果也有失神经电位，又可排除近心端神经外伤因素，可判定为基础性疾病所致。

2. 早期检测的选择原则　原则上周围神经外伤不建议早期检测。但对于骨折后可疑神经受损又需手术治疗的患者，应常规行术前电生理检测以评估神经功能。一方面可在术前发现神经受损，为手术方案制定提供依据；另一方面也可以有效避免术后出现神经功能障碍时的责任纠纷。

3. 早期检测的项目与意义　在神经外伤早期，虽一般不能检出失神经电位，但针极肌电图仍为必查项目，一方面对有些失神经电位出现较早的个体，可由此判断神经功能受损状况；另一方面通过观察主动 MUP 可以排除神经完全损伤。

MCV 检测是早期评估神经外伤最有效的手段；F 波和 SEP 检测是近心端神经损伤早期的必查项目。如图 16-3 所示。

如图中所示，对于中段/远端损伤可通过跨平面刺激（MCV2、MCV1），比较两个刺激点引出

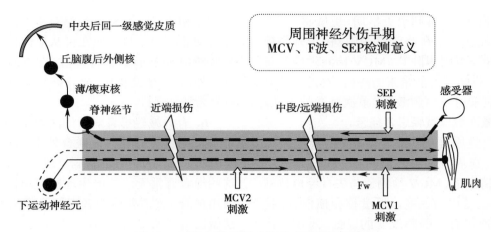

图 16-3　周围神经损伤早期各项目检测示意

的 CMAP 波幅，判断标准一般设为近心端 CMAP 波幅下降超过 20%、甚至 15% 即可提示不除外神经受损可能。如果条件不容许两点刺激，应采用 MCV2 所示处刺激，即刺激与记录分处外伤部位两侧。对于近端损伤显然没有条件在其近心端刺激，可采用 SEP 和 F 波检测，前者神经冲动一次通过受损部位、后者两次通过，根据神经受损程度的不同，SEP 可出现波幅下降（较健侧下降 20%～30%）、潜伏期延长（较健侧延长 5%～10%）或者波形不能引出，F 波引出率下降、潜伏期延长（较健侧延长约 10%）或不能引出。

（三）最佳检测期

1. 各项目的应用　一般认为周围神经外伤后 2 周～2 个月为最佳检测期。2 周时，受损伤轴索支配的肌纤维一定会出现失神经电位；换言之，外伤 2 周后只要在一块肌肉中检出失神经电位，即可断定支配该肌肉的神经发生轴索损伤。至于最佳检测期的高限并不需要很严格限制在 2 个月，但超过 2 个月则可能由于肌肉萎缩，导致失神经电位检出困难，从而影响对神经受损程度的准确判断。与外伤早期相同的是肌肉主动 MUP 不能检出不代表该肌肉完全失去神经支配，但主动 MUP 可检出则说明支配该肌肉的神经至少未断裂，此时 MCV 检测是必要的。在一条神经支配的所有肌肉中均无失神经电位的情况下，受损节段的 MCV 减慢或者传导阻滞现象出现是神经轻度损伤的表现；没有失神经电位一般不会出现各刺激点引出的 CMAP 波幅均显著下降，如果出现则首先应排除操作失误，或 1～2 周后再复查。在有失神经电位时，MCV 和 CMAP 波幅可作为判定损伤程度的依据。

在最佳检测期，对于混合神经来说，损伤部位

越远端、损伤程度越重，越容易出现 SCV 减慢和 SNAP 波幅下降，所以 SCV 仅作为参考。但是对于手部、小腿部、足部等处仅损伤纯感觉神经的外伤，相应神经的 SCV 检测则成为必要、甚至是唯一的手段。

F 波和 SEP 在此时，同样可以作为近心端外伤神经功能评价的有效手段，但是对于远段损伤一般不用检测。

综上所述，失神经电位检测在周围神经外伤检测中是最重要观测指标，所以对其检测一定要按照方法学部分的内容认真操作：准确定位肌肉、检测到每一个象限，真实反映受检肌是否有失神经电位。

对可疑受损的周围神经，检测的基本流程一般是：第一步（必需），观察该神经用于常规 MCV 检测记录肌肉的失神经电位、MUP。第二步（必需），检测该神经 MCV。第三步（可选），在第一、二步中若有一项异常则选择与定位相关的其他肌肉观察失神经电位、MUP。如果不能检出主动 MUP 则刺激神经干观察是否可引出 CMAP。常规 MCV 可测出，对于其他可检出主动 MUP 的肌肉，则刺激神经诱发 CMAP 非必需步骤。重复第三步，直到该神经支配的最近心端肌肉或者其中段支配的某肌肉中无失神经电位、CMAP 正常、该肌肉记录 MCV 速度正常。如此操作可得出准确定位、定程度信息。

2. 定位　对于周围神经外伤，电生理检测的定位、定程度是基本要求，是临床选择治疗方案的重要依据。以失神经电位分布范围定位神经损伤是最基本手段，神经解剖走行是定位的基本依据，其定位的基本原理如图 16-4 所示。

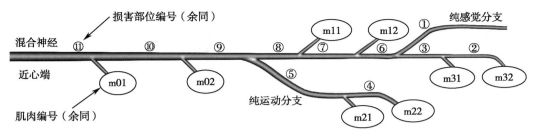

a 神经、肌肉关系及损害部位

	①	②	③	④	⑤	⑥	⑦	⑧	⑨	⑩	⑪
m01	–	–	–	–	–	–	–	–	–	–	+
m02	–	–	–	–	–	–	–	–	–	+	+
m11	–	–	–	–	–	–	+	+	+	+	+
m12	–	–	–	–	–	+	+	+	+	+	+
m21	–	–	–	–	+	+	+	+	+	+	+
m22	–	–	–	+	+	+	+	+	+	+	+
m31	–	–	+	–	–	+	+	+	+	+	+
m32	–	+	+	–	–	+	+	+	+	+	+
SCV	+	–	–	–	–	+	+	+	+	+	+

"–"表示正常；"+"表示异常。

b 损害部位对应的异常表现

图 16-4 神经外伤定位原理示意

图 16-4 中显示为典型的周围神经（混合神经）走行与分支示意，从左侧（近心端）发出后一路走行，分出肌支支配相应肌肉，并可分出单纯运动支支配肌肉和单纯感觉支支配相应皮肤感觉区。特别应该注意的一点是，在运动支还有支配肌梭和腱器的感觉纤维。图中的结构，涵盖了大多数周围神经的走行与分支方式；部分单纯运动神经相当于图中的运动分支；单纯的皮神经则相当于图中的感觉分支。所以该图所示原理可适用于肢体、躯干的几乎所有周围神经及脑神经。

临床工作中通常并不需要检测受检神经支配的所有肌肉，而是选择具有代表性的肌肉进行检测，根据检测结果再决定下一步方案或得出结果。基本的部位判定原则是：在一个神经分支上，受损部位位于正常（上）和异常（下）肌肉之间。神经电生理检测是由检测医师主观能动地思考、分析的过程，不是一成不变的。对于更复杂的神经外伤（多肢体、多神经、神经丛损伤等）以及后续将讨论的周围神经病及中枢神经系统损害等，这个思考过程更为重要。

3．定程度　确定周围神经损伤程度需要结合针极肌电图失神经电位、主动 MUP、MCV 检测结果和 CMAP 波幅综合分析，同时参考 SCV 和 F 波改变。确定神经损伤程度先从评价一块肌肉的神经支配入手，然后根据各肌肉的异常综合分析。就每一块肌肉而言，其支配神经损伤程度可分为：轻微受损、部分受损、完全受损。见表 16-1。

表 16-1 一块肌肉的神经损害程度判断

损害程度	F&P	主动 MUP	CMAP
轻微受损	少量(+)	正常	正常
部分受损	较多(++)	减少	波幅下降
完全受损	大量(+++)	不能检出	不能引出

神经电生理判定周围神经损伤程度基于损伤部位以下电生理观察指标（包括运动和感觉）异常程度划分，与临床学科基于临床表现或解剖结构受累的程度划分不同。

各实验室对周围神经损伤程度判定目前尚无统一的方法和标准，大体可分两种方法：一种分为部分性损伤、完全性损伤；另一种按轻、中、重度划分。临床工作中，笔者通常在分别判定一块肌肉受损程度的基础上将两种划分方法联合使用，根据神经损伤部位以下支配各肌肉的受损程度综合判断神经受损程度，其中"重度"对应完全性损伤指受损部位以下各肌肉、神经传导观察指标均为重度异常。具体划分方法见表 16-2。

表 16-2　一条神经的损害程度判断

损害程度	肌肉范围	F&P	主动 MUP	MCV 速度	CMAP 波幅	SCV 速度	SNAP 波幅
轻度	部分 / 全部	+	−	↓，<30%	−	↓<30%	−
中度	部分 / 全部	++	− 或减少	↓，约 50%	下降	↓≈50%	下降
重度部分性	少部分	+++	×	×	×	×	×
重度不全	大部分	+++	×	×	×	×	×
重度	全部	+++	×	×	×	×	×

注:"−"代表正常;"↓"代表速度减慢;"×"代表不能检出 / 引出;"+"~"+++"代表异常,且异常程度逐渐加大。

仍以图 16-4 为例,假定损伤在部位⑪处:图中各肌肉都可检出少量失神经电位、近心端 MCV 轻度减慢、F 波轻度异常,可判为轻度损伤;若 m32、m22、m02 均可见明显失神经电位且 MUP 有减少趋势,其余各肌仅可见少量失神经电位,MCV 和 F 波异常,则可报中度损伤;若 m32、m22 表现为完全受损,其余各肌表现为部分受损,则报重度部分性损伤;若仅有个别肌肉可检出主动 MUP、引出低波幅的 CMAP,其余各肌均表现为完全受损,则报重度不全损伤;若图中所有肌肉均表现为完全受损,则无疑为重度损伤。细分损伤程度可为临床治疗方案选择提供更为全面、准确的信息。

神经损伤程度在报告结论中的表述,则应考虑到临床治疗需要和可能存在的伤情鉴定需要两个方面。用于伤情鉴定时,建议报告为"重度损害""部分性损害",对应于表 16-2 的重度部分性损害和重度不全损害建议报告为"部分性损害(程度稍重)"和"部分性损害(程度较重)"。

4. 复合损伤　在绞扎伤、牵拉伤、多发骨折所致周围神经损伤时,常会形成多处神经受损的现象,此类患者在术前精确分辨损伤部位和程度更为重要、也更为困难。

再以图 16-4 为例,如果一个明确的外伤在部位⑩处,m02、m11、m12、m31、m32 各肌均表现为轻微或部分受损,而 m21、m22 表现为完全受损,则提示除部位⑩外,在部位⑤处可能有运动分支的重度损伤。其他形式的复合损伤分析,可参照此思路。

(四)恢复期

周围神经外伤后,断裂轴索的远端发生瓦勒变性、近端启动再生过程。当两断端空间位置满足再生条件时,即完全离断伤手术吻合两断端,近心端神经纤维可沿着远端原来的通路生长实现肌肉再支配,一般认为神经再生的速度为 1mm/d。通过检测肌肉电活动变化可以客观反映神经再生。

1. 针极肌电图　在恢复期的后期(6~12 个月后),受损神经支配肌肉中失神经电位发放量有逐渐减少的趋势,但由于失神经电位的量化本身是个模糊的概念,所以一般不用失神经电位减少作为恢复的量化指标。在神经完全损伤 24 个月后失神经电位消失,如果同时主动 MUP 不能检出、CMAP 不能引出,则提示肌肉已结缔组织化,失神经电位消失自然不能作为判断神经恢复的指标。

在一块重度损伤神经支配的肌肉中原来检测无主动 MUP,后来检出新生电位(图 16-5),是神经恢复的客观证据。新生电位本质就是多相电位,一般时限较宽、波幅通常大于 100μV,也可见超过 1 000μV。新生电位是由于新生运动末梢髓鞘尚不完整,导致神经冲动到达各肌纤维的时间有差异而形成。在部分性受损肌肉中,原来检测仅有 MUP 减少、没有多相电位,之后检测出多相电位也是神经再支配的可靠证据之一。新生电位可伴有纤颤电位、正锐波发放。它的识别还应注意与神经损害后可能出现的复合肌肉重复放电、肌颤搐放电、震颤放电等自发性放电鉴别。

2. MCV 和 CMAP　对于长时间失神经支配或疼痛等客观原因不能配合收缩或主观不配合收缩的受检者,在神经损伤部位近心端刺激、远端受检肌记录的 MCV 检测,是判断受检肌是否恢复神经支配的最客观证据。这里需要强调的是,在神经恢复期必须用同心针电极记录 CMAP,表面电极和皮下电极记录的 CMAP 通常会丢失很多有用的信息。如图 16-6 所示。

在预计再支配应重建的肌肉中,MCV 检测如果常规参数不能引出 CMAP 波形时,应做三方面调整:增加刺激量(保证神经被兴奋)、提高灵敏度(使得较低波幅的波形可分辨)、减慢扫描速度。MCV 检测程序中,一般扫描速度设置为 3ms/D,也有少部分设为 2ms/D 或 5ms/D,新生神经纤维因为髓鞘不完整其传导速度可接近无髓鞘纤维,CMAP

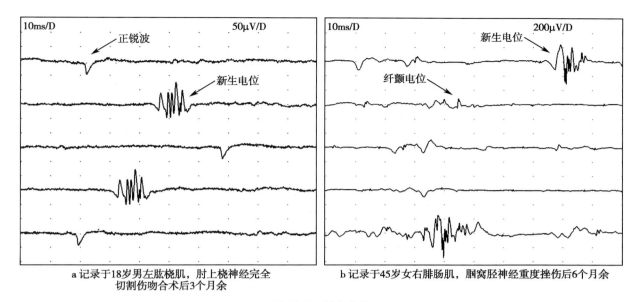

a 记录于18岁男左肱桡肌，肘上桡神经完全
切割伤吻合术后3个月余

b 记录于45岁女右腓肠肌，腘窝胫神经重度挫伤后6个月余

图 16-5 新生电位

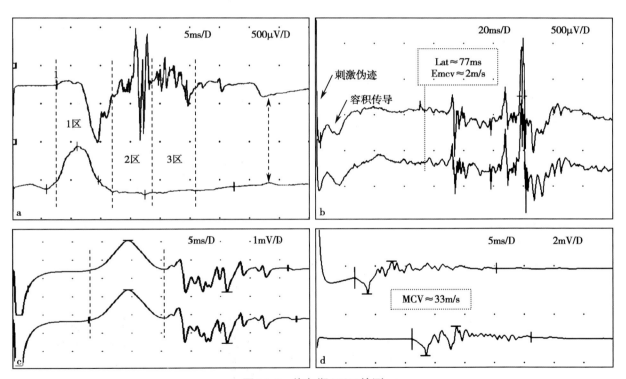

图 16-6 恢复期 MCV 检测

注：a. 神经远端部分性切割伤恢复期针电极记录 CMAP 与表面电极记录比较：虚线划分 3 个区用为在 CMAP 时程内各时段波形比较，双箭头虚线示意同一波形成分对应在两种记录方式的形态；b. 神经离断伤吻合术后针电极记录到的极长潜伏期 CMAP；c. 上臂桡神经不全切割伤吻合术后未离断部分 CMAP 成分（两竖虚线间）与再支配纤维 CMAP 成分（第 2 条竖虚线后）形态分离，两次采集重复性好；d. 神经损伤两刺激点间离断伤吻合术后恢复良好的 MCV 检测，两个扫描线 CMAP 离散程度不同（针电极记录）。

潜伏期起始位置可能超过 30ms、甚至 50ms，不能显示在屏幕上，降低扫描速度为 10ms/D、甚至 20ms/D，使总分析时间达到 100ms 或 200ms，就可能记录到潜伏期延长了的 CMAP。

图 16-6a 为腕部不全切割伤，部位约在腕横纹上 20mm。行神经探查、部分外膜缝合术，术后 5个月复查。上方的曲线为同心针记录、下方为皮下电极（相当于表面电极）记录。分析同心针电极

记录到的曲线，可见 CMAP 波形严重离散，将其按图中虚线划分成几个区：1 区的波形由原来残存的神经纤维介导，由于创伤、增生等因素，这部分纤维的脱髓鞘改变并未完全恢复正常，所以 CMAP 潜伏期延长（约 7ms）；2 区的波形代表原来断裂、吻合后恢复最好的一部分纤维；3 区的波形代表髓鞘恢复较 2 区要差的神经纤维；3 区之后还有少量髓鞘恢复更差的纤维引出的波形。对比下方皮下电极记录到的波形：1 区与同心针电极记录的波形尚有一定对应关系，2 区和 3 区几乎成为平直的基线，本质上是肌纤维放电不同步相互抵消的结果。有意思的是：如竖向的双箭头所示，针电极记录的最后的小波形，在皮下电极记录的波形中也有所体现，这是因为再无波形成分与其抵消所致。

图 16-6b 记录于肱骨骨折、桡神经离断伤的患者。肱骨内固定＋桡神经吻合术后 6 个月，在桡神经沟刺激、肱桡肌记录的 CMAP。可见到 CMAP 波形严重离散，起始潜伏期极度延长达约 77ms（此潜伏期之前无可重复波形；紧接刺激伪迹后的波形潜伏期过短，为容积传导），末梢运动纤维神经传导速度大约在 2m/s，是典型的轴索再生已经完成、髓鞘几乎没有有效修复的表现。临床工作中，对于超长潜伏期 CMAP 的确认，一定要像图中所示至少采集 2 次，波形具有良好的重复性；而且采集时要固定好肢体以防止肢体运动造成电极在肌肉中移动而带来的假波形，电极移动形成的波形一般也不会有很好的重复性。

图 16-6c 记录于肘上桡神经部分性切割伤患者。神经修复术后 5 个月余，桡神经沟刺激、指总伸肌记录。在刺激伪迹和第一条虚线间，有平直的基线，故两虚线间的波形为未损伤纤维介导的 CMAP。第二条虚线后，是恢复的神经纤维介导的严重离散的 CMAP 波形。

图 16-6d 记录于小腿中下三分之一胫神经离断性切割伤患者。神经吻合术后 19 个月可见神经传导速度恢复至约为正常的 70%；因位置不同，兴奋的神经纤维髓鞘之间有差异。腘窝和内踝刺激引出的 CMAP 在总体重复性较好的基础上，后半部分有一定变化。

3. 恢复与时间 对于术前为离断伤、神经吻合术后患者，或者解剖上神经外膜延续性存在、典型期电生理提示某个位置重度受损患者，一般按损伤部位至其下方最近的一块肌肉肌腹距离的毫米数推算应检测出新生电位或引出离散 CMAP

波形的天数。仍以图 16-4 为例，部位⑩损伤，则首先观察 m02；部位⑧损伤，则首先观察 m11；部位⑤损伤，则首先观察 m21；依此类推。距离为 150mm 时，理论上讲，150 天后在肌肉中应检出新生电位；若时间延长 50%，即 150＋75＝225 天电生理仍未检出再支配迹象，则应怀疑神经再生困难；若超过 300 天仍未见恢复迹象则可能是神经恢复障碍，必要时应手术探查。

4. 内固定是否影响检测 神经外伤并骨折的患者，常会带有金属材质的内固定器材或外固定支架。此类患者检测时，只要注意记录电极、刺激电极不直接接触金属部分就不会对检测结果造成影响。但在电刺激肢体中段、近端神经时，应充分考虑到刺激带来肌肉收缩产生的力对固定器材的作用，以免造成意外。

（五）后遗症期

如前所述，在恢复期全部肌纤维神经再支配建立之前，受损神经支配的肌肉可检出失神经电位。大多数研究显示，如果一个肌纤维（肌细胞）在伤后三年神经再支配仍不能建立，肌纤维将结缔组织化（肌细胞纤维化）。也有报道肌细胞纤维化在伤后两年即出现。也就意味着在电生理检测中，一块完全失去神经支配的肌肉在 2～3 年内仍有可能检出失神经电位。2～3 年后则不能检出失神经电位、MUP，而且 CMAP 也不能引出，此时称该肌肉表现为"电静息"，即无任何类型的生物电反应。所以说部分实验室将正常肌肉无主动收缩状态下未检出自发放电称为电静息似有不妥之处。

临床工作中常会遇见神经外伤后 3 年、甚至 10 年以上的患者在原受伤神经支配的肌肉中检出失神经电位，这个失神经电位并非来自原外伤的神经轴索断裂，可能的原因有二：一是原外伤处神经部分或完全恢复，但在神经组织本身或周围组织有增生等压迫继发轴索再次断裂；二是神经走行通路上其他部位新发的、与原外伤部位无关的损伤，例如根性损伤、神经卡压等。

第二节　上肢周围神经外伤

人类上肢功能的重要性、动作的精细性都建立在神经肌肉解剖高度复杂性基础上。上肢所有肌肉均由臂丛神经发出分支支配，臂丛神经也支配肩周围、胸背部躯干大部分肌肉。颈肩部骨折、颈椎骨折等也可致臂丛神经损伤。所以这些内容均在本节讨论。

一、臂丛神经损伤

臂丛神经损伤电生理定位诊断是临床神经电生理检测中关于神经外伤定位最复杂的部分，掌握了这部分内容对于上肢其他类型周围神经损伤的定位则毫无困难。另外，关于臂丛神经损伤的电生理检测方案设计、定位诊断原则，也适用于后续章节中将讨论的神经麻痹症（急性）和神经卡压症（慢性）等疾病的检测和定位，所以一开始就学习最复杂的臂丛神经损伤，虽有"先难后易"之嫌，但有事半功倍的效果。

（一）臂丛神经损伤机制

臂丛神经损伤可为无骨折闭合性损伤，造成臂丛神经根性损伤的外力主要是施加于臂丛神经的牵拉力；也可为合并骨折的闭合性损伤，可有牵拉力与骨折挫伤两方面损伤；还可合并或继发于开放性骨折损伤。相对于牵拉伤、骨折挫裂伤和刺伤等，锐器切割伤较为直观。

车祸尤其是摩托车车祸、肩部的重物砸伤等均可造成使头肩分离的应力，此类外伤作用力可传至臂丛神经造成其牵拉；上肢的机器绞伤也可将牵拉力传至臂丛神经。牵拉力通过臂丛神经进一步传导至椎间孔，造成椎间孔处的神经根固定韧带断裂，并继续将拉力传至椎管内，造成臂丛神经前、

后根断裂。由于 C_5、C_6 神经根在椎间孔处的固定韧带较坚固，牵拉力造成此二神经根在椎孔外或椎间孔段断裂较多见（节后损伤），尤其是 C_5 神经根。而 C_8、T_1 神经根在椎间孔处的固定韧带较疏松甚至缺如，作用于下干的牵拉力则容易造成神经根在椎管内断裂（节前损伤），或将根丝从脊髓中"拔出"——根性撕脱。过大的牵拉力可由脊髓传递给对侧神经根，造成对侧部分根性撕脱，如图 16-7 所示。另外，颈椎椎体严重的侧方外力可使脊髓横向移动，也可造成椎管内神经前后根的断裂。

在无骨折及其他开放性损伤的臂丛神经损伤中，作用于臂丛神经的牵拉力既可造成神经根在椎管内断裂，也可造成椎孔外神经根、干的损伤，还可仅造成臂丛神经束或束以下损伤，或上述部位同时受累。头肩分离外力造成的臂丛神经损伤首先导致上干损伤，当牵拉暴力足够大时，也可造成中、下干的损伤。机器牵拉、皮带绞伤及其他形式的上肢过度外展可致下干过度紧张而上干相对松弛，常首先损伤下干，当牵拉暴力足够大时，也可造成中、上干的损伤。过度外展并后伸时，由于锁骨的限制，上干所受拉力较大，可出现上干先受累或上干损伤较重的现象。臂丛神经损伤发生概率特点是：干性＞束性＞根性撕脱；上干＞上干＋中干＞上干＋中干＋下干（全臂丛）＞下干＞下干＋中干＞中干。

直接暴力撞击锁骨下区（可伴有锁骨骨折）、

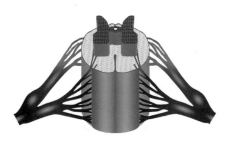

a 正常

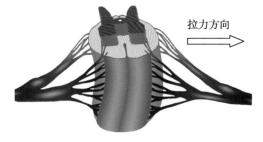

b 牵拉致根和脊髓产生一定位移未断裂

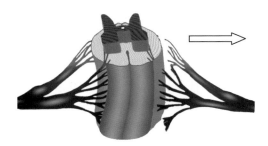

c 牵拉致根和脊髓产生位移大　单侧根断裂

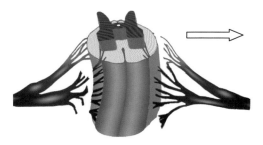

d 牵拉致根和脊髓产生位移过大　严重时可致双侧根未断裂

图 16-7　牵拉致根性撕脱原理示意

肩部、腋部以及锁骨下区的锐器刺伤可致臂丛神经束性损伤。另外，上肢被机器皮带绞伤牵拉的过程中，如伴有上肢过度前屈，臂丛神经束部以锁骨形成支点也可造成束性损伤。束性损伤部位在外侧束多位于发出肌皮神经及正中神经外侧头处；在内侧束多位于发出正中神经内侧头处，而尺神经的损伤较正中神经相对轻；肩后部的直接创伤则易造成后束、腋神经起始部或进入四边孔处的损伤，以及肩胛上神经在肩胛上切迹处的损伤。

临床上臂丛神经损伤往往比较复杂，纵向、横向都有复合损伤的可能：纵向看，可能是以根性撕脱为主，合并有干性、束性损伤，也可能是干性损伤为主，合并部分根性撕脱、束性损伤等；横向来看，可能以上干损伤为主，合并中、下干部分性损伤，也可能相反。另外，在有上臂、前臂骨折时，可能在臂丛神经损伤的基础上合并有上臂、前臂多神经或单神经损伤。这就给臂丛神经损伤的临床精确定位、定程度带来更大困难，电生理检测则可根据异常改变的分布、范围、程度等做到精确定位。

（二）臂丛神经应用解剖

神经外伤电生理定位依赖于对神经解剖的熟练掌握，臂丛神经损伤尤其重要。臂丛神经解剖模式图参阅图 4-34 和附图 4-7。

根据臂丛神经损伤电生理定位诊断需求，以臂丛实体解剖为基础、以脊神经根走行为起点和主线、以肌肉为终点并兼顾部分纯感觉分支，笔者绘制了臂丛各根发出神经纤维经干→股→束→支→神经到各神经支配主要肌肉的模式图（图 16-8），进一步细化后绘制出包括了各神经根臂丛中走行、对大部分上肢肌肉支配关系以及部分感觉支示意图图（附图 4-31）。将构成臂丛的每个神经根视作一条"地铁线路"，每块肌肉和每个感觉分支视作一个"地铁站"，则臂丛干、股、束、支和神经构成每条地铁线路的走行路线，故附图 4-31 也可称为"臂丛神经走行及支配地铁线路图"，简称"臂丛地铁图"。图中干、股、束、支和神经交叉时的层次关系代表实体结构的前后关系。熟记该图对电生理医生的工作大有裨益。

图 16-8 和附图 4-31 并未绘制出臂丛支配的全部肌肉，仅列出对定位有关键意义且电生理医生必须掌握的肌肉，依据各肌在电生理检测中的常用性、重要性分为"一线肌、二线肌和三线肌"。

一线肌指常规检测必查肌肉或用于所属神经MCV 检测的记录肌肉，臂丛神经支配的一线肌包括拇短展肌、小指展肌、示指固有伸肌、肱二头肌、三角肌和前锯肌，电生理医生对一线肌的解剖走行、神经支配、进针部位 / 深度、用力的正确动作等必须烂熟于心，前锯肌对 $C_5 \sim C_6$ 神经根外伤及其他类型损害具有独特定位价值将其列为一线肌。

二线肌肌肉较多，在精确定位神经损害部位时常需检测，所以电生理医生也要熟练掌握，代表性的有前臂前群肌尺侧腕屈肌、桡侧腕屈肌、掌长肌、旋前方肌和旋前圆肌、前臂后群肌尺侧腕伸肌、桡侧腕伸肌、指总伸肌、肱桡肌、上臂肱三头肌、胸大肌锁骨部 / 肋骨部、背阔肌、冈上肌和大 / 小圆肌，肩胛提肌和菱形肌列为二线肌是基于鉴别 C_4/C_5 根性损害的价值，但其进针部位、深度难于掌握，初学者需多加实践后才能用于诊断。

列为三线肌肌肉最主要依据是其定位价值可被一、二线肌取代，或者难于准确进针，或者其进针部位具有风险性，例如肘肌位于肘关节正后方关节面水平稍有不慎即有可能将针电极刺入关节囊，这在电生理检测中是必须避免的，其他三线肌不再一一罗列，在必须检测时参考本书附录 4 的检测方法即可。

需要说明的是，关于臂丛的脊神经根构成和神经根在各肌肉的分布不同著作中略有差异。以桡侧腕屈肌为例，其神经根支配就有 C_5、C_6、C_7 和 C_6、C_7、C_8 以及 C_7、C_8、T_1 等不同观点。对有争议的神经根对肌肉支配方式，本书的原则是采用大多数学者认同的观点，且结合笔者工作中的体会。虽然图 16-8 为简化的原理图，但对于神经分支发出部位的表达是严格按照实体解剖位置关系来绘制的。初学者在每个病例的定位分析时均可对照此图，以后随着经验的积累，应将此图固化在脑海中并能应用于定位分析。另外还要掌握此图与实体解剖的对应关系。

（三）电生理检测方案

臂丛神经损伤电生理检测原则为：先远后近、先感觉后运动。检测流程见图 16-9，图中使用的神经、肌肉简化名称与全称对照见表 16-3。

对于怀疑臂丛神经外伤的患者，须按照图中双箭头所指示项目和顺序完成检测，即所谓必查项目。首先查 SCV 的原因一方面是给患者较小的电刺激，以使其适应、配合检测；另一方面随着检测时间延长，肢体温度下降对 SCV 检测值影响较大。此后，针极肌电图与运动神经传导功能

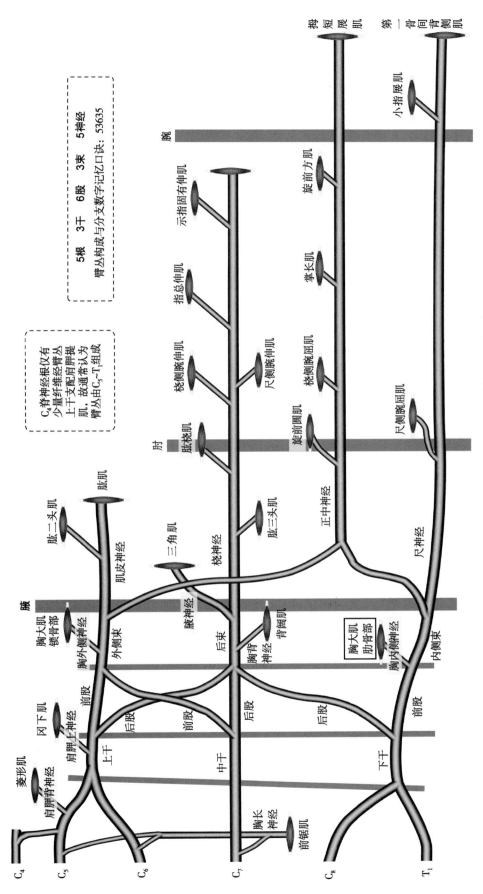

图 16-8 臂丛神经根组成、主要分支结构及主要支配肌

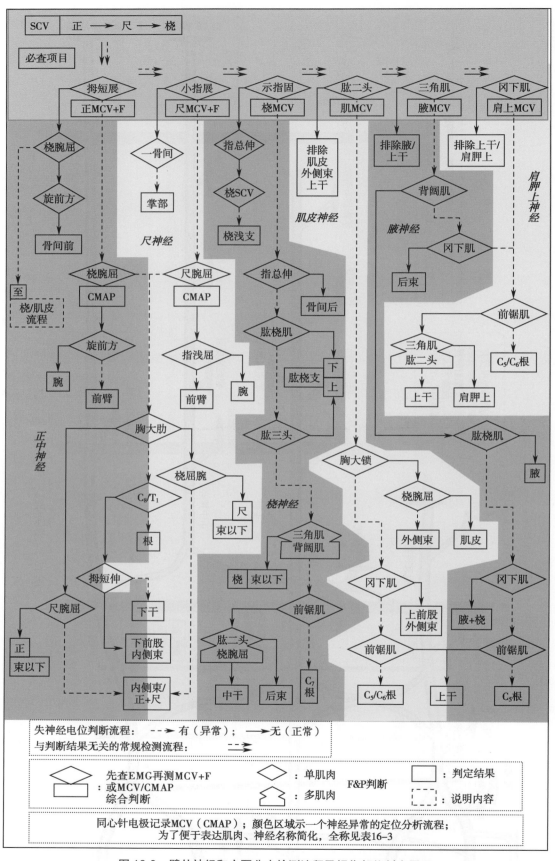

图 16-9 臂丛神经和主要分支检测流程及损伤部位判定原理

表 16-3　图 16-9 中简化名称与全称对照表

神经		肌肉	
简称	全称	简称	全称
正	正中神经	拇短展	拇短展肌
尺	尺神经	小指展	小指展肌
桡	桡神经	示指固	示指固有伸肌
肌	肌皮神经	肱二头	肱二头肌
肌皮	肌皮神经	桡腕屈	桡侧腕屈肌
腋	腋神经	旋前方	旋前方肌
肩上	肩胛上神经	一骨间	第一骨间背侧肌
肩胛上	肩胛上神经	尺腕屈	尺侧腕屈肌
骨间前	骨间前神经	指浅屈	指浅屈肌
骨间后	骨间后神经	拇短伸	拇短伸肌
桡浅支	桡神经浅支	指总伸	指总伸肌
肱桡支	桡神经肱桡肌支	肱三头	肱三头肌
外侧束	臂丛神经外侧束	胸大锁	胸大肌锁骨部
内侧束	臂丛神经内侧束	胸大肋	胸大肌肋骨部
后束	臂丛神经后束		
上前股	臂丛神经上干前股		
下前股	臂丛神经下干前股		
上干	臂丛神经上干		
下干	臂丛神经下干		
根	脊神经根		
束以下	臂丛神经束水平以下		

（MCV＋F）检测交替进行，可以大幅节省检测时间、减少患者痛苦。

通过必查项目检测已经可以对臂丛神经功能状况有一个大致了解，如果全部项目均正常，或异常仅集中在某个神经的某个肌肉分支以下，或冈下肌（怀疑下干，加测胸大肌肋骨部）正常，则不再需要检测前锯肌、C_8、T_1脊旁肌。若必查项目肌肉的失神经电位分布较为广泛，或者怀疑根性撕脱，则应按图 16-9 中所示加查肌肉，必要时还需要加查图 16-9 中未列出的肌肉，根据总体表现再分析损伤定位。

一般不推荐检测胸长神经 MCV，一方面是因为单纯兴奋胸长神经有困难，且前锯肌记录的 CMAP 受附近肌肉影响较大，有时难于分辨是否来自附近肌肉（肋间肌、胸大肌、背阔肌、膈肌等）的容积传导；另一方面，MCV 检测时同心针电极不易固定和掌控，刺激引起电极移动有刺穿胸壁进入胸腔的风险。必须检测时一定要妥善固定导线或电极保证针电极不会刺入胸腔；表面电极记录可以保证安全性，但在病理情况下记录到的

CMAP 波形无法确认是否来自前锯肌。

临床上有用前臂内侧皮神经 SCV 检测判断下干和内侧束受损的方法。但该神经 SCV 检测刺激和记录部位附近均有肌肉，正常时可引出可靠波形、臂丛神经损伤时则不易测准。在臂丛下干或内侧束部分性损伤时，前臂内侧皮神经 SCV 不一定表现出异常，正中神经、尺神经支配肌和胸内侧神经支配的胸大肌肋骨部（于平乳头下方进针）针极肌电图检出失神经电位更敏感、定位更可靠。

（四）电生理定位诊断

臂丛神经损伤的定位决定治疗方案选择，电生理检测是目前临床最为客观的臂丛神经损伤定位诊断手段。图 16-8 的"臂丛地铁图"结合图 16-4 神经损伤定位基本原理，由不同损伤部位确定可能有异常改变的肌肉；反之，根据异常肌肉的分布形式则可推断臂丛神经损伤部位。

臂丛神经损伤定位临床表述有两种：一是按解剖部位精确表述为根、干、股、束支部，但通常省略股，表述为根、干、束；二是较为粗略地表述为根、锁骨上、锁骨下。两种表述方法并无本质区

别，且与所在单位手外科应用习惯相关。

束支部以下单神经或多神经损伤定位相对简单，可依据肌肉和神经异常项目仅集中在受损神经支配范围内而确定。臂丛神经损伤合并上臂或前臂单神经、多神经损伤时定位较为困难，应结合失神经电位分布范围、各肌肉失神经电位发放频率、主动 MUP 是否检出、MCV 和 SCV 检测等综合分析，精确定位后分别报告。

臂丛神经损伤电生理定位通常需在伤后 2 周进行，主要依据失神经电位分布范围作出定位判定（表 16-4），同时应结合 MUP、MCV、SCV 等分析。

两个或两个以上根的损伤，则失神经电位在肌肉中的分布是表中相应列的叠加，例如表中第一列为 C₅、C₆ 神经根同时受损的失神经电位分布，是第二列和第三列的叠加。单纯的 C₅ 损伤，肩胛提肌可受累，而指总伸肌、桡侧腕屈肌等不会检出失神经电位；单纯的 C₆ 损伤，除了重叠支配的肌肉外，不会累及肩胛提肌，但指总伸肌、桡侧腕屈肌等可检出失神经电位。同样的方法可判别其他方式的根性损伤。

1. 根性损伤　脊旁肌（椎旁肌）受脊神经前根后支支配具有节段性特点，对根性损伤的判定有很高价值，但临床应用时要考虑其相邻节段神经支配有一定重叠性。脊旁肌在颈部相对于胸腰段直径变细，进针时应格外谨慎，避免伤及神经根或进入其他肌肉中，还需注意选择合适体位使受检者可以放松利于观察失神经电位。胸长神经起自 C_5～C_7 近椎间孔的神经根，在前锯肌（第 2～9 肋）中分布有自上而下的规律，前锯肌体表定位准确，

表 16-4　臂丛神经根、干、束损伤肌肉失神经电位分布

损害部位 神经	损害部位 肌肉	C_5 并 C_6	C_5	C_6	C_7	C_8	T_1	上干	中干	下干	外侧束	后束	内侧束
脊神经根	C_5 脊旁肌	+	+	±	−	−	−	−	−	−*	−	−	−*
	C_6 脊旁肌	+	±	+	±	−	−	−	−	−	−	−	−
	C_7 脊旁肌	−	−	±	+	±	−	−	−	−	−	−*	−
	C_8 脊旁肌	−	−	−	±	+	±	−	−	−	−	−	−
	T_1 脊旁肌	−	−	−	−	±	+	−	−	−	−	−	−
肩胛背	肩胛提肌	+	+	−	−	−	−	−	−	−	−	−	−
胸长神经	前锯肌	+	+	+	+	−	−	−*	−*	−	−	−*	−
肩胛上	冈下肌	+	+	±	−	−	−	+	−	−	−*	−	−
胸背神经	背阔肌	+	+	+	+	+	−	−	+	+	−	+	−
胸外侧	胸大肌锁骨部	+	+	+	+	−	−	+	+	−	+	−	−*
胸内侧	胸大肌肋骨部	−	−	−	−	+	+	−	−	+	−	−	+
腋神经	三角肌	+	+	+	−	−	−	+	−	−	−	+	−
肌皮神经	肱二头肌	+	+	+	−	−	−	+	−	−	+	−	−
桡神经	肱三头肌	+	−	+	+	+	−	+	+	+	−	+	−
	肱桡肌	+	+	+	−	−	−	+	−	−	−	+	−
	指总伸肌	+	−	+	+	+	−	−	+	+	−	+	−
	示指固有伸肌	+	−	+	+	+	−	−	+	+	−	+	−
	拇短伸肌	−	−	+	+	+	−	−	+	+	−	+	−
正中神经	桡侧腕屈肌	+	+	+	+	−	−	+	+	−	+	−	+
	掌长肌	−	−	+	+	+	−	−	+	+	+	−	+
	旋前方肌	−	−	−	−	+	+	−	−	+	+	−	+
	拇短展肌	−	−	−	−	+	+	−	−	+	+	−	+
尺神经	尺侧腕屈肌	−	−	−	−	+	+	−	−	+	−	−	+
	小指展肌	−	−	−	−	+	+	−	−	+	−	−	+
	第一骨间背侧肌	−	−	−	−	+	+	−	−	+	−	−	+

注："+"异常；"−"正常；"−*"示对应肌肉必须正常；"±"示由相邻神经根支配脊旁肌的重叠造成可异常或正常，若异常程度较受累根轻。

按要领操作不易进入其他肌肉或带来不必要的副损伤，所以通常选取前锯肌作为 $C_5 \sim C_7$ 根性损伤判定的主要肌肉。脊神经根后支与胸长神经纤维发出之间有 $10 \sim 15mm$ 距离，但临床上极少出现此部位损伤，故前锯肌替代 $C_5 \sim C_7$ 脊旁肌检测是可行的。在 C_8、T_1 神经根及臂丛下干均无独立的运动神经发出，故其根性损伤判定只能依靠脊旁肌。

2. 节前节后损伤判定　固定臂丛 C_8 和 T_1 神经根的韧带较为松散、薄弱，短促、巨大的牵拉暴力可传递到脊神经节前造成节前纤维断裂或者将根丝从脊髓上撕脱，造成脊神经根节前损伤称为根性撕脱伤。全臂丛根性撕脱伤是臂丛神经损伤最为严重、最"恶性"的形式。一旦形成，普通臂丛神经松解手术方式疗效微乎其微，只有采用神经替代、神经转位、神经移植等特殊手术，才能部分恢复臂丛神经功能，所以术前利用神经电生理技术判定节前节后损伤是必要的。

常规上肢 SEP 检测（腕部正中神经刺激）的 Erb's 点电位 N9 为臂丛神经动作电位，属节后纤维动作电位。N9 电位完好，而 N20（皮质电位）不能引出，在排除脊髓损伤、颅脑损伤后，结合正中神经 SNAP 可引出、脊旁肌检出失神经电位，可判定为根性节前损伤。推荐加查腕部刺激尺神经 SEP 检测，这是因为腕部刺激的正中神经感觉纤维主要来自 C_6、C_7、C_8 成分，而尺神经感觉纤维来自 C_8、T_1 神经根。二者结合，可以更全面地反映下臂丛根性损伤的情况。判定原理见图 16-10。

正常情况下，刺激腕部正中神经或尺神经均可引出如图 16-10 所示的 N20 和 N9 波形。当出现部位①损伤（注意，这里仅以完全损伤为例说明），或部位①+③损伤时，本体感觉上行传导通路被阻断，N20 不能引出，而 N9 由脊神经节节后纤维（外周部分轴突）产生，可以引出。此表现形式可反向应用（图中双向箭头），即检测出 N9 正常、N20 消失，可断定存在部位①损伤，结合脊旁肌检出失神经电位，可推断合并部位③损伤。当部位②（相当于椎间孔内）损伤时，N9、N20 均不能引出。检测出 N9、N20 均消失时，可断定存在部位②损伤，但不能以此排除合并部位①或③损伤，所以图中②对应的波形用单向箭头表示。极端情况下，只

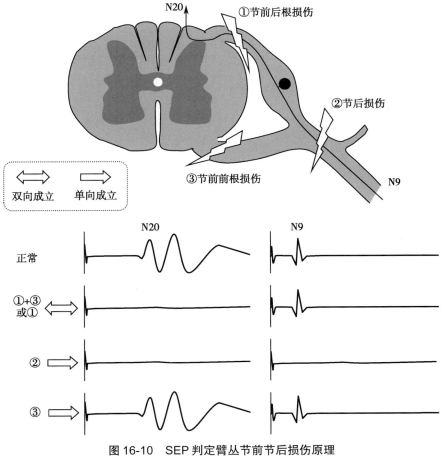

图 16-10　SEP 判定臂丛节前节后损伤原理

有部位③损伤，即仅有脊神经前根损伤、后根完好，则 N9、N20 均不受影响，这种情况临床上极其少见，但理论上也不能仅以 N9、N20 正常排除部位③损伤，例如在前后根均有节前部分性损伤时，N20 可能会由中枢放大作用而表现为大致正常，从而掩盖了前根节前损伤。

在前锯肌、C_8 和 T_1 脊旁肌可检出失神经电位的基础上，若不合并上臂或前臂单神经损伤，正中神经、尺神经、桡神经 SNAP 波幅正常则提示根性撕脱节前损伤可能；SNAP 不能引出提示节后损伤（不能否定合并节前损伤）。

鉴别节前节后损伤的辅助指标有：副神经（胸锁乳突肌、斜方肌针极肌电图）、膈神经（膈肌记录）MCV 异常，可作为 C_5、C_6 节前损伤的参考证据；Horner 征阳性可作为 C_8、T_1 节前损伤的参考。副神经和膈神经检测反映其功能状况还可判断它们是否适合作为替代神经（动力神经）的依据。

一侧臂丛神经损伤对侧上肢肌失神经电位的出现、结合下肢 SEP，也可为节前损伤判断提供一定信息：对侧上肢肌肉出现大量失神经电位、下肢 SEP 异常，则提示颈段脊髓损伤可能；对侧上肢少量或未检出失神经电位，下肢 SEP 轻度异常，则可能为节前损伤（导致根性撕脱的牵拉暴力进一步影响了脊髓后索部分功能）。一般来讲，节后损伤不会导致下肢 SEP 异常，除非合并脊髓或颅内损伤。臂丛根性损伤若为节前损伤合并节后损伤，可使 N9 引出困难或不能引出，则不能以图 16-10 所示原理判定节前节后损伤，以前锯肌或脊旁肌检出失神经电位定位根性损伤即可。

从神经根支配看，菱形肌、肩胛提肌仅受臂丛 C_5 根支配，可辅助判定 C_5 损伤、鉴别 C_5/C_6 损伤。但二肌覆盖于斜方肌下方且肩胛提肌过于纤细、菱形肌下方为后锯肌和胸最长肌，临床检测中会因进针不准确影响检测结果。

3. 干性损伤　定位臂丛干水平损伤需确认前锯肌上、中、下部正常和 C_8/T_1 脊旁肌正常。结合表 16-4 和图 16-10，臂丛神经干性损害电生理定位要点如下。①上干：肩胛上神经起自上干，其 MCV 减慢和冈上 / 下肌异常是上干损伤主要证据。胸大肌锁骨部、三角肌、肱二头肌异常，腋神经、肌皮神经 MCV 可减慢并 CMAP 离散或波幅下降。肱桡肌、桡侧腕屈肌可部分性异常，桡神经 MCV 正常。②中干：中干无单独运动分支发出，冈上 / 下肌和肱二头肌正常排除上干和外侧束损

伤、尺神经支配肌和胸大肌肋骨部正常排除下干和内侧束损伤后，喙肱肌、旋前圆肌、桡侧腕屈肌、尺侧腕屈肌、掌长肌和指浅屈肌部分性异常结合背阔肌和桡神经支配肌异常可定位单独中干损伤。单独中干部分性损伤除可致桡神经、正中神经 CMAP 离散或波幅下降外，各神经感觉运动传导速度不会有明显减慢。单独中干损伤较少见，常见中干受累多为上干 + 中干或下干 + 中干复合型，上干 + 中干时正中神经支配肌失神经电位是确定中干受累关键，下干 + 中干时胸大肌锁骨部和喙肱肌部分性异常是确定中干受累关键。③下干：胸大肌肋骨部和拇短伸肌异常结合桡神经支配其他肌肉正常、正中 / 尺神经支配肌异常可判定下干损伤。尺神经 MCV/SCV 异常和正中神经常规 MCV 异常、前臂肌支 MCV 及 SCV 正常可作为辅助判定指标。

4. 束性损伤　定位臂丛外侧束水平损伤需确认冈上 / 下肌正常，后束和内侧束应确认前锯肌下部正常和 C_8/T_1 脊旁肌正常。

①外侧束：由外侧束延续的肌皮神经 MCV 减慢、肱二头肌失神经电位支持外侧束损伤。冈上 / 下肌正常排除上干、三角肌正常可同时鉴别上干和后束。胸大肌锁骨部可异常。②后束：后束延续为桡神经，并分出腋神经，后束损伤桡神经和腋神经 MCV 可减慢，桡神经支配肌均可异常、肱三头肌定位意义大，三角肌和小圆肌异常而肱二头肌正常支持后束受累且排除上干和外侧束损伤。大圆肌和背阔肌可异常。③内侧束：尺神经感觉运动纤维均来自内侧束，MCV/SCV 及其支配肌均异常。正中神经感觉纤维主要来自外侧束、运动纤维主要来自内侧束，其支配肌和 MCV 异常、SCV 正常。内侧束损伤较重又不完全时，正中、尺神经常规 MCV 上臂段相对前臂段减慢是特征性改变——近慢远快现象。胸大肌肋骨部可异常。

5. 臂丛神经损伤定位小结　上述臂丛神经定位方法同样适用于各种臂丛神经卡压性疾病的定位诊断。

临床臂丛神经损伤患者，既可为根、干、股、束联合损伤，也可为上、中、下臂丛联合损伤，大多可参照上述臂丛单一部位损伤定位综合分析作出判断。在复杂臂丛神经损伤时，区别根性和干性、干性和束性更为重要，前者常决定手术方案选择、后者为手术入路选择的参考。臂丛神经损伤定位与

损伤程度相关，单一部位损伤程度越重越容易精确定位。

（五）电生理定程度和报告

臂丛神经损伤程度判定亦为治疗方案制定的重要参考：某个部位功能完全丧失（重度损伤）则提示可能为离断伤、需行神经吻合术，轻度部分性损伤则仅需处理神经周围组织创伤即可。臂丛神经损伤程度判定与定位相关、相互影响。

臂丛神经损伤程度判定可用表 16-2 的电生理周围神经损伤程度判定一般原则，同时又因损伤部位不同各有特点。

臂丛神经损伤电生理定程度难易度特点为"越近越难"。组成臂丛神经的各脊神经根反复分支、交叉且几乎没有一块肌肉由单一神经根支配，单个脊神经根完全损伤也不会导致某个肌肉功能完全障碍或某个神经传导检测完全异常，所以单一神经根损伤时很难精确判定程度。在干、束水平，随着分支、交叉现象越来越少定位和定程度也可以越来越精确。至束以下各神经，则可以根据其支配肌失神经电位发放频率、主动 MUP 和 NCV 是否可检出准确判定其受损程度。

1. 根性损伤定程度　全臂丛严重根性撕脱伤临床并不少见，特点是全臂丛支配肌（包括前锯肌和 C_8/T_1 脊旁肌）均可检出失神经电位、主动 MUP 均不能检出、CMAP 均不能引出。N9 和正中、尺、桡神经 SNAP 均可引出时报告"全臂丛重度损害（节前根性撕脱型）"，N9 等不能引出时报告"全臂丛重度损害（并根性受累）"。

前锯肌上中部、冈上/下肌、肱二头肌、三角肌失神经电位、主动 MUP 不能检出、CMAP 均不能引出，臂丛支配的其他肌肉有失神经电位、主动 MUP 可检出，报告"全臂丛损害（根性受累，C_5/C_6 为重）"。C_8/T_1 脊旁肌、胸大肌肋骨部和尺神经支配肌失神经电位、主动 MUP 不能检出、CMAP 均不能引出，上臂丛支配肌可检出主动 MUP，报告"全臂丛神经损伤（根性受累，下臂丛神经损害为重）"。

在无特定组合肌肉重度异常时，根据失神经电位分布特点和发放频率、MUP 异常程度报告为"全臂丛神经根性损害（上臂丛神经受累较重）""全臂丛神经部分性损害（根性受累，上臂丛神经较重）""臂丛神经部分性根性损害（可见 C_5/C_6 受累）"等。

2. 干性损伤定程度　在前锯肌和 C_8/T_1 脊旁肌正常前提下，全臂丛神经支配肌的其他肌肉失

神经电位、主动 MUP 不能检出、CMAP 均不能引出，报告"全臂丛神经干性重度损害"。上干或下干参与支配肌可检出主动 MUP、相应神经 CMAP 可引出时，根据具体分布报告"全臂丛神经干性部分性损害（上干受累较重）"等。

单纯上干损伤时冈上/下肌、三角肌、肱二头肌和肱桡肌异常程度基本一致，可根据这些肌肉失神经电位发放频率、主动 MUP 是否检出以及 CMAP 引出情况按一般原则判定损伤程度。桡神经支配前臂大部分肌和正中/尺神经支配肌均正常。

单纯中干损伤较少见，如果在所有中干参与支配的肌肉中均可检出失神经电位并且三角肌、冈上/下肌和尺神经支配肌正常，提示中干重度损伤可能。

判定下干重度损害必须满足胸大肌肋骨部、尺神经支配肌和正中神经支配手内在肌大量失神经电位、主动 MUP 不能检出，同时需满足常规尺神经 MCV、SCV 以及正中神经 MCV 不能测出。根据上述异常指标的程度按一般原则可判定下干部分性损伤的程度。

较重的干性损伤合并根性部分性损伤亦为临床常见臂丛神经损伤类型，特点是定位干的异常指标明显重于定位根的。例如上干损伤合并 C_5/C_6 根性受累，表现为冈上/下肌、三角肌、肱二头肌等严重异常，而前锯肌虽可检出失神经电位但主动 MUP 存在，可报告为"臂丛神经上干重度损害并见 C_5/C_6 根受累迹象"。

3. 束性损伤定程度　臂丛神经各束水平损伤时共同特征是胸大肌锁骨部、背阔肌和胸大肌肋骨部异常程度通常较相关分支以下各神经支配肌为轻。

外侧束损伤程度可由肌皮神经传导速度、CMAP 及其支配各肌异常程度按一般原则判定。

后束损伤程度同时反映在桡神经 MCV、SCV 及其支配各肌异常程度和腋神经 MCV 及三角肌异常程度。

内侧束受损程度判定与下干受损类似，不同之处在于桡神经支配肌正常。

表 16-5 列出几种常见臂丛神经束及束以上损伤判定要点和报告结论形式供读者参考。

4. 束支部以下损伤定程度　臂丛神经三个束各分出两支，共有六个分支。外侧束、内侧束各发出一支形成正中神经的外侧头和内侧头再汇成正

表 16-5　部分臂丛神经损伤报告结论表述方法及判定要点

结论	附加说明	判定要点
全臂丛神经重度损害	节前型根性撕脱	全部肌肉（重点前锯肌和 C_8、T_1 脊旁肌）可见大量失神经电位、主动 MUP 均不能检出；所有臂丛神经分支 CMAP 不能引出；正中、尺、桡神经 SNAP 正常、SEP 检测 N9 正常 +N20 消失
全臂丛神经重度损害	干性并部分性根性	前锯肌和 / 或 C_8、T_1 脊旁肌正常，可见失神经电位、但主动 MUP 可检出；余各肌可见大量失神经电位、主动 MUP 均不能检出；所有臂丛神经分支 CMAP 不能引出；SNAP 及 N9 消失
全臂丛神经重度部分性损害	上干损害为重	前锯肌和 C_8、T_1 脊旁肌正常，冈下肌、肱二头肌、肱桡肌可见大量失神经电位、主动 MUP 不能检出，余各肌可见失神经电位、主动 MUP 可检出；肩胛上神经、腋神经、肌皮神经 CMAP 不能引出，余各神经 MCV 减慢或仅近心端减慢
全臂丛神经部分性干性损害		前锯肌和 C_8、T_1 脊旁肌正常，余各肌可见失神经电位、主动 MUP 可检出；各神经 MCV 减慢或正常范围
臂丛神经内侧束重度损害		正中、尺神经支配肌见大量失神经电位、主动 MUP 显著减少或不能检出，胸大肌肋骨部可见少量失神经电位、MUP 可检出；尺神经 MCV、SCV、正中神经 MCV 不能测出，正中神经 SCV 正常。余各神经、肌肉正常
未见明显特征性改变		常规检测流程的所有指标均未见异常

中神经，其余四支各自独立延续为肌皮神经、腋神经、桡神经和尺神经。这四个"支"就不像根、干、股、束那样有较为明确的界限，所以也称五大神经为臂丛的五个（主要）分支。

如表 16-6 所示，如果所检测的异常肌肉集中在臂丛五大分支（神经）的某一神经支配范围，再有胸大肌锁骨部、肋骨部和背阔肌正常的支持下则可定位臂丛某个支（神经）的损伤；当出现 2～5 根神经异常时，只要上述三肌正常，即可定为多神经损伤。

临床检测中，当出现 2 个以上臂丛分支神经损伤时，首先应排除损伤可能来自根、干、束。表 16-6下半部列出了不同神经（支）损伤组合可能（或可疑）的损伤平面。需要指出的是，表中以 2～3 条神经推测的"可能的损伤平面"，仅作为进一步检测的提示性思路，不是最终结论，需要加测相关肌肉以进一步明确损伤部位。

肩胛上神经除可反映上干与 C_5/C_6 根功能（上臂丛神经损伤患者临床上较为常见）外，其单独损

表 16-6　臂丛分支（神经）单神经及多神经损伤的定位

神经异常方式					可能的损伤平面定位	必加查肌肉及可能的结果
腋	肌皮	桡	正中	尺		
+	−	−	−	−	腋神经	胸大肌锁骨部（−）
−	+	−	−	−	肌皮神经	胸大肌锁骨部（−）
−	−	+	−	−	桡神经	背阔肌（−）
−	−	−	+	−	正中神经	胸大肌肋骨部（−）
−	−	−	−	+	尺神经	胸大肌肋骨部（−）
+	+	+	+	+	多神经	胸大肌锁骨、肋骨部（−）、背阔肌（−）
+	−	+	+	−	后束	背阔肌（+）、前锯肌（−）
−	+	−	+	−	外侧束	胸大肌锁骨部（+）、冈下肌（−）
−	−	−	+	+	下干或内侧束	胸大肌肋骨部（+）、脊旁肌（−）
+	+	−	+	−	上干	冈下肌（+）、前锯肌（−）
−	+	+	+	−	C_6 根	冈下肌（+）、前锯肌（+）
−	−	−	+	+	C_8 根	胸大肌肋骨部（+）、脊旁肌（+）
−	−	−	−	+	T_1 根部	脊旁肌（+）
−	+	−	+	+	C_6～T_1 根部	前锯肌（+）、脊旁肌（+）

注："+"示异常，意为 MCV 减慢、CMAP 波幅显著下降或二者兼有；"−"示 MCV/CMAP 正常；神经简化名称与全称对照参考表 16-3。

伤临床亦不少见，故视其为臂丛第六大分支。所以有图 16-9 所示的推荐检测六大神经及检测流程。

在确定（臂丛的）单神经（或多神经）损伤后，原则上应加查该神经支配其他具有定位意义的肌肉，以精确定位该神经损伤部位、类型、程度，为临床治疗方案选择提供尽可能详细的信息。表 16-7 每一列中神经单独损伤时，各肌肉异常分布。

单神经损伤时，并不一定总是在束以下、近束的部位。在确定为上肢单神经（或多个单神经）损伤后，应进一步明确损伤部位，判定方法以图 16-4 的定位原则为基础、参照图 16-8 的臂丛神经肌肉支配地铁线路图。不再举例说明。

合并上臂、前臂肩胛骨骨折等创伤时，均可能出现在臂丛根、干、束水平损伤基础上，合并臂丛神经六大分支单神经或多神经损伤。束水平以上为部分性损伤时，可由相应神经各观察指标异常程度更重（如失神经电位发放频率更大、MUP 不能检出、CMAP 出现 CB 现象或不能引出等）加以鉴别并分别报告。若臂丛为单纯根性撕脱伤，可通过 SNAP 是否引出判定有无单神经损伤。若为干、束水平重度损伤，则是否合并单神经损伤难于判定。

（六）新生儿分娩性臂丛神经损伤

除上述发生于成人的暴力外伤导致臂丛神经损伤外，由于胎儿超重、胎位异常等难产情况出现以及助产技术不当可致胎儿产出过程中臂丛神经损伤，称为新生儿分娩性臂丛神经损伤。

1. 检测时机选择　新生儿分娩性臂丛神经损伤患者临床可在 24 小时内或一周内即发现，产科、新生儿科医生及家属迫切想在第一时间了解神经损伤程度的心情可以理解，但是电生理检测的时机应从两方面考虑：一方面外伤一周内失神经电位不一定全面出现，此阶段受检肌即使没有失神经电位，也不能排除神经损伤。而牵拉、压迫所致的局部神经水肿，也可导致神经失用，MUP 减少或消失不能准确反映神经损伤程度，所以从单纯电生理技术原理角度应出生两周后检测；另一方面新生儿随着出生天数增加，耐受力快速增加，出生越久检测越容易进行。综合考虑推荐出生一个月后检测较为恰当。但家属通常不易理解，应充分沟通、解释以取得其理解和配合。另外家属通常对新生儿分娩性臂丛神经损伤的发生有意见，沟通中必要时可讲明"紧急时，保护两个生命显然

表 16-7　臂丛分支（神经）单神经损伤肌肉异常分布

肌肉	肩胛上神经	腋神经	肌皮神经	桡神经	正中神经	尺神经	可加查肌肉
冈下肌	+	−	−	−	−	−	冈上肌、前锯肌
胸大肌锁骨部	−	−*	−*	−	−	−	冈下肌
胸大肌肋骨部	−	−	−	−	−*	−*	C_8/T_1 脊旁肌
背阔肌	−	−	−	−*	−	−	前锯肌
小圆肌	−	+*	−	−	−	−	
三角肌	−	+	−	−	−	−	
喙肱肌	−	−	+*	−	−	−	肱肌
肱二头肌	−	−	+	−	−	−	
肱三头肌	−	−	−	+*	−	−	旋后肌
肱桡肌	−	−	−	+	−	−	桡、尺侧腕伸肌
指总伸肌	−	−	−	+	−	−	拇长伸肌
示指固有伸肌	−	−	−	+	−	−	拇短伸肌
旋前圆肌	−	−	−	−	+*	−	指浅屈肌
桡侧腕屈肌	−	−	−	−	+	−	指深屈肌（桡侧）
掌长肌	−	−	−	−	+	−	拇长屈肌
旋前方肌	−	−	−	−	+	−	1、2 蚓状肌
拇短展肌	−	−	−	−	+	−	
尺侧腕屈肌	−	−	−	−	−	+*	指深屈肌（尺侧）
小指展肌	−	−	−	−	−	+	拇内收肌
第一骨间背侧肌	−	−	−	−	−	+	3、4 蚓状肌

注："−*"示该肌肉必须正常；"+*"示可异常的最近端肌肉。

重于一个肢体"的道理，对今后配合检测、治疗有很好作用以取得最好疗效，尽量减少后遗症、提高患儿生活质量。

2. 检测方案　总体上讲，新生儿臂丛神经损伤的定位、定程度与上述成人检测原理相同，但是由于其耐受力较差、不可能主动配合、肌肉较为纤细等因素，在无十分必要时不建议常规检测前锯肌、脊旁肌。新生儿臂丛神经损伤多为上干型、上中干型或全臂丛型，单纯的下干型较为少见，故可选择进针风险较小的肩胛提肌作为根性损伤的判断肌。大多数情况下，结合冈上/下肌与五大神经的异常分布，原则上以最少代表性肌肉的异常或正常表现，综合分析根、干、束的定位。

3. 检测手法　检测中操作者应尽量轻柔、快速，利用患儿挣扎过程中，肌肉的放松与收缩，灵活观察失神经电位和MUP。由于患儿不存在诈病的因素，故受检肌出现大量失神经电位、MUP不能检出，可能预示着其支配神经至少是重度部分性损伤；同样，主动MUP可检出则可排除其支配神经完全损伤。

4. 产伤恢复期　相对于成人患者，新生儿臂丛神经损伤恢复期更易出现继发肩关节阻力型运动障碍（阻力型畸形）。电生理检测时，在三角肌检出的MUP发放与肩关节外周受限的程度"不匹配"。此时，利用双导或多导记录动力肌（三角肌、冈下肌）和拮抗肌（背阔肌、大圆肌），可发现在动力肌收缩时拮抗肌同步收缩放电，是诊断阻力型畸形的客观、可靠证据。不是所有实验室都有关于阻力型畸形的检测、波形判定的需求，其方法学需要专门的仪器操作训练、波形辨识等。

（七）合并肩带骨折的早期检测

造成严重臂丛神经损伤的外伤有时会合并肩背部开放性或闭合性骨折，例如锁骨骨折、肩胛骨骨折等。对于此类患者常需要尽快行骨折手术复位＋内固定术，不能等到进入电生理最佳检测期。然而术前电生理检测仍是必要的，有时甚至是必需的：一是术前临床已明确有神经损伤，需电生理证实或判定程度以利于设计治疗方案；二是术前未意识到有神经损伤，术后出现神经功能障碍易发生责任不清而引起纠纷。

臂丛神经损伤的早期检测（一周内）基本方法除遵循前文中早期检测基本原则外，又要结合臂丛神经的解剖特点。代表性肌肉的失神经电位、主动MUP观察是基本检测项目，Erb's点刺激的臂丛各分支（包括肩胛上神经等）MCV与CMAP观察非常重要。若CMAP波幅下降超过10%即应提醒臂丛神经损伤可能；对于严重骨折，Erb's点刺激有困难者，正中、尺、桡神经刺激（腕部）的F波、SEP检测则为必查项目；单侧损伤患者，与对侧比较；双侧损伤，则以本实验平时积累的各项目正常范围作参照。

二、颈肩部外伤

颈肩部外伤骨折是臂丛神经损伤常见合并外伤形式之一，不同形式骨折造成的神经系统损伤有各自特点。

（一）颈椎外伤

1. 椎体骨折　颈椎椎体骨折伴臂丛神经损伤时，必须注意是否合并颈段脊髓损伤。如果有脊髓损伤则仅针对臂丛神经的治疗效果显然有限。

有椎体骨折时必需加查的项目是下肢SEP，必要时上肢SEP也需检测，其目的是反映颈段脊髓受损情况；除患侧臂丛神经的常规检测外，视失神经电位分布情况，对侧的相应肌肉也应检测以及必要的神经传导速度、F波也应检测。若能排除脊髓损伤，应认真分析检测所见，以判断是否为节前型根性撕脱伤。基本判定方法见表16-8。

表16-8　合并椎体骨折的臂丛神经损伤检测项目及判定

损伤形式	F&P 患	F&P 健	MCV 患	SCV 患	NCV 患	F波 患	F波 健	患侧USEP N9	患侧USEP N20	LSEP P40
臂丛根节前＋颈段脊髓	＋	＋	＋	－	－	＋	＋	＋	＋	＋
臂丛根节后＋颈段脊髓	＋	＋	＋	＋	－	＋	＋	＋	＋	＋
颈段脊髓	＋	＋	－	－	－	＋	＋	－	＋	＋
臂丛根节前	＋	＋	＋	－	－	＋	－	＋	＋	－
臂丛根节后	＋	＋	＋	＋	－	＋	－	＋	＋	－

注："＋"在F&P示可检出、在MCV/SCV/NCV示传导速度减慢、在F波示波潜伏期延长/出波率下降，在SEP示波形成分不能明确分化或其他形式异常。为便于说明，以患侧全臂丛重度损伤、对侧无臂丛神经损伤为例；MCV和SCV仅指速度，NCV＝MCV＋SCV；USEP指上肢SEP；LSEP指双下肢SEP，有一侧异常即判为异常，结合健侧F&P、F波异常是判定颈脊髓损伤重要依据。

2. 横突骨折　合并横突骨折时，多数臂丛神经损伤为根性。但为排除脊髓受累，可在常规臂丛神经检测流程前，行下肢 SEP 检测以排除或证实合并脊髓损伤。这种情况下，若臂丛神经检测出现与一般定位原则矛盾，则可尝试用脊髓损伤解释。

（二）锁骨骨折

锁骨骨折致臂丛神经损伤时，患者损伤的部位多在束或股束交界，是临床多见的术后纠纷之一，所以术前臂丛神经功能的初步评估显得尤为重要。但是由于骨折存在，术前检测时尽量避免 Erb's 电刺激，以免骨折断端移位造成臂丛神经二次损伤。

（三）肩胛骨骨折

肩胛骨骨折合并臂丛神经损伤时，应注意肩胛上神经损伤程度与肌皮神经、腋神经损伤程度的匹配性，若前者程度明显较重则应加查冈上肌。若冈上／下肌主动 MUP 不能检出、CMAP 均不能引出，而三角肌、肱二头肌、肱桡肌均表现为部分性损伤，则应考虑在臂丛神经上干受累的基础上合并肩胛上神经重度损伤。

（四）肩关节骨折与脱位

此处涉及的肩关节骨折包括肩关节盂周围及肱骨头附近肱骨骨折，此类暴力伤常在臂丛神经损伤的基础上合并腋神经损伤。如果出现腋神经传导速度减慢且三角肌、小圆肌受损程度明显重于冈下肌、肱二头肌，则应在报告中指明合并腋神经损伤。

肩关节脱位易致腋神经单独损伤或合并臂丛神经损伤，特别是一过性脱位、自行复位的患者，腋神经损伤易被忽视。腋神经在腋下由前至后，绕行于肩关节盂下方，肩关节脱位时一方面可因牵拉损伤腋神经；另一方面，在脱位或复位的过程中腋神经可在肱骨头与关节盂间被挤压和挫伤，此时常出现的是腋神经单独损伤或者腋神经损伤程度明显重于外侧束或上干损伤。腋神经单独损伤程度较轻者，双侧腋神经 MCV、CMAP 对比是有效检测手段。如图 16-11 所示。

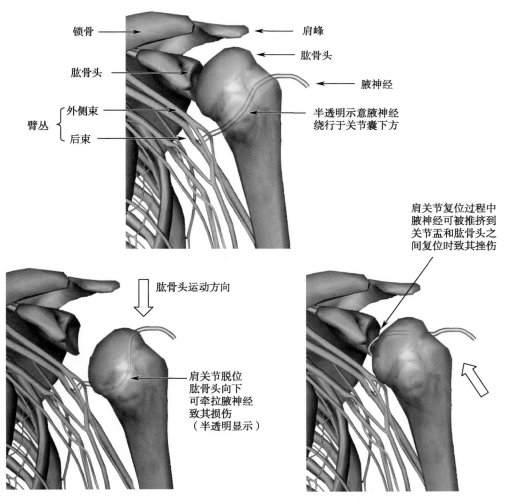

图 16-11　肩关节脱位致腋神经损伤机制示意（前面观）

三、上臂外伤

上臂外伤所致神经损伤主要有切割伤、骨折并神经损伤和神经挫伤。切割伤较为简单、明确，根据受伤部位针对性检测正中、尺、桡、肌皮神经即可，这里主要讨论骨折和神经挫伤的机制及特点。

上臂骨折即肱骨骨折是常见骨折性外伤的一种，可发生于肱骨中上段、中段和中下三分之一，因外伤直接或骨折间接导致桡神经损伤。如图16-12所示。

（一）肱骨骨折致桡神经损伤机制

1. 损伤机制 臂丛神经后束的主要成分延续为桡神经后，绕肱骨向下、后方走行，再绕至肱骨前下方。在此过程中，为使桡神经走行较为"舒适"肱骨进化出螺旋沟，即通常所说的桡神经沟。当肱骨骨折、桡神经沟正常解剖结构被破坏时，桡神经不受损伤是小概率事件，笔者对超过200例肱骨骨折患者的回顾性分析显示不同程度的桡神经损伤比例约为90%。临床上因肱骨骨折内固定术后出现桡神经损伤症状而引起的纠纷也不在少数，所以此类患者应在术前检测桡神经功能。在术后2~3个月复查以进一步明确神经损伤的程度，并可及时发现因内固定器材所致的继发神经损伤。

2. 检测方案 针对桡神经的检测尽量做到精确定位损伤部位，一般至少要明确为肱桡肌分支上、下损伤。常规还应检测肱三头肌、背阔肌、三角肌及正中、尺神经支配肌，以期早期发现合并臂丛神经损伤。怀疑合并臂丛神经损伤时，可在内固定术后一个月复查进一步明确臂丛神经损伤范围及程度。

3. 内固定取出 临床实践显示，桡神经是所有周围神经中"最易受伤"神经，上臂骨折是较为多见的外伤。处理得当的情况下，上臂桡神经又是各种常见神经外伤恢复效果最好的神经，可能缘于桡神经损伤部位与其最远支配肌的距离相对较短有关，一般上臂中点至示指固有伸肌肌腹约为400mm，抑或还有桡神经供血较好等因素的影响。

肱骨骨折内固定术后1~2年，骨折愈合良好的情况下，常有患者要求取出内固定。骨科医生评估，确认具备取出条件后，建议术前常规检测桡神经功能状况。术中除注意保护桡神经外，还应观察内固定去除后，桡神经走行路径上有无出现继发卡压的可能，并加以预防；如果术前没有桡神经损伤迹象或电生理仅有轻度损害提示，而术后出现桡神经损伤症状，应在术后两周至一个月再次检测。根据桡神经损伤程度，以确定是否需要再次手术探查神经。

（二）肱骨骨折正中神经及尺神经损伤

肱骨骨折断端有时会伤及正中神经和尺神经，在桡神经损伤症状明显或较重时，正中、尺神经损伤易被忽视。所以即使明确的桡神经损伤，术前检测时也应常规查正中、尺神经。个别情况下会出现正中、尺神经损伤程度重于桡神经。

在上臂（特别是内侧）挤压伤、挫裂伤中，出现正中、尺神经损伤的概率较高。此类型损伤的另一个特点是易发生手掌部皮肤角化，提示正中、尺神经内的自主神经纤维受累，其机制尚不十分清

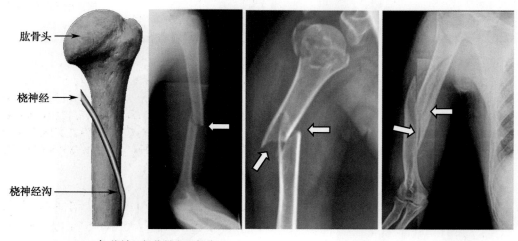

肱骨头 →
桡神经 →
桡神经沟 →

⇨ 桡神经损伤易发生部位

图16-12 肱骨骨折并桡神经损伤机制示意

楚（与此对应的是严重的臂丛神经损伤，即使是根性撕脱伤也较少见手部皮肤角化现象）。此时应首先检测四肢 SSR（皮肤交感反应），如果单侧上肢 SSR 异常则提示皮肤角化来自上臂正中、尺神经损伤；如果双上肢 SSR 异常，则应考虑累及交感神经节或干。必要时加查颈段、上胸段脊旁肌，以探明神经根受损与否。

（三）肱骨骨折合并臂丛神经损伤

肱骨骨折除损伤上臂段桡神经外，因暴力牵拉、撞击等合并臂丛神经损伤是常见的，故常规检测三角肌、肱二头肌是必要的，若出现异常，则必查胸大肌锁骨部和肋骨部，直至按臂丛神经常规检测流程完成全部项目。如果上臂桡神经与臂丛神经同时损伤，报告结论应分别报出各自损伤程度。

四、上肢其他外伤

（一）肘部外伤

1. 受伤类型及易损神经　此处涉及的肘部外伤包括近肘关节的骨折和肘关节脱位：肱骨内上髁骨折通常尺神经受损较重；肱骨髁上骨折易伤及正中神经，其次尺神经与桡神经；桡骨小头骨折常受累的是桡神经深支；尺骨鹰嘴骨折亦为尺神经受累为主；肘关节脱位则神经损伤与受力方向、程度、复位手法等有关，一般尽量在最佳检查期检测。如图 16-13 所示。

2. 检测方案　肘关节附近骨折的电生理检测方案设计视术前、术后及功能障碍程度而定。

术前（早期）以正中、尺、桡神经的腋下刺激 CMAP 波幅与腕部或前臂刺激 CMAP 波幅比较，

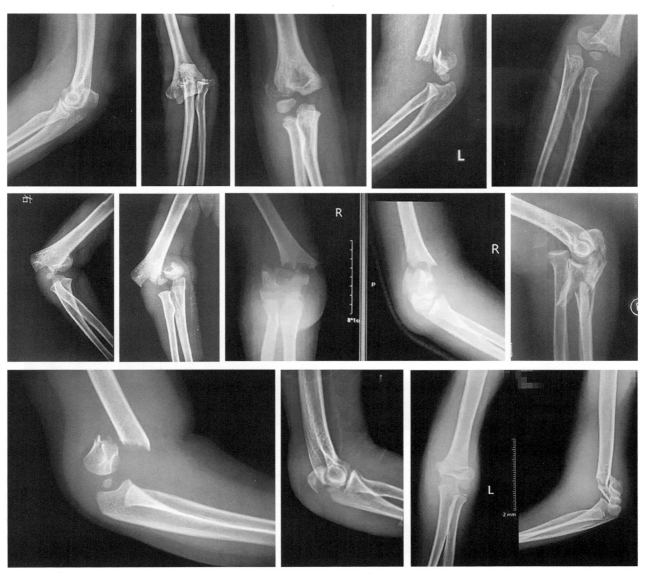

图 16-13　肘关节脱位及各种类型肘部骨折 X 线光片

作为判定神经部分性损伤（近心端 CMAP 波幅下降）或严重损伤（近心端 CMAP 不能引出）的客观指标；以各神经支配的代表性肌肉主动 MUP 可检出作为排除该神经完全损伤的客观指标。

对于 1～2 周后手术或术后受检者（最佳检查期），应按上文中原则精确测定损伤部位、损伤程度以备复查对比。另外，最佳检查期的第一次检测应至少向上加查肱二头肌、肱三头肌、三角肌，若异常则继续加查近心端肌肉以探明臂丛神经受累状况。

肘部神经损伤在周围组织条件较好时，神经功能大多恢复较好，应在术后 2～3 个月开始定期复查，间隔时间 2～3 个月。复查至距离损伤部位最近的肌肉有恢复迹象后，可延长复查间隔时间至 3～12 个月。若在预期恢复时间两倍后仍不能看到明显恢复迹象，则应提示临床是否需要神经探查。

（二）前臂及腕部外伤

前臂切割伤、挤压伤、暴力外伤致骨折等均可导致神经损伤。其检测方法相对较为简单，但其损伤类型与原发损伤形式有关，且可引起继发神经损伤，检测方案设计时应充分考虑到。

1. 外伤类型及原发神经受累　前臂中段双骨折一般易损神经为正中神经，其次为桡神经深支，严重的粉碎性骨折也会累及尺神经；腕部或邻近腕部的尺桡骨骨折，常为正中神经损伤较重、尺神经次之。所以各种前臂外伤，正中、尺、桡神经的感觉运动功能检测都是必查项目，必要时加查二线、三线肌肉，以精确定位损伤部位。

2. 继发神经损伤　严重的前臂挤压、挫裂伤以及前臂骨折外固定后常出现前臂水肿。长时间严重水肿可导致前臂缺血性肌挛缩，继而造成前臂各神经缺血坏死，手部及前臂功能严重障碍，这是可避免的、十分可惜的神经损伤类型。如图 16-14 所示。

及时消肿、调整外固定压力可以有效避免挛缩发生。挛缩一旦发生，神经受累的程度以正中神经为重、桡神经深支次之、尺神经较轻。严重时，可出现三个神经均重度损伤。

（三）手部外伤

在手掌部，感觉神经、运动神经均延续成为终末分支。发生在手部的外伤，特别是切割伤、刺伤，常造成某个感觉或运动小分支单独损伤，所以在检测中，除了常规的正中、尺神经支配的大鱼际、小鱼际肌，视情况加查第一骨间背侧肌、第 1 至第 4 蚓状肌。用笔者所在实验室改良的手部 SCV 检测法，还可分别检测各手指桡侧、尺侧感觉支，也可分别检测手指每个感觉分支的远、近端，以确定感觉神经终末分支是否有损伤。

（四）其他

在临床工作中，会有不常见的神经损伤发生。例如胸长神经损伤、副神经损伤等。对于此类少见神经外伤，要求检查者对神经、肌肉解剖及功能的熟悉，才能设计针对性检测方案。

其他的锐器切割伤等，也会造成诸如前臂内侧皮神经等单纯感觉神经损伤，可根据感觉异常

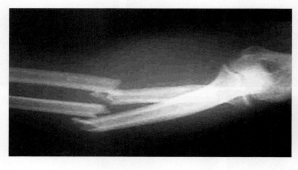
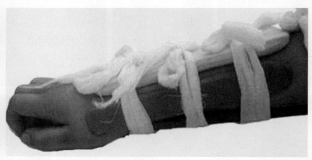
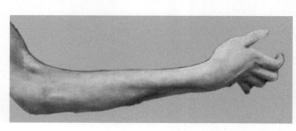
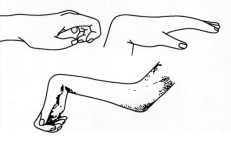

图 16-14　前臂缺血性挛缩发生示意

分布区域，选择性检测皮神经。健患侧对比是确定感觉神经损伤的有效手段。

第三节 下肢周围神经外伤

就肢体功能精细度而言，下肢相对于上肢要简单得多，这个特点也表现在神经 - 肌肉支配方面。有了上肢周围神经损伤，特别是臂丛神经损伤定位诊断的基础，学习和理解下肢神经损伤较为容易。但由于进针部位、电刺激部位等限制，下肢外伤定位诊断亦有其特点。

一、概述

（一）应用解剖

1. 腰丛神经和骶丛神经解剖及支配肌肉 下肢肌均由腰丛神经和骶丛神经支配，两个丛主要由 $L_1 \sim L_5$ 和 $S_1 \sim S_3$ 共 8 对脊神经根组成，其中 L_4 在腰丛神经和骶丛神经中均有纤维分布，T_{12} 也有少量纤维参与腰丛神经。部分变异人群中，有少量 S_4 纤维参与骶丛构成，T_{12} 则不参与腰丛神经。与臂丛神经解剖对应，笔者绘制了腰骶丛神经根组成、主要分支结构及主要支配肌模式图（图 16-15）和各神经根在主要肌肉中分布的"地铁线路"示意图（附图 4-32）。

比较腰骶丛神经的附图 4-32 和臂丛神经的附图 4-31，有以下特点：①与臂丛的五大神经（尺神经、正中神经、桡神经、肌皮神经、腋神经）对应，腰骶丛有胫神经、腓总神经、股神经、闭孔神经和臀上神经，而且各神经支配肌所完成的动作也有一定的对应关系。②组成腰骶丛的脊神经根更多，但分支和交叉相对较少；腰丛分为前股（形成闭孔神经）、后股（形成股神经），构成骶丛的各根也仅分前股（形成胫神经）、后股（形成臀上神经和腓总神经）。③与 C_7 纤维在臂丛神经中的分布相似，L_4 纤维也分布在更多神经中，参与更多肌肉的支配，且这些肌肉多与各关节的"伸"动作相关。上述解剖学特点可能与进化有关，这些神经组成特点再结合腰骶丛周围肌肉、骨骼、韧带、脏器等相互关系，也决定了腰骶丛神经损伤的特点。

2. 关于坐骨神经 腓总神经和胫神经分别由骶丛神经后股和前股汇成后，立刻"结伴而行"，且在二者外又包绕一个结缔组织膜称为坐骨神经。坐骨神经虽外观上为一条神经，但其中的腓总神经和胫神经各自纤维独立、无交叉，故又分别称为

坐骨神经腓总神经部和坐骨神经胫神经部。可理解坐骨神经为"解剖学神经"，而非"功能性神经"。这个特点也决定了坐骨神经损伤时，可以单独损伤腓总神经部或胫神经部。由于腓总神经部在坐骨神经中位于后方以及与周围组织关系的特点，临床上所见坐骨神经段损伤，累及腓总神经部多于胫神经部；梨状肌出口综合征患者，腓总神经部受累更多亦与坐骨神经构成特点有关。

3. 关于股二头肌短头 股二头肌短头是腓总神经在臀以下至腘窝以上支配的唯一一块肌肉。这一解剖特点可用于定位腓总神经损伤部位：股二头肌短头正常、胫前肌异常，损伤部位在腘或其以下；股二头肌短头与胫前肌均异常，则损伤部位在腘窝以上。股二头肌短头的准确进针较为困难，临床工作中必须熟练掌握。

（二）下肢外伤神经损伤的特点

与臂丛神经外伤相比较，腰骶丛神经发生丛性损伤和根性撕脱伤概率很小。这是因为：一方面腰骶丛神经有髂腰肌保护，不易直接损伤；另一方面腰骶丛神经根及各神经同时具有较好的韧带保护和延展空间，通常不会发生根性撕脱。所以腰骶丛神经一般不会因牵拉伤、直接撞击伤等而损伤。在发生严重的骨盆骨折、锐器刺伤、枪弹伤等时，腰丛神经或骶丛神经的损伤则与外伤部位相关。

发生在大腿、膝关节、小腿、踝等部位的外伤，无论是切割伤、挤压伤、牵拉伤以及关节脱位或骨折等，均可能造成相应部位附近的神经损伤。

（三）检测方法及损伤部位判定

1. 早期 由于常规腓总神经、胫神经 MCV 检测最高刺激点在腘窝。对于腘窝以上损伤，早期跨损伤平面 CMAP 波幅比较无法进行，腓总神经、胫神经 F 波检测和 SEP 检测就显得尤为重要。对于体格中等偏瘦、体位条件许可的受检者，可尝试鞍状电极臀沟刺激坐骨神经（必要时用近神经刺激法），以便早期发现坐骨神经腓总神经部、胫神经部损伤。

2. 最佳检测期和检测流程 下肢周围神经外伤最佳检测期与上肢并无不同，检测流程如图 16-16 所示。

对比腰骶丛神经与臂丛神经检测流程图，有两点区别最为突出：一是腰骶丛神经检测流程较臂丛神经明显简单；二是对于根性、丛性损伤的定位，不像臂丛神经那样清晰。这是由其解剖特点

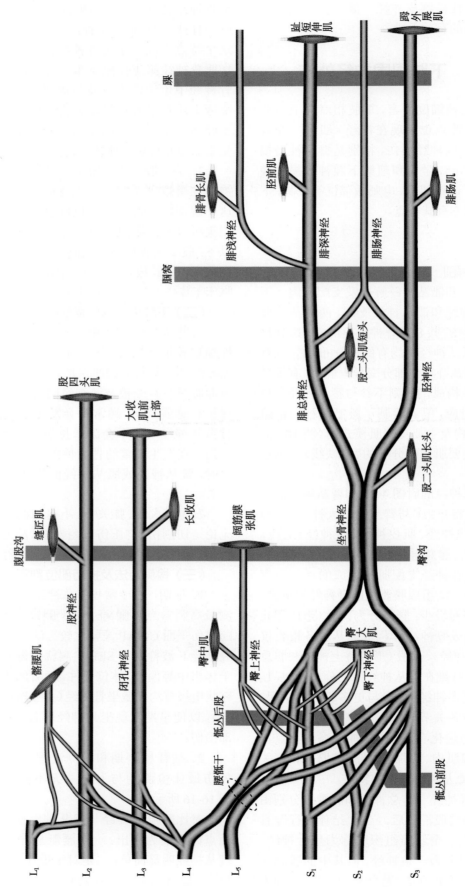

图16-15 腰骶丛神经根组成、主要分支结构及主要支配肌

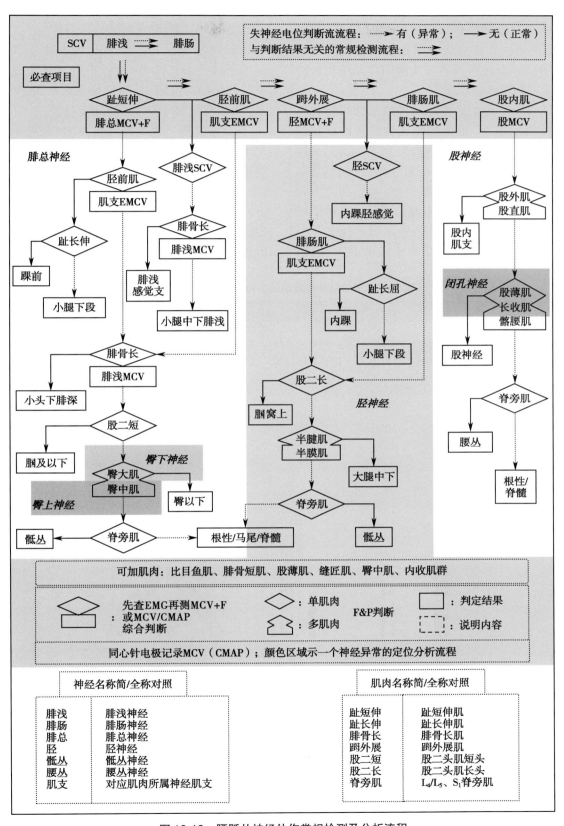

图 16-16 腰骶丛神经外伤常规检测及分析流程

决定的。图 16-16 未单独列出闭孔神经、臀上神经和臀下神经损伤的分析流程，是因为在闭孔神经的前后分别有股神经和坐骨神经，除"精准的"刺伤外，其他形式外伤均极少单独伤及闭孔神经和臀上、下神经，此三神经各自支配肌单独检出失神经电位即可判定该神经损伤。

虽然临床上典型的腰骶丛神经丛性损伤和单个根性外伤不多见，根据腰骶丛神经纤维的解剖特点、结合临床病例，可总结出表 16-9 的腰骶丛神经损伤定位，此表也适用于压迫性根病（包括马尾压迫和椎间孔内压迫）、脊髓节段性损伤的范围确定。精确的根性定位固然有临床需求，但对于每一个患者而言，电生理不总是能做到定位于某一个或几个神经根受累。故在临床应用中，一般能确定为腘上下、臀沟（腹股沟）上（丛性）下、根性即可，在没有极其确切证据下，不应贸然定位某个神经根，以免误导临床医生。

表 16-9 中为典型根、股损伤各肌肉异常分布，适用于其他形式损害（神经卡压等）；此表适用于神经外伤最佳检测期，根性损伤通常 NCV 速度正常；丛性损伤则可能伴传导速度减慢。

3. 恢复期　由于神经恢复的"长度依赖性"，发生在腰骶丛神经的严重外伤导致足部肌肉的功能重建较为困难。但下肢的功能特点决定只要小腿肌肉功能恢复，患者的生活质量就可以大幅度提高。所以对腘窝以上外伤，除术前应行电生理检测外，术后 1～2 个月电生理检测十分重要，可以作为恢复期电生理检测的基础神经功能对照。

表 16-9　腰骶丛神经损伤的失神经电位定位判断表

肌肉	L1	L2	L3	L4	L5	S1	S2	S3	腰前股	腰后股	骶前股	骶后股
L1 脊旁肌	+	±	−	−	−	−	−	−	−	−	−	−
L2 脊旁肌	±	+	±	−	−	−	−	−	−	−	−	−
L3 脊旁肌	−	±	+	±	−	−	−	−	−	−	−	−
L4 脊旁肌	−	−	±	+	±	−	−	−	−	−	−	−
L5 脊旁肌	−	−	−	±	+	±	−	−	−	−	−	−
S1 脊旁肌	−	−	−	−	±	+	±	−	−	−	−	−
髂腰肌	+	+	+	+	−	−	−	−	−	−	−	−
缝匠肌	−	+	+	−	−	−	−	−	−	+	−	−
股四头肌	−	+	+	+	−	−	−	−	−	+	−	−
股薄肌	−	+	+	−	−	−	−	−	+	−	−	−
长收肌	−	+	+	−	−	−	−	−	+	−	−	−
大收肌	−	−	+	+	−	−	−	−	+	−	−	−
臀大肌	−	−	−	−	+	+	+	−	−	−	−	+
臀中肌	−	−	−	+	+	+	+	−	−	−	−	+
阔筋膜张肌	−	−	−	+	+	−	−	−	−	−	−	+
股二头肌短头	−	−	−	−	+	+	−	−	−	−	−	+
胫前肌	−	−	−	+	+	−	−	−	−	−	−	+
腓骨长肌	−	−	−	−	+	+	−	−	−	−	−	+
趾长伸肌	−	−	−	−	+	+	−	−	−	−	−	+
趾短伸肌	−	−	−	−	+	+	−	−	−	−	−	+
半腱肌	−	−	−	−	+	+	+	−	−	−	−	+
股二头肌长头	−	−	−	−	+	+	+	+	−	−	+	−
腓肠肌	−	−	−	−	−	+	+	−	−	−	+	−
比目鱼肌	−	−	−	−	−	+	+	−	−	−	+	−
胫骨后肌	−	−	−	−	+	+	−	−	−	−	+	−
趾长屈肌	−	−	−	−	+	+	+	−	−	−	+	−
蹈外展肌	−	−	−	−	−	+	+	+	−	−	+	−

注："+"异常；"−"正常；"−*"示对应肌肉必须正常；"±"示由相邻神经根支配脊旁肌的重叠造成可异常或正常，若异常程度较受累根轻。

第一时间检出损伤平面下，如臀部损伤、观察股二头肌长短头；腘以下损伤、观察腓肠肌和胫前肌或腓骨长肌是否有神经恢复迹象，对预后评估及后续治疗方案选择意义重大。

（四）小结

虽然腰骶丛神经根在肌肉中的分布不像臂丛神经一样清晰，但是其电生理检测、损伤部位判定原则是相通的，都基于解剖结构。本小节给出了基本检测流程与判定原则，下文中各部位损伤的讨论，不再一一列表，仅讨论每个部位的损伤特点。

二、臀及髋周围外伤

（一）骨盆骨折致神经损伤

骨盆骨折是一种较为严重的外伤形式，是否伴有血管或脏器损伤是临床紧急治疗首要关注焦点；其次治疗焦点转移至骨折处理。而对于周围神经损伤，则因其后果相对前两点为轻，易被忽略。对神经损伤的忽略有两点后果：一是在伴有严重神经损伤时，耽误治疗时机而导致功能障碍不能最大程度恢复；二是在神经部分性损伤时，术后出现下肢功能障碍，常因责任不清产生医疗纠纷。所以建议电生理检测在脏器损伤治疗之后、骨折处理之前进行。

骨盆骨折腰骶丛神经各分支均可能受损，术前电生理检测方案中坐骨神经（腓总神经、胫神经）、股神经（股四头肌）、臀上/下神经（臀中肌、臀大肌）均为常规检测内容，更多应关注坐骨神经。腓总神经、胫神经 SEP 和 F 波检测是必查项目，二者异常判定的标准应较其他疾病更为宽松：在针极肌电图、MCV、SCV 均无明显异常情况下，SEP 波幅侧间下降 20%、潜伏期侧差超过 5%（约 2ms）判为异常；F 波出波率异常判断较通常提高 10%（胫神经 90%、腓总神经 70%）。耻骨骨折及其他导致闭孔结构破坏者，闭孔神经支配肌必查。

（二）股神经损伤

除骨折外，髋关节脱位、髋关节被动超后伸等原因，可致闭合性股神经损伤。股神经损伤后早期检测、根据损伤程度早期干预治疗，对于膝关节功能恢复十分重要。常规股神经检测股内肌针极肌电图和股内肌支 MCV 即可；股内肌支损伤较重时，应加测股外肌支、股直肌支；若上述前三支均不能引出 CMAP，则应再测股中间肌支。

（三）注射致坐骨神经损伤

在臀部肌内注射时，注射部位偏差、深度过大可将药物直接注入坐骨神经致其损伤。该类患者儿童居多，往往有"感冒"、发热史，这些症状可能来源于类似脊髓灰质炎病毒（poliovirus，PLV）的肠病毒感染脊髓灰质炎（poliomyelitis，POL；又称小儿麻痹症）或其他周围神经病等，这些疾病往往在一定潜伏期之后才出现神经损害症状，时间上与肌内注射重叠，被误认为由注射损伤导致神经功能障碍。这样的误解不仅会导致医疗纠纷，更重要的是耽误治疗时机（如 GBS，越早系统性治疗，预后越好），造成永久性神经功能障碍。而真正的注射致坐骨神经损伤，其预后一般较好。神经电生理检测是鉴别诊断的最有效手段，一般在注射后 14 天左右进行检测。

1. 解剖特点与损伤机制 坐骨神经腓总神经部由骶丛神经后股形成后走行至股后与胫神经部分离之前，总是位于后侧，相对比较表浅；坐骨神经腓总神经部与胫神经部各自外膜独立、相伴而行，药物注射入神经中，一般总是进入其中之一，同时注入两个部分或注入两个部分之间的概率极小。两个因素决定了注射致坐骨神经损伤更多为腓总神经损伤，同时出现两部分程度一致损伤的概率极小，一般是单纯腓总神经（部）损伤或其损伤明显重于胫神经（部），仅有少数患者胫神经损伤较重。

药物注入神经膜内之后，对神经纤维的损伤机制有二：一是药物快速进入神经外膜，造成膜内压力急剧增高、轴浆流阻断、神经功能障碍（患儿常表现为注射后立刻无力）；二是注入药物对神经纤维的毒性作用导致神经内膜、髓鞘、甚至轴索的破坏。前者神经易恢复、预后较好，后者的作用则视药物神经毒性大小、注入量不同而不同。

2. 电生理改变特点与鉴别诊断 由损伤类型可知，电生理检测异常表现一般集中在受损神经支配的臀以下肌肉，通常为腓总神经受损，所以股二头肌短头异常是判断该病的关键肌肉。胫神经受累型患者，则异常集中在胫神经支配肌，股二头肌长头是定位关键。臀大肌、脊旁肌应正常，股神经（再失误的注射，也不可能注入股神经）、闭孔神经支配肌（通常无需检测）正常，可作为间接证据。

随注射药物不同、注射量不同、注入神经不同，每个注射致坐骨神经损伤患者的电生理表现各有不同。表 16-10 列出典型腓总神经部受累为主与典型的肠病毒感染及 GBS 各主要检测项目的电生理改变。

表 16-10　典型注射外伤与 POL 及 GBS 鉴别诊断

神经/肌肉	检测项目		注射致坐骨神经损伤					POL		GBS	
			轻度	中度	中度偏重	重度不全	重度	同侧	对侧	同侧	对侧
股二头肌短头	F&P		+	+	++	++	+++	+	+	+	+
	MUP		−/+	+	+	+	×	+	+	+	+
胫前肌	F&P		+	+	++	++	+++	+	+	+	+
	MUP		−/+	+	+	×	×	+	+	+	+
趾短伸肌	F&P		+	+	++	++	+++	+	+	+	+
	MUP		−/+	+	+	×	×	+	+	+	+
腓总神经	MCV	CV	−	↓	↓	↓↓	×	−	−	↓	↓
		AMP	−	−	↓	↓↓	×	↓	−/↓	↓	↓
	F 波	%	−	+	+	×	×	−	−	+	+
		Lat	−	+	+	×	×	−	−	+	+
股二头肌长头	F&P		−	−	−	+	+	+	+	+	+
	MUP		−	−	−	+	+	+	+	+	+
腓肠肌	F&P		−	−/+	−/+	+	+	+	+	+	+
	MUP		−	−	−	+	+	+	+	+	+
踇外展肌	F&P		−	−/+	+	+	+	+	+	+	+
	MUP		−	−	−/+	+	+	+	+	+	+
胫神经	MCV	CV	−	−	↓	↓	↓	−	−	↓	↓
		AMP	−	−	−	−	↓	↓	−/↓	↓	↓
	F 波	%	−	−	−	+	+	+	+	+	+
		Lat	−	−	−	+	+	−	−	+	+
股内肌	F&P		−	−	−	−	−	+	+	+	+
	MUP		−	−	−	−	−	+	+	+	+
股外肌	F&P		−	−	−	−	−	+	+	+	+
	MUP		−	−	−	−	−	+	+	+	+
股神经	MCV	CV	−	−	−	−	−	−	−	↓	↓
		AMP	−	−	−	−	−	↓	−/↓	↓	↓

注："−"均表示正常，"+"表示异常，"×"表示检测不出；"−/+"表示 F&P 或 MUP 可正常也可异常；"+"个数表示 F&P 异常程度；"↓"表示传导速度减慢或 CMAP 波幅下降的程度；"%""Lat"分别为 F 波出波率和潜伏期；假定 POL 和 GBS 时支配各肌肉的前角或周围神经均为不完全损害。

由表 16-10 中可见，注射外伤的电生理改变特点及相关鉴别要点为：轻度损伤时，可仅有腓总神经部各指标有异常。随着损伤程度加重，胫神经部可受累，无论损伤多重都不会累及股神经；肠病毒感染病理改变为脊髓前角运动神经元，所以周围神经传导速度不会减慢，但会造成 CMAP 波幅下降，且可累及腰髓（股神经节段），所以股神经及其支配肌可异常；GBS 为广泛周围神经损伤，表中各项目均有可能异常。临床检测中，不是每个患者的表现均与表中所列完全一致，需根据要点作出鉴别。以坐骨神经胫神经部损伤为主的注射外伤，其电生理表现将表中腓总神经与胫神经及各自支配肌的异常项目互换即可。

三、下肢及会阴部外伤

（一）股部外伤

股部外伤是下肢常见外伤之一。除切割伤、锐器刺伤外，股骨骨折是造成神经损伤的主要受伤形式。股骨上段骨折易累及股神经，股四头肌为必查项目；骨折严重向上错位时，也可伤及闭孔神经，内收肌群可反映其受损程度；中下段骨折则易伤及坐骨神经或分别伤及胫神经、腓总神经。所以股部外伤的电生理检测，应按照图 16-8 中所示完成全部检测流程，并视情况决定是否加查腓总神经、胫神经 SEP，根据检测数据结果综合分析神经损伤部位及程度。

像肱骨骨折内固定术后一样，股骨骨折内固定取出术操作不当也易造成坐骨神经损伤。另外，骨折愈合后包裹内固定的骨痂遗留创面处理不当，也会造成坐骨神经损伤。一旦发现术后有神经损伤症状，应立刻行电生理检测，如果结果为重度损伤，则应及时再次手术探查神经。如果为部分性损伤，则应定期电生理观察，发现神经损伤随时间加重者，也应手术探查。

（二）膝部外伤

有骨折的膝关节外伤，胫神经、腓总神经损伤易于判断和检测。而膝关节韧带损伤后，出现小腿肌肉萎缩，则有两种可能：一是韧带损伤时伴有神经牵拉伤；二是韧带损伤后，因治疗需要制动或疼痛限制活动，导致小腿肌肉失用性萎缩。对于后者，电生理检测方案的设计，反而应该全面，以确认胫神经、腓深神经、腓浅神经及足底各神经分支所支配肌肉的功能状况，以免因漏诊而延误治疗。

（三）小腿及踝以下外伤

腓骨小头骨折时，通常会伴有不同程度的腓总神经损伤；胫骨平台骨折则胫神经受损概率较大。对此类损伤，电生理检测必查股二头肌长、短头，以排除或证实坐骨神经受损。小腿骨折，既可损伤腓骨小头处腓总神经，也可单独损伤腓深神经（胫腓骨骨折）、腓浅神经（腓骨骨折）。所以对腓总神经必须分别检测腓浅、腓深神经，也就是除常规检测项目外，腓骨长、短肌必须检测。胫神经常规检测即可。股二头长、短头通常也需检测，以排除腘以上腓总神经、胫神经受累。

与前臂骨折类似，胫腓骨双骨折等较为严重的小腿外伤，也会因肿胀、缺血，导致"骨筋膜室综合征"，造成的神经损伤以腓深神经最重、胫神经次之、腓浅神经一般损伤较轻。

踝部及踝以下外伤，无法像手腕部外伤那样精细检测，只是在常规检测方法外，加测胫神经足底内／外侧神经分支即可，但胫前肌、腓肠肌、腓骨长肌常规检测是必需的。需要说明的是，突然发生的踝关节扭伤，在两周后如果腓浅、腓深、胫神经运动检测，以及腓浅、腓肠、胫神经感觉检测均正常时应加测对侧代表性神经、肌肉，且不能因排除周围性损伤而终止检测，必测项目为下肢常规SEP，必要时还应加测腓总神经 SEP。曾有多例患

者，因习惯性踝关节扭伤就诊，电生理检测提示中枢（颅内）性损害，影像学证实为颅内或脊髓等占位性病变。

（四）皮神经损伤

对于其他非常规检测项目的皮神经外伤，例如股外皮神经、隐神经等，若局部外伤恰好位于其走行路径上或患者有主诉，则应在常规检查项目之后加做相应感觉传导检测。但这些检测项目操作均有一定难度，必须先测健侧，双侧对比。

（五）会阴部神经损伤

下肢外伤有时会合并会阴部受伤，在无外伤或外伤愈合后，可行阴茎（蒂）诱发电位、阴茎背神经传导（BCR 等）针对性检测，并应加测下肢常规 SEP，以反映脊髓或马尾受损状况。

四、下肢外伤合并脊髓或马尾损伤

车祸、矿难、高坠伤等，在下肢骨折的同时可合并脊柱外伤、颅内外伤导致马尾、脊髓及脑功能障碍。对此类患者应结合 SEP、BAEP、PRVEP 等综合分析，分别判定各部位外伤造成的周围神经、中枢神经系统损害程度。

第四节　头面部外伤

临床上，因车祸、高空坠落、矿难、锐器伤等所致的颜面部神经外伤不为少见；颜面部占位手术、部分美容手术，也可意外伤及神经；因诊断需要的颈部淋巴结活检取出术有时也会伤及副神经。

一、应用解剖

颜面部、颈项部神经支配复杂，肌肉小而多，能够可靠进行电生理检测的主要有面神经、三叉神经和副神经及其支配的部分代表性肌肉。如图 16-17 所示。

（一）面神经

面神经分支众多，支配肌肉丰富，常规 MCV（传统法、单点刺激法）检测可选择颞支、颊支和下颌缘支，分别以额肌、口轮匝肌、下唇方肌（额肌）为代表肌肉。眼轮匝肌是瞬目反射检测常规记录肌肉，可采用表面电极或皮下电极，针极肌电图检测有一定风险性，不建议初学者作为常规检测项目。

（二）三叉神经

三叉神经分支极其复杂，电生理检测以眶上神经代表第 I 支，是瞬目反射的传入通路；常规三

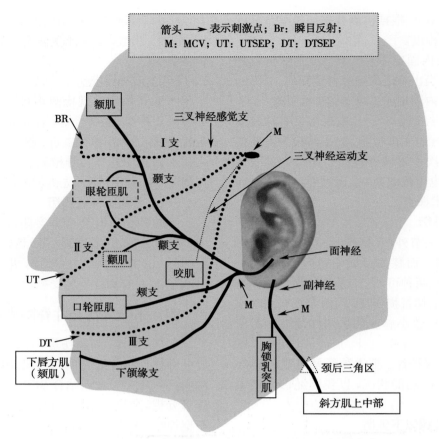

箭头 ——→ 表示刺激点；Br：瞬目反射；
M：MCV；UT：UTSEP；DT：DTSEP

额肌

BR

三叉神经感觉支

Ⅰ支

M

三叉神经运动支

颞支

眼轮匝肌

Ⅱ支

颧支

颧肌

咬肌

面神经

UT

颊支

M

副神经

口轮匝肌

M

DT

Ⅲ支

胸锁乳突肌

颈后三角区

下唇方肌（颏肌）

下颌缘支

斜方肌上中部

图 16-17　头颈颜面部神经支配及电生理检测原理示意

叉神经 SEP 上唇刺激反映第Ⅱ支、下唇刺激反映第Ⅲ支功能。

咬肌较好定位，可行针极肌电图检测，反映三叉神经运动纤维功能。

（三）副神经

副神经自颅内发出，支配以胸锁乳突肌和斜方肌为代表的颈项部肌肉。斜方肌记录，可测副神经 MCV。一般外伤致副神经单独损伤者少见，副神经可因颈部淋巴结活检致医源性损伤。

（四）视觉及听觉系统外伤

车祸、斗殴等意外伤害，可累及视听觉系统，当有明确的局部损伤体征或视力、听力下降主诉时，视觉诱发电位和 BAEP 检测为必查项目。此类损伤常会伴有颅内损伤，必须结合影像学。

（五）检测项目与结果判定一般原则

表 16-11 列出了适用于头面部神经损伤检测的神经电生理检测项目，以及各项目在不同部位神经损伤上时的异常表现。

临床上除小的、局部的切割伤、刺伤，头颈颜面部神经外伤常为复合型的，电生理检测的异常表现就不会像表中所列那样单一，需要根据异常分布，综合表中各行的异常形式确定损伤类型。另外，表中各项目的异常均可来源于颅内损伤，其中任何一项异常有指向中枢的表现时，则应结合上下肢常规 SEP 检测，必要时参考影像学。

部分特定神经损伤形式的电生理检测方案设计、程度判定等，将在下一节讨论。

二、常见损伤的检测

不同类型的外伤，造成颜面及头颈部神经损伤的特点不同。一般来讲，面神经比较表浅且分支多，较易受损。

（一）头面部外伤

发生于头面部的外伤，多为锐器切割伤、挫伤（有骨折或无骨折），面神经各支受损概率大体相同。有颧骨骨折的伤者，则颞支、颧支受损者较多，也可累及三叉神经第Ⅲ支并及运动支；茎乳突附近颅骨骨折，则易伤及面神经出颅部位，造成面神经各支均受损；外伤亦可伤及视、听神经系统。头面部神经外伤，以伤后 10～15 天检测为佳，过早检测不利于准确判定损伤部位与程度。

表 16-11　头颈颜面部电生理检测及神经损伤部位判断

可能的异常部位	面神经									三叉神经			副神经		视神经	听神经	
	F&P			MCV			Blink			咬肌	UTSEP	DTSEP	胸锁乳突肌	斜方肌	VEP	BAEP I	BAEP V
	额肌	口轮匝肌	下唇方肌	颞支	颊支	下颌缘支	R1	R2	R2'								
面神经颞支	+	−	−	+	−	−	+	+							−		
面神经颧支	−	−	−	−	−	−	+	+							−	−	−
面神经颊支	−	+	−	−	+	−											
面神经下颌缘支	−	−	+	−	−	+											
面神经根颅外	+	+	+	+	+	+	+										
面神经茎乳突	+	+	+	+	+	+	+	+									
面神经核性	+	+	+				↓	↓									
三叉神经运动支										+		±					
三叉神经Ⅰ支							+	+	+								
三叉神经Ⅱ支											+						
三叉神经Ⅲ支										±		+					
副神经近根部													+	+			
副神经颈三角区														+			
视神经															+		
听神经颅外																+	+
听神经中枢(脑干)																	+

注："+"示异常/阳性、"−"示正常，意义由项目决定；MCV 仅表示速度；Blink 反射为患侧刺激，"+"示潜伏期延长/波幅下降，"↓"示仅有波幅下降；VEP 常规测 PRVEP，条件不许可时，测 FVEP；BAEP Ⅰ指Ⅰ波及后续波潜伏期均延长；BAEP Ⅴ指仅有Ⅴ波潜伏期延长；每一行为一个部位损伤异常指标的表现；复杂损伤则为不同行异常的叠加。

（二）手术致头面部神经损伤

乳突入路的中耳手术易伤及面神经出颅孔部位；腮腺区肿物切除易伤及面神经颊支和下颌缘支。近年来，以去皱、下颌骨矫形等为目的的美容手术，也是面部神经损伤的常见原因，可累及面神经、三叉神经。

因副神经在颈后三角区走行表浅且与颈部淋巴结相邻，在淋巴结活检术时，可直接损伤副神经，或被缝合线结扎，造成斜方肌萎缩。

各种手术所致面部神经损伤，建议 10～15 天内行电生理检测，以便及时评估神经功能、确定损伤部位及程度，必要时及时干预，以期达到最好神经恢复效果。

（三）眼部及视神经损伤

PRVEP 为常规视觉系统功能检测。但在头面部外伤累及眼部时，患者常因坐立不能、眼部水肿或淤血等，无法检测 PRVEP，此时，FVEP 成为唯一视觉功能评价的电生理手段。有眼睑淤血导致睁眼困难时，可用开睑器等辅助，保证光线能够进入瞳孔。

正常情况下，同一受检者双眼 FVEP 波形基本相同、各波形成分潜伏期大致相等。双侧 FVEP 波形成分明显不对称或波幅下降超过 50% 者，判定异常。在 FVEP 异常时，若无眼部水肿、血肿，可肯定视觉系统功能受损；有水肿、血肿时，则可疑受损，应在消肿后复查 FVEP 或 PRVEP，以进一步明确视觉神经系统功能是否受损。

FVEP 异常时，应建议患者进行眼科相关检查，如角膜、玻璃体、眼底等，并视情况行颅脑影像学检查。

（四）耳及听神经损伤

头面部外伤致外耳道损伤、鼓膜破裂等时，早期行 BAEP 检测是必要的，判定标准为：双侧各波出波好、潜伏期对称为正常；伤侧自Ⅰ波起，各波均不能引出，则提示中耳（窝性）或听神经颅外段受损；Ⅰ波正常，Ⅲ波或Ⅴ波不能引出，提示听神经颅内段或脑干受损，应加查 SEP、Blink 等其他与脑干相关的检测项目，并结合影像学。

有明确鼓膜破裂等外耳损伤的患者，在检测时应首先测 V 波反应阈（正常人为 50～55dB SPL），若 V 波反应阈达到或超过 60dB SPL，则 BAEP 检测时刺激声强用 120dB SPL。虽然 BAEP 不能与听力等同，但在外伤时，若 I 波及后续各波均异常，结合病史可认为此异常与外伤有关联。

（五）面神经外伤

茎乳突孔之外的面神经损伤，结合针极肌电图与面神经 MCV 检测，其损伤部位与程度判定并不困难。

第十七章

周围神经单神经病及神经根病

第一节 概 述

周围神经疾病的分类，临床各学科并不统一。从神经病学学科角度划分，各种原因导致周围神经病理改变的疾病均称为"周围神经疾病"，包括多发性周围神经病、单神经病、多发单神经病和神经根病、神经丛病和周围神经外伤等；从骨科及手外科治疗角度出发，更为关心周围神经外伤和周围神经干、神经丛、神经根在特定部位卡压性损伤。临床神经电生理作为神经系统功能客观检查学科则应兼顾临床各学科应用。本章讨论非外伤所致单神经周围神经病变，或虽有多神经受累但彼此无直接相关性。

一、周围神经卡压的概念及分类

周围神经干、丛、根卡压性损伤为临床最多见周围神经单神经病，发生在神经干、丛的卡压性损伤常称为"卡压综合征"，发生在神经根的卡压性损伤常称为"神经根病"。多个神经卡压性损伤神经病学称为"多发单神经病"，单一神经两处卡压手外科称为"双卡综合征"。

神经卡压性损伤根据起病方式及进展速度，可分为急性卡压和慢性卡压两类。急性卡压临床常称为"神经麻痹症"，而"神经卡压症"则通常指慢性卡压性神经损伤。神经卡压症早期诊断、早期治疗是避免或减少功能障碍的基础，神经电生理检测是神经卡压症早期诊断的最有效手段。神经麻痹症早、中期损害程度和预后评估以及疗效评价均需要神经电生理检测。

（一）慢性神经卡压

慢性周围神经卡压性疾病严重时，需行外科解压手术治疗，使受损的神经功能得以部分恢复，但几乎不可能完全治愈，故早期诊断意义重大。

周围神经卡压性疾病早期，在上肢可表现为颈肩部不适、手部麻痛、上肢无力以及肌无力所致的抖动，严重时逐渐出现手部或上肢其他部位肌肉萎缩；在下肢可表现为腰腿疼痛、不适、无力、足部麻痛等。由于对神经卡压症的认识不足以及影像学椎间盘突出诊断的易行性和直观性，临床上周围神经卡压症早期常被误诊为颈椎间盘突出症或腰椎间盘突出症，还可能被误诊为肌肉劳损、神经内科疾病、血管病等。因此误诊延误了最佳外科治疗时机，直至晚期发生严重肌萎缩才被临床确诊，造成肢体永久性功能障碍，严重影响患者生活质量。此外，神经卡压症可以与系统性神经病（包括中枢、周围）及神经根病合并发生，准确的鉴别诊断对于合并症的正确治疗具有十分重要意义。临床神经电生理检测是目前神经卡压症诊断和鉴别诊断的最有效手段，有时甚至是唯一手段。

在臂丛、腰骶丛水平发生的神经卡压，其临床症状较单一神经卡压复杂，电生理改变也相应复杂，但电生理诊断原则与单一神经卡压症相同。神经根病也是临床常见病、多发病，其病因本质上是脊神经根在出椎间孔过程中受到椎间盘突出、骨质增生或周围组织增生等压迫，故而与周围神经卡压症在同一篇中讨论。相对于单一神经卡压，电生理对神经根病诊断要困难得多。

临床常见的或虽不常见但较早报道的慢性神经卡压性疾病常用"综合征""神经炎"等命名，例如腕管综合征、腕尺管综合征、肘管综合征、迟发性尺神经炎、股外侧皮神经炎等，这些名称也被大多数神经病学、骨科手外科学教材和专著普遍采用。一方面由于学科关注焦点不同，神经病学教材和专著将由慢性卡压性因素所致的单一或多个孤立的周围神经损害归为脊神经疾病中的单神经病，不同部位、不同神经卡压所致病变一方面并未细分；另一方面在名称使用上，有使用上述综合征、神经炎，也有称"某神经麻痹"或与综合征混用，还有将某个神经及其分支的损害统称为"某神经痛"，例如以"坐骨神经"命名坐骨神经走行通路上的疼痛症状群，其损害部位则涵盖了自 L_4～S_2 脊神经根、骶丛、坐骨神经干、腘窝处腓总神经/胫神经、小腿后侧胫神经、踝前腓深神经等，而这些部位的神经卡压性损害在骨科/手外科中多数有特定"综合征"命名。慢性神经卡压性疾病是骨科特别是手外科诊治的一大类疾病，一方面需要深入研究这些疾病各自的起病原因、临床表现、治疗方法特别是手术治疗方法，另一方面对于这些疾病的命名更为细化，例如肘管综合征和迟发性尺神经炎，二者受损神经、受损部位、临床症状均相同，因后者有明确肘关节或其周围组织外伤史、前者没有外伤史而命名不同。除常见综合征、神经炎外，骨科/手外科对较少见、神经病学关注较少的慢性神经卡压性疾病亦多用"某某综合征"命名，对于没有被以综合征或神经炎命名者则多用"某某神经卡压症"称谓，也有学者提出对所有慢性神经卡压性疾病均以"某某神经卡压"称谓，但并未被广泛采用。

神经电生理检测的患者来自于临床多个学科，所采用的疾病分类、命名方法应综合兼顾临床多学科：优先采用已有命名的综合征和神经炎；对特定部位、特定神经卡压者作为一种疾病时采用"某部位某某神经卡压症"或部位确定无需指明时采用"某某神经卡压症"；泛指多神经卡压性疾病、特定神经泛指多部位卡压性疾病的描述性表达，则用"神经卡压"（表 17-1）。

（二）急性神经卡压

急性周围神经卡压通常称为"某某神经麻痹"，常见的如面神经麻痹、腓总神经麻痹、星期六夜麻痹等。急性神经卡压的病理过程类似神经外伤（挤压伤），故其电生理检测、判定方法与神经外伤类似，但有部分"麻痹症"具有特征性病理改变或电生理表现。

二、周围神经卡压的解剖、病理及临床

（一）周围神经解剖及血供

1. 神经卡压应用解剖　神经卡压症取决于受损神经自身结构及其与周边骨骼、肌肉、肌腱、筋膜相互关系，正常状态下周边组织对神经压力较大的部位称为"解剖受压处"，常为神经卡压症易发生部位。神经电生理医生必须掌握各种卡压症

的局部解剖关系。神经卡压部位受损后电生理异常定位和定程度与上一章讨论的周围神经外伤既有相通之处、又有卡压症自己的特点。

2. 神经膜神经　神经膜神经是指分布于周围神经膜（外膜、束膜或者还包括内膜）的游离神经末梢，是神经组织的感觉神经。神经膜神经纤维通常来自较所处神经组织内纤维高 1～2 个节段的脊神经根，神经膜神经受损是许多常见周围神经卡压症出现"不能解释症状"的原因。在肘管综合征章节中，将结合具体症状、体征予以详细讨论。

3. 周围神经的血液供应　周围神经的血供分为神经外和神经内两套供血系统。神经外供血系统为较大的伴行血管组织，通常由一条动脉和两条伴行静脉构成血管束，在行程中每隔一定距离分出节段血管。节段血管除来自伴行血管外，还可来自其他邻近血管干、肌支或皮支。神经内供血系统包括节段血管、外膜血管、束间血管网和束内微血管网。节段血管进入神经外膜后即分为升支和降支，相邻节段血管的升支和降支相互吻合，形成纵行排列的神经外膜血管；神经外膜血管发出短的横支或斜支，呈弓状盘旋穿过外膜至束间形成神经束间血管网；神经束间血管网的分支斜行穿过束膜进入束内形成束内微血管，这些血管以毛细血管网的形式分布于神经内膜内，实现对神经纤维的供血。

周围神经的供血特点决定周围神经发生局部慢性卡压性病变后，病理改变可以在较长时间内仅局限在卡压部位；至晚期，伴行血管亦受压迫致使卡压部位远端血供减少，病理改变则快速向卡压远端蔓延。

（二）神经卡压后的病理改变

1. 实验研究　有学者利用"Mackinnon 慢性大鼠坐骨神经卡压模型"动态观察卡压 3、5、8、12 个月后形态学、电生理学和组织学的改变。结果显示：卡压后 3 个月组织学上未见异常；卡压 5 个月时，外膜增厚、有髓神经纤维发生脱髓鞘改变，但轴突（索）仍显示正常；卡压 8 个月时，神经外膜进一步增厚、髓鞘变薄，部分神经纤维发生瓦勒变性；卡压 12 个月以上病理改变更加明显。神经传导检查发现：卡压 3 个月时 MCV 反而加快（机制不明），卡压 5～12 个月时 MCV 进行性减慢。

2. 临床观察　易发生卡压的周围神经常具有重要功能，显然不可能做神经病理活检，更不可能以神经活检来动态观察病理变化过程。笔者回顾

表 17-1 各种慢性周围神经卡压性疾病汇总表

躯体部位	受损神经	神经分支	损害位置	疾病名称	常见性
颈肩部	副神经		颈后三角	副神经卡压症	☆
	臂丛	下干/内侧束	颈肋等	(典型)胸廓出口综合征	☆☆☆
		上干/C_5、C_6	前斜角肌	前斜角肌综合征	☆☆
		胸长神经	中斜角肌	假心绞痛型胸廓出口综合征	☆
		肩胛上神经	肩胛切迹	肩胛上神经卡压症	☆☆
		肩胛背神经	中斜角肌	肩胛背神经卡压症	☆
上肢	腋神经		四边孔	四边孔综合征	☆
	桡神经	主干	腋下/上臂	腋下/上臂桡神经卡压症	☆☆
		深支+浅支	旋后肌管	桡管综合征	☆
		深支	Frohse 弓	骨间后神经卡压症	☆☆
		深支	前臂下段	骨间后神经终支卡压症	☆
		浅支	前臂	桡神经(感觉)浅支卡压症	☆
	正中神经		前臂上段	旋前圆肌综合征	☆☆
		骨间前神经	前臂下段	骨间前神经卡压症	☆
			腕部	腕管综合征	☆☆☆
		指神经	手掌部	指神经卡压症	☆
	尺神经		尺神经沟	肘管综合征	☆☆☆
			腕部	Guyon(尺)管综合征	☆☆
		背皮支	腕背侧	尺神经背皮支卡压症	☆
臀部	坐骨神经	腓总/胫神经	梨状肌	梨状肌出口综合征	☆☆☆
下肢	股外皮		髂前上棘	股外皮神经炎	☆☆
	腓总神经		腓骨颈部	腓总神经卡压症	☆
		腓深神经	(踝)前跗管	腓深神经卡压症	☆
		腓浅神经	小腿	腓浅神经卡压症	☆
	胫神经		内踝	跖(跗)管综合征	☆☆
	腓肠神经		外踝上	腓肠神经卡压症	☆

注:"☆"的个数越多表示越常见性,同时也是电生理医生学习的重点。

分析 237 例初始电生理诊断为轻/中度肘部尺神经卡压的电生理检测资料,这些患者均拒绝手术治疗,甚至保守治疗也不能坚持,三年中至少行 3 次电生理检测。结果显示所有患者初期均仅表现为肘段 MCV 减慢(局部脱髓鞘),一般在 3～6 个月后,MCV 减慢程度加重,此后 MCV 减慢越来越明显,且前臂段尺神经 MCV 也开始减慢、手部尺神经支配肌可检出失神经电位(提示轴索变性)。此变化进程与上述动物实验的结果是一致的。需强调的是,这个结果并不说明肘管综合征治疗的必然转归,因为部分可自愈或保守治疗有效的轻型患者因症状消失,未再行电生理检测。

3. 神经卡压症病理改变小结 周围神经的结构模式可归结为三个部分:功能结构(轴索和髓鞘)、支撑和营养结构(神经外膜、神经束膜)、半功能半支持结构(神经内膜)。在这个模式中,血供属于支撑和营养结构。此模式既构成周围神经生理功能的基础,又是准确地理解各种病理状态下周围神经损害机制和损害程度的依据。

在周围神经慢性卡压性损伤时,病理改变首先出现在神经外膜,神经外膜的增厚导致外膜中走行的血管受压、血供障碍。早期发生在支撑结构中的改变并不直接影响功能结构,即髓鞘与轴索保持完好。在此阶段,外膜的增生即可刺激其中的游离神经末梢,产生相应的感觉异常。

卡压持续存在外膜进一步增厚,此时两方面作用可影响功能结构:一是血供的严重减少致施万细胞营养缺失、变性;二是神经外膜的增生可导致神经内部压力增高,直接压迫功能性结构。两方面的共同作用致使周围神经发生脱髓鞘改变。

卡压继续加重，压力的持续增高、血供的持续减少，使得脱髓鞘进一步加重。周围神经的再生功能决定髓鞘脱失后施万细胞即刻启动再生功能，施万细胞的再生又进一步增加神经内部压力，神经内部的压力增高到一定程度可以导致轴索的轴浆流阻断，长时间的轴浆流阻断、加上缺血的共同作用使卡压处轴索断裂，其远端即可发生瓦勒变性。最严重时可致轴索完全断裂，卡压远端神经支配的肌肉萎缩、感觉缺失。

（三）神经卡压的临床表现和电生理改变

慢性卡压病理改变仅限于神经外膜的早期，患者可无症状或因刺激外膜中的游离神经末梢而产生"不适感"。此时感觉异常的定位不明确，通常不在受损神经的支配区。这就是许多腕管综合征、肘管综合征患者在早期主诉可能仅为肩部不适或以肩部不适为主。此阶段电生理可以表现为正常，或仅有受压局部神经 NCV 轻微、轻度减慢。病理改变的早期在临床上实质是"超早期"，因此临床上此阶段就诊的患者疑诊神经卡压症较少。

随着时间推移，病理改变累及神经纤维脱髓鞘改变时，通常受累神经支配区即出现感觉异常，一般为"麻""痛"等感觉过敏性症状而非"木"，卡压部位可表现为 Tinel 征阳性。电生理检测通常表现为卡压部位 NCV 明显减慢，没有明显失轴索改变特征。大多数神经卡压症初次就诊的患者是在此时期，是临床接触的神经卡压症早期患者。故在后续讨论中，早期患者均指此时期。

若压迫原因长时间不能解除，在脱髓鞘基础上继发轴索断裂，使该神经支配感觉区感觉缺失、支配的肌肉可发生萎缩。电生理检测 NCV 减慢更加显著或无法测出，针极肌电图可检出失神经电位、MUP 明显增大/减少、甚至无法检出。

三、周围神经卡压的电生理检测总体原则

不同部位、不同神经的卡压，电生理检测必然围绕受卡压神经进行。但在实际检测中，考虑症状的复杂性和重叠性，检测范围应视实际情况适当扩大，且因早期神经卡压的电生理观察异常改变较轻，应采用各种方法提高检测的敏感性和特异性。

（一）方案设计及定位的基本原则

卡压症对电生理的需求涵盖定性（是否卡压）、定位（受压神经及部位）、定程度（神经受损程度）三个方面，电生理检测方案的设计同样就要围绕需求而设计。正确的方案设计依赖于解剖，故上一章关于神经外伤的解剖学定位分析基本原则同样适用于神经卡压性疾病，与卡压相关的特殊局部解剖及用于各卡压症的特殊检测方法，将在相关内容中介绍。

（二）分段检测原则

分段检测主要指 MCV 的检测，在神经走行通路上分多个自然节段刺激，计算出相邻两刺激点之间神经的 MCV，可有效提高早期神经卡压的检出率。但分段的两点间距离又不宜过短，一般以 10cm（8～12cm）为佳，否则会影响检测的准确性与敏感性。分段检测应形成常规检测方法才可以较为准确地观测基准数值。

（三）感觉运动匹配原则

大多数易受卡压的周围神经为混合神经，卡压的病理改变通常会同时累及其中的感觉、运动纤维，且卡压部位越位于肢体的远端，SCV 与 MCV 异常程度越接近，反之，SCV 的异常程度可轻于卡压局部节段性 MCV 减慢。如果出现 MCV 异常程度很严重（同时结合失神经电位等），而 SCV 基本正常，即为感觉运动损害不匹配，则有可能否定卡压症诊断。

（四）邻近神经匹配原则

NCV 等检测指标个体间可有较大差异，但同一个体相邻周围神经 NCV 不应有过大差异。当一个神经的检测值在正常参考值范围之内，但较邻近神经传导速度减慢 5～10m/s 时，则提示神经损害可能；减慢超过 10m/s，则几乎可肯定该神经受损。当然，上述数值不是绝对的，仅为参考性表述，事实上也很难得到一个"普适的"准确数值，实际工作中应个性化比较。

（五）双侧对比原则

当神经卡压较轻、邻近神经对比变化不大时，双侧同名神经传导速度对比常为较敏感指标，通常上肢差异 7m/s、下肢差异 5m/s 则应警惕较慢一侧有神经轻度损害，至少应动态观察。

（六）局部与全局原则

局部指明确的单一神经卡压，通常诊断没有困难。全局则有两层意义：一方面指两个或两个以上神经的卡压；另一方面指某一个或多个神经的局部卡压异常程度较重，而同时存在卡压不能解释的多发性周围神经损害改变。前者是为多神经卡压，诊断无太大困难，而后者则很容易造成疑惑，多发性周围神经病章节中详细讨论。

（七）年龄及职业匹配原则

神经卡压症可通俗地理解为周围神经"日积月累的磨损"，故单纯的神经卡压多为中老年患者，且其职业经历具有神经受压的特点，例如长期屈肘工作者易发生肘管综合征、北方中老年妇女易发腕管综合征等。如果青少年发生单神经卡压，特别是多神经卡压改变，则应考虑其周围神经结构有遗传性缺陷，即可能为与遗传相关的周围神经病。

（八）周围与中枢综合思考原则

神经系统从功能角度为一有机整体。具体来讲就是人体每一处皮肤的末梢感觉、每一块肌肉在各级中枢均有其对应支配结构、区域。这就使中枢神经系统损害可与周围神经卡压局部损害的部分症状具有相似性，有时临床难于分辨。故针对于临床疑诊卡压症患者，当相应神经未见预期异常改变时，电生理医生应根据个性化表现及时修改方案、追加检测，不可轻易放弃。

第二节　上肢及颈肩部卡压与颈椎病

人类上肢的重要性，决定其功能的高度复杂性，功能基础又来自神经、肌肉的解剖和生理功能。由于神经结构与走行的复杂性，上肢发生周围神经卡压概率较大。临床上导致上肢功能障碍的周围神经卡压最多，且具有症状的多样性和重叠性，给准确诊断与鉴别诊断带来一定困难。除不同神经、不同部位的卡压需鉴别外，同一神经不同部位的卡压也是临床检测中经常遇到的难题，故本章的主要脉络以臂丛神经的各主要分支（神经）结合常见性加以编排，以便于读者阅读。

颈、腰椎病无疑为临床常见病、多发病，常会掩盖神经卡压的症状，临床上后者被误诊为前者的病例相当多。故将颈、腰椎病与相应肢体的神经卡压性疾病放在同一章节讨论。

一、尺神经卡压

尺神经为人体上走行非常独特的一条周围神经，在跨越肘关节时，它不像其他周围神经那样走行于关节的凹侧，而是"倔强地"走行于关节凸侧面，这就使得其在肘关节处极易受碰撞、长时间屈肘的张力过高、挤压、"磨损"等原因而发生病理改变，从而引起一系列症状；组成尺神经的纤维在脊神经根部、颈肩部、腕部也可能因受压造成神经损

害，甚至下颈段脊髓前角受累也可表现尺神经支配肌功能障碍。而尺神经支配肌构成手、腕部运动的几乎一半功能，手的功能对于人的生活质量是至关重要的。基于上述多种原因，首先讨论尺神经各部位卡压的定位有利于全面掌握卡压症的理解，掌握了肘部尺神经卡压的定位、定程度，对于其他部位、其他神经卡压即可触类旁通。尺神经最易卡压部位在肘部（肘管综合征），亦为临床最常见的慢性神经卡压性疾病之一。其次为臂丛下干或内侧束（胸廓出口综合征），还可见腕部卡压（Guyon 管综合征）和尺神经在 Struthers 弓处卡压。

（一）应用解剖与定义

神经卡压症的发生，不仅取决于神经自身，更与其邻近组织结构有关。神经邻近组织结构个体间变异是发生卡压症的因素，这可能与遗传因素有关。神经自身结构脆弱性也可增加卡压症的易感性，这既与遗传因素有关，也与神经系统基础性疾病相关。

1. 肘管及附近的解剖　肘管并不是一个完整、封闭、独立的管道结构，而是由肘关节附近自上而下三部分骨性和纤维性组织围成，分别是：肱骨内上髁髁后沟（尺神经沟）；尺骨鹰嘴与肱骨内上髁之间的筋膜组织（尺肱韧带）；尺侧腕屈肌肱骨头和尺骨鹰嘴头之间的纤维性筋膜组织（称为 Osborne 筋膜或弓状韧带）。它们形成的类似于管道结构对尺神经起到固定、限制、保护等作用。尺神经自上臂内侧经肘管下行至前臂屈侧，在尺神经沟内其位置表浅，轻触可扪及。肘部尺神经最易卡压部位在尺神经沟，其次为肱骨内上髁和弓状韧带，偶可见内侧肌间隔和 Struthers 弓（肱骨内上髁上方约 8cm）卡压，如图 17-1 所示。

在肘管内，支配尺侧腕屈肌和指屈肌的运动支位于神经内的深部，而支配手内肌肌支和手部感觉支的纤维则位置相对浅表。这个解剖特征导致肘部尺神经卡压时，手内在肌萎缩要早于且重于前臂肌肉异常；对临床症状与电生理检查结果的解释均有重要意义。

人群中肘关节附近韧带、肌肉结构部分人存在变异，这些变异有时也是引起尺神经卡压的原因，但变异无固定模式。

2. Guyon 管的解剖　尺神经在腕部穿过 Guyon 管（又称尺管或腕尺管）进入手部，Guyon 管长约 1.5cm，为三角形纤维管（图 17-2）。其顶部为腕掌侧韧带、下方为腕横韧带的延续纤维、内侧为

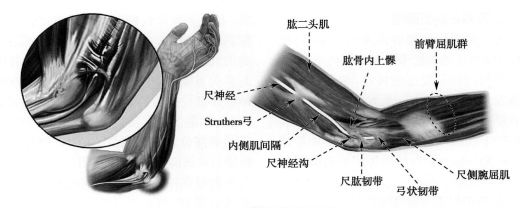

图 17-1　肘管及其周围结构

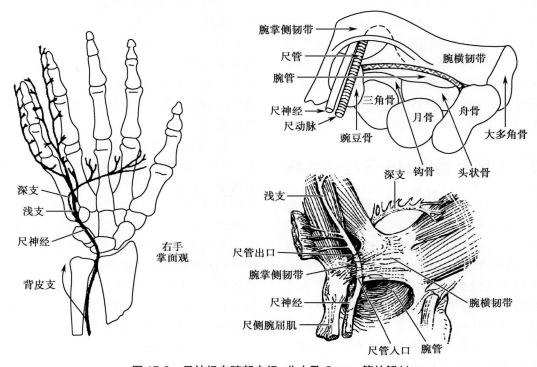

图 17-2　尺神经在腕部走行、分支及 Guyon 管的解剖

尺侧腕屈肌肌腱和豌豆骨。尺神经在 Guyon 管内有相对宽松的空间，故此处慢性卡压性损害的发生率远远低于肘部卡压，甚至较 Struthers 弓卡压也少见。了解其存在的意义是一旦其发生极易与肘部尺神经卡压误诊；肘部卡压导致尺神经 MCV 远端潜伏期延长，也易被初学者误认为合并尺神经腕部卡压。

3. 尺神经卡压性疾病的命名　肘部尺神经卡压性疾病的命名就较为复杂和混乱。目前习惯上将无明确肘关节陈旧性外伤史者统称为肘管综合征；有明确外伤史或致肘关节变形者多年后出现症状的，称为迟发性尺神经炎。随着对尺神经肘关节附近卡压部位研究的深入，国际上有学者提出应统一命名为"肘部尺神经卡压"，但此名称尚未在国内广泛应用。尺神经在腕部 Guyon 管卡压称为 Guyon 管综合征，也称为尺管综合征和腕尺管综合征。

（二）肘管综合征的临床表现

1. 病史与症状　慢性肘部尺神经卡压常见于中年男性、体力劳动者（性别差异弱于劳作差异），长期屈肘伏案工作者也为易患人群，已有肘关节屈曲畸形（伸直受限）者多数伴不同程度尺神经卡压。该病为隐袭起病、多年持续缓慢进展，可由其他因素（例如止血带、血管造影术等）诱发快速加重。

患者早期症状轻微、间歇出现，由活动而诱

发；以后症状逐渐加重、持续出现，并可出现夜间痛。最常见的症状是环、小指的麻木和刺痛感。轻症患者可能只有刺激性症状；中、重度患者可有尺神经感觉支配区感觉减退和消失。患者在肘内侧可有酸痛不适感、并可向远侧或近侧放射。夜间麻醒史常因睡眠时上肢位置不当引起，例如有屈肘、头枕手部睡觉等。运动功能方面，可有手部乏力、握力减退；严重者可出现明显的肌肉萎缩，造成手部活动笨拙、不灵活、抓不紧东西等症状。上述症状均可因用手工作（特别是作屈肘活动）、强力屈肘（静态）和肩外展而加重。

2. 体征 感觉改变一般较运动改变更常见且更早出现。查体可见尺神经支配区感觉异常，包括刺痛觉减退、过敏或消失等。屈肘试验阳性（屈肘感觉症状加重）和 / 或 Tinel 征阳性可作为临床早期诊断参考依据，但非确诊证据。

运动体征通常较感觉异常出现得晚，解剖学基础为肘管内尺神经感觉纤维分布在神经中更易受损的位置，病理学基础为早期卡压所致的局部炎性反应产物刺激感觉纤维即可产生感觉症状和体征。早期的运动障碍多为自觉（主观）性；之后可出现手内在肌肌力减退、环指 / 小指夹纸试验阳性；晚期可出现严重的手内在肌萎缩，出现 Wartenberg 征阳性（小指处于外展位、内收不能）、爪形手畸形等，也可有尺侧腕屈肌和支配环指 / 小指的指深屈肌肌力减弱。在尺神经沟处可有压痛并可扪及增粗的神经，有时还可发现尺神经滑脱。

部分神经内感觉 / 运动纤维位置变异的患者，运动纤维损害可先于且重于感觉纤维。而由于运动纤维损害为渐进性，患者逐渐"适应"了肌力的缓慢下降，就诊时通常已经出现严重的手内在肌萎缩、爪形手畸形，故称此类型为"运动型肘管综合征"。之所以特别强调此类型患者是因为其肌萎缩与颈段脊髓病变（如脊髓空洞症、下颈段脊髓肿瘤、运动神经元病等）有相似之处，电生理检测时需特别谨慎作出正确鉴别诊断，以免误导临床诊断。

3. 卡压程度的临床划分 临床医师，特别是骨科、手外科和神经科医师，一般均能通过病史、症状、体征来诊断较为明显的肘部尺神经卡压并对其损害程度进行划分（表 17-2）。

思考：由上表可见，临床损害程度的评估依靠症状、体征，体征中又有各种试验。这些检查所依据的评估指标主观成分占很大比例：患者自诉麻木、疼痛等为患者的"单主观"；肌肉萎缩程度、畸形程度观察等为检查医生的"单主观"；肌力下降程度、深感觉检测、各种体征检查及试验等则为患者与检查医生的"双主观"。主观性指标与患者的合作意愿、检查医生的认知标准和水平具有密不可分的关系，可能无法真实反映疾病的本来面目。全面、正确的神经电生理检测是客观评价神经系统病理改变部位及程度的有效手段，可为临床诊断提供客观依据，这一点对几乎所有的神经系统疾病均适用。对于肘管综合征，电生理检测在临床下损害阶段即可确诊，对早期治疗、提高疗效、减少后遗症意义重大。

（三）肘管综合征及其他尺神经卡压性疾病的电生理检测

1. 检测方案设计 笔者设定"正中神经、尺神经常规检测方案"及流程为：正中神经和尺神经 SCV→拇短展肌 EMG（F&P、MUP）→正中神经 MCV（腕、肘、腋三点刺激）、F 波→小指展肌 EMG→尺神经 MCV（腕、肘下、肘上、腋四点刺激）、F 波。这个检测方案也可称为"上肢周围神经常规检测方案"，简称"上肢常规"。

之所以将上述检测方案称之为"上肢常规"检测，因为大多数正中神经、尺神经各水平损害的疾病，包括腕、肘、臂丛水平、根部卡压性疾病以及多发性周围神经病、脊髓前角病变等，该方案可提供足够多的信息用于诊断及鉴别诊断。在实际工作中，还应根据每个患者的具体病情，在"上肢常规"检测的基础上追加其他项目，形成适合受检者的最佳个性化检测方案。

表 17-2 肘管综合征卡压程度的临床划分

程度	感觉异常	运动障碍	屈肘试验	Tinel 征
轻度	间歇性；振动觉 −/↑	主观无力；笨拙 / 协调性差	+/−	+/−
中度	间歇性；振动觉↑	无力明显；夹、握力↓；肌萎缩	+	+
重度	持续性；振动觉↓ 两点辨识觉↓	无力、肌萎缩明显；爪形手畸形	+/−	+/−

注："−/↑"示正常或过敏；"↑"示过敏；"↓"示下降或减退；"+"示阳性；"+/−"示阳性或阴性。

2．观察指标及判定　对于大多数受检者的电生理检测，电生理医生切忌由临床诊断而来的先入为主，这一点在尺神经卡压性疾病中表现得尤为突出。严重的肘管综合征电生理检测方案和分析指标反而较为简单。轻度、疑似肘管综合征表现，电生理检测中应充分考虑其他部位尺神经卡压、甚至其他神经卡压的可能性。基于电生理定位周围神经局部受损的精准性、电生理各项指标与神经受损程度良好的线性关系，笔者提倡对较常见的、具有足够神经受损程度异常改变证据的神经卡压性疾病给出细分损害程度判定。表17-3列出肘管综合征程度划分及尺神经其他卡压部位电生理观测指标改变。

3．结果判定的说明　尺神经受卡压部位的精确定位、准确定程度是临床选择正确治疗方案、手术方式的客观依据。

（1）表17-3列出肘管综合征细分的"轻度、中度、中度偏重、重度部分性、重度不全、重度"6个损害级别，是为了给予临床更为准确地选择治疗方式的参考依据，对于其他部位、其他神经的卡压，在可以明确的情况下，也建议采用此分级表示方式；同时列出尺神经在Struthers弓处卡压、腕尺管综合征、典型TOS（臂丛神经下干／内侧束水平尺神经纤维受损）中度损害的异常改变形式，作为鉴别诊断的要点。一般来讲，对于电生理"中度损害"或更严重的患者，保守治疗效果均较差，应建议3～6个月定期复查，一旦发现判定指标更进一步变差，应及时手术治疗。也有认为神经卡压症电生理达到"中度损害"亦无保守治疗必要，还有学者观察结果显示可确诊的轻度神经卡压症即应

表 17-3　尺神经各部位卡压电生理项目异常形式和结果判定

检测项目			肘管综合征						St弓中度	尺管中度	典型TOS
			轻度	中度	中偏重	重部分	重不全	重度			
尺神经	SCV	CV	−/↓	45±	30±	×/↓↓	×/↓↓	×	↓/−	↓	↓
		SNAP	−	↓	↓↓	×/↓↓	×/↓↓	×	↓/−	↓	↓
	MCV	CMAP	−	↓/−	↓	↓↓/×	↓↓	×	↓/−	↓	↓/−
		潜伏期	−	↑/−	↑	↑↑	↑↑	×	↑/−	↑	−
		前臂CV	−	↓/−	↓	↓↓	↓↓	×	↓/−	↓	↓
		肘段CV	>45	35±	25±	20±	10±	×	↓/−	↓	↓
		上臂CV	−	−	↓/−	↓	↓	×	↓	↓	↓
		锁段CV	−	−	−/↓	−/↓	−/↓	×	−	−	−
	FW	潜伏期	−	↑/−	↑↑	↑↑/×	↑↑/×	×	−	−	↑
		出波率	−	↓/−	↓	×/↓↓	×/↓↓	×	↓	↓	↓/−
	背皮支	CV	−/↓	45±	30±	×/↓↓	×/↓↓	×	↓/−	−*	↓
		SNAP	−	↓	↓↓	×/↓↓	×/↓↓	×	↓/−	−*	↓
小指展肌		F&P	−	+/−	++	+++	+++	+/×	−/+	+	−/+
		MUP	−	−/少	少/−	少/×	×/少	×	−/少	少	−/少
第一骨间背侧肌		F&P	−	+	++	+++	+++	+/×	−/+	+	−/+
		MUP	−	少/−	少/−	少/×	×/少	×	−/少	少	−/少
尺侧腕屈肌		F&P	−	−/+	−/+	+	++	+/×	−	−	−/+
		MUP	−	−	−/少	少/−	少/−	×/少	−	−	−/少
		MCV	−	↓/−	↓/−	↓↓	↓↓/×	×/↓↓	↓/−	−	↓/−
		CMAP	−	↓/−	↓/−	↓↓	↓↓/×	×/↓↓	↓/−	−	↓/−
胸大肌肋骨部		F&P	−	−	−	−	−	−	−	−	+
		MUP	−	−	−	−	−	−	−	−	少/−

注：肘管综合征程度划分中"偏重"指中度偏重，"重部分"指重度部分性，"重不全"指重度不全；"St弓"指Struthers弓处受压，"尺管"指腕尺管综合征，"TOS"指胸廓出口综合征（thoracic outlet syndrome）；MCV/SCV中"CV"仅指传导速度，带"±"数值示可有10%～20%变化，"锁段"示尺神经MCV检测时刺激Erb's点和腋下；"−"示正常；"+"示异常；"×"示不能测／检出为严重异常；"/"为"或者"，且指其左侧改变较右侧更多见；"−*"示必须正常；"↓"在不同项目中分别示速度减慢、波幅下降、F波（FW）出波率下降；"↑"示尺神经远端潜伏期、FW潜伏期延长；"少"示MUP减少。

手术治疗。

（2）肘管综合征重度损害的常见改变是：小指展肌、第一骨间背侧肌仅 EMG 可检出失神经电位，MUP、CMAP、SNAP 均不能检出，而且失神经电位发放量反而减少，陈旧性、小指展肌／第一骨间背侧肌严重萎缩数年至十多年者甚至失神经电位也不能检出，即肌肉表现为电静息——肌纤维结缔组织化完全失去生物电特性。对重度损害的判定，应改变参数、改变记录位置等多次检测后予以确认。因为对于任何慢性卡压性疾病，一旦达到重度或者重度不全损害，任何治疗手段均效果不好。若必须手术治疗，电生理结果是外科医生决定手术方式以及与患者沟通的重要依据。由肘部尺神经内神经分束走行的解剖特点决定手内在肌主动 MUP 消失、CMAP 不能引出而在尺侧腕屈肌可记录到极低波幅的 CMAP 和显著减慢的肘段 MCV 时，也建议判定为肘部尺神经重度损害。肘段尺神经重度部分性、重度不全损害，通常尺神经 SNAP 均不能引出、尺神经支配肌 1～2 块（少数）主动 MUP 不能检出、CMAP 不能引出，重度不全损害这些严重异常的肌肉占多数，与表 16-2 所示划分标准类同。

（3）典型的肘部尺神经轻度损害表现为尺神经仅肘段 MCV 减慢（一般较正常参考值约减慢 20%），其余节段 MCV 及其他项目均可正常。当表 17-3 所列各检测项目，特别是尺神经肘段 MCV 数值在正常参考值范围内，但检测值相对于前臂段减慢 10m/s 或以上时，是判定肘部尺神经轻度或轻微损害的可靠指标。这是因为人体周围神经 MCV 近心段总是比远心段要稍快；即使考虑到肘部解剖性受压的"自然磨损"，也不应该比前臂段慢过多。笔者在临床工作中对这种出现轻微损害现象的经定期随访显示，多数在数月或数年后可确诊肘管综合征。有学者认为肘段比上臂段减慢超过 10m/s 即判定为肘部尺神经轻度受损，笔者在实际工作中发现此标准假阳性率偏高，故仅可判可疑损害、作为建议长期随访的参考指标。也有实验室将尺神经肘上下 CMAP 出现 CB 现象作为肘管综合征早期的诊断标准，笔者临床观察到出现 CB 现象时多数肘部尺神经损害已到中度甚至更重、仅有少部分按表 17-3 中的轻度损害患者表现出 CB 现象，所以此诊断标准是否科学合理，有待商榷。早期的肘管综合征，SCV/SNAP 阳性率较低源于肘部的轻度脱髓鞘改变，一方面没有蔓延到

手部、SCV 不会减慢；另一方面脱髓鞘的程度不足以引起 SNAP 离散、波幅下降。在表 17-3 传导速度栏中，肘段 MCV 和尺神经 SCV 给出肘管综合征各损害程度的参考数值，这个数值仅为参考并非绝对数据。

（4）判定肘部尺神经中度损害的意义：据文献报道以及笔者长期追踪观察显示，肘部尺神经中度损害时，即使积极地保守治疗也仅能改善症状、减缓病程进展速度，大多数患者最终在 3 个月至 3 年后均出现手内在肌萎缩，而此时再行手术治疗手部精细功能难以恢复。所以将确定的中度损害作为手术治疗的指征。肘段尺神经 MCV 较正常参考值减慢超过 30% 和小指展肌或第一骨间背侧肌检出失神经电位二者同时出现或具备其一，即可判定为中度损害。肘段尺神经中度损害，通常前臂段 MCV 及腕以下潜伏期不会明显异常，感觉纤维脱髓鞘变向下蔓延、出现 SNAP 离散／波幅下降、SCV 可轻度减慢或仍正常。

笔者对 12 个月内确诊为轻、中度肘部尺神经卡压患者的临床主诉统计显示，在 113 例患者中，以肩背部不适、麻木、疼痛为首要症状或主要症状的患者高达 67 例，已超半数。这也许是早期肘管综合征易被误诊为颈椎病的主要原因之一。其病理基础正是肘部尺神经外膜中游离神经末梢受外膜增生及慢性炎性反应产物的刺激，此处神经末梢通常由 $C_5 \sim C_7$ 神经根发出，故患者产生肩部不适的"错觉"（图 17-3）。此现象在较重的肘管综合征患者中反而不常出现，原因可能是神经外膜内游离神经末梢已变性坏死，无法传导局部刺激（激惹）的感觉；而且此时手部麻木、肌萎缩成为主要矛盾，"掩盖"了相对较轻的肩背部不适感。

（5）肘段尺神经受损程度达中度偏重或更重时，除尺神经前臂段 MCV 减慢外，尺神经腕以下潜伏期可延长、易被初学者判为合并有腕部尺神经卡压，肘管综合征合并腕尺管综合征理论上是可能的，实际工作中可用检测值与正常参考值比值大小加以判断，即：

A＝尺神经 MCV 远端潜伏期正常参考值／检测值

B＝尺神经前臂段 MCV 检测值／正常参考值

若 A≥B 则为单纯肘部卡压，若 A＜B 则应警惕合并腕部尺神经卡压。

此方法的解剖和病理基础为：肘部卡压的脱髓鞘变由上而下蔓延，距离卡压部位越近（前臂）、

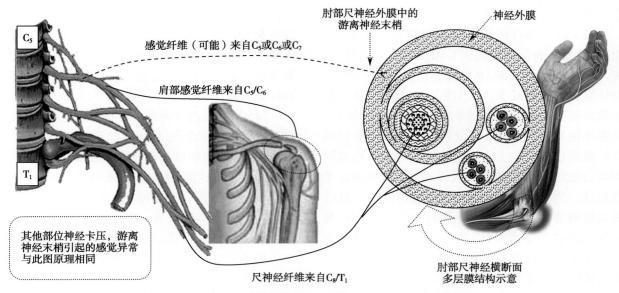

图 17-3　轻度肘管综合征早期主诉肩部不适的原理示意

脱髓鞘越严重、传导速度所受影响越大。所以，肘管综合征尺神经 MCV 远端潜伏期延长程度与前臂段 MCV 减慢程度应一致或略轻。

除上述运动纤维比较外，肘部卡压是否合并腕部卡压也可用尺神经常规 SCV 和背皮支 SCV 异常程度鉴别：单纯肘部卡压二者异常程度匹配，合并腕部卡压常规 SCV 异常程度明显重于背皮支。但在肘部卡压致两个 SCV 均不能测出时则不能用来鉴别。

（6）尺神经在 Struthers 弓卡压较为少见，且程度常较肘管卡压为轻。一般仅表现为尺神经上臂段（腋下—内上髁上方 5cm）MCV 轻度减慢或相对减慢（提示脱髓鞘改变），偶尔可出现轴索断裂，在尺侧腕屈肌及其他尺神经支配的手内在肌中检出少量失神经电位，其他各项观察指标异常情况少见。需要特别注意的是，由于 Struthers 弓卡压少见，当出现尺神经上臂段 MCV 减慢时，首先应想到是否为 TOS，加测锁骨段 MCV 对于鉴别 Struthers 弓卡压具有重要意义。表 17-3 中列出了 TOS 尺神经及其支配肌可能的改变。

尺神经上臂段步进法检测在距内上髁上方约 8cm 段出现潜伏期跃变性延长是证明尺神经 Struthers 弓轻度卡压的有力证据。

严重的肘管卡压也可出现尺神经上臂段 MCV 检测值明显低于正常参考值，此时则应鉴别由 Struthers 弓卡压所致或由肘管卡压逆行脱髓鞘所致。鉴别方法是比较尺神经上臂段与肘段 MCV 的减慢程度，例如上臂段 MCV 检测值 40m/s，若肘段 MCV 检测值为 30～35m/s，则提示 Struthers 弓卡压；肘段 MCV 检测值为 10～20m/s，则为肘段卡压的逆行脱髓鞘所致。尺神经上臂段 MCV 减慢还应与 TOS 鉴别，后者的尺神经各段 MCV 改变特点为锁骨段＜上臂段≤肘段。

（7）原发的、无外伤史的腕部尺神经卡压（Guyon 管综合征）为少见病。在笔者近 15 年的资料收集中，临床和电生理均可确诊的尺管综合征仅有 5 例（其中 2 例经手术证实）。尺神经在 Guyon 管卡压引起手部感觉运动障碍及相关电生理指标的异常与肘管综合征有重叠，但明显不同的是肘段及前臂段 MCV 不会减慢。即使前臂段 MCV 略有减慢，由尺神经常规 SCV 异常、背皮支 SCV 正常可加以鉴别。Guyon 管综合征可继发于腕部陈旧性外伤、类风湿关节炎关节变形、脂肪瘤等其他基础疾病，因病史明确诊断应无困难。

（8）经典型 TOS 为臂丛神经下干或内侧束卡压，尺神经感觉、运动纤维均走行于此，故均可表现为近心端受累改变。胸大肌肋骨部异常是 TOS 特征之一，可起到否定肘管综合征等较低位神经卡压的作用。

（9）F 波的改变：因 F 波检测神经传导通路涉及自手部肌肉至脊髓前角的周围神经运动纤维全长，故上述各卡压部位脱髓鞘改变均可能造成 F 波异常；也因为其传导通路过长，除使其敏感性下降之外，其定位意义也不明确。F 波与 MCV/CMAP 结合应用，具有早期、准确定位近心段损害的价值。仅在肌肉中出现失神经电位，而 MCV/CMAP

各段速度均正常时，F 波异常通常提示脊神经根或脊髓病变，则必须加测四肢 SEP。

（四）电生理诊断与报告

肘管综合征及后续将要讨论的腕管综合征是临床以手麻木、无力等症状就诊的最常见疾病。笔者分析了所在实验室连续 5 个月内就诊的 5 945 例患者显示，可明确诊断肘管综合征、腕管综合征及二者同时发生的有 914 例，约占 15.37%；如果剔除单纯行诱发电位检测患者和其他非手麻木、无力就诊的 1 264 例患者，比例更是高达约 19.53%。虽然可能有地域差异因素，但由此仍可见神经卡压症的发病率之高，所以神经电生理医生对肘管综合征与腕管综合征的检测必须做到准确无误。

1. 定位诊断和定程度　由表 17-3 可判定尺神经卡压部位和程度，但在出具电生理报告时，结论中应避免使用"肘部尺神经卡压""肘管综合征"一类临床诊断术语。建议肘管综合征通常报告结论表述为"可见左肘部尺神经中度偏重损害"之类的表述，Struthers 弓卡压、Guyon 尺神经卡压，因较为少见，可采用附加说明的方式，例如"提示右侧腕部尺神经损害（程度较重；符合 Guyon 管综合征电生理改变特征）""左尺神经轻度损害（提示 Struthers 弓处受累）"等。

2. 鉴别诊断和多神经损害　在神经卡压症早期，由于症状不典型和患者表述不清，肘管综合征临床疑诊为腕管综合征或者反之时有发生，也有二者同时发生的患者。此类患者电生理一般可准确判定，确因损害异常指标并不明显无法鉴别时应随访观察。

下颈段脊髓病变（脊髓空洞症、脊髓肿瘤、运动神经元病等）所致手内在肌萎缩与肘管综合征合并腕管综合征肌萎缩特点几乎完全一致，临床鉴别有一定困难。神经电生理鉴别要点是：由于脊神经节的存在，脊髓损害手部 SCV 检测是正常的；腕/肘管综合征不会累及脊髓后索，下肢 SEP 正常。

3. 继发损害与合并症　患者有系统性多发性周围神经损害性疾病时，肘部尺神经 MCV 减慢是否诊断为肘管综合征是必须慎重对待的问题。尺神经在肘部的受压是解剖特点决定的，是否发生神经损害，因素多种多样，其中可能的因素就是个体遗传差异造成的神经"坚韧度"不同以及肘管结构的细微差异；如果有系统性疾病存在，例如糖尿病等，对于肘部尺神经而言，两种损害因素相互之间起到了"雪上加霜"的作用。肘管综合征还可继发于结缔组织病、炎性血管病、副肿瘤综合征等。

基于肘管综合征的高发性，其与任何疾病合并发生都是可能的。由此对神经电生理医生提出的挑战是：对于确诊的肘管综合征又确有合并症存在时，电生理检测如何能在第一时间发现与鉴别，这一点非常重要。因为许多合并症与肘管综合征的部分症状重叠会起到"掩盖"合并症的作用。发现合并症的基本思路是：电生理医生对症状的正确解读，若有肘管综合征不能完全解释的症状，则应调整检测方案、扩大检测范围、项目，然后根据检测结果进一步分析。确定的合并症，报告中应先后顺序分别表述，原则以症状为参照，即以手部感觉运动障碍就诊者，先报肘部损害、后报合并症；其他的则后报"合并肘部尺神经损害"。

合并症多种多样，中老年患者以合并脑血管病、颈段脊髓变性及压迫性疾病、腰骶节段脊髓或马尾压迫性疾病多见。

（五）尺神经卡压电生理检测的几个常见问题

1. MCV 检测时肘关节的角度问题　关于尺神经 MCV 检测时肘关节伸展角度的问题，不同学者意见不统一，归纳有三种：自然伸直、屈肘呈 135°、屈肘呈 90°。三种方法中，屈肘 90° 事实上尺神经处于轻度拉伸状态，不建议使用；屈肘 135°，理论上尺神经伸展长度与皮肤测量长度一致性最好，但实际操作有一定困难；自然伸直是临床可行性最好的方法，只要正确、精心测量距离，肘段 MCV 的敏感性与特异性均可得到保证。对肘关节屈曲畸形患者，亦采用自然"伸直"状态即可。肘上下尺神经距离正确测量的要点是：测量软尺必须跨越尺神经沟，而不能自肘上刺激点至肘下刺激点拉直测量。

2. 传导阻滞现象　在肘管综合征患者的肘上、下（10cm）刺激时，可出现肘上刺激 CMAP 波幅明显低于肘下，无论怎样增大刺激强度也无济于事，这个现象即所谓传导阻滞（CB）现象。CB 现象最早报道出现于多灶性运动神经病患者，且作为该病诊断的特征性电生理改变，CB 产生的原因是运动纤维局部非均匀性脱髓鞘。由于多灶性运动神经病较为少见，临床工作多见的 CB 现象出现于肘管综合征患者中，且多伴有 CMAP 离散和/或肘段 MCV 减慢。少数患者可出现无 CMAP 离散和肘段 MCV 减慢、仅有肘上下 CMAP 波幅下降，下降超过 30% 即判为 CB，亦可判为肘部尺神经轻度损害。

3. CMAP离散与F波 在肘部尺神经中度或更重一些损害时，常出现CMAP离散，有时离散形式表现为CMAP分为明显的前后两部分，之间有明显的平直基线，似乎是两个波、中间有"潜伏期差"，很容易误认为F波。其本质是两部分神经纤维脱髓鞘程度严重不一致，各自传导的神经冲动到达肌肉时间不同形成了"潜伏期差"。识别其方法是：观察刺激腕部、肘部CMAP主波与后面的"小波"之间的"潜伏期差"是否改变，不变者为CMAP离散、改变（缩短）者为F波，参见图6-55。其他神经MCV检测也可用相同原理观察是否CMAP离散。

4. 步进法应用价值 步进法又称寸进法、英寸法等，理论上对轻度肘部尺神经卡压的定性和精细定位（肘管入口、出口等）具有一定价值。笔者在20世纪90年代初对约300例肘部尺神经轻、中度损害患者应用步进法观察显示，实际操作中即使精准标记皮肤刺激位置，要做到精准按步长刺激神经也是非常困难的。按压刺激电极用力方向与皮肤不垂直、皮肤滑动等均可导致实际刺激点与皮肤标注点不一致而产生误差。1英寸（约2.54cm）间CMAP潜伏期差本身只有约0.5ms，刺激电极位置轻微差异即可造成相邻两段间潜伏期差的"跃变"，因而误判为神经损害。故不建议步进法作为常规检测手段，确需精确定位肘部尺神经受压部位时应尽可能保证刺激位置的准确性。上臂段Struthers弓卡压时，其操作准确性相对易于保证，且再无其他更好方法，故可使用步进法检测。

5. 不同肌肉异常程度差异的问题 通常肘管综合征患者尺神经支配的三个代表性肌肉异常程度由重到轻依次为：第一骨间背侧肌、小指展肌、尺侧腕屈肌。前二者差异可较小，但尺侧腕屈肌与前二者的损害程度可有巨大差异：在小指展肌不能引出CMAP的情况下，尺侧腕屈肌可表现为正常或仅为轻度损害（少量失神经电位、MUP改变不明显）。此现象源于肘管部位尺神经分束的解剖特点，尺侧腕屈肌支在肘关节上方已经独立于尺神经主干，通过肘管时，主干所受压力、张力或"摩擦力"大于分支。理解此原理，对于准确鉴别肘管综合征与腕尺管综合征十分重要。

6. 双侧对比检测的意义 肘管综合征和腕管综合征均有双侧受累、一侧重的特点，故通常需双侧对比检测。临床还可见感觉症状较轻或无感觉

症状侧电生理运动纤维相关指标异常程度较重的现象。

二、正中神经卡压

正中神经由外侧头和内侧头构成，分别来自外侧束（$C_5 \sim C_7$；感觉纤维为主）和内侧束（C_8，T_1；运动纤维为主）。有研究报告正中神经纤维构成可变异，电生理检测分析以经典构成为准。腕部正中神经最易发生卡压（腕管综合征），其次为臂丛下干或内侧束（胸廓出口综合征），偶可见前臂受压（前骨间神经卡压）。

（一）腕管综合征

正中神经腕管综合征（carpal tunnel syndrome, CTS）和尺神经肘管综合征发病率相近，似与地域环境有关。以中国山西省和贵州省相比，相关研究显示山西省腕管综合征略多于肘管综合征，而贵州省相反，这可能与不同地域生活习惯、劳作习惯、气候环境等差异有关。在无明显原发神经系统疾病的患者中，腕管综合征和肘管综合征的发生或与个体间遗传因素造成神经邻近组织解剖结构细微差异有关。

1. 腕管的解剖 腕管是由腕横韧带及腕骨形成的一个管道（图17-4），长约2cm、宽约2.5cm、厚约1.5cm，其顶为腕横韧带，桡侧附着在舟骨结节、大多角骨嵴，尺侧附着在豆骨和钩骨钩。正中神经与9条屈指肌肌腱（深屈肌、浅屈肌各4条、拇长屈肌1条）及其滑膜走行于其中。相对于肌腱及腕管壁这些坚韧、缺乏弹性的组织，神经组织明显更为脆弱，而且腕管内各结构排列紧密，任何原因引起的腕管管腔容积改变，必然导致正中神经受压。所以，腕管内是正中神经的解剖受压处。也有学者认为腕管顶为屈肌支持带：范围从桡骨远端至掌骨基底部，包括腕横韧带（也称腕深韧带）、前臂远端深筋膜（也称腕浅韧带）至大小鱼际肌为止的掌筋膜。通常仍使用腕管的经典定义，但也要考虑腕横韧带远、近端发生正中神经卡压的可能性。

2. 病因与病理 腕管内正中神经卡压的原因本质来源于其解剖特征。其病因的局部因素有：腕骨变异、腕横韧带增厚、肢端肥大等导致的腕管容积变小；腕骨脱位或半脱位、慢性创伤性关节炎（骨赘形成）、肌肉变异（掌长肌、蚓状肌、指浅屈肌肌腹过长等）、局部软组织肿块（神经瘤、脂肪瘤、腱鞘囊肿等）、滑膜增生、局部血肿形成导致的腕管内容物增多；错误的睡姿导致腕部长时间屈曲、

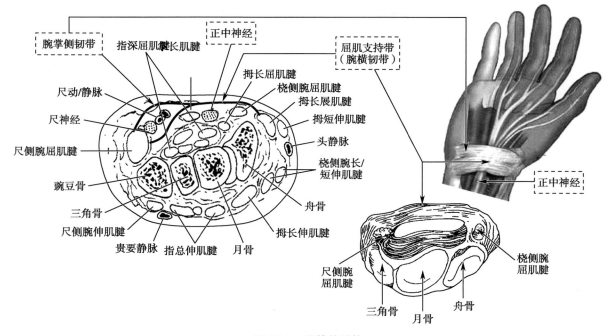

图 17-4 腕管的结构

尺偏;劳作与工作习惯(北方妇女搓板洗衣、揉面等)。系统性因素常继发于系统性神经疾病(糖尿病、酒精中毒、工业溶剂中毒、淀粉样变性等)、感染或非感染性炎性反应(类风湿关节炎、痛风等)、体液失衡(妊娠、子痫、绝经、黏液样水肿、慢性肾衰竭等)。局部的和系统性的因素最终均通过腕管结构的解剖特征导致正中神经损害,而解剖特征似与个体间遗传的细微差异有关。神经电生理医生掌握病因学相关知识利于检测方案的精细化设计和检测结果解读。

腕管综合征正中神经的病理改变与肘管综合征肘部尺神经的病理改变无本质差异,同样首先出现外膜增厚、血供减少、脱髓鞘,严重时轴浆流阻断,直至轴索断裂、神经纤维远端瓦勒变性。

3. 临床表现 在腕管病理改变早期仅有神经外膜增生时,主要刺激的是外膜中的游离神经末梢,产生的症状较轻,温暖、轻轻活动手腕即可消除,此阶段就医的患者极少。

临床上典型腕管综合征表现为:中年(40~60岁)女性好发,桡侧三指半麻木、疼痛,夜间加重可有麻醒史(被认为是腕管综合征症最具特征的临床表现),醒后行甩手或搓手等活动后好转,病变严重者可发生大鱼际肌萎缩,拇对掌功能受限。腕部的不适可向前臂、肘部甚至肩部放射。有时让患者举手拿电话、梳头或拿报纸均可使手部麻木加重。当症状进一步加重可出现精细动作受限,

如拿硬币、系纽扣困难。有些年轻患者抱怨手部无力,但这些症状即使在大鱼际肌萎缩的患者也不一定出现。有些年老的患者抱怨编织时手部不灵活。

近年来提出的动力型腕管综合征其表现为:发病者以青年、体力劳动者居多,两性发病率无差别,症状多为暂时性、较隐匿,休息或保守治疗后缓解;桡侧三指半麻痛的发生多与重复某种动作或从事某种职业有关,而无明显的夜间麻醒史。

(二)旋前圆肌综合征

旋前圆肌综合征(pronator teres syndrome,PTS)是前臂正中神经主干由于受到各种因素作用而卡压,表现为正中神经主干受损后运动及感觉障碍的一种神经卡压性疾病。PTS 的发病率远低于肘管综合征和腕管综合征。

1. 正中神经在肘部的解剖关系 正中神经至肘部走行于肱肌的表面、肱二头肌腱膜及部分屈肌起点的下方。大多数人在 Hueter 线(即肱骨内外髁的连线,体表标准约在肘横纹)线上约 3.5cm、线下约 5.5cm 范围内发出肌支,依次支配旋前圆肌肱骨头和尺骨头、桡侧腕屈肌、掌长肌、指浅屈肌,不同研究者报道不尽相同。在前臂近侧 1/3 处,正中神经穿过旋前圆肌的两头之间,约在旋前圆肌的肱骨头与尺骨头汇合处水平发出正中神经的重要分支——骨间前神经。

2. 病因与病理 先天性变异是常见的原发性

PTS 病因，如：旋前圆肌肌腹肥厚、肱骨头起点过高、肱骨头深面腱性组织过多、旋前圆肌的腱弓形成；Struthers 韧带的存在（还可同时卡压尺神经和肱动脉）；肱二头肌腱膜增厚、腱膜下血肿形成或腱膜纤维化等；指浅屈肌形成腱弓；也有报道因正中动脉压迫或穿过神经而产生症状的。前臂软组织肿块、屈肌群囊肿、神经性肿瘤等也可压迫正中神经，产生类似症状。

PTS 所致正中神经病理改变过程符合卡压性疾病的一般改变。因其位置较高，故相对于 CTS 而言，其远端感觉纤维脱髓鞘、变性出现得较轻、较晚。

3. 临床表现 PTS 患者主诉症状主要有上臂远端、前臂近端掌侧及腕部的不适或疼痛，前臂旋转活动、提或抬放重物可以诱发疼痛，但无夜间麻醒史。手掌部及桡侧三指半麻木或感觉异常。手指不灵活，大鱼际肌可有萎缩。

体征检查时，表现为：手指屈曲、大鱼际对掌、对指肌力减弱；肘部附近旋前圆肌深面 Tinel 征阳性（而非腕部）。

（三）骨间前神经卡压

单纯的骨间前神经卡压不累及前臂正中神经主干。临床上并不多见。

1. 解剖关系 骨间前神经约在旋前圆肌的肱骨头与尺骨头汇合处水平由正中神经主干发出，支配拇长屈肌和旋前方肌，很少变异，人群中约 50% 支配第 2、3 指深屈肌支、另 50% 该肌支直接起自正中神经主干。这也是对骨间前神经定义不同的原因。

2. 病因与病理 局部有解剖性受压因素是该病的主要病因。如纤维束带卡压可来自旋前圆肌深头、中指指浅屈肌的起点、掌深肌、桡侧腕短屈肌、Gantzer 肌（解剖变异形成拇长屈肌的一块附属肌肉）的起点；还有肱二头肌滑囊增大及局部血管性因素等均可卡压骨间前神经。

3. 临床表现 多数患者表现为突发提物无力或拇指、示指提物不能，指尖相对不能，一般无感觉异常。少部分可有无明显诱因下前臂掌面深部自发性疼痛可伴有腕掌侧疼痛，定位不确切。部分患者仅出现屈拇、示指麻痹，称为不全性骨间前神经卡压。

（四）电生理检测与报告

1. 检测方案及结果 "上肢常规"是必须检测的。若结果为正中神经 MCV 远端潜伏期延长并

SCV 减慢，且有夜间麻醒史典型表现支持，一般可确定腕管处卡压，可终止检测（或加对侧"上肢常规"）。否则应加测代表性的旋前方肌、桡侧腕屈肌、旋前圆肌，甚至掌长肌、指浅屈肌、拇长屈肌、第 2/3 指深屈肌等的针极肌电图，以及旋前方肌记录的 MCV。需要特别注意的是，前臂前群肌各肌间紧密排列，除桡侧腕屈肌定位不易出错外，其余肌肉的进针定位一定要非常慎重。全面检测正中神经各肌肉后，结果分析的方法见表 17-4。

2. 结果判定说明 在上文关于肘管综合征程度基础上，表 17-4 中 CTS 程度划分不难理解和掌握。但同样强调，表中列出的是典型的、趋势性的、参考性的改变方式，具体应用时要结合患者年龄、性别、温度等合理调整、修正相关指标。

部分早期有症状（包括前臂、肘部、上臂及肩部牵涉性不适感）的患者，会出现正中神经 MCV（分段）、SCV、F 波等各项指标均在正常参考值绝对范围内，此时 MCV 正中神经（拇短展肌记录）、尺神经（小指展肌记录）远端潜伏期比值是一个敏感、准确的指标：比值在 1.5～1.8，判为可疑腕管、定期复查；比值 >1.8 即可判为轻度损害。笔者回顾 30 余例比值 >1.8 未坚持有效保守治疗患者的随访资料显示，6～12 个月后均进展为明确的腕部正中神经轻度损害。应用此方法需注意的是，两个神经腕部刺激点距腕横纹线必须等距。

腕管综合征正中神经所有纤维受损程度并不总是相同（其他卡压症亦如此）。在腕管内，支配各肌肉、各手指感觉的神经纤维已相对独立分束，故早期损害可造成某个手指的感觉异常。使用本书介绍的改良手指 SCV 检测法可有效提高早期腕管综合征的检出率。

少部分正中神经在掌筋膜处卡压的患者，电生理异常改变可能会不完全符合腕管内受压的异常分布。此类患者早期可用掌部正中步进法（感觉或运动）提高阳性检出率。但需要特别注意的是，无论是感觉纤维、还是运动纤维，步进法检测必须按神经走行真实路径的标记刺激位置，且应按 2cm 划分步长而不是 1 英寸。

中度偏重和重度不全患者会出现前臂段 MCV 绝对值减慢现象，此时可比照肘管综合征介绍的比例关系判断，这不再介绍具体计算方法。

对于骨间前神经卡压、PTS 和 TOS，表 17-4 仅列出可能的异常改变参考趋势，但其中"异常/正常""正常/异常"的区别即体现了神经受损的程

表 17-4　正中神经各部位卡压电生理项目异常形式和结果判定

检测项目			腕管综合征					骨间前神经卡压症	旋前圆肌综合征	TOS
			轻度	中度	中偏重	重不全	重度			
正中神经	SCV	CV	↓/-	<40m/s	<25m/s	×/↓↓	×	-	↓/-	-
		SNAP	-	↓	↓↓	×/↓↓	×	-	↓/-	-
	MCV	CMAP	-	↓/-	↓	↓↓	×	-	↓/-	↓/-
		潜伏期	↑/-	↑	↑	↑↑	×	-	↓/-	-
		前臂 CV	-	-	↓/-	↓/-	×	-	↓/↓↓	-
		上臂 CV	-	-	-	-	×	-	-	↓
		锁段 CV	-	-	-	-	×	-	-	↓
	FW	潜伏期	-	↑/-	↑	↑↑	×	-	↑	↑
		出波率	-	↓/-	↓	×/↓	×	-	↓/-	↓/-
拇短展肌		F&P	-	+/-	++	+++	+/×	-	+	+
		MUP	-	-/少	少/-	少	×	-	-/少	-/少
旋前方肌		F&P	-	-	-	-	-	+	+	-/+
		MCV	-	-	-	-	-	↓	↓/-	↓/-
拇长屈肌		F&P	-	-	-	-	-	+	+	-/少
2/3 指深屈肌		F&P	-	-	-	-	-	+/-	-/+	-
指浅屈肌		F&P	-	-	-	-	-	-	-/+	-/+
掌长肌		F&P	-	-	-	-	-	-	-/+	-/少
桡侧腕屈肌		F&P	-	-	-	-	-	-	+/-	+
旋前圆肌		F&P	-	-	-	-	-	-	-	+
胸大肌肋骨部		F&P	-	-	-	-	-	-	-	+
		MUP	-	-	-	-	-	-	-	少/-

注：SCV 中"CV"仅指传导速度，带"±"数值示可有 10%～20% 变化；"锁段"示正中神经 MCV 检测时刺激 Erb's 点和腋下；"－"示正常；"＋"示异常；"×"示不能测 / 检出为严重异常；"/"为"或者"，且指其左侧改变较右侧更多见；"↓"在不同项目中分别示速度减慢、波幅下降、F 波（FW）出波率下降；"↑"示尺神经远端潜伏期、FW 潜伏期延长；"少"示 MUP 减少。

度，又取决于神经根在肌肉中的分布。读者可结合神经外伤部分的正中神经解剖原理图中神经根在各肌肉中分布仔细体会。

经典型 TOS 为臂丛神经下干或内侧束卡压，正中神经的运动纤维均途经此处，故均可表现为近心端运动受累、感觉正常。胸锁乳突肌肋骨部异常，是 TOS 特征之一，可起到否定肘管综合征等较低位神经卡压的作用。

（五）电生理诊断与鉴别诊断

1．腕管综合征　明确的腕部正中神经卡压可按表 17-4 中的程度划分给出结论，例如"结论：可见右腕部正中神经中度损害"等。同样地，中度或更严重损害则提示保守治疗可能无效，应与临床医生建立默契。对于恐惧手术治疗的患者应定期复查，一旦发现病情迅速加重，则可提醒患者及临床医生，尽快手术治疗以尽量多保留手部精细功能。

2．多神经卡压　在高强度体力劳动者、上肢过度用力工作者、合并有其他系统性疾病或先天性神经结构轻微缺陷的患者中，约有 50% 腕管综合征患者合并肘管综合征。此类患者应分别报出不同部位、不同神经、不同程度的损害，例如"结论：可见右腕部正中神经中度损害并肘部尺神经中度偏重损害"等。

3．骨间前神经卡压　确定的旋前方肌等异常，正中神经主干支配的其他肌肉均正常时，报告用诸如"结论：提示右前臂骨间前神经损害（程度稍重）"等即可，因可利用的判定指标相对较少，程度判定通常不像 CTS 那样精确划分。因其发病率较低，一定要排除其他部位（特别是根性）损害后给出结论。

4．旋前圆肌综合征　相对于腕管和骨间前神经卡压，PTS 的判定应更为慎重，通常报告为"结论：提示右前臂正中神经（主干）部分性损害"。PTS 患者的进展通常不会像腕管、肘管综合征那样迅速，而且程度常不太严重，即使可以确诊，也有机会先保守治疗、定期复查，一方面可根据进展情况决定是否手术治疗,另一方面,也留出纠正定位错误的机会。

5. 鉴别 单独的正中神经在肘部及以下卡压的诊断与鉴别,按上述讨论,精心操作、全面分析,应无困难。

当出现 CTS 合并其他神经卡压时,首先应考虑系统性疾病的因素,其次应结合年龄考虑遗传性疾病的可能。

脊髓空洞症、颈脊髓肿瘤、运动神经元病、平山病等导致的手内在肌肌无力和萎缩,可类似于腕管+肘管综合征的萎缩形式,但这些脊髓损害性疾病 SCV、SNAP 总是正常的,是鉴别的要点。另外脊髓损害性疾病必须结合 SEP 判定。

经典型 TOS 所致手部功能障碍与轻中度腕管、肘管或腕管+肘管的鉴别是电生理临床检测中容易出错的定位诊断之一,请结合下一节中的讨论。

三、正中神经和尺神经卡压症总结

正中神经、尺神经可在多个部位卡压,造成不同部位的感觉/运动纤维损害而出现相应的临床症状,非变异的、临床较为常见的有6种(图17-5),其中以腕管综合征、肘管综合征最为常见。

四、胸廓出口综合征及颈肩部单神经卡压

胸廓出口指第一肋骨上方的解剖区域。在此区域中集中了复杂的颈、肩、背部肌肉及其起点或止点以及血管等组织,也是支配上肢感觉、运动功能的 5 个神经根发出纤维、反复分支、再组合形成

臂丛神经,最后分支为各功能神经的区域。在胸廓出口处各种组织相互交嵌、各行其道、互不影响,其结构堪称完美。也正是由于各结构间过于紧凑,一旦发生由解剖的变异等带来的结构改变即可能对附近神经和/或血管造成压迫,从而产生相应症状、体征,称为胸廓出口综合征。亦有称之为前斜角肌综合征、颈肋综合征、胸小肌综合征、肋锁综合征、过度外展综合征等的。临床上,习惯称为胸廓出口综合征(TOS),并将前斜角肌综合征等作为 TOS 的不同分型。

(一)胸廓出口综合征的分型

胸廓出口部位结构复杂,不同的结构改变压迫相应的神经结构可导致不同症状。通过图 17-6 的模式图与示意图结合,来理解各型 TOS。如果对解剖结构的掌握有困难,可先记住表 17-5 中的文字总结。

(二)各型胸廓出口综合征的解剖与临床表现

1. 经典型 TOS 经典型 TOS 即下干型,也可简称典型 TOS,是最早报告、最常见的 TOS 类型。其发病机制为:第一肋骨抬高导致臂丛下干或内侧束受压;颈肋形成或 C_7 横突肥大使得小斜角肌位置抬高,臂丛下干受压。

在上肢周围神经卡压性疾病中,典型 TOS 的发病率远低于腕、肘管综合征,但高于其他部位神经卡压。常见于中青年(20~40 岁)妇女,男女比例约 1:3。主要表现为患侧上肢酸痛、不适、无力、怕冷、手部麻木。体检可发现患肢肌力稍差,手尺侧特别是前臂内侧针刺痛觉明显改变,还可能存在大小鱼际肌同时萎缩。

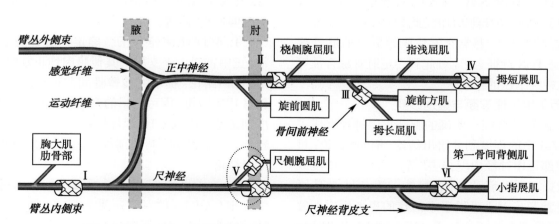

表示卡压部位;罗马数字序号分别对应卡压症如下:

I:胸廓出口综合征(下小节); II:旋前圆肌综合征; III:骨间前神经卡压征
IV:腕管综合征; V:肘管综合征; VI:尺管综合征

图 17-5 尺神经和正中神经易卡压部位及电生理定位的主要肌肉示意

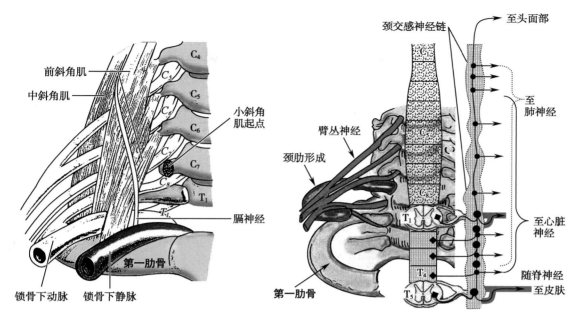

a 臂丛与肌肉血管正常关系（常见类型）　　**b 颈部交感神经链起源示意**

图 17-6　胸廓出口正常结构及颈肋形成示意

表 17-5　TOS 分型及其解剖结构改变

分型	压迫组织	受压结构	疾病名称
经典型	小斜角肌；颈肋形成	臂丛下干（内侧束）	TOS
上干型	前斜角肌、中斜角肌	C_5、C_6 或臂丛上干	前斜角肌综合征 / 上干型 TOS
假心绞痛型	中斜角肌	胸长神经	胸长神经卡压症
交感型	颈长肌；淋巴结	颈交感神经节	交感型 TOS
血管受压型	前斜角肌；C_7 横突肥大；颈肋形成	椎动脉；锁骨下动、静脉	血管（并神经）型 TOS
小儿型	前斜角肌、小斜角肌；淋巴结	上干、下干、全臂丛	小儿型 TOS

2. 上干型 TOS　即 C_5、C_6 神经根卡压型，以往部分文献所述的斜角肌综合征即特指该型。一直以来，臂丛神经上干卡压被认为是上干型。近年来国内学者的研究显示，上干在前、中斜角肌腹之间无卡压的解剖基础，而 C_5、C_6 神经根在出椎间孔处被交叉的前、中斜角肌腱性起始纤维包绕，才是产生卡压的主要原因，所以又称之为神经根卡压型 TOS。报道显示，C_5、C_6 神经根发出后，穿出前、中斜角肌的形式可有多种变异。

该型患者大多数有较长的颈肩痛病史，并作为颈肩痛或肩周炎治疗。主要表现为颈肩部酸痛和不适，可向肩肘部牵涉，夜间患肢无处安放以致影响睡眠。可有肩外展、上抬无力，可伴头晕、耳鸣等症状。

3. 假性心绞痛型 TOS　该型 TOS 实为胸长神经卡压。胸长神经来自 C_5、C_6、C_7 神经根，起源于 C_5 神经根的胸长神经大多和肩胛背神经合干，穿入中斜角肌在 C_5 横突上肌肉起点的腱性纤维组织，然后斜向下出中斜角肌和肩胛背神经分开，继续下行和 C_6 发出的胸长神经支合干，在胸骨水平与 C_7 发出的胸长神经支汇合，位置相当于腋窝内侧壁的前锯肌表面下行。此处的胸壁深部前锯肌的感觉可能是胸长神经支配。故胸长神经受压所致感觉异常可表现为心前区疼痛。

4. 交感型 TOS　交感型 TOS 通常不会仅交感神经节单独受压，可伴有全臂丛卡压，更多为臂丛上干卡压。故多数患者在上述上干型 TOS 症状、体征基础上，伴有交感神经刺激症状，如双手出汗多、潮红等。除此之外还可因椎动脉受刺激而痉挛引起头晕头昏、精神不足、嗜睡等症状；影响听神经引起耳鸣、听力欠佳、甚至"耳聋";影响三叉神经致面部针刺痛觉明显减退,患侧面部潮红、多汗或干燥;甚至影响嗅神经、舌咽神经等导致相应感觉障碍。可见交感型 TOS 的症状、体征复杂,诊断较为困难。

颈交感链位于颈椎横突前方(见图 17-6),其周围并无坚韧的组织相邻,而且呈曲折走行,较为松弛,有一定的活动度,正常情况下颈椎的活动不会对其产生牵拉、摩擦等。但在颈后伸时,颈长肌可对穿过它的节后支造成钳夹。由于人颈交感链位于椎孔外,紧贴颈椎,浅面覆盖着颈前肌群、椎前筋膜等结构。交感神经节发出的节后纤维分布于邻近的血管、神经、骨膜,许多分支还需穿过肌肉、筋膜、椎间孔等。这些组织在结构或功能上的紊乱(例如淋巴结肿大等)都可激惹颈交感神经,或为直接刺激,或为反射性刺激,从而产生广泛的交感神经症候群,如眼干涩、耳鸣、头痛、手指肿胀及强直等。

5. 血管受压型 TOS　该型 TOS 指锁骨下动静脉或椎动脉在胸廓出口部位受到不同程度压迫而产生的上肢和颈肩部疼痛、乏力、肢体末端血循环障碍等一系列临床表现。临床上,单纯血管受压型比神经受压少见得多,通常为神经受压型伴发血管隐性(位置性)或显性受压,可作为典型 TOS 诊断的参考体征。

6. 小儿型 TOS　小儿型 TOS 并不是一种特殊的解剖结构类型,而是针对于大多数 TOS 患者为中青年,偶尔发生在少年儿童身上时常被误诊,因此有学者提出该型以引起临床医生警觉。其神经受压可以是下干型、上干型或者是全臂丛型。

(三)颈肩部其他神经卡压

发生在颈肩部的神经卡压,除各型 TOS(含胸长神经卡压)外,尚有其他少见的单神经卡压,正因为少见或罕见,临床常易误诊、漏诊,而电生理检测可提供明确诊断的依据。这里简要介绍各神经卡压发生机制,电生理检测判断见表 17-6。

1. 副神经卡压　副神经为第Ⅻ对脑神经,其支配肌在颈肩部,故神经损害引起的肌萎缩应与臂丛神经损害相鉴别。颈后三角区淋巴结活检等手术所致副神经损伤相对多见,原发性副神经卡压尚未见报道。笔者历年来临床工作中累积的单侧副神经损害致胸锁乳突肌、斜方肌萎缩患者(排除其他多发周围神经病、颅内病变、外伤史、手术史等)也仅有 3 例,其发病机制未能做进一步研究。

2. 肩胛背神经卡压　肩胛背神经起自 C_5,并接收少量来自 C_3、C_4 的纤维,汇成肩胛背神经后即穿过中斜角肌,发出肌支支配肩胛提肌和菱形肌。其卡压部位可能在穿过中斜角肌的过程中。其单独卡压可致肩胛上提无力、肩外展受限,临床上极少见。

3. 肩胛上神经　肩胛上神经自臂丛上干发出后,穿肩胛骨的肩胛上切迹发出肌支支配冈上肌,再绕过肩胛冈关节盂切迹支配冈下肌,两个切迹处均可发生卡压,前者更多见,可致冈上、下肌无力,后者仅致冈下肌无力。

冈上肌作用为肩关节外展前 15°,冈上肌严重萎缩后,患者表现为直立垂臂位肩外展不能,需健侧手协助患侧上臂外展前 15° 后,三角肌作用即可保持肩外展,此时患者外展力量并不明显减弱。久病患者则会养成以摆动髋部带动上臂外展前 15° 作为肩外展的前导动作,继而(以三角肌肌力)实现肩外展。冈下肌萎缩致上臂外旋无力。

4. 四边孔综合征　四边孔是指腋窝后壁由小圆肌(上)、大圆肌(下)、肱三头肌长头(内)和肱骨颈内侧缘(外)构成的解剖间隙。腋神经绕过肱后,从此孔穿出支配小圆肌、三角肌,并发出臂外侧上皮神经(图 17-7)。上臂外展加外旋位,上述三肌同时收缩四边孔容积减小,可使腋神经受压。

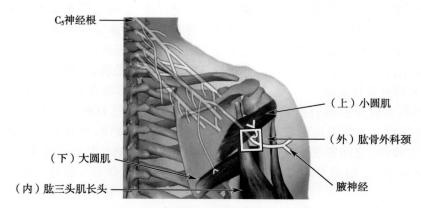

图 17-7　四边孔构成及其与腋神经关系

患者主要表现肩外展无力、上臂外侧感觉异常。

（四）电生理检测

1. 检测方案　对于可疑的 TOS 和颈肩部单神经卡压，"上肢常规"方案仍是必要的检测项目。原因如下：一方面由于腕管、肘管综合征较为常见且可有肩背部不适感；另一方面 TOS 患者以下干或内侧束受压型居多，而常规方案中多个项目均涉及下臂丛功能。在确定腕部正中神经卡压和肘部尺神经卡压中度或以上程度损害后，且正中神经上臂段 MCV 正常范围、F 波异常与腕/肘部卡压"匹配"，即使以肩背部不适就诊者，上肢常规方案检测完毕可结束检查。

对于临床以 TOS 申请的患者或者上肢常规检测结果不能解释症状者，则应按臂丛神经全面检测各主要分支，必要时加测副神经、胸长神经及其支配肌肉。

2. 电生理结果判定　周围神经损害电生理检测阳性与否取决于损害所致脱髓鞘、失轴索是否达到一定程度，以及检测项目所测神经传导是否直接通过受损部位。根据上述讨论各型 TOS 神经损害的特点可知，早期 TOS 电生理检测阳性率低于腕管、肘管综合征等远端周围神经卡压性疾病。表 17-6 列出已形成局部脱髓鞘及部分性失轴索情况下，各型 TOS 和颈肩部单神经卡压的电生理典型改变。

表 17-6　各型 TOS 及颈肩部单神经卡压电生理异常

检测项目			TOS					四边孔综合征	肩胛上神经	肩胛背神经	副神经
			经典型		上干型	假心绞痛型	交感型				
			轻度	中度至重度							
正中神经	SCV		−	−	−	−	−	−	−	−	−
	MCV	前臂	−	+/−	−	−	−	−	−	−	−
		上臂	−	+	−	−	−	−	−	−	−
		锁骨段	+/−	+	−	−	−	−	−	−	−
	FWs		+/−	+	−	−	−	−	−	−	−
尺神经	SCV		−	+	−	−	−	−	−	−	−
	MCV	前臂	−	−	−	−	−	−	−	−	−
		肘段	−	−	−	−	−	−	−	−	−
		上臂	−	−	−	−	−	−	−	−	−
		锁骨段	+	+	−	−	−	−	−	−	−
	FWs		+	+	−	−	−	−	−	−	−
拇短展肌	F&P		−	+	−	−	−	−	−	−	−
小指展肌	F&P		−	+	−	−	−	−	−	−	−
桡侧腕屈肌	F&P		−	+/−	−	−	−	−	−	−	−
尺侧腕屈肌	F&P		−	+	−	−	−	−	−	−	−
胸大肌肋骨部	F&P		+/−	+	−	−	−	−	−	−	−
胸大肌锁骨部	F&P		−	−	+	−	−	−	−	−	−
冈下肌	F&P		−	−	+	−	−	−	+	−	−
肩胛上神经	MCV		−	−	+/−	−	−	−	+	−	−
三角肌	F&P		−	−	+	−	−	+	−	−	−
腋神经	MCV		−	−	+/−	−	−	+	−	−	−
前锯肌	F&P		−	−	−	+	−	−	−	−	−
提肩胛/菱形肌	F&P		−	−	+/−	−	−	−	−	+	−
胸背神经	MCV		−	−	−	−	−	−	−	+	−
胸锁乳突肌	F&P		−	−	−	−	−	−	−	−	+
斜方肌	F&P		−	−	−	−	−	−	−	−	+
副神经	MCV		−	−	−	−	−	−	−	−	+
交感功能	SSR		−	−	−	−	+	−	−	−	−

注："+"异常；"−"正常；"+/−"异常或正常；SCV 指速度和波幅、FWs 指 F 波出波率和潜伏期；肩胛上神经及其以下各神经 MCV 为单点刺激法。

颈肩部神经卡压因神经结构复杂和可能发生的神经变异，卡压部位、程度等差异更为复杂。在表17-6中列出的各种分型典型表现基础上，临床应用时还应注意如下几点：

（1）典型TOS虽然在病理改变早期即有症状，但通常较轻，患者就诊时往往已经形成局部脱髓鞘、甚至出现少量失轴索，所以电生理检测常可对确诊起到重要作用。总结其电生理异常表现特点为：尺神经感觉运动均受累、正中神经仅累及运动；近心端运动传导速度相对／绝对减慢；因正中神经、尺神经均无上臂支配肌，胸大肌肋骨部异常是下干或内侧束损害的有力证据。虽同为下臂丛损害，损害位置偏臂丛远段（即内侧束）者，神经传导速度减慢较下干损害者表现得更为明显。典型TOS的卡压导致臂丛神经下干／内侧束中全部神经纤维轴索断裂可能性极小，故其中度至重度损害判定标准与腕管综合征、肘管综合征有所不同，正中神经锁骨段／上臂段MCV较前臂段减慢约30%、少部分肌肉可检出失神经电位判为中度，正中神经锁骨段／上臂段MCV低于正常参考值约50%、大部分肌肉可检出失神经电位判为重度。典型TOS极少出现尺神经MCV/SCV、正中神经MCV不能测出的情况，这一点可用于鉴别重度肘管综合征合并腕管综合征、严重的下颈段脊髓前角损害。

（2）上干型TOS神经受压部位常在C_5、C_6汇合成干之前，与椎间孔内根性损害区别在于TOS可能引起传导速度减慢（例如肩胛上神经、腋神经等），而根性损害一般不会。

（3）临床上，TOS还可能同时压迫臂丛上、中、下干，其电生理改变可看作是表17-6中典型TOS、上干型TOS和臂丛中干损害的综合。总的特征也是近心端MCV减慢。

（4）颈肩部单神经卡压的判定一般均会表现为该神经MCV减慢和其支配肌出现失神经电位，同时必须排除参与该神经的各神经根支配的其他肌肉正常。例如，判定肩胛上神经卡压，除其传导减慢外，冈上肌和／或冈下肌出现失神经电位，而三角肌（腋神经）正常。这就要求虽然是单神经卡压，检测、判定时仍然要结合相邻肌肉、神经的功能改变综合判断。

3. 电生理报告　颈肩部单神经卡压及TOS报告以定位为主，损害程度则不必像腕、肘管综合征那样细分。在异常改变特征性不是很明显的时候，

应使用"可能、可疑"等表述，以免误导临床医生。例如："结论：提示右臂丛神经内侧束部分性损害（符合典型TOS电生理改变特征）"，或"结论：提示右臂丛神经上干部分性损害可能。建议：结合临床、必要时复查"，或"结论：可见右肩胛上神经损害（肩胛切迹处受累；程度较重）"。

（五）电生理诊断与鉴别诊断

1. 诊断　TOS与颈肩部其他单神经卡压早期电生理异常不明确时，应结合临床症状、神经超声、神经MRI等检查作出综合诊断。同时从病理角度来讲，说明神经卡压部位的脱髓鞘、失轴索程度相对较轻，保守治疗似乎应作为首选。而一旦肌肉出现明显失神经电位则提示较多轴索断裂、MCV减慢提示脱髓鞘程度较重，可作为进行手术探查、神经减压治疗的依据。

2. 鉴别诊断　电生理的鉴别主要涉及神经根病、颈段脊髓变性病和脊髓空洞症等。

神经根病和椎管内病变通常不会影响周围神经MCV、SCV及SNAP，且后者还可导致SEP异常；就失神经电位分布来讲，卡压症总是按照神经支配肌范围分布，而根性病变、脊髓病变失神经电位按受累脊神经根或脊髓节段性分布。

（六）放射性臂丛神经病

放射性臂丛神经病常继发于乳腺癌、咽喉部肿瘤、高位食管癌等恶性肿瘤放射线治疗之后，是一种严重的臂丛神经损害。

1. 发病机制　放射线照射通常由两种机制造成臂丛神经损害：一是射线引起血管内膜和内膜下细胞增生，使血管纤维化而造成神经干内供血不足；二是射线影响神经周围组织（前、中、小斜角肌等），引起水肿和纤维组织增生，对臂丛神经形成卡压。射线是否直接导致髓鞘及轴索变性尚待研究。

2. 临床表现　除感觉症状外，放射性臂丛神经病主要表现为上肢运动功能障碍。笔者所收集到的病例均表现为臂丛上干损害较重，也许提示前、中斜角肌的改变是臂丛神经损害的重要原因。综合报道显示，放射性臂丛神经病潜伏期（治疗后至发病时间）一般大于6个月，甚至有报道可长达20年。

3. 神经电生理检测　放射性臂丛神经病一旦发生，尚无有效治疗手段，这提示预防其发生是较好的方法。正是因该病有较长的潜伏期，在放射治疗开始后一个月起，定期行电生理检测是早期

发现神经损害迹象的有效手段。

该病导致的臂丛神经损害从病程进展角度可理解为介于外伤性损伤和全臂丛型TOS之间。这也正是在此处讨论该病的原因。其电生理检测方法、判定指标可参照本章前述内容，以及臂丛神经外伤的检测与判定标准。

五、桡神经卡压

（一）解剖特点及易卡压部位

桡神经的系统解剖请参阅本书系统解剖及周围神经外伤相关部分。这里总结桡神经解剖的特点及易卡压部位（图17-8）以便于记忆：组成纤维众多（$C_5 \sim C_8 + T_1$）、支配肌肉最多（伸直肘关节、腕关节、掌指关节的全部伸肌）、运动功能单一（伸：肘、腕、掌指关节）、走行路径复杂（相对于肱骨：内—后—外—前—外—后）。上述解剖走行特点又决定其"损伤概率最高、恢复效果最好"。

1. 腋部 在腋臂角处，桡神经正好位于肱骨颈和肱骨干上端的内侧。休息时将腋部置椅子扶手或不适当地应用拐杖行走（将体重全部经腋部压在拐杖横杆上），很容易发生桡神经受压而损伤（介于急性卡压和慢性卡压之间）称为"拐杖综合征"。在腋窝后壁，桡神经可能穿过一块异常的肌肉，或许是肩胛下肌、大圆肌背侧肌的附属肌，有此变异者桡神经在腋部更易因卡压而损害。腋部神经损害位于桡神经肱三头（长头）肌支以上和后束腋神经发出以下。

2. 桡神经沟（肱骨螺旋沟）和外侧肌间隔 在桡神经沟，除外伤易致桡神经损伤外，醉酒后侧卧位、上臂倚靠椅子扶手或头枕手臂趴在台面上沉睡均可导致桡神经卡压性损伤，称为"周末麻痹"或"星期六夜麻痹"；外侧肌间隔处亦可发生类似桡神经损害，还可因剧烈运动导致桡神经损害。此二处损害位于肱三头肌支以下、肱桡肌支以上，均为急性卡压（即神经麻痹症）。

3. 桡管 桡管并不是一个真正的管道，实质上是指桡神经穿过的一个区域。有学者主张在此区域的桡神经卡压称为"桡管综合征"，但并未得到公认。在此区域及其以下桡神经发出的肌支个体之间有差异（或称为变异，如图17-8中所示，桡侧腕短伸肌肌支有从桡神经浅支，而非深支发出的变异等）。桡管卡压时神经损害位于肱桡肌和桡侧腕长伸肌肌支以下、尺侧腕屈肌和指总伸肌肌支以上，也有认为桡管卡压即为后骨间神经卡压。

4. 后骨间神经 关于后骨间神经（骨间后神经）起始部的定位，不同文献有不同认识。桡神经分出深浅两支后：有学者认为桡神经深支（图17-8中A）即是后骨间神经；还有学者认为起始于桡神经深支出旋后肌管后、分深浅层支配肌肉之前（图17-8中B）；更有学者认为桡神经深支出旋后肌管后、支配深层肌的分支为后骨间神经，如图17-8中C所示。正由于定位的歧义，这里不再详细讨论关于后骨间神经卡压的解剖学分析。后骨间神经卡压一般为慢性卡压症。

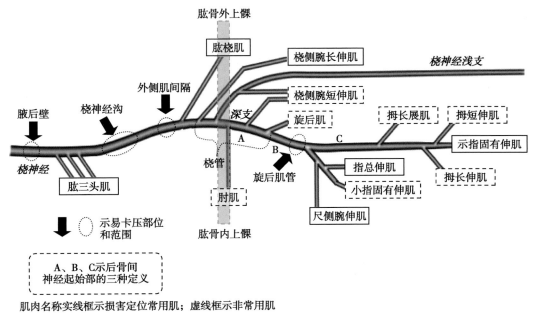

图17-8 桡神经支配肌及易卡压部位示意

（二）桡神经卡压的电生理检测

1. 检测方案及结果　由于桡神经支配肌肉众多，在肘关节附近及其以下各肌肉分支有诸多变异，再加上前臂后群肌位置紧邻、难于准确通过体表定位。对于桡神经卡压的电生理定位检测，检查每一块肌肉既无必要，也无可能。所以通常选择具有确定性定位意义的、变异较小的肌肉作为代表性肌肉来定位桡神经卡压部位，包括急性卡压、慢性卡压和外伤均适用。桡神经各部位卡压代表性肌肉的电生理异常改变见表17-7。

结合图17-8和表17-7可判定大多数临床患者的桡神经卡压损害位置，但在实际工作中，应根据患者的具体症状加测部分其他肌肉。例如表中所列出的三角肌，因腋神经与桡神经同发出于后束，若肱三头肌异常，通常需要三角肌正常支持为腋部桡神经损害；若三角肌异常，则需检测冈上肌、冈下肌、胸大肌锁骨部等以排除臂丛损害，确定为腋部腋神经＋桡神经损害等。总之要牢固建立"在检测结果出来之前，任何部位神经损害都是可能的"这个电生理思维模式，一切结论以检测数据为准。在临床工作中，即使以单纯的桡神经损害症状就诊患者，也应常规检测正中、尺神经或其中之一功能，一方面可发现系统性周围神经病，另一方面可作为桡神经功能（传导速度等）评价的参照指标。

2. 检测报告　桡神经因分支众多，加上部分定位名称存在歧义，笔者建议对其卡压性损害的定位以肌肉分支表述更为明确，通常指明：腋部、上臂肱桡肌支以上、上臂肱桡肌支以下／桡侧腕伸肌以上、前臂尺侧腕伸肌支以上、前臂浅层肌支、前臂深层肌支等。例如，"结论：可见右上臂桡神经重度不全损害（肱桡肌支以下）"等。以上述方式表述精确定位信息，程度的描述也是必要的，可参照外伤及其他神经卡压判定。

（三）诊断与鉴别诊断

无疑，电生理检测是桡神经各部位卡压诊断不可替代检测项目。对于轻型损害、电生理异常不为明显的患者，应在保守治疗的情况下定期复查。

单独桡神经卡压与臂丛及根性损害的鉴别，严格按照上文中的方案应无困难。要点是前者异常（主要指失神经电位）局限在桡神经支配肌，后两者的肌肉异常则会出现在其他神经支配肌中。另一鉴别指标是单独神经卡压传导速度减慢的概率与程度总是大于臂丛或根性卡压。

桡神经急性或渐进性（桡神经损害症状数天或数月内迅速加重）卡压患者，应特别注意多检测其他的神经功能。临床工作中，因渐进性桡神经损害就诊者后确诊为遗传性周围神经病、糖尿病性周围神经病者不在少数。这是因为在有系统性周围神经病损的基础上，桡神经常因睡眠习惯、工作习惯等受压而更易出现症状。

六、脊神经根病变与颈椎病

原发肿瘤、椎管内占位、颈椎病等可导致脊神经根损害，其中颈椎病为临床常见病。颈椎病是指由于椎间盘退行性病变和椎体骨质增生压迫颈

表 17-7　桡神经各部位卡压的电生理改变

检测项目		全臂丛	腋部	桡神经沟	桡管高位	桡管低位	后骨间	后骨间浅	后骨间深
桡神经	SCV/SNAP	+	+	+	+	+	−	−	−
	MCV　CMAP	+	+	+	+	+	+	−	+
	MCV　MCV	+	+	+	+	+	+	−	+
三角肌	F&P	+	−	−	−	−	−	−	−
肱三头肌	F&P	+	+	−	−	−	−	−	−
肱桡肌	F&P	+	+	+	−	−	−	−	−
	EMCV	+	+	+	−	−	−	−	−
桡侧腕长伸肌	F&P	+	+	+	+	−	−	−	−
	EMCV	+	+	+	+	−	−	−	−
尺侧腕伸肌/指总伸肌	F&P	+	+	+	+	+	+	+	−
	EMCV	+	+	+	+	+	+	+	−
示指固有伸肌	F&P	+	+	+	+	+	+	+	+

注：神经损害程度设定中度及以上；"+"异常；"−"正常；若三角肌异常，则提示非单纯桡神经卡压，故列入表中；临床上也可见后骨间神经（见图17-8中B）浅层支或深层支单独损害者。

神经根和 / 或脊髓引起的临床综合征。这里主要讨论神经根受压及破坏的临床和电生理改变。

（一）解剖与病理机制

脊柱的功能单位是"运动节"，运动节由上、下两个椎骨及其附属的软组织构成，可分成前后两部分：运动节前部包括相邻椎骨的椎体、椎间盘和前、后纵韧带；运动节后部包括相应的椎弓、椎间关节、横突、椎板、棘突和后部韧带。人类有 32 个椎体，23 个椎间盘（寰枢椎间及骶椎间无椎间盘）。每个椎间盘约 9mm 厚，总厚度达脊柱总长度的 1/5～1/4。椎间盘由外围的软骨板（上下）、纤维环（四周）及中央的髓核组成，在椎体间起到缓冲作用，以保护脊髓、大脑等重要中枢神经系统。纤维环为较坚实的组织，其前侧及两侧较厚，后侧较薄，各层之间黏合物质较少，不如前部及两侧部坚实。纤维环的前部有强大的前纵韧带加强，后侧

有后纵韧带，但后纵韧带较窄且薄，在暴力较大时，髓核易向后方，特别是向后外方突出；随着年龄的增长，椎间盘逐渐退变，含水量随之减少，其弹性和张力减退降低了抗负荷的能力易受损伤。如图 17-9 所示。

椎间盘突（脱）出、椎间孔周围骨质增生可导致脊神经根在椎管内或椎间孔内受压，造成类似周围神经卡压性病理改变，引起一系列感觉、运动功能障碍。原发于脊神经根的神经纤维瘤等占位性病变对神经根的损害更为单一、程度更重，其临床症状也会更为明显。如图 17-10 中所示。

随着年龄的增长，椎间盘髓核逐渐脱水髓核周围的纤维环变性而弹性降低，称为椎间盘退行性变，髓核膨出、突出、最终可致纤维环破裂而脱出；由突（脱）出物大小和位置不同而分为中央型（向椎管内压迫脊髓，图 17-10b）、侧方型（较为常

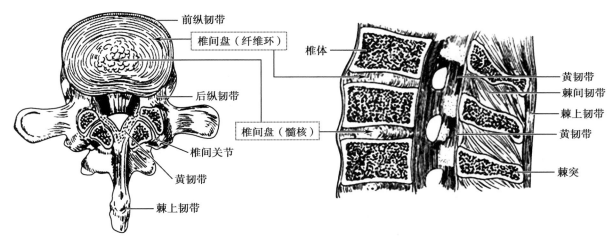

图 17-9　脊柱 / 脊椎及其附属结构

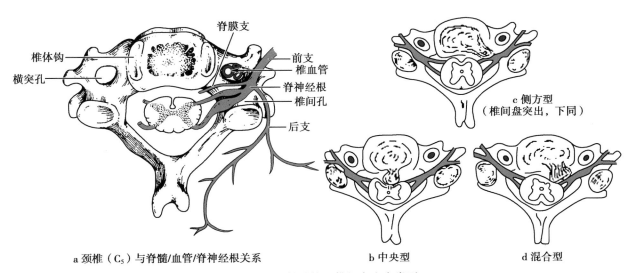

a 颈椎（C_5）与脊髓/血管/脊神经根关系　　b 中央型　　c 侧方型（椎间盘突出，下同）　　d 混合型

图 17-10　颈椎结构及椎间盘突出类型

见，向椎间孔内压迫神经根，图17-10c）以及混合型（脱出物较大，同时压迫脊髓和神经根，图17-10d）。髓核脱出可致椎间盘内压力减低而椎间隙变窄，引起前和/或后纵韧带松弛，脱出的髓核使韧带与骨膜分离并嵌入其间，以后逐渐纤维化、钙化而形成骨赘，椎体两侧后外方的Luschka关节（由第3～7颈椎体上面侧缘的椎体钩与上位椎体的前后唇缘相接而形成的关节，又称为钩椎关节）也可有骨赘形成，最后可影响整个椎体的周围。理论上任何脊椎都可发生骨赘，但与支持重力和活动程度有关，故下颈段及腰椎体后侧最明显。由于胸椎比较固定，紧接其上的下颈椎（颈椎4、5、6）的活动范围及损伤机会最大。除年龄因素外，较长时间的颈部不正确姿位，如颈部过仰或过屈（喜卧高枕或某些职业）、颈部肌肉紧张（某些职业或睡眠不良、精神紧张等）、上呼吸道感染等可为颈椎病的诱因。髓核脱出和骨赘形成使椎间孔及椎管变小、变形，压迫椎间孔内神经根和/或椎管内脊髓。

神经根占位性病变可发生在颈、胸、腰段，其损害机制除病变本身的压迫外，恶性占位的炎性反应导致神经根或周围组织水肿进一步加重神经根压迫，其感觉、运动根均可出现局部脱髓鞘及失轴索，短时间内较多数量的轴索断裂是针极肌电图异常的病理基础。

（二）临床表现

1. 颈椎病　由于颈椎病主要影响 $C_4 \sim C_5$ 及 $C_5 \sim C_6$ 椎间隙，主要表现为压迫 C_5 和/或 C_6 神经根引起的上肢神经痛。压迫感觉神经根时产生"根性神经痛"，表现为发麻或触电样疼痛，位于上肢远端，大多在前臂桡侧及手指，与神经根支配节段的分布一致，相应区域可有感觉减退（提示轴索损害）；感觉神经根受压还可因损害分布于肌肉中的痛觉纤维而产生肌痛性疼痛，常在上肢近端、肩部和/或肩胛等区域，表现为持续性钝痛和/或短暂的深部钻刺样不适感，大部分病例因疼痛而使肩部运动受限，病程较长者可致"凝肩"，病程较短者常有肩部附近肌腱压痛。压迫运动神经根早期一般不会出现神经损害所致的肌萎缩、无力，患者自诉的肌无力、疼痛通常由分布在肌肉、肌腱内的痛觉神经末梢对被动活动牵扯性刺激具有易感性，引发疼痛反应，导致因疼痛而活动受限；前根受压严重时，可出现肱二头肌、肱三头肌反射可减低以及主要由 C_5、C_6 脊神经根支配的肌肉肌力下降，一般不会出现明显的肌肉萎缩。

根性神经痛对人体来讲是一种难以忍受的、剧烈的疼痛感觉。痛觉是人体的一种保护性感觉，根性疼痛剧烈的特点也许是为了保护神经根进化而来。根性疼痛的剧烈性使得颈椎病所致根性病变时，脊神经出现大量前根轴索断裂的概率变小。这一病理与临床特征是理解根性病变电生理异常改变的基础。

2. 脊神经根占位　脊神经根占位性病变并不少见，因病变本身压迫和炎性反应的双重作用，临床表现主要为持续性疼痛、阵发性加重，加重时疼痛十分剧烈，可致面色苍白、全身出冷汗。因其局限在单个神经根，故引起的肌无力和肌萎缩并不明显。

就学科分类、疾病性质而言，脊神经根占位与颈椎病不同。但二者神经损害部位相同决定其电生理异常改变的相似性，故将二者一并讨论。

（三）电生理检测

1. 方案设计的原则　颈椎病与周围神经干卡压症（主要是腕管综合征和肘管综合征）均为多发病，且二者症状多有重叠。所以即使影像学已明确根性受压，电生理检测方案设计也应兼顾根性损害和卡压症，即"上肢常规"项目均应检测。

各节段脊旁肌针极肌电图必测，对相应神经根损害具有特殊的定位价值；疑诊上臂丛（C_5、C_6）根性受累，腋神经、肩胛上神经MCV亦为必测项目；颈段脊髓病变（累及前角的）亦可导致类似根性损害的外周性异常，故SEP常为应加测项目。

2. 检测结果判定的原则　仅在受损神经根支配肌肉中可检出失神经电位（脊旁肌尤为重要）、其他各项电生理指标均正常，是确定根性损害的可靠证据。其病理改变前提是病损神经根有足够数量前根轴索断裂。因为几乎每一块肌肉均由多个神经根支配，所以单一神经根病损不会出现任何肌肉主动MUP不能检出；因为每个周围神经均包含多个脊神经根纤维，所以单一神经根病损常规MCV和SCV速度正常、CMAP可轻度离散和/波幅下降；F波可正常或轻度异常或异常；SEP由于中枢放大作用可正常。由此原理列出典型颈椎病和胸神经根（例如占位）损害的典型电生理异常见表17-8。

3. 电生理报告　由于脊神经根反复分支、交叉后走行于多个神经和分布于多处肌肉及皮肤的特点，又由于根性卡压或占位性损害早期以疼痛、

表 17-8 典型颈椎病根性卡压及胸神经根性损害的电生理异常

检测项目		C₅	C₆	C₅+C₆	T₁₀	应用或异常形式说明
斜方肌	F&P	−	−	−	−	用于排除 C₅ 以上及副神经损害
副神经	MCV	−	−	−	−	
菱形肌	F&P	+	−	−	−	仅在前根纤维脱髓鞘数量足够多、程度足够重时，才可能引起运动传导速度减慢（均为单点刺激法）
胸背神经	MCV	−/+	−	−/+	−	
冈下肌	F&P	+	+	+	−	
肩胛上神经	MCV	−	−	−/+	−	
三角肌	F&P	+	+	−	−	
腋神经	MCV	−	−	−	−	
肱桡肌	F&P	+	+	+	−	
	MCV	−	−	−	−	
C₅ 脊旁肌	F&P	+	−	+	−	神经根对脊旁肌的节段性支配是失神经电位分布的解剖基础
C₆ 脊旁肌	F&P	−	+	+	−	
T₁₀ 脊旁肌	F&P	−	−	−	+	
正中神经	NCV	−	−	−	−	鉴别颈段脊髓占位、压迫、脊髓空洞症等；胸段根性占位可压迫脊髓后索
尺神经	NCV	−	−	−	−	
SEP	上肢	−	−	−/+	−	
	下肢	−	−	−	−/+	

注："+"异常；"−"正常；"−/+"正常或异常。

麻木等激惹症状就诊时多无大量前根纤维轴索断裂，所以与其他部位神经卡压或系统性周围神经病变相比，根性卡压早期可供"正向判定"的电生理异常改变不为明显，多数需在排除其他周围神经病变、脊髓病变后由失神经电位大体按根性区域分布推断可能受损的神经根，即"反向判定"。

严格满足表 17-8 中条件（脊旁肌异常为必备条件）可正向判定，报告可采用肯定表述，如"结论：提示 C₅ 神经根损害"等。如果没有脊旁肌异常支持，即使其他肌肉失神经电位分布符合根性支配范围，且其他项目无明显异常，可用"结论：提示某某根损害可能""结论：提示臂丛部分性根性损害可能"等表述，以提醒临床医生结合影像学等综合判断受累神经根、免受误导。

（四）诊断与鉴别诊断

在临床工作中，颈椎病和腰椎间盘突出症被临床各学科广泛认识和接受，加之影像学的发展，脊神经根性卡压性疾病诊断的现状是由于"滥诊"导致对其他病变的"漏诊"。其中最突出的是对周围神经卡压症早期的漏诊。根性诊断的正向确定需要结合影像学、症状/体征等，但电生理是排除其他疾病的最有效手段。

1. 周围神经卡压症 临床上早期周围神经卡压症被误诊为颈椎病患者的为数众多，结果是经多年颈椎病治疗无效，直至发展到卡压症导致相应肌肉萎缩十分明显后，才作出明确诊断。然而此时针对卡压症的各种治疗效果有限，造成遗留部分功能障碍，影响患者生活质量。

按上文所述，卡压症的早期诊断应无困难，但对于影像学与症状均符合颈椎病诊断的患者，往往临床医生难以接受卡压症的结论。需要说明的是，卡压症的诊断并未否定颈椎病的诊断，通常是二者共存虽然影像学提示脊神经根受压，但很可能并未造成神经纤维的病理性改变、甚至未造成产生刺激性症状的病理基础，而症状主要来自卡压症，也可能脊神经根卡压与神经干卡压同时存在。这一点需要电生理医生与临床医生多沟通、解释，更需要电生理医生以自身扎实的基本功取得临床医生信任。

2. 颈段脊髓压迫或占位效应性疾病 此类疾病可累及脊髓后索、脊髓前角等造成较为广泛的病理改变，除数量较多的失神经电位外，F波异常的概率远高于根性卡压，而且通常上肢或/和下肢 SEP 异常。换言之，如果出现 SEP 异常，则应首先排除脊神经根型颈椎病，至少根性卡压不是主要矛盾。

总之，颈椎病所致脊神经根性损害的电生理诊断主要运用排除法（反向判断）：用神经传导、

SEP 等各项指标正常，排除神经卡压症、脊髓占位等病变，结合在特定神经根支配肌肉中可检出明确失神经电位可确定根性损害；如果所有肌肉中均无明显失神经电位出现，则颈椎病诊断只能依靠其他手段（影像学、症状、体征等）。

七、双重神经卡压症及多重神经卡压症

（一）定义与机制

1. 双重神经卡压症　双重神经卡压症简称双卡综合征，通常是指根性卡压合并远端卡压，其定义有狭义和广义之分：狭义是指卡压发生在同一神经的两个部位，例如 C_8 或 / 和 T_1 神经根卡压合并腕管综合征或肘管综合征；广义则指 $C_5 \sim C_8$、T_1 任何神经根的卡压合并臂丛任何分支（神经）远端部位的卡压，临床多见腕管、肘管综合征合并根性卡压。也有人将单侧肢体同时发生的腕管综合征和肘管综合征称为双卡综合征。上述神经卡压症的定义多用于骨科和手外科；在神经病学学科将周围神经卡压症归为周围神经病类疾病，单一神经卡压称为周围神经单神经病，两个及以上神经卡压称为多发单神经病。临床不同学科有不同的定义，而电生理医生则需准确判定每一个受损神经、损害部位和程度等。

2. 多重神经卡压症　多重神经卡压症又称多单神经病、多发单神经病、多发单神经卡压症等，是指多个周围神经（包括双侧同名神经）局部卡压。其致病机制分为原发性和系统性两大类：原发性是指局部神经周围组织改变导致神经卡压者，如肘关节屈曲畸形、肘部外伤畸形愈合等所致肘部神经卡压；系统性是指在糖尿病、HNPP 等周围神经系统性损害的基础上，解剖受压部位更易且更早出现卡压性神经损害。

（二）临床表现

无论是双卡综合征或原发性多重神经卡压症，其临床症状本质上为两处或多处神经卡压临床症状的叠加。但实际上由于症状的叠加，临床表现更为复杂，给诊断与鉴别诊断带来很大困难。

继发于系统性周围神经病基础上的多处神经卡压临床症状更为复杂，与基础病变的性质、类型、程度紧密相关，例如类风湿关节炎致关节变形、继发周围神经卡压。

（三）电生理检测

电生理检测方案、结果判定等，本章之前各节已有讨论。需强调的是发现双卡综合征的检测技巧：在明确腕、肘管综合征后，若近端肌（例如桡侧腕屈肌、肱桡肌、三角肌等）出现异常无法用远端卡压解释，检测方案则应针对性调整，以进一步明确是否合并根性卡压。

确定的双卡综合征报告结论应分别表述，例如"结论：1. 可见双肘部尺神经损害（左侧中度、右侧轻度）；2. 合并右臂丛部分性根性损害（C_5 或 C_6 可能）"。

临床工作中，偶尔也可见到腕管综合征或肘管综合征与典型胸廓出口综合征并发的，其诊断只能依靠电生理检测，但其电生理异常更为复杂且无统一的异常模式。总体来讲，掌握卡压症所造成的神经异常总是局部性的、电生理异常改变也是局部性的，此类合并症近心端与远心端均表现为局部性异常，认真分析应可作出正确判断。

（四）诊断与鉴别诊断

双卡综合征的难点在于诊断；多重神经卡压，特别是腕、肘管综合征同时发生且程度较重时，手部肌肉萎缩的形态（"猿手"变）与脊髓空洞症、运动神经元病、甚至部分脊髓肿瘤相似，鉴别的要点是前者感觉、运动纤维均受累，而后三者仅有周围运动神经检测项目异常（失神经电位、CMAP 波幅下降、F 波异常，但 MCV 不减慢）、感觉检测项目正常。

第三节　下肢及臀部神经卡压与腰椎病

临床上，下肢周围神经卡压症发生率远低于上肢。由于发生率较低，往往易忽略而造成漏诊和误诊，常见的误诊是发病率较高的腰椎间盘突出症、第三腰椎横突综合征等，严重时需要采取手术治疗，可能会带来很严重后果。神经卡压的本质由神经与周围组织的关系决定，在学习下肢周围神经卡压性疾病时，不妨用心体会上、下肢对应关系，对理解神经卡压的发生更有帮助。

一、梨状肌综合征与腰椎间盘突出症

梨状肌综合征又称梨状肌出口综合征。早在1928 年已有医务工作者注意到梨状肌与坐骨神经痛之间的关系。经数十年的研究，对其发病机制已有明确阐述，其名称也随研究的深入历经演变最后确定。

腰椎间盘突出症为常见病和多发病，是腰、腿

疼痛最常见的原因。因其发病率远高于梨状肌综合征，且二者症状有相当大重合，加之影像学技术对腰椎间盘突出的形态学检查越来越精细，临床上将梨状肌综合征误诊为腰椎间盘突出症为数不少。仅笔者历年来收集到的因误诊而行腰椎间盘手术治疗、造成马尾或骶丛根性医源性损伤的患者已多达数十例。

之所以将梨状肌综合征与腰椎间盘突出症放在同一节讨论，一方面源于二者临床症状相似性；另一方面二者的电生理检测方案基本相同。一起讨论便于读者掌握依据检测结果鉴别二者的要点。

（一）梨状肌综合征

1. 应用解剖与病理机制　组成骶丛的5个神经根（一般是 L_4、L_5 和 $S_1 \sim S_3$）各发出前、后股，分别汇成胫神经和腓总神经，二神经再合拢、共用外膜形成坐骨神经，此过程大多数人在盆腔内完成。坐骨神经以单个主干方式经坐骨大孔向后下出盆腔，之后坐骨神经在大腿中下部约三分之一处分出独立的胫神经和腓总神经。在坐骨神经内，腓总神经与胫神经虽共用外膜，但再无神经纤维的交叉、组合。所以坐骨神经为"解剖学神经"，而非"功能神经"。

梨状肌起自骶骨前外侧面（盆腔内面）止于股骨大转子部，属髋关节外旋肌之一。梨状肌横跨

且覆盖了坐骨大孔上部，坐骨神经由其下方穿出盆腔。

人体的局部解剖结构常发生变异，这一生物学特性也体现在坐骨神经（或骶丛）穿出盆腔时与梨状肌的相互位置关系有多种形式，称为坐骨神经变异，也称为梨状肌变异，更准确的理解是二者关联性变异。目前公认的坐骨神经与梨状肌关系分为7型（图17-11）。

Ⅰ型：坐骨神经以主干形式在梨状肌下方穿出（图17-11a），国内报道在人群中占比60.5%，国外报道在白种人中比例更高达85%，故称为常见型，其余各型统称为非常见型或变异型。

Ⅱ型：在盆腔内未形成坐骨神经主干，梨状肌分成两个肌腹，腓总神经由两肌腹之间穿出、胫神经仍由下方穿出。此型为最常见的变异型（约占变异者的90%以上）（图17-11b）。

Ⅲ型：在盆腔内未形成坐骨神经主干，腓总神经、胫神经独立由梨状肌下方穿出（图17-11c）。

Ⅳ型：在盆腔内未形成坐骨神经主干，腓总神经、胫神经分别由梨状肌上、下方穿出（图17-11d）。

Ⅴ型：在盆腔内未形成坐骨神经主干，梨状肌分成两个肌腹，胫神经由两肌腹之间穿出、腓总神经由梨状肌上方穿出（图17-11e）。

Ⅵ型：在盆腔内未形成坐骨神经主干，且腓总

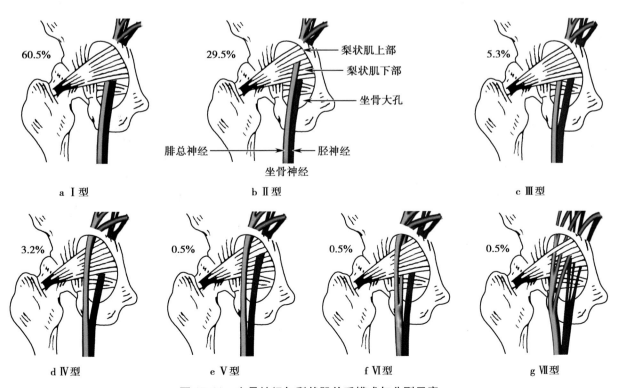

图17-11　坐骨神经与梨状肌关系模式与分型示意

神经分成两部分，一部分伴胫神经由梨状肌下方穿出、另一部分由梨状肌上方穿出（图17-11f）。

Ⅶ型：此型更为复杂，骶丛在盆腔内仅汇成若干股或以长的根形式、穿出被分割成若干个肌腹的梨状肌，然后再分别汇成腓总神经、胫神经，最后形成坐骨神经主干（图17-11g）。

事实上，报道过的坐骨神经与梨状肌关系较上述分型更多，例如有坐骨神经主干形成、从梨状肌两个肌腹间穿出的等。坐骨神经或骶丛无论以怎样形式穿出，最终都要形成坐骨神经主干继续下行。

思考：由坐骨神经（骶丛）与梨状肌的关系联想到臂丛与前、中、小斜角肌的关系，可发现二者有惊人的相似之处。读者可结合神经解剖专著仔细体会这一点，可以对胸廓出口综合征和梨状肌出口综合征的理解起到进一步加深的作用。

导致梨状肌综合征的病因是多方面的，梨状肌与坐骨神经（骶丛）关系的变异是最重要基础。发生变异后，穿过梨状肌二肌腹之间的神经可由于梨状肌的强力、反复收缩而受压，若发生梨状肌痉挛、变性、肿胀等则更易损害穿过的神经。所以临床上绝大多数梨状肌综合征表现为单神经损害，且多为腓总神经损害（Ⅱ型变异者占多数，Ⅴ型变异者罕见）。坐骨神经腓总神经部由梨状肌上方穿出的变异型（Ⅳ、Ⅴ、Ⅵ型）使其张力相对较高，也是易损机制之一；此外，该类变异使得腓总神经部在臀部体表下的位置更高位、更表浅，可能是更易发生注射损伤的原因。

即使坐骨神经（骶丛）与梨状肌的关系未发生变异，严重的梨状肌痉挛、肿胀以及无菌性炎症导致其与周围组织粘连，也可造成正常走行的坐骨神经受压。另有少数病例可因坐骨大孔周围的局部性占位、注射性臀肌挛缩、盆底组织（例如异位的子宫内膜等）自坐骨神经出口疝出造成坐骨神经压迫。

2．临床表现　梨状肌综合征多见于青壮年，男女发病率约为2∶1。一般患者无明确诱因，部分可有臀部外伤史、劳累、受寒湿等主诉。主要症状为臀中部相当于梨状肌投影部位的疼痛，并向股外侧、股后侧、小腿外侧放射。大部分患者有间歇性跛行和下肢疼痛，蹲位休息片刻可缓解，极少有腰痛症状。然而部分患者可出现头、颈、胸、腹、腹股沟、腰骶等身体其他部位的牵涉性疼痛，是造成误诊的重要原因之一。

临床体征检查时可发现梨状肌有痉挛、呈条索状或腊肠状，梨状肌处有压痛，并向下放射，部分患者可有臀部、股部及小腿等肌肉萎缩表现。一般腰椎棘突旁无压痛，脊柱前屈时下肢疼痛加重、后伸时疼痛减轻或缓解。直腿抬高试验多为阳性，端坐屈头无腿痛。将足内旋疼痛出现，并向下放射。

（二）腰椎间盘突出症

1．应用解剖与病理机制　腰椎间盘突出症与颈椎病的机制有相似之处，亦有各自的特点。在颈、胸段脊神经根从脊髓发出后，几乎水平（颈段略向下）穿出硬膜囊、进入椎间孔，在腰骶节段脊神经前、后根从脊髓发出后，先形成马尾神经在脑脊液中下行，从相应椎间孔穿出硬膜囊、进入椎间孔。由此解剖特点决定了腰椎间盘突出压迫的脊神经根与颈部不同，例如L_4-L_5椎间盘突出压迫L_5神经根，而不是L_4神经根（图17-12）。

L_3及L_4神经根均自相应的椎体上1/3或中1/3水平出硬膜囊，紧贴椎弓根入椎间孔，在椎管内走行过程中不与同序数椎间盘相接触；L_5神经根自L_4-L_5椎间盘水平或其上缘出硬膜囊，向外下走行越过L_5椎体后上部、绕椎弓根入L_5、S_1椎间孔；S_1神经根自L_5、S_1椎间盘的上缘或L_5椎体下1/3水平出硬膜囊，向下外走行越过L_5、S_1椎间盘的外1/3，绕S_1椎弓根入椎孔。腰骶部神经根走行特点可以阐明不同水平椎间盘突出受压迫的神经根：一般情况下，L_3、L_4椎间盘突出压迫L_4神经根；L_4、L_5椎间盘突出压迫L_5神经根；L_5、S_1椎间盘突出压迫S_1神经根；如果腰椎间盘突出部位为后侧中央（即中央型突出）或椎间盘纤维环完全破裂，髓核碎片脱入椎管（即破裂型或游离型突出）可使神经根和马尾神经广泛受压。

腰椎间盘突出症以L_4、L_5和L_5、S_1平面的椎间盘突出发病率最高（据文献报道，二者总和超过临床发病的95%；其机制可能与脊柱的生理性曲度决定的生物力学有关），且突出部位多在椎间盘后部、后纵韧带外侧，椎间盘的突出物主要压迫此处或即将穿出硬膜囊的下一节段神经根。如突出物较大或突出偏内侧时，也可压迫硬膜囊内的再下一条神经根使两条神经根同时受压（图17-10b和c）。

腰椎间盘突出后引起腰腿疼痛的病理机制尚不完全清楚，目前研究认为可能与如下因素有关：因为神经根没有周围神经的结缔组织保护鞘，神

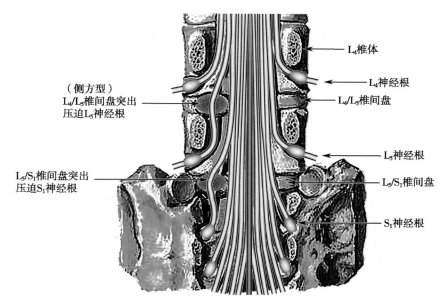

图 17-12　腰骶部神经根与椎间盘关系及侧方型椎间盘突出

经根和硬膜囊直接受到突出的机械压迫和刺激；腰椎间盘突出时导致神经根的神经组织血供障碍；实验研究显示，突出的髓核可引起神经根、硬膜和马尾神经炎症反应，但其"致病因子"尚不明；正常的髓核被无血管和淋巴管的软骨板和纤维环内层所封闭与体内免疫系统无直接交通，当纤维环破裂髓核突出时，髓核的某些成分进入体内成为抗原引起抗体产生，在神经根局部引起抗原抗体反应，但如何导致疼痛尚未阐明。

　　腰椎间盘中央型突出或髓核脱入椎管对马尾神经造成的损害，多数学者着眼于其单一或多个脊神经根压迫的研究，未严格区分椎间孔附近脊神经根损害（根性损害）与马尾神经作为整体结构损害（马尾损害）的区别。从解剖结构来看，马尾神经由"被拉长了的"脊神经前 / 后根组成，这些神经根少部分来自 $L_3 \sim L_5$ 脊髓节段、大部分来自脊髓骶 / 尾节段。笔者临床电生理实践发现，马尾神经整体性（即大部分脊神经根）损害时，其电生理异常改变形式有别于根性损害，通过神经电生理检测精确定位马尾损害和根性损害，有利于临床精准治疗。又因为 L_4/L_5 和 $S_1/S_2/S_3$ 脊神经根构成骶丛神经，大部分腰椎间盘突出损害的神经根位于这 5 个根范围，其他类型的病理改变比如腰椎骨质增生、椎管内占位、椎间孔外软组织炎性增生等也可以选择损害 $L_4 \sim S_1$ 脊神经根，所以笔者在临床工作中使用"骶丛部分性根性损害"特指椎间孔附近的脊神经根损害，"马尾损害"特指马尾神经整体性损害。本小节涉及电生理检测和报告的内容主要讨论根性损害，马尾损害将在第十九章第四节中结合椎管内占位性病变讨论。

　　2.**临床表现**　由于腰椎间盘突出部位、类型的不同，压迫不同部位和不同数量的神经根及马尾神经，所以其临床表现差异很大。多数患者有如下症状之一，或其中几种，或全部：

　　（1）腰痛和放射性腿痛：腰、腿疼痛是本病的最突出症状，发生率高达 95% 以上。其疼痛有如下特点：腿痛沿神经根分布区放射，故又称根性放射痛；疼痛与腹压有关，在咳嗽、打喷嚏、排便、用力等时，疼痛可加重；疼痛与活动有关，劳累后加重卧床休息减轻，严重者活动困难；疼痛与体位有关，为了缓解疼痛，患者常被迫采取某一体位，多为健侧卧位并屈髋屈膝；疼痛与天气有关，部分患者遇刮风、下雨或气温骤降时加重，遇暖减轻。

　　（2）腿麻及无力：受累神经根受损较轻时，其感觉区可出现发麻、痛觉过敏；受损较重时，其支配区感觉减退，所支配的肌肉力量减弱，极个别严重者可致部分肌肉瘫痪。

　　（3）大、小便功能变化：中央型椎间盘突出、压迫硬膜囊较重时，马尾神经损害可致便秘、排便困难，尿频、尿急、尿潴留或尿失禁，会阴部感觉减退或消失以及性功能障碍。

　　（4）腰部表现：患者可表现出腰部僵硬、活动受限或侧弯畸形，这些表现部分原因与疼痛有关。

　　掌握腰椎间盘突出症和梨状肌综合征临床症状学、体征检查方法对于电生理检测方案的设计与结果判定具有指导意义。

（三）电生理检测

1. 电生理检测的局限性和必要性　对于梨状肌综合征，电生理检测的诊断与鉴别诊断价值远高于影像学（包括近年来流行的神经超声）；其客观性、准确性也高于依临床症状、体征的判断。但在腰椎间盘突出症和梨状肌综合征早期仅有刺激症状、无明显脱髓鞘和失轴索病理改变时，电生理检测通常没有明显异常改变仅可作为"反向"证据。

电生理检测对于神经根型颈椎病"正向判定"的固有局限性同样表现在腰椎间盘突出症的电生理诊断中。该局限性并不影响其应用的必要性：部分患者可通过根性损害特征性电生理异常确诊；部分患者通过排除其他部位神经损害，间接支持根性受压诊断；部分患者虽症状相似，通过电生理检测发现其他病变（如椎管占位、脊髓变性病、颅内病变等）否定椎间盘突出所致根性压迫。所以电生理检测仍与症状／体征学、影像学并列为腰椎间盘突出症三大诊断手段之一。即使通过症状学、影像学已明确诊断，通过电生理检测提供神经受损程度的客观证据、进一步排除梨状肌综合征，对临床治疗方式选择的指导价值具有不可替代性。

2. 检测方案　对于腰腿疼痛为主要症状的患者，无论临床疑诊梨状肌出口综合征或腰椎间盘突出症，神经电生理均应全面检测：

（1）针极肌电图：以观察失神经电位为主，趾短伸肌、蹈外展肌、胫前肌、腓肠肌、股二头肌长头／短头、股内肌、臀大肌、L_3～L_5 及 S_1 脊旁肌。其中股二头肌长头／短头、脊旁肌为定位的关键肌肉，股内肌为排除脊髓及高位腰段根性损害。必要时应双侧对比。

（2）神经传导：腓浅神经、腓肠神经 SCV；腓总神经、胫神经 MCV（可加测臀沟刺激点）和 F 波；胫神经 H 反射。必要时双侧对比。

（3）体感诱发电位：双侧胫神经。症状明显而上述项目正常者，SEP 检测可证实或排除脊髓或颅内病变。

3. 结果判定　在出现失轴索及脱髓鞘变的情况下，两种疾病典型的异常改变及与其他疾病的鉴别见表 17-9。

由表 17-9 可见典型的梨状肌综合征与腰椎间盘突出症以及需要鉴别的其他疾病电生理异常有如下特征：①梨状肌综合征可出现神经传导速度减慢，且多为单神经，早期患者加测臀沟至腘窝段 MCV 较小腿段相对减慢是较为敏感指标；以根性

表 17-9　典型梨状肌综合征与腰椎间盘突出症的电生理异常

检测项目		梨状肌综合征		腰椎间盘突出症				腓总神经腘窝以下	多发周围神经	中枢损害
		Ⅱ型	Ⅴ型	L_4	L_5	S_1	L_5+S_1			
F&P	趾短伸肌	+	−	+/-	+/-	+/-	+/-	+	+/-	+/-
	胫前肌	+	−	+/-	+/-	+/-	+/-	+	+/-	+/-
	股二头肌短头	+	−	−	+/-	−	+/-	−	+/-	+/-
	蹈外展肌	−	+	+/-	+/-	−	−	+	+/-	+/-
	腓肠肌	−	+	+/-	+/-	+/-	+/-	+	+/-	+/-
	股二头肌长头	−	+	−	+/-	+/-	+/-	−	+/-	+/-
	臀大肌	−	−	−	+	+	+	−	+/-	+/-
	L_4脊旁肌	−	−	+	−	−	−	−	+/-	+/-
	L_5脊旁肌	−	−	−	+	−	+	−	+/-	+/-
	S_1脊旁肌	−	−	−	−	+	+	−	+/-	+/-
SCV	腓浅神经	+/-	−	−	−	−	−	+	+	−
	腓肠神经	−	+/-	−	−	−	−	+	+	−
MCV	腓总神经	+	−	−	−	−	−	+	+	−
	胫神经	−	+	−	−	−	−	−	+	−
FW	腓总神经	+	−	−	-/+	-/+	+/-	+	+	+/-
	胫神经	−	+	−	−	-/+	−	-/+	+	+/-
HR	胫神经	−	+	−	-/+	+/-	+	−	+	+/-
SEP	胫神经	−	+/-	−	−	−	-/+	−	+/-	++

注："+"异常；"−"正常；"-/+"正常或异常；"+/-"异常或正常；Ⅱ型、Ⅴ型分别指腓总神经和胫神经受损型。

卡压为主的腰椎间盘突出症通常不会引起 MCV 或 SCV 减慢,中央型马尾损害较重时可致 CMAP 离散或出现轻度 CB 现象而 SNAP 正常。②梨状肌综合征失神经电位总是以神经支配区域分布,且股二头肌长/短头异常而脊旁肌正常为必要条件;腰椎间盘突出症则以脊旁肌出现失神经电位为最重要特征,其他肌肉的异常则可有不同形式;小腿肌、足肌异常,股二头肌长(胫神经)、短(腓总神经)头正常,是判定膝以下神经损害的重要依据。③梨状肌综合征受压神经出现 F 波和 H 反射异常易于理解。然而,对于 F 波和 H 反射在腰椎间盘突出症的诊断价值有被过分绝对化的倾向(特别是 H 反射)。笔者的体会是,出现 H 反射异常时,必须结合失神经电位、MCV、SCV 和 SEP,在其他项目均正常情况下,方提示 L_5 或 S_1(少数情况下 L_4 也可能)根性损害。切忌一出现 H 反射异常,就定位某个神经根损害,初学者常因参考的文献不同将 H 反射异常片面地定位 L_5 或 S_1 根性损害或定位 L_5 + S_1 根性损害,而忽略了骶段脊髓病变、马尾占位、梨状肌综合征、多发性周围神经病、甚至肌性疾病等,均可导致 H 反射异常。④由于 SEP 的中枢放大作用,梨状肌综合征与腰椎间盘突出症均不会出现下肢 SEP 显著(严重)异常,故 SEP 显著异常是排除此二病及其他类型周围神经损害的重要依据。SEP 轻度异常、结合失神经电位分布特征,可提示中央型椎间盘突出致椎管狭窄、马尾损害。⑤多发性周围神经病以广泛的周围神经传导速度异常为特征;中枢性损害主要为 SEP 异常改变。它们的失神经电位分布与神经系统损害部位、范围、病理性质相关,与上述二病鉴别应无困难。

4. 报告结论 对于典型的梨状肌综合征,电生理检测的可靠性很高,其结论表述应清楚无误:"结论:提示右臀部腓总神经部分性损害""结论:提示右坐骨神经腓总神经部分性损害(定位臀部可能)"等。对于罕见的胫神经、腓总神经同时受损的类型,比照上述结论表述。

腰椎间盘突出症出现典型单一神经根损害电生理表现时,报告可表述为"结论:提示 L_5 神经根损害可能";因单一神经根损害正向判定的局限性,反向判定的根性受损建议报告为"结论:提示左骶丛部分性根性损害""结论:提示左骶丛部分性根性损害(L_5 受累可能)""结论:提示双骶丛部分性根性损害或马尾损害可能"等表述方式,以给临床

结合体征、症状、影像学进一步诊断留有空间。须知,随着电生理应用推广,临床对电生理报告的信赖度不断增加,错误定位对临床的误导也会更严重。

(四)诊断与鉴别诊断

对于症状明显、有数月或一年以上的梨状肌综合征患者,大多数结合临床表现和电生理即可明确诊断。而腰椎间盘突出症的诊断,特别是早期诊断,严格的临床体征检查、影像学检查等极其重要。

(五)关于治疗的讨论

早期梨状肌综合征和腰椎间盘突出症治疗方案多首选保守治疗。在保守治疗无效或效果较差的情况下,应在电生理检测有明确定位证据后,再行手术治疗。电生理定位明确时往往意味着已经有轴索损害(失神经电位的出现),而下肢近心段轴索断裂后,其支配的远端肌肌纤维往往难以恢复或不能恢复,理论上即造成了永久性运动单位丧失;但相对于不当治疗给患者带来的不必要创伤,以及可能的医源性神经损伤风险,上述因延迟治疗导致的永久性神经损害是极其轻微的、可接受的。当然,对于以剧烈疼痛为主要症状、甚至已影响到心理健康的患者,即使电生理没有明确异常改变,也应根据症状学、体征检查和影像学结果,选择适当治疗措施。神经电生理检测通过客观反映神经系统功能受损为临床诊断提供依据,并不直接参与治疗过程。上述关于治疗的建议是在临床实践中,通过观察腰椎间盘突出症患者治疗前后电生理改变的经验总结,仅供参考。是否正确,尚需神经电生理同行及相关学科临床医生共同探讨。

二、腘窝以下腓总神经及胫神经卡压

(一)概述与解剖

有关腓总神经、胫神经解剖请参阅解剖部分和神经外伤部分相关图示。腓总神经和胫神经自骶丛形成后,合成坐骨神经(或以其他方式)出盆腔后,下行至股后部中约 1/3 处分开走行。出盆腔后至腘窝,没有容易发生两种神经慢性卡压的解剖结构;胫神经通过腘窝后行走于小腿后部,至内踝之前亦无解剖结构致其受压。腓骨小头处腓总神经、内踝胫神经、踝前腓深神经可发生慢性卡压;不合理座椅和坐姿可致臀以下腓总神经、胫神经急性卡压,常为可恢复型;长时间深蹲劳作可致腘窝或其下腓总神经、胫神经急性卡压;习惯性长

时间"跷二郎腿"可致腓骨小头处或其下腓总神经急性卡压。如图 17-13 所示。

1. 跗管综合征　胫神经经内踝向足底走行，此处为胫神经易卡压部位，称为跗管综合征（又称踝管综合征、踝管综合征；图 17-13 中 A 处）。对比上、下肢，从生物进化及解剖学角度看，胫神经在内踝的卡压与上肢正中神经在腕部的卡压具有对应关系。临床上跗管综合征的发病率虽不像腕管综合征那样高，但有研究显示，确诊的腕管综合征患者，其跗管综合征发病率显著高于普通人群；且跗管综合征临床表现也常有夜间麻醒史，也提示二者之间有某种内在关联性；在糖尿病等系统性周围神经病患者中，也常出现腕部正中神经卡压与内踝（跗管）胫神经卡压同时发生的情况。

2. 腓总神经卡压　腓总神经通过腘窝后迅速向外走行，紧贴腓骨小头下方（腓骨颈）绕行，此处又称为"腓管"（图 17-13 中 B 处），但未被广泛使用。腓总神经在"腓管"处受压，称为腓管综合征（又称腓总神经卡压症），是下肢较为常见的神经卡压症，可急性发病（腓总神经麻痹），也可慢性卡压。其主要临床症状为足下垂、足趾背屈无力、行走呈"跨阈步态"。下肢腓管综合征与上肢肘管综合征有对应关系。

3. 腓浅／腓深神经主干卡压　腓深神经和腓浅神经起始部位的主干（图 17-13 中 C、E 处）卡压可分别表现为踝关节外翻无力和背屈无力、内翻正常。除外有明确外伤史者，此二处慢性卡压者鲜有报道，发生机制可能与腓总神经分出腓浅、腓深神经的位置变异及周围组织结构变异、增生等有关。

4. 前跗管综合征　腓深神经通过踝前部的"下伸肌支持带"时受压而产生症状者称为前跗管综合征（又称腓深神经卡压症；图 17-13 中 D 处），较为少见，主要表现为趾短伸肌无力。趾短伸肌存在由发自腓浅神经的"腓深副神经"支配，而非腓深神经的支配变异，其临床及电生理意义为：单独腓深神经损害不引起趾短伸肌异常、而腓浅神经损害反而异常。有报道腓深副神经的出现率超过 20%，笔者的专项电生理观察显示在总计 135 条腓总神经中，可确认腓深副神经存在，且单独支配趾短伸肌者 6 条，另有 1 条疑似趾短伸肌同时被腓深神经和腓浅神经支配。

5. 腓浅神经卡压症　该病指腓浅神经在小腿中下 1/3 处发出纯感觉支、由筋膜下移行至皮下时（图 17-13 中 F 处）发生卡压，表现为腓浅神经足部感觉区异常，亦为少见病，仅有个案报道。

（二）电生理检测与判定

1. 检测方案与判定　本着全面检测、综合分析的原则，表 17-10 中所示的肌肉大部分需要检测。各部位卡压及与高位腓总、胫神经卡压（例如梨状肌综合征）的鉴别见表 17-10。

关于表 17-10 使用的几点说明：①对于腓浅神经（腓骨长肌或腓骨短肌）、腓深神经（胫前肌、趾长伸肌）各运动支均可采用单点刺激法测 MCV 及 CMAP 波幅。表中未明确列出。②常规腓总神经 MCV 检测时，若出现踝部刺激 CMAP 波幅低于腓骨小头下刺激时，多数与操作方法不当有关、少数为前跗管综合征致腓深神经兴奋性下降、极少数为存在腓深副神经的变异导致。③通常情况下，股二头肌长头或短头出现失神经电位则可否定腘窝以下腓总、胫神经卡压性疾病；若腘窝以下卡压性损害表现极其典型，又有明确的股二头肌和／或脊旁肌异常，则可能为下肢的"双重卡压症"，此判定的前提是必须可排除马尾、脊髓等其他损害。

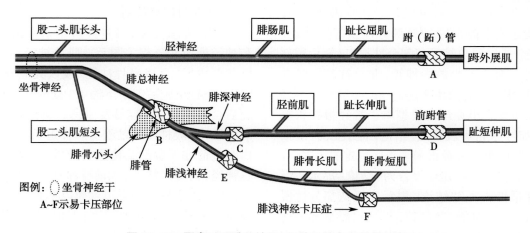

图 17-13　腘窝以下腓总神经、胫神经易卡压部位示意

表 17-10　腓总神经、胫神经腘以下卡压的电生理异常

检测项目		腓总神经 腓管处	腓深神经 起始部	腓深神经 前跗管	腓浅神经 起始部	腓浅神经 感觉支	胫神经 跖管处	腓总神经 梨状肌处[*]
F&P	趾短伸肌	+	+	+	−	−	−	+
	趾长伸肌	+	+	−	−	−	−	+
	腓骨长肌	+	−	−	+	−	−	+
	胫前肌	+	+	−	−	−	−	+
	股二头肌长头	−	−	−	−	−	−	−
	股二头肌短头	−	−	−	−	−	−	+
	蹬外展肌	−	−	−	−	−	+	−
	趾长屈肌	−	−	−	−	−	−	−
	腓肠肌	−	−	−	−	−	−	−
SCV	腓浅神经	+	−	−	+	+	−	−
	腓肠神经	−	−	−	−	−	−	−/+
	胫神经（足底内侧神经）	−	−	−	−	−	+	+/−
MCV	腓总神经 潜伏期	+	+	+	−	−	−	+/−
	腓总神经 小头下一踝	+	+	−	−	−	−	+/−
	腓总神经 小头段	+	−/+	−	−	−	−	+/−
	胫神经 潜伏期	−	−	−	−	−	+	−
	胫神经 腘窝—内踝	−	−	−	−	−	−	−
FW	腓总神经	+	+	−/+	−	−	−	+/−
	胫神经	−	−	−	−	−	−/+	−

注：* 即腓总神经受压的梨状肌综合征；"+"异常；"−"正常；"−/+"正常或异常；"+/−"异常或正常。

2. 报告结论　下肢腓总神经、胫神经卡压报告结论参照已讨论过的上肢卡压症报告一般原则，明确指出受损神经、部位、程度即可。

（三）诊断与鉴别诊断

符合表 17-10 中典型电生理异常改变、结合临床表现，腘窝以下腓总、胫神经卡压性疾病的诊断应无困难。

需要特别注意的是，小腿及以下的神经卡压症发生率远低于上肢，两处或多处卡压更是少见。当出现腘窝以下腓总、胫神经多处卡压性损害改变时，则提示可能为多发周围神经病的早期表现，例如糖尿病性周围神经病、遗传性感觉运动神经病、中毒性周围神经病、酒精性周围神经病等，青少年患者还要考虑遗传性压迫易感性神经病（HNPP）的可能。

骶段脊髓与马尾病变部分临床症状、肌萎缩无力等表现与神经卡压症相似，电生理鉴别的要点是：该类疾病不会导致 SCV 异常（脊神经节的存在），而 SEP 异常概率高、程度重。

三、下肢其他神经卡压

（一）股外皮神经卡压

股外皮神经又称股前外侧皮神经，在髂前上棘内侧下方穿出腹股沟韧带的纤维性管道时，易受到周围组织的推挤和卡压，从而引起大腿部（膝关节外侧上方 10cm 左右、向上约"一巴掌大小"区域）的麻、痛等一系列症状。该神经卡压又称为股外皮神经炎，并不少见。在中老年人中常因 CT 或 MRI 有腰椎间盘后突的影像学改变而误诊。

神经电生理检测股外皮神经 SCV、双侧对比是确诊该病的有效、准确手段。股外皮神经 SCV 为非常规检测项目，所以对症状和体征的检查非常重要。由于症状、体征的主观性，诊断该病应在电生理排除下肢其他较为常见的神经卡压症、马尾/脊髓病变（无论是否有影像学支持）后，即应结合下肢常规检测项目和 SEP 正常、股外皮神经 SCV 异常作出判定。

（二）腓肠神经卡压

腓肠神经 SCV 为下肢常规检测项目，该神经偶见在外踝水平卡压。一般常规检测即可发现，但也必须在排除胫神经和腓总神经其他部位损害后作出判定。该神经由胫神经（占纤维多数）和腓总神经（少数纤维）各发出纤维合成，故两种神经的单独损害导致腓肠神经 SCV 不能测出的情况少见。所以当出现双侧 SCV 显著异常时，应警惕多发周围神经病可能。

（三）隐神经卡压

隐神经卡压少见，发现其异常的手段也是检测该神经 SCV（附图 4-23），同样要对其解剖熟悉、对体征和症状认真检查。

四、上下肢神经卡压及其他合并症

在临床工作中，经常遇到腕/肘管综合征合并腰椎间盘突出症患者，而且常见的主诉为"四肢麻木、无力"，很有迷惑性。电生理全面检测上、下肢常规周围神经检测项目，并结合 SEP 诊断与鉴别诊断。

原发性腕/肘管综合征合并腓管综合征者极为少见，多数此类改变者为系统性周围神经病，较为常见的是糖尿病和 HNPP 类疾病。

腰椎间盘突出症、下肢神经卡压患者合并高位脊髓或颅内损害患者也不少见。在下肢症状无法用卡压症解释时，SEP 是发现该类合并症的有效手段，视 SEP 异常的情况，有时尚需加做 BAEP、PRVEP 等项目。

第四节　急性单神经损害疾病及面肌痉挛

一、面瘫与面肌痉挛

（一）面神经麻痹与面瘫

面瘫指面神经损伤（面神经麻痹）后面肌无力表现症状的统称。面神经系统的损伤可来自一级运动皮质、皮质脑干束、面神经核、面神经各段等部位。面瘫包括中枢性和周围性，神经肌肉接头及面肌病变也可引起面瘫。面瘫可由外伤、炎性反应、病毒感染、出血、缺血等各种原因导致，其中最常见的、发生于茎乳突孔内面神经非特异性炎症所致的称为贝尔麻痹（Bell palsy），故有人用面瘫特指贝尔麻痹。这里讨论的面神经麻痹主要是指不包括外伤由其他原因导致的面神经功能损害，也可以理解为"自发的"面神经损害。

临床上以面神经核为界，发生于面神经核以上的为中枢性面瘫，即核上瘫；面神经核及其以下的为周围性面瘫，即核性或核下瘫。二者最主要区别在于核上瘫额纹不会消失（支配额肌、眼轮匝肌的面神经核上部接受双侧皮质脑干束纤维，不受累或症状轻），核性或核下瘫则累及患侧面神经支配的全部肌肉。如图 17-14a 和 17-14b 所示。

中枢性面瘫可见于额顶叶肿瘤、出血、梗塞等，病理改变累及面部运动皮质或皮质脑干束。周围性面瘫又可分为：核性瘫，即脑干肿瘤或血管病累及面神经核，常伴有邻近神经核受累；膝状神经节损害，即见于膝状神经节带状疱疹病毒感染，常伴有耳后部剧烈疼痛、鼓膜和外耳道疱疹，可伴有舌前 2/3 味觉障碍及泪腺、唾液腺分泌障碍，称亨特综合征；面神经管内损害，即最常见的贝尔麻痹，为面神经在其骨管内段水肿和压迫缺血的恶性循环所致，伴有舌前 2/3 味觉障碍及唾液腺分泌障碍、为面神经管内鼓索神经受累，如还伴有听觉过敏、则病变多在镫骨神经以上。如图 17-14c 所示。

继发于系统性周围神经病的面瘫，可由 GBS、糖尿病等引起，此类患者面瘫常为双侧，可一侧稍重。

（二）面肌痉挛

面肌痉挛不属于神经外伤和急性神经卡压，但基于其可为面瘫后遗症的一种形式，以及其电生理检测项目多与面瘫检测重合，故在此一并讨论。

面肌痉挛指面部表情肌不规则地、发作性地、迅速地抽动，部分患者可有强直期（即较长时间的发作）。一般发作从眼轮匝肌开始，程度不等地扩展到同侧面肌，但从不超过面神经支配的肌肉，且双侧发生者少见。痉挛可自行发作，亦可由面肌随意运动或反射活动诱发。在疲劳和紧张时加重，有时也可在睡眠中出现。部分贝尔麻痹患者后遗症期可出现暂时性或永久性表情肌异常运动，称为面肌联带运动，又称面瘫后遗症型面肌痉挛。

"责任血管型"面肌痉挛为临床常见类型，即面神经颅内段与小脑前下动脉、小脑后下动脉、小脑上动脉及静脉血管或其他变异血管异常交叉、被压迫或穿过。MRI 脑干薄层扫描＋三维血管成像技术可显示责任血管。其发病机制多用"短路"解释：即由于血管的紧密接触使神经冲动在面神

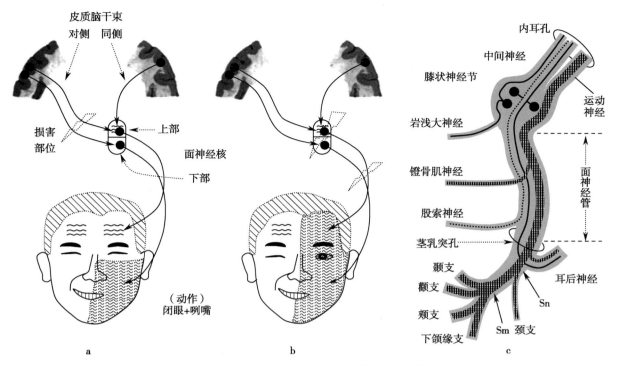

图 17-14　面瘫损害部位与临床表现应用解剖原理

注：面部"鱼鳞纹"示单侧面瘫表情肌瘫痪区域；a. 核上性面瘫，额纹存在、闭眼正常、眼部以下表情肌瘫痪；b. 核性及核下性面瘫患侧全部表情肌瘫痪；c. 面神经出颅走行，Sm 示面神经 MCV 检测常规刺激（耳前），Sn 示茎乳突刺激。

经不同纤维间相互传递，导致本来支配一个肌肉的冲动传导至另外的肌肉或多个肌肉。"短路"解释由目前在广泛应用的微血管减压术（绝缘材料放置于面神经与责任血管间）后痉挛即刻消失证明，亦有解释为责任血管使神经纤维间形成了"假突触"。但责任血管如何在神经纤维之间传递神经冲动的生物学机制，特别是传导生物电而形成"假突触"的机制尚需进一步研究解释。

桥小脑角占位、脑干和其他邻近面神经颅内段占位性病变亦可发生面肌痉挛，提示面肌痉挛发生机制似乎更为复杂。笔者收集到的十余例脑干及邻近占位继发面肌痉挛患者中有一例小脑巨大肿瘤，或许可提示面神经存在与脊神经解剖学和 / 或病理生理学差异，是发生面肌痉挛的基础。

面瘫后遗症型面肌痉挛发生机制有认为面神经修复过程中发生"异位再生"所致，但尚需解剖学、病理学确切证据。而且需解释四肢远端周围神经损伤恢复后极少见类似的联带运动，也提示面神经结构可能有尚未探明的解剖或生理 / 病理机制。

（三）面瘫的电生理检测与应用

1. 检测项目与检测流程　有学者认为贝尔麻痹临床已可作出准确诊断，无需电生理检测。也

有五官科学者以表面电极记录额肌 CMAP，双侧对比 CMAP 波幅下降程度可确定面神经受损程度和预后。笔者认为，站在神经电生理学科角度，将贝尔麻痹视为"面部表情肌运动功能障碍"的一种形式，综合分析针极肌电图、面神经各支 MCV、Blink 反射检测结果，客观反映神经受损部位和程度，可为不同类型、不同部位、不同性质表情肌运动障碍诊断提供参考依据。若上述检测结果指向中枢性损害、即定位核上性或核性面瘫时，应加测 SEP、BAEP、PRVEP、TSEP 等进一步反映其他脑神经和其他神经传导通路功能状况。在进行面神经 MCV 检测时，加测下颌缘支或 / 和额支 LSR，可发现临床下面神经异位兴奋，对面瘫患者的预后也有一定提示作用。

以面肌痉挛为唯一症状或主要症状的患者，LSR 检测无疑为首选必查项目；针极肌电图在面肌检测出颤搐放电是面肌痉挛特征电位之一，亦为必查项目；对于面瘫后遗症型的面肌痉挛，若在颤搐放电间隙有失神经电位发放，则提示有进行性面神经轴索损害可能；面神经（三支）MCV 检测亦可作为常规检测项目，对面瘫后遗症型则为必查项目；Blink 反射也应作为常规检测项目。

综上所述，面瘫与面肌痉挛的神经电生理检

测方案有较多重合，两种疾病均采用如图 17-15 所示的常规检测流程。笔者推荐用表面电极首先检测 Blink 反射（BR），目的是给患者一个适应过程，以便后续 EMG、MCV 等项目检测更顺利。由于部分正常人存在"瞬目反射泛化"现象，即刺激三叉神经第三支（下颌部）可在眼轮匝肌引出 R1 和 / 或 R2 波形，易与 LSR 波形混淆产生"假阳性"，未将眼轮匝肌 LSR 检测列为常规检测流程。

2. 电生理与面瘫的定位 上述面瘫的分型是按一般神经科临床划分。与肢体源自脊髓前角运动神经元肌肉瘫痪（力弱）相同，源自核性及核以下的面瘫均称为周围性面瘫。但是从解剖结构及病因、治疗等角度而言，核性病变所致面瘫与由膝状神经节、茎乳突孔内病理改变所致面瘫，虽然在临床表现上相同，但其治疗措施、转归有本质区别。在面瘫发生的早期，核性与核下性的鉴别尤为重要。故笔者认为，对于首次接受神经电生理检测的患者无论病程多久，均应根据各项指标的改变特征，尽可能给出定位意见。对于核上性损害，虽然有额肌受累较轻或不受累的临床

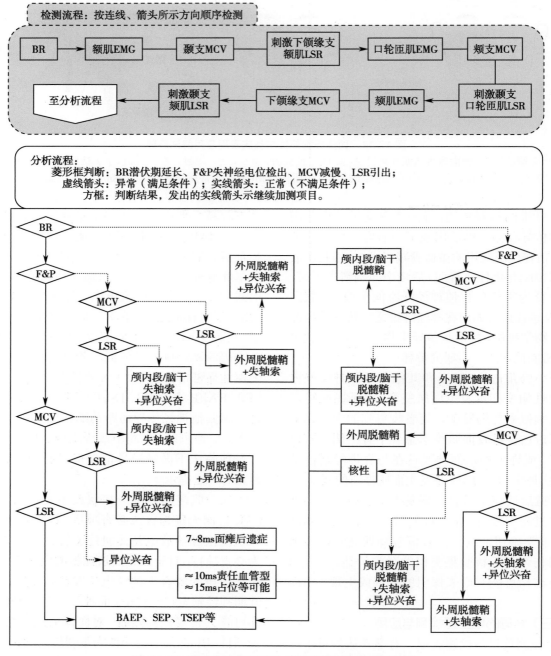

图 17-15 面瘫与面肌痉挛电生理检测项目与判断流程

体征作为鉴别证据，但电生理可提供更为确切的信息。

因为各部位损害的面瘫均有相应的致病原因，所以面瘫电生理检测在一定程度上同时给出病因和病理的大致范围，对正确选择治疗方案有极大帮助。这也体现了电生理对面瘫的（间接）定性诊断价值（表17-11）。

3. 电生理改变与面瘫时间的关系　面瘫作为一种急性面神经功能损害性疾病，具有与周围神经外伤后病理改变与时间关联的特性，即也分早期、典型期（中期）与恢复期（晚期），这个分期也主要由肌肉出现失神经电位而划分。相对于肢体肌肉，面神经损害后面肌出现失神经电位的时间稍早，报道多集中在3～7天后即可检出。笔者的观察也是大多数患者在面瘫发生5天后即可检出失神经电位，超过10天还不能检出的、之后的复查很少再有失神经电位检出者，故划定7～10天内为早期、11天～1个月为典型期、1个月后为恢复期。恢复期的划定更为困难，是因为面瘫后的恢复与初始神经损伤部位、程度、治疗措施是否及时得当等紧密相关，上述划分大体为中等程度损伤的贝尔麻痹型面瘫时间段。

（1）早期：面瘫早期，核下性与核性由于瓦勒变性没有完成，面神经外周部分轴索、髓鞘功能尚存；核上性则不会累及运动神经元及面神经轴索与髓鞘。面瘫早期电生理检测的重要性在于及时发现中枢性面瘫，以便临床制定正确治疗方案。其电生理各项目改变特征如下：

EMG：因时间短，故失神经电位不能作为有无神经损害的证据；"自发性"面瘫一般都不存在各种因素的纠纷，所以早期面神经支配肌肉主动MUP不能检出，可作为神经损害较重的初步判断指标，能检出则说明至少是不完全损害；面瘫发生后检测时间越早，常规耳前区（见图17-14中Sm所示）刺激面神经各支MCV（速度及CMAP波幅）正常的概率越大；在症状明显而常规MCV检查基本正常时，可再刺激茎乳突孔（见图17-14中Sn所示，健侧刺激找到正确刺激位置），Sn刺激CMAP波幅有明显下降或不能引出者，可确定为贝尔麻痹（报告周围性）；Sn刺激CMAP波幅没有明显下降，则提示核性或核上性改变可能（报告中枢性）。

Blink反射为必查项目单侧性面瘫，双侧各波形成分的对比更为敏感与可靠。在上述常规MCV检测正常、Sm刺激CMAP波幅正常情况下，Blink的改变意义更大：患侧各波形成分波幅下降、潜伏期延长，提示核下性（报告周围性）；仅有波幅下降、潜伏期正常范围，提示核性可能（报告中枢性，亦可提示核性可能）；波幅、潜伏期均正常，提示可疑核上性（报告中枢性，亦可提示核上性可能）。

上述检测若有中枢性损害迹象（核性与核上性），则视情况检测四肢常规SEP、三叉神经SEP、瞬目反射和BAEP，结合各自神经传导通路受损与否，综合判定中枢损害的范围与程度。

早期面瘫的神经损害程度判定较为困难。由于原发病理改变程度、个体差异导致的病理扩散速度、就诊时间等的不同，电生理改变会有较大差异。就贝尔麻痹型（膝状神经节受损型也部分适用）而言，可用如下原则做初步的神经损害程度判定：主动MUP未见明显减少、CMAP波幅（Sn或Sm刺激）下降<30%或MCV减慢<30%，为轻度；主动MUP减少，CMAP波幅下降和MCV减慢程度变化在30%～70%，判为中度；主动MUP减少或不能检出，MCV减慢和CMAP波幅下降>70%或CMAP不能引出，则说明程度重。受检的面神经三支损害的轻、中、重度改变可以不同，可在报告结论中注明。但是在出现仅有主动MUP减少支持的下颌缘支重于颞支，而CMAP改变不明显时，要特别注意是否为核上性。

面瘫早期的电生理损害程度，除个体差异等因素外，与正确的治疗、自身修复能力也相关，也就是说随着时间的推移，再次检测的损害程度与早期损害程度可以不同。所以在面瘫发生10天后

表17-11　不同部位神经损害面瘫的MCV一般变化规律简表

观察指标	核上性	核性	核下性	
			颅内性	特发性面瘫
	皮质核束	面神经核	面神经颅内段	面神经管
传导速度	正常	正常	轻度减慢	减慢
CMAP波幅	正常	可以降低	降低或轻度降低	降低或轻度降低

注：表中列出的为典型期的改变，下文将讨论不同病程各项目的变化细节。

至 1 个月内，应再次行检测以准确判断面神经损害部位（性质）、范围、程度等。

面瘫早期，也应测下颌缘支 LSR 留作复查对比。

（2）典型期（中期）：肢体周围神经外伤最佳检查期为 2 周后开始，对面神经损伤、麻痹也是适用的。但在面瘫的临床分型较为困难时，电生理越早确定损害部位越有利于临床分型与治疗；结合面神经走行距离较短的特点及大量临床观察，面瘫 10 天甚至 7 天后电生理准确定位通常是可行的。在典型期，随着瓦勒变性完成，失神经电位开始出现；原发病灶的脱髓鞘改变也逐渐蔓延至茎乳突孔之外，与面神经传导功能相关的检测项目也表现出异常改变，使得可以更准确判断损伤部位、范围与程度。典型的单侧面瘫，依据电生理异常形式判断损害部位，损害程度的方法见表 17-12。

由表中可以看出，核上性面瘫由于不直接破坏面神经核及其以下神经结构，所以相关的客观指标（F&P、MCV、Blink 等）均不会出现异常改变，仅出现 MUP 减少；核性损害不累及周围神经髓鞘，所以与传导速度（CV、Lat）相关的指标不会异常，而与失轴索相关的指标（F&P、MUP、Amp）会

异常；核下性损害则会同时累及髓鞘与轴索，所以表中各项观察指标均会随损伤程度加重而表现出更严重的异常。

表中所列举的神经损害程度是针对于每一肌肉、神经、通路而言的判断标准，在临床检测中并不是面神经各支的损害程度总是完全相同的（大多是不相同的），需结合各分支的损害程度综合判断。单纯核性损害对与传导速度相关的检测指标，影响结果体现为"全或无现象"，即只要 CMAP 能够引出，神经传导速度和相关潜伏期即为正常（或轻度异常）。对于核上性损害，结合四肢 SEP 等其他项目才能综合评估神经损害范围和程度。

LSR 检测是典型期必查项目，借此可预测面肌痉挛发生的可能，为临床预防性治疗提供参考依据。

（3）恢复期（晚期）：面瘫恢复期的电生理检测项目、神经损害定位及程度判定与典型期相同。对于有早、中期电生理检测资料的患者，距最后一次检测 1～2 个月后作为恢复期检测的时间点，往往可以提供患者预后的可靠依据。其后可每隔 1～3 个月定期复检，以监测其转归过程，及时发现

表 17-12　单侧面瘫典型期定位及定程度判定表

肌肉/神经	检测项目		核下			核性			核上
			轻度	中度	重度	轻度	中度	重度	
额肌	F&P		−/+	+	+++	−/+	+	+++	−
	MUP		−	+	+/×	−	+	+/×	+
口轮匝肌	F&P		−/+	+	+++	−/+	+	+++	−
	MUP		−	+	+/×	−	+	+/×	+
额肌	F&P		−/+	+	+++	−/+	+	+++	−
	MUP		−	+	+/×	−	+	+/×	+
颞支	MCV	CV	−/+	↓	↓/×	−	−	−/×	−
		CAMP	−	↓	↓/×	−	↓	↓/×	−
颊支	MCV	CV	−/+	↓	↓/×	−	−	−/×	−
		CAMP	−	↓	↓/×	−	↓	↓/×	−
下颌缘支	MCV	CV	−/+	↓	↓/×	−	−	−/×	−
		CAMP	−	↓	↓/×	−	↓	↓/×	−
三叉神经→脑干→面神经	Blink	R1Lat	−/+	+	+/×	−	−	−/×	−
		R1Amp	−	+	↓/×	−	↓	↓/×	−
		R2Lat	−/+	+	+/×	−	−	−/×	−
		R2Amp	−	+	↓/×	−	↓	↓/×	−
		R2′Lat	−/+	+	+/×	−	−	−/×	−
		R2′Amp	−	+	↓/×	−	↓	↓/×	−

注：Lat，潜伏期；Amp，波幅；R2′，健侧刺激引出的波形；"−"表示正常；"+"表示异常；"×"表示检测不出；"/"表示或；"↓"速度减慢或波幅下降。

病情的反复。过短（少于 1 个月）的复检间隔时间是不必要的。对于面瘫发生 1~2 个月后第一次接受电生理检测的患者，其检测结果应视为典型期来解读，之后的复检才能提供可靠的转归判断证据。

LSR 在恢复期检测的价值不可忽略，特别是对于较重的贝尔麻痹，如果面神经支配肌中有新生电位出现，而 LSR 正常则说明该患者发生继发性面肌痉挛的危险性极小。

（四）面肌痉挛与 LSR 的关系

LSR 作为面肌痉挛术中监测项目，已广泛用于微血管减压术减压效果的监测，有效、准确、可靠性高。这里主要讨论在确诊的面肌痉挛患者 LSR 术前电生理评估以及其他面部运动 / 感觉异常、确诊的 CPA 及脑干肿瘤、面神经麻痹早中期等患者中 LSR 阳性的价值。其原理如图 17-16 所示。

1. LSR 检测结果及报告　正常情况下 LSR 不应引出，报告即可表述为"LSR 检测正常""LSR 检测未见明显特性改变""未见面神经异位兴奋"等；LSR 波形引出时，报告为"提示面神经兴奋性异常""可见面神经异位兴奋"等。具体报告措辞需与临床医生沟通，相互间达成默契。进一步解读 LSR 潜伏期常可为定位其产生部位提供可靠信息。

2. LSR 潜伏期的解读　图 17-16a 中 A、B、C 所示的为可能发生面神经分支纤维之间"短路"、LSR 阳性的部位。分别对应于：面神经管，常发生

于周围神经面瘫后遗症期（A）；面神经颅内段，可为小脑后下动脉、小脑前下动脉、岩上动脉、椎动脉等与面神经颅内段发生交叉、缠绕等走行异常，称为责任血管型面肌痉挛，部分 CPA 占位也可在此位置造成 LSR 阳性（B）；脑干及其邻近组织占位造成脑干内面神经"短路"（C）。临床上以责任血管型面肌痉挛较为多见，其他两种类型少见。显而易见，"短路"部位不同，刺激 S1 的逆行神经冲动、由颞支扩散至下颌缘支所需的路径长度不同，LSR 潜伏期也就不同。

在图 17-16b 所示的 S1 位置刺激时，A 的路径最短，潜伏期为 7~8ms 或更短；B 的潜伏期多在 9~12ms；若潜伏期接近或超过 15ms，则可能由脑干内病变引起（C）。上述数据适用于面神经周围 MCV 检测值"正常范围"时的判定，可分别在报告中加入"（提示面神经外周段改变可能）"和"（提示脑干功能改变可能）"。因下颌缘支可选刺激点（S2）位置变化较大，未做与"短路"位置判定相关的潜伏期范围统计。

为了最大限度消除受检者面神经 MCV 与"正常值"间的误差，可采用眼轮匝肌和额肌双导记录，眼轮匝肌推荐使用表面电极或皮下电极，参考电极置于鼻根部；额肌推荐使用同心针电极，皮下电极或表面电极亦可。刺激 S1 可测得 LSR 波形潜伏期 LL，眼轮匝肌 CMAP 潜伏期 LC1。刺激茎

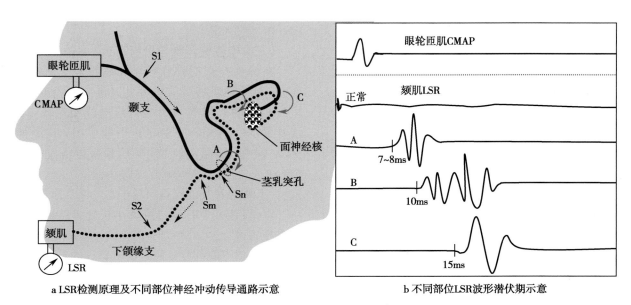

a LSR检测原理及不同部位神经冲动传导通路示意　　b 不同部位LSR波形潜伏期示意

图 17-16　LSR 定位原理示意

注：a. S1（眼外眦外约 20mm）、神经冲动沿颞支逆行传导（虚箭头），A、B、C（弧形箭头）分别示面神经在面神经管内、面神经颅内段及脑干内段侧方扩散至下颌缘支纤维兴奋、再传至额肌引出 LSR 波形，S2 刺激沿上述通路反向传导可在眼轮匝肌引出 LSR 波形。Sm 示耳前、Sn 茎乳突刺激；b. 第 1 扫描线为对应 a 中 S1 刺激眼轮匝肌引出的 CMAP，第 2 线示面神经正常 S1 刺激额肌不能引出 LSR 波形，A、B、C 线分别对应由 a 中对应部位侧方扩散引出的 LSR、潜伏期依次增加。

乳突孔（图 17-16a 中的 Sn）处，可分别于眼轮匝肌和额肌测得 CMAP 潜伏期，记为 LC2 和 LC3。则可定义公式：

$$L0 = LL + LC1 - LC2 - LC3$$

公式中，L0 即为神经冲动从茎乳突孔经颞支到达"短路"处（A 或 B 或 C）、扩散至下颌缘支再返回至茎乳突孔刺激点的所需时间，称为剩余潜伏期，完全消除了面神经茎乳突孔外传导速度对 LSR 潜伏期绝对值的影响。各部位所致面肌痉挛与 L0 数据的关系如下：

面瘫后遗症型：L0≈1.0ms（受测量误差和"短路"部位可能在茎乳突孔以下等外周性因素影响，L0 可为负值）；

责任血管型：L0≈3±1.6ms；

脑干型：L0≥5ms。

需要说明的是，这里的参考范围也不是绝对的，当测量值处于边界值时，不可贸然下肯定的结论，同样要结合 MCV、Blink 反射等检测值综合分析，若 L0 接近或超过 5ms，均应加测 SEP、BAEP，进一步明确脑干功能是否受损，并建议临床结合影像学检查。

3. LSR 临床应用价值　有报道显示在责任血管型面肌痉挛患者中，LSR 引出率达 100%。如果在额肌和眼轮匝肌记录均不能引出 LSR，则应怀疑是否为责任血管面肌痉挛。在笔者的研究中，除引出肯定的 LSR 波形外，结合潜伏期分析，可作为术前确诊的可靠依据和术中监测的参考。

对于 CPA 及脑干占位的研究中，笔者发现部分无明显面肌痉挛症状的患者，LSR 检测也可呈阳性。这提示对无确切影像学证据、无临床表现时，怀疑与面部神经系统相关疾病的患者，在做面神经常规 MCV 检测后，很方便地做 LSR 检测是一种可行的、有意义的方法。如果 LSR 阳性，在无面瘫等病史的情况下，提示中枢改变可能，则应围绕面神经、脑干完善其他电生理检测项目，必要时建议影像学检查。在笔者的临床实践中，已有多例通过 LSR 阳性提示经影像学证实为颅内占位。

面瘫后遗症型面肌痉挛特点是 LSR 潜伏期较短，充分关注这一点可避免将此类患者误诊为责任血管型而手术治疗。根据此现象，笔者设计了前瞻性研究对周围性面瘫患者，从早期即行 LSR 检测定期复查。在成功追踪一年以上的、早中期出现 LSR 阳性的 9 例患者中，4 例出现了不同程度面肌痉挛的症状。提示 LSR 阳性作为预测面瘫患者面肌痉挛发生指标具有一定价值，相关观察研究还在进行中。

二、腓总神经麻痹

（一）一般临床表现

腓总神经麻痹指突然发生的、无皮肤开放性损伤的、无骨折的腓总神经功能障碍。常见病因有：受寒或感冒后所致的"腓神经炎"；过度劳累、醉酒等后睡眠过沉压迫腓骨小头处；职业需要的长时间保持蹲位或跪位姿势者；昏迷或麻醉患者体位放置不良者；足突然地过度背屈转、过度内翻亦可造成腓神经牵拉伤；多见于女性的习惯性长时间双腿交叉坐姿，又称交叉腿麻痹。

（二）电生理检测

此类患者电生理检测方案及结果判定并不难，依照前述基本原则即可。需要注意的要点是：①电生理指标异常与时间的关系，一般在发病早期主要观察腓骨小头上下的 MCV 速度和 CMAP 波幅，2 周后为最佳检查期，主要观察失神经电位分布及发放量；②股二头肌短头为必查，以其正常确认损害在其以下；③胫神经各项常规指标必查，以证实其未受累，进一步支持腓总神经麻痹诊断；④对于青少年患者，对侧腓总神经分段 MCV 检测为必查项目，若异常则加查上肢正中、尺神经分段 MCV，以鉴别是否继发于先天性周围神经结构缺陷性疾病以及其他多发性周围神经病，例如 HNPP、慢性 GBS 等。

（三）电生理异常与报告方式

在最佳检查期腓总神经麻痹的最常见异常改变为：趾短伸肌和胫前肌可见大量失神经电位（与程度相关的）、腓骨长肌失神经电位相对较少；腓浅神经 SCV 减慢或 SNAP 不能引出；腓浅神经 MCV 减慢、腓总神经 MCV 明显减慢或趾短伸肌 CMAP 不能引出，腓总神经 F 波出波率下降、潜伏期延长；胫神经及其他检测项目正常。通常报告为：

结论：提示（左/右）腓骨小头处腓总神经中度偏重损害。

神经损害的程度依照之前讨论过的基本原则划定即可。关于定位，如果腓浅神经、腓深神经损害程度基本一致，且较重（股二头肌正常）时，则报告为：

结论：可见腘以下腓总神经损害（程度较重）。

其他若仅出现腓深神经支配肌异常、腓浅神经各项指标均正常时，应报告：

结论：可见腓深神经部分性损害。其余类推。

三、星期六夜麻痹

（一）一般临床表现

局部压迫导致桡神经麻痹又称星期六夜麻痹，常因醉酒后或疲劳过度熟睡时，以手臂代枕或上肢置于坚硬突起的床沿、座椅扶手等上所致。使用拐杖不当也会损害腋部桡神经引起全部桡神经支配肌肉麻痹，较少见的还有手术时上臂长时间过度外展、上肢止血带放置不当、新生儿脐带绕上臂等造成桡神经麻痹。

桡神经麻痹电生理检测方案不难设计，遵循由远及近依次检测即可，最常见的是需要定位在肱桡肌支上下。肱桡肌异常时，必须检测肱三头肌，肱三头肌异常则必查背阔肌以及肱二头肌、三角肌，以排除臂丛神经损伤。常规检测项目应包括正中、尺神经。

（二）电生理检测

桡神经支配肌肉众多，卡压性损害时，一般按需要以示指固有伸肌、指总伸肌、肱桡肌、肱三头肌的顺序自下而上检测，怀疑腋下损害时，背阔肌检测正常是有力证据。

急性卡压早期主要观测上述肌肉 MUP 和 CMAP 波幅，上臂段受压时，常规 MCV 出现传导阻滞或加测腋下刺激出现传导阻滞现象是敏感指标；至最佳检查期，失神经电位在上述肌肉中的分布是定位的最佳指标，桡神经 SCV 异常是判定肘以上损害的有力证据。

即使病史明确，星期六夜麻痹患者也应加测正中神经、尺神经（至少其中之一）常规检测项目，发现 MCV/SCV 异常则应再加测健侧上肢桡神经、正中神经、尺神经以及至少一侧下肢常规检测项目，以利于排除遗传性等其他因素导致的多发性周围神经病。在笔者的临床工作中，已发现近 20 例以急性垂腕征为主要表现、疑诊星期六夜麻痹的患者，后确诊为遗传相关的多发周围神经病、急性脱髓鞘型多发性周围神经病、糖尿病性周围神经病等。

（三）电生理异常与报告方式

星期六夜麻痹最常见的电生理异常为：肱桡肌及其以下桡神经支配肌可见失神经电位、MUP减少，桡神经 MCV 减慢、CMAP 波幅下降、SCV减慢、SNAP 波幅下降。提示损害位置在肱桡肌支以上，有时会在肱三头检出少量失神经电位，可能源于逆行变性或个别肱三头肌小分支受累，不可

以此为依据定位在腋下受损。报告通常表述为：

结论：可见（左／右）上臂桡神经部分性损害（肱桡肌分支以上）。

少部分患者损害平面在肱桡肌分支及桡浅（感觉）神经分支以下，则肱桡肌及桡神经 SCV 正常。报告为：

结论：可见（左／右）肘下桡神经部分性损害（肱桡肌支／桡浅神经分支以下）。或，可见（左／右）肘下桡神经深支部分性损害。

关于桡神经深支是否用"后骨间神经"这个概念表述，因认知尚未统一，各实验室可根据具体情况确定。

部分患者因沉睡等腋部长时间卡压在椅子扶手上导致桡神经受损，其肱三头肌中可检出数量较多的失神经电位，与肱桡肌异常程度相当或略轻。此时必须检测背阔肌肌电图，如为正常则为腋以下桡神经损害。报告为：

结论：可见（左／右）腋下桡神经部分性损害（肱三头肌分支以上）。

总之，对于急性卡压性疾病，神经电生理可做到早期定性、中期精确定位／定程度，这些信息均应在报告结论中准确表述，为临床治疗方式选择提供客观依据。

第五节　痛性单神经病

截至目前疼痛的发生机制并未完全研究清楚。一般认为神经末梢（伤害性感受器）受到各种伤害性（物理的或化学的）刺激后，由周围神经经脊髓传至大脑而引起疼痛感觉；同时中枢神经系统对疼痛的发生及发展具有调控作用。就传导痛觉的单个神经纤维而言，能够传导痛觉冲动的基础是其解剖结构的完整性尚未破坏，引起疼痛的因子对其纤维或其支配的感受器产生的是刺激、激惹作用，而非阻断其传导通路；就单个神经支配区域的疼痛，其介导痛觉的神经结构至少有部分纤维保持完整是解剖学基础，产生痛觉的致病原因导致的神经损害主要为对神经干、神经末梢或感受器的刺激、激惹作用。切割伤等原因致周围神经完全损害时，该神经支配区域感觉完全消失，而不是表现为疼痛是上述疼痛产生原因的临床证据；且上述机制也适用于中枢痛觉介导通路的分析。理解这一点对电生理医生尤为重要。

就检测技术而言，目前尚无临床可行的直接

检测介导痛觉的 A_δ 纤维和 C 纤维神经冲动信号的检测项目。与热痛觉相关的长潜伏期诱发电位反映的是脑高级功能对热痛觉感知后的高级脑电活动，其临床应用尚处于研究节段。其他"定量感觉测定"类检测技术，检测中仍需受检者互动，技术上检测的仍是非痛觉介导纤维神经冲动，其客观性尚待进一步证实。所以，对于痛性周围神经病患者的电生理检测，仍以常规检测项目客观反映周围神经功能损害，间接反映与疼痛的相关性。

痛性周围神经病通常是指以疼痛为主要表现的多发性周围神经病或单神经病。这里主要讨论几个典型单神经受累的痛性神经病。

一、三叉神经痛

（一）临床表现

三叉神经痛系指局限在三叉神经支配区内的一种反复发作的、短暂性、阵发性剧痛，由于发作时常伴有面肌抽搐，故又称为痛性抽搐。三叉神经痛可分为原发性、继发性两种：原发性三叉神经痛的病因及发病机制尚不清楚，多数认为病变在三叉神经半月节及其感觉神经根内，也可能与小血管畸形、岩骨部位的骨质畸形等因素导致对神经的机械性压迫、牵拉以及营养代谢障碍有关；继发性三叉神经痛又称症状性三叉神经痛，常为某一疾病的临床症状之一，如由小脑脑桥角及其邻近部位的肿瘤、炎症、外伤以及三叉神经分支部位的病变所引起。

按发生部位，三叉神经痛又分为双侧性及单侧性；在单侧，疼痛又可发生在不同的分支组合：Ⅰ（第一支）；Ⅱ（第二支）；Ⅰ＋Ⅱ；Ⅱ＋Ⅲ（第三支）；Ⅰ＋Ⅱ＋Ⅲ。一般来讲，以Ⅱ＋Ⅲ受累最多见，单支受累者则多为第二支，右侧多于左侧，女性多于男性。

（二）神经电生理检测

三叉神经痛的神经电生理检测基础项目为 TSEP（三叉神经体感诱发电位）和 BR（瞬目反射）；常需扩充的项目包括 BAEP、面肌肌电图、面神经 MCV 和 LSR；必要时加测四肢 SEP。

TSEP 和 BR 应用于三叉神经痛患者检测时，除常规观测指标外，有用刺激强度阈值大小直接反映痛觉敏感性的方法。但应用时需考虑 TSEP、BR 所观察波形均非由痛觉纤维介导，同时有受检者皮肤阻抗、刺激电极接触面大小神经刺激强度的客观影响以及受检者主观痛觉感受阈值的不同等因素。

（三）检测结果解读及方案调整

部分早期三叉神经痛患者，TSEP 和 BR 均无异常改变，这可能与三叉神经早期被激惹产生症状，但解剖结构并未发生明显损害有关。部分患者可表现为痛侧 TSEP 波幅高于健侧，是三叉神经痛患者的一个特殊表现，其机制不明，可能源于受激惹的三叉神经整体兴奋性增高，通常客观描述波幅改变的现象，报告为：

结论：三叉神经诱发电位轻度异常（症状侧波幅增高）。

如果出现痛侧 TSEP 波幅明显下降或波形不能明确引出，则提示可能有炎性改变或压迫性损害等，可报告为：

结论：（左／右）三叉神经诱发电位异常（提示三叉神经损害）。

若合并 BR、BAEP、SEP 或面神经相关项目，通常提示脑干或其他部位中枢神经系统损害，则应报告为：

结论：中枢性损害（可见累及三叉神经及其他传导通路）；

建议：请结合影像学。

二、舌咽神经痛

舌咽神经痛指局限于舌咽神经感觉支配区内，有时伴有迷走神经耳支和咽支的分布区内反复发作的炙痛或刺痛，临床上较少见。其特征为扁桃体、咽后、舌后和中耳内的阵发性剧痛。可分为原发性及继发性两种：前者病因未明，可能因舌咽、迷走神经的脱髓鞘性改变引起舌咽神经的传入冲动与迷走神经之间发生"短路"的结果，与牙齿、喉和鼻旁窦的感染无明显关系；后者可由桥小脑角及其附近肿瘤、炎症、异位动脉的压迫引起。

临床上尚无针对舌咽神经的直接检测项目，若怀疑继发性舌咽神经痛，可通过检测 BAEP、BR、TSEP 等为疾病诊断提供间接证据。

三、坐骨神经痛

坐骨神经痛是指沿坐骨神经分布区域，以臀部、大腿后侧、小腿后外侧，足背外侧为主的放射性疼痛。坐骨神经痛是临床上一种传统的称谓，分为根性坐骨神经痛和干性坐骨神经痛两种，分别对应腰椎间盘突出症（或其他骶丛神经根性损害）和坐骨神经干性损害（代表性疾病为梨状肌出口综合征），各自的临床表现及电生理检测请参阅相关章节。

第十八章

多发性周围神经病

第一节　概　述

人体神经系统为有机整体。解剖学根据神经系统的结构特点，以软脑膜和软脊膜为界，将其分为中枢神经系统和周围神经系统。一切发生于周围神经病理改变所致疾病，均可称为周围神经疾病（广义）。前两章讨论的周围神经外伤和卡压症及根病，虽也属于周围神经疾病，但由于其致病原因确切、致病部位固定、临床症状局限等原因，通常将它们单列讨论。本章将讨论"非外伤/卡压性的、对称或不对称的、受损部位不固定的、多发的、广泛的"周围神经病理改变性疾病，称为多发性周围神经病。周围神经病由致病因素弥漫性作用于周围神经引起，如免疫介导性、遗传性、缺血性、中毒性因素等。从神经电生理学科角度，"多发性周围神经病"与外伤性/卡压症周围神经疾病以及中枢神经系统疾病在检测方案设计时既有内在联系，又有各自特定项目，在结果判定时既要相互鉴别，又要考虑合并发生。

一、临床与基础

（一）周围神经病临床分类

神经病学科对周围神经病分类是基于"周围神经疾病"的概念，既包含了周围神经外伤和周围神经卡压症，又包括其他因素所致的系统性周围神经损害。分类依据不同则有不同结果：以起病方式和病程演变可分为突然起病（突发）、急性、亚急性、慢性和复发性或再发性；以受累神经范围分布分为单神经病、多发单神经病、多发性周围神经病、神经丛病、神经根病；以受累神经侧别分布分为对称性神经病、非对称性神经病等；以病因学又有免疫介导相关、遗传相关、代谢相关等划分方法。临床根据受累神经分布特点可推断病因、作

出诊断，但尚有许多神经病变病因和发病机制未明。Adarm 和 Victor 在 1993 年以"神经综合征"形式对部分周围神经疾病进行分类（表 18-1），此后陆续有学者提出对其中一些疾病分类的不同意见，但均未形成全面系统的分类方法。

从表 18-1 可见周围神经疾病临床分类的繁复，而且同一种疾病（如 GBS）可分属不同"综合征"。事实上临床所见的各种周围神经受累疾病表现更为复杂。近年来也有人基于病因学、遗传基因、生物化学等不断提出对各种分类、分型的新观点。也有部分学者将脊髓前角 α-MN 变性所致"周围性瘫"归为周围神经病，本书将其归为中枢神经系统变性病。但无论何种分类的周围神经病变，临床症状均取决于受累神经纤维种类及其解剖结构病理改变性质，这也是神经电生理检测异常改变的基础及其与临床表现的交汇点。

（二）周围神经解剖与病理改变

周围神经解剖学、生理学、病理学相关内容在本书基础部分中已做过一些讨论，这里简述与周围神经病有关的病理机制。在讨论周围神经结构和病理改变时，通常均以有髓鞘神经纤维为代表。

1. 单个神经纤维的结构与损害机制　解剖学上的周围神经——如正中神经、尺神经、胫神经等的结构，由外至内为：神经外膜、神经束膜、神经内膜、髓鞘（有髓鞘纤维）、轴索。三层神经膜由外向内逐级延伸，由坚韧（相对于轴索和髓鞘）的结缔组织构成、内有脉络丛，共同的作用是为神经纤维提供支撑、营养；束膜还兼有按功能、走向分割神经纤维成束的作用；内膜还具有神经纤维间生物电"绝缘"作用，故也可视作单个神经纤维的一部分。发生于各神经膜中的炎性反应、增生等，均可通过影响供血而损害神经纤维。

无论何种原因导致的周围神经损害，最基本的受累单位是单个神经纤维，其结果也必然体现

表 18-1　按神经综合征划分的部分周围神经疾病

Ⅰ. 急性运动性麻痹伴有各种感觉和自主神经功能障碍的综合征

A. 吉兰 - 巴雷综合征（GBS）（急性炎性多发性神经病；急性自身免疫性神经病）

B. 急性轴突性神经病	C. 急性轴突型 GBS	D. 肝炎和多发性神经炎
E. 急性感觉性神经病综合征	F. 白喉多发性神经病	G. 卟啉性多发性神经病

H. 某些中毒性多发性神经病（三邻甲酚、磷酸盐、铊）

I. 罕见的副肿瘤性、疫苗接种性（天花和狂犬病）、血清病性、多动脉炎性或狼疮性多发性神经病

J. 急性全自主神经病

Ⅱ. 亚急性感觉运动性麻痹综合征

A. 对称性多发性神经病

	1. 营养缺乏状态：酒精中毒或维生素 B_1 缺乏症（脚气病）、糙皮病、维生素 B_{12} 缺乏症、慢性胃肠疾病
	2. 重金属和溶剂中毒：砷、铅、汞、铊、有机磷、甲基溴化物、乙烯氧化物、丙烯酰胺等
	3. 药物中毒：二硫化碳、长春新碱、异烟肼、氯霉素、呋喃西林、顺氯氨铂、苯妥英等
	4. 尿毒症性多发性神经病

B. 非对称性多发性神经病（多数性单神经病）

1. 糖尿病	2. 结节性多动脉炎及其他炎性血管病性神经病	3. 干燥综合征
4. 副蛋白血症	5. 类肉瘤病	6. 伴有周围血管病的缺血性神经病

Ⅲ. 慢性感觉运动性多发性神经病综合征（获得型）

A. 癌肿、骨髓瘤及其他恶性病	B. 慢性炎性脱髓鞘性多发性神经病	C. 副蛋白血症
D. 尿毒症（偶尔为亚急性）	E. 维生素 B_1 缺乏症（通常为亚急性）	F. 糖尿病
G. 结缔组织疾病	H. 淀粉样变性	I. 麻风
J. 甲状腺功能减退	K. 老年人良性型	L. 严重感染和慢性病

Ⅳ. 遗传形式已确定的、进展更缓慢的多发性神经病综合征

A. 以感觉受累为主的遗传性多发性神经病

1. 成人显性遗传性感觉神经病	2. 儿童隐性遗传性感觉神经病	3. 先天性对疼痛不敏感
4. 其他遗传性感觉神经病：与脊髓小脑变性、普遍性感觉缺失综合征等相关联的病变		

B. 感觉运动自主神经混合型遗传性神经病

1. 特发性组		
a. 腓骨肌萎缩症（CMTⅠ型和Ⅱ型；又称遗传性运动感觉神经病Ⅰ型和Ⅱ型）		
b. Dejerine-sottas syndrome（DSS；德热里纳 - 索塔斯综合征），成人和儿童型		
c. Roussy levy 多发性神经病		
d. 伴有视神经萎缩、痉挛性截瘫、脊髓小脑变性、精神迟滞以及痴呆的多发性神经病		

2. 公认为代谢性病变的遗传性多发性神经病		
a. 雷夫叙姆病（Refsum disease）	b. 异染性白质营养不良	c. 球形细胞脑白质营养不良
d. 肾上腺白质营养不良	e. 淀粉样多发性神经病	f. 卟啉病多发性神经病
g. 法布里病（fabry disease）	h. β- 脂蛋白缺乏症及丹吉尔病（Tangier disease）	

Ⅴ. 伴有神经病的肌营养不良综合征（伴有线粒体肌病）

Ⅵ. 复发型或再发型多发性神经病综合征

A. GBS	B. 卟啉病	C. 慢性炎性脱髓鞘性多发性神经病
D. 某些形式的多数性单神经炎	E. 维生素 B_1 缺乏症或酒精中毒	F. Refsum 病，Tangier 病

Ⅶ. 单神经病或神经丛病综合征

A. 臂丛神经病	B. 臂丛单神经病	C. 灼性神经病
D. 腰骶丛神经病	E. 足部单神经病	F. 游走性感觉神经病
G. 卡压性神经病		

在单个神经纤维结构——脱髓鞘和失轴索。神经纤维髓鞘脱失和轴索变性既是周围神经病类型划分的依据，也是临床症状产生的病理学基础以及神经电生理各项观察指标异常的病理学基础。从生物进化角度看，轴索完整性对保证一个神经纤维功能显然较髓鞘完整性更为重要；从神经纤维营养供应角度分析，髓鞘仅能从周围神经伴行血管节段性供血获取营养，而轴索作为神经细胞的轴突，除外围血供之外还可通过轴浆流获取营养。所以由炎性反应、血管病变等导致神经纤维供血障碍时主要（或首先发生的）病理改变为脱髓鞘；遗传性周围神经病导致施万细胞结构脆弱或变性，首先表现为脱髓鞘；代谢性周围神经病既可选择性损害施万细胞，也可致轴索细胞膜蛋白质合成障碍，可表现为脱髓鞘伴失轴索；中毒性、药物性及部分免疫相关周围神经病可选择性损害郎飞结处轴索细胞膜，导致单纯失轴索改变，继而"依附于"变性后轴索的髓鞘细胞亦崩解。病变神经纤维原发或继发脱髓鞘改变是否对未发生病理改变的神经纤维造成损害，与病程进展速度有关。

2. 周围神经病理改变与时间的关系 周围神经病理病程进展的不同阶段可有不同病理改变类型，可称为周围神经病的"时间依赖性"，或称时间相关性、时间关联性。不同阶段病理改变类型决定了临床症状，也是神经电生理异常改变的基础。急性起病者可表现为轴浆流阻断→脱髓鞘→失轴索→轴索再生→髓鞘重建的过程，期间可以反复；慢性起病者通常为脱髓鞘→失轴索→髓鞘增生→再失轴索，髓鞘反复脱失和增生的过程，影响了轴索再生致病情逐渐加重。单纯或首发轴索变性类疾病若急性起病、快速进展，也可致未变性神经纤维继发脱髓鞘改变。从患者整体症状角度看，时间相关性可表现为起病→加重→好转→痊愈，也可为起病→加重→好转→再加重等形式。神经电生理检测可反映周围神经病理改变动态变化过程的特点，优于神经病理活检技术。

吉兰-巴雷综合征（GBS）是随病程（时间）进展而表现出不同电生理异常项目，异常程度差异最大的多发性周围神经病。

3. 周围神经病理改变与空间的关系 周围神经病理随病程进展不仅病理改变类型具有时间相关性，病理改变部位和范围的空间分布也会发生改变。慢性进展型疾病如糖尿病多发性周围神经病通常首先累及末梢感觉纤维，故称其为长度依赖型周围神经病，腓骨肌萎缩症（CMT）也具有远端起病的特征；经典型GBS由神经根起病逐渐蔓延至全节段受累，CIDP虽就诊时即表现为全段受累，但其病理早期也首先累及脊神经根；MMN起病早期为运动纤维局灶性脱髓鞘，若不能有效控制病情、逐渐加重，则脱髓鞘可蔓延至神经全节段、晚期还可由髓鞘增生导致失轴索改变；遗传性压迫易感性神经病（HNPP）则总是由解剖受压处起病，随病程进展向下蔓延，晚期严重时演变为全节段脱髓鞘并继发失轴索。其他类型周围神经病的空间分布可表现为上述之一或组合形式，也可表现为"随机性损害"。神经电生理检测可反映几乎任何部位周围神经病理改变的特点，亦优于神经病理活检技术。

4. 周围神经病理改变与神经纤维类型的关系
大多数周围神经为混合神经，即包括运动纤维（有髓鞘）、感觉纤维（有髓鞘＋无髓鞘）、自主神经（无髓鞘）。运动纤维末梢位于肌肉中供血相对丰富，位于皮肤的末梢感觉纤维则供血相对较差，故因毛细血管供血障碍所致周围神经损害，常表现为末梢感觉纤维更早受累、程度较重，例如糖尿病性周围神经病所表现的长度依赖型特点，与末梢感觉供血较差有关。MMN早期和典型期选择性运动纤维局灶性脱髓鞘的特点，是MCV检查CB现象的病理基础；部分遗传性、免疫性、中毒性周围神经病，可选择性攻击运动纤维、感觉纤维或脊神经节感觉神经元。神经电生理检测的不同项目可反映不同类型周围神经功能受累状况、继而反映其病理改变。

（三）神经电生理不同类型周围神经病的诊断价值和局限性

神经电生理检测可以在周围神经病起病后各个阶段，客观反映受累部位、分布范围、受损神经纤维类型、病理改变性质、损害程度等，无疑是周围神经病最客观、最便捷、最重要的临床诊断手段，尽管近年来周围神经超声、周围神经MRI等影像学手段有了长足进步，但仍不能替代神经电生理的诊断价值。部分典型病变性质与损害部位组合的电生理异常形式见表18-2。

神经电生理局限性表现在仅能客观反映受检时周围神经功能状况，并不能直接判定病因。尽管根据电生理异常改变特点可推断出大部分疾病性质和病因，但确诊仍需结合临床表现、脑脊液检查、病理活检或基因检测。因此电生理通常客观

表 18-2　典型病变性质与损害部位组合的主要电生理异常

病变性质		EMG		MCV		SCV		FW	
		F&P	MUP	CV	CMAP	CV	SNAP	出波率	Lat
近端型（根）	轴索	+	↑/–	–	↓/–	↓/–	↓/–	↓/–	–
	髓鞘	–	–	近↓	↓/–	↓/–	–	–	↑
	混合	+	↑/–	–	↓/–	↓/–	↓/–	↓	↑
末梢型	轴索	+	↑	–	↓/–		↓/–	↓/–	–
	髓鞘	–	–	远↓	↓/–	↓	↓	↓/–	↑/–
	混合	+	↑/–	远↓	↓/–	↓	↓	↓	↑/–
全段型	轴索	+	↑	–	↓/–		↓/–	↓/–	–
	髓鞘	–	–	↓	↓	↓	↓	↓	↑
	混合	+	↑/–	↓	↓/–	↓	↓	↓	↑

注：设定感觉运动纤维均受累、失轴索伴脱髓鞘、不完全损害；"–"正常；"+"异常，F&P 可检出；MUP 中"↑"增大，"↑/–"示异常与否与损害程度和病程相关；MCV/SCV 中"↓"减慢、F 波出波率下降，"近↓""远↓"MCV 以近端、远端减慢为主；FW 中"Lat"为 F 波潜伏期，"↑"延长，"↓/–""↑/–"示异常与否神经损害程度相关。

报告神经损害部位、受累纤维类型、病理改变性质（脱髓鞘 / 失轴索）。例如报告表述为"结论：多发性周围神经损害（感觉运动纤维均受累，末梢 / 远端受累为重，脱髓鞘为主伴失轴索）"，临床医生根据病理改变性质和分布可推断为 CMT 或糖尿病性周围神经病，结合病史和临床表现可作出诊断，必要时基因检测可进一步确诊；初始开展电生理检测工作、尚未与临床达成默契时，可在上述结论后再追加提示性表述"疑似符合 CMT 神经电生理改变特征"，但切不可直接使用类似"结论：腓骨肌萎缩症"等表述。其他类型周围神经病报告按同样原则处理。

（四）病理活检和基因检测对周围神经病的诊断价值与局限性

神经肌肉病理活检常为周围神经病的黄金诊断指标，但其局限性表现在活体取材的组织和部位受限。例如受检神经组织通常只能取材于腓肠神经，起到"管中窥豹"的作用，但有时腓肠神经并不能全面、准确反映全身性周围神经病理改变。神经病理活检通常为一次性，贯穿患者疾病起病、加重、好转全过程的动态取材更是不可能实现。

基因检测优点是可精确分类、分型遗传性周围神经病，局限性是并不是所有遗传性神经病的基因均已明确以及并不是所有患者均有条件检测。

二、周围神经病的神经电生理检测

神经电生理各项目、各观察指标异常既遵循其基本病理改变解释原则，又有在周围神经病中特定病理改变意义。周围神经病电生理检测方案设计和调整和结果解读，也有其特定规律。

（一）电生理各观察指标异常在周围神经病中的病理意义

神经电生理各观察指标异常反映病理改变性质（脱髓鞘和 / 或失轴索）、与病程进展的时间关系和空间关系，是周围神经病分类、分型诊断依据。

1. 针极肌电图　周围神经病受检神经支配肌检出失神经电位（纤颤电位、正锐波）是运动纤维轴索变性的客观证据，且与起病时间、病程进展和病理改变程度相关联。主动 MUP 减少、增大常提示慢性失轴索病程。

（1）失神经电位（F&P）：急性起病早期不能检出 F&P，10～14 天后可检出 F&P 即提示轴索变性，亦提示神经损害较重。急性病程起病后约 30 天 F&P 发放频率与轴索变性数量正相关。慢性病程 F&P 发放频率与单位时间内轴索变性数量正相关，发放频率高提示病程进展相对较快。严重轴索变性的急性和慢性病程患者，晚期（理论上 3 年后）手内在肌和足内在肌可出现 F&P、主动 MUP、CMAP 均不能检出的"电静息"现象，源于肌纤维结缔组织化。

（2）MUP：急性起病早期神经膜内炎性反应水肿可阻断轴浆流使主动 MUP 减少或消失。急性病程起病后约 30 天、慢性病程患者，主动 MUP 发放频率与轴索变性数量负相关。急性病程恢复期和慢性病程患者，MUP 可增大、多相电位增多。急、慢性病程患者晚期，完全失神经支配的肌肉主动 MUP 不能检出（电静息）。

2. 速度和波幅

（1）速度：神经电生理所能检测的均为有髓鞘快纤维，其传导速度可达到每秒数十米。髓鞘脱失必然导致传导速度减慢——无论是 MCV、SCV。然而在多发性周围神经病时,脱髓鞘形式随病变性质、部位、进展等改变。一般来讲脱髓鞘总是从起病部位向下(近端向远端)蔓延。急性、局部性、进行性脱髓鞘病,起病后一段时间内病变远端的神经传导速度不会受明显影响;慢性脱髓鞘病,传导速度相对来讲呈现整个神经纤维均匀性减慢。这些特点决定了分节段检测神经传导速度(主要是 MCV)的必要性,通过各节段 MCV 在不同病程进展阶段的改变特征,可为疾病定性和分型提供可靠证据。较少见的慢性、单纯脱髓鞘性多发性周围神经病可以仅出现传导速度减慢、无失神经电位(失轴索)表现;局灶性脱髓鞘变带来的传导时间延长,在较长节段检测神经传导速度时,其延长时间将被"稀释"、神经传导速度不会明显减慢,适度减小两刺激点距离的短节段传导速度检测可提高检出率。

(2)传导阻滞(CB)现象:CB 是指周围神经运动纤维局灶性、"非一致性"脱髓鞘时,刺激病灶近端 CMAP 较远端 CMAP 波幅下降的现象。CB 现象是在研究多灶性运动神经病(MMN)电生理改变时首先发现并报道,曾有学者将 CB 现象是否出现,作为鉴别 MMN 和 CIDP 的指标;笔者的临床观察、近年来其他学者也报道在 GBS、CIDP 等其他类型脱髓鞘病亦可见 CB 现象。临床工作中,最容易见到 CB 现象的是在肘管综合征患者尺神经 MCV 检测肘上、下刺激时出现。

(3)波幅:周围神经运动 / 感觉纤维轴索变性可致 CMAP/SNAP 波幅下降,但需"足够数量的"轴索断裂,才可以表现出波幅下降。不可忽视的是:运动 / 感觉纤维脱髓鞘同样可导致 CMAP 和 SNAP 波形离散、波幅下降,且 SNAP 波幅更易受非一致性脱髓鞘影响,还常表现为因波形离散而致波幅过低、无法辨识,判为 SNAP 不能引出(患者主观感觉存在)。所以一出现 CMAP/SNAP 波幅下降,就判定为运动 / 感觉纤维失轴索是片面的、错误的。F&P 对失轴索的敏感性和准确性远高于 CMAP 波幅下降。推荐对待 CMAP/SNAP 波幅下降的分析方法:首先看该神经传导速度,若减慢则波幅下降的意义减小或消失;若显著减慢则即使 SNAP 波形不能引出也不能说明感觉纤维完全失轴索。其次看邻近神经或对侧同名神经传导速度,分析思路与上类同。最后在排除技术失误因素后测出的传导速度值均在正常范围,则可考虑周围神经单纯性失轴索改变,或运动 / 感觉神经元损害。

之所以反复强调 CMAP/SNAP 波幅下降不仅代表失轴索,是因为目前有部分实验室以"波幅下降 = 失轴索;速度减慢 = 脱髓鞘"作为判定标准,完全忽视了脱髓鞘对 CMAP/SNAP 波幅的影响,将此标准用于以脱髓鞘为主的周围神经损害,所得结论会出现严重偏差。事实上国内外有关肌电图原理、电诊断原理的文献和著作均有脱髓鞘影响 CMAP/SNAP 波幅原理的论述。

3. F 波和 H 反射 在急性多发性周围神经病早期,针极肌电图和神经传导速度无明显异常,F 波和 H 反射作为反映周围神经近心段功能的检测手段,其应用价值无可替代。F 波简便易行可作为常规检测手段,H 反射因需改变体位则可根据具体情况选择。急性、重型特别是有呼吸功能障碍迹象者慎用 H 反射。针极肌电图和传导速度检测明显异常者,F 波和 H 反射检测仅作为反映近心段功能的补充手段。

4. SEP 及其他诱发电位 SEP 检测虽也可以反映周围神经功能,但通常不作为多发性周围神经病的常规检测手段,仅用于鉴别是否合并中枢性损害。其结果判定要考虑中枢放大作用,即在不合并中枢损害时,SEP 异常程度通常明显小于周围神经异常程度;反之,判为原发或合并中枢损害。临床检测时,确定多发性周围神经损害合并中枢损害后,还应再结合 BAEP、PRVEP 等涉及中枢功能的检测项目,进一步明确中枢损害的定位和程度。在结果判定时尽可能为临床提供一元论或二元论证据:部分周围神经病可合并中枢神经系统脱髓鞘改变,为一元论;多发性周围神经病合并中枢占位、梗塞等病理改变为二元论。

5. 面神经和三叉神经检测及瞬目反射 面部表情肌和咬肌针极肌电图、面神经和三叉神经运动支 MCV(单点或两点刺激),以及瞬目反射是判断多发性周围神经病是否累及脑神经,或是否是以脑神经损害为主的多发性周围神经病必测项目。必要时结合三叉神经 SEP 综合反映中枢(主要是脑干水平)功能。

(二)检测方案与流程

1. 检测项目 对于多发性周围神经病,检测神经、肌肉的项目越多越能全面反映神经功能状况,但过多的检测在临床工作中并不可取。表 18-3 列出了基本的检测对象及项目组合,在临床使用中,即使是所谓必查项目也可酌情加减的。

2. 检测流程 对于疑诊多发性周围神经病电

生理检测的流程,各实验室均有自身习惯但本质上无差异。推荐按"先感觉后运动、先基本后扩展"的思路检测,如图18-1所示。

图18-1中所示的检测流程,除可用于多发性周围神经病变,也适用于各种以全身性无力、麻木为主诉的患者;从疑诊角度来讲,也适用于肌病和中枢神经系统疾病。临床检测时,需要根据已测项目结果,适时、合理调整检测方案。

(三)检测结果分析

用图18-1所示方案、流程全面检测后,综合分析各项异常改变,电生理可得到的神经损害客观信息如下:

表 18-3 多发性周围神经病检测项目组合

检测项目	必查项目		扩展项目	鉴别项目
	基本检测需求		分类、分型	是否合并中枢
EMG	左:趾短伸肌、踇外展肌、胫前肌、股内肌	右:拇短展肌、小指展肌、肱二头肌、三角肌	额肌、口轮匝肌、颏肌、前臂肌群 对侧同左栏肌肉	脊旁肌 胸锁乳突肌 舌肌等
SCV	左:腓浅神经、腓肠神经	右:正中神经、尺神经	桡神经、胫神经 对侧同左栏神经	视需求加测
MCV (FW)	左:腓总神经、胫神经	右:正中神经、尺神经	面神经、腋神经、股神经、肌皮神经	
Blink			三叉神经 - 面神经	
SEP				正中神经 / 胫神经 / 三叉神经

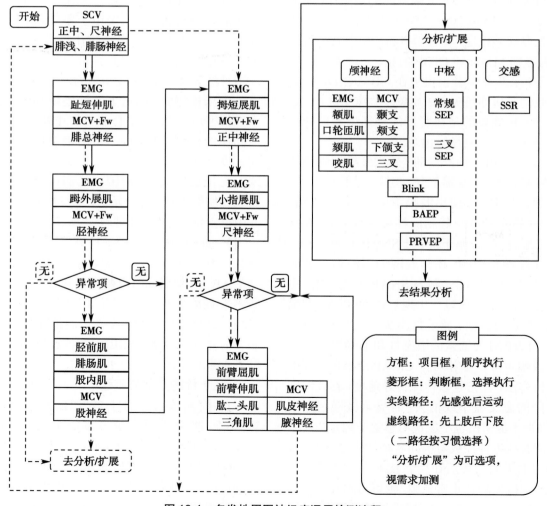

图 18-1 多发性周围神经病通用检测流程

脱髓鞘（Ms）/ 失轴索（A）/ 脱髓鞘并失轴索（Ms＋A）；

运动纤维 / 感觉纤维 / 运动感觉混合型；

弥漫性 / 近段 / 远段 / 局灶性；

急性近心段损害早期有特征性异常。

把上述损害信息组合起来形成各种不同异常组合，可参照表 18-4 所示解读，其中部分组合提示多发性周围神经病、部分组合提示脊髓或单纯前

表 18-4　电生理周围神经检测主要项目异常改变的解读

病变性质		F&P	MUP	MCV		SCV		FW		可能对应的疾病
				CV	CMAP	CV	SNAP	%	Lat	
弥漫	混合 Ms+A	+	+	+	+	+	+	+	+	CIDP
	混合 Ms	−	−/+	+	+	+	+	+/−	+	慢性单纯脱髓鞘型
	混合 A	+	+	−	+	−	+	+	−	AMSAN 典型 / 恢复期
	运动 Ms+A	+	+	+	+	−	−	+	+	AMAN 恢复期
	运动 Ms	−	−/+	+	+	−	−	+/−	+	CIDP/ 轻 GBS 恢复期
	运动 A	+	+	−	+	−	−	+	−	MND/AMAN 后遗期
	感觉 Ms+A	−	−	−	−	+	+	−	−	感觉型 GBS/CIDP
	感觉 Ms	−	−	−	−	+	+	−	−	
	感觉 A	−	−	−	−	−	+	−	−	脊神经节病变*
近段	混合 Ms+A	+	+	近+	−/CB	−	−	+	+	GBS 典型期
	混合 Ms	−	−	近+	−/CB	−	−	+/−	+	早期可仅 FW%+
	混合 A	+	+	−	+	−	−	+	−	MND/AMAN*
	运动 Ms+A	+	+	−	−/CB	−	−	+	+	AMAN 典型期
	运动 Ms	−	−	−	−/CB	−	−	+/−	+	早期可仅 FW%+
	运动 A	+	+	−	+	−	−	+	−	MND/AMAN*
	感觉 Ms+A	−	−	−	−	−	+	−	−	感觉型 GBS 典型期及临床恢复期
	感觉 Ms	−	−	−	−	−	+/−	−	−	
	感觉 A	−	−	−	−	−	+	−	−	脊神经节病变*
远段	混合 Ms+A	+	+	远+	+	+	+	+	+	混合性末梢神经病（末梢神经炎）
	混合 Ms	−	−	远+	+	+	+	−	+	（糖尿病、酒精等）
	混合 A	+	+	−	+	−	+	+	−	
	运动 Ms+A	+	+	远+	+	−	−	+	+	运动性末梢神经病（继发于某些肌病）
	运动 Ms	−	−	远+	+	−	−	−	+	
	运动 A	+	+	−	+	−	−	+	−	
	感觉 Ms+A	−	−	−	−	+	+	−	−	感觉性末梢神经病（特发末梢神经炎）
	感觉 Ms	−	−	−	−	+	+	−	−	
	感觉 A	−	−	−	−	−	+	−	−	失轴索性末梢病*
局灶	混合 Ms+A	+	+	−/+	CB/+	−	−	−/+	−/+	HNPP/ 多处卡压症
	混合 Ms	−	−	−/+	CB	−	−	−/+	−/+	
	混合 A	F&P	+	+	−	+		+	−/+	−	多处卡压症（少见）
	运动 Ms+A	+	+	−/+	CB/+	−	−	−/+	−/+	HNPP/ 多处卡压症
	运动 Ms	−	−	−/+	CB	−	−	−/+	−/+	MMN（非解剖受压位）
	运动 A	+	+	−	+	−	−	−/+	−	多处卡压症（少见）
	感觉 Ms+A	−	−	−	−	+/−	+	−	−	多处卡压症 /HNPP
	感觉 Ms	−	−	−	−	+/−	+	−	−	
	感觉 A	−	−	−	−	−	+	−	−	多处卡压症（少见）

注：Lat, F 波潜伏期；CB, 传导阻滞；"+"异常；"−"正常；"/"或；"−/+"正常或异常、正常概率较大；"+/−"异常或正常、异常概率较大；"近+"近心段 MCV 异常；"远+"远心段 MCV 异常；* 指该病变可出现其左侧异常形式，但不能由这些异常形式直接推定该病变，MND 和 AMAN 均可出现失神经电位、MUP 增大、NCV 速度正常、F 波出波率下降的组合形式，但临床 MND 较 AMAN 更常见，二者鉴别需多肌肉、多神经改变综合分析，并结合病程进展和其他实验室检查，其他带"*"者同理。

角损害。也有些组合仅理论上存在或无法证实的、临床上极少见的或没有对应的疾病。列出所有的异常组合是为了读者更直观地、更进一步地理解电生理各检测项目异常的意义，以及这些项目异常所对应的临床疾病，这正是神经电生理原理的精髓所在。

表 18-4 中用"+/-""-/+""-/CB"表示的项目说明结果可正常、可异常，故其判断价值较小；但"CB/+"表示"或出现传导阻滞现象，或其他形式异常"，具有确定的判断价值。对于涉及神经、肌肉的检测项目，如"F&P""MCV"等是指"不属于同一神经、同一神经丛的、几乎所有神经的"总体表现趋势，各肌肉、神经的异常程度等可有差异，甚至部分神经、肌肉的指标可正常，但与总体趋势不发生"矛盾性异常"。"可能对应的疾病"栏中，部分为临床疾病名称或缩写，部分为神经损害类型的直接表述。而电生理检测的结论，应该给出的即为神经损害范围、部位、程度、性质等信息。

（四）周围神经病电生理报告的基本原则

周围神经病电生理检查报告可由图 18-1 所示检测流程结合表 18-4 中的异常组合直接推导而来。为与之前讨论的周围神经外伤和卡压等区别，建议周围神经病的格式化报告结论用"结论：（可疑/可见/提示）多发性周围神经损害（损害性质等特征）"，部分特殊类型多发性周围神经病，可再附加说明"（提示符合某某疾病电生理改变特征）"。例如：

（1）结论：多发性周围神经损害（程度较重；同时累及感觉运动纤维；脱髓鞘并失轴索）。

（2）结论：可见多发性周围神经末梢感觉纤维损害（双下肢较重）。

（3）结论：提示多发性周围神经近心段损害早期可能（疑似符合 GBS 早期电生理改变特征）。

建议：请结合临床及其他检查。

（4）结论：可见多发性周围神经损害（以解剖受压处损害为著）（提示符合 HNPP 电生理改变特征）。

建议：请结合临床；必要时行神经活检/基因检测。

（5）结论：可见多发性周围神经局灶性脱髓鞘性损害（非解剖受压处）（提示符合 MMN 电生理改变特征）。

建议：请结合临床。

如此等等，可为临床诊断提供简洁明了的证据。从本章下一节起将讨论临床较为常见的或较

为特殊的部分多发性周围神经病，重点阐述各疾病电生理改变的病理基础、神经电生理异常特征。

第二节　炎性脱髓鞘性多发性周围神经病

一、急性炎性脱髓鞘性多发性神经根神经病概述

急性炎性脱髓鞘性多发性神经病（acute inflammatory demyelinating polyneuropathies，AIDP），为 GBS 经典型，曾称格林巴利综合征。目前认为 GBS 是由细胞免疫（巨噬细胞、淋巴细胞）和体液免疫球蛋白补体（IgG、C3、MAG）介导的自身免疫疾病，致周围神经发生炎性脱髓鞘性病理改变，病因不明。大部分患者有多种前驱感染史支持"感染说"，已发现可诱发 GBS 的感染有：流行性感冒病毒、疱疹病毒、人类免疫缺陷病毒（HIV）、乙肝病毒、部分肠病毒，疫苗接种亦为感染类因素，近年来空肠弯曲杆菌感染国内外均有报道。外科手术、妊娠生产、小创伤清创缝合等诱发 GBS 者亦可见报道，此类患者极易误诊而产生医疗纠纷，也易因误诊而延误治疗时机。

GBS 分经典型和变异型：经典型 GBS 即 AIDP，病理改变起自脊神经根、随着病程进展可向远端蔓延；变异型 GBS 又分急性运动感觉性轴索性神经病（acute motor sensory axonal neuropathy，AMSAN）、急性运动轴索性神经病（acute motor axonal neuropathy，AMAN）、米勒-费希尔综合征（Miller-Fisher syndrome，MFS）（脑神经型）、急性全自主神经病和纯感觉性神经病等。一般认为 AMAN 和 AMSAN 等为 GBS 的亚型，而非新的疾病或独立疾病；也有学者认为 AMAN 和 AMSAN 也许是经典 GBS 病程进展至某个阶段的表现形式而非其亚型，尚需进一步证据说明。

无论经典型或变异型 GBS，其共同起病部位、病理特点为"急性、炎性反应、神经根受累"，临床症状的不同主要来自累及髓鞘或轴索的不同。无论首先累及髓鞘或轴索，其演变过程中或最终总是二者均受累。

二、经典型吉兰-巴雷综合征

（一）临床表现

经典型 GBS，即 AIDP 是最常见 GBS 类型，占

70%～80%，故不作特别说明时 GBS 即指 AIDP。运动和感觉神经症状多在前驱症状后 3 天至 3 周后出现，运动神经麻痹多起病急、进展快，多数呈对称性肢体无力和弛缓性麻痹。早期多以近端无力麻痹为多见，随病程进展在 2 周以后则呈远端肢体无力麻痹明显多见；多数病例运动麻痹随病程演变，2～4 周达高峰，4 周后开始恢复好转，少数急重型病例在早期即可见较明显肌肉萎缩。起病多从下肢开始逐渐向上肢发展，称为上升性麻痹；此现象也与下肢在日常生活中因需承担体重、更易感受到肌力下降有关。

体格检查腱反射减低或消失为 GBS 重要的临床体征，其严重程度与肢体麻痹程度并行。感觉障碍多与运动症状同时出现，手套/袜套样感觉减退或感觉消失可达 70% 以上。脑神经受累以面神经麻痹为最多见，可呈单侧或双侧，后组常累及第Ⅸ、Ⅹ脑神经（约占 30%），尤其在出现构音障碍和吞咽困难的重症病例中多见。重症肢体麻痹、伴有呼吸肌和膈肌麻痹病例的病死率可达 2%～3%。自主神经症状非主要表现，可有血压波动、呼吸功能障碍、低张型膀胱，恢复期可出现手足少汗或无汗、皮肤营养障碍等。

（二）病理改变动态变化及电生理异常特点

GBS 患者周围神经病理改变的动态变化过程是上述临床表现和电生理异常特点的基础。实验动物模型及部分死亡病例取材发现，GBS 基本的病例改变为肉眼观察可见神经根充血、肿胀；病理切片镜检显示，在脊神经根、周围神经和后根神经节等处，可见神经束膜、内膜的小血管周围散在炎细胞浸润，主要为淋巴细胞、少数浆细胞，1～2 周后可见巨噬细胞增多。

将 GBS 描述为"急性炎性脱髓鞘性多发性神经根神经病"，完美表达了 GBS 经典的病理性质、病理过程、损害部位、损害范围等信息，这既是上述临床表现的基础，也是电生理异常改变形式、异常改变演变过程的基础。图 18-2 示意经典型 GBS 的发生、发展与演变过程。

GBS 发生后各个时期的病理改变随时间变化的特点决定了神经电生理异常改变形式，分述如下：

正常时（图 18-2a）：神经内膜在每个神经纤维自出脊髓处与软脊膜延续、远端直至运动终板，神经内膜既有营养、支持神经纤维作用，又有临近神经纤维间的生物电"绝缘"作用，神经内膜与髓鞘间有少量组织间液，其中带电离子是郎飞结膜电位产生所必需的。

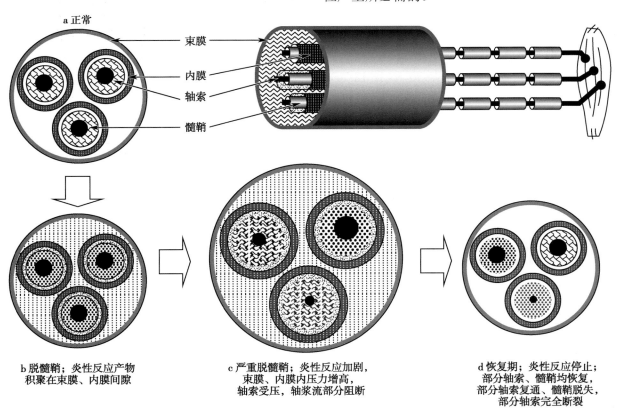

图 18-2　GBS 典型神经损害过程示意（运动纤维）

病程早期(5天内或7天内;图18-2b):免疫攻击根部髓鞘致使神经纤维脱髓鞘改变,免疫反应产生炎性反应物使组织间液增多。若病程终止于此阶段,患者仅有轻微无力症状并逐渐好转,这就是称GBS有自限性的原因。事实上,部分症状轻微的患者,会误认为"感冒"导致无力、很快恢复而未就诊。轻症GBS可反复发病,在此过程中可逐渐加重,即复发性/再发性表现;还可因多次、轻度髓鞘反复脱失/修复而转为CIDP。

GBS患者早期脑脊液检查为阴性,电生理对GBS诊断的意义显得尤为重要。因病理改变局限在根部仅表现为主动MUP减少和F波出波率下降或不能引出、F波潜伏期延长并不明显,MCV和SCV可正常。出现正中神经或胫神经其中之一出波率下降(低于70%),判可疑异常;如果测定的8条神经中,3条或更多F波出波率下降,结合主动MUP减少可判支持GBS诊断。GBS早期确诊、早期干预的预后和转归明显好于出现蛋白细胞分离现象后再行针对性治疗的患者。

疑诊GBS患者四肢SEP应作为常规检测项目。GBS早期脊神经根脱髓鞘可致SEP皮质电位轻度延长,在中枢放大作用下皮质电位波幅不会明显下降。若SEP显著异常应加测BAEP、PRVEP和BR等,根据结果判定脊髓、脑干或半球损害。部分急性起病的中枢神经系统疾病可出现"伪周围性瘫",EPs异常可鉴别。

病程进展期或称典型期(15~30天,图18-2c)。脱髓鞘加重,炎性反应产物迅速增加导致神经膜内压力增高。而膜的可扩张性有限,膜内压力致部分轴索轴浆流阻断即阻断了神经冲动传导产生肌无力,轴浆流未阻断纤维支配的运动单位保留了部分肌力,是维持基本运动和呼吸功能的基础。部分轴索因压力过大(或兼有免疫攻击因素)早期即发生变性,是出现失神经电位的原因。此阶段髓鞘脱失迅速向下蔓延至近段神经(如正中神经上臂段)MCV减慢、远端(前臂段)变化不明显,此现象未见有学者报道,是笔者首先发现、并称其为GBS典型期MCV"近慢远快"的特征性改变。

典型期失神经电位发放频率大小、MUP减少程度与轴索丧失数量呈正相关性:大量失神经电位、MUP显著减少,提示病情较重。正中神经、尺神经(三段式)检出"近慢远快"现象时,加测腋神经、肌皮神经、股神经等MCV可减慢,进一步证实近心段脱髓鞘较重;近段MCV减慢可以是绝对的,也可以是相对的,即上臂段MCV绝对值在正常范围内,但相对于前臂段减慢。CMAP离散在典型期可表现得非常突出,使CMAP时程可长达数十毫秒,可在潜伏期较短的CMAP主波形后出现波幅逐渐降低的振荡波形,即CMAP后发放,影响F波的辨识。此阶段SCV减慢和SNAP离散并波幅下降可反映神经受损程度,但由于个体差异等因素,此指标不是绝对的。典型期F波潜伏期明显延长、出波率下降可更重也可略有好转,F波也可出现"后发放"现象,此期F异常对GBS定性诊断价值较"近慢远快"现象为小。典型期GBS患者SEP非必查项目,仅在疑诊合并中枢受累时加测,判定时需考虑周围神经损害对SEP皮质电位的影响和中枢放大作用,即"匹配性原则"。

GBS在典型期可出现正中神经、尺神经、腓浅神经SNAP波幅显著下降或消失时,腓肠神经SNAP正常或轻度下降,称为"腓肠神经逃逸现象"。腓肠神经逃逸现象的产生无疑与该神经由腓总神经和胫神经在大腿中下段各发出部分纤维合成的解剖特点有关,相对于"逃逸"现象本身更令人感兴趣的是腓肠神经为什么逃逸(进化)和如何逃逸(机制)。推测因人类足跟部和足外侧在人类活动时需要感知"安全边界"以保障生命体安全,故其感觉较为重要而进化出合成的腓肠神经,但腓肠神经逃逸的机制尚需进一步研究。并非所有GBS患者均发生腓肠神经逃逸现象,且多数在典型期发生腓肠神经逃逸的GBS患者,腓肠神经SNAP也会随着病程进展而消失。

临床恢复期(30~60天;图18-2d):炎性改变经治疗或自行(GBS为"自限性疾病")消退,部分轴浆流阻断时间较短的纤维得以复通,其支配运动单位功能恢复,患者肌无力症状迅速改善。同时因轴浆流阻断时间过长而变性的轴索增多,肌肉中失神经电位发放频率增大,但MUP发放也可较早期和典型期增多。恢复期脱髓鞘变继续蔓延至全段,所以出现远段(前臂及其以下)MCV亦减慢,同时出现SCV减慢及SNAP波幅下降甚至消失。部分实验室常规MCV仅检测上肢前臂段和下肢小腿段,依据传导速度进一步减慢判定为电生理异常加重与肌无力症状相矛盾,将此现象称为"GBS患者电生理恢复滞后于临床",此观点显然未能综合考虑电生理各指标与GBS病理过程的相关性。恢复期F波潜伏期延长更明显、出波率与失轴索程度相关。

后遗症期：单相病程、不再复发的 GBS 患者一般在 1～2 年最晚 3 年后进入后遗症期。此期肌肉失神经电位逐渐减少直至消失，MUP 是否减少 / 增大取决于其再支配神经纤维的数量。重型患者肢体远端肌肉，特别是足部小肌肉因轴索断裂在根部、再支配所需时间过长，失去神经支配的肌细胞长期不能得到"神经营养"而结缔组织化、失去生物电功能，肌肉呈现真正的电静息——无失神经电位、无主动 MUP、电刺激不能引出 CMAP。近端肌肉再支配的神经纤维髓鞘基本恢复，神经传导速度可正常或接近正常。3 年后如果失神经电位持续存在提示神经恢复较差；如果随诊过程中失神经电位消失、某个神经支配肌 3 年后再检出或神经传导速度再度异常则提示有复发的可能，或者提示有局部髓鞘增生造成"继发性"损害。

需要说明的是 AMAN、AMSAN 和 Miller-Fisher 综合征作为 GBS 的变异型，区别在于损害的神经纤维类型（脊神经、脑神经、自主神经）不同或神经纤维成分（轴索、髓鞘）的不同，而根部受损、急性起病、快速进展、病变向远端蔓延等特征以及由此决定的电生理异常动态变化特征与经典型 GBS 类同。

由于 GBS 病程的急性、进展性、变异型多等特点，电生理异常改变在同一种疾病、不同患者的多样性在此类患者中表现更为明显。所以试图找到一个普适的标准适用于所有 GBS 患者的做法是危险的，也是徒劳的。然而对于初学者，总要有一个

参考的"标准"，而这个所谓标准使用时切忌生搬硬套，应作为指导性原则使用、再结合每个患者的具体检测数据综合分析。GBS 各阶段电生理异常改变形式见表 18-5。

每一个临床受检者，均有自己的个性化电生理特征，对于 GBS 患者更是如此，所以在应用表 18-5 的基本标准时，一定要结合图 18-2 中所示 GBS 病程演变各阶段的病理特征。

（三）电生理报告

GBS 的报告结论也应按分期描述。由表 18-5 中所得结果，报告结论的表述方式举例见表 18-6。

表 18-6 中列出的仅是 GBS 病程进展各阶段典型的报告方式，实际工作中各实验室应根据临床医生对电生理的了解程度、电生理医生与临床医生的默契等灵活掌握结论表述：做到既为临床诊断提供最大帮助、又不能越权替临床下诊断。

（四）电生理与诊断

临床表现结合电生理检测和脑脊液常规检查是诊断 GBS 的标准方案。起病约 11 天会出现脑脊液细胞数正常、蛋白增高，称为蛋白细胞分离现象，该现象是诊断 GBS 的黄金指标。

起病早期蛋白细胞分离现象并未出现，神经电生理检测几乎成为唯一的客观手段，特别是 F 波的异常是早期确诊 GBS、采取相应治疗措施的最重要客观指标，GBS 的早期干预是取得良好效果的重要因素。

对于典型期初诊的患者出现多条（或全部）神

表 18-5　GBS 各阶段电生理异常改变

检测项目		早期		典型期		恢复期	后遗期
		可疑	支持	可疑	支持		
EMG	F&P	–	–	–/+	+	+	–/+
	MUP	–	+	+	+	+	+
MCV	近心段、远心段 CV	–	–	–/ 轻度减慢	+（绝对 / 相对）	+	–/+
	远心段 CV	–	–		+/–	+	–/+
	CMAP	–	–	–/ 轻度离散	+/CB/ 离散	+	+
SCV	CV	–	–		–/+	+	–/+
	SNAP	–	–		–/+	+	–/+
FW	出波率	+*	+++	++	+++	+/–	+/–
	潜伏期	–	+/–	+/–	+	+	+/–
SEP	波形	–	–	–	–/ 离散	离散	–/+
	潜伏期	–	–	–	–/ 轻度延长	+/–	–/+

注："–"正常；"+"异常；"/"或，并有其左侧示意的表现概率大于右侧之意；F 波出波率"+*""+++""++"分别特指正中神经 / 胫神经、至少 3 条神经、仅有 2 条神经出波率下降；其他文字表述异常形式中"绝对"指 MCV 近心段较远心段减慢且低于正常参考值，"相对"指 MCV 近心段较远心段减慢但在正常参考值范围内。

表 18-6　GBS 各期报告结论表述

分期		结论	附加说明	备注
早期	可疑	可疑多发周围神经近心段损害	（疑似）符合 GBS/AIDP 早期电生理改变特征	建议复查
	支持	提示多发周围神经近心段损害早期		
典型期	可疑	多发周围神经近心段损害可能	部分符合 GBS/AIDP 神经电生理改变特征	建议复查
	支持	可见多发周围神经近心段损害	提示符合 GBS/AIDP 神经电生理改变特征	建议复查
恢复期		可见多发周围神经损害	程度较重；脱髓鞘并失轴索；运动感觉纤维均受累	
后遗期		提示陈旧性多发神经系统损害	广泛周围？前角？	结合临床

经近心段减慢、F 波异常，又有急性起病、进行性加重病史支持时，即使其他体征、症状、甚至脑脊液检查部分指标有所不符，电生理也可判定"多发性周围神经近心段脱髓鞘改变"，有失神经电位出现则判定"并累及轴索"，可作为 GBS 诊断的有力证据。

重型 GBS 患者极少有进入临床恢复期才就诊者，复诊者的诊断已在前期确定；轻型初诊患者其电生理异常与其他部分类型的周围神经病均表现为多发性损害、轴索髓鞘均受累且髓鞘脱失为主、感觉运动纤维混合型，更需结合病史分析。

要做到正确应用神经电生理检测结果指导 GBS 的诊断，临床医生对电生理基本原理的学习是必要的。事实上涉及神经病学专业的许多疾病（特别是疑难病例）的诊断和鉴别诊断，神经电生理检测均能提供有力证据，有时甚至是唯一证据。GBS 国内外均有诊断指南或专家共识且在不断修正中。

（五）电生理鉴别诊断

有关 GBS 的鉴别，无论是临床还是电生理均应考虑其要点为：急性起病、脊神经根部受损、快速进展。在此基础上临床检测中应与 GBS 鉴别的疾病及要点见表 18-7。

电生理结果用于鉴别诊断 GBS 与其他各类型周围神经病时，"多条神经近心段 MCV 较远心段绝对/相对减慢"是 GBS 特有表现，通常不会出现在其他类型多发性周围神经病中。然而"指标 a 的异常率在疾病 A 中为 95%、疾病 B 中为 3%，所以指标 a 异常一定为疾病 A"之类的思维模式是极其危险的。多发性周围神经病的分型鉴别需由临床医生结合临床症状、体征、起病方式、进展方式结合电生理异常改变以及其他各种检查综合确定（表 18-8）。

表 18-7　GBS 分阶段电生理鉴别的主要疾病

GBS 进展阶段	需鉴别的疾病及鉴别要点		
	疾病名称	与 GBS 不同的电生理异常要点	电生理异常的病理基础
早期	CIDP 急性加重	早期既有 MCV、SCV 明显减慢；失神经电位出现；MUP 减少增大	加重前已有广泛脱髓鞘和失轴索改变
典型期	急性肌病	MUP 减小、多相电位增多；神经传导功能正常；F 波出波率下降	肌细胞病理改变，不累及神经纤维脱髓鞘
恢复期/后遗症期	运动神经元病	CMAP 波幅下降，MCV、SCV、SNAP 正常	脊髓前角运动神经元受累，不导致周围神经脱髓鞘

表 18-8　几种应与 GBS 鉴别的疾病临床与电生理异常改变要点

需鉴别疾病	不同于 GBS 的临床表现及其他检查	不同于 GBS 的电生理异常要点
脊髓灰质炎	肢体瘫痪常局限于一侧下肢，无感觉障碍	MCV、SCV、SNAP 正常；局限于单肢的失神经电位出现、CMAP 波幅下降
急性横贯性脊髓炎	1～2 日出现截瘫，有脊髓受损平面	MCV、SCV 正常；上肢 SEP 正常/下肢 SEP 异常（损害平面相关）
低钾性周期性瘫痪	无感觉障碍，呼吸肌、脑神经不受累，脑脊液正常，血清 K^+ 低	（多数）电生理特异性改变不明显
重症肌无力	症状波动、晨轻暮重，新斯的明试验阳性	MCV、SCV、SEP 正常；RNS 异常

注：表中所列各疾病电生理异常的详细内容请参阅相关章节。

三、吉兰-巴雷综合征变异型

变异型与经典型 GBS 的区别在于病理改变的不同，但在关注其区别的同时并不能忽略其本质上的相同（若本质上不同则不再是所谓变异型，而是另外独立的疾病）。也就是说其临床表现、独立改变也是在经典型的基础上变化而来。临床上变异型 GBS 通常表现为在经典型 GBS 症状、体征基础上叠加了某类型神经纤维受累较重、其带来的症状更为突出；相应地，变异型 GBS 的神经电生理异常改变也表现出经典型异常的基础上，反映某种神经纤维损害的异常指标更为明显，且这些特异性的异常指标通常要进入典型期后才表现得更为明显。主要特征改变见表 18-9。

（一）感觉运动轴索型和运动轴索型（AMAN 和 AMSAN）

AMAN 在国内被高度重视，目前结论仍认为 AMAN 和 AMSAN 是经典 GBS 的特殊变异，蛋白细胞分离现象仍为确诊黄金指标。临床上对确诊的 AMAN 患者电生理动态随诊显示，一般在起病后约 30 天开始会表现出从近心段开始的神经传导速度减慢。若起病三周后仍然没有任何一条神经表现出近心段传导速度减慢，仅有失神经电位的广泛发放，则应结合临床、影像学，进一步与广泛的或多节段的脊髓病变相鉴别。需注意的是，失轴索改变需要失神经电位的检出，若仅以 CMAP 波幅下降判定 AMAN 是不足取的。

（二）急性感觉轴索型

急性感觉轴索型 GBS 和脊神经节神经元急性受累少见。早期针极肌电图和神经传导检测的各指标均无明显异常；H 反射可能异常，但既有局限性，又不具有特异性；SEP 由于中枢放大作用，亦不会出现明显异常。所以此时电生理不能发挥明确的诊断价值。

至中晚期重型患者由于感觉纤维轴索的大量丧失、瓦勒变性完成，SNAP 波幅下降、SEP 可表现异常，但这些改变无明确定位意义，即它们异常不能说明是否为由根部起病的、纯感觉性急性轴索性 GBS 发展而来。只能结合临床、免疫检测、神经活检等综合判定。

（三）Miller-Fisher 综合征

Miller-Fisher 综合征指 GBS 累及脑神经而产生相应症状，文献报道发生率约占 GBS 患者的 5%。通过观察面肌失神经电位、面神经 MCV、BR 和 TSEP 检测可客观反映脑神经受累程度。笔者在无 Miller-Fisher 综合征症状的 GBS 患者中，检测出面神经轻度异常（临床下改变）的比例高于 5%。Miller-Fisher 综合征的确诊仍需肢体周围神经符合 GBS 异常形式的支持。

（四）末梢起病型的急性周围神经病

临床电生理检测中发现部分 GBS 患者在起病后 5～15 天主要的电生理异常表现为 MCV 远端潜伏期显著延长、CMAP 离散、SCV 减慢、SNAP 离散并波幅下降或不能引出。起病后 20～30 天又出现近心段 MCV 减慢现象，之后 MCV 减慢由远、近两端向中段蔓延。笔者观察到发生此现象的患者均由脑脊液蛋白细胞分离确诊且按 GBS 治疗有效，少年儿童与成人之比约为 3:1。该现象尚无文献报道，笔者的发现或为个例，抑或为 GBS 新的亚型，值得进一步研究。

表 18-9　变异型 GBS（部分）的病理特征、临床表现及电生理主要特点

疾病	病理特征	临床表现	电生理特异性改变
AMSAN	感觉＋运动纤维；轴索变性为主	与经典型类似，症状更重、进展更快	失神经电位，且 CMAP/SNAP 波幅下降
AMAN	运动纤维；吞噬细胞由郎飞结处攻击、致轴索变性为主	无感觉障碍；空肠弯曲杆菌相关	MCV、SCV、SNAP 正常；失神经电位出现；CMAP 波幅下降
纯感觉性急性轴索性 GBS	感觉纤维；与 AMAN 类似	无运动障碍；深浅感觉异常	MCV、SCV、CMAP 正常；无失神经电位；SNAP 波幅下降
急性全自主性神经病	无髓纤维轴索变性；有髓纤维受累较轻	青年居多；急性或亚急性头晕、少汗、便秘等；肌张力、腱反射减弱	与经典型接近可并 SSR 异常
Miller-Fisher 综合征	与经典型基本相同脑神经受累	对称眼肌麻痹、小脑共济失调；蛋白细胞分离	肢体改变与经典型相同并脑神经、面肌异常

（五）创伤诱发的急性周围神经病

大型外科手术后、外伤清创术后、分娩术后等可继发经典型 GBS，多在术后 3～7 天起病。发病机制可能与"创伤后应激反应"有关——手术等创伤导致机体免疫系统"误启动"攻击周围神经根。外科医生应强化对该病认识，第一时间行电生理检测，可有效避免延误最佳治疗时机和因此而可能引发的医疗纠纷。

（六）小结

GBS 病理演变过程决定了患者神经电生理异常随时间变化而变的特点，仅有典型期"神经传导速度减慢"的认知显然不够。而 GBS 可有不同变异型、患者的个体差异、部分中枢神经系统损害可表现为"假周围瘫"等可带来 GBS 各观察指标的变化。所以神经电生理医生在临床检测中要充分考虑到各种因素，灵活调整检测方案以早期得到准确判断。

对电生理医生而言，GBS 是各类型周围神经病中最具代表性疾病，掌握了 GBS 电生理异常的动态变化过程，有利于其他周围神经病电生理检测的学习和理解。这一点类似于臂丛神经外伤电生理检测在所有神经外伤类疾病中的代表性、腕 / 肘管综合征在所有卡压性疾病中的代表性。

四、慢性炎性脱髓鞘性多发性神经根神经病

慢性炎性脱髓鞘性多发性神经根神经病（CIDP），又称慢性复发性炎性神经病（chronic recurrent inflammatory neuropathy，CRIP），是获得性免疫介导的神经病。CIDP 病因未明，发病诱因与 GBS 相似而又不同，发病前有上呼吸道感染和肠道感染或其他前驱症状的占 19%～30%，多数病例无明显发病诱因。

（一）临床表现

CIDP 临床表现与 GBS 相似，呈慢性或亚急性起病，慢性进行性迁延病程，或慢性缓解复发病程。好发年龄为 20～60 岁，也有儿童发病甚至新生儿发病的报告，男女发病比例接近。

CIDP 隐匿起病，症状进展常在 8 周以上。约有 18% 呈急性或亚急性起病，症状进展较快，在 4～8 周内达到高峰。约 15% 由急性 GBS 迁延而来，其症状和体征往往有较大变异。以运动障碍为主的患者多伴有明显肌肉萎缩；多数病例有明显远端型感觉障碍，也有的病例为深感觉障碍较

重，即厚髓鞘纤维受累为主，表现为音叉振动觉、关节位置觉丧失，并伴有感觉性共济失调。CIDP 的自主神经症状亦较 GBS 为明显，可见口眼干燥、皮肤干而无汗、手足灼热、皮肤色素沉着等症状。

CIDP 脑脊液压力、细胞数均正常，而蛋白增高较 GBS 更为明显，可高达 500～1 000mg/dl 以上。这提示 CIDP 与 GBS 异同性：根性（起病）、炎性、脱髓鞘性为相同之处；不同点主要表现为 CIDP 病程进展缓慢和反复，内在机制虽不明，但可能与免疫机制不同有关。

（二）病理改变

腓肠神经活检对 CIDP 的诊断价值远高于 GBS（AIDP）。典型 CIDP 神经活检 60%～70% 可见到慢性脱髓鞘性病理改变，可见到薄髓纤维和神经膜细胞增生呈同心圆洋葱头样肥大改变。有些病例出现髓鞘散在分布，在郎飞结区呈节段性脱髓鞘。发病早期和暴发期可见神经内膜和束膜下水肿，部分病例腓肠神经膜下水肿不明显，在神经根水肿更为显著。CIDP 炎细胞浸润并不十分严重，可见神经内膜和束膜下或束间散在或局灶性炎性细胞。CIDP 以脱髓鞘变为主，可伴有轴索变性：一方面可能由免疫攻击直接导致；另一方面可能继发于炎性反应产物的长时间机械性轴浆流阻断。也有单纯轴索变性 CIDP 的病理报道，可能有另外的致病机制，临床极为罕见。

（三）电生理检测

1. 针极肌电图　CIDP 虽原发病理改变为髓鞘脱失，但会出现明显的失神经电位，其机制与 GBS 相同：炎性水肿、髓鞘脱失—修复过程中髓鞘增生，可使神经束内部压力增高，阻断轴浆流，长时间后造成轴索变性。轴索数量减少即 MUP 减少；MUP 是否增大，与病程进展即运动纤维丧失、再支配有关，一般其增大幅度较 GBS 为明显，但较 MND 小。

在 CIDP 的高峰期（2～3 个月），失神经电位发放量、MUP 减少程度与病变程度及预后相关：大量的失神经电位、主动 MUP 显著减少及多处肌肉 CMAP 波幅显著下降甚至不能引出，往往提示病情重、预后差。

2. 神经传导检测　周围神经广泛的、显著的感觉及运动传导速度减慢是 CIDP 最为明显的电生理异常改变。高峰期患者还可有"近慢远快"现象：一方面提示可能为以急性 GBS 起病的类型；另一方面提示为亚急性起病，根性首先受累，脱髓

鞘向下蔓延的过程。受脱髓鞘与失轴索的双重影响，CMAP 波形离散、波幅下降，部分神经出现 CB 现象；SNAP 异常可较 CMAP 更为明显，可出现多条神经 SNAP 不能引出（并不代表轴索完全断裂，临床体检患者主观感觉减退但不缺失是证据）。

3. F 波、H 反射及 SEP　由于针极肌电图结合神经传导速度检测已可对 CIDP 做出明确判定，H 反射和 SEP 对于 CIDP 则为非必要项目，F 波尚有一定的判断近心段功能的价值。

4. 报告结论　CIDP 的电生理表现是经典的多发性周围神经损害，按上一章报告结论的基本原则中所给示例出具结论即可。

（四）单纯性脱髓鞘型多发周围神经病

在临床电生理检测中，部分患者电生理表现为：无失神经电位、无 MUP 减少；CMAP/SNAP 波形离散、波幅下降；感觉 / 运动传导速度"极度"减慢，可减慢至正常参考值的 10% 以下（<5m/s）。这些现象提示周围神经发生了"极度缓慢的、单纯脱髓鞘"病理改变，出现此现象的原因可能是：由于髓鞘脱失缓慢，破碎的施万细胞被免疫系统及时清除，而不发生局部神经内膜、束膜内水肿，轴索不因受压迫而变性。

此类患者临床表现无肌萎缩、肌力正常但行动迟缓；无感觉缺失但可出现"感觉错误"。此类患者极少见，笔者历年来仅收集到 9 例，但未能全面检查神经活检、免疫、生化、基因等。其电生理异常特征究竟提示为 CIDP 的某个发展阶段、某种亚型，抑或是遗传性周围神经病的一种表现形式，还是其他未知周围神经疾病类型，尚需进一步研究。正因病例过少，电生理医生在遇到此类病例时，应首先排除技术失误，调整神经传导检测程序的各种参数（提高灵敏度、降低扫描速度等），方能检测出真实的神经传导数据，作出正确判定。

（五）诊断与鉴别诊断

前述神经电生理改变的特征是判定 CIDP 的最重要依据，结合症状、体征及病程进展、脑脊液检查等，作出正确判断应无困难。

亚急性起病的 CIDP 与 GBS 病理过程相似，且部分由 GBS 迁延而来，故电生理严格鉴别诊断二者是十分困难的。必须结合临床表现、其他实验室检查综合判断。临床上须与 CIDP 鉴别的其他疾病的电生理异常要点见表 18-10。

如表 18-10 所示，CIDP 与 MMN、HNPP 及 MND 类的鉴别，电生理可提供特异性证据。而 CMT 类则需要遗传史、基因检测等确诊，电生理与缓慢进展的 CIDP 异常改变接近。对于糖尿病性周围神经病、酒精性周围神经病以及其他非直接攻击周围神经轴索的系统性疾病所致周围神经病等，其多发周围神经损害往往有选择性，而 CIDP 表现为多神经弥漫性，但不能仅此作为最终诊断依据，必须在糖尿病史、大量饮酒史及已确诊其他疾病的基础上作出相关鉴别诊断。

五、多灶性运动神经病

多灶性运动神经病（MMN）是获得性免疫介导慢性多灶性脱髓鞘性周围运动神经病。有学者将 MMN 描述为"临床表现主要为不对称性单侧上肢为主的下运动神经元病损的症状和体征"，笔

表 18-10　与 CIDP 鉴别的几种疾病病理特征、临床表现及电生理异常特点

鉴别疾病	病理特征	临床表现	电生理异常特点
MMN	运动纤维局灶性脱髓鞘；感觉纤维不受累	慢性非对称远端无力，上肢为主；感觉正常	多神经非解剖受压处 CB 现象，其他指标正常
MND	脊髓前角运动神经元变性	病程缓慢；运动障碍不对称；肌束震颤；无感觉障碍	SCV、SNAP 正常、MCV 正常或轻度异常；广泛失神经电位；MUP 少 / 大；CMAP 波幅下降
CMT	运动感觉纤维髓鞘脱失 / 增生；继发失轴索；下肢重 / 远段重	病程缓慢；下肢远端萎缩著；高弓足 / 脊柱侧弯畸形；伴感觉障碍	MCV/SCV 显著异常，远段尤著；CMAP/SNAP 异常（Ⅱ型显著）；少量失神经电位
HNPP	解剖受压处感觉 + 运动纤维髓鞘脱失 / 增生；可伴失轴索	（多发）单神经受压部位以下感觉运动障碍；青少年居多	解剖受压节段 MCV 减慢及 CB 现象；可有失神经电位
继发性周围神经病 *	末梢 / 解剖受压处先受累脱髓鞘重于失轴索	必需基础疾病确诊支持	SCV/SNAP 异常先出现；解剖受压神经易异常

注：* 指继发于基础疾病的周围神经病，例如糖尿病性周围神经病、类风湿关节炎继发周围神经病、慢性中毒性周围神经病等。

者认为不够严谨。其中的"下运动神经元"并非特指 α-MN，而是包含了 α-MN 和周围神经，强调的是 α-MN 和周围神经"病损的症状和体征"（即神经病学临床所谓的"周围性瘫""弛缓性瘫"），而非病理改变的部位和性质。笔者个人学习经历、临床教学经验，均表明上述描述方法既忽略了 MMN 病理改变本质，又不利于原发于 α-MN 变性疾病的学习，以及相关疾病间的鉴别诊断，更与临床神经电生理所应做到的精准定位、定性、定程度诊断原则相悖。

（一）临床表现

MMN 无确切发病率研究报道。文献报道显示，20～80 岁均有发病（平均 41 岁），男性多于女性，病程可从几个月至 30 年（平均 7.5 年）。隐袭性起病，慢性进行性不对称肢体无力，可出现单肢不全运动麻痹，腕下垂、足下垂，肱二、三头肌和股四头肌无力和萎缩，有时可伴肌肉痉挛。腱反射减低，无感觉障碍。

（二）病理改变

文献报道，运动神经或混合神经病理可见非炎性脱髓鞘和髓鞘再生。亦有报道腓肠神经活检可见到轻度形态异常改变：大直径有髓纤维轻度脱髓鞘或薄髓纤维增多，偶见轻型洋葱头样肥大神经改变。

（三）电生理检测及报告

MMN 特异性电生理异常改变为多神经非解剖受压处出现 CB 现象，即在肢体一个自然节段（如肘 - 腕、腘窝 - 内踝等）近端刺激 CMAP 较远端波幅下降 35%～60%（一般参考值取平均 50%），无 MCV/SCV 减慢、无 SNAP 异常、无失神经电位和 MUP 异常，F 波出波率、潜伏期可轻度异常。报告结论可根据具体异常表现、参照如下形式表述：

结论：双上肢可见多发运动神经局灶性脱髓鞘性损害（上臂、前臂均受累）（提示符合 MMN 神经电生理异常改变特征）。

（四）诊断与思考

多神经 CB 现象是 MMN 临床诊断最重要依据，需结合临床表现和脑脊液检测正常、血清 GM1 抗体阳性（阳性率约 80%）等作出最终诊断。需强调的是 CB 现象非 MMN 特有，在其他类型周围神经病中也检出。临床常见的尺神经肘上下刺激、腓总神经腓骨小头上下刺激 CB 现象，不作为 MMN 诊断的参考指征。

笔者的临床实践和文献 / 会议报道均发现部分 MMN 患者随病程缓慢加重，原来仅表现为局灶性脱髓鞘的 CB 现象减少或消失，代之以 MCV 全节段减慢、CMAP 离散和波幅下降，同时 SCV 减慢、SNAP 波幅下降。而这些患者的原始诊断均完全符合 MMN 诊断指南，加之部分患者早期腓肠神经活检即出现轻度脱髓鞘改变，是否提示 MMN 可能是"极轻型 CIDP"，或者是缓慢进展型 CIDP 病程进展到某个阶段的表现，尚待进一步研究。

六、单纯性感觉神经病

周围神经病分类中急 / 慢性脱髓鞘神经病、遗传性神经病均有仅累及感觉神经元或末梢感觉纤维的亚型，后者可称为末梢神经炎。

（一）病理与临床表现

感觉神经元型病理改变为感觉神经元变性、凋亡，继而周围感觉纤维轴索变性；末梢型通常为末梢感觉纤维脱髓鞘、继发失轴索。二者主要临床表现均为深、浅感觉减退甚至消失；患者可自诉无力而体格检查肌力正常，是由感觉障碍造成自感"无力"的假象；部分患者有类似共济失调性步态，由关节位置觉功能障碍导致。

该类疾病临床并不多见、易被误诊。笔者收集到的 29 例患者中有 17 例误诊为脊髓型颈 / 腰椎病、强直性脊柱炎、类风湿关节炎等。

（二）电生理检测及报告

单纯感觉神经受累电生理检测主要表现为 SCV 和 SNAP 异常，无失神经电位、MCV/CMAP 正常。SNAP 显著下降、SCV 正常范围者提示感觉神经元受累可能；SNAP 波形离散并波幅下降、SCV 减慢提示末梢型损害。严重时 SNAP 消失，电生理则不能鉴别神经元受累和末梢受累。

符合上述表现者，推荐报告表述方式为：

结论：可见多发性周围神经末梢感觉纤维损害（程度较重、下肢尤重；未见明显运动纤维受累迹象）。

（三）讨论

单纯感觉神经受累的周围神经病是 CIDP 或遗传性周围神经病的变异型，也可能由某种未知毒 / 药性物质所致。因多见于中老年患者，常由影像学或轻或重的颈 / 腰椎间盘突出改变而误诊甚至行手术治疗，术后不仅症状不能有效改善，还存在术中医源性损伤的风险以及加重患者负担，部分患者感觉纤维损害程度还可因手术打击而加重。

第三节 遗传性周围神经病

一、概述

遗传性周围神经病是一组与遗传相关、类型众多的周围神经疾病综合征，呈常染色体显/隐性、性连锁遗传。多在儿童、青少年期（10～20岁）发病，少数见于成年早期，中、老年期则发病者极少。临床呈隐袭性发病、缓慢进行性加重，多数累及脊神经，亦可单独或合并累及脑神经。以运动、感觉和

自主神经同时发病多见，也可先后不同时间发病，还可以单独受累构成不同疾病的独立单元。

大多数疾病分组或分类通常因临床发现新的表现形式而提出；分型和亚型则是临床症状结合新的检测手段而发现，例如神经活检、神经免疫、基因检测等。对于遗传性疾病分型和亚型的划分，基因位点分析及其突变研究无疑起决定性作用。然而随着基因研究的深入，发现各种遗传性周围神经病常有多个位点的多个基因突变。所以不同文献的报道不尽相同，因文献对不同类型疾病关注的兴趣点不同，报道内容也差异很大，表18-11中汇总

表 18-11 神经系统遗传性疾病分型

疾病	分型	亚型	染色体位点	突变基因	主要病理改变特点
遗传性运动感觉性神经病（CMT）	CMT-Ⅰ	ⅠA	17P11.2-12	PMP22	周围神经运动纤维+感觉纤维脱髓鞘重于失轴索，下肢重于上肢，远端重于近端
		ⅠB	1q22-23	MPO	
		ⅠC	不明	不明	
		ⅠD	10q21.1-22.1	EGR2	
	CMT-Ⅱ	ⅡA	1P36	不明	周围神经运动纤维+感觉纤维失轴索远重于脱髓鞘，下肢重于上肢，远端重于近端
		ⅡB	3q13-22	不明	
		ⅡC	不明	不明	
		ⅡD	7P14	不明	
	CMT-Ⅲ	DSS A	17P11.2-12	PMP22	周围神经运动纤维+感觉纤维脱髓鞘重于失轴索，四肢躯干、远端重
		DSS B	1q22-23	MPO	
		DSS C	10q21.1-22.1	EGR2	
	CMT-Ⅳ	ⅣA	8q13-21.1	不明	脱髓鞘重于失轴索，下肢重于上肢，远端重于近端
		ⅣB	11q23	不明	
		ⅣC	5q23-37	不明	
遗传性压力易感性神经病（HNPP）	HNPP	HNPP A	17P11.2-12	PMP22	解剖受压处脱髓鞘继发失轴索
		HNPP B	不明	不明	
	巨轴索性神经病		16q24	不明	轴索增粗继发脱髓鞘
遗传性感觉性自主神经病	HSAN	HSAN-Ⅰ	9q22-23	不明	脊神经节（脑神经节）小纤维神经元变性远端小纤维失轴索
		HSAN-Ⅱ	不明	不明	
		HSAN-Ⅲ	9q31	不明	
		HSAN-Ⅳ	1q21-22	TRKA	
家族性淀粉样多发性神经病	FAP	FAP-Ⅰ	18#30*	TTR	淀粉样蛋白沉积；脊神经后根/脑神经（含神经节、节前、节后）感觉纤维失轴索为主
		FAP-Ⅱ	18#84*	TTR	
		FAP-Ⅲ	11#26*	不明	
		FAP-Ⅳ	9#187*	不明	
遗传代谢性疾病并发周围神经病	异染性脑白质营养不良		22q13/10q22.1	ARSA	白质脱髓鞘；周围脱髓鞘/继发失轴索
	球形细胞脑白质营养不良		14q31	GALC	
	Fabry病		Xq22.1	GLA	缺血/脱髓鞘；肾/汗腺
	Farber病		8p22	ASAH1	神经元变性；肝/肺/淋巴结
	肾上腺脊髓神经病		Xq28	ABCD1	脊髓/周围脱髓鞘；继发失轴索

注：*18#30 指 18 号染色体 30 位点，余同。CMT，腓骨肌萎缩症；HNPP，遗传性压迫易感性神经病；HSAN，遗传性感觉性自主神经病；FAP，家族性淀粉样多发性神经病。

了部分较为典型的分类分型（含合并中枢神经系统和其他器官损害）以供读者使用。后续内容将介绍其中大部分疾病的临床和病理改变，并着重介绍部分特异性较为明显的电生理检测。

二、腓骨肌萎缩症

腓骨肌萎缩症（Charcot-Marie-Tooth disease, CMT）因由 Charcot，Marie 和 Tooth 于 1886 年首先报道，又称进行性神经性腓骨肌萎缩症，曾有学者认为与遗传相关的一组周围神经病均应统一使用"遗传性运动感觉性神经病（hereditary motor sensory neuropathy, HMSN）"。CMT 为最常见的遗传性周围神经病，约占全部遗传性周围神经病患者的 90%。

（一）临床表现及分型和病理

20 世纪 70 年代后，随着电生理检测技术的完善，加上基因检测技术等手段对 CMT 深入研究后，目前认为该病又分为 CMT-Ⅰ～CMT-Ⅴ分 5 型：Ⅰ型为脱髓鞘肥大型、Ⅱ型为轴索型、Ⅲ型又称 DSS、Ⅳ型为植烷酸贮积病（Refsum 病）、Ⅴ型为性连锁型；各分型中又有多个亚型。与上述 5 个分型遗传特性类似，但病理改变上有差异的还有遗传性压迫易感性神经病（HNPP）和巨轴索性神经病，因 HNPP 神经电生理异常的特异性，故将其与 CMT 分开讨论。

1. CMT-Ⅰ型

（1）临床表现：CMT-Ⅰ型为脱髓鞘型。多在儿童期、青春期前后发病，男女比例约为 2:1。隐袭性起病，首先出现双足无力、足下垂、跨阈步态，小腿肌肉萎缩、缓慢进展，继而出现手的肌肉萎缩。体格检查：可见下肢远端型感觉减退，小腿明显变细，肌肉萎缩呈"倒酒瓶"样或呈"鹤腿"样；膝腱反射减弱、踝反射消失；可见高足弓和脊柱侧弯畸形等，常可触摸到肥大神经。少数病例可并发视神经萎缩和神经性耳聋。也有少数病例并发手震颤、步态蹒跚和 Romberg 征阳性，称为 Roussy-Levy 综合征。

实验室脑脊液蛋白细胞多数正常、少数蛋白稍高（与 CIDP 鉴别的重要指标，余各型意义相同）。

（2）病理改变：腓肠神经活检对诊断、分型均有意义。镜下可见有髓纤维轻、中度减少，以中小有髓纤维为主，可见较多髓鞘脱失、变薄纤维，髓鞘的反复脱失、再生，形成同心圆性增厚的髓鞘如"洋葱头样"变，致神经纤维总体呈现肥大，洋葱头样中心可见轴索直径变小甚至消失（失轴索变）。束内可见细胞增生、轻度内膜胶原纤维组织增生，束膜、内膜和束间血管无特征性改变，剥离单根纤维可见节段性脱髓鞘变和薄髓鞘纤维。

2. CMT-Ⅱ型

（1）临床表现：CMT-Ⅱ型为失轴索型（神经元型）。发病较Ⅰ型晚，特别是ⅡA 型多在青春期后或成年早期发病；均为隐袭性起病，多表现为下肢远端无力，双足下垂、小腿肌肉萎缩，腱反射减弱或消失；感觉障碍等症状均较Ⅰ型轻，手震颤、共济失调及 Roussy-Levy 综合征极少见。ⅡB 型下肢感觉障碍较重、可有不易愈合的溃疡；ⅡC 发病较早、多在婴幼儿期发病，可有声音嘶哑、声带麻痹，严重者可致呼吸肌无力和喘鸣。其他表现同Ⅰ型，可见弓形足、脊柱侧弯畸形等。

实验室脑脊液细胞和蛋白多为正常。

（2）病理改变：神经活检显示有髓纤维明显减少、脱失，尤以厚髓鞘纤维脱失明显，轴索萎缩变性。可见薄髓鞘中小纤维、再生纤维和再生丛，间质血管无特征改变，仅见胶原纤维增多。剥离单纤维可见类瓦勒氏轴索变性、轴索萎缩和髓球形成。偶见薄髓再生纤维。

3. CMT-Ⅲ型

（1）临床表现：CMT-Ⅲ型，又称 DSS。为常染色体显性遗传，有部分散发性病例；多在婴儿期或儿童期发病，出现四肢及躯干无力、行走困难，四肢腱反射明显减弱或消失；感觉障碍以厚髓鞘纤维受累、深感觉障碍导致的感觉性共济失调为主。可触到肥大神经、可见弓形足和脊柱侧弯畸形。

实验室脑脊液细胞和蛋白多为正常，少数病例蛋白稍高。

（2）病理改变：腓肠神经活检可见有髓纤维髓鞘脱失明显，尤以厚髓鞘纤维脱髓鞘为主，可见较多同心圆形"洋葱头"样肥大纤维和中小纤维再生、薄髓鞘纤维和再生丛。剥离单纤维主要为节段脱髓鞘纤维。

4. CMT-Ⅳ型

（1）临床表现：有学者曾将植烷酸贮积病（Refsum 病）定为 CMT-Ⅳ型，近年来的研究又将 CMT-Ⅳ型分为 3 个亚型，即ⅣA 型、ⅣB 型、ⅣC 型。

ⅣA 型多在 2 岁前发病。逐渐发生运动障碍，无力多从下肢远端开始，伴有肌萎缩，缓慢进展至近端无力和萎缩，腱反射减弱或消失，感觉障碍较轻。多有弓形足和脊柱侧弯畸形，病程 10～20 年。

ⅣB 型出生后运动正常，2～3 年后发病。下肢近端和远端同时无力，特点是步态异常。进展缓慢，10～20 年后发展至上肢，感觉障碍轻，腱反射消失。少数有神经性耳聋、弓形足畸形明显，病程长，可存活至 40～50 岁。

ⅣC 型多在 10 岁左右发病，常伴有严重脊柱弯曲畸形，甚至需做矫形手术，肢体无力和肌萎缩较轻，感觉障碍轻，腱反射消失，可有弓形足畸形。

（2）病理改变：腓肠神经活检，三个亚型共性改变是可见有髓纤维呈中、重度髓鞘脱失，髓鞘变薄，并可见"洋葱头样"肥大纤维；又有各自特点：

ⅣA 型肥大神经是基膜形成洋葱头样肥大纤维，电镜下清楚显示与神经膜细胞质形成的肥大改变不同。

ⅣB 型典型洋葱头样肥大神经少见，特征性改变为电镜下可清楚显示局灶性、成段的髓鞘板层折叠。

ⅣC 型神经肥大改变的特点是基膜呈复层增厚与细胞质形成典型洋葱头样肥大纤维。剥离神经纤维可显示局灶性有髓纤维髓鞘增厚变粗。

（二）电生理检测与诊断

由上述关于 CMT 各型的临床、病理讨论可见：CMT 的分型、亚型主要由不断发现的临床表型而提出，其本质可能由遗传基因的不同突变而决定；腓肠神经病理改变，CMT-Ⅰ、CMT-Ⅲ、CMT-Ⅳ 型均为髓鞘脱失、再生、伴少量失轴索，三者间有轻微的、非本质的差异；CMT-Ⅱ 型主要表现为轴索变性、脱髓鞘较轻，与其他各型差异明显。

1. 检测方案　CMT 患者的基本检测方案除依照多发性周围神经损害的基本检测方案与流程外，通常双下肢代表性的神经和肌肉均应检测。继发脊柱侧弯患者双下肢 SEP 为必测项目，若异常则需加测上肢 SEP。

典型 CMT 患者常有严重髓鞘脱失 - 再生伴轴索变性，不仅造成 MCV/SCV 减慢，也可导致周围神经对电刺激的兴奋阈增高，所以检测下肢各神经时，如果 CMAP/SNAP 不能引出则应提高灵敏度、降低扫描速度、增加刺激脉宽（提高 CMAP/SNAP 波形检出率的"三大法宝"）；弓形足形成说明足部肌肉萎缩严重（且不"平衡"，腓总神经支配肌无力更明显），用同心针电极记录少量残存运动单位的 CMAP，不仅是提高 CMAP 检出率的有效手段，也可通过 CMAP 离散程度更清晰地反映出不一致性脱髓鞘。

2. 电生理结果分析与报告　临床症状、体征典型的 CMT 患者，神经电生理异常呈典型周围神经脱髓鞘并失轴索改变。肢体远端肌失神经电位明确而低频率发放、MUP 显著减少并增大，近端肌失神经电位发放频率可高于远端肌、MUP 减少并增大不明显，肢体远端肌严重萎缩时可表现为电静息或失神经电位低频率发放、主动 MUP 不能检出。

早期和轻型患者神经传导功能异常的特点为远端 MCV/SCV 显著减慢（可减慢 50%）、近端 MCV/SCV 轻度减慢或正常、CMAP/SNAP 离散伴波幅下降。中晚期患者 MCV/SCV 全段减慢可超过 80%～90%，可仅剩约 10m/s，严重者可出现常规 MCV/SCV 不能测出，近心端肌肉记录测出的 MCV 亦约 10m/s。

理论上 CMT-Ⅱ 型以周围神经轴索变性为主、脱髓鞘变较轻，电生理异常主要是失神经电位高频率发放、MUP 减少且增大不明显，MCV/SCV 减慢较 CMT-Ⅰ 型轻，早期患者即可出现 CMAP 和 SNAP 波幅下降，但离散度较小。然而用 MCV 及 CMAP 异常改变的某个固定数值或比例计算公式来鉴别 CMT 分型的方法并不能适应所有患者。即使符合典型电生理异常形式的 CMT-Ⅱ 型患者，可靠的分型仍需依赖基因检测。

临床上对无症状型青少年 CMT 患者的早期诊断更有意义，通过早期治疗、培养良好生活习惯、就业选择等，可大幅度延缓肌肉萎缩和功能障碍的进展、提高患者生活质量。笔者收集到近 20 例因偶然原因出现单神经症状（如星期六夜麻痹等）而就诊的青少年患者，电生理检出特征性 MCV/SCV 远端减慢、近端正常，经长期临床追踪和基因检测等证实为 CMT。

综合上述 CMT 各分型的临床表现、病理改变特征，基于神经电生理基本原理和临床实践，笔者推测 CMT-Ⅰ 型和 CMT-Ⅱ 型可能是同一疾病在不同患者、不同病程进展阶段的临床表现不同，而并非独立分型。理由是：首先，临床症状 / 体征明显的患者，电生理异常形式均表现为 NCV 传导速度全节段显著减慢（远端可略重于近端）、失神经电位可在四肢肌广泛检出、远端肌 MUP 减少明显而近端肌不明显，这提示病理改变为脱髓鞘与失轴索并存、神经损害由远端起始逐渐向近端蔓延。其次，无临床症状 / 体征的少年儿童患者，除偶发原因损害的单神经支配肌可检出失神经电位外，其他周围神经表现为广泛的 MCV 远心段明显减慢、近心段轻度减慢或在正常参考值范围,更进一步说明由远端脱髓鞘变起病,随病程进展髓鞘反复脱失 - 修复形成增生压迫轴索使其变性、继而肌肉萎缩产生临床症状 / 体征;早期患者受检神经支配肌无失神经电位时,SNAP 波幅显著下降甚至引不出不能作为感觉纤维失轴索的判定指标、原因是不一致脱髓鞘使各神经纤维所贡献的 SNAP 成分互相抵消,SNAP 不能引出的患者临床神经系统体格检查时可表现为触觉、关节位置觉等正常,也说明感觉神经纤维未出现明显失轴索变。再次,神经病理检查无疑是反映神经病理改变的最直观手段,但对于慢性进展性神经系统疾病,尸检的病理改变不能反映病程进展中动态的神经病变,神经活检的创伤性决定了仅能取材于腓肠神经,一方面由于腓肠神经结构的特殊性并不能完全反映其他周围神经的病理改变,另一方面也不可能从起病阶段开始定期取材、研究神经病理改变的全过程。还有,基因检测已知与 CMT 相关的位点、突变基因具有多样性,提示 CMT 基因突变的复杂性,这也是目前公认的 CMT 基因检测阳性率、准确性仅有约 50% 的原因。最后,神经传导速度病理性减慢与神经脱髓鞘变的唯一相关性,失神经电位检出结合 MUP 异常形式对运动纤维失轴索变判定的敏感性、客观性、可靠性在周围神经外伤、周围神经卡压性疾病、MND 等检测中均可得到充分证实,故由神经电生理异常形式所反映的 CMT 患者神经病理改变特点是可靠的。需要说明的是,虽然笔者通过实践、思考、总结提出上述推测,但尚未见任何相似报道,所以仅供读者参考,实际工作中仍需按现行公认的 CMT 分型执行。CMT 的罕见性决定了任何一个电生理工作者、神经病学临床工作者在有限的时间内所能收集到的病例数有限,一种可能的研究方式是:多中心、多学科联动,设计出科学的路径,长期追踪 CMT 患者,特别是可确诊的少年儿童患者,动态观察临床表现、基因检测、神经活检和电生理异常形式,或可有所发现,但此方法的组织成本、人力成本、时间成本都将是巨大的。

在神经电生理临床工作中,对符合典型 CMT 电生理异常表现的患者可报告为:

结论:可见多发性周围神经损害(下肢重;末梢重;感觉运动均受累;脱髓鞘为主)。

电生理医生在掌握必要的临床知识,结合病史、体征等情况下,根据电生理异常的特征,但又无明确分型特征时,可附加说明:"(提示符合 CMT 电生理改变特征)"。

在此基础上出现典型的 CMT-Ⅱ型异常特征者,亦可用如下附加说明:"(疑似符合 CMT-Ⅱ型电生理改变特征;请结合临床)"。

总之,在电生理异常特征明显时,尽可能为临床提供详细的结论;但对初学者而言,谨慎的做法是对可疑 CMT 患者,也尽量少用上述附加说明。

3. 诊断与鉴别诊断 电生理异常的特征性改变对 CMT 的诊断无疑具有指标性意义,但临床诊断的作出必须由临床医生结合症状、体征和其他检查综合分析后方能下结论。CMT 与部分疾病鉴别诊断要点如下:

(1)与 GBS/CIDP 鉴别:早期 CMT 患者 MCV/SCV 远端减慢、近端正常的特点明显区别于 GBS 典型期的"近慢远快现象"和 CIDP 的全节段减慢。中晚期 CMT 与 GBS 恢复期和 CIDP 的电生理异常具有高度相似性,电生理鉴别困难,而 CMT 脑脊液无明显蛋白细胞分离现象是可靠鉴别指标。

(2)与 MND 鉴别:MND 类患者可出现 CMAP 波幅下降或不能引出,但不会出现 MCV 明显减慢且 SCV 和 SNAP 正常,是明显有别于 CMT 的电生理鉴别指标。

(3)与发育相关疾病鉴别:以脊髓栓系综合征为代表的腰骶部脊髓、脊柱发育不良类疾病也可出现足高弓昂趾畸形,但此类患者 SCV 和 SNAP 正常是与 CMT 的明显区别。

(4)与肌病鉴别:远端肌萎缩为主的某些慢性肌病如肢端型进行性肌营养不良等,MUP 窄小变、MCV/SCV 正常明显区别于 CMT。

(三)遗传性压迫易感性神经病

遗传性压迫易感性神经病(HNPP),又称遗传性压力易感性多发性周围神经病,为常染色体显性遗传。HNPP 依据临床表现、家族史及电生理检测可在症状出现早期即予以确诊。基因检测发现 HNPP 与 CMT-ⅠA 型的基因突变同在染色体位点 17P11.2-12,即所谓基因交换综合征。HNPP 突变为 1.5Mb DNA 缺失、少数 PMP22 点突变;CMT-ⅠA,为 1.5Mb DNA 重复串联,但 PMP22 点突变不同。近年来随着基因检测研究增多,除 17P11.2-12 之外,有其他研究报道了其他基因位点也可发生突变,这就意味着 HNPP 的遗传位点、突变形式尚未完全探明。

1. 临床表现　HNPP 多在 20～30 岁发病，表现为突发性或反复性单神经病，均有局部压迫、牵拉等诱因。如尺神经肘部受压、正中神经腕部受压、桡神经在肱骨螺旋沟（桡神经沟）处受压、腓总神经在腓骨小头处受压等，出现相应神经的麻痹、局部感觉减退，多在几周或几个月恢复。除上述神经损害的局部症状，少数患者可见轻型全身性多发运动感觉神经病，腱反射减弱、远端感觉减退，但肌无力症状通常不明显。笔者在追踪一个成年 HNPP 患者家族成员电生理改变时，在其子代（叔侄关系）中发现一例不满 11 周岁患者表现为多神经解剖受压处 MCV 减慢，符合 HNPP 电生理异常改变特征，后经基因检测证实，为笔者追踪到的年龄最小 HNPP 患者。

2. 病理改变　腓肠神经活检可见神经外膜、束膜、内膜和束间血管等均无特征性异常改变，有髓纤维密度正常或轻度减低，特征性所见为散在的（髓鞘反复脱失、再生所致的）厚髓鞘粗大纤维（"洋葱皮样"改变），但轴索基本正常，电镜下髓鞘板层增多紊乱、轴索相对正常。单纤维可见粗大纤维的髓鞘节段性增粗，即"腊肠样"改变。少年患者的腓肠神经活检阳性改变很少见、诊断价值有限。

3. 神经电生理检测　HNPP 神经电生理检测采用上下肢常规检测项目组合即可。特征性异常表现为 2～3 个肢体多条神经解剖受压处节段性 MCV 减慢。正中神经远端潜伏期延长、尺神经肘段、腓总神经腓骨小头段减慢较多见，也可见桡神经上臂段 MCV 减慢、内踝胫神经和踝前腓深神经潜伏期延长，偶可见尺神经远端潜伏期延长而其他节段 MCV 正常。中晚期尺神经前臂段、腓总神经小腿段 MCV 也减慢。正中神经、胫神经（足底内侧神经）、腓浅神经 SCV/SNAP 更早出现异常、程度更重，晚期各神经 SNAP 可显著离散、波幅下降或消失。早期患者通常不会出现失神经电位，中晚期受累神经支配肌可检出失神经电位且与 MCV 减慢程度相关，严重者部分肌肉（拇短展肌、足底肌等）可出现电静息。

4. 神经电生理诊断　HNPP 患者电生理解剖受压处异常结果判定原则是"与年龄不符"和"与职业不符"。

"与年龄不符"是指年龄在 20 岁左右或更小的患者，髓鞘功能应为人生中最好状态，若表现出多神经解剖受压处 MCV 减慢，判为疑似 HNPP，若其直系亲属（父母或兄弟姐妹）检测出现相同电生理异常改变，可判定 HNPP。

"与职业不符"是指成年重体力劳动者、长期屈肘伏案工作者、长期操作电脑鼠标等职业原发腕/肘管综合征为好发人群。非类似职业者出现多神经解剖受压处 MCV 减慢，可怀疑 HNPP，若其直系亲属检测出现相同电生理异常改变，可判定 HNPP。

老年患者检出多神经解剖受压处 MCV 减慢的分析更为复杂，需排除糖尿病、中毒（药物、毒物、酒精等）性神经病等系统性疾病所致周围神经病，也要结合其生活史、外伤史等综合分析。患者后代中检出类似 HNPP 电生理异常改变者则患者高度疑诊。

肢体长期压迫、反复击打甚至长期肌肉紧张等也可使临床下 HNPP 患者诱发症状而就诊。某些特殊职业，例如体育运动对于 HNPP 患者是高风险的。笔者接诊一例 22 岁女性患者，在练习跆拳道 2 个月后出现双足麻木及足背屈力弱，神经电生理见双侧腓总神经和胫神经 MCV、腓浅神经和腓肠神经 SCV 普遍在 10～30m/s，且 CMAP 和 SNAP 离散、波幅下降，少部分肌肉检出失神经电位，提示符合多发性周围神经脱髓鞘性改变，加查上肢神经传导功能发现尺神经肘段 MCV 减慢、正中神经 MCV 远端潜伏期延长和 SCV 减慢。后经腓肠神经活检显示典型的神经纤维横断面"洋葱皮样"变和纵向切片"腊肠样"变符合 HNPP 确诊条件。另一例从事临床病理检验工作的 35 岁男性，在一次连续操作显微镜 5 个多小时后出现右腕下垂症状，后经神经电生理检测和腓肠神经活检均符合 HNPP 特征性改变，其胞妹（31 岁）神经电生理亦表现为解剖受压处 MCV 减慢。

结合年龄和职业特点等符合 HNPP 典型异常形式的患者，报告结论可表述为：

结论：可见多发性局灶性周围神经损害（以解剖受压处为著）（提示符合 HNPP 神经电生理改变特征）。

临床诊断则应由临床医生再结合症状、体征作出，必要时还应结合脑脊液检查、神经活检、基因检测等。特别是中、老年患者还必须结合职业特点、毒（药）物接触史、基础疾病史等综合判断。

HNPP 为相对良性的遗传性多发性周围神经病，合理饮食、正确选择职业、发病后合理治疗，将会大幅度延缓患者或临床下患者功能障碍发生时间、提高生活质量，所以早期诊断显得极为重要。而神经电生理检测是目前早期确诊 HNPP 的非侵入式、便捷、费用低廉的最佳客观手段。

5．鉴别诊断 电生理检测 HNPP 解剖受压处 MCV 减慢有别于 MMN 的非解剖受压处 CB 现象、CIDP 的全节段 MCV/SCV 减慢、CMT 以 MCV/SCV 减慢为重及足部畸形等，这些现象在 HNPP 中均不会出现，是各病间相互鉴别要点。电生理鉴别的难点是区别 HNPP 与原发性神经卡压症。基因检测是临床鉴别诊断的最终手段。

三、其他遗传性周围神经病

前文较为详细地介绍了 CMT 等周围神经病，它们的受损组织以周围神经运动/感觉（厚髓鞘）纤维为主、损害部位相对固定，电生理异常改变具有特征性，因此对临床诊断的参考价值较大。本节将介绍的其他遗传因素相关的周围神经病，或并非以周围神经厚髓鞘纤维损害为主，或并/继发更为严重的多系统损害。它们的电生理异常改变通常不具有特异性，主要依靠临床表现、神经活检、影像学、基因检测等作出诊断。故仅作简要介绍或/并以表格形式罗列出分型、临床表现、病理改变和电生理异常的要点，未给出电生理异常者，读者可根据病理改变推导出电生理异常形式。

（一）巨轴索性神经病

1．临床表现 巨轴索性神经病为常染色体隐性遗传的罕见周围神经病，患者父母通常为近亲结婚，个别为散发或由药物中毒引起。发病年龄均在 7 岁左右，少数严重者出生后即有呼吸力弱、喂养困难、智力发育迟滞、走路缓慢；多数病儿出生后症状不明显，学会走路较晚，至 6～7 岁出现行走慢、步态不稳、四肢无力、足下垂；感觉障碍以深感觉明显，如振动觉减低、腱反射减弱。常伴中枢神经受累，表现为智力发育迟缓、学习困难等（CT、MRI 可见脑白质异常信号）。

2．病理改变 神经活检可见散在单个神经纤维呈节段性轴索增粗（直径可达 30～50μm；正常一般约 10μm）、髓鞘变薄，粗大轴索纤维附近可见薄髓纤维和无髓鞘大小不等的神经纤维。神经束膜和内膜可见增厚、但血管无异常。运动及感觉纤维均受累。

3．电生理检测与诊断 巨轴索病的神经电生理异常无特异性：MCV/SCV 减慢、CMAP/SNAP 波幅下降、较少失神经电位和 MUP 改变。SEP 异

常程度可与周围神经异常不匹配，但也不具备特异性。这些异常可出现在多种病因的遗传性、非遗传性周围神经病中。该病的临床表现也与其他类型的遗传性周围神经病有较多重叠。神经活检是诊断、鉴别诊断最有价值手段，明确分型则需基因检测。

（二）遗传性感觉性自主神经病

20 世纪 50 年代以前，对遗传性感觉性自主神经病（hereditary sensory and autonomic neuropathy，HSAN）的病变部位、性质和分类等存在较大分歧。后经尸检病理才证实为由腰骶部脊神经节神经细胞减少和神经纤维变性等所致的感觉性周围神经病。后结合遗传方式、临床表现、电生理检测和神经病理所见等对 HSAN 进行分类，并确定有 I～V 共 5 个亚型，均为少见病、罕见病。对 HSAN 的研究报道时有所见，但对各型基因缺陷或致病基因至今仍未完全确定。表 18-12 列出了 HSAN 的主要临床表现和病理改变及可能的电生理异常项目。

（三）家族性淀粉样多发性神经病

家族性淀粉样多发性神经病（familial amyloidotic polyneuropathy，FAP）也为罕见病。目前认为其病因和发病机制与转甲蛋白（TTR）、载脂蛋白 A1（APO-A1）和凝-溶胶蛋白等相关，并分为 5 型，见表 18-13。

（四）遗传代谢性疾病并发周围神经病

遗传代谢性疾病是由于遗传基因缺陷或突变导致全身性多系统、多器官代谢障碍的疾病，神经系统可累及脑白质、小脑、脊髓和周围神经等。其中周围神经受累者称为遗传代谢性疾病并发周围神经病，相对而言周围神经病变通常不是这些疾病的主要的、严重的、致命的病理改变。这里简要列表其病理改变（表 18-14），并简述临床表现与电生理检测的意义。

1．异染性脑白质营养不良

（1）临床表现：异染性脑白质营养不良（metachromatic leukodystrophy，MLD），亦称异染色性白质萎缩或异染色性白质脑病。按发病年龄分为婴儿型、儿童型和成年型，临床共同的脑白质病变症状和体征包括：精神发育迟滞、锥体束和锥体外系症状、共济失调、痉挛性瘫痪。周围神经损害症状和体征主要为感觉减弱甚至消失。婴儿型病情重、进展快，儿童型较婴儿型稍轻，成人型病情轻、起病慢、进展慢。

（2）病理及其他检查：头颅 CT、MRI 影像学检

表 18-12 HSAN 各型的主要临床表现和病理改变及电生理异常项目

分型	临床表现	病理改变	电生理异常
I	症状:(可成年)双足烧灼疼、撕拉样痛、感染、溃疡、坏疽、易骨折、踝关节变形、高弓足畸形、无汗或少汗; 体征:痛温觉减退(下肢著)、膝腱反射减弱、踝反射消失	部位:腰骶部/后根节+节前+节后 SnB:薄髓鞘及无髓鞘纤维轴索变性; 厚髓鞘纤维及内膜、束膜、外膜正常	SSR SNAP
II	症状:(婴儿期)手指及足/趾无痛性溃疡、坏疽、脱甲; 体征:手及足振动觉、位置觉、痛温觉、触觉均丧失;双足无汗、皮肤粗糙干裂;四肢腱反射丧失	SnB:薄髓鞘/无髓鞘纤维轴索变性; 厚髓鞘纤维及内膜、束膜、外膜正常	SSR SNAP
III	症状:(婴儿期)生后吸吮力弱、干哭无泪、发作性呕吐、皮肤污斑、体温血压波动、出汗多; 体征:痛温觉和腱反射消失;振动觉、位置觉、触觉受累轻;矮小、脊柱侧弯	部位:脊神经节、脑神经节均受累; SnB:薄髓鞘/无髓鞘纤维轴索变性	SSR SCV SNAP
IV	症状:(婴儿期)不明发热、感染、无汗、无痛;肢端畸形、溃疡、脱甲; 体征:痛温觉消失;振动觉、位置觉正常	部位:感觉神经节发育不良;并累及脊髓/脑干; SnB:薄髓鞘/无髓鞘纤维轴索变性	SSR
V	症状:(婴儿或儿童期)不明发热、感染、无汗、无痛;肢端畸形、溃疡、脱甲; 体征:痛温觉消失;振动觉、位置觉正常	SnB:薄髓鞘/无髓鞘纤维轴索变性	SSR

注:SnB,腓肠神经活检。

表 18-13 FAP 各型的主要临床表现与病理改变

分型	临床表现	病理改变 部位及结构差异	共性	电生理异常部位
I	30~60 岁发病、自主神经症状继发感觉障碍;1~2 年远端肌萎缩;5~10 年卧床,死于呼吸衰竭	脊神经根+节+节后+交感干	神经及血管组织淀粉样蛋白沉积;失轴索	远段
II	50 岁后发病,早期腕管综合征;慢性进展,5~10 年后四肢运动感觉障碍,远端肌萎缩	远端,上肢早;感觉+运动		腕管 远段
III	30 岁发病,下肢放射性痛发展至上肢,晚期全身性肌无力、萎缩;肾病综合征,死于肾衰竭	神经根+节+节后(并内脏受累)		近段+远段
IV	与 I 型类似,胃肠道症状重	与 I 型类似		远段
V	30~50 岁后发病,首发网格状角膜营养不良,角膜溃疡;缓慢进展至面肌/咬肌无力萎缩	主要累及 V、Ⅶ脑神经		脑神经

表 18-14 遗传代谢性疾病并发周围神经病的主要病理改变

疾病	病理改变 周围神经	中枢神经	其他器官
异染性脑白质营养不良	厚髓鞘纤维脱髓鞘、继发失轴索	脑白质脱髓鞘;(异染质)	
球形细胞脑白质营养不良	厚髓鞘纤维脱髓鞘、继发失轴索	脑白质脱髓鞘;球形细胞	
Fabry 病	皮肤血管 ATG 沉积/脱髓鞘	血管内皮/自主神经节细胞 ATG 沉积;丘脑下部/脑干/脊髓小缺血灶	肾脏/汗腺
Farber 病	厚髓鞘纤维脱髓鞘	脑干和前角细胞 CRM 沉积致神经元死亡/失轴索	肝/肺/淋巴结
肾上腺脊髓神经病	厚髓鞘纤维脱髓鞘、继发失轴索	脑/脊髓广泛脱髓鞘	

注:ATG,酰基三己糖苷脂;CRM,神经酰胺。

查可提供脑白质病变证据但不能定性。腓肠神经活检可见特征性异常染色现象等（病名中"异染性"的由来）是支持该病临床诊断的有力证据。

（3）电生理检查：MLD 电生理周围神经功能异常表现 MCV/CMAP 异常最轻、部分肌肉偶见失神经电位；SCV/SNAP 异常较为明显或不能测出。由于脑部传导纤维广泛脱髓鞘变，SEP、PRVEP 可明显异常（与周围神经损害程度明显的"不匹配"），BAEP 也可异常。

2. 球形细胞脑白质营养不良

（1）临床表现：该病又称克拉伯病（Krabbe disease）。发病年龄多在婴儿期，出生时正常，3～6 个月出现易激惹、喂养困难。锥体束和锥体外束受损致患儿出现肌张力不平衡症状，精神发育迟滞，多死于继发感染。少数亦见婴儿晚期、儿童期或成年早期发病，起病慢、病程长。

（2）病理及其他检查：实验室可见脑脊液蛋白增高、脑电图异常。头部 CT、MRI 可见大脑和小脑白质异常信号，但不能作出定性的临床诊断。

尸检可见脑白质脱髓鞘改变和特征性多核球形细胞 PAS 染色呈阳性（病名中"球形细胞"的由来）。腓肠神经活检见周围神经脱髓鞘改变为主，电镜下神经膜细胞和有髓纤维可见到"针样包涵体"对临床诊断有意义。

（3）电生理检查：该病神经电生理异常改变与 MLD 类似。

3. Fabry 病

（1）临床表现：Fabry 病又称弥漫性血管角质瘤、遗传性营养不良类脂沉积症、Fabry-Anderson 病等。多在儿童期或青少年发病，少数变异型可见成年早期发病。缓慢发病，伴周围神经感觉性神经病，故出现肢体刺痛、烧灼痛、撕扯痛等不适，皮肤出现紫黑色斑丘疹，皮肤过敏或感觉减退。肌力多正常。中枢神经可见脑缺血发作。

（2）病理及其他检查：中枢神经系统主要病理表现为神经元减少、胶质细胞增生，脊神经节受累较重，杏仁核、下丘脑、脑干、脊髓前角细胞均可受累。腓肠神经活检可见轻度薄髓鞘、无髓鞘纤维轴索变性。皮肤活检电镜下汗腺上皮细胞、血管内皮细胞和神经膜细胞可见到溶酶体残基形成的板层样包涵体对 Fabry 病的临床诊断提供支持。

（3）电生理检查：Fabry 病电生理周围神经传导功能异常表现为运动、感觉轻度异常，失神经电位亦较少出现。由于主要累及丘脑以下及脑干、

脊髓，SEP、BAEP 异常较 PRVEP 异常多见或程度较重，SEP 可表现为中枢多灶性损害异常。这些异常均不具有定性诊断意义。

4. Farber 病

（1）临床表现：Farber 病又称脂肪肉芽肿病。婴儿期发病，出生后较早出现小关节肿胀、疼痛、皮下结节。声带和喉部组织水肿出现声音嘶哑、呼吸及喂养困难，肢体活动少、精神反应差，多在 2～3 岁死亡。极少变异型患者神经系统受累轻、病程可长达 20～30 岁。

（2）病理及其他检查：腓肠神经活检可见厚髓鞘纤维轻度脱髓鞘和轴索变性。电镜下神经细胞和上皮细胞可见斑马样结构，在皮下结节肉芽肿内、肝细胞、上皮细胞和神经膜细胞可见弯管小体称 Farber 小体，为特征性病理改变。

（3）电生理检查：Farber 病电生理周围神经各项指标可表现为轻度异常或正常。SEP、BAEP、PRVEP 均可异常，但无规律性，不具有定性诊断意义。

5. 肾上腺脊髓神经病

（1）临床表现：肾上腺脊髓神经病（adrenomyeloneuropathy，AMN）是肾上腺白质脑病（ALD）的变异型，均为过氧化物体酶异常代谢性疾病。ALD 多在新生儿和儿童期发病（2～12 岁），以脑白质病变临床表现为主；而 AMN 则为晚发型，20～40 岁发病，起病缓慢，进行性不全痉挛性麻痹，伴有感觉障碍和括约肌障碍。脊髓白质病变出现早于脑白质病变，多数病例并发肾上腺功能减退。

（2）病理及其他检查：ALD 主要为大脑半球后部白质重度脱髓鞘性病变，以枕、颞、顶白质病变为重，脱髓鞘区域少突胶质细胞减少、星形胶质细胞轻/中度增生，血管周围可见少量吞噬细胞和淋巴细胞；AMN 则为脑干、脊髓下行性长束纤维脱髓鞘改变较为明显。腓肠神经活检可见厚髓鞘纤维髓鞘脱失，并可有小葱头样肥大改变，亦可见到轴索变性与脱髓鞘混合性改变。神经束膜、内膜血管无特征性改变。电镜下 AMN 神经膜细胞可见 Pi 颗粒（包涵体）明显增多，ALD 则无此现象。

MRI 上述部位的脱髓鞘改变结合极长链脂肪酸异常可支持临床诊断。

（3）电生理检查：AMN、ALD 的电生理异常改变均可表现为周围神经传导功能明显异常、多肌肉出现失神经电位；SEP、BAEP、PRVEP 多明显异常（AMN 的 PRVEP 异常稍轻、MEP 提示中枢传导时间延长）。

四、小结

与遗传相关的周围神经病多为少见病、罕见病。CMT 类遗传性周围神经病神经电生理检测的特异性改变可作为进一步行神经活检、基因检测等的参照方向，对于不具备进行神经活检、基因检测条件的患者或基础医院，结合临床症状、家族史和家族成员的电生理检测多数可作出明确诊断。其他可同时累及中枢神经系统和周围神经的遗传相关疾病，则突显出肌电图、神经传导和诱发电位检测综合应用的价值，检测结果虽不具特异性，但异常改变形式可作为疑诊此类疾病的线索和确诊的佐证。

第四节　系统性疾病导致的周围神经病

本节将不属于卡压性、炎性（免疫介导）和遗传性周围神经病归纳在一起，统称为"系统性疾病导致的周围神经病"。该称谓并不代表严格的周围神经病分类。这些疾病包括糖尿病性周围神经病、血管炎性周围神经病、感染性周围神经病和中毒性周围神经病。

一、糖尿病性周围神经病

糖尿病为临床常见病。内分泌缺陷所致的、以血糖增高为特征的代谢性疾病，长期持续高血糖和代谢紊乱等可导致全身组织器官损害，特别是眼、肾、心血管及神经系统的损害及其功能障碍。糖尿病主要分为两型：1 型由胰岛 B 细胞破坏导致胰岛素绝对缺乏致病；2 型以胰岛素抵抗为主、伴胰岛素相对缺乏，或胰岛素分泌受损为主伴胰岛素抵抗。1 型较少，约占糖尿病患者总数的10%，常发生于儿童和青少年；2 型约占 90%，多于35 岁后发病。

糖尿病性周围神经病（DPN）是糖尿病常见并发症，不同研究报道的发病率低至不足 5%，高至接近 60%。DPN 可累及感觉和运动纤维，通常感觉纤维先受累；脱髓鞘与失轴索均可发生，通常先出现脱髓鞘、继发失轴索；2 型糖尿病多累及有髓鞘神经纤维，或大小纤维均受累；1 型患者的小纤维损害多见，以自主神经功能障碍和疼痛为主要表现，称之为"痛性或自主性糖尿病性神经病"。上述规律并不是绝对的，与每个患者的个体遗传特性、饮食结构等因素相关。

DPN 一旦发生，将严重影响患者生活质量。神经电生理检测是目前最为便捷、客观反映糖尿病患者周围神经功能状况的检测手段，但目前对 DPN 发生机制、电生理检测方案设计及判定标准尚存争议，因此对 DPN 进行较详细讨论。

（一）病因与致病机制

糖尿病神经系统并发症的原因无疑与胰岛素缺乏和血糖代谢紊乱密切相关，但其发病机制尚未十分清楚。近年来通过临床、病理、生理、生化和实验模型提出诸多学说，每一种学说可解释部分临床和病理现象，但不能由其中之一解释其全部病理现象。这些机制有缺血缺氧学说、代谢紊乱学说、免疫机制学说、神经营养蛋白学说。

1. 缺血缺氧学说　缺血缺氧学说认为血糖增高使蛋白质糖基化造成细胞膜合成障碍，影响血管内皮细胞合成致神经膜脉络丛供血障碍，脱髓鞘或 / 和轴索因缺血缺氧发生病理改变。近年来超微结构研究发现血管内皮细胞增生、内皮细胞间隙增宽、血 - 神经屏障异常和血管通透性改变，不只是单纯因缺血而致病，也由代谢物质渗出堆积、基膜增厚，对低氧的氧应激致微循环和血流量的影响，造成神经纤维髓鞘和轴索等损害而致病。周围神经髓鞘（施万细胞）的营养完全依赖来自神经膜脉络丛局部供血，而轴索尚有来自胞体轴浆流提供一定养分，所以缺血缺氧导致的有髓神经纤维损害多由脱髓鞘变开始、继发失轴索；无髓鞘神经为小直径纤维、轴浆流提供养分少，更多依赖于局部供血、更易因缺血发生病理改变。也有观点认为细胞膜合成障碍可直接影响髓鞘或 / 和轴索细胞膜合成而致病。

支持缺血缺氧学说的间接证据是糖尿病患者其他并发症几乎均与毛细血管供血障碍有关，例如糖尿病肾病、糖尿病视网膜病变、糖尿病足坏疽等。

2. 代谢紊乱学说　代谢紊乱学说认为血糖增高可通过以下几个代谢性途径导致周围神经损害：①多元醇通路和山梨醇通路障碍导致水肿，除可直接造成髓鞘、轴索损伤外，还可通过影响局部供血减少造成神经损害；②由于葡萄糖与肌醇的竞争作用，使后者相对减少导致磷脂酰肌酶、Na-K-ATP 酶活性降低损害髓鞘；③非酶促糖基化终产物沉积，导致神经传导障碍和髓鞘、轴索损害；④氧化应激作用形成脂质过氧化自由基损害神经纤维；⑤持续血糖升高使活性氧和不饱和脂肪酸增加，蛋白质、氨基酸、脂肪酸等代谢紊乱以及硫胺、维生素缺乏、丙酮酸升高等一系列代谢障碍导致轴索变性逆向死亡神经病。

3. 免疫机制学说　研究显示 DPN 患者血清88% 抗磷脂抗体阳性、12% 抗 GM1 抗体阳性，后者多与免疫介导性神经病有关，提示 DPN 发病机制可能与自身免疫有关。

4. 神经营养蛋白学说　近年又有提出神经营养蛋白受体改变与血管通透性、血 - 神经屏障有关。尤其后根神经节、交感神经节等是血 - 神经屏障薄弱部位，血管内皮细胞连接增宽、有窗孔形成，从组织结构上也有其易伤性的组织学基础。

综上所述，糖尿病性周围神经病产生机制有多种报道，固然有不同研究者着眼点各异的原因，但也可能说明 DPN 是多因素联合所致。加之不同患者可能存在遗传等因素导致的周围神经结构缺陷、神经邻近组织结构变异（例如肌肉变异、肌腱变异、腱弓形成、骨骼结构变异）等对神经的卡压等，糖尿病性周围神经病的临床表现也是多种多样的。但是无论临床症状有多少差异，总是来自运动、感觉、自主神经纤维在不同部位、不同范围、不同性质（脱髓鞘 / 失轴索）、不同程度损害的病理基础。

（二）病理改变

糖尿病性周围神经病临床表现多样性源于发生病理改变的神经纤维部位、范围、性质、程度等的不同，是区分不同类型糖尿病性周围神经病的依据，称为特殊的病理改变；这些特殊病理改变又是建立在糖尿病性神经病共有的一般性病理改变基础上。

1. 一般性病理改变

（1）基膜增厚：是糖尿病性神经病特征性病理所见，广泛见于血管、神经和肌肉组织。在神经内膜、束膜、神经膜细胞和毛细血管等处基膜明显增厚，可达正常厚度的几倍甚至十几倍。肌肉组织浆膜基膜、血管基膜亦可见明显增厚。

（2）有髓纤维改变：有髓纤维密度减少和脱失；原发性和继发性节段性脱髓鞘和髓鞘再生呈薄髓鞘；远端轴索变性，髓球形成呈瓦勒轴索变性；神经内膜胶原纤维增多，单核细胞浸润、神经膜细胞增生、葱头样肥大神经改变。

（3）无髓纤维和神经膜细胞改变：神经膜细胞增生、基膜增厚，无髓纤维轴索变性、脱失、空化、

神经内膜增厚，胶原纤维增多形成胶原囊。

（4）血管病理改变：神经外膜内、束间和神经束膜内的中、小动脉和毛细血管前动脉管壁增厚，内膜玻璃样变性、纤维素样变性和脂质样变管腔变窄，可见血栓形成。电镜下可见内皮细胞增生绒毛样突入管腔内；内皮细胞间连接增宽，可见窗孔形成；有的内皮细胞饮液小泡增加血管通透性改变。

2. 不同类型 DPN 特征性病理改变　临床上 DPN 依据临床表现、病理改变等又分不同类型，各类型在上述一般性病理改变基础上，又有特征性差别（表 18-15）。

（三）临床表现与分型

DPN 主要分为对称性与非对称性两大类，又依据受累纤维性质、范围等多个型，不同学术组织、不同学者所提分类、分型方法又有不同，表18-15 为综合文献归纳结果。

临床上不同患者可由于某个症状表现比较突出，而划分为某个类型，但事实上，DPN 还是以"肢体远端型对称性多发性感觉运动神经病"最为常见，其他各型通常是在其基础上的"叠加"症状。由糖尿病各种类型周围神经病共有病理改变可知，无论其致病机制为何，其结果导致神经组织和为神经供血的血管内皮等基膜增厚使神经纤维缺血。感觉纤维末梢位于皮肤中，更容易受缺血的影响，故感觉损害症状在先、较重；髓鞘细胞对缺血缺氧性因素较轴索更敏感，故常先表现为脱髓鞘、继发失轴索。也有报道部分患者仅表现为远端失轴索或失轴索为主并脱髓鞘改变等形式。部分患者可由于遗传等因素，自主神经纤维较脆弱、易损则自主神经症状较明显。某些解剖变异致部分神经在解剖受压处压力增大，但不足以造成结构正常的神经纤维损害，再加上糖尿病因素后则出现局部卡压性病理改变等。这些病理改变都是临床症状的基础，同样也是决定了电生理异常改变的形式。

（四）电生理检测

1. 检测方案　糖尿病患者电生理基本检查方案，按周围神经病上、下肢常规检测项目，灵活加测近端肌针极肌电图和非常用神经 SCV。根据患者的症状、体征、电生理中间检测结果，按下述原则选择加测其他项目：

（1）SEP：因为糖尿病同时又是脑血管病独立高危因素，加之部分糖尿病患者可出现脊髓后索损害，故在周围神经 SCV/SNAP 异常不明显但有

表 18-15　DPN临床分型、临床表现和简要病理改变

疾病			临床表现	病理改变
分类	分型			
对称性多发性周围神经病	远端对称性多发性感觉运动神经病		远端痛觉、触觉、振动觉减退；膝反射、踝反射减弱；可轻度乏力；可伴自主神经障碍	厚薄髓鞘纤维均受累；脱髓鞘或/和失轴索
	自主神经病综合征	直立性低血压综合征	立、卧位血压差>30mmHg	迷走脱髓鞘、失轴索副交感、交感功能受累
		胃轻瘫综合征	胃蠕动慢、胃下垂、排空差	
		低张力型神经性膀胱	尿潴留、残尿多	
	少见变异型感觉性神经病	以深感觉受累为主（糖尿病性假性脊髓痨）	感觉性共济失调；振动觉减退；远端手套样、袜套样痛觉、触觉减退；膝反射、踝反射减低明显；自主神经障碍	大纤维重、小纤维轻；后根、后索纤维变性
		以浅感觉、痛觉障碍为主（急性痛性神经病）	远端烧灼样痛、皮肤潮红、皮温低、伴有多汗或少汗；振动觉、位置觉、运动受累轻	薄髓/无髓纤维受累著（轴索再生激发疼痛）
不对称性（局灶性/多灶性）多发单神经病	脑神经病		动眼神经多见；Ⅲ、Ⅳ、Ⅴ脑神经同时受累少见；面神经麻痹偶见	脱髓鞘伴失轴索
	孤立的上肢或下肢单神经麻痹		单发腕管、肘管、跖管综合征等	解剖受压处，混合性
	多发单神经或不对称性多发性神经病		腓总神经并对侧桡神经麻痹等	急性损害
	糖尿病神经根型神经病（糖尿病躯干型神经根神经病）		糖尿病腰丛神经根股神经病；糖尿病腰骶丛神经根神经病	解剖变异或遗传因素

深感觉症状、周围神经异常无法完全解释症状或明确有中枢神经系统症状时，均须加测下肢或四肢SEP。

（2）脑神经：文献报道显示糖尿病可致动眼神经、滑车神经、三叉神经损害，以动眼神经损害常见，三者同时损害少见，偶见面神经受累；个别患者可表现为脑神经损害重于肢体周围神经。故对可疑脑神经损害的患者均应视情况加测面肌和/或咬肌肌电图、面神经各支MCV、BR、三叉神经SEP等。

（3）PRVEP：糖尿病可直接和/或由糖尿病性高血压间接致眼底病变、糖尿病还可致视神经脱髓鞘改变（1型更多见），故已有或疑似有视力障碍的患者PRVEP为必测项目。

（4）SSR：对于更易发生小纤维损害的1型、2型糖尿病患者有可疑的自主神经症状者均应加测SSR。

（5）其他：糖尿病听神经损害病例文献鲜有报道，但若有听力障碍主诉，亦应加查BAEP。

2.电生理结果的解读与报告　糖尿病患者电生理检测结果表现，通常既有慢性多发周围神经病的特点，又有神经卡症的改变，还要考虑中枢神经系统受累的可能性。

（1）常见的电生理异常表现：笔者所在实验室临床检测中总结出糖尿病性周围神经病一般的、常见的、典型的神经电生理异常改变有如下分期特征：①早期，通常可见1～2条或更多神经SCV减慢、SNAP下降之一或兼有之；MCV远端潜伏期可延长、前臂段和/或小腿段多正常或轻微减慢，CMAP变化不明显；无失神经电位发放。②加重期，多神经SCV明显减慢、SNAP下降并可离散，部分SNAP不能引出；MCV远端潜伏期延长、前臂段和/或小腿段可减慢、上臂段多正常或轻度减慢，CMAP可离散、波幅下降；部分肌肉可检出失神经电位。③严重期，多神经SCV显著减慢、SNAP下降或不能引出；MCV全段明显减慢、远段减慢更为明显，CMAP离散、波幅显著下降，CMAP消失者少见；多肌肉检出失神经电位。但需注意该划分方法，并未见诸文献报道，仅供读者参考。

对于单神经或多发单神经损害，例如周围神经外伤和周围神经卡压性疾病，笔者提倡精确划分轻度、中度和重度。针对DPN多神经受损、远端受损较著、每个神经间损害程度差异较大的特点，推荐检测报告中使用轻度、程度稍重、程度重表述神经损害程度整体异常趋势，有单一神经、单

一部位、多个神经的局部性损害程度明显较整体趋势严重时，可参照神经卡压性疾病相同的标准判定该神经损害程度并单列报告结论或以附加说明形式报告。

SCV/MCV 减慢是评估 DPN 患者早期和进展期脱髓鞘变程度的客观、可靠指标，可用"轻度减慢、减慢、明显减慢、显著减慢"划分程度，对应较正常参考值减慢<20%、20%～<30%、30%～<50%、≥50%。感觉纤维间脱髓鞘轻度不一致因"峰谷抵消"导致 SNAP 波幅下降，亦为 DPN 患者早期改变之一，在进展期即可出现明显 SNAP 离散、甚至不能引起。CMAP 改变类似于 SNAP 但敏感性较低。

（2）脱髓鞘与失轴索及早期损害判定：利用神经电生理检测技术发现 DPN 临床下或早期神经损害征象、为临床早期干预提供依据，对延缓病情进展、提高患者生活质量意义重大。

关于 DPN 研究的最新结论认为"DPN 是长度依赖性轴索型周围神经病"。

"长度依赖性"指神经走行路径越长越容易受累的现象，主要源于肢体远端供血变差和神经纤维变细两方面因素。显然，感觉纤维行走路径较运动纤维更长，更易受累、更早受累；下肢较上肢更长、供血更差，故下肢感觉纤维更易、更早受累、损害程度更重。

支持"轴索型损害"结论的主要依据之一为电生理检测 SNAP 波幅下降，是在"SNAP 波幅下降即感觉纤维失轴索；CMAP 波幅下降即运动纤维失轴索"判别标准指导下得出的结论。正如之前反复强调的，该判别标准本身具有片面性，忽视了脱髓鞘可使 SNAP 波幅下降，且 SNAP 波幅对脱髓鞘更为敏感的基本原理。由于神经活检多取材于确诊 DPN 患者或死亡后，所显示轴索变性并不能反映患者神经损害早期的病理改变。形象地说，在患者确诊糖尿病后无神经系统症状期即定期行神经活检直至患者死亡可反映出 DPN 神经损害发生、发展、加重的全过程，但此方法显然不具备临床可行性，也就无法通过神经活检对一个患者神经病理改变做全程动态观察。

从前文 DPN 的发病机制来看，无论何种"学说"，糖尿病导致血管内皮细胞改变、毛细血管供血障碍是共有结果，这一点既有神经活检为证，也有糖尿病其他并发症的佐证：糖尿病肾病、糖尿病眼底病变、糖尿病足等均为糖尿病患者高发或常见并发症，它们也都有高度依赖良好毛细血管供血的特点。周围神经供血的特点是"节段性伴随供血"，即在周围神经走行路径上，邻近血管发出神经供血分支、为一定范围的神经纤维供血，下一节段又由更远、更细的血管分支"接力"为神经供血，如此循环、直至神经末梢。一方面神经膜内毛细血管受内皮细胞改变的影响较大，另一方面肢体末端的神经供血血管内径较小、更易受血管内皮细胞改变的影响，导致末梢神经供血进一步变差。这就是 DPN 表现为"长度依赖性"的根本原因。在末梢周围神经供血减少后神经纤维轴索和髓鞘对缺血缺氧耐受性差异分析是判断二者受累先后关系的关键：周围神经轴索作为（脊髓前角/后角、脊神经根神经节）神经元的轴突，是神经细胞的一个构成部分，其营养由神经细胞胞体供应（至少一部分或大部分），而髓鞘仅能依靠外周血管的节段性伴随供血，毛细血管供血障碍必然首先影响髓鞘。因此，定义 DPN 为"轴索型周围神经病"是否符合 DPN 病理改变本质值得商榷。

再从生物进化的观点来看，一个神经纤维的功能核心必然是轴索，髓鞘只是加快神经冲动传导速度的一个"附属结构"，即使髓鞘完全脱失，只有轴索保留，神经功能也可保留。结合多种组织、器官功能以及神经系统其他功能进化分析，进化选择使"越重要器官功能得到的保护越好、对环境变化耐受性越高"，轴索对缺血的耐受性理应高于髓鞘。这个推断也可由公认的最轻度神经纤维损害为"神经失用"得到佐证——神经失用症发生后可以继发脱髓鞘变而轴索功能可恢复正常。

综上所述，DPN"长度依赖性"的定义是客观的，而"轴索型"显然有悖于神经解剖、神经生理特征和生物进化的基本原理，也与笔者临床工作发现的早期 DPN 通常以 SCV 减慢、伴或不伴 SNAP 离散为主要异常形式的事实不符。究其原因，主要是因为在 NCV 检测中忽视了"传导速度"改变的重要性、更多关注于 SNAP/CMAP 波幅下降，且错误地解读为"SNAP/CMAP 波幅下降即为失轴索变"。

（3）损害程度判定：报告结论中给出神经损害程度的判定可为临床医生了解病情进展程度、调整治疗方案提供可靠的客观证据。糖尿病患者的神经损害通常表现较为复杂，判断损害程度时以多数神经的表现为参照，并结合个别神经的特殊表现。其他项目均正常、多神经 SCV 减慢，报告结论表述为：

结论：可见多发性周围神经轻度损害（主要累及末梢感觉纤维）。

较此更轻的损害仅为 SNAP 波幅下降或离散，报告为：

结论：提示多发性周围神经末梢感觉纤维损害可能/可疑。

在上述感觉纤维改变的基础上，出现部分 MCV 潜伏期延长或 MCV 轻度减慢，报告为：

结论：可见多发性周围神经损害（感觉/运动纤维均受累；脱髓鞘为主）。

在此基础上，又有部分肌肉检出失神经电位，报告为：

结论：可见多发性周围神经损害（感觉/运动纤维均受累；脱髓鞘并失轴索）。

更进一步，如果 MCV/SCV 普遍减慢 30%~50%、多肌肉检出失神经电位，则可在附加说明中加入类似"程度较重/程度重"等字样。

如果 MCV/SCV 普遍减慢超过 50%，几乎所有肌肉均可检出失神经电位，附加说明可用"损害程度严重"等。但糖尿病出现严重周围神经损害，而不合并皮肤感染、溃疡、坏疽的较为少见，故出现严重的多发周围神经损害时，临床医生应考虑与其他周围神经病变鉴别。

（4）合并神经卡压症的判定：神经卡压症的常见性和多发性使其可与 DPN 合并发生，且加重原发性卡压症损害程度。神经解剖受压处邻近组织的轻微变异在神经结构正常时不会导致卡压症发生，DPN 患者则可由于神经纤维易损性而出现局部卡压（继发性卡压症）。此现象称为两种损害因素的"叠加效应"。判定 DPN 患者合并卡压症的原则为"损害程度匹配性"，即卡压症易发部位的神经损害程度明显重于其他部位和神经节段，应在报告结论中表述。

在有卡压症解剖基础的糖尿病患者，可仅出现卡压部位神经损害的电生理改变，参照前述神经卡压症判定、报告即可；在已出现多发神经损害改变、卡压部位异常又重于广泛性损害的程度时，电生理报告则应分别表述，例如：

"结论：1.可见多发性周围神经损害；2.并右肘部尺神经重度不全损害"。

此结论意为："结论1"表示上/下肢、感觉/运动周围神经均有传导速度减慢迹象，但没有明显的失神经电位；"结论2"表示右侧尺神经肘段 MCV 显著减慢（例如≈20m/s）、尺神经 CMAP 显著

下降、尺神经支配肌大量失神经电位/MUP 显著减少、尺神经 SNAP 不能引出。此仅为一个特定示例，临床检测中根据具体异常表现确定结论表述方式，不再一一举例说明。

结论中指出卡压症神经损害程度目的在于临床医生可根据总体损害程度、局部损害程度，以及糖尿病本身进展程度选择合理的内科、外科治疗方案。

（5）合并神经根损害的判定：糖尿病首发根性损害症状或在多发周围神经损害基础上合并根性损害，机制与判定均与卡压症类似。因根性损害判定的困难性（参阅根性神经病章节），在作出判断和报告时应更加谨慎。

（6）合并中枢性损害的判定：单纯 DPN 通常不会明显影响皮质电位分化（中枢放大作用）；MCV/SCV 明显减慢时可出现 SEP 潜伏期延长，但波形整合通常较好；CMAP/SNAP 明显离散，可致 SEP 波形整合欠佳。周围神经轻度异常、SEP 严重异常时可判定合并中枢性损害。部分严重末梢型损害患者，可出现 SNAP 不能引出而 SEP 仅轻度异常的现象；但严重的、全段型的周围神经脱髓鞘并失轴索改变用 SEP 判断是否合并中枢损害则较为困难。合并中枢性损害的报告通常可表述如下，例如："结论：1.可见多发性周围神经损害（感觉/运动均受累；程度较重）；2.SEP 提示合并中枢性损害（颅内改变可能）"。

DPN 患者可同时合并卡压症和中枢性损害，结论中可顺序罗列。不再示例。

报告有 SEP 异常时，临床医生则应结合症状、体征，以及实验室、影像学等检查确定中枢病变的性质，如血管病、脱髓鞘变甚至占位等，以及时采取相应治疗措施。

在用 BAEP、PRVEP、BR 等检测分析是否合并中枢性损害时，应结合面神经传导速度等，充分考虑脑神经可能受累的影响。

（7）关于 SSR 的价值分析：SSR 潜伏期明显延长、出波不稳定或不能引出，可报告如"提示自主神经受累可能"。但在操作时应注意糖尿病患者的皮肤阻抗问题以及患者情绪和心理因素的影响。

3.注意事项　糖尿病患者易发生皮肤感染，对于已有因供血障碍所致的皮肤颜色改变（非自主神经受累引起的潮红）迹象，特别是已形成手/足坏疽等严重并发症的患者，不建议行针极肌电图检测，神经传导检测时也应使用表面电极而非皮

下电极记录。

（五）诊断与鉴别诊断

糖尿病的诊断不依赖于神经电生理异常；但神经电生理异常是 DPN 诊断的最客观、最便捷、最重要指标，常可发现临床下神经损害证据。

临床电生理检测中常出现以感觉异常等症状就诊、否认糖尿病史的患者，检测发现多发性周围神经损害，然后再检查血糖等确诊为糖尿病。笔者将此现象称为电生理对糖尿病的"逆向诊断价值"，其他的如酒精性周围神经病等也有类似现象。例如，一例以性功能障碍就诊于生殖医学科的 34 岁男性患者疑诊"神经性阳痿"，行阴部神经功能检测发现阴茎 SEP 及下肢 SEP 潜伏期延长，加测周围神经传导见肢体各神经 MCV/SCV 均在 30m/s 左右，嘱其化验血糖后经内分泌科确诊为 2 型糖尿病。再如，电生理检测中会遇到反复发作的、对称/不对称的中老年面瘫患者，加测肢体周围神经发现传导减慢等异常后确诊为糖尿病，仅笔者收集到的此类病例已超过 10 例，他们既反映了电生理的"逆向诊断价值"，又说明以脑神经为首发/主要症状的糖尿病性周围神经病并不少见。这些病例的诊断过程进一步说明发挥电生理医生主观能动性的重要性和必要性，若以固定模式去进行电生理检测不能最大限度发挥电生理的诊断价值。

需与糖尿病多发性周围神经病鉴别的主要为其他慢性周围神经损害性疾病，它们的共同特点之一是均不伴有血糖升高，此外各自具有如下临床和电生理特征：慢性炎性脱髓鞘性多发性神经根神经病（CIDP）有脑脊液蛋白增高，MCV 表现为全段减慢，甚至近心段减慢更为明显，更多出现失神经电位改变；遗传性运动感觉性神经病（CMT）类患者高弓畸形是远端运动神经受损较重的特征，电生理亦表现为运动纤维与感觉纤维异常程度基本一致；酒精性及毒（药）物性慢性神经病则应有明确的接触史为证；所谓的"原发性末梢神经炎"通常缘于检测手段等限制，未能查明原因，其电生理改变与糖尿病性周围神经病十分接近，只能靠其无血糖改变而加以区别。

二、血管炎性周围神经病

（一）概述

血管炎性周围神经病是指由血管炎性疾病导致的周围神经病，也称之为与结缔组织病相关的周围神经病。一般而言，周围神经血液供应丰富，侧支循环充分，具有较高的抗缺血能力，但弥散性小血管炎仍可引起缺血性周围神经损害，也习惯称为各种类型周围神经病综合征。主要见于免疫介导全身性血管炎、过敏性血管炎和自身免疫性结缔组织病血管炎性疾病。它们共有的病理改变特点为：中、小动脉自身免疫性过敏性炎性病变，血管内膜纤维束样坏死、内膜增厚管腔变窄，内弹力板破坏、中膜肌层和外膜可见淋巴细胞、浆细胞和吞噬细胞浸润。免疫组化病理可见神经内膜和血管壁免疫球蛋白 IgG、IgM、IgA 和补体 C3、C4，以及其他免疫复合物沉积，损伤的小血管和毛细血管造成广泛性弥散性小血管炎，继发性损伤神经可见轴索变性和再生，节段性脱髓鞘和髓鞘再生等。这里简要介绍结节性多动脉炎、类风湿关节炎、系统性红斑狼疮和干燥综合征并发的周围神经病。

（二）结节性多动脉炎并发周围神经病

1. 发病机制及临床表现 结节性多动脉炎（polyarteritis nodosa, PAN）是累及全身性中、小动脉炎性综合征，包括经典结节性多动脉炎和过敏性小血管炎。病因未明，发病机制为感染和过敏诱发自身免疫反应、免疫复合沉积物损伤血管造成弥散性血管炎。

PAN 累及全身血管和内脏血管，一般全身症状均有发热、恶心、畏寒、体重下降、乏力、水肿、关节肿痛、皮疹和出血点、四肢皮下结节，亦可有累及肾脏和胃肠道等症状。

神经系统少数累及中枢，周围神经受累约占 75%，一般在全身症状之后、少数同时发病。多表现为单神经病或多发性单神经病，桡神经、正中神经、尺神经、腓神经和胫后神经均可受累；少数可见远端型感觉运动型多发性神经病。

2. 神经病理改变 小纤维受损重于大纤维、轴索变性重于脱髓鞘、远段重于近段，迁延病程和恢复期患者可见再生神经纤维。

（三）类风湿关节炎并发血管炎性神经病

类风湿关节炎病因未明，可能为与感染、遗传因素相关的自身免疫病。主要累及胶原结缔组织，以血管炎性改变为基础，临床表现慢性全身性对称多发性关节炎，病程长、迁延不愈。常累及其他脏器，包括肌肉和神经。

神经系统以周围神经受累为主，发病率为 25%～50%，中年发病，女性较多见。神经受累程度和类型随病程迁延、进展速度的不同而不同：

1. 压迫性周围神经病　慢性进展性病程者由于类风湿关节炎导致关节变形，压迫走行在其附近的周围神经引起腕管综合征、肘管综合征、跗管综合征以及桡神经、腓总神经卡压症等。出现相关的病理改变与临床表现。

2. 慢性对称性感觉神经病　中／重度长病程者可见对称性远端型感觉性神经病，起病缓慢，多以肢体麻木为主诉，偶有肢体剧痛，检查呈远端型感觉障碍，腱反射减弱，肌无力表现不明显。腓肠神经活检病理所见：轻型病例以脱髓鞘变为主，少数病情严重者可见轴索变性，伴脱髓鞘改变。

3. 急性或亚急性多发性单神经病　多为慢性类风湿关节炎进展过程中由血管炎改变加重引起的、突发的、呈急性或亚急性起病的、中重度单神经或多发性单神经病，其临床表现和病理改变类似于结节性多动脉炎引起的周围神经病。

（四）系统性红斑狼疮并发神经病

系统性红斑狼疮（systemic lupus erythematosus, SLE）为典型的自身免疫性结缔组织病，多见于青年女性。一般症状为乏力、消瘦、体重下降、发热等，皮肤狼疮为其特征性改变，常伴有多脏器并发症，如肾炎、心包炎、肌炎等。神经系统以中枢受累为主，约20%患者出现周围神经并发症，可表现为如下形态：①急性或亚急性发病的脑神经、脊神经单神经病或多发性单神经病，脑神经以三叉神经受累多见，其他也可累及第Ⅲ、Ⅳ、Ⅵ、Ⅶ脑神经；肢体多呈多发性单神经病、不对称麻痹伴感觉减退，病理机制多为缺血性改变致神经损害。②缓慢起病的远端对称性感觉运动神经病，临床以感觉障碍为主，肌无力较轻，腱反射减弱。致病机制和病理改变类似于糖尿病等所致的感觉神经病。③亚急性起病以对称性近端肢体麻痹为主、腱反射减弱或消失者，与GBS（AIDP）临床表现与病理改变类似；有迁延病程、呈缓解和复发者，与CIDP类似。

（五）干燥综合征并发神经病

干燥综合征又称舍格伦综合征，为慢性炎性自身免疫性疾病。病因可能与EB病毒（人类疱疹病毒Ⅳ型）感染有关。主要病理机制为慢性炎性病变累及泪腺、涎腺，临床表现眼、鼻、口干燥症状；累及肾脏可造成肾小管性酸中毒，引起低钾型周期性瘫痪；神经系统以累及周围神经为主，报道的发病率差异很大，从10%至60%以上。

报道的周围神经损害类型有：轻型对称远端感觉运动性神经病；单神经病或多发性单神经病（肢体或脑神经均可累及）；少数亦可为感觉性神经病，病变累及后根神经节，称为共济失调感觉神经元神经病。相应地出现各自的临床症状和病理改变。

（六）电生理检测与诊断

该类疾病的诊断主要依据相应的临床检验指标支持，神经电生理检测可提供在原发疾病基础上是否并发周围神经损害的客观证据。多发的、严重的周围神经损害往往又提示原发疾病程度已较为严重。由于此类疾病的原发症状较为突出，通常在电生理检测前已确诊，像电生理在糖尿病等中的"逆向诊断价值"，在此类疾病中较为少见。

该类疾病所致周围神经病的电生理检测方案、结果分析及报告表述与其他原因的多发性周围神经病并无明显不同，判定是否符合上述各病的标准，参照各病的神经损害特征和本节之前讨论的各种神经损害的详细判定标准、鉴别方法即可。

此类疾病电生理改变较为特殊的是SLE，SLE进展期即表现出肌源性损害改变，单神经或多神经损害很少见。至发现类似GBS和CIDP的改变，特别是中、近端肌肉肌支末梢传导速度显著减慢者，往往提示病情严重、预后差。笔者收集到的6例有此电生理异常改变者，分别在一周内（2例）、一个月内（3例）、三个月后（1例）死亡。

这里需要强调一点，在结缔组织病中，特别是SLE出现肌性损害和神经损害的指征并存现象时，有称此现象为"神经肌源性损害"或"神经源性肌源性损害"，并以此为检测报告的结论；笔者建议电生理结论表述应分别表述，例如，在符合结论中的判定标准时，报告为："结论：1. 四肢肌可见肌源性损害（以上肢近端肌为著）；2. 合并多发性周围神经末梢型损害（感觉、运动均受累；运动纤维为著）"。

若同时合并中枢神经系统损害，也可按顺序罗列，不再举例。

三、感染性周围神经病

感染性周围神经病包括：由细菌感染导致的麻风性神经病、白喉性神经病、螺旋体神经病、莱姆神经根神经炎；由病毒感染引起的神经病，如人类免疫缺陷病毒（HIV）所致的 HIV 并发周围神经病、带状疱疹病毒所致的疱疹性感觉性神经节神经炎等。

预防医学的发展及抗生素的使用，麻风病、白喉等传染病已不多见，本书不再介绍；HIV 病毒感染在不良嗜好者、不安全的或同性性行为者中时有发生；带状疱疹病毒感染在中老年人中一直处于相对多发状态，临床较为多见。

（一）莱姆神经根神经炎

1．病理与临床　莱姆神经病（Lyme）的病原体为伯氏疏螺旋体，由蜱（蜱虫）在动物与人之间传播。人感染后可导致皮肤、关节、淋巴和神经等多系统感染性疾病。病理变化为节段性脱髓鞘、远端伴轴索变性，同时累及感觉和运动纤维。

莱姆病的早期症状有发热、寒战、头痛、肌痛、乏力、颈强直和淋巴结肿大等，几天后出现皮肤和关节慢性游走性红斑；红斑持续几周至几个月后出现神经系统症状。

莱姆神经病主要表现为脑脊膜神经根神经炎，脊神经根、脑神经根均可累及，典型的表现类似 GBS；脑神经受累以单 / 双侧面神经多见，也可累及三叉神经；轻型患者还可仅有单神经病或多发单神经病临床表现。

2．电生理检测与诊断　由上述神经病理改变可知，莱姆神经病的电生理检测无特异性判定指标，检测结果只需详细报告神经损害部位、程度等信息即可。

（二）HIV 并发周围神经病

1．病理与临床　人类免疫缺陷病毒（HIV）感染人体后，导致的多系统、多器官感染性疾病称为获得性免疫缺陷综合征（AIDS，简称艾滋病）。HIV 病毒主要攻击人类免疫系统，人体各系统、器官、组织失去免疫保护，进而其他病原体感染致病；其传播媒介为带有 HIV 的血液、精液、阴道分泌物、乳汁等，通过输血、口腔黏膜接触、生殖器接触、肛门黏膜接触等感染。AIDS 传播迅速、发病率高、致死率高，目前尚无特效治疗方法。HIV 感染后，分 4 期：感染初期、无症状 HIV 阳性期、发病前期、艾滋病发病期。

研究显示，除免疫系统外，HIV 还有对神经系统的易侵入性，亦有称 HIV 是亲神经病毒，其病理机制不清。HIV 病毒既可累及中枢神经系统，也可累及周围神经系统；且在疾病进展的各期中，均可累及神经系统；造成的神经纤维损害通常为脱髓鞘与失轴索并存。

HIV 所致周围神经病可表现为多种形式，据统计有：炎性脱髓鞘性多发性神经根神经病（AIDP），或称 HIV-GBS，多发生在感染初期或无症状期；慢性炎性复发性脱髓鞘性神经病（CIDP），或称 HIV-CIDP 综合征，多发生在 HIV 阳性无症状期或发病早期；远端型对称性多发性神经病（distal symmetric polyneuropathy，DSPN），多发生在 HIV 感染中晚期，即发病前期和发病期；多发性单神经病综合征，早期、中晚期均可发病；特殊类型的还可见后根神经节神经病，以深感觉障碍为主、出现感觉性共济失调，以及累及腰骶部的神经根病和马尾综合征。这些类型神经病的临床表现、病理过程等，请参阅相关各章节内容；它们可分别多见于艾滋病病程的不同时期，是临床医生根据电生理结果判断疾病进展的依据，电生理医生也应初步了解。

2．电生理检测与诊断　艾滋病患者周围神经病的多样性可发生在任何阶段的特点，决定了电生理异常改变无特异性——符合各型周围神经病的典型表现。由于 HIV 具有亲神经性倾向，临床医生对于有不良嗜好者、不安全性行为者，电生理报告有各种形式的周围神经病损改变时，则应尽早进行 HIV 相关检测，以确认或排除其感染，便于采取相应措施。

当患者在电生理检测后才检查出 HIV 阳性，临床医生应通知电生理医生以便排除可能的感染扩散隐患；电生理医生在病史询问的过程中，也应注意患者是否有可能为潜在的 HIV 感染者，若有可疑，检测使用的相关物品，均应按感染控制的标准流程处理。

（三）疱疹性神经节神经病

1．病理与临床　疱疹性神经节神经病是由带状疱疹病毒（HZV）侵入后根神经节引起的疱疹性感觉性神经节神经炎。通常累及 1～2 神经根，好发于胸段脊神经根，三叉神经节次之，颈段和腰骶段较为少见。各年龄段均可发病，但老年人易患，年发病率可达 0.48%～1%；为恶性淋巴瘤的常见并发症，HIV 阳性者约 10% 并发。

患者感染 3～5 天后，受累皮节的皮肤痛觉过敏、撕裂性疼痛，按神经皮节出现呈带状分布的皮肤红斑，随之在红斑上出现小疱疹，5～10 天炎症逐渐消失、结痂，局部皮肤色素沉着等表现是该病特征性改变。该特征性改变出现在胸段、少数颈段和腰骶段，临床称为带状疱疹神经节神经炎；带状疱疹脑神经病则以三叉神经眼支受累最多，可累及动眼神经（眼肌麻痹）、面神经膝状神经节，并可蔓延至第Ⅶ、Ⅷ、Ⅸ脑神经，出现面瘫、鼓膜和外耳道疱疹，可伴头晕、耳鸣和听觉过敏等症状，又称之为 Ramsay Hunt 综合征；带状疱疹多发性神经病指引起肢体周围神经的急性脱髓鞘性感觉运动性神经病，与 GBS 临床表现相似，可呈上升性麻痹，累及第Ⅶ、Ⅸ、Ⅹ脑神经，并可致呼吸肌麻痹，重则危及生命。

2. 电生理检测与诊断　带状疱疹依靠皮肤疱疹和红斑的特征性改变、HZV 病毒的相关检测而确诊。

目前，大多数电生理研究的文献报道均为疱疹出现后或后遗症期。理论上讲患者感染带状疱疹病毒后、出现疼痛等感觉症状、未出现皮疹时，若电生理异常能提供神经节神经元损害的证据，对该病的早期确诊、早期治疗更有意义，有深入研究的必要性。但对于电生理实验室而言，此阶段患者的收集较为困难，应多学科合作。

HZV 感染大部分患者局限在 1～2 个脊神经节。受累神经节的节段性 SEP 早期即可异常；笔者发现部分患者可累及同节段运动纤维，出现失神经电位，此现象近年来也有其他学者报道，其机制尚需探讨；肢体节段受累者，F 波和针极 EMG 也可异常。如果发现未受累的肢体出现多条神经传导速度减慢、失神经电位出现等异常，又排除了其他原因导致的周围神经损害（如外伤、卡压症等），应警惕有 HZV 诱发 GBS 的可能，及时采取措施可避免因病情迅速加重而危及生命。所以，电生理检测报告应回答临床医生的关切，用"可见多发性周围神经损害"或"未见多发性周围神经损害迹象"表述。

（四）感染性疾病电生理检测的注意事项

当所有的感染性疾病（例如艾滋病、各型肝炎等）患者需进行电生理检测时，各种用品，特别是同心针电极、皮下电极等可能接触到患者血液、分泌物等而感染病原体，又需要重复使用时，必须按规定严格清洗消毒。近年来，随着生产工艺的成熟和成本的下降，一次性使用的同心针电极在电气特性（保证检测结果的准确性）的稳定性、价格等方面，已具备推广使用的条件。建议条件成熟的实验室均采用一人一针、用完损毁抛弃的方式，以杜绝传染性疾病的医源性感染途径。

四、中毒性和其他病因所致周围神经病

中毒是指毒性物质经由摄入、接触等方式进入人体，造成各器官、组织、包括神经系统而引起一系列症状、体征的现象；毒性物质有化学性的（如酒精、有机磷等）、生物性的（如蛇毒、细菌毒素等）、重金属（如铅、汞等），毒性物质的种类繁多，在此仅介绍其中几种较为典型的；起病方式有急性、慢性累积性；对神经系统损害通常可同时累及中枢和周围神经。周围神经受损既可为急性损害，也可为慢性毒性作用；神经损害的类型既可脱髓鞘，也可失轴索，或二者兼有且以其中之一为重。

与营养缺乏有关的周围神经病在部分文献、著作中归为代谢性神经病或营养代谢性神经病。事实上在各种周围神经病的分类、分型方法中，总是有些疾病重复划分在不同类别中。例如慢性酒精中毒所致周围神经系统疾病即可视为中毒性疾病，也可因其通过影响维生素 B_1 代谢障碍的机制将其视为代谢性周围神经病。

与恶性肿瘤相关的周围神经病也称为副肿瘤性周围神经病，多与肿瘤引起的免疫系统紊乱和/或肿瘤代谢的毒性物质攻击周围神经有关。除周围神经外，肿瘤同时导致中枢神经系统、肌肉、运动终板及其他器官损害（非占位、浸润的远隔损害），称之为副肿瘤综合征。副肿瘤性周围神经病的病理改变也表现为多种形式。

（一）酒精中毒与酒精性周围神经病

单次过量饮酒导致的急性酒精中毒，可致大脑充血、水肿，弥散性点状出血，直至昏迷，此方面的病理研究、神经传导、肌电图研究较少；当脑血管变性特别是高血压脑动脉硬化时，中毒量的酒精可导致大面积出血或梗死。

长期（数年至数十年）大量饮酒可导致神经系统酒精性脑病和/或酒精性周围神经病。除酒精（乙醇）本身可能的神经毒性作用之外，饮食不足、吸收障碍（酒精致消化道黏膜充血、水肿）也可造成维生素 B_1 缺乏导致神经系统损害。在周围神经即为慢性酒精中毒性多发性周围神经病（酒精性周围神经病），其病理改变包括有髓纤维的密度减低以及急性轴突变性和再生，在最远端可有继发性脱髓鞘改变。

酒精性周围神经病与 DPN 在隐袭性起病过程、临床表现、病理改变、电生理异常改变（及其发展过程）等方面有很大程度相似性。

对于长期嗜酒者，神经电生理检测对酒精性周围神经病同样具有"逆向诊断价值"。戒酒、并辅以神经营养治疗可缓解症状，电生理亦可见神经功能恢复。笔者的追踪观察显示，约半数患者在完全戒断1年后，电生理各项指标均有不同程度恢复。

慢性酒精中毒也可致中枢神经系统受损，即酒精性脑病。所以对于长期嗜酒者，SEP、PRVEP、BR 等涉及中枢神经系统功能的项目，在有周围神经病无法解释的症状时，也应加测。讨论某个项目的异常率临床意义并不大，而是应根据各项目异常的程度，客观判定中枢性经系统受累的部位、性质和程度，并应结合影像学检查。

（二）药（毒）物及重金属中毒性神经病

可引起神经系统损害的毒性物质多种多样，可选择性作用于中枢或周围神经系统，也可二者皆受累；中毒反应的症状可急性、也可慢性，通常与毒性物质接触的浓度、方式、时间有关，大剂量接触累及中枢神经系统的毒性物质，不仅发病急，而且程度重，不能及时采取针对性抢救措施时常危及生命；慢性、小剂量接触，多因累积效应致周围神经损害更为明显；部分物质所致的急性周围神经损害可在抢救性治疗后有所好转，但数周后出现迟发性神经系统损害；神经系统的病理改变可表现为失轴索和 / 或脱髓鞘；许多毒性物质可同时致其他组织、器官损害。

中毒性周围神经病基于神经细胞水平受损部位的不同可分为三组：累及细胞体的神经病主要是后根神经节神经元；髓鞘质病，伴原发性节段性脱髓鞘；引起逆返性轴索变性的远端轴索病。前两类较为少见，白喉毒素、破伤风类毒素和长期的金属铅接触史是明确的可致周围神经节段性脱髓鞘变的毒性物质，其电生理改变的主要表现为神经传导速度减慢。大部分毒性物质所致周围神经病为远端轴索病，它们的电生理异常则主要表现为失神经电位的出现和 CMAP/SNAP 波幅下降，传导速度减慢为次要异常表现，这些毒性物质又分为药物性和化学制剂性两大类。

已知产生神经毒性作用的药物和金属物质有：乙胺碘呋酮、氯霉素、顺铂、氯苯砜、二苯基海因、异烟肼、呋喃妥因、氧化亚氮、苯妥英、长春新碱、金、锂等。部分药物的损害有选择性，如长春新碱选择性损害运动神经病、滥用维生素 B_6 所引起的则是纯感觉性中枢 - 周围远端轴突病。

导致中毒性轴突神经病的工业用化学制剂有：丙烯酰胺、二硫化碳、无机汞、甲基 n- 丁基酮、有机磷及硫磷（农药"一六〇五"）、多氯化联二苯、铊等。

中毒性周围神经病诊断的前提是在血液、分泌物、其他体液或组织、器官中必须检测出毒性物质。针对性的神经电生理检测可提供神经损害部位、类型等客观证据，进一步支持诊断和判定病情。

需要注意的是，临床上可见有机磷中毒患者，在抢救成功、患者"痊愈"1～2个月后，出现"迟发性"多发性周围神经损害，且程度较重。笔者收集到的 3 例此类患者，均在抢救至生命体征平稳后 3 天内行第一次电生理检测，结果表现出 CMAP 和 / 或 SNAP 波幅轻度下降，在 1 个月后出现了无力、麻木等症状，电生理复查显示，3 例均出现了失神经电位、MCV/SCV 减慢以及 CMAP/SNAP 波幅下降等多发性感觉运动神经病的电生理异常改变。这提示有机磷中毒患者早期 CMAP/SNAP 波幅下降可能是多发周围神经损害的表现，应在 2 周～2 个月内复查电生理以判明神经损害程度，防止神经损害突然加重而危及生命。

（三）营养性周围神经病

可引起营养性周围神经病因素有很多。原发性的、因蛋白质和热量摄取不足而导致的髓鞘发育障碍、节段性脱髓鞘，在我国已很少见。大多数与营养有关的周围神经病由消化系统疾病所致的吸收障碍、酒精中毒及肿瘤导致的蛋白质和维生素摄入不足、免疫异常等引起，致病途径常为维生素 E 或 B 族维生素代谢障碍。引起的周围神经病变既可以为脱髓鞘变，也可以为轴索变性，或二者兼有。

严重的食物结构不合理、过度节食等，以及维生素 B_1 缺乏症（脚气病）、糙皮病、恶性贫血、恶病质、痢疾等所导致的周围神经病，与慢性酒精性多发性周围神经病的病理改变、临床表现类似。维生素 B_{12} 缺乏通过影响造血系统及神经系统的代谢，导致贫血和神经系统变性，主要累及脊髓后束（薄束更重）和侧束，称为亚急性联合变性，同时累及周围神经致髓鞘脱失和轴索变性。

由上述致病机制和病理改变可见，营养性周围神经病的病理改变决定了其电生理改变并无特异性，以脱髓鞘为主者表现为传导速度减慢为著、以失轴索为主者表现为失神经电位和 CMAP/

SNAP 波幅下降为著。而亚急性联合变性主要累及脊髓后束的特点虽有周围神经损害，但由于中枢放大作用，对 SEP 的影响较小，在周围神经相关检测项目（MCV、SCV 等）基础上，联合 SEP、BAEP、PRVEP 等检测，得到脊髓后束受累的电生理客观证据，结合症状与起病方式等，可与其他中枢性疾病相鉴别。

（四）与恶性肿瘤相关的周围神经病

由于肿瘤的产物（包括异位激素）产生的异常免疫反应（包括交叉免疫、自身免疫和免疫复合物沉着等）或其他不明原因，可引起内分泌、神经、消化、造血、骨关节、肾脏及皮肤等系统发生病变，出现相应的临床表现。因这些表现不是由原发肿瘤或转移灶所在部位直接引起的而是通过上述途径间接引起，故称为副肿瘤综合征；因周围神经损害而表现出临床症状称为副肿瘤性周围神经病。在临床上与恶性肿瘤相关的周围神经病又分为 4 型。

1. 亚急性感觉性神经元神经病　又称副肿瘤抗 Hu 抗体阳性周围神经病，由抗神经细胞核抗体Ⅰ型（ANNAⅠ；或称抗 Hu 抗体），致神经细胞核受损、神经细胞坏死或凋亡，感觉性神经元和脊髓后根神经节神经元易受累。ANNAⅠ主要见于小细胞肺癌（阳性率达 80% 以上），故又称小细胞肺癌抗 Hu 抗体阳性副肿瘤综合征。

临床表现以感觉障碍为主：发病早期多为肢体远端或近端不对称性疼痛、麻木不适逐渐加重，发展至四肢对称性深感觉障碍。主诉踩棉花感、步态不稳，音叉振动觉、关节运动位置觉明显减退或消失，有感觉性共济失调，多伴有远端型浅感觉痛、触觉轻度减退，自主神经功能障碍致皮温低、多汗或少汗，皮肤脱屑神经营养障碍等。运动功能、肌力多正常、腱反射减弱，无病理征。

2. 脱髓鞘性神经病（AIDP/CIDP）　霍奇金淋巴瘤常导致 AIDP，而 CIDP 多发生于非霍奇金淋巴瘤，与骨髓瘤相关的周围神经病通常为脱髓鞘与失轴索并存。其发病机制不明，可能与肿瘤引起免疫系统"误启动"有关。肿瘤相关的脱髓鞘性周围神经病，其病理改变、临床表现与之前讨论过的原发性 AIDP/CIDP 相同。

3. 运动感觉性神经病　此类型周围神经病是指除上述两种有明确免疫机制和淋巴瘤之外的，发病机制未明。与各型肺癌、乳腺癌、胃癌、结肠癌、卵巢癌、前列腺癌等相关的周围神经病。通常首先累及感觉纤维、继而运动纤维受累；脱髓鞘与失轴索并存。

临床表现多以下肢麻木无力为早期症状，逐渐加重，继而出现下肢消瘦、肌肉萎缩。查体可见对称性远端型手套样或袜套样感觉减退、双足下垂、小腿无力、踝反射消失，膝反射和上肢腱反射减弱，多伴有肢体少汗或无汗、皮肤粗糙、脱屑等营养性自主神经障碍，但无病理征，亦无神经性膀胱障碍。有的发现癌肿较晚，即呈恶病质状态，难与营养障碍恶病质、药物中毒性神经病鉴别。

4. 浆细胞瘤并发多发性神经病　由于 Crow 和 Fukase 描述了浆细胞瘤的 5 个特征性并发症，即：多神经病、脏器肿大（肝大、脾大）、内分泌障碍、血中单克隆丙种球蛋白（M 蛋白）阳性、皮肤色素沉着，故浆细胞瘤并发多发性神经病又称 Crow-Fukase 综合征；将上述 5 个并发症的英文首字母组合，又称 POEMS 综合征（POEMS syndrome）。发病机制尚不明确。

POEMS 综合征多见于日本及非洲东部国家，我国较少见。临床表现多为慢性进行性对称性感觉运动型神经病，个别可有类似 GBS 表现。

5. 神经电生理检测的意义　神经电生理检测出现周围神经各项观察指标异常，是诊断继发与肿瘤相关的周围神经病主要依据，也可能提示原发疾病的预后较差，但并不能由电生理异常确诊原发疾病。电生理异常形式与原发性疾病所致周围神经病理改变相关联，这些病理改变形式所致电生理异常在本章之前均有讨论。

第五节　多发性周围神经病电生理检测小结

因周围神经病理改变而产生临床症状的疾病统称为周围神经疾病，包括周围神经外伤和卡压。因外伤和卡压症病因单一、病理改变部位和形式固定，将它们单独讨论，其他周围神经系统性因素导致周围神经病理改变的疾病称为周围神经病，为突出其与外伤和卡压症的区别而称为多发性周围神经病。

多发性周围神经病以炎性脱髓鞘性多发性周围神经病为代表，其病理改变发生在周围神经、不累及中枢神经系统和其他组织器官，可视为"原发性周围神经病"。其各种分型通常是基于一组相同或相似的临床症状、体征划分而来，本质是不同的致病因子、致病机制选择性攻击不同部位、结构或范围的周围神经,即周围神经病理改变的特点决定了临床表现,同样也决定了电生理的特定异常形式。所以,无论是临床医生还是电生理医生,对多发性周围神经病的学习不仅应掌握临床症状/体征与特定疾病的相关性,还必须深入了解导致这些症状、体征的病理改变根源;对电生理改变特点也不能局限于指南、共识,而是要理解电生理异常的病理改变基础。

与遗传相关的周围神经病可视为"病因明确的原发性周围神经病",由基因缺陷所致的周围神经损害通常有特定形式,所以其电生理改变也具有特定异常形式、电生理检测意义重大。部分遗传性周围神经病可合并中枢神经系统或其他系统损害。

除上述两大类周围神经病外,与其他组织器官同时受累的并发性周围神经病、因其他组织器官病理改变导致的继发性周围神经病,可表现为原发性周围神经病的不同类型(包括卡压症,即单神经病)。DPN 是最具代表性的并发症性周围神经病。

周围神经电生理检测结果首先应客观、忠实地反映"现在的"病理改变状况,由此还可部分地推断出"过去的"损害演变过程、继而可能推断出病因,更进一步则预测"将来的"进展,即疾病转归的评估。这正是临床医生需要的诊断依据,电生理医生要保证结论的准确性,应注意如下几点:

1. 合理的检测方案 多发性周围神经病患者症状复杂多变,电生理医生必须掌握必要的临床知识,针对每个患者设计出个性化检测方案。

2. 正确的判定方法 对于周围神经,NCV 减慢即为脱髓鞘变、失神经电位由失轴索产生是确定无疑的;而 CMAP/SNAP 波幅下降,则不能只认定为失轴索、应考虑到脱髓鞘的影响。

3. 恰当地利用正常值 传导速度和波幅总要有一个参考的范围,但任何正常参考值均不可机械地套用,CMAP/SNAP 波幅尤其如此。

4. 处理好局部与全局关系 临床检测中经常遇到某个神经的改变与其他神经程度不同,这其实是合理现象。例如:某个神经较其他神经为轻有可能源于某种疾病对该神经的易损性,也可能仅为偶然现象;某个神经明显重于其他神经,多为合并卡压症可能。

5. 项目间的相互支持与矛盾 电生理最基本的结论,神经源性损害、肌源性损害为基本判定结果。出现两种损害共存时,可能为同一种疾病同时累及神经和肌肉,也可能为两种不同的疾病共存。即"一元论"不能解释结果时,应充分考虑"多元论"。

6. 适时地调整方案 一方面,中枢神经系统损害与周围神经损害的症状有重叠;另一方面,许多疾病可能同时损害中枢与周围。当周围检测异常不能完全解释症状时,追加检测与中枢相关的电生理项目是必要的。

7. 简明的结论报告 对于多发性周围神经病,仅给出"神经源性损害"的结论显然信息量不足;然而罗列出数条、甚至十余条"某某神经异常、某某肌肉异常"的方式,对临床医生的帮助也有限。

第十九章

电生理定位相关的中枢神经系统疾病

第一节　中枢神经系统疾病概述

一、定义与分类

（一）中枢神经系统

解剖学定义的人体中枢神经系统是位于软脑/脊膜包围内的神经组织，包括脑（大脑、小脑、脑干）和脊髓。在中枢神经系统内，神经髓鞘为少突胶质细胞。在脑神经出脑、脊神经前根和后根出脊髓后，神经髓鞘立刻"变为"施万细胞，成为周围神经，而软脑/脊膜与神经内膜间尚有移行过程。为便于研究神经系统疾病而划分了中枢神经系统和周围神经系统，但神经系统功能为一个有机整体。

临床上习惯将脊髓前角 α-MN 病变导致的肌萎缩、肌无力称为"周围性瘫"，意为"相当于周围神经损害导致的瘫痪"，α-MN 解剖位置仍位于中枢神经系统。这一点的正确理解对于神经电生理医生来讲尤为重要。

（二）中枢神经系统疾病分类

不同学者对中枢神经系统疾病分类方法不同。本书基于电生理检测应用，主要采用按病变性质划分，即基本顺序为外伤、占位、脱髓鞘病、变性病、炎性疾病、遗传病等，在此基础上涉及部位时，遵循自下而上的原则。

二、电生理检测的基本原则和意义

（一）传导通路的原则

神经系统功能的实现依赖相关神经传导通路。每个神经传导通路通常有其特定神经结构。而不同电生理检测项目可反映不同神经传导通路上的病理改变。选择检测项目主要原则是"路过"，即所选检测项目反映的通路应经过可能发生病变的部位。依此原则可知 SEP（及其各种派生项目）因其反映的通路长，所以是中枢神经系统功能检测应用最为广泛、最重要的项目。

在分析某个项目异常时，首先直接反映该项目所依赖的神经结构，例如 SEP 由脊髓后索介导，SEP 异常直接反映脊髓后索功能受损。其次也应考虑可能的病变性质，通常许多中枢神经系统病变具有多系统损害的特点，例如脊髓外伤、脊髓压迫性病变、脊髓肿瘤、脊髓炎等并不仅仅选择性损害某一部分脊髓结构，故 SEP 异常通常不仅反映后索受累程度，也可间接反映全脊髓受累状况。特定传导通路的功能评价依赖于特定检测项目：PRVEP 和 FVEP 反映视觉通路功能；BAEP、CAEP 等反映听觉；MEP 反映皮质脊髓束功能等。就传导通路而言，SEP 是所有涉及中枢功能检测的最重要项目。

（二）综合应用的原则

不同性质中枢神经系统病变、同一性质病变的病理改变程度不同可累及不同神经功能通路。全面、综合应用各项目对于已知病理改变患者可提供各功能系统受损状况，为疾病进展的程度评估及治疗方式选择提供可靠证据；对未确诊患者通过分析各神经通路受损形式为进一步诊断提供参考证据。

（三）波形分析的原则

神经电生理检测在中枢神经系统记录到的波形，其介导通路多为有髓神经纤维，所以其波形主要成分潜伏期常与脱髓鞘改变相关；各波形发生源通常为功能相同的神经核团（群）神经元胞体突触后电位，意味着传导通路部分性"阻断"、神经元胞体病理改变均可以影响波幅；同样地，波形离散、波幅下降也提示传导通路出现"非均匀性脱髓鞘"。

在各种诱发电位（特别是 SEP 和 PRVEP）的

波形分析中,仅关注主要波形成分(上肢 SEP 的 N20、下肢 SEP 的 P40、PRVEP 的 P100 等)的波幅、潜伏期是不够的,大多数时候波形整合好坏、离散程度即可提供传导通路髓鞘脱失与否的证据。所以,主波以外的其他波形成分亦有研究、观测价值。

(四)定位判断的原则

相对于周围神经而言,中枢神经系统的电生理检测直接反映定位信息,间接提供定性(脱髓鞘、失轴索)证据,但对于病因推测的作用要小于周围神经。

半球性损害造成的各项目异常通常双侧差异很大、甚至一侧可完全正常;脑干损害的判定需结合多个项目,如常规 SEP、BAEP、BR、TSEP 等;延髓局灶性损害可致上下肢常规 SEP 交叉异常;脊髓病变的多部位特点决定其除可用节段性 SEP 等直接定位外,结合针极肌电图和周围神经检测项目是有效、可靠的手段。

(五)结合周围神经功能的原则

发生于脑干、脊髓损害 α-MN 的病变(如占位、脊髓空洞症、变性病等)可致相应节段支配肌肉异常,也可一定程度反映在 F 波和 H 反射异常;弥漫性、多发性中枢神经系统变性病亦可致广泛的和 / 或多发的脊髓前角 α-MN 受累,通过针极肌电图也可反映其受累范围;当症状肯定(通常与周围损害症状重叠)而周围神经检测的项目均正常时,涉及中枢的电生理检测项目常可提供肯定的中枢损害证据,结合影像学及其他检查常可发现、确诊中枢神经系统损害早期病变,对治疗意义重大。

有明确周围神经损害证据时,则应注意其损害方式、程度等是否可解释临床症状。若不能很好解释,则必须加测 SEP 等项目。但在分析中枢项目时,应考虑周围神经损害所带来异常的“贡献率”,体现最为典型的就是 SEP 中枢放大作用。

(六)多元论的原则

神经系统损害的多元论主要体现在中枢损害与周围损害并发,多见的是非同一病因的某种中枢神经系统疾病合并周围神经卡压症,其他如中枢损害合并多发周围损害、合并肌病等也应考虑到其发生的可能性。

对于确诊中枢疾病患者,例如外伤等,神经电生理检测可提供相关神经传导通路功能受损程度的客观证据,作为治疗方案选择、患者预后的参考。

对于未确诊患者,神经电生理医生通过症状体征入手,综合运用各项检测可首先确定中枢性损害,再通过损害部位、范围、程度及性质分析,常可提供临床确诊信息或作为临床进一步检查的定位依据。

(七)早期诊断的价值

部分中枢神经系统疾病早期具有隐匿性,例如占位性病变早期,神经电生理检测的敏感性可在无症状期反映出神经系统功能并定位,再通过影像学证实病变性质,这在笔者的临床实践中非常多见。再如中枢神经系统变性病,因病变在细胞级水平发生,早期除可无症状外、影像学或其他检查也无明显异常,此时电生理检测的敏感性常为唯一诊断手段。

第二节　中枢神经系统外伤

中枢神经系统外伤包括脑外伤和脊髓外伤。患者可合并周围神经外伤,对准确诊断带来影响。致伤原因有高坠伤、车祸、矿难等,也有少部分为不当治疗的医源性损伤。神经电生理检测可评估中枢损害程度和预后,并准确鉴别合并周围神经损伤。

一、脊柱及脊髓外伤

(一)暴力外伤

脊柱外伤造成椎体骨性结构破坏继而损伤脊髓,损伤平面下神经功能障碍是患者致残的重要原因,多发生在腰部和下胸段。暴力还可致椎体间一过性脱位、自行复位,在脱位 - 复位过程中造成脊髓损伤称为脊髓甩鞭伤,多发生在颈段。脊髓甩鞭伤具有一定隐蔽性,早期影像学检测(特别是 CT)常不能发现异常。无论是否伴有椎体骨折,脊髓外伤早期(24 小时内)SEP 检测均有评估损伤程度及预后的价值。

下肢 SEP 皮质电位完全不能引出者,即使无任何骨折现象,患者的截瘫发生率可高达 95% 以上;SEP 波形(包括分化、波幅和潜伏期)正常者,患者生活自理的概率接近 100%;虽然 SEP 皮质电位波形清晰可辨,若出现波形离散、波幅下降超过正常参考值 50%(波幅的正常变化范围较大,应在工作中积累本实验室的参考数据,对于外伤判断尤其如此),则提示患者会有不同程度的截瘫后遗症。颈段、高颈段脊髓外伤,上肢 SEP 亦有一定参考价值。

脊髓外伤患者电生理检测在技术上需注意两点：一是必须检测相关周围神经功能以排除周围神经外伤带来的 SEP 改变；二是检测过程中尽可能不要搬动患者，可在担架车、门诊诊查床、病房的病床上进行。脊髓外伤患者应慎用 MEP 检测，以免刺激引起大幅度动作造成脊髓二次损伤。

（二）手术损伤

随着脊柱外科技术进步，大型、复杂脊柱手术和颈/腰椎间盘突出手术逐渐增多，术中意外导致脊髓损伤者并不少见。术中神经电生理监护是保护脊髓的有效手段已成共识，但术前神经电生理评估尚未全面普及。

临床和影像学确诊的颈椎间盘突出症和腰椎间盘突出症患者，可合并腕管综合征、肘管综合征、梨状肌出口综合征等，且患者临床症状可能主要来自神经卡压症、椎间盘手术并不能减轻症状甚至使病情加重。术前神经电生理检测可准确鉴别卡压症和椎间盘突出造成的神经根或脊髓损害。笔者历年来收集因椎间盘手术中意外导致脊髓损伤的患者 30 余例，其中半数以上原发感觉运动症状由神经卡压症所致，若术前电生理检测这些患者的脊髓损伤是可以避免的。

医源性脊髓损伤发生后，电生理检测失神经电位发放量、分布特点及范围、CMAP 波幅下降和 F 波异常程度等反映相应节段脊髓运动系统受累状况，尤其脊旁肌出现异常对定位运动系统近端损害具有肯定价值，SEP 可反映脊髓后索功能，MCV/SCV 通常不减慢、SNAP 正常。此类患者脊髓受损程度的评估不是某个或某组指标的某个界限值可以给出的，应结合各项目异常综合分析。

（三）麻醉意外

在我国，脊椎麻醉和硬膜外麻醉作为下肢手术、盆腔和部分腹腔手术以及剖宫产等的可选麻醉方式被广泛应用，因注射部位不当、药物毒性作用或感染等可造成马尾或骶尾段脊髓损伤。

该类患者电生理应检测下肢常规项目、脊旁肌以及 SEP。电生理异常改变类似上述医源性脊髓损伤，但失神经电位通常在第 2~4 周达到高峰、马尾损伤还可致胫神经、腓总神经 MCV 减慢或 CMAP 离散或出现 CB 现象。在笔者电生理随访观察的 20 例该类患者中，电生理各项指标恢复略"滞后于"临床恢复，大部分在 1~2 年恢复正常。其中 1 例因逆行感染累及下胸段脊髓，三年后在 T_{10} 及以下脊旁肌、股四头肌、小腿肌及足肌仍可检出失神经电位，下肢 SEP 不能引出明确波形而上肢 SEP 正常，患者股四头肌功能有部分恢复，双膝以下运动、感觉功能完全丧失。

二、颅脑外伤

颅脑外伤轻可表现为头疼、头晕，重可至昏迷、甚至危及生命。早期神经电生理检测可提供脑功能受损程度客观依据，重型颅脑外伤动态电生理检测可帮助预测患者预后。颅脑外伤后遗症期电生理检测可指导针对性康复训练和评价恢复效果。

（一）轻型

轻型颅脑外伤患者可综合应用 SEP、BAEP、PRVEP/FVEP、BR 等对颅内各相关传导通路功能加以评估。若有某项指标异常而无相关临床症状则提示可能存在临床下损伤，应给予更长时间的临床观察期以避免因继发出血等造成严重后果。该类患者还应关注脑神经受损的可能性，必要时加测面神经支配肌、咬肌、舌肌肌电图等。

（二）重型

重型颅脑损伤致昏迷或深度昏迷患者，重点动态检测 BAEP 和四肢 SEP，必要时辅助检测 PRVEP/FVEP、BR。BAEP 各波和 SEP 皮质电位均持续好转，提示患者清醒的可能性很大；BAEP 好转、SEP 一级皮质电位好转而后续波（皮质后电位）1~2 个月仍无好转迹象，提示患者具备进入植物状态的脑功能基础；若 BAEP 各波和 SEP 皮质电位逐渐变差至不能引出明确波形，则患者预后差。

（三）后遗症期

颅脑外伤后数月甚至数年内，康复治疗是患者功能恢复、提高生活质量的有效方法。贯穿全程的电生理检测可通过相应指标的改变在一定程度上反映功能康复的效果，这方面的研究尚需更深入。在无颅骨金属物及其他不安全因素时，MEP 对皮质脊髓束的功能评价具有不可替代的价值。

颅脑外伤经常由矿难、车祸、斗殴等引起，除正常的临床诊断、康复指导需求外，电生理检测结果又常作为伤情鉴定相关的依据，这既要求电生理检测的准确性、全面性、保证结果的可靠性，又需与相关学科鉴定医生做沟通以了解鉴定需求的知识、出具适应于鉴定的报告结论。近年来 P300 检测逐渐被临床接受，并被用于"颅脑外伤性精神障碍"的鉴定，此类患者经常会有不合作的情况，检查者应耐心加技巧以保证检测结果的可靠性。

第三节 脑血管病及脊髓血管病

一、脑血管疾病

脑血管疾病指由脑血管病变所引起的脑功能障碍。包括由于血黏度增加或血液成分异常变化引起的血栓形成、血管腔闭塞致脑组织缺血性病变和由于血管壁损伤、通透性发生改变等原因引起的血管破裂所致出血性疾病。由于某种因素造成脑动脉一过性或短暂性供血障碍可导致相应供血区域局灶性神经功能缺损或视网膜功能障碍，称为短暂性脑缺血发作（transient ischemic attack，TIA），其症状通常持续数分钟到数小时，24 小时内完全恢复，也可反复发作，不遗留神经功能缺损的症状和体征。急性起病，由于脑局部血液循环障碍所导致神经功能缺损而产生一系列症状者称为脑卒中，其症状持续时间大于 24 小时，与受累脑血管供血区域相一致。弥漫性脑血管功能障碍如大面积腔隙性脑梗死、心搏骤停引起的全脑缺血等，可导致昏迷甚至死亡，不属于脑卒中范畴。

（一）神经电生理检测的意义

神经电生理检测并不能反映脑血管病的成因，也不能确定是否为脑血管病变，神经电生理检测的意义在于确诊的脑血管疾病发生后，客观评估相应神经传导通路受累的程度，从而有利于病情评价、治疗方案选择及预后评估。

单次或间隔很长时间的几次 TIA 发作，神经电生理各项检测通常没有明显异常改变。间隔时间较短的反复 TIA 发作即使没有明显的神经系统功能障碍症状和体征，也应行四肢 SEP、BAEP、PRVEP 等检测以客观反映相关通路功能，检测异常所反映的临床下病理改变可作为治疗方案选择的参考。特别是对于发作形式主要表现为视网膜缺血的症状时，PRVEP 的敏感性有助于早期发现临床下损害。

对于脑卒中，综合应用各种诱发电位、瞬目反射以及面神经、面肌的相关检测对功能损害的定位、损害程度的确定为必要手段。近年来，H 反射特别是上肢 H 反射在脑卒中患者肢体功能障碍评价、痉挛后遗预估等研究中的应用多有报道。

严重的脑血管病所致昏迷的神经电生理检测意义主要在于预后评估。

（二）典型部位血管病的神经电生理异常形式

脑卒中无论发生在何部位均表现为缺血中心区脑组织发生肿胀、软化、灰白质分界不清等，镜下病理改变可见神经元出现急性缺血性改变如皱缩、深染及炎细胞浸润等，胶质细胞破坏神经轴突和髓鞘崩解、小血管坏死，周围有红细胞渗出及组织间液的积聚。因此经过病变部位的神经传导通路功能必定受影响，导致其介导的相应检测项目波形异常。

1. 基底节区 基底节区包括基底神经节及其周围白质和内囊，此区域为上下行传导通路必经之处，也是梗死及出血的好发区域。单侧基底节区血管病常表现为对侧肢体 SEP 异常。由于经过内囊前后肢的传导通路有严格的排列顺序（参阅图 4-39），所以发生在内囊前肢或后肢小的、局灶性血管病可分别表现为对侧上肢或下肢 SEP 异常。虽如此，在电生理结论中使用"提示内囊部位受累"或"提示基底节区损害可能"之类的表述是有风险的，推荐报告表述如下即可：

结论：中枢性损害（提示颅内改变）（可见累及左侧上下肢本体感觉通路）。

2. 脑干 发生在脑干由影像学证实的或症状学可疑的血管病需全面检测是面神经、副神经、三叉神经、舌下神经支配肌肌电图以反映各自运动核受累状况；BR 可反映三叉神经→三叉神经主核/三叉脊束核→面神经核通路；BAEP、四肢常规 SEP、TSEP 等均可反映相应传导通路受累程度。总体判断的原则：受累通路越少、受累程度越轻，病情越轻、预后越好。

延髓薄束核、楔束核分别为下肢和上肢 SEP 通路的第二级神经元，二核在空间位置上的排列有上下位置差异。故延髓的局灶性血管病（也包括其他病变）可导致上下肢 SEP 的交叉异常，这个现象在脊髓、颅内其他部位病变是较少见的，是判定延髓损害较为可靠的电生理异常特征。

典型的脑干、延髓异常改变电生理结论报告如下：

结论：中枢性损害（提示脑干水平改变）（可见累及双侧听觉、左侧本体感觉通路）。

或者表述为：

结论：中枢性损害（提示延髓水平受累可能）。

无论临床症状/体征、病史、影像学是如何肯定的脑血管病，电生理的结果仅能反映神经受累的部位，所以结论中仅能定位；各种 EP 的原理又决定脱髓鞘与失轴索改变分辨不像周围神经那样容易，故结论中慎用"脱髓鞘"或"失轴索"的表述；在结论附加说明中指出受累的神经通路可作为临床医生判断症状/体征的客观依据。

3．内听动脉闭塞 内耳供血障碍可导致 BAEP 各波不能明确引出或波幅下降、自 I 波起各波潜伏期均延长，但各波的峰间潜伏期基本在正常范围。

4．眼底动脉 视网膜缺血性改变时，PRVEP 异常应与后视路异常加以鉴别。半侧视网膜缺血所引起半视野 PRVEP 异常与后视路病变异常形式相似或相同。应结合眼底血管检查。

严重的眼底血管病可致视力严重下降，PRVEP 检测不能进行，比较 FVEP 的双侧对称性可提供视神经至视皮质通路大体功能状况。

5．其他 脑血管病可发生在颅内多个部位，必要时均可以应用各项电生理检测以判明各神经传导通路是否受累。

MEP 对于血管病是否累及皮质脊髓束功能的判断具有不可替代价值，但至少在出血性脑血管病的早期应慎用。

（三）上肢 H 反射的应用

临床经典应用的 H 反射仅有刺激腘窝胫神经、小腿三头肌记录一种方式，原因为脊髓腰骶节段保留了较好的单突触反射，其他节段退化较明显。正因如此，在脑卒中发生后，来自皮质的对脊髓前角兴奋作用减弱/消失的同时，抑制/调节作用亦发生障碍，理论上上肢 H 反射的引出率应增高。笔者的研究显示脑卒中患者上肢 H 反射确有引出率增高的趋势，但病例数尚少、观测指标的设计也需进一步完善。期待的是通过检测脑卒中早期上肢 H 反射某些特征性指标能预测痉挛性偏瘫的发生概率，进而指导早期康复训练、减轻痉挛性偏瘫程度，提高患者的远期生活质量。

二、脊髓血管病

脊髓血管病发病率远低于脑血管病，但由于脊髓内部结构致密，小的血管病变也可以引起较为明显的症状、体征。与脑血管病相同，电生理检测并不能用于诊断脊髓血管病的病因，但可反映脊髓受累部位、范围和程度。

（一）脊髓供血特点

脊髓节段性供血的特点决定脊髓血管栓塞及出血所导致的脊髓病变呈节段性损害，同一血管的出血较栓塞损害的脊髓节段为多。

相对大脑而言，脊髓对缺血耐受较强，轻度缺血不会造成脊髓明显损害，完全缺血 15 分钟以上方可造成脊髓不可逆损伤。

因动脉粥样硬化等所致的"原发性"脊髓栓塞好发于中、下胸段脊髓前动脉综合征，其他节段极少见。脊髓出血性损害多见于血管畸形或外伤后继发出血、炎性疾病继发出血。

（二）电生理检测

无论缺血与出血性脊髓病变，受累节段的脊髓前角运动神经元均可出现变性、坏死，相应节段脊旁肌（T_9/T_{10} 水平亦可查腹直肌）出现失神经电位、主动 MUP 减少或不能检出。较轻型患者因脊髓后索受累较轻，下肢 SEP 可仅出现轻度异常；若 SEP 异常程度较重或皮质电位不能引出，则提示脊髓受累重、预后差。

第四节 椎管内压迫及占位性病变

脊髓压迫性疾病、髓内外占位性疾病或具有占位效应的疾病并不少见，这些病变的临床症状既可与周围神经混淆，也可类似颅内病变；反之，部分周围神经病损又易被误诊为脊髓压迫性病变。电生理医生对脊髓的各种压迫或具有占位效应病变的病理改变和临床表现的学习是必要的。

一、脊髓空洞

脊髓空洞症是一种慢性进行性脊髓疾病。多发生于颈段脊髓，亦可向上累及延髓、向下累及上胸段脊髓；单独发生于延髓的称为延髓空洞症，较为少见。

（一）病理机制

脊髓空洞症的病因和发病机制尚未完全明确，但所致的结果均为脊髓中央管逐渐扩张，由内向外压迫邻近脊髓白质和灰质出现相应的症状、体征。现有三种学说：

1．发育异常学说 因脊髓空洞症患者常合并扁平颅底、小脑扁桃体下疝、脊柱裂、脑积水、颈肋、弓形足等畸形，故认为脊髓空洞症是由脊髓先天性发育异常所致。

2．脑脊液动力学异常学说 因第四脑室出口先天性闭塞使脑脊液正常循环受阻，结果脉络丛所产生的脑脊液压力增高，其搏动波从第四脑室经中央管传递至脊髓导致中央管扩张形成空洞。

3. 血液循环异常学说　血液循环异常学说认为脊髓空洞症继发于血管畸形，因髓内组织缺血、坏死、液化而形成空洞；或由脊髓肿瘤囊性变所致脊髓损伤，脊髓炎伴中央管软化扩张及蛛网膜炎等引起脊髓血液循环异常等导致空洞形成。

目前普遍认为脊髓空洞症非单一病因所致，而是由多种致病因素所造成。

发生空洞的脊髓外形呈梭形膨大或萎缩变细，空洞壁呈不规则形，由环形排列的胶质细胞及纤维组成，原来的脊髓正常组织遭破坏、消失，空洞内液体充填成分与脑脊液相似，如果蛋白含量增高则呈黄色。

（二）临床表现

1. 临床分型　根据致病机制可将脊髓空洞症分 4 型，即：脊髓空洞伴第四脑室正中孔阻塞和中央管扩大（又分为两个子类型：合并 Chiari 畸形型，伴后颅窝囊肿、肿瘤、蛛网膜炎等造成的第四脑室正中孔阻塞型）、特发性脊髓空洞症、继发性脊髓空洞症（脊髓肿瘤、外伤、脊髓蛛网膜炎和硬膜炎所致）、单纯脊髓积水或伴脑积水。

2. 随病程演变的临床表现　脊髓空洞症发病年龄多为 20～30 岁，偶见于儿童或中老年，男女比约为 3∶1，隐袭起病，缓慢进展。以好发于下颈段脊髓的类型为例，经典的临床病程进展为：①早期，空洞压迫累及脊髓前联合，症状常为双手及前臂皮肤痛温觉丧失而触觉及深感觉相对正常，即节段性分离性感觉障碍。患者常在手发生灼伤或刺伤后才发现痛温觉缺损。以后痛、温觉丧失范围可以扩大到两侧上肢及胸背部呈短上衣样分布。②进展期，空洞进一步扩大累及前角细胞，出现手部小肌肉及前臂尺侧肌肉萎缩无力，甚至呈猿手变，可有肌束颤动。③晚期，可累及侧索及后索出现病变以下相应的感觉运动症状和体征。累及锥体束出现肌张力增高、腱反射亢进、Babinski 征阳性；累及后索出现深感觉功能障碍。

在病程进展的过程中空洞亦有向上发展者，累及三叉神经脊束核可造成面部痛、温觉减退或消失，角膜反射消失。痛温觉消失区域内可有自发性疼痛。

如病变累及 C_8～T_2 脊髓侧角（单侧）可出现同侧 Horner 征，同侧瞳孔缩小、睑裂变窄、眼球内陷和同侧面部出汗减少等症状、体征。

因痛、温觉丧失，病变支配区可出现反复的皮肤烫伤等。

（三）电生理检测

脊髓空洞症的电生理检测具有定位、定程度的直接意义，结合病程进展常可确诊。方案可参照完整的双侧臂丛损害检测方案或略简化以缩短检测时间，加下肢、上肢 SEP。

实际上多数患者早期已有前角受累的病理改变，但临床上可以没有明显的肌肉萎缩，患者在病程缓慢加重的过程中已适应了肌力轻度下降而无主诉。临床早、中期的典型电生理异常改变为：

手内在肌检出失神经电位、MUP 减少增大，严重者可出现部分肌肉 MUP 不能检出，近心端肌肉出现失神经电位提示病变范围较大；MCV 检测表现为 CMAP 波幅下降、甚至不能引出，但若引出则传导速度正常或轻度减慢（MCV 的"全/无现象"）；F 波异常主要表现为出波率下降潜伏期不会明显延长；SCV 及 SNAP 正常；上肢 SEP 正常、下肢 SEP 可轻度异常。

晚期患者下肢 SEP 多异常，上肢可正常或轻度异常，病变累及高颈段脊髓或延髓者晚期上肢 SEP 亦异常。

由上述电生理异常形式可见，MUP 是否消失、CMAP 是否能引出及 SEP 是否异常可作为脊髓空洞症神经损害程度的判别指标，但并无特定的异常组合适用于每个患者给出轻、中、重度划分。

典型的脊髓空洞症电生理可报告如下：

结论：提示颈段脊髓损害（以下颈段、前角损害为著）。

即使经验丰富的电生理医生从电生理结果分析出符合脊髓空洞症的改变，也不推荐用诸如"提示符合脊髓空洞症电生理改变特征"的附加说明，而应给出明确的定位诊断、受累结构及程度，然后"建议：请结合影像学检查"。这是电生理医生应有的谨慎态度，因为影像学（MRI）可确诊脊髓空洞症，而非其他（如变性病等）在影像学上改变不明显需要电生理的提示，为临床诊断提供更明确方向。

（四）诊断与鉴别诊断

脊髓空洞症最准确的诊断方法无疑为脊髓 MRI 扫描，可全面显示空洞的位置、大小、范围，并且可判定是否合并 Chiari 畸形及其他形态学异常。

临床上对于脊髓空洞症早期，特别是非典型（颈膨大下部受累）的脊髓空洞症早期，往往会忽视脊髓空洞症的可能，不能及时行 MRI 检查。在笔者收集到的电生理检查先于影像学检查并且提示符合脊髓空洞症改变的诸多病例中，1例患者的诊断过程很有代表性：该患者女性，36岁，主诉8年前起左腋后部出现感觉异常，其后感觉异常区域逐渐缓慢扩大，就诊时多以"精神性因素所致症状"等对待；至笔者接诊时，感觉异常区域已由上臂向前臂扩展，患者表现出异常焦虑（主要源于患者自身感觉异常而一直不能确诊），体检可见患者腋后部有因感觉消失、热水袋烫伤形成瘢痕。电生理检测手内在肌失神经电位并不明显，而上下肢 SEP 均有不同程度异常，加测节段性 SEP 显示左 T_2 感觉区水平 SEP 波形不能明确引出，电生理判定为上胸段脊髓损害（T_2 水平为主），行 MRI 确诊脊髓空洞症。

在无影像学资料时，临床电生理检测有多种疾病须与脊髓空洞症鉴别，主要的疾病及各自电生理异常改变特征如下：①脊髓肿瘤：亦出现失神经电位，但分布范围相对较窄且在较少失神经电位、MUP 改变不明显时，SEP 的异常程度已较重；②肌萎缩侧索硬化（ALS）：该病失神经电位广泛分布于上肢肌、下肢肌、下胸段脊旁肌，在病程各阶段 SEP 均正常；③腕管综合征、肘管综合征及 TOS：同时合并的腕管综合征、肘管综合征以及经典型 TOS 均可在严重时出现手内在肌萎缩、甚至猿手变，它们的电生理改变特征是可出现 SCV 减慢、SNAP 波幅下降甚至不能引出，这是与脊髓空洞症鉴别的要点，亦是电生理可先于影像学定位脊髓损害的重要依据。

二、脊髓肿瘤

脊髓肿瘤从肿瘤与脊髓的关系分为髓内肿瘤、髓外肿瘤；从肿瘤起源角度可分为原发性瘤、转移瘤；从肿瘤性质角度可分为恶性肿瘤、良性肿瘤；从肿瘤所处节段可分为颈段、胸段和腰骶段等。一般而言，髓内恶性肿瘤对脊髓造成的损害重于髓外良性肿瘤、肿瘤位置越高所造成的危害性越大；恶性肿瘤通过浸润导致变性和压迫双侧作用对脊髓造成破坏，良性肿瘤通常仅由压迫性因素致脊髓损害。

神经电生理检测并不能确定脊髓损害由肿瘤所致，更不能确定肿瘤性质。神经电生理检测可在临床和影像学之前定位脊髓损害，为早期确诊提供线索。临床和影像学确诊的脊髓肿瘤，电生理异常程度与神经功能损害程度正相关，可作为治疗方式选择和预后评估依据。脊髓肿瘤手术治

疗通常需术中神经电生理监护。

（一）高颈段与颈段脊髓肿瘤

颈段（$C_5 \sim T_1$）与高颈段（C_4 及以上）脊髓肿瘤通常以上肢或肩背部症状为主，电生理检测方案以臂丛检测方案为蓝本适当增加，症状较明显的一侧为主，有异常改变的代表性项目（主要是肌肉）加查对侧，四肢常规 SEP 为必查项目。

1. 高颈段脊髓　发生于 C_4 或 C_5 以上的脊髓肿瘤通常由上下肢 SEP 均异常而怀疑，四肢针极肌电图及周围神经传导项目均不会表现出明显异常，若有高位脊旁肌失神经电位支持，可报告如下：

结论：提示高颈段脊髓损害。

高颈部脊旁肌检测由于患者常难于放松，失神经电位的观察较为困难，不能确定时，可报告如下：

结论：中枢性损害（提示高颈段脊髓或颅内改变）。

建议：请结合临床与影像学。

2. 颈段脊髓　$C_5 \sim T_1$ 脊髓肿瘤表现为上肢肌（多为双侧）可检出失神经电位，但 MUP 增大减少通常不像脊髓空洞症那样明显；MCV 可表现出速度正常而 CMAP 下降或消失（"全或无现象"），F 波异常也多为出波率下降、潜伏期轻度延长或正常范围；SEP 下肢异常率远高于上肢。出现这些异常特征时，即使患者症状多么类似于神经卡压症、臂丛神经病等，也应建议尽早行颈段脊髓 MRI 检测。临床检测实践中电生理首诊先提示脊髓损害、影像学检查后证实的颈段脊髓肿瘤不在少数。SCV/SNAP 正常、近心端周围神经单点刺激 MCV 检测法速度正常是排除周围神经（臂丛）损害的重要判定指标之一。具备上述典型改变时，报告如下：

结论：提示颈段脊髓损害（程度重；可见前角、后索均受累）。

建议：请结合影像学。

在这个示例中，报告结论指出感觉、运动受累的方式是有必要的，可为临床医生解释症状、体征提供客观依据。关于程度的描述，在中枢性损害中不像周围神经那样精确，通常可用：程度重，指 SEP 皮质电位波形未能明确引出或波形离散/波幅显著下降，相应节段支配肌检出大量失神经电位、MUP 减少，甚至出现 CMAP 波幅显著下降；程度较重，则指多肌肉出现失神经电位、MUP/CMAP 变化不明显，SEP 波幅下降超过 50% 伴潜伏期明显延长；较上述表现轻的异常，一般不再特别指

出程度。其他节段的脊髓肿瘤、压迫性脊髓病变在判断程度和受累范围时，均可参照此处讨论的方法。

（二）胸段脊髓肿瘤

1. 髓内肿瘤 胸段脊髓髓内肿瘤累及脊髓后索者，下肢 SEP 异常、上肢 SEP 正常，若能在受累节段脊旁肌检出失神经电位，则可报告：

结论：提示胸段（例如 T_7）脊髓损害。

肋间肌针极肌电图可作为脊旁肌正常时的补充检测，但其操作风险性较大，不建议初学者贸然使用，须有数年操作经验、经系统培训方能保证安全。肋间肌失神经电位节段性出现同样可作为脊髓前角或脊神经根损害的证据。

若上述方法均不能检出失神经电位，节段性 SEP 通常可给出定位信息，但因其操作困难性、检测时间过长，必须考虑患者的承受能力及合作程度。若合作困难，检测常不能成功。脊髓诱发电位用表面电极（或皮下电极）通常难于记录到清晰波形，即使棘间韧带记录法也很难记录到理想波形；而多节段硬膜外记录法的风险过大，通常不采用；麻醉状态下，大多数受检者可用皮下电极记录到清晰的脊髓诱发电位，但需要专业麻醉师配合，临床可行性较小。

2. 髓外肿瘤 椎管内髓外肿瘤无论是恶性肿瘤浸润为主的破坏，还是良性肿瘤压迫，对脊髓造成的损害总是由外及里，随瘤体与脊髓的关系或由前及后，或相反，同样也可单侧损害为主，故通常没有一定的损害模式，也就是电生理没有特定的异常改变模式。

在有脊旁肌节段性失神经电位和下肢 SEP 异常支持下，可如上述明确报脊髓节段性损害，若仅有节段性失神经电位，下肢 SEP 正常，则报告如下：

结论：提示（例如 T_5）水平根性或脊髓前角损害。

若仅有下肢 SEP 异常，无其他阳性改变支持，则可报告如下：

结论：提示脊髓损害可能（定位？）。

脊神经根神经鞘瘤在胸段并不少见，其临床症状通常以剧烈疼痛为主，可为发作性疼痛。理论上其疼痛与其他疾病的鉴别不难，但临床误诊也时有发生。笔者就曾经收检 1 例临床诊断为"强直性脊柱炎"41 岁男性患者，药物治疗 2 个月症状逐渐加重。在电生理检测过程中腰背部疼痛剧烈发作致面色苍白、冷汗淋淋。电生理检测下肢未见周围神经、根性等损害迹象，下肢 SEP 大致正常。因患者疼痛症状绝非主观性，故针对性行脊旁肌针极肌电图检测，在左 T_{11} 支配水平发现少量失神经电位，由此怀疑 T_{11} 神经根损害可能。后经 MRI 证实为 T_{11} 神经根占位性改变，手术摘除后症状消失，病理检查证实为神经鞘瘤。此患者 T_{11} 水平节段性 SEP 检测未发现双侧明显不对称，可能是由于患者处于疼痛期且为发作性，瘤体对脊神经后根主要为激惹作用，其深感觉纤维损害不足以引起 SEP 异常。此患者的就诊、确诊过程除体现电生理诊断价值外，更体现了不同患者电生理异常的多样性。在坚持基本原则的前提下，对于每一个患者围绕症状灵活设计检测方案，方能发挥电生理检测诊断价值。

3. 大范围种植瘤 发生于椎管内的肿瘤，除原发肿瘤外，还可以有转移性肿瘤。由于转移途径不同，在脊髓内形成的瘤体形态多种多样。随脑脊液播散性转移，可在椎管内壁蛛网膜上种植形成类似"倾倒液体痕迹样"转移瘤。笔者就曾首诊数例类似病例，电生理异常改变不能定位在某个节段，提示全脊髓弥漫性损害或多节段性损害，经影像学证实为蔓延长达数个节段的病变，其中 1 例患者肿瘤形态犹如从 C_3 水平开始倾倒的"液体"沿椎管后壁"流淌"至 T_{10} 水平。

（三）腰骶段脊髓与马尾占位

1. 解剖与概述 脊髓 T_{12} 节段以下为脊髓腰骶膨大、脊髓圆锥，至 L_1 椎体下缘或 L_2 椎体中部脊髓移行为终丝。发出腰丛（$L_1 \sim L_3$）的是脊髓的腰节段，称为腰段脊髓；发出骶丛（L_4、L_5、$S_1 \sim S_3$）的是脊髓的骶节段，称为骶段脊髓。部分学科站在脊柱的角度，不易接受"腰段脊髓""骶段脊髓"名称，因为在脊柱的腰段（椎体 $L_1 \sim L_5$）仅有少部分脊髓，更多的为马尾神经，骶管内更是仅剩马尾神经。故电生理结果表述应考虑各临床学科习惯，可使用"脊髓腰节段""脊髓骶节段""脊髓腰骶节段"等来表达。必要时可就报告表述形式与临床相关科室沟通、达成共识。

马尾神经的结构学为"拉长了的"腰、骶、尾脊神经根节前纤维，组织学为周围神经（位于软脊膜外），因其发出部位和长距离地走行在椎管内的特点，腰部椎管内占位可同时损害脊髓和马尾且二者损害症状有很大程度重叠，故将二者在一起讨论以利鉴别。

2. 病理与临床 在脊髓腰骶节段，脊髓病理改变和由此产生的临床症状取决于肿瘤的大小、性质、髓内/髓外等。感觉症状可有深、浅感觉障碍，也可有疼痛；运动症状可有肌肉力弱、肌萎缩，腱反射减弱。仅累及腰节段时，可出现腱反射亢进和病理征阳性。较小占位，特别是髓外占位，其症状应注意与腰椎间盘突出症引起的症状相鉴别。

马尾部位的占位多见囊肿、脂肪瘤及神经鞘瘤等，对马尾神经的损害主要取决于瘤体大小，其症状与腰椎间盘突出症临床上不易鉴别。

随着影像学，特别是 MRI 检查的普及，腰骶段脊髓、马尾占位的确诊已无障碍。临床因下肢感觉/运动症状就诊，首诊电生理检测定位在腰骶段脊髓和/或马尾再由影像学确诊的患者不在少数，即使影像学确诊肿瘤也应行电生理检测评估神经系统受累范围、程度等，为治疗及预后提供客观依据。

3. 电生理检测 脊髓腰骶节段和/或马尾损害时，电生理应全面检测下肢腓总神经、胫神经、股神经及其支配肌以及相应脊旁肌，异常改变可表现为：股神经、腓总神经、胫神经支配的各肌肉（包括相应节段脊旁肌）检出失神经电位；周围神经 MCV 速度正常或轻度减慢，但 CMAP 波幅可下降甚至不能引出（全/无现象）；SCV 和 SNAP 均正常（因病变不累及脊神经节）；下肢 SEP 异常概率较大，异常程度越重则说明脊髓后索或马尾受累越重。

在无影像学资料时，电生理检测对于脊髓腰骶节段和/或马尾损害的意义主要是定位和定程度，即使根据损害程度较重可推测为肿瘤可能，也仅可提供程度较重信息、建议结合影像学，不推荐使用诸如"提示符合占位性病变电生理改变特征"之类的表述。在影像学已确定肿瘤部位、大小，甚至病变性质后，电生理检测常易被忽视。临床实践证明全面的神经系统功能评价在占位性病变术前是必要的，电生理异常越轻，则术后预后越好。电生理检测报告不应受影像学左右。腰骶段脊髓及马尾受损时，电生理各项目异常改变非常复杂，表 19-1 列出各部位占位典型的电生理异常所见。

在下肢 SEP 常规检测时，加测马尾电位、腰髓电位导联对鉴别马尾和脊髓损害有一定意义，但各实验室方法学和研究结论并不一致，读者可通过临床实践加以验证形成自己的方法学和判定标准。

表 19-1　腰骶脊髓各部位占位典型的电生理异常表现

	检测项目	马尾	骶节段	腰节段	腰骶节段	高位
F&P	趾短伸肌	+/-	+/-	-	+/-	-
	蹰外展肌	+/-	+/-	-	+/-	-
	胫前肌	+/-	+/-	-	+/-	-
	腓肠肌	+/-	+/-	-	+/-	-
	L_4-L_5 脊旁肌	+/-	+/-	-	+/-	-
	股内肌	-	-	+/-	+/-	-
	股外肌	-	-	+/-	+/-	-
	L_1~L_3 脊旁肌	-	-	+/-	+/-	-
CMAP	腓总神经	-/+	+/-	-	+/-	-
	胫神经	-/+	+/-	-	+/-	-
	股神经	-	-	+/-	+/-	-
MCV	腓总神经	-/+	-/+	-	-/+	-
	胫神经	-/+	-/+	-	-/+	-
	股神经	-	-	-/+	-/+	-
SCV/SNAP	腓浅神经					
	腓肠神经					
FW	腓总/胫神经	-/+	+/-	-	+/-	-
SEP	胫神经	-/+	+/-	+	+	+
	阴部神经	+/-	+/-	+/-	+/-	+/-

注："-"正常；"+"异常；"+/-"多见异常也可正常；"-/+"多为正常也可异常。

4. 结果解读与报告 在影像学已显示占位病变时，电生理检测报告定位需求是次要的，重要的是报出神经损害程度。在无影像学资料时，电生理定位脊髓腰骶节段和马尾损害，特别是区别二者是极具挑战性的。节段性分布的失神经电位出现、周围神经传导速度正常、F 波异常的情况下，下肢 SEP 异常与否可作为初步判定脊髓或马尾损害的指标。以表 19-1 中所列异常表现形式来定位及报告的方法，进一步讨论如下：

（1）马尾损害：较重占位性病变引起马尾损害的典型表现为：腓总神经和胫神经 MCV 轻度减慢、CMAP 离散和 / 或出现 CB 现象、F 波出波率下降并潜伏期延长、SEP 波形出波较好并潜伏期延长；腓总 / 胫神经支配肌可见失神经电位；SCV/SNAP 正常，且上述异常形式多为双侧。可报告如下：

结论：提示马尾损害可能。

建议：请结合影像学。

在双侧足肌和 / 或小腿肌中检出散在的失神经电位、F 波出波率下降，其他各项目基本正常时，必要时排除脊髓其他节段损害后，结合症状，建议报告为：

结论：提示马尾或骶丛部分性根性损害。

建议：请结合影像学。

在上述基础上，有 SEP 轻度异常时，可报告为：

结论：提示马尾或骶段脊髓损害可能。

建议：请结合影像学。

在各肌无失神经电位、胫神经 SEP、各神经 MCV/SCV 均正常时，对有症状（特别是会阴部放射性疼痛等感觉症状）患者阴部神经（阴茎 / 蒂）SEP 异常，可报告为马尾损害。

马尾损害的判定必须慎重是由电生理检测的基本原理与马尾的特殊结构决定的。在影像学显示明确的马尾囊肿、马尾脂肪瘤患者中，电生理检测各项目均无异常者不在少数，这并不说明电生理检测对该患者是"无用的"，而应解读为神经功能没有明显受损，预示着手术治疗效果较好。

（2）脊髓骶节段损害：判定脊髓骶节段损害较为肯定的表现为：（双侧）腓总、胫神经支配的两块或两块以上肌肉中检出失神经电位，胫神经 SEP 异常，F 波异常，CMAP 波幅下降或正常，MCV/SCV 正常。可报告为：

结论：提示脊髓骶段损害。

建议：请结合影像学。

若上述条件不能完全满足，则推荐使用"提示

脊髓骶段损害可能""可疑脊髓骶段损害"等表述。考虑到从脊髓圆锥到马尾延续的特殊结构，不能完全肯定的脊髓骶段损害，推荐报告为：

结论：提示脊髓骶段或马尾损害。

建议：请结合影像学。

需要注意的是，判定脊髓骶段或马尾损害腓总神经、胫神经支配肌失神经电位的检出和 F 波异常通常是必须的；若仅为 SEP 异常，则应充分考虑高位中枢损害的可能性。

部分电生理提示典型脊髓骶段损害的患者，影像学检查特别是 CT 检查不一定表现为异常，临床医生常以此质疑电生理结果，这通常提示脊髓骶段变性可能或者占位病变的形态学改变不足以在影像学上表现出来，应定期复查电生理和影像学。

（3）脊髓腰节段损害：双侧股内外肌检出失神经电位、胫神经 SEP 异常，其他各项目均正常者，可报告为"提示脊髓腰段损害"。此类型损害较为少见。

（4）脊髓腰骶节段损害：如表 19-1 中所示，将脊髓骶节段和脊髓腰节段的异常改变综合即为脊髓腰骶节段损害的电生理异常形式，报告表述为：

结论：提示脊髓腰骶节段损害。

此类型异常在占位、变性病、外伤等时均相对多见，可根据失神经电位发放量和 SEP 异常程度给予附加说明"（程度较重）"等。

（5）高位中枢损害：下肢有感觉运动异常症状，电生理除胫神经 SEP、阴部神经 SEP 异常外，下肢其他各项指标均未见异常，则提示为高位中枢损害，应进一步加查脊旁肌、上肢相关项目、颅内相关的其他诱发电位等，直至能得到明确定位信息并明确报告；若加测的其他检查均正常，不能得到明确定位信息，则应报告为：

结论：中枢性损害（定位请结合临床及影像学）。

5. 鉴别诊断 这里的鉴别诊断主要是指在无影像学资料的情况下，电生理异常改变的鉴别要点。

（1）进行性脊髓性肌萎缩：该病 SEP 正常，且失神经电位分布不仅限于下肢肌肉。

（2）以下肢受累为重的周围神经病：要点是 MCV 可明显减慢，且 SCV/SNAP 异常。

（3）梨状肌出口综合征：失神经电位集中在受压神经（腓总神经居多）支配肌、该神经 MCV 减慢、多为单侧。

（4）脊髓脊柱发育性疾病：严格来讲，电生理

无法区别二者,需结合临床与影像学。

综上所述,对于发生在脊柱腰骶部的占位性病变,电生理异常在基本节段的基础上表现出形式多样性,部分患者可在电生理提示下经影像学证实。首诊即影像学确诊的也应行电生理检测以确定神经功能受损程度;影像学已确诊的占位改变,电生理检测各项目正常并不代表无意义,恰好说明神经功能受损较轻、手术治疗价值大、预后较好。

三、其他压迫性疾病

各种原因导致的脊柱变形、脊髓受压均有可能造成脊髓功能或神经根受损。在这些疾病中,查清脊髓功能受损程度是采取治疗措施,特别是手术治疗前的必要步骤。

(一)脊柱畸形

脊柱畸形主要有脊柱侧弯和脊柱后凸,前者又称为脊柱侧凸、后者即俗称"驼背"。

1. 病理机制与临床　脊柱侧弯可发生在脊柱的下颈段、胸段、腰段,以胸段居多,可2～3个部位形成复杂的不同方向、不同旋转角度的畸形。病因不明的脊柱侧弯故称为特发性脊柱侧弯,好发于青少年女性,约占总病例数的80%。少部分患者继发于CMT,故认为与某种原因导致的脊柱旁双侧肌群肌力不平衡有关,其他部分患者常有椎体发育异常等。脊柱后凸畸形的病理机制部分与脊柱侧弯相同,更多见于脊椎骨发育异常或继发于强直性脊柱炎、骨质疏松症等之后。

随着影像学技术的进步,特别是骨骼系统CT三维重建技术的出现,近年来对脊柱畸形的形态学诊断手段日臻完善,手术适应证选择有了更好的结构改变依据。然而神经系统功能的评价是此类患者治疗前必须进行的步骤。初步的神经功能评估可通过神经系统体格检查(特别是下肢各肌的肌力、腱反射、病理征等)获得,但电生理检测结果更为客观、可靠,特别是需行手术治疗、术中监护的患者术前电生理是必查项目。

2. 电生理检测　为评价脊髓功能,下肢常规SEP是必查项目,上肢SEP可作为下肢SEP的参考或反映高位脊髓、延髓是否受累的指标。脊柱畸形部位的脊旁肌失神经电位检测可反映神经根受压、脊髓前角受累的状况。当下肢常规SEP严重异常时,加测腓总神经SEP、阴部神经SEP等可协助全面评估脊髓功能。虽未见MEP检测在此类患者中引起严重不良后果的报道,是否有必要用

MEP反映皮质脊髓束功能应慎重对待,对于患者和检查者都是负责任的态度。

在长期的发育过程中,脊髓逐渐适应了畸形的脊柱,大多数患者可不表现出电生理异常或仅有下肢SEP轻度异常。轻度异常的SEP可能提示手术的风险要高于SEP正常者。对于下肢SEP严重异常的患者,应结合影像学、请神经内科等多学科会诊,认真做好手术风险评估。对于继发于遗传性周围神经病的脊柱畸形,术前检测常可发现周围神经严重损害,此类患者手术矫形治疗是否有危险、远期疗效如何报道不多见,似有进一步观察的必要。

(二)其他脊髓压迫性疾病

1. 椎间盘突出症　颈椎间盘中央型突出导致脊髓受压多见。故四肢常规SEP检测为必查项目,并结合相应节段脊旁肌针极肌电图,二者异常通常提示脊髓受累较为严重,可作为治疗方案选择的参考。当SEP和脊旁肌正常时,即使影像学确定的椎间盘突出,应认真检测上肢周围神经。临床上常见周围神经卡压症早期症状被误认为确诊的颈椎间盘突出症所致,数年后卡压症加重致明显肌萎缩者并不少见,值得警惕。

2. 椎体骨质增生　脊椎骨质增生可发生在脊柱的任何部位,多累及脊神经根,致明显脊髓受压并不多见。结合SEP和脊旁肌检测可对脊髓及相应神经根功能受累程度作出客观评价。

3. 椎体压缩性骨折　骨质疏松症或病理性椎体骨质破坏可发生自发性椎体压缩性骨折,严重者可致脊柱畸形,参照上文内容评价脊髓功能受损程度。

严重的脊髓型颈椎病、骨质增生致脊髓受压以及自发性椎体骨折患者,不建议使用MEP评价皮质脊髓束功能。

第五节　颅内肿瘤

颅内肿瘤是指发生于颅腔内的神经系统肿瘤。按组织学起源可分为:神经上皮组织、外周神经、脑膜、生殖细胞肿瘤;淋巴和造血组织肿瘤、蝶鞍区颅咽管瘤、颗粒细胞瘤、转移性肿瘤;还有囊肿和类肿瘤病变、垂体腺瘤和在颅内延伸生长的脊索瘤等占位病变。依发生部位可分为起源于颅内组织的原发性颅内肿瘤;由身体远隔部位转移或由邻近部位延伸至颅内的肿瘤称为继发性颅内肿

瘤。依肿瘤的生物学行为可分为良性颅内肿瘤和恶性颅内肿瘤。由于颅腔容积有限，无论肿瘤性质为何，占位效应本身就可以压迫脑组织并造成功能损害。恶性肿瘤除占位效应外，肿瘤对脑组织的浸润与破坏更加重病情，常危及生命。

相对于脊髓肿瘤而言，颅内肿瘤更为多见。颅内肿瘤的早期诊断、早期治疗是患者延长生存期和提高生活质量的关键。电生理检测的敏感性对颅内肿瘤的早期发现具有十分重要的价值。

一、颅内肿瘤的性质与好发部位

（一）脑胶质瘤

胶质瘤是指神经上皮组织来源的肿瘤，是最常见的原发性颅内肿瘤。主要有 4 种病理类型：星形细胞起源（最多见，约占胶质瘤的 75%）、少突胶质细胞起源、室管膜细胞起源和星形细胞 - 少突胶质细胞混合型起源。脑胶质瘤最常见好发部位为大脑半球，发病机制尚不明，按其恶性程度分 I～IV 级，其中 III、IV 级为恶性胶质瘤。

（二）脑膜瘤

脑膜瘤又分为颅内脑膜瘤和异位脑膜瘤。前者由颅内蛛网膜细胞形成，后者指无脑膜覆盖组织器官发生的脑膜瘤，主要由胚胎期残留的蛛网膜组织演变而成。按发病部位又可分为起源于大脑凸面的脑膜瘤和矢状窦旁脑膜瘤等。脑膜瘤约占全部颅内肿瘤的 25%。

（三）听神经瘤

听神经瘤起源于听神经鞘，是常见颅内肿瘤之一，占 CPA 肿瘤的 80%～95%。发病高峰在 30～50 岁，20 岁以下者少见，无明显性别差异。听神经瘤生长位置邻近"生命中枢"脑干且可损害后组脑神经，早期发现、早期治疗不仅可解除生命之危，而且术中神经电生理监测可较好地保留面神经、甚至听神经功能，极大提高患者生活质量。

（四）垂体瘤

垂体腺瘤为常见的颅内肿瘤，约占神经系统肿瘤的 15%，其发病率仅次于胶质瘤和脑膜瘤，居颅内肿瘤的第 3 位。垂体腺瘤起源于腺垂体，通常生长缓慢。其临床症状与体征一方面取决于瘤体组织学起源和破坏性 / 增生性（腺体分泌减少 / 增多），另一方面与瘤体大小有关。

（五）颅内先天性肿瘤

颅内先天性肿瘤由胚胎残留结构形成，发病率较低，占颅内肿瘤的 3%～9%。世界卫生组织神经系统肿瘤的分类标准将其分为：颅咽管肿瘤、上皮样囊肿、皮样囊肿、畸胎瘤、颅底脊索瘤、生殖细胞瘤、三脑室黏液囊肿、肠源性囊肿、神经错构瘤等。这些肿瘤的临床症状一方面与组织学起源决定的恶性程度有关，另一方面与肿瘤生长部位有关。

（六）原发性中枢神经系统淋巴瘤

原发性中枢神经系统淋巴瘤指局限于中枢神经系统的淋巴瘤，仅占原发性颅内肿瘤的 1%～5%，可发生在视网膜、视神经、脉络膜、硬脑膜、软脑膜、脊髓、脑神经和脊髓神经根等部位，可为多中心病灶，亦可同时出现在脑的不同部位，邻近部位发病、病灶相连，就形成影像学上如同"倾倒液体样"的特征。

（七）颅内转移瘤

颅内转移瘤指身体其他器官的恶性肿瘤转移至颅内者，以肺癌和乳腺癌最多见，其次有肾脏、肾上腺、消化道、盆腔脏器、皮肤、骨骼、淋巴及血液肿瘤等。发病年龄多数为中年以上，既往多有其他部位肿瘤病史及手术治疗史。

二、临床表现及诊断

颅内肿瘤的临床表现既可由肿瘤本身引起，也可以由与肿瘤相关的继发因素引起，包括瘤周水肿、脑积水、颅内重要结构的受压、移位等。症状、体征的出现及进展与肿瘤所在部位及病理性质有关。生长迅速、位于重要脑功能区的肿瘤或在脑室系统生长的肿瘤，常比缓慢生长、位于额叶前部或非优势半球颞叶的肿瘤症状和体征出现得早。电生理医师掌握基本的颅内肿瘤症状与体征鉴别，对无影像学确诊的患者检测方案设计与结果判定十分必要。

（一）颅内肿瘤的一般症状与体征

由颅内压增高引起的、颅内各部位、各类型肿瘤所共有的症状称为一般症状。主要有头痛、呕吐、视力减退、复视、头昏 / 头晕、癫痫发作、精神及意识障碍、头颅增大、甚至生命体征的改变。这些症状、体征出现多个通常提示为病变晚期，特别是在婴儿颅骨未闭及老年人有脑萎缩时，症状出现得更晚。

这些症状通常不具有定位意义，且可与其他颅内疾病如颅内感染性疾病、脱髓鞘病等重叠，从而不具有特异性。

（二）颅内肿瘤具有定位意义的症状与体征

颅内组织受到肿瘤的刺激、压迫、破坏或肿瘤造成局部血供障碍均会引起神经功能缺陷相应的症状和体征，这些症状、体征的表现形式及发生顺序有助于定位诊断，称为定位体征。一般来讲，最先出现的体征尤其有定位意义。非优势半球颞叶和额叶前部的功能障碍常不明显，被认为是"沉默区"或"静区"。关注定位性体征有助于电生理医生设计出针对性检测方案，由电生理异常确定神经通路受损后，再有目的的行影像学（如 MRI 增强扫描等）检查，对肿瘤早期诊断十分重要。

（三）颅内肿瘤症状与体征的复杂性

颅内肿瘤还可出现肿瘤邻近和 / 或远隔部位脑组织及脑神经损害的症状与体征。如颞叶肿瘤出现偏瘫或中枢性面瘫、运动性失语等症状，小脑肿瘤出现脑桥和延髓症状。这些症状的出现通常是因肿瘤的水肿压迫、脑血液循环障碍等造成。至于远隔部位出现脑和脑神经损害的症状与体征比较少见，如后颅窝肿瘤因第三脑室扩大压迫视交叉而产生双颞侧偏盲或压迫下丘脑产生内分泌缺陷等。梗阻性脑积水引起的步态异常同小脑半球受损的共济失调较难鉴别。大脑半球肿瘤可因脑干受压移位出现一些脑神经症状，如外展神经麻痹以及发生机制类似的滑车神经麻痹等。最应重视的远隔症状是脑疝，小脑幕裂孔疝（又称颞叶钩回疝）常由于动眼神经被压于天幕缘引起同侧或对侧动眼神经麻痹、瞳孔散大或对光反应迟钝。

这些可能出现的与肿瘤原发位置功能损害邻近或远隔的症状与体征，以及患者就诊时多为肿瘤已造成多个症状、体征同时存在，加之患者的表述能力限制，必要的影像学、物理检测神经功能评价是诊断的必要手段。

（四）颅内肿瘤的诊断与鉴别诊断

依靠详细的病史和可靠的查体发现以神经解剖、神经生理、神经病理和各种疾病发展规律的诊断学知识为基础进行客观的综合分析，可以对是否患有颅脑肿瘤作出初步判断；根据病史和神经系统检查的提示进一步选择合理的诊断性检查手段，如神经电生理检测、影像学检查等。全面分析所获得的临床资料，仔细研究肿瘤的部位、性质、大小、发展方向及对周围结构的损害程度作出肿瘤的定位与定性诊断以及鉴别诊断，以便选择最合理的治疗方案。由于种种原因，在这些检测手段中神经电生理检测的价值常被忽视。

1. 影像学检查　目前公认的颅内肿瘤的最佳确诊手段仍为 CT、MRI 等影像学检查。功能磁共振（fMRI）、正电子成像技术（positron emission tomography，PET）的出现以及 MRI 加权成像、造影术等更使影像学在非侵入情况下，不仅可定位肿瘤部位，还可确诊肿瘤性质。

2. 病理活检　瘤体组织的病理活检可最终确定肿瘤的组织学性质，但多在手术之后。目前以诊断为唯一目的的颅内肿瘤活检术已较少采用。

3. 鉴别诊断　颅内肿瘤通常起病较慢，与急性起病的颅内感染性疾病虽有头痛、呕吐等症状重叠，但病程的显著差异从临床症状、体征即可初步区别，结合影像学检查可明确鉴别。与同样起病较慢的慢性脱髓鞘病等在症状学方面很难区别，脱髓鞘性疾病各种诱发电位波形成分的离散（整合变差）与占位性疾病的严重异常有一定差异，但需要较深厚的电生理功底方能辨认，即使如此，最终仍需要影像学鉴别。

就鉴别诊断而言，电生理检测的意义更重要的是确诊有无周围神经病变。由于颅内肿瘤多好发于中老年人，合并腕管综合征、肘管综合征等常见病不在少数，电生理检测的二元论结果（中枢损害＋周围损害）结合影像学结论，一方面对确诊颅内肿瘤有重要意义，另一方面可解释肿瘤无法解释的症状和体征，是治疗方案的选择、术后遗留症状解释的重要依据，同时可有效避免医疗纠纷。

（五）神经电生理检测对颅内肿瘤的意义

临床神经电生理检测并未被作为颅内肿瘤诊断的重要手段推广应用；即使目前术中神经电生理监测的推广应用，也仍未对术前电生理检测予以足够重视。

1. 神经电生理检测的亚临床诊断价值　颅内任何部位、任何性质的肿瘤都有一个发生、发展的过程，在瘤体逐渐增大的过程中，由于压迫和 / 或破坏作用损害其周围的神经组织。早期，局部少量神经纤维脱髓鞘（累及传导束）或少部分神经元功能异常（累及神经核、团）所致神经功能障碍，并不一定表现出临床症状，但电生理检测的敏感性常可以发现神经传导通路异常。至临床症状、体征明显时，也可利用电生理检测的便捷性、系统性等优势定位损害部位在颅内，精确时可定位在皮质、脑干等部位，使得影像学检查更有的放矢，利于颅内肿瘤的早期确诊。早在 1991 年，笔者利用神经电生理完成首例颅内病变定位：19 岁女性患者，以左足背屈无力 2 个月余、加重半个月就诊，临床疑诊"腓总神经麻痹"。在行周围神经检测后，确定无腓总神经周围性损害改变，加测四肢SEP左下肢显著异常、左上肢轻度异常、右上下肢大致正常，结合波形异常形式判定为颅内病变；行头颅 CT 显示右顶叶近中线处圆形钙化影、直径约1.5cm。其后一周患者病情迅速恶化，出现急性颅内感染症状，后确诊为脑结核球继发结核性脑膜炎。经数月抗结核治疗后康复，健康生活、工作至今。在临床检测中每年经由系统的电生理检测定位于颅内病变，并经影像学证实为颅内占位者，少则数例、多则十余例。此现象应能说明神经电生理检测对早期发现颅内占位的价值，也更进一步说明发挥神经电生理医生的主观能动性和神经电生理检测项目综合应用的重要性、必要性。

2. 已确诊的颅内肿瘤电生理的必要性　临床上，通常是由症状、体征分析后行影像学检查确诊颅内肿瘤，对于这些患者，特别是需行手术治疗的患者，电生理检测是必要的。例如垂体肿瘤，PRVEP异常程度反映视觉通路受损程度、异常形式，还可提供视交叉前后受累的部位；CPA 占位，BAEP 直接反映听觉通路受损状况、对术中保留听神经功能的术前评估极有价值，面神经相关检查、TSEP、BR 等可反映其他后组脑神经功能状况，常规 SEP 则可反映脑干功能受损程度；对于需术中神经电生理监测的患者术前电生理综合评估各传导通路、脑神经功能，一方面则作为手术方案设计的参考，另一方面作为术中监测的参考数据（"术前基线"）。

三、颅内肿瘤的电生理定位

神经系统受损的症状、体征，特别是早期症状，均来自特定部位的特定损害。电生理检测项目的异常亦来自各项目特定神经传导通路的损害。掌握各部位颅内肿瘤的特定症状和体征可能影响的神经通路，神经电生理医生即可利用电生理检测的敏感性早期发现临床下病灶，为颅内肿瘤的早期诊断提供依据。

（一）颅内各部位肿瘤的定位性体征

1. 额叶肿瘤　常有精神症状，表现为思维、情感、智能、意识、人格和记忆力的改变。常有欣快感、对病情不关心、淡漠、孤僻、定向力差、记忆力减退，以及不拘外表、不爱清洁、行为减少等，易被误诊为精神病。中央前回受累可出现对侧肢体不同程度的偏瘫，中枢性面瘫及锥体束征；Broca 区受累，出现运动性失语；额中回后部病变，可产生书写不能及双眼向对侧同向注视不能，对侧有强握及摸索反射；接近中央前回的肿瘤还可产生局限性运动性癫痫；额叶脑桥小脑束受累可出现额叶性共济失调，表现为直立和行走障碍；额叶底面病变可压迫嗅神经致单侧或双侧嗅觉障碍，并可压迫视神经造成病侧视神经萎缩，对侧视盘水肿（Foster-Kennedy 综合征）；旁中央小叶损害时，发生双下肢痉挛性瘫痪、大小便障碍。

额叶肿瘤可直接影响 MEP、PRVEP 通路，通过占位效应间接影响 SEP 通路。

2. 顶叶肿瘤　感觉障碍为顶叶肿瘤的特点，可出现对侧深感觉、浅感觉及皮质感觉障碍或局限性感觉性癫痫；左角回和缘上回受累时，产生失读、失算、失用、左右不分等的症状，被称为Gerstmann 综合征；顶叶深部肿瘤累及视放射时，出现对侧下 1/4 象限盲。

顶叶肿瘤可直接影响 SEP 上行通路和 / 或一级皮质电位及皮质后电位，间接影响 PRVEP 通路。

3. 颞叶肿瘤　颞叶后部肿瘤影响视放射，产生对侧同向偏盲、中心视野受累，也可产生有形幻视，如看到人、物体等；颞叶内侧受累时，可出现颞叶性癫痫；肿瘤累及岛叶时，产生胸部、上腹部及内脏疼痛，患者主诉内脏绞痛、烧灼感或刺痛等；除内脏疼痛外，还可有流涎、出汗及呼吸、心跳改变等自主神经症状；左侧颞上回后部受累产生感觉性失语；颞叶肿瘤也可产生精神症状，主要表现为急躁、好笑、攻击性等。

颞叶肿瘤可直接影响 PRVEP 通路、CAEP（皮质听觉诱发）通路和 / 或神经发生源。

4. 枕叶肿瘤　可产生对侧同向偏盲，但中心视野保存（即黄斑回避现象），还可有闪光、色彩等幻视。

枕叶肿瘤可直接影响 PRVEP 通路和 / 或神经发生源。

5. 半卵圆中心、基底节、丘脑及胼胝体肿瘤　这些部位肿瘤均生长于大脑半球深部，并可侵及周围组织。半卵圆中心前部肿瘤致对侧肢体痉挛性瘫痪；基底节区肿瘤因内囊受累而致偏瘫，锥体外系受累表现为对侧肢体肌肉强直及运动徐缓、震颤或各种形式的运动过度；胼胝体肿瘤与额叶肿瘤相似，常表现为淡漠、嗜睡、记忆力减退及左手失用症（右利手者）等；丘脑肿瘤则为对侧感觉障碍，可有持续性剧痛，称为丘脑性疼痛，但临床上并不多见。

可直接影响 SEP、MEP、PRVEP 通路。

6. 蝶鞍部位肿瘤　常称为鞍区占位，表现为内分泌紊乱及视神经、视交叉受压两方面症状。分泌性垂体腺瘤表现为相应激素分泌过多而致临床综合征（闭经 - 泌乳 - 不育、巨人症或肢端肥大症、库欣病）；非分泌性垂体腺瘤或其他蝶鞍区肿瘤可压迫正常脑垂体造成垂体功能低下，以性功能障碍及发育迟缓最为突出。当肿瘤生长较大或向鞍上延伸时，压迫视交叉致患者视力减退，原发性视神经萎缩及不同类型的视野缺损，以双颞侧偏盲为最多见。

蝶鞍部位肿瘤可直接影响 PRVEP（全视野、半视野）通路。

7. 第三脑室肿瘤　除早期产生颅内压增高外，第三脑室前部肿瘤压迫视神经、视交叉产生视力、视野及眼底改变，并可引起下丘脑功能不全的症状。如尿崩症、肥胖、性功能减退、嗜睡等；三脑室后部的肿瘤如四叠体受压，可出现两眼上视障碍、瞳孔对光反应迟钝或消失（Parinaud 综合征）、双耳听力下降，如果小脑受累，还可出现共济失调等小脑体征。

直接影响 PRVEP（全视野、半视野）通路，间接影响 BAEP 通路。

8. 第四脑室肿瘤　早期即出现颅内压增高。如肿瘤能在第四脑室内漂移，体位变换时，可由于肿瘤阻塞第四脑室出口引起剧烈头痛、眩晕及呕吐称为 Bruns 征。

第四脑室肿瘤通过压迫脑干间接影响 SEP、BAEP、BR 等。

9. 小脑肿瘤　产生强迫体位、眼球震颤、患侧肢体共济失调及肌张力减低等。肿瘤位于小脑蚓部者，共济失调以躯干为主，尤以双下肢更明显。晚期可出现小脑性抽搐，即强直性发作，表现为阵发性头后仰、四肢强直呈角弓反张状。

小脑肿瘤通过压迫脑干间接影响 SEP、BAEP、BR 等。可出现 LSR 阳性。

10. CPA 占位　常有听力及前庭功能障碍，早期出现耳鸣、眩晕、听力逐渐下降，继而出现面部感觉障碍、周围性面瘫、小脑损害体征等；晚期后组脑神经受累，则出现声音嘶哑、吞咽困难，并可出现对侧锥体束征及肢体感觉障碍等。

CPA 可直接影响 BAEP、TSEP、BR、面神经 MCV（颅内段周围性损害），间接影响 SEP、MEP 等。可出现 LSR 阳性。

11. 脑干肿瘤　一侧脑干髓内肿瘤引起病灶侧脑神经损害及对侧肢体感觉和运动传导束损害

体征，即交叉性麻痹；肿瘤位于中脑常引起两眼运动障碍、发作性意识障碍等；脑桥肿瘤常有单侧或双侧外展神经麻痹、周围性面瘫、面部感觉障碍，并有对侧或双侧长传导束受损的体征；当肿瘤累及小脑脚，则可出现小脑症状；延髓肿瘤则出现声音嘶哑、进食易呛、咽反射消失及双侧长传导束受损的体征；脑干肿瘤也可引起不自主发笑、排尿困难和易出汗等，尤其多见于脑桥、中脑肿瘤。

脑干肿瘤可直接影响 BAEP、SEP、MEP、TSEP、BR、面神经 MCV/CMAP（核、中枢段损害）等，间接影响 PRVEP 通路。部分可见 LSR 阳性。

（二）颅内各部位肿瘤可能影响的电生理项目

遵循"任何电生理项目的异常反映其神经传导通路的病理改变"的基本原则，可将颅内各部位肿瘤可能表现的神经电生理异常列表为 19-2。当肿瘤晚期时，破坏、影响范围扩大可造成的电生理异常将是多项目改变。

除表 19-2 所列肿瘤局部影响的电生理异常改变外，颅内肿瘤所致电生理异常改变还有以下应注意的特征：

1. 肿瘤所致波形异常程度通常较重　肿瘤组织对邻近神经组织的破坏、压迫可造成脱髓鞘及轴突阻断；肿瘤周围水肿带亦可致局部供血障碍，以及导致脱髓鞘改变。故相对于中枢神经系统脱髓鞘等病理改变，肿瘤的影响范围和程度较大。利用此现象可以早期发现颅内肿瘤，特别是与电生理能够检测到传导通路关系密切的肿瘤，例如听神经瘤、基底节区肿瘤、脑干肿瘤、位于顶叶本体感觉通路的肿瘤等。

2. 一级皮质功能损害与皮质后功能损害　可直接反映一级皮质功能的电生理检测项目主要是 SEP，SEP 皮质电位的引出一方面依赖于上行传导通路轴突（中间神经元）的完整性以及髓鞘完整性保证信号到达皮质的一致性；另一方面也依赖于一级皮质神经元的完整性及其排列的一致性。所以，在传导通路未受明显影响时，脑膜瘤、顶叶近皮质肿瘤等累及一级皮质破坏效应与占位效应均可致一级皮质原发反应出波变差，而反映一级皮质后续通路的中潜伏期成分由于同样存在"放大作用"，波形受影响较小。与之相反，传导通路和一级皮质均未受累、瘤体（或其他因素）导致一级皮质后续通路改变可致 SEP 中潜伏期成分（笔者称之为"皮质后电位"）异常；二者波形异常形式应与由传导通路均匀性脱髓鞘导致的波形分化异常、

表 19-2　颅内各部位肿瘤可能的电生理异常表现

病变部位		SEP 上	SEP 下	BAEP	PRVEP	TSEP	BR	CAEP	面神经	MEP
额叶	中央前回	−	−	−	−	−	−	−	−	+
	底面	−	−	−	+	−	−	−	−	−
顶叶	中央后回	+	+	−	−	+	−	−	−	−
	深部	−	−	−	象限+	−	−	−	−	−
颞叶	后部	−	−	−	半+	−	−	−	−	−
	颞上回	−	−	−	−	−	−	+	−	−
枕叶	视觉区	−	−	−	+	−	−	−	−	−
基底节区	传导束	+	+	−	−	−	−	−	−	+
鞍区	视交叉	−	−	−	+	−	−	−	−	−
CPA	脑神经	−	−	+	−	+	+	−	+	−
脑干	单侧	患+	患+	患+	−	患+	患+	患+	+/−	患+
	脑桥	+	+	−	−	+	+	−	+	+
	延髓	+|−	−|+	−	−	−	R2′+	−	−	+
第三脑室 第四脑室 小脑	压迫脑干	由压迫形式、程度、有否浸润/破坏等决定，无固定异常模式								

注："−"正常；"+"异常；"+/−"正常或异常；表中 PRVEP 异常形式适用于小病灶、影响局限的肿瘤，"半+"半视野刺激异常，"象限+"四分之一视野刺激异常；"患+"示有症状的患侧肢体刺激 SEP 异常；"+|−""−|+"为上肢 SEP 左侧异常、下肢 SEP 右侧异常，即上、下肢交叉异常，反之亦然；"R2′+"示 R2 和 / 或 R2′ 异常；"面神经"含 MCV 和面肌 EMG；CAEP 与 MEP 为非常规检测项目，读者根据自己实验室条件酌情使用。

潜伏期延长以及非均匀性脱髓鞘导致的皮质电位离散、多峰化相鉴别。

3. 脑干肿瘤的定位　脑干既是生命中枢，又是"交通要道"，各种上下行传导通路均由此通过，所以从表 19-2 中可见到，脑干部位肿瘤可导致更多电生理检测项目异常。CPA 占位因其位置关系，主要影响脑神经致周围神经损害改变，在瘤体巨大时又可能造成脑干功能受累，故二者的鉴别应谨慎。一般来讲，SEP 异常时结合 BAEP、BR、面神经检测提示中枢性异常可定位于脑干；BAEP、BR、面神经检测提示周围性异常，则可定位于小脑脑桥角区。在延髓中，因薄束核、楔束核不在同一平面，延髓占位的局部性改变可致上下肢 SEP 交叉异常，是定位的特异性指标，此现象也可出现在延髓血管病、脱髓鞘病等疾病中。

4. LSR 的特殊意义　LSR（面神经异常侧方扩散），又称 AMR（面肌异常反应），多出现在责任血管型面肌痉挛患者中，也可出现在脑干和邻近占位性病变、周围性面瘫继发面肌痉挛（又称面肌联带运动）患者。笔者观察到 20 余例 CPA 占位、脑干肿瘤、甚至小脑肿瘤患者出现 LSR 阳性，其波形起始潜伏期通常较责任血管型长，且部分患者

并无明显的面肌痉挛临床表现，其发生机制不明。因 LSR 操作简便易行，在检测面神经运动传导时，即可"顺便"进行，故建议作为常规检测手段。在笔者以电生理检测首先发现脑干水平占位可能的患者中即有数例检出 LSR 波形；明确的脑干占位，LSR 异常也提示占位病变对面神经造成了一定影响，对预后评估有一定意义。

（三）颅内肿瘤的电生理报告

电生理检测对颅内占位性病变的意义在于定位、而非定性，可对各传导通路受累程度进行客观表述。

1. 无影像学资料时　首先应排除周围神经、脊髓病变导致的 SEP 异常。

（1）在上下肢 SEP 均异常但程度不重，且其他涉及颅内项目正常时，报告为：

结论：中枢性损害（提示高颈段脊髓或颅内改变）。

建议：请结合影像学。

（2）若上下肢 SEP 为同一侧波形几乎消失，另一侧轻度异常时，可报告为：

结论：提示颅内损害可能。

建议：请结合影像学。

（3）若上下肢 SEP 为交叉异常，可报告为：

结论：中枢性损害（提示延髓改变可能）。

建议：请结合影像学。

（4）若上下肢 SEP 异常并 BAEP、BR 等中枢异常表现，可报告为：

结论：中枢性损害（提示脑干水平改变）。

建议：请结合影像学。

（5）若上下肢 SEP 异常并 BAEP、PRVEP 异常，一般报告为：

结论：中枢性损害（颅内改变；四肢体感及视听觉通路均受累）。

建议：请结合影像学。

亦可报告为：

结论：提示颅内损害（可见累及四肢体感及视听觉通路）。

建议：请结合影像学。

总之，在指明损害部位、受累神经传导通路的前提下，报告结论的表述可为多样性、个性化的，还可分别报告出各通路受累程度。同样地，合并周围神经卡压性疾病等时，应在报告中分别表述。对于报告结论的解读，电生理医生还要与临床医生沟通、达成默契。

在电生理定位、影像学检查后，出现二者定位的损害部位不同时，临床医生一般均首先怀疑电生理结论的准确性，电生理医生在确定方法学正确（必要时再次复查）、分析思路清晰的基础上，应坚持自己的观点，此类患者通常是疾病早期，电生理反映出临床下改变，对患者的长期随访往往可证实电生理结论的准确性。

2. 影像学确诊的颅内肿瘤　在评估由临床和影像学确诊的颅内肿瘤时，电生理检测重点应放在损害程度及范围，即利用电生理的敏感性发现有远隔效应等造成的其他神经系统损害征象，对周围神经合并症的关注也是此类患者应注意的问题。报告结论的表述，参照上文中即可。

第六节　电生理中枢神经系统损害定位小结

中枢神经系统血管病、外伤、占位对神经组织损害的机制虽不同，但有一个共同的特点即通常为局部性，特别是在疾病早期。神经电生理在这些疾病中的应用也应发挥其定位诊断的强项。在此总结中枢神经系统的电生理定位诊断要点见表 19-3，临床上由此为线索，结合影像学检查可确定大部分中枢神经系统疾病的性质和程度。此表

表 19-3　中枢神经系统电生理定位诊断表

部位		SEP 上肢	SEP 下肢	PRVEP	BAEP	BR	F&P 面	F&P 颈	F&P 臂	F&P 胸	F&P 股	F&P 骶	F 上	F 下
顶叶	左	-|+	-|+	-	-	-	-	-	-	-	-	-	-	-
	右	+|-	+|-	-	-	-	-	-	-	-	-	-	-	-
枕叶	左	-	-	O1+	-	-	-	-	-	-	-	-	-	-
	右	-	-	O2+	-	-	-	-	-	-	-	-	-	-
基底节区	左	-|+	-|+	+/-	-	-	-	-	-	-	-	-	-	-
	右	+|-	+|-	+/-	-	-	-	-	-	-	-	-	-	-
鞍区		-	-	+	-	-	-	-	-	-	-	-	-	-
CPA		-|+	-|+	-	+	+	+	-	-	-	-	-	-	-
脑桥		+|-	+|-	-	+	+	+	-	-	-	-	-	-	-
延髓		-|+	+|-	-	-	R2+	-	-	-	-	-	-	-	-
$C_2 \sim C_4$ 颈髓		+	+	-	-	-	-	+	-	-	-	-	-	-
$C_5 \sim T_1$ 颈髓		+/-	+	-	-	-	-	-	+	-	-	-	+	-
胸段脊髓		-	+	-	-	-	-	-	-	+	-	-	-	-
$L_1 \sim L_3$ 脊髓		-	+	-	-	-	-	-	-	-	+	-	-	-
$L_4 \sim S_3$ 脊髓		-	+	-	-	-	-	-	-	-	-	+	-	+
马尾		-	-|+	-	-	-	-	-	-	-	-	-	+	+

注："-"正常；"+"异常；"-|+"多见正常可异常，"+|-"多见异常可正常，不分侧别；SEP："-|+"左侧（刺激侧）正常、右侧异常，"+|-"左侧异常、右侧正常，严格区分侧别；PRVEP："O1+"表示 O1（左）记录异常，"O2+"（右）记录异常；BR："R2+"指 R1 正常、R2 或 R2′ 异常；F&P：依次为面肌、高颈段脊旁肌、臂丛支配肌、胸段脊旁肌、腰丛支配肌、骶丛支配肌。

中的定位原则也部分性地适用于后续各章节中将讨论的中枢神经系统脱髓鞘病、变性病及炎性疾病等。

　　同一种性质的中枢损害可能发生在多个部位、也可能不同部位发生不同性质损害（合并症）。在定位诊断时，结合表中的表现组合同时要辩证地分析主要矛盾和次要矛盾，多数患者均可准确定位诊断。例如以肩周围无力就诊患者，双侧肩周

围肌检出失神经电位，但周围神经传导速度均正常、四肢 F 波正常、上肢 SEP 轻度异常、下肢 SEP 严重异常，可报告"提示颈段脊髓损害（C_5、C_6 水平受累）"；若在足肌中也检出少量失神经电位，下肢 MCV、F 波均正常，则可再报"合并骶丛部分性根性损害可能"；在上肢改变基础上，若骶丛支配肌广泛存在失神经电位，下肢 F 波异常，则应报"合并脊髓骶节段损害可能"。

第二十章

中枢神经系统脱髓鞘病

第一节 概　　述

一、定义与分类

中枢神经系统（脑和脊髓）主要功能结构为神经细胞（神经元）及其发出的轴突。神经元多集中在大脑半球的表面，即大脑皮质，又称大脑皮层，在脊髓称为灰质；神经元皮质和灰质外中枢神经系统其他部位集中分布形成神经核、神经团。轴突由少突胶质细胞螺旋状包裹构成髓鞘形成神经纤维，功能相同或相近的神经纤维集中走行称为传导束，各种传导束组成了大脑和脊髓的白质。

所谓中枢神经系统"脱髓鞘病"，即指发生在中枢神经系统传导束（白质）中的神经纤维髓鞘病变。根据病因可分为不明原因的原发性髓鞘病变和由感染、中毒、退行性变或营养缺乏状态导致的继发性脱髓鞘。根据起病时髓鞘发育是否成熟又可分为髓鞘构成缺陷性疾病和髓鞘发育正常的脱髓鞘性疾病即获得性脱髓鞘病。隐袭起病、进展缓慢的疾病可仅累及髓鞘，急性起病、快速进展者则可在脱髓鞘基础上继发轴突变性。表20-1为中枢神经系统脱髓鞘病临床分类，重点讨论其中较常见的几种。

二、中枢神经系统的结构特点

（一）皮质和白质的位置与神经供血

人类在亿万年进化后，大脑的重量（质量）仅占人体总重约 0.5%，而氧消耗量竟占全身总耗氧量 20%，证明脑的生命活动中所需能量巨大。大脑中数百亿个神经元绝大多数集中分布在大脑半球凹凸表面（脑沟、脑回，即皮质）的结构，既可以保证在有限空间内容纳最多的神经元，又能保证这些神经元的供血（供养）最为充足——脑的供血

由外及内、表面供血必然好于深部。而神经元及其轴突在神经功能中显然较髓鞘更为重要，髓鞘脱失神经纤维的功能尚在，髓鞘还可能重建，而一旦轴突断裂，则神经纤维功能完全丧失。在老年人中常见的由于毛细血管供血障碍而致的腔隙性脑梗死，多在早期即出现侧脑室角等部位脱髓鞘改变，这些部位恰好是大脑半球内供血相对较差之处。轻型原发性中枢神经系统脱髓鞘病，治疗（或自行恢复）后症状可以完全消失，说明只要轴突完整，髓鞘重建后，功能即可恢复。

进一步思考：周围神经对于各脏器、器官、组织的特定功能而言，虽为附属结构，但是在几乎所有组织中，均有极其重要的作用，抛开肌肉为运动神经的直接效应器不讲，胃肠道、皮肤等组织、器官的功能，也离不开神经的调节。既然神经的作用如此重要，由缺血对中枢神经系统影响机制，有理由认为在周围神经有髓鞘的神经纤维中，缺血缺氧也应该首先影响髓鞘功能，严重时才造成轴突（轴索）断裂，而周围神经小纤维（无髓鞘纤维）因轴突直径细、轴浆流营养较差，可在有髓纤维脱髓鞘的同时（小纤维）发生轴索损害，这可能解释了主要通过毛细血管病变引起的继发性周围神经病（如糖尿病等），为何早期表现出的是小纤维功能缺失性损害、大纤维功能减退性损害的原因。

（二）神经纤维间的电隔离

发自每个神经元的冲动，沿各自的神经纤维传递，相互之间不会"短路"，即为神经纤维间的电隔离。在周围神经，解剖基础为神经内膜，髓鞘细胞仅隔离了其包绕下方轴突膜与体液间的离子交换、迫使局部电流在郎飞结间形成、神经冲动呈跳跃式传递加快了传导速度；在中枢神经系统少突胶质细胞与周围神经的施万细胞作用相同。中枢传导束内神经纤维间也存在"电隔离"解剖和生理

表 20-1　中枢神经系统脱髓鞘性疾病分类表

分类	分型	病名	病理改变
获得性脱髓鞘病	多发性硬化及其边缘疾病	多发性硬化（MS）	多系统、多灶性脱髓鞘
		视神经脊髓炎（德维克病，Devic disease）	脊髓和视神经多灶性脱髓鞘
		弥漫性硬化（希尔德病，Schilder disease）	多系统弥漫性脱髓鞘
		同心圆硬化（巴洛病，Baló disease）	单灶髓鞘反复脱失 - 增生
	急性播散性脑脊髓炎（ADEM）	疫苗接种后脑脊髓炎	狂犬病、流行性乙型脑炎等
		感染性疾病后脑脊髓炎	水痘、流行病感冒等
	其他	继发性脱髓鞘病	中毒、缺血等
遗传性髓鞘发育缺陷病	X 染色体连锁	肾上腺脑白质营养不良	长链脂肪酸氧化障碍
		佩利措伊斯 - 梅茨巴赫病（Pelizaeus-Merzbacher disease）	中枢系统髓鞘形成障碍
	常染色体隐性	球形细胞脑白质营养不良	白质脱髓鞘；
		异染性脑白质营养不良	周围脱髓鞘 / 继发失轴索
		卡纳万病（Canavan disease）	天冬氨酰酶缺乏
		科凯恩综合征（Cockayne syndrome）	视网膜炎、视神经萎缩
		Aicardi-Goutieres 综合征	核酸内 / 外切酶基因突变
	遗传方式不明	亚历山大病（Alexander disease）	线粒体功能障碍

基础，因为正常情况下相邻神经纤维间的冲动不会相互影响是客观事实，如果相互影响就会出现感觉系统、运动系统功能紊乱。之所反复强调这个问题，是为了厘清脱髓鞘对神经冲动的影响：有髓神经纤维髓鞘脱失，可导致神经冲动传导速度减慢、可导致神经纤维间传导速度不一致，但不会因脱髓鞘"失去绝缘作用"而"漏电"，在周围神经系统如此，中枢神经系统亦如此。

三、电生理检测基本原则

（一）检测方案设计

中枢神经系统脱髓鞘病最重要检测项目为 SEP 和 PRVEP。SEP 检测前了解周围神经感觉纤维功能通常是必要的，至少应先检测一侧上肢正中神经和对侧下肢胫神经 SCV。临床症状典型且 SEP 和 PRVEP 异常可解释症状者，视情况决定是否加测 BAEP、BR 等，而周围神经相关检测项目和针极肌电图可不必检测。临床症状不典型或 SEP 和 PRVEP 异常不能完全解释症状者，则应加测可能与症状相关的 MCV/SCV 及 F 波、针极肌电图等项目。

（二）脱髓鞘对波形的影响与定性

临床实用的涉及中枢神经系统功能的电生理检测项目，其神经传导通路均为有髓鞘神经纤维，各项目波形变化对脱髓鞘改变敏感。

脱髓鞘病变可导致电生理各项目波形潜伏期延长，但也不应忽视波形的形态改变所代表的病理意义。如果波形分化良好、单纯潜伏期明显延长，其病理基础是"神经传导通路中各神经纤维脱髓鞘程度较为一致"；如果神经纤维间髓鞘脱失程度不一致，除可以导致潜伏期延长外，还会出现因各纤维神经冲动到达神经发生源时间不一致而导致的波形分化不佳甚至离散、时程延长、波幅下降等改变。有时后者更为明显：短通路项目，如 BAEP，脱髓鞘可致潜伏期延长、波幅下降；长通路检测项目，如 SEP（及其派生项目）、PRVEP（虽解剖距离短，但生理功能"距离"长）等，则常出现波形成分双峰、多峰（棘化）改变。关注波形成分的分化，发现波形的离散，是早期发现局灶性多发脱髓鞘改变的敏感判断指标，可作为临床定性诊断的重要依据。

（三）定位与定程度

无论病因与病理机制如何，不同中枢神经系统脱髓鞘病的病理改变既有"随机性"，又有好发部位，故电生理检测的定位信息对脱髓鞘病定性与确诊有重要参考价值。所以，在检测报告结论中，应尽可能给出确定的损害部位，并注明受损传导通路。

多数情况下，中枢神经系统脱髓鞘病引起的电生理各项目波形异常程度，较占位性病变（特别是恶性肿瘤）为轻，在其波幅显著下降、甚至几乎不可辨识时，可采用减慢扫描速度、提高分辨率、扩大带通滤波范围等手段重新采集，常可检测出潜伏期明显延长、相位明显增多（离散）的波形。但需要注意的是，严重的脱髓鞘性电生理异常与占位或出血性中枢疾病从波形变化上不总是能区别的（电生理检测的局限性）。

四、电生理与诊断及鉴别诊断

部分中枢神经系统脱髓鞘病可通过电生理脱髓鞘变特征性波形发生的部位、累及的神经传导通路作出疑诊或诊断，但仍需临床医生结合临床症状、体征并参考各种体液化验（血液、脑脊液等）和影像学检查作出最终诊断。其中影像学检查结果常起决定性作用且被临床医生广泛接受。神经电生理的敏感性可早期发现部分散发小病灶脱髓鞘改变，而影像学可能无明显异常，称之为"影像学下病灶"。此类患者的临床症状即使与电生理结论相符合，临床医生也可能会以影像学正常而质疑神经电生理结论。在电生理结论与影像学结果或临床疑诊"不符"时，一方面，可通过长期随访电生理，至出现影像学脱髓鞘改变与电生理异常所提示部位符合，是取得临床医生信任的最佳途径。另一方面，临床医生掌握必要的神经电生理诊断原理则更利于发挥其诊断价值。

第二节 免疫相关的脱髓鞘病

一、多发性硬化

（一）临床表现

多发性硬化（MS），又称多发性硬化症，是一种以中枢神经系统白质脱髓鞘为主要病理特点的自身免疫性疾病。MS多在成年早期发病，女性多于男性，大多数患者表现为反复发作的神经功能障碍，多次缓解复发、病情逐渐加重。最常累及脑室周围白质、视神经、脊髓、脑干和小脑等部位。其发病率除与一般的生活环境、习俗、基因、体质等有关外，也有认为与地理纬度有直接相关性，北欧、北美发病率最高，可达30～60/10万，亚洲较

低，约5/10万。

MS起病年龄多在20～40岁，10岁以下和50岁以上患者少见，男女患病比约为1:2。亚急性起病多见，急性和隐匿起病的病例少见。绝大多数MS在临床上表现为空间和时间多发性：空间多发性是指病变部位的多发；时间多发性是指病程常表现为缓解-复发的重复。仅少数病例在整个病程中呈现单病灶征象；单相病程者，则多见于以脊髓征象起病的缓慢进展型MS和临床少见的病势凶险的急性MS。由于MS患者大脑、脑干、小脑、脊髓可同时或相继受累，故其临床症状和体征多种多样。值得注意的是，MS体征多于症状，例如，主诉一侧下肢无力、麻木刺痛感的患者，查体时往往可见双侧皮质脊髓束或后索受累的体征，这与神经电生理检测可早期发现亚临床病灶的原理相同。

（二）发病机制与病理改变

MS因大脑和脊髓白质内可见灰色多发的、形态各异的斑块、触之较正常白质硬度明显增大而得名。现代医学研究阐明了硬化斑块形成机制：起病时，脑/脊髓白质局部炎性反应，炎性细胞浸润导致髓鞘崩解、轴突保存，形成浅红色斑块样病灶；随着病程进展，充血、水肿消退，炎性改变代之以大量星形胶质细胞增生，病灶颜色变浅，晚期形成硬化斑或瘢痕，可有神经元或轴索崩解。急性病灶难于肉眼检出，小病灶MRI也可能不显示。MS晚期，西方人病灶保持硬化斑块的形式，而东方人硬化斑块则转变为局灶性软化、坏死病灶，形如海绵状。

（三）症状体征与受累通路及可能的电生理异常

MS好发部位有多处，其发病又具有"随机性"：单病灶起病时，可首先累及多个好发部位中的任意一个，其后受累的部位亦无特定顺序，多个好发部位受累时几乎可以是任意组合。多病灶、多顺序发病的特点决定了其症状、体征的复杂性和多变性（表20-2）。

在MS临床症状中应重点关注肢体无力、感觉异常（特别是莱尔米特征）、膀胱功能障碍以及各种形式的震颤。MS早期感觉、运动症状可与周围神经病重叠，临床鉴别较为困难，需电生理检测协助。MS患者可继发/合并多发性周围神经病、自身免疫性肌性疾病、运动终板病等，MS也可继发于这些疾病。由这些特点决定电生理检测对可疑的MS患者，不仅是必要的，而且是必需的。MS

表 20-2　MS 症状体征与受累部位及可能的电生理异常总表

症状 / 体征		描述	神经通路	电生理检测
运动	肢体无力	早期单肢或多肢；上肢重于下肢；晚期可偏瘫、截瘫或四肢瘫	皮质脊髓束	（MEP）
	腱反射 / 病理征	早期正常；晚期亢进 / 病理征阳性		
浅感觉	感觉异常（四肢、躯干、面部）	针刺麻木、蚁走、瘙痒感、肢体发冷	脊髓丘脑束、脊髓网状束	
	疼痛	尖锐、烧灼样	脊神经根？	FW/HR
深感觉	莱尔米特征	被动屈颈刺痛感颈部放射至背部*	脊髓丘脑束？脊髓后索？	SEP？
	减退	关节位置觉、振动觉等	薄束 / 楔束	SEP
眼部	视力下降	早期多为单眼，可双眼；晚期视神经萎缩	全视路	PRVEP
	球后视神经炎		球后视神经	
	核间性眼肌麻痹	一侧侧视时，同侧眼球内收不能；对侧眼球外展时伴粗大眼球震颤	内侧纵束	眼震电图**
	旋转性眼球震颤			
共济失调	共济运动障碍	约 40% 发生率	小脑 - 脊髓	
	眼球震颤	晚期 / 部分患者发生；称 Charcot 三主征*	前庭核 - 小脑	
	意向性震颤		齿状核 - 红核 - 丘脑	
	吟诗样语言			
发作性症状	有诱因　运动	强直痉挛、构音障碍、共济失调等	皮质脊髓束	MEP**
	有诱因　感觉	感觉异常、疼痛不适	薄束 / 楔束	SEP
精神症状	抑郁、易怒、欣快、兴奋、淡漠、嗜睡、强哭强笑、反应差、智能低下、重复言语、猜疑和被害妄想、记忆及认知障碍		额叶	MEP**
其他症状	膀胱功能障碍	尿频、尿急、尿潴留、尿失禁	脊髓	SEP
	其他自身免疫病	风湿、类风湿、干燥综合征等	肌肉	EMG
	多发周围神经病	可表现为多种形式的周围神经病	周围神经	EMG、NCV

注：*为 MS 特有的症状、体征；**指非常规项目；"?"可疑的神经通路或异常项目，其他为可能异常的电生理项目。

患者神经电生理异常既有复杂多样性，又有一定规律可循。

（四）电生理检测与报告

反映中枢神经系统功能的各种诱发电位检测是 MS 诊断必测项目。虽然不同报道中各项目阳性率差异很大，但比较公认的是 PRVEP 阳性率最高、SEP 次之、BAEP 最低。但需注意这些研究报告均为临床确诊 MS 的检测结果，而临床检测时电生理医生应首先假定患者为未知疾病，根据患者神经系统症状、体征可能涉及的神经通路设计检测方案，经正确的方法检测、可能的方案再调整直至完成检测，根据综合分析结果报告出神经系统受累的部位、程度、范围、性质等，必要时可注明神经受累与临床表现的关系。

1. 基本检测方案　MS 患者涉及中枢神经系统的检测项目一般顺序为：PRVEP、下肢 SEP、上肢 SEP、BAEP、BR、TSEP。必要时加测面肌

EMG/MCV。基于 MS 症状复杂性以及可能合并周围神经病变或肌性病变，在四肢症状无明显左右差异时，周围神经检测通常选取一侧上肢常规检测和对侧下肢常规检测项目；偏侧型症状者，可选取患侧上下肢；可疑合并肌性疾病者，四肢近端肌针极 EMG 必查。当然，在实际工作中，根据各实验室的习惯、结合患者的具体情况、中间检测结果等，灵活调整检测方案。

2. 多发性硬化的典型报告结论示例　在周围神经 NCV、F 波、EMG 等均正常、排除周围神经和肌性疾病的情况下，四肢 SEP、PRVEP 多发异常，且波形异常形式符合脱髓鞘变（潜伏期延长、波形成分离散）时，BAEP 可异常也可正常，可报告为：

（1）结论：中枢性损害（提示多灶性改变；脱髓鞘变可能）。

建议：请结合影像学及临床。

（2）或直接表述为：

结论：提示中枢神经系统多发性脱髓鞘变可能。

建议：请结合影像学及临床。

（3）或表述为：

结论：中枢性损害（可见累及四肢本体感觉及双侧视觉通路）。

建议：请结合影像学及临床。

在初始开展电生理检测的单位，是否在附加说明中注明"提示符合 MS 电生理改变特征"应视具体情况及与临床医生的沟通程度而定。还应注意，对于未确诊患者，这个附加说明具有很大风险性：由血管病、多发肿瘤（或肿瘤累及多部位）等导致的中枢神经系统多发脱髓鞘变，电生理异常形式上与 MS 的差异辨识较为困难，电生理医生需长时间对正常波形的阅读、各种异常波形与病理结果对应辨识等知识的积累，方能不犯错或少犯错。故推荐初学者在独立工作时，若能报出"提示中枢多发（灶）性损害"，或者仅报出"提示中枢性损害可能"，对临床医生也具有参考价值，切忌一味片面地追求报告结论的"精确性"，反而对临床诊断造成误导，久而久之，将会严重打击临床医生对电生理检测结果可靠性的信心，这个现象在临床工作中并不少见。

单病灶早期症状患者，可以仅出现一侧肢体 SEP 或单侧 PRVEP、BAEP 异常，则仅报出异常改变项目即可，也可同时给出定位信息，如：

结论：可见左下肢 SEP 异常（脊髓改变可能）。

早期患者可能仅有单病灶临床症状，但出现多个电生理检测项目异常，提示电生理发现了临床下病灶，参照上述原则报告即可。

相关神经通路症状严重或晚期 MS 患者，电生理检测异常程度通常较重，此时除定位信息外，应报告出相应项目的异常程度，例如：

结论：中枢性损害（多灶性改变可能；视觉通路受累严重）。

应注意的是，此时的电生理报告，与之前讨论的占位性病变等所致的中枢性损害，结论并无本质差异，临床医生必须结合症状和影像学等鉴别。

3. 合并症的电生理检测与报告

（1）MS 合并周围神经病：MS 合并周围神经脱髓鞘变者并不少见，导致 NCV 减慢，检测并不困难，难点反而在中枢性损害的确定。基本鉴别要点是：SEP 的异常程度较周围神经损害程度要重，即反复强调过的"匹配性"和"中枢放大作用"，轻度的周围神经损害不会引起 SEP 的明显异常。

但是，这个匹配性的尺度如何掌握，能不能划定一个数值性的界限供临床检测（特别是电生理初学者）使用，答案是否定的，每一个患者的表现均由其实时病理改变决定其特殊性，且随时间而变化。参考判定标准与糖尿病多发周围神经病合并中枢神经系统损害判定类似。

检出多肢体多条神经 MCV、SCV 轻度减慢，CMAP、SNAP 下降或正常时，如果 SEP、PRVEP 等符合中枢多发改变，推荐报告表述时，将中枢性损害置于第一位，例如："结论：1. 中枢性损害（可见累及体感、视觉及听觉通路）；2. 合并多发性周围神经损害"。

在上述表现基础上，又有单神经损害较重现象，例如测出左侧尺神经肘段传导速度减慢约 50%，而尺神经其他节段和其他神经传导速度普遍减慢 20%～30%，提示合并肘部尺神经卡压。可报告为："结论：1. 中枢性损害（体感通路受累较重、视觉通路轻度受累）；2. 合并多发性周围神经轻度损害；3. 左肘部尺神经中度损害"。

基于此报告，在控制好中枢损害和周围神经多发损害症状后，应择机复查，如果尺神经肘部损害未能好转、甚至加重，则应及时手术治疗。

如果检测结果显示严重的多发性周围神经损害，例如，大多数神经 MCV、SCV 均较正常参考值减慢 30%～50%，CMAP/SNAP 波幅下降，但可明确引出，伴有肌肉少量的、散在的失神经电位出现。此时，主要矛盾或唯一病理改变多为周围神经而非中枢性损害。若 SEP 皮质电位波形整合好，仅有潜伏期延长，则可除外合并中枢性损害；若 SEP 皮质电位波形几乎不可辨识，则多为周围损害合并中枢损害；介于二者之间的 SEP 异常，其"匹配性"判断则异常困难，必须结合影像学等检查。更严重的周围性损害，例如，多条神经 SNAP/CMAP 不能引出，能引出者 MCV/SCV 也显著减慢，几乎所有肌肉均有大量失神经电位，则提示原发病为周围神经病变，是否合并中枢性损害，更难于判断。

上述关于 MS 合并多发性周围神经病变的检测思路、判定方法，事实上也适用或部分性适用于其他中枢神经系统病变，例如脑血管病、感染性疾病、占位性疾病等。这也是神经电生理检测"项目综合应用、结果综合分析"思维模式的体现。

（2）MS 合并肌性疾病：在肌性疾病的讨论中已知，部分肌病的发生机制与免疫相关，而 MS 又是一种典型的自身免疫性疾病，二者并发并非罕见。在临床上，对已确诊 MS 合并肌性疾病的患者，两种病理改变是同时发生、还是先后出现，事实上很难区分。患者既表现出近心端肌肉肌源性损害改变（免疫性肌病首先受累的通常为三角肌、股四头肌等），SEP 及其他诱发电位又提示多发中枢损害改变时，报告结论的表述和顺序，应根据各自异常程度排列，例如：

"结论：1. 四肢近端肌可见肌源性损害改变；2. 合并中枢性损害"。提供给临床医生的信息是：电生理改变提示患者同时患有肌性疾病和中枢性疾病，前者程度较重。

"结论：1. 中枢性损害（可见累及多个感觉传导通路）；2. 四肢近端肌可见肌源性损害迹象"。提供给临床医生的信息是：电生理改变提示患者同时患有肌性疾病和中枢性疾病，后者程度较重。

如果在疑似 MS 患者检测中，SEP、PRVEP 等提示中枢性损害，周围神经传导速度正常，EMG 表现为少量自发电活动、MUP 呈现极小电位与大电位 / 巨大电位共存时，应警惕遗传代谢性疾病的可能（参阅线粒体脑肌病章节）。

（五）诊断与鉴别诊断

神经电生理检测发现的多发性中枢神经系统损害改变，是诊断 MS 的强有力客观证据。通过波形分析，神经电生理还可以明确提示为多灶性、脱髓鞘性改变，即使如此也不能仅靠电生理这些改变来诊断和鉴别诊断 MS，必须由临床医生结合临床表现、影像学及其他实验室检查结果等，来综合判断。

（六）有关 MS 部分现象思考

1. 关于多发性硬化亚临床病灶的进一步讨论

以单一的或少量的、轻型症状就诊的 MS 患者，电生理常可检出除与症状吻合之外的其他神经传导通路的损害，这个现象称为电生理可检出 MS 患者的亚临床病灶。例如，以深感觉症状就诊的患者，除检测出 SEP 异常之外，PRVEP 也表现出较为明显的异常；而患者并无视力障碍的主诉。以下肢深感觉障碍症状就诊的患者，电生理检测出上肢 SEP 也表现出明显异常等。

电生理检出 MS 患者亚临床病灶的病理改变基础为：早期炎性反应仅累及髓鞘、致其变性，病灶较小、进展较慢，炎性产物对轴突没有明显刺激，则无症状，是为亚临床病灶。髓鞘脱失较快速，炎性反应产物刺激轴突，产生激惹性症状者，

是为早期症状产生机制（早期 MS 患者出现无力、疼痛、蚁行感等症状即源于此）。急性起病、快速进展型或亚急性起病发展至严重的炎性反应，髓鞘大量崩解、变性，神经纤维严重水肿，压力致轴浆流阻断，产生暂时性缺失性症状（患者出现局部感觉缺失、肌无力、腱反射亢进、病理征阳性等症状 / 体征），治疗或自行好转后，缘于部分或大部分被阻断的轴浆流复通、缺失性症状缓解；晚期，长时间轴浆流阻断致轴突断裂、病灶处神经元崩解，可遗留永久性缺失性症状，这就是 MS 反复发作后，病情越来越重的原因。

对比上述 MS 病理改变过程，可发现与 GBS 的病理过程基本一致。轻型 MS 患者的早期脱髓鞘改变，与糖尿病性周围神经病、血管性周围神经病的早期表现，本质上也有相通之处。进一步思考会有疑问：施万细胞和少突胶质细胞分别是周围和中枢的髓鞘细胞，二者在细胞结构、组织胚胎学起源等方面有何异同点？自身免疫性作用可致二者损害、有时还是同时损害，有何意义？同是自身免疫性因素，GBS 类为何总是首先攻击神经根部的髓鞘？而中枢少突胶质细胞受攻击有随机性？周围神经根部髓鞘受攻击后，随着病程的发展，脱髓鞘改变会向远端蔓延，而中枢为何总是局限在某个或多个部位？这些问题也许没有意义，也许有进一步研究的价值。但解释清楚这些问题，无疑更有利于理解神经电生理检测在这些疾病中的异常表现，从而更好地应用于临床诊断。

2. 关于发作性症状的产生机制 在 MS 复发患者的缓解期，少部分可出现发作性症状：轻者表现为发作性的感觉不适、疼痛等，重者可出现构音障碍、共济失调、强直痉挛，甚至癫痫发作。这种发作多在过度换气、焦虑、长时间维持肢体某种姿势后诱发，持续数秒至数分钟后消失，是 MS 复发缓解期较为特征的症状之一，极少作为首发症状出现。有观点认为其发生机制可能是神经冲动传导至髓鞘脱失处、扩散到邻近轴突致其兴奋。此观点尚需解剖学、病理学及生物化学等客观证据支持。

虽然机制不明，但发作性症状的存在是客观的，该症状主要出现在复发患者的缓解期也是事实，结合上一点讨论的 MS 晚期硬化斑块（我国多为软化灶）形成、造成轴突或神经元损害（是否伴有真正起电隔离的、类似于周围神经内膜结构的破坏亦未可知），新发髓鞘脱失与软化灶的邻近，才可能是发作性症状产生的主要原因，至于神经

冲动扩散到邻近轴突的机制，似乎提示新发病灶不仅有髓鞘细胞的崩解，还应有电隔离结构的破坏。笔者观察到的一例基底节区软化灶、再发脱髓鞘变患者，表现为肢体运动即可诱发疼痛、静坐休息后疼痛缓解，应是此现象的一种表现形式。关于此现象的深入研究，也许可与责任血管型面肌痉挛、脑干附近占位病变合并的面肌痉挛类比，它们之间共同的特点是：神经纤维间冲动"短路"，也许有共同或相似的机制。

二、视神经脊髓炎与视神经炎

（一）临床表现

视神经脊髓炎（neuromyelitis optica，NMO）又称 Devic 病，是一种主要累及视神经和脊髓的炎性脱髓鞘疾病。临床上以视神经和脊髓同时或相继受累为主要特征，呈进行性或缓解 - 复发病程。目前，多认为 NMO 是 MS 的一个变异型；但也有认为是独立的疾病，尚无定论。NMO 在我国多见，男女比约 1∶1，青壮年患者居多。

视神经炎（optic neuritis，ON），是指眼球后、眶内段视神经炎性脱髓鞘改变的疾病，故曾称之为"球后视神经炎"，现认为是 MS 或 NMO 起病或发展中的阶段性表现，仅用视神经炎名词。

NMO 的临床表现，参照 MS（见表 20-2）中所列除累及半球、脑干等部位的所有症状。

（二）发病机制与病理改变

NMO 与 MS 具有相同的临床相和类似的自身免疫过程，但受累部位仅限于球后视神经和胸、颈段脊髓，其他部位极少累及。故有人根据其受累部位的局限性，认为可能为独立疾病，但无其他证据支持。

受累视神经、脊髓节段的病理改变及其演变过程与 MS 相同，亦为炎性反应→髓鞘脱失→髓鞘修复→硬化斑块（软化灶）形成。

（三）电生理检测与诊断

电生理检查方案与一般分析思路请参阅 MS 部分。因 NMO 不累及脑干及大脑半球，故 BAEP、BR 等涉及脑干功能检测的项目应正常，且 SEP 波形异常的形式不应表现为半球、皮质损害的形式，否则，应诊断为 MS。故在报告中应指明受累神经通路，以利于临床医生作出诊断。就异常率而言，PRVEP 和 SEP 的一般均异常，特别是 PRVEP 异常可作为诊断该病的前提条件。

（四）诊断与鉴别诊断

与 MS 诊断相同，结合临床症状、体征、MRI、脑脊液检查等，SEP 提示的脊髓损害（通常下肢异常重于上肢）、视神经损害性改变为重要证据。

三、同心圆硬化与弥漫性硬化

同心圆硬化（concentric sclerosis）又称 Baló 病，为大脑白质脱髓鞘性疾病。因其病理特点为病灶内髓鞘脱失带与髓鞘保存带呈同心圆层状交互排列、形似树木年轮或大理石花纹状而得名。同心圆硬化的临床表现和病理改变与 MS 相似，故多数学者认为它可能是 MS 的一种变异型。

同心圆硬化好发于大脑半球额、颞及顶叶白质，也可见于小脑、脑干和脊髓，但较少累及视神经。与 MS 不同的仅是病灶形态，所造成的神经损害基本相同，故二者临床症状、体征相同或类似，神经电生理检测的异常形式也基本相同，只是 PRVEP 异常率较低。与 MS 依靠影像学诊断类似，该病诊断必需 MRI 特征性的同心圆状脱髓鞘病灶支持。

弥漫性硬化又称弥漫性轴周性脑炎、Schilder 病，为大脑半球多发性或单个大片脱髓鞘病变，多见于少年儿童或幼儿。由于病理变化以炎症反应致脱髓鞘明显，而轴突受损相对较轻，故称之为轴周性脑炎。该病亦为自身免疫诱导的中枢神经脱髓鞘性疾病，主要为大脑半球白质的广泛脱髓鞘变，病灶常不对称，多以一侧枕叶为主，也有以额叶或放射冠为主。皮质下的弓状纤维受累较轻或保留完整，偶见脑干和脊髓受累。通常脱髓鞘区轴索相对保留，但病灶中央区，轴索可显著破坏，甚至形成空洞。病灶内血管周围可有淋巴细胞、巨噬细胞浸润，星形胶质细胞增生。急性病例的炎症反应明显，脑组织可见充血、水肿。本病的病理改变很难与 MS 鉴别，一些学者认为本病为发生在儿童期和少年期的 MS。

弥漫性硬化多为亚急性发病，因其病理过程与 MS 相似，故临床表现亦包括了表 20-2 的大部分症状体征，但较少出现脊髓及其损害导致的膀胱症状等。因急性脱髓鞘变，可致脑水肿，出现颅内压增高症状。

由病理改变亦决定了弥漫性硬化电生理检测与异常改变及报告方式，均参照 MS 中讨论内容即可；同样地，其诊断也应综合各种体征、症状及影像学等判断。

第三节　感染等继发的脱髓鞘病

一、急性播散性脑脊髓炎

急性播散性脑脊髓炎（acute disseminated encephalomyelitis，ADEM）是一种广泛累及中枢神经系统白质的急性炎症性脱髓鞘病，以多灶性或弥散性脱髓鞘为其主要病理特点。通常继发于感染/出疹/疫苗接种后，故又称感染后/出疹后/疫苗接种后脑脊髓炎。患者也可表现为急性出血性白质脑炎（acute hemorrhagic leukoencephalitis，AHLE），被认为是 ADEM 的暴发型，临床病程极为急骤，病情凶险、死亡率高。个别患者既无疫苗接种史、亦无其他感染病史，称为特发性 ADEM。

（一）临床表现

ADEM 多于儿童和青壮年发病，无季节性、散发病例多见。通常在感染或疫苗接种后 1～2 周急性起病，少数也可呈暴发性或亚急性起病，脑脊髓炎通常出现于皮疹后 2～4 天；常表现为斑疹正在消退、症状正在改善时，患者突然再次出现高热，并伴有头昏、头痛、乏力、全身酸痛，严重时出现抽搐和意识障碍。绝大多数患者大脑弥漫性损害的症状较为突出，如意识障碍和精神异常；也常见脑局灶性损害的表现，如偏瘫、偏盲、视力障碍和共济失调等；少数患者脑膜受累，可出现头痛、呕吐、脑膜刺激征；锥体外系受累，出现震颤、舞蹈样动作等；脊髓病变时，出现受损平面以下部分或完全性截瘫或四肢瘫、上升性麻痹、传导束性感觉缺失，不同程度的膀胱及肠麻痹等。

急性出血性白质脑炎，多见于青壮年，病前 1～14 天常有上呼吸道感染史，临床表现为急起高热、头痛、颈项强直、精神异常与昏迷，症状及体征迅速达到高峰，严重者在 2～4 天，甚至数小时内死亡。

（二）发病机制与病理改变

已明确可导致 ADEM 的因素有：感染麻疹、风疹、天花、流感等病毒及疫苗接种后；服用某些药物或食物后，如左旋咪唑、驱虫净、复方磺胺甲噁唑、食用蚕蛹等；创伤后，如围产期、外科手术后等。目前认为，ADEM 是通过细胞免疫介导的、针对中枢神经系统髓鞘碱性蛋白的自身免疫性疾病，是由髓鞘与抗髓鞘抗体之间所产生的迟发过敏反应所致。

ADEM 病理改变主要为静脉周围出现炎性脱髓鞘，病变广泛分布于大脑、脑干、小脑，脊髓灰质、白质均可受累，以白质为主。好发部位为脑桥腹侧、皮质深层、丘脑、下丘脑、黑质、内侧膝状体、外侧膝状体、半球白质与侧脑室周围区；脊髓病损也呈播散性分布，可多个小病灶融合。病理演变过程为：急性期可见脑和脊髓组织肿胀，切面可见小出血点，白质静脉扩张，显微镜下见小血管特别是小静脉周围有散在的脱髓鞘病灶，邻近病灶可融合，形成软化灶，无出血，轴突相对保存；血管周围有炎细胞浸润，形成血管套，多数为淋巴细胞、巨噬细胞和浆细胞，粒细胞少见，常伴有内皮细胞增生；严重时可见轴索、神经细胞及其他组织成分的破坏；随着病程进展，炎性反应逐渐减轻，星形胶质细胞增生，少突胶质细胞呈固缩状态，最后形成胶质瘢痕。

（三）电生理检测与诊断

因 ADEM 病理进展速度快，常在发病后迅速进入危重期，加之对电生理检测的认识不足，行电生理检测的机会并不多。临床实践表明，若患者有明确感染、接种史，出现高热的初期，电生理检测如果表现出 SEP、PRVEP 明显异常，即使相关症状、体征尚不明显，也应高度警惕该病发生的可能。

ADEM 的诊断与鉴别诊断，应在有感染史、疫苗接种史、药物接触史、手术史等前提下，结合临床表现、脑电图、MRI、脑脊液检查、红细胞沉降率（血沉）等综合判断，需与 ADEM 鉴别的有病毒性脑炎及急性 MS。

二、脑桥中央髓鞘溶解症

脑桥中央髓鞘溶解症（central pontine myelinolysis，CPM），是一种罕见病，病理改变为脑桥基底部对称性脱髓鞘性疾病。患者多有严重营养不良、电解质紊乱等基础疾病，病情进展迅速，多在数周内死亡，少数存活患者，会遗留痉挛性瘫痪等严重的神经功能障碍。

（一）临床表现

CPM 多为青壮年发病，儿童少见。常在各种慢性消耗性疾病的基础上，突然出现假性延髓麻痹（又称假性球麻痹）、中枢性四肢瘫和不同程度的意识障碍等临床表现，这是由于位于脑桥底部中线附近的皮质脑干束、皮质脊髓束、上行网状激活系统被损害所致。严重者可四肢瘫痪，咀嚼、吞咽

及言语障碍，患者沉默不语，呈缄默状态或完全 /
不完全性闭锁综合征，仅能通过眼球活动示意。

（二）发病机制与病理改变

CPM 的确切病因和发病机制尚不清楚，绝大
多数起病前有严重的慢性酒精中毒、肾衰竭、肝功
能衰竭、严重烧伤、败血症、癌症或其他消耗性疾
病等。推测为这些疾病直接引起或治疗过程中导
致的血脑屏障破坏，造成对代谢紊乱敏感的脑桥
底部髓鞘脱失、继而发生水肿，阻断轴浆流，使通
过脑干的上下行神经通路功能障碍，产生一系列
症状。

（三）电生理检测与诊断

因 CPM 的病理改变主要集中在脑桥附近，所
以 SEP、MEP 和 BAEP 异常，而 PRVEP（如果不能
进行，可测 FVEP）正常或仅轻度异常，BR（瞬目反
射）的严重异常，对该病诊断及预后判断具有重要
参考价值。

（四）诊断与鉴别诊断

CPM 的诊断需在临床病史、治疗史的基础上，
结合 MRI 显示的脑桥底部特征性"蝙蝠翅样"改变
及其他检查结果综合判定。必要时，电生理检测
除可提供如上述的脑桥损害定位性结果外，面神
经传导速度及肢体周围神经检测排除其他周围性
损害，可为该病诊断提供进一步定位支持。

第四节　脑白质营养不良

脑白质营养不良是一组因遗传代谢异常所引
起的脑白质髓鞘形成障碍性疾病，该组疾病多达
数十种，但均为少见病、罕见病，这里仅介绍具有
代表性的是异染性脑白质营养不良和肾上腺脑白
质营养不良。

一、异染性脑白质营养不良

异染性脑白质营养不良又称异染性脑白质脑
病、硫脂沉积症、硫脑苷脂沉积症。为常染色体隐
性遗传，致芳基硫酯酶 -A 缺乏而发病。所谓"异
染性"是指组织病理切片甲苯胺蓝染色时，可见神
经细胞、胶质细胞和巨噬细胞中有红黄色的异染
物质沉积，肝、肾组织亦可同时受累。

（一）病理与发病机制

芳基硫酯酶 -A 为硫脑苷脂水解催化酶，硫脑
苷脂分布于神经组织髓鞘细胞、肾小管上皮细胞
等细胞膜中，当芳基硫酯酶 -A 缺乏时，造成硫脑

苷酯在上述组织中沉积，致神经系统髓鞘脱失，中
枢受累较重、周围神经稍轻。

（二）临床表现

该病有家族史，但国内散发病例较多，多在儿
童期发病，男性多于女性，成人少见。通常在 1～
2 岁后出现双下肢无力，行走易跌倒，亦有先出现
眼球震颤、上睑下垂、斜视等症状，之后缓慢加重，
出现站立和行走困难。严重者出现构音障碍、共
济失调、小便淋漓、行为障碍，甚至痴呆，声响刺激
或轻推其身体，即可出现肢体发作性痉挛强直，呈
"去大脑强直"样表现。因合并周围神经损害，可
出现肢体肌张力降低、腱反射消失；周围神经损害
较轻者，则表现为肢体肌张力增高、双侧锥体束征
阳性。晚期可见视盘苍白萎缩，偶在眼底视网膜
可见樱桃红点。

（三）电生理检测与诊断

异染性脑白质营养不良多数合并较为明显的
周围神经损害，是明显不同于其他中枢神经系统
脱髓鞘病的特征，神经电生理检测可发现多神经
MCV/SCV 减慢、CMAP/SNAP 波幅下降，但这个
特点又容易让电生理医生放弃涉及中枢神经系统
功能的检测项目，如 SEP、PRVEP 等，而且在检测
了 SEP 等之后，判定其中枢性因素和周围神经性
因素导致异常时，也变得异常困难，需根据"匹配
性原则"认真研判。在腓肠神经 SCV 减慢时，活检
显示异染性，可作为诊断该病的客观依据。当然，
结合影像学等检查结果是必需的。

二、肾上腺脑白质营养不良

肾上腺脑白质营养不良又称嗜苏丹色脑白质
营养不良伴肾上腺萎缩、黑皮病型脑白质营养不
良。呈 X 性连锁隐性遗传，基因突变导致过氧化
物酶缺乏、长链脂肪酸代谢障碍造成的代谢性髓
鞘脱失。

（一）病理改变

该病主要损害大脑白质，以枕叶、顶叶损害最
明显、额叶轻微受损，脑干、视神经也可受累，偶尔
也可累及脊髓，但不影响周围神经，病变区域内可
发现髓鞘的大量退行性变。该病与 MS 的区别在
于血管周围炎性细胞浸润在脱髓鞘病灶中的位置
不同，前者位于中央、MS 位于周围。

（二）临床表现

该病亦有家族史，儿童期发病，仅见男性。首
发症状既可为脑部损害症状，也可为肾上腺皮质

功能减退,病程总是呈缓慢进展状态。

　　神经系统症状表现为,首先出现学龄儿童成绩下降、视力减退,也有易哭、傻笑等情感障碍和人格改变,但早期智能测定可无异常,以后视力减退明显、以皮质盲为主、瞳孔对光反应存在,步态不稳、上肢有意向性震颤。体征检查时可发现共济失调、无症状的双侧锥体束损害。疾病严重后期可有构音不清、吞咽困难、耳聋、痴呆、抽搐发作、四肢瘫、去大脑强直等。

　　该病可表现出肾上腺功能不足(Addison病),皮肤色素广泛沉着,尤其在口周黏膜、乳晕、肘和膝关节、会阴和阴囊处。肾上腺皮质功能不全的其他表现为无力、间歇性恶心、血压偏低、血清中低钠、低氯和高血钾等。

(三)电生理检测与诊断

　　肾上腺脑白质营养不良的电生理检测方案、异常形式,与MS类似。与异染性脑白质营养不良的区别在于不表现出周围神经损害。电生理结果可提供半球、脑干、视神经等受损证据,但均非特异性改变。血清学检查相关激素水平的改变、MRI等有助于该病的诊断和鉴别诊断。

第五节　中枢神经系统脱髓鞘病小结

　　文献报道的中枢神经系统脱髓鞘性疾病可达上百种之多,由本章介绍的典型脱髓鞘疾病可以发现,这些疾病区别在于神经系统受损部位、病理改变性质、病程进展速度。由三者的多种多样组合,表现出一系列的临床症状。

一、受损部位

　　中枢神经系统功能建立在相关的解剖学结构之上,特点结构的病理改变必然产生相应的功能障碍。例如,下行运动传导纤维受损,产生相应运动障碍;上行浅感觉纤维受损,产生疼痛等症状;本体感觉纤维受损,产生关节位置觉等深感觉障碍,以及由此带来的运动调节性障碍;前额叶内联络纤维受损,则表现为各种形式的情感障碍症状等。

　　临床各种涉及中枢神经系统脱髓鞘改变的疾病,其命名的一个重要因素即为受损部位。换言之,每一种疾病,均有其好发部位。由之前各节介绍已可发现,虽然各种疾病均有所谓好发部位,但大多数都有可能累及好发部位之外神经结构的现象,也就是说,几乎所有的中枢神经系统脱髓鞘性疾病,其累及的神经结构某种意义上具有"随机性";另一方面,绝大多数中枢神经系统脱髓鞘性疾病为非单一病灶,病灶的个数也具有"随机性"。上述"双随机性"决定了:对于每个患者个体,其受累的神经结构及其由此产生的症状,几乎可以表现为任何形式。所以,在临床诊断中,一方面要抓住主要矛盾、应用各种"指南、共识"作出诊断;另一方面,应充分考虑到患者的个性化改变,切忌教条化使用指南、共识。事实上,目前对于许多疾病的临床表现、诊断标准、治疗方案等,不同学者存在有不同的认知、观点。

二、病理改变

　　所谓脱髓鞘性疾病,是以髓鞘脱失为唯一或首发的病理改变。导致脱髓鞘的原因,可以是由血管病变炎性改变所致供血减少、自身免疫直接攻击髓鞘细胞、遗传或代谢因素导致的髓鞘细胞形成障碍或破坏。大量的髓鞘脱失、炎性反应的加重等,均可导致轴浆流阻断、局部轴突供血障碍,继而发现轴突变性、崩解,病灶局部的神经元,可因轴突断裂的逆行变性或炎性反应直接作用而变性、坏死。在多个受损部位中,病理损害的类型可以不同,这就更增加了临床表现的多样性。在疾病的早期,可有部分或全部受损部位均仅有脱髓鞘改变。至疾病晚期,几乎均会演变为髓鞘脱失并轴突(或神经元)变性坏死。

三、病程进展速度

　　不同类型脱髓鞘病的进展速度可以差异巨大,急性或暴发性可在数天甚至数小时内从脱髓鞘演变至轴突变性,常危及生命;多数类型表现为亚急性病程,可呈持续进展型病程,也可呈缓解-复发性进展;也有部分类型中枢脱髓鞘性疾病,即使不经治疗,也可以呈迁延性病程,持续数年甚至数十年。

四、功能学与影像学

　　随着影像学技术的发展,多数进入典型期的中枢神经系统脱髓鞘病,在结合电生理等检查后,可得以确诊。对于自身免疫介导的脱髓鞘病,早期确诊、早期治疗的意义重大,而早期影像学异常不明显的特点,就需要充分发挥神经电生理检测的敏感性、发现早期亚临床病灶来支持临床诊断。对于目前电生理检测不能涉及的神经通路,各种实验室检查以及严格的体征检查就显得尤为重要。

第二十一章

中枢神经系统变性病

第一节 概 述

一、定义及发病

神经系统变性病，又称神经变性病。主要指（中枢神经系统）神经元（或轴突）变性和继发性脱髓鞘改变的一组慢性、进展性、表现形式多样的疾病，病因大多不明，通常认为与遗传性或其他内源性因素有关。

二、病因与致病机制

任何疾病的病因研究都是治疗方式研究的前提之一，但神经变性病病因和发病机制的研究，至今尚无突破性进展。目前认为由遗传和环境因素双重作用而致：部分类型神经变性病有明确的家族史，支持遗传学说；部分类型有区域好发性等。但临床大部分病例未发现明确遗传倾向，环境或职业需要接触、误食毒性物质可能是启动神经元变性的另一个因素；在笔者接诊的患者中，部分表现出可能的毒物接触史所致倾向。

三、病理改变

神经变性病病理改变的共性为：中枢神经系统内特定部位（一处或多处）神经细胞（神经元）萎缩、消失，星形胶质细胞增生、肥大，无炎性反应。现代研究认为，神经元细胞死亡有 4 种形式：凋亡、坏死、自身吞噬和细胞质增生，它们具有不同的分子调控机制。多数神经变性病，神经元凋亡的主要区域是基本确定的，但个体间的受损范围、病理改变及进程有很大差异。

四、临床表现

神经变性病临床表现的共性为：

1. 隐袭起病 通常无法准确描述起病时间。

2. 受累神经元的选择性 不同类型神经变性病，选择性损害特定解剖部位或特定类型的神经元。

3. 进展缓慢、无反复 起病后，通常呈单相病程，缓慢加重、病程长。

4. 症状多样性 同类型疾病因受损部位不同，呈现出不同的临床症状、体征等。

5. 影像学检查无改变 大多数神经变性病影像学（MRI 等）检查均无明显异常，仅有部分类型、部分患者可表现为非特异性的脑萎缩改变。

6. 实验室检查 临床常规的实验室检查，包括血液、脑脊液等，异常改变较少，即使有异常，也无特异性。神经电生理检测，在某些类型（主要是运动神经元病）中，有客观的、特异性改变，具有无可替代的诊断价值。

五、分类

神经变性病的分类因临床或病理上的交叉，事实上分类尚未统一。依据病理损害部位、范围及临床特征的分类见表 21-1。

六、诊断与鉴别

因大多数神经系统变性疾病影像学无明显异常，通常其检测结果可作为"反向"证据与脱髓鞘病等鉴别。"正向"的阳性诊断指标，主要依靠症状、体征，部分类型电生理检测具有极高诊断价值，如运动神经元病、进行性后索变性等。

目前对神经系统变性疾病尚无有效办法阻止疾病进展，虽然有几种经过认可的药物在某种程度上可减缓个别的神经变性病的发展，但所有的治疗还仅是暂时缓解和减轻症状的对症治疗。治疗手段的缺乏，更凸显诊断准确的重要性：误诊，则耽误治疗、加重患者心理负担；漏诊，则会因无谓地治疗而加重患者的经济负担。

表21-1 神经变性病分类表

变性部位	疾病	主要临床表现	电生理价值
大脑皮质	阿尔茨海默病（AD）	记忆力、认知功能减退	★★
	额颞叶痴呆	行为改变、人格改变、失语等	★
基底节部	帕金森病	静止性震颤、肌强直、运动减少、姿势步态异常	★★★
	进行性核上性麻痹	姿势不稳、运动障碍、轻度痴呆	★
	亨廷顿（Huntington）病	舞蹈样动作、精神异常、智力减退	☆
	纹状体 - 黑质变性	肌强直、运动迟缓、步态障碍	★
脑干 / 小脑	各种小脑型共济失调	步态不稳、步态蹒跚、动作不灵活、不能走直线	☆
	脊髓 - 小脑变性	肢体共济失调、构音障碍	★
	橄榄 - 脑桥 - 小脑变性	步态不稳、平衡障碍、头晕、断续语言、吞咽困难、饮水呛咳、眼球震颤、意向震颤	★★
脊髓	进行性痉挛性截瘫	走路不便、跑步易跌、双下肢僵硬、剪刀步态、肌张力高、腱反射亢进、病理征阳性	★
	进行性后索变性	进行性感觉性共济失调、痉挛性瘫痪、深感觉障碍、周围神经损害	★★★★
	弗里德赖希共济失调（Friedreich ataxia）	进行性共济失调、心肌病、下肢深感觉丧失、腱反射消失、锥体束征 / 骨骼畸形	
运动系统	各型运动神经元疾病	隐匿起病、渐进性肌萎缩、无力	★★★★★
自主神经系统	夏 - 德综合征（Shy-Drager syndrome）	以自主神经系统受累为主	★
	赖利 - 戴综合征（Riley-Day syndrome）	全自主神经功能不全特发性直立性低血压、周期性呕吐、先天性无泪	★★
锥体系 / 锥体外系 / 小脑 / 自主神经	多系统萎缩	锥体外系损害症状、小脑功能障碍、自主神经障碍	★★★★

注："☆"电生理检测无特异性异常项目；"★"电生理有相关项目、异常特异性弱，★越多电生理检测参考价值越大，"★★★★★"示意电生理有特异性确诊 / 排除价值。

七、电生理检测的价值

近年来随着临床神经电生理检测技术的普及，在神经系统变性疾病中的应用得以深入研究。一方面，对于像运动神经元病等，神经电生理检测的特异性改变，可提供直接的、客观的诊断证据；另一方面，对于其他并不累及现有神经电生理检测项目所涉神经通路的疾病，神经电生理检测正常可起到像影像学正常同样的间接证据作用；另外，近年来事件相关电位的深入研究对阿尔茨海默病等的诊断具有较高参考价值。

第二节 运动神经元病

运动神经元病（MND），俗称渐冻人症，是一组以慢性进展性运动功能丧失为主要或唯一临床表现疾病的总称。MND尚无特别有效的治疗方法。由于互联网、媒体的出现，患者本人常可接触到过去仅有专业医生才能了解的知识，"自我诊断"的情况成为普遍现象；若专业医生出现误诊，将会对患者造成严重的心理打击、甚至由此带来其他的不良后果。

MND患者早期确诊意义重大，但由于该类患者的早期症状较少、较轻，又与其他"良性"神经疾病症状有重叠，加之MND没有影像学异常改变，所以其早期漏诊率较高，常造成患者的无效治疗，严重增加患者的经济负担。

在过去，对MND的诊断仅能依靠典型的临床表现，往往最后确诊时已到病程进展的晚期。近年来，随着对MND神经电生理检测研究的深入，MND的早期确诊率大幅度提高。但是由于各流派学者对MND本身、神经电生理检测在MND中应用的方法学、结果判定、甚至应用价值尚无统一认识，导致未能充分发挥电生理检测对MND的确诊价值。

本节将简要介绍MND基本定义、分型、诊断等的临床要点，重点深入探讨临床神经电生理检测在 MND 应用实践中的一些现象，以及这些现象与各型 MND 的动态病理过程的关联等。

一、定义及病理机制

MND 是指一组选择性侵犯脊髓前角 α-MN、脑干运动神经核 α-MN、皮质锥体细胞及锥体束的慢性进行性变性疾病，病因未明。临床特征为上、下运动神经元受损症状和体征并存，表现为骨骼肌肌无力、萎缩与锥体束征不同的组合，动眼神经核以及括约肌功能和感觉一般不受影响。

MND 的病理改变相对而言比较单一，主要为 α-MN 变性、死亡，也有认为同时有大脑皮质锥体细胞及皮质脊髓束轴突变性、死亡。

关于 MND 的 α-MN 及锥体细胞死亡机制，目前尚无确切认知，研究报道有分子遗传机制、氧化应激机制、兴奋性氨基酸介导的神经毒性机制、神经营养因子缺乏机制、中毒机制、免疫机制、病毒感染机制等。

二、临床表现及分型

一直以来，对运动神经元病命名和分类（分型）争论很大，迄今为止尚未有一种公认的分类方法。目前较为通行的方法是临床根据肌无力、肌萎缩、肌肉跳动和锥体束损害等症状的不同组合分为 4 型，即：肌萎缩侧索硬化症（ALS）、进行性脊髓性肌萎缩（progressive spinal muscular atrophy，PMA）、进行性延髓麻痹（progressive bulbar palsy，PBP）和原发性侧索硬化（primary lateral sclerosis，PLS）。在 4 个分型中，以 ALS 最为常见；有学者提出 PLS 为不同于其他 3 型的独立疾病，因为 PLS 病理改变部位在皮质脊髓束、病理改变性质为脱髓鞘，如果认为 PLS 最终发展有 α-MN 变性那与 ALS 型又无区别，所以笔者赞同此观点；目前，也有学者提出使用 ALS 指代 MND 的观点，笔者认为"以偏概全"不妥。综上所述，基于神经电生理检测异常改变与病理改变部位/性质的高度相关性，本书在讨论 MND 的电生理检测相关内容时，均包含 ALS、PMA 和 PBP 三种类型。

（一）肌萎缩侧索硬化症

肌萎缩侧索硬化症（ALS）是 MND 最常见的类型，占全部 MND 患者的 80%～90%。呈全球分布、无大的种群差异，年发病率为（0.2～2.4）/10 万，人群患病率为（0.8～7.3）/10 万，散发病例 >90%；成人 ALS 通常在 30～60 岁起病，男性多见，男女比例为（1.4～2.5）∶1；ALS 平均存活时间一般为 31～43 个月，偶有自然存活达十数年的病例。

通常认为，ALS 可累及脊髓前角 α-MN、脑干运动神经核 α-MN 及锥体束，常见颈膨大下端支配手内在肌的 α-MN 先受累，逐渐向上/下蔓延，无论最初累及上或下运动神经元，最后均表现为肢体和延髓的上、下运动神经元损害并存，支配眼外肌、膀胱和直肠（肛门）括约肌（尾髓 Onurfowicz 核支配，简称 Onurf 核）的运动神经元不受累。大多数患者以单侧上肢的下运动神经元损害症状起病，表现为手指力弱、运动不灵，同时伴同侧伸腕困难，部分患者以整个或上肢近端无力起病。随后大、小鱼际肌和蚓状肌等手部小肌肉萎缩，逐渐向前臂、上臂及肩胛带肌发展，伸肌无力较屈肌显著；与此同时或以后出现下肢痉挛性瘫痪、剪刀步态、肌张力增高、腱反射亢进和 Babinski 征阳性等，少数病例从下肢起病，逐渐发展至双上肢，除肌萎缩、无力外，多肌肉出现肌束颤动，是 ALS 常见症状，可在肢体及舌部发生，少数患者可为首发症状。病程晚期（亦可在手部肌肉萎缩不久后）出现延髓麻痹，表现为构音障碍，讲话含糊不清，吞咽和咀嚼困难，舌肌萎缩、伴震颤；少部分患者可出现不同程度的假性延髓麻痹性情感障碍，如强哭、强笑等。患者可有肢体主观感觉异常，如麻木、疼痛等，但即使在疾病晚期，也无客观感觉障碍，部分原因可能与因运动减少而致的周围神经受压有关。

ALS 的 α-MN 最终病理相为"消失"，受累部位显示运动神经元减少，附属于 α-MN 轴突的髓鞘分解、消失；在残留的 α-MN 中，可见到不同时相的变性现象（即 α-MN 死亡过程的不同阶段），包括中央染色体溶解、空泡形成、噬神经细胞以及神经细胞器模糊不清等；亦有观点认为，轴突肿胀、神经微丝异常是 α-MN 死亡过程中的特异性改变。

（二）进行性脊髓性肌萎缩

PMA 又称进行性肌萎缩，是指无基因缺陷的、散发的运动神经元变性病，通常成年发病。PMA 与 ALS 病理机制相同，区别为以下肢远端肌无力首先起病、不伴有上运动神经系统受累症状；随着病程进展，PMA 型患者肌无力、肌萎缩症状逐渐向上发展，晚期也可累及延髓运动神经核 α-MN。笔者临床所见 PMA 患者绝对数量远少于 ALS 型，占比仅次于 ALS 型。

（三）进行性延髓麻痹

进行性延髓麻痹（PBP）为主要累及延髓和脑桥运动神经核的 α-MN 变性疾病，多在中年后发病，表现为饮水呛咳、吞咽困难，咀嚼、咳嗽和呼吸无力，构音障碍，检查可见上腭低垂、咽反射消失、咽部唾液积存、舌肌萎缩伴肌束震颤。皮质延髓束受累，出现下颌反射亢进，后期可伴强哭强笑，表现为真性与假性延髓麻痹并存，PBP 进展较快，多预后不良。

PBP 的 α-MN 病理改变与 ALS 和 PMA 类似，但首先累及脑干运动神经核，最终也要"蔓延"至全脊髓受累。笔者的统计资料显示，其发病比率小于 ALS 型和 PMA 型。

（四）原发性侧索硬化

原发性侧索硬化（PLS）极为罕见，目前较为公认的是独立于上述三种类型 MND 的疾病，多在中老年发病。选择性损害皮质脊髓束，导致肢体上运动神经元（系统）功能缺损。表现为：双下肢对称的痉挛性无力，缓慢进展，逐渐波及双上肢、躯体及面部肌肉；因四肢肌张力增高，常表现为步态不稳、易跌倒，伴腱反射亢进、Babinski 征阳性；无肌肉萎缩，无束颤及感觉异常；部分患者可以上肢或舌部运动障碍起病；皮质延髓束受累后出现假性延髓麻痹，伴情绪不稳、强哭强笑、呛咳、说话及吞咽困难。病程为缓慢进行性，一般为数年至 10 年，偶有长期生存报道。

因 PLS 的罕见性，大样本研究的电生理报告极少，根据下文中 MND 异常特征，结合 PLS 病理损害类型，可推测 MEP 检测对其诊断有阳性改变意义，其他电生理观测指标的正常，排除了其他类型 MND，可起到反向间接证据的作用；以下讨论的关于 MND 的电生理异常改变，包括了 ALS、PMA 和 PBP，不包括 PLS。

三、神经电生理基本异常模式与机制

绝大多数 MND 患者，病因和病理机制不明，但其病理改变均为 α-MN 慢性凋亡过程，并不在神经系统中形成炎性改变及其他形态学改变，也无特异性代谢或免疫产物，故影像学检查、各种体液的化验检查等，常无特异性的诊断依据；至临床表现出典型症状时，患者的病理相事实上已进入晚期，还常经历了长期的无谓治疗。可见早期诊断 MND 意义重大。

目前，已获得公认的是：神经电生理检测（在部分实验室主要或仅指肌电图检测）是诊断 MND 的主要手段。国内外均有相关的"诊断指南""诊断标准""专家共识"等供临床电生理工作者参考。如何正确地利用前人经验、结合每个患者的个性化表现，作出准确的早期判定，对每个电生理医生都是具有一定挑战性的工作。要求电生理医生深入理解 MND 的病理过程、电生理各项指标异常与相关解剖结构发生的特定病理改变的关系、每个患者个性化的病理过程中电生理异常指标的变化规律等。

合理的检测方案、正确的检测方法、严谨的综合分析，使临床神经电生理检测结论成为 MND 患者有前角损害的唯一客观证据，可大幅提高 MND 的早期确诊率。

（一）失神经电位

尽管 F&P（即纤颤电位和正锐波）的发生机制并未完全阐明，但公认的事实是：在周围神经轴索或脊髓前角及脑干运动神经核 α-MN 损害 2 周后至 2 个月内，受损 α-MN 支配的肌肉中可检出纤颤电位、正锐波，二者可单独出现，也可同时出现（可能与神经受损的时间有关，也可能无特定病理意义）。在一个完全失去神经支配的肌肉中，F&P 可存在数月至两年左右，一般认为，失去神经支配的肌细胞在约 3 年后即发生结缔组织化（称为肌细胞纤维化），丧失了肌细胞的生物电及运动功能，肌肉相应地萎缩，F&P 将不能检出。

把上述 F&P 产生、存在的规律运用在 MND 患者中，则可得到如下结论：在一个肌肉中检出 F&P，提示支配该肌肉的神经元，至少有 1 个是在 3 年内死亡的。而 α-MN 渐次死亡，正是 MND 类慢性进展性疾病的特征。故 F&P 是诊断 MND 类疾病的可靠指标。

在大多数骨骼肌中，一个 α-MN 支配至少数十个、通常为数百个、多者可达 2 000 个肌细胞（即一个运动单位的大小）；而且分属不同运动单位的肌细胞，有尽量避免毗邻关系的趋势，也就说尽可能地在肌束中"扩散式分布"。所以即使仅有少数 α-MN 死亡，其支配肌中也可能检测出 F&P。F&P 的敏感性更进一步强化了 F&P 用于 MND 类疾病早期诊断的可靠性。

MND 诊断的必要条件通常将"至少在 3 个脊髓节段支配肌中检出异常"才判定为"广泛的"异常，其中"异常"主要是指检出 F&P、也包括 MUP 的改变；"3 个脊髓节段"正确用法是将骨骼肌分为脑干 α-MN 支配的头面部肌、颈脊髓支配的上肢肌、胸段脊髓支配的脊旁肌、腰骶段脊髓支配的下肢肌 3 个"区域"，切不可理解为"3 个连续脊神经根对应的脊髓节段"——例如 $C_5 \sim C_8$ 或 $T_5 \sim T_7$ 等等。近年来，也有临床神经病学者提出"以代表性肌肉反映相应脊髓节段是否受累"的方法，典型做法以三角肌代表 C_5/C_6 脊髓节段、第一骨间背侧肌代替 C_8/T_1 脊髓节段，此方法主要理由是"以最少检测肌肉数理获得证据，减少患者痛苦"，对于依靠临床症状体征、结合病程等已可确诊或高度疑诊 MND 的患者有，该方法或有可行性，但笔者认为如此"替代"一方面会大幅度降低起病初期的 MND 患者检出率（漏诊）、另一方面又会增加误诊率。仍以三角肌和第一骨间背侧肌为例，临床常见肘管综合征合并 C_5/C_6 脊神经根卡压或四边孔综合征的患者，在三角肌和第一骨间背侧肌可检出失神经电位也是常见异常形式，以此代表颈脊髓损害，若患者再合并有腰椎病、下肢肌也检出失神经电位，据此判定"脊髓多节段受损"显然是错误的。所以，电生理医生应有的基本思路是：接诊的每一位患者均应设定为其疾病是未知的，期待以电生理异常形式对应的病理改变为临床诊断提供准确证据，这个思路在 MND（特别是起病初期、症状轻微）患者检测中尤为重要；再者，相对于 MND 误诊和漏诊的危害性，多检测肌肉带来的痛苦是微不足道的。F&P 在脊髓节段支配肌肉中的分布，也是判定 MND 分型的依据，但又要充分考虑到患者的个性化和受损肌肉分布的随机性，单独以某一个特定肌肉是否有 F&P 出现肯定或否定 MND 诊断，或判定其类型的做法是危险的。

在慢性进展型 MND 患者晚期，特别是以颈膨大或腰膨大下端前角受累明显重于其他脊髓节段的患者中，支配手内在肌和 / 或足内在肌部分小肌肉的 α-MN 可"在 3 年前已全部死亡"，该肌肉将不能检出 F&P，且 MUP 亦不可检出、CMAP 也不能引出，称之为"电静息"。此现象在晚期 MND 患者中并不少见。

综上所述，在四肢肌、躯干肌、头颈部肌肉中广泛检出 F&P，是可能存在脊髓前角运动神经元和 / 或脑干运动神经核运动神经元广泛损害的客观证据。不同部位、不同节段支配肌 F&P 发放频率大小，可作为 MND 分型的依据；普遍的 F&P 发放频率大小还可作为判断病程进展程度的客观指标。当然，F&P 要与下面讨论的其他电生理检测指标结合应用。

（二）运动单位电位

MND 患者的 MUP 异常形式主要为减少、增大：MUP 减少，主要反映（源于）脊髓前角 α-MN 死亡，但必须是在有"足够多"神经元受累后，MUP 减少的表现才较为明显，而此特点限制了 MUP 对早期 MND 的诊断作用；MUP 增大，除了因部分运动神经元变性、坏死所致外，还取决于神经元坏死的进展速度。快速进展型的 MND，残存神经元在尚未形成侧支芽生（MU 增大）时，其本身也已死亡。这意味着，不能用"未见 MUP 减少、增大"、得出"受检肌肉未见神经源性损害改变"的结论。通常的表现为：慢性、病程长的 MND 患者，MUP 增大、减少的情况较为明显，F&P 发放量相对较少。反之，F&P 大量发放、MUP 减少但并无明显增大，则提示病程进展快速，患者的预计存活期较短。

MUP 异常改变在身体各部位的分布方式与 F&P 同理，取决于不同类型的病理改变分布和病程进展。在 MND 晚期，严重萎缩的肌肉中 MUP 异常可表现为"小而少"，应与肌源性损害的"小而多"相鉴别。因为多种肌性疾病首先累及近端肌，MND 也有部分患者表现为支配近端肌的前角运动 α-MN 首先受累或近端肌受累较重（"连枷臂综合征"和"连枷腿综合征"）。故疑诊 MND 患者，近端肌 MUP 减小时，更应仔细观察，并结合其他节段神经支配肌肉的 MUP 异常形式作出综合判断。

（三）神经传导功能检测

1. 运动神经传导功能检测　　MND 的病理改变为脊髓前角 α-MN 死亡，其发出的周围神经运动纤维轴索和髓鞘随之"消失"。此过程中，并不伴有周围神经内部的炎性反应等改变，不会影响未受累前角的轴索和髓鞘功能。故运动神经传导速度（MCV）的基本表现形式为：在早期，MCV 多表现为正常；疾病进展过程中，可轻度减慢（源于快纤维 α-MN 的丧失），但通常不低于正常参考值的 70%～80%；至疾病晚期，记录肌肉完全丧失神经支配时，则出现 CMAP 不能引出（通常主动 MUP 亦不能检出，若 F&P 亦消失，即为所谓的"电静息"）、即 MCV 不能测出，在同一神经支配的其他肌肉（有 MUP 发放的）记录，所测出该神经分支 MCV 可轻度减慢或正常。上述"MCV 能测出者传导速度就正常（或仅轻度减慢）、要么不能测出"的现象，称为 MND 患者 MCV 的"全或无"现象。

在所有类型的神经系统疾病中，MND 患者的 CMAP 波幅下降与轴索（神经元）损害的程度相关性最高，总体趋势是神经元受损数量越多、CMAP波幅越低。但在临床工作中与 MND 诊断相关的对 CMAP 波幅下降应用要注意以下几点：

（1）面对一个需要诊断或鉴别诊断的患者时，无论临床疑为何、无论患者多么符合 MND 的临床表现，也不可忽视髓鞘脱失对 CMAP 波幅的影响，需牢记，CMAP 波幅下降是一个电生理检测的现象，其原因可以来自轴索数量的减少，也可以来自周围神经脱髓鞘改变，切不可看到 CMAP 波幅下降，就认为是失轴索（轴索断裂或运动神经元损害）改变，更不能因为未检出明显的 CMAP 波幅下降，而否定失轴索改变。

（2）多数文献报道均显示，只有在脊髓前角运动神经元（轴索）损害达到"足够数量"时，才可以表现出 CMAP 波幅下降。这个"足够数量"有报道为 20%，也有认为需 50%，且不论用一个固定的波幅下降比率去判定轴索损害的量是否可行，这个比率是如何精确测得等，仅由于其需要"足够数量"神经元死亡才表现出 CMAP 波幅下降，此指标显然不适于 MND 的早期诊断。

（3）大量的临床观察提示，早期 MND 患者，F&P 的出现远早于 CMAP 波幅下降；至中晚期患者，失神经电位的出现、MUP 的减少，均是 α-MN 死亡（失轴索）的证据，CMAP 波幅下降，也仅为二者的补充而已。

（4）对于晚期 MND 患者，因大量前角运动神经元死亡致肌肉严重萎缩。常规 MCV 检测时，使用表面电极记录可能会使 CMAP 引出变得极为困难；用同心针电极记录，引出可辨识的、极小的、确切的 CMAP，测得 MCV 并未明显减慢，是排除周围神经病变、判定前角损害的证据，其意义远大于 CMAP 波幅下降所代表的轴索数量减少。

2. 感觉神经传导功能检测　MND 不累及脊神经节感觉神经元，所以 SCV 和 SNAP 正常，但不能以此作为疑诊 MND 患者不检测 SCV 和理由，所有 MND 患者必须常规检测 SCV，且将 SCV/SNAP 正常作为诊断不合并其他疾病 MND 的前提条件。

（四）束颤电位和 F 波

与外源性（如肿瘤破坏、炎性细胞吞噬、免疫破坏等）因素不同，MND 等内源性因素导致的脊髓前角 α-MN 损害，有一个"由内及外"的过程，即先出现细胞器的病理改变（如镜下显示的细胞结构模糊等）、再发展为细胞崩解。换言之，神经元死亡有一个先出现生理功能丧失（无法正确接受上运动神经元冲动、正确传递给相应肌肉）的阶段，此时神经细胞膜保持完整结构，且具有生物电功能。因此，肌肉可出现肌束颤动（肉跳）现象，肌电图可能会检出束颤电位。所以束颤电位的检出，提示脊髓前角运动神经元损害的早期可能。但由于其辨识的困难性，临床应用中（特别是对于初学者）应谨慎：临床经常出现在有肉眼可见的肌肉跳动肌肉中，不一定能检出肯定的束颤电位；而没有明显肌肉跳动现象的患者，也可能在部分肌肉中检出束颤电位。故束颤电位只是 MND 患者容易出现的一种异常电位形式，既不能因其未检出而否定 MND 诊断，也不能在无其他证据支持下仅因某个肌肉检出束颤电位而判定为前角损害。

在 MND 患者中，早期脊髓前角运动 α-MN 绝对数量减少比例不大，F 波出现率下降不明显；进展期，随着运动神经元凋亡数量增加，可能会导致 FW 出波率下降，但上述 MND 神经元凋亡的过程，又可能使形成 FW 回返放电通路"固化"（每次刺激，总是引起同一组神经元的回返放电），出现 F 波形态的高度一致，这些一致性的 F 波，出现率又不会明显下降；晚期，残存运动神经元数量极少，F 波出现率则会明显下降。任何阶段，MND 患者的 FW 潜伏期均在正常范围或仅轻度延长（无脱髓鞘改变）。近年来，也有报道 MND 患者可出现高波幅、宽时限的"巨大 F 波"，其机制可能与上述束颤电位产生机制类似，巨大 F 波出现可作为支持 MND 的佐证、不出现不能否定 MND。

（五）体感诱发电位和其他诱发电位检测

SEP 正常可作为中枢和周围感觉系统未受累及的证据，间接支持 MND 诊断；更重要的是，当受检者存在有类似 MND 症状的其他类型中枢或周围神经损害疾病，或者在 MND 基础上合并有其他疾病时，SEP 是非常重要的鉴别手段。故 SEP 应作为疑诊 MND 患者的常规检测项目，常规查双下肢 SEP，正常的话不再检测上肢 SEP。

有学者针对确诊的 MND 患者进行 PRVEP、BAEP 检测，报道二者均有一定的异常率。MND 的致病因子并不累及视、听觉通路神经元或传导纤维，笔者的体会是 MND 患者 PRVEP 和 / 或 BAEP 异常通常提示存在临床下合并症、并不能因此否定或肯定 MND 诊断。

MEP 反映皮质脊髓束功能，有学者报道 MND 患者可出现中枢传导时间延长，也许可作为 ALS 型的证据，但也不能排除由其他合并症造成的皮质脊髓束脱髓鞘变所致；脊髓前角 α-MN 变性致运动单位丧失，已由失神经电位和 MCV 检测准确反映其程度，再用 MEP 观察 CMAP 下降程度已无必要。

四、电生理检测方案与结果判定

（一）电生理检测方案

疑诊 MND 患者的神经电生理检测总体原则为：以针极肌电图的失神经电位检出、分布类型为主要观察指标，附以 MUP 减少或增大、束颤电位出现和 CMAP 波幅下降为正向支持，再以 MCV、SCV、SEP 排除脱髓鞘变和其他类型神经损害，进一步支持脊髓前角 α-MN 损害。参考的检测项目见表 21-2，检测流程参考本书相关章节。

（二）电生理结果判定与诊断

有电生理学者根据失神经电位的发生机制，提出了"失神经电位的出现，是活动性前角运动神经元或周围神经轴索损害"的客观证据，简称"活动性神经损害"或"进行性神经损害"。这个概念适用于所有形式的神经损害，尤其适用于 MND 的诊断：广泛的、多个脊髓节段 / 脑神经运动 α-MN 支配肌出现失神经电位，是广泛 α-MN 损害的客观指标；目前公认失神经电位较 MUP 改变更为敏感。

将受检肌按脑干（球部）、上 / 下颈段脊髓、上 / 下胸段脊髓、脊髓腰、脊髓骶节段细分为多个节段组，各部位（组）失神经电位发放量的差异，还可以协助判定 MND 的分型。每个部位中肌群判定广泛异常的标准为：双侧所有肌肉均可检出 F&P；对称性的两块以上肌肉可检出 F&P；单侧性 2～3 块肌肉 + 对侧 1 块可检出 F&P。关于 MND 患者 MUP 改变下文单独讨论。结合其他检测项目的异常改变，判定 MND 及分型的主要鉴别诊断参考组合方式见表 21-3。需要说明的是，临床检测中

表 21-2　疑诊 MND 患者电生理检测方案

检测项目	观察指标	部位	肌肉 / 神经
EMG	主：F&P 分布、多少 次：MUP 减少或增大 附：束颤电位出现	球部	舌肌、额肌、颏肌、咬肌、胸锁乳突肌
		颈段	拇短展肌、小指展肌、指总伸肌、肱二头肌、三角肌
		胸段	T5、T7、T10 脊旁肌、腹直肌（主要反映 T10）
		腰骶段	趾短伸肌、踇外展肌、胫前肌、腓肠肌、股内肌
MCV+BR	MCV、CMAP；R1/R2/R2′	球部	面神经、三叉神经运动支、副神经
MCV+FW	MCV、CMAP；FW%	肢体	正中神经、尺神经和 / 或腓总神经、胫神经
SCV	SCV、SNAP	肢体	正中神经、尺神经和 / 或腓浅神经、腓肠神经
SEP	波形分化、潜伏期、波幅	肢体	双侧胫神经（必要时加测双侧正中神经）

注：MND 所致"R1/R2/R2′"异常形式主要为各波形成分波幅下降，潜伏期延长时可能排除 MND 或有合并疾病。

表 21-3　各型 MND 神经电生理异常形式及判定标准

疾病	肢体肌和 / 或脊旁肌 F&P							CMAP 波幅	FW%	BR
	球部	C4~C7	C8~T1	T2~T6	T7~T12	L1~L3	L4~S2			
典型 PBP	+++	++	++	+	+	+/-	+	↓/-	↓/-	↓/-
可能 PBP	++	+	+	+/-	-/+	-/+	+/-	-	-	-
可疑 PBP	++	+	+/-	-/+	-/+	-/+	+/-	-	-	-
典型 ALS	+	+++	+++	++	++	+	++	↓	↓/-	↓/-
可能 ALS	-	++	++	+	+	+/-	+	-	-	-/+
可疑 ALS	-	+	+	+	-/+	+	+	-	-	-
连枷臂综合征	+	+++	++	+	+	+	+/-	↓/-	↓/-	-
典型 PMA	+/-	+	+	++	++	++	+++	↓	↓/-	-/↓
可能 PMA	-	+/-	+	+	+	+	++	-	-/↓	-
可疑 PMA	-	-/+	+	+	+	+	+	-	-	-
连枷腿综合征	+/-	+	++	+	+++	++	+++	↓/-	↓/-	-
胸段型 MND*	+/-	++	++	+++	+++	++	++	↓/-	↓/-	-/↓

注：* 仅指代部位、非临床分型；FW%，F 波出波率；BR，瞬目反射各波形波幅和引出率；"－"正常；"＋"异常、个数多异常重；"↓"下降；"/"或，其左侧代表的改变概率较大；各型 MND 异常中均默认 MCV 速度、SCV/SNAP、SEP 正常。

无论是每个部位（节段组）的异常表现，还是各种类型的异常改变可能组合方式，远较表中给出的要复杂，需根据表中提示的基本原则，抓住主要矛盾、综合分析，才能得出准确判定。

（三）鉴别诊断与合并症判定

脊髓多节段、具有连续性分布特点的广泛前角 α-MN 和 / 或脑干运动神经核 α-MN 损害，明显有别于其他性质的神经系统疾病，可作为 MND 类疾病的直接诊断证据。应与 MND 鉴别的疾病有如下几种，鉴别要点见表 21-4。

1. 多系统萎缩　多系统萎缩与 MND 同为神经系统变性病，也可以累及 α-MN，但其特点是受累脊髓节段具有"跳跃性"，即不会像 MND 表现出的 α-MN 连续分布、广泛受累改变。多系统萎缩可累及 Onurfowic 核导致肛门括约肌 EMG 异常也是鉴别指标之一。多系统萎缩可累及自主神经功能，除由此产生的一系列症状、体征明显有别于 MND，电生理检测 SSR 异常也可作为鉴别指标之一。

2. 大脑半球和中脑水平病变　大脑半球和丘脑部位各种占位疾病、血管性病、脱髓鞘病变临床象多不同于 MND，鉴别诊断并无困难，难点在于 MND 合并此类疾病时的二元论、多元论解释。笔者在 1 例骨科临床通过 MRI 确诊脊髓型颈椎病患者的术前电生理评估检测中，首先在胸段肌、下肢肌也发现广泛脊髓前角 α-MN 改变，提示合并

MND，然后通过 SEP 异常形式不符合颈脊髓受压的改变特点，再加测 PRVEP 和 BAEP 提示存在颅内各上行传导通路脱髓鞘改变，头颅 MRI 证实脑白质广泛脱髓鞘改变，该患者的诊断过程既证明了多种疾病并存的可能性，更体现出电生理医生检测中自主决策的重要性。

3. 脊髓疾病　脊髓空洞症颈段脊髓支配肌肌萎缩、可检出失神经电位，但通常仅局限于颈段、偶可累及 T_2/T_3 水平，下肢肌和胸段脊旁肌不会出现广泛脊髓前角 α-MN 改变导致的失神经电位；脊髓空洞症可累及脊髓后索，SEP 可异常。临床体征的"深浅感觉分离"现象 MND 患者不会出现。

脊髓其他节段的占位性病变、压迫性病变、部分脊髓炎等也可累及脊髓前角 α-MN，但这些疾病大部分不会出现 EMG 广泛神经源性损害改变，个别蛛网膜"种植性"转移瘤可出现脊髓多节段支配肌检出失神经电位，但这些具有占位效应疾病以及脊髓炎性疾病的 SEP 异常提示本体感觉通路受累是重要鉴别指标。

MND 合并各类型脊髓占位、压迫性疾病患者临床并不少见。

4. 周围神经病　CIDP 患者在病程进展中，EMG 可出现广泛神经源性损害改变，但其 NCV 检测可见传导速度全节段明显减慢，CMAP/SNAP 波形离散、波幅下降甚至不能引出等电生理异常特

表 21-4　典型 MND 与部分疾病或特定部位病变的电生理鉴别要点

疾病名称 /病变部位	肌肉检出 F&P					MCV		SCV		BR	SEP	PRVEP	BAEP	SSR
	球部	$C_4 \sim T_1$	$T_5 \sim T_{12}$	$L_1 \sim S_2$	Onu	CV	AP	CV	AP					
典型 MND	+	+	+	+	−	−	↓	−	−	−	−	−	−	−
多系统萎缩	−	±	±	±	+*	−	−	−	−	−	±	±	±	+*
多发性硬化	−	−	−	−	−	±	−	±	−	−	+*	+*	±	−
半球 / 中脑	−	−	−	−	−	−	−	−	−	−	+*	+*	±	−
脑干	−	−	−	−	−	−	−	−	−	+*	+*	±	+*	−
颈段脊髓	−	−	−	−	−	−	±	−	−	−	+*	−	−	−
腰骶段脊髓	−	−	−	+	−	−	±	−	−	L*	−	−	−	−
CIDP	+	±		±	−	↓*	↓	↓*	↓*	±	±	±	±	−
CMT	−	±		±	−	↓*	↓	↓*	↓*	±	±	±	±	−
MMN	−	−	−	−	−	CB*								
末梢神经炎	−	−	−	+	−	−	±	↓*	↓*	−				
神经卡压	−	局		局		局*	局	局*	局					

注：所有疾病或病变部位均设定典型异常形式；* 指区别于 MND 的主要异常改变；Onu，支配肛门括约肌的 Onurf 核；CB，传导阻滞现象；AP，CMAP/SNAP 波幅并波形，"↓"包括波幅下降和波形离散；"−"正常；"+"异常；"±"正常或异常；"L"下肢 SEP；"局"具有局部损害特征的异常。

点，与 MND 鉴别并无困难。

CMT 患者也可通过 CMAP/SNAP 波形改变、NCV 改变的远端速度显著减慢与 MND 鉴别；DPN、特发性末梢感觉纤维损害等多发周围神经疾病临床多见，其 NCV 明显减慢，特别是 SCV 减慢、SNAP 异常形式，是与 MND 鉴别的重要指标，但此类疾病与 MND 合并的判定，是电生理医生临床工作中常遇到的重大挑战性问题之一。

5. 多灶性运动神经病　MMN 病理本质是周围神经局灶性脱髓鞘性改变，理应在上文（三）中一起介绍。单独介绍 MMN 与 MND 的鉴别诊断，主要是因为 MND 的"运动神经元病"和 MMN 的"运动神经病"常导致初学者概念认知错误，部分神经病学专著中又以"下运动神经元损害的症状和体征"之类词语描述、定义 MMN，部分指南、共识、专家讲座也要重点介绍 MMN 与 MND 的鉴别诊断，使初学者更易"只看名称、忽视病理实质"。

MMN 特有的病理改变决定常见 CB 现象不会出现在 MND 患者、MMN 周围神经干运动纤维局灶性脱髓鞘不会出现 MND 患者因广泛 α-MN 变性而产生的失神经电位。MMN 与 MND 的电生理鉴别是明确的，且在二者中都具有独立的诊断价值。

6. 肌性疾病　临床检测中，早期 MND 与部分肌性疾病的电生理鉴别有一定困难，因为二者均为慢性病程、均无感觉症状，电生理检测也均无 NCV 和 SEP 异常，均可表现出广泛但少量的 F&P 分布、F 波出波率轻度下降。其鉴别的主要观察指标为 MUP 的变化：MUP 减小（波幅下降、时限缩窄）、多相电位增多，则为肌性疾病；MUP 减少、增大，则为 MND 可能，但早期患者 MUP 通常改变不明显；对于 MUP 变化不明显者，结合肌酶检查结果十分必要；肌酶也无变化者，必要时可行肌活检；这些检测均无法作出判定时，则应择期复查电生理，根据病程发展再作出诊断。

7. 脊肌萎缩症　脊肌萎缩症是一类遗传相关的神经系统变性病，有多种类型（本章第三节），均有广泛脊髓和/或脑干 α-MN 变性改变，失神经电位的分布范围与 MND 高度重合，理论上电生理检测不具有独立鉴别两种疾病的能力，男性肯尼迪病患者可通过乳房过度发育等体征与 PBP 型 MND 相鉴别，可靠的鉴别指标为遗传基因改变。

五、MND 电生理检测报告

观察表 21-3 中各型 MND 的"典型"（即肯定的）判定，可发现其条件"极为苛刻"，这是由 MND 本身的"恶性度"所决定的临床工作中必须慎重下肯定的结论。MND 患者检测和报告出具还要结合表 21-4 中应鉴别的或判定为合并症的可能性。

肯定的 MND 判定结果，电生理可报告为：①结论：四肢、躯干、头面部肌可见广泛神经源性损害（提示下运动神经元受累）。或者，②结论：提示脊髓前角并脑干运动神经核运动神经元广泛损害。或者，③结论：提示多发脊髓前角运动神经元损害。

若表现为像表 21-3 中"可能/可疑"栏目中所示，即：有多发脊髓前角运动神经元受损迹象，但又不是很典型，其他项目又都正常。结论的表述可在上述"①""②""③"中适当位置加入"可能"或"可疑"字样，或替换"提示"，并建议复查，例如：

结论：可疑多发脊髓前角运动神经元损害。

建议：必要时 3～6 个月后复查。

临床上，MND 患者合并其他疾病、累及中枢深感觉通路等的情况并不少见，表现为典型的 MND 失神经电位分布，又合并 SEP 异常。此现象多见于 MND 合并脑血管病，也有 MND 合并脊髓型颈椎病、脑白质脱髓鞘或占位病变等患者。则应报告为："结论：1. 提示多发脊髓前角运动神经元损害；2. 并见中枢本体感觉通路损害迹象"。

通常将 SCV 检测正常，作为 MND 电生理诊断的前提条件；当末梢感觉传导速度减慢时，对 MND 的电生理判定，相当具有挑战性，其必要条件是各神经 MCV 必须正常。此现象多见于缓慢进展的 MND、不幸又继发糖尿病或其他累及末梢感觉纤维疾病的患者。可报告为："结论：1. 提示多发脊髓前角运动神经元损害；2. 合并多发周围神经末梢感觉纤维损害"。

由于周围神经卡压症（特别是腕管综合征、肘管综合征）在人群中发病率极高，与 MND 合并也属多见，其特点是在 MND 失神经电位典型分布及神经传导大多数正常的基础上，受卡压神经表现出局部性 MCV 减慢、潜伏期延长、SCV 及 SNAP 异常等典型的神经卡压症电生理异常特征。例如："结论：1. 提示多发脊髓前角运动神经元损害；2. 合并右肘部尺神经中度偏重损害"。

此结论明确提示临床医生：在 MND 基础上，

患者合并右肘管综合征,若因神经卡压而导致的症状已严重影响患者生活,可考虑给予针对性治疗,以缓解相应症状,虽然不可能逆转 MND 病情,患者的生活质量也可因卡压症的症状减轻或消失得以提高。

临床上还常见到与 MND 合并的有颈椎间盘突出症、腰椎间盘突出症等,笔者甚至检测出 MND 患者合并多发性肌炎的患者(经肌活检及其他化验指标等确诊)。这些合并症的鉴别则更为困难,若能确定,均应在结论中明确表述,以给临床医生提供正确的参考依据。

六、运动神经元病一些问题的深入探讨

像大多数疾病一样,对 MND 的认知,也经历了临床到病理、基因、生化等手段的过程。最初将 ALS、PMA、PBP、PLS 视作 4 种独立的疾病观点已被打破:PLS 是独立于其他 3 种的疾病,ALS、PMA、PBP 为同一种疾病、起病位置不同的变异型。

(一)由电生理检测临床实践产生的运动神经元病分型思考

临床对 MND 患者检测发现,无论是 ALS、PMA 或 PBP 型,在其起病部位失神经电位的发放量较大是客观存在的,但其他脊髓节段、脑干运动神经核支配肌中,总是或多或少地能够检出失神经电位;这一点在晚期患者中是常见的,即使早期(特别是快速进展型)患者,也常可表现出来;只有极早期的 PBP 患者,头颈部肌肉检出失神经电位概率较大,但在上肢肌、胸段脊旁肌,通常都可检出少量发放的失神经电位。这些现象从电生理角度支持了三种疾病为同一种疾病因起病部位不同而分的变异型观点。

(二)易受累部位及受累神经元的思考

就解剖部位看,ALS 型起于脊髓颈膨大下端;PMA 型起于腰膨大下端;近年来普遍认为舌肌 EMG 在 PBP 型中异常率较高的现象,支持该型起病于丘部下端。各型患者在进展到中晚期,起病脊髓节段支配肌可严重萎缩至肌纤维结缔组织化失去生物电反应。此现象可能源于快运动神经元更早受 MND 致病因子的攻击。MND 患者肌肉活检可见 II 型(快)肌纤维萎缩较 I 型(慢)肌萎缩纤维严重,提示支配 II 型肌纤维的快运动神经元受累较早较重,这也是病情进展到一定程度后,周围神经 MCV 可以轻度减慢的原因,即快运动神经元的轴索直径较大、髓鞘较厚、传导速度较快。在

MND 病程进展中,继大运动神经元之后,支配 I 型肌纤维的神经元亦受累。在骨骼肌中,手、足内在肌 II 型肌纤维占比例较高,所以 ALS 首先表现为手内在肌萎缩、PMA 首先表现出足内在肌萎缩;笔者未查到舌肌肌纤维构型的研究报道,就舌运动灵活的特点认为舌肌中快纤维较多应是合理的推测,PBP 患者较早出现构音障碍和吞咽困难是临床表现特征,也是 PBP 诊断和分型的重要依据。

大多数 MND 患者,至临终前也不表现出支配眼外肌、膀胱和肛门括约肌的运动神经元受累症状,其机制尚不清楚。究竟源于疾病尚未进展到累及这些神经元患者就死亡了,还是这些神经元细胞膜上具有独特的、有别于支配其他骨骼肌神经元的蛋白质结构,起到抵御攻击神经元的"破坏性因子"的作用,其机制值得深入研究。

(三)运动神经元病各种相关综合征的思考

除 ALS、PMA、PBP 外,临床上还有一些同样为下运动神经元损害,但起病部位不同于上述三种类型的疾病,由于起病部位较为严重的肌无力、肌萎缩,而导致的一系列特有动作、行走姿势改变等,分别称为不同的疾病或综合征,代表性的有:①连枷臂综合征:以上肢近端肌无力为首发症状,逐渐向上下蔓延,患者上肢近端(肩周围、上臂)运动障碍重于远端;病理改变分布特点为由脊髓颈膨大上端 C_5/C_6 节段 α-MN 首先受累、病程各阶段均表现出 C_5/C_6 节段受累较重;其姿势像佩戴了"枷"(一种古代押解罪犯时,套在颈部、双腕部,限制其活动的刑具)一样,故得名;该类患者需与肯尼迪病鉴别。②连枷腿综合征:指患者下肢近端(髋部、大腿)运动障碍较为突出,行走姿势呈双大腿并拢的特征性步态;病理改变分布特点为由脊髓腰膨大上端 L_2/L_3 节段 α-MN 首先受累、病程各阶段均表现出该节段受累较重。③肯尼迪(Kennedy)病:以延髓(后组脑神经核)支配肌、四肢近端肌无力为首发症状,亦逐渐蔓延至全身无力,该病为 X 连锁隐性遗传性运动神经元变性疾病,基因检测可与连枷臂综合征鉴别。

连枷臂综合征、连枷腿综合征虽首发症状不同于经典型 MND,但最终均导致全脊髓并脑干运动神经元受累。在 MND 基础上,以临床症状 / 体征再命名不同的综合征,优点是细分了 MND"亚型"或称变异型,但也有因名称过多反而导致初学者易混淆的嫌疑。这些类型的发现提示:MND 攻

击运动神经元除有好发部位（颈段、骶段脊髓和延髓）、神经元类型选择性（快/慢运动神经元）外，可能还有一定的随机性。虽然连枷臂/腿综合征应表现为双侧对称性改变，但据一个40余例的报道，约有70%以上患者表现为非对称性肌无力，此现象可能更进一步说明了脊髓前角运动神经元受累具有随机性。

在临床实践中，除以典型的连枷臂/腿综合征表现来就诊者，笔者尚接诊过数例以呼吸困难为首发症状就诊的MND患者，有2例表现较为典型：其中一例因疑诊肺功能障碍收住呼吸科，需半卧位睡眠，平卧则呼吸困难严重，呼吸科排除肺部器质性疾病、心内科排除心脏功能不全，经电生理检测确定为以胸段脊髓前角受累为重的MND，其呼吸困难原因为呼吸肌麻痹所致，平卧位膈肌上抬，更加重呼吸困难。另有一例50岁女性患者，表现为"不能逛超市"，第三次在超市内"晕厥"之后，收住县级医院，未能查明原因、病情逐渐加重，转三甲医院呼吸科重症病房，由呼吸机辅助维持生命；经床旁电生理检测，确诊为胸段脊髓前角损害为主的MND，其"晕厥"原因为超市相对密闭的环境中空气中含氧量较低，患者因呼吸肌麻痹而致呼吸深度不足，低氧环境致脑缺氧而"晕厥"。他们的共同电生理异常表现均为胸段脊旁肌失神经电位发放量远大于肢体肌肉。是否有必要就此类型表现的患者也命名一个特定的综合征，例如"进行性脊髓性呼吸困难综合征"，有细分MND患者起病部位的好处、也有增加更多名称可能带来的弊端，值得思考。

（四）上运动神经元损害的问题

在描述ALS症状、体征时常用"肌肉萎缩的同时出现上运动神经元损害体征，表现为腱反射亢进、病理征阳性等等"，其中"上运动神经元"的定义是"泛化的"——既包括一级运动皮质神经元（大锥体细胞）、也包括皮质脊髓束，这样的定义方法是否准确，值得探讨：皮质脊髓束神经纤维轴突确属皮质运动神经元的一部分、神经元胞体死亡则皮质脊髓束轴突必然变性，而皮质脊髓束轴突变性并不必然导致皮质神经元胞体变性。由胞体变性和轴突变性可表现为相同临床体征而忽略皮质神经元和皮质脊髓束的区别似有不妥，将二者合称为"上运动神经系统"、必要时严格区分皮质神经元病变和皮质脊髓束损害可能更为科学、精准。上述观点由笔者在临床实践中观察、思考而来，供

读者参考，临床工作中仍需按现行公认的定义、观点做相关表述。

在公认ALS、PMA、PBP为MND三种不同变异型前提下，经典ALS型合并上运动神经元损害现象，不出现在PMA和PBP患者中也值得思考。

历年来，笔者结合SEP、BAEP、PRVEP等电生理手段与影像学，对临床确诊的ALS型MND患者长期观察发现：大多数MND患者电生理检测EMG异常提示的广泛神经源性损害与四肢肌周围性瘫相吻合，电生理中枢神经系统功能相关项目正常与临床腱反射功能正常、病理征阴性相吻合；多数合并锥体束症状的MND患者SEP等项目异常、结合影像学，可发现合并有脑梗死、中枢占位、脑白质局灶性脱髓鞘改变等病变。此发现可解释这部分患者锥体束症状产生的原因，无法解释ALS患者的尸检病理变化有皮质大锥体细胞、皮质脊髓束损害的事实。然而尸检所发现的神经系统病理改变，既不能排除死亡本身带来的神经系统改变，也不能排除致死原因在临床死亡前已导致神经系统损，因此尸检结果并不能证明皮质大锥体细胞和皮质脊髓束损害与α-MN变性同步发生、同时进展。从病理改变性质角度分析，"肌萎缩侧索硬化症"中"硬化"由于脱髓鞘在皮质脊髓束形成的硬化结节，那么同一个"致病因子"同时引起α-MN变性和皮质脊髓束脱髓鞘的似乎很难解释。总之，对ALS型MND必有"侧索硬化"的怀疑具有一定的合理性，电生理临床工作中切不可因患者没有"腱反射亢进、病理征阳性"体征而否定EMG表现的广泛神经源性损害改变。

在认可ALS患者同时存在α-MN变性和上运动神经系统损害的前提下，笔者对上运动神经系统受损的机制做如下推测：下运动神经元可视为上运动神经系统的效应器，在其受损时，上运动神经系统发出的神经冲动失去了接受、执行的目标，机体可能存在的"反馈调节系统"机制降低了上运动神经系统"功能活性"，致使上运动神经元和/或皮质脊髓束轴突"退化、萎缩"，ALS患者相对缓慢的病程进展，使上运动神经系统有足够时间在死亡前完成"退化、萎缩"的过程，表现出尸检报告的病理改变现象；除ALS型外，其他类型MND患者不合并上运动神经形态受损的机制，可能与神经解剖、生理学证实的在脊髓腰骶节段中保留了相对完整的单突触反射（临床体检的膝腱反射、电生理检测H反射检测原理亦为佐证）有关，而颈段脊

髓(特别是支配手部肌肉的下颈段脊髓)单突触反射退化、进化出更高级的上运动神经系统反馈调节机制,以利于手部精细动作的完成,这些高级调节机制,可能牵涉大脑一级运动皮质的大锥体细胞,前角细胞的大量死亡,通过调节机制"反向"影响了上运动神经元;也许上运动神经元不需要额外的解剖结构、通过其轴突(皮质脊髓束)直接"感知"下运动神经元的死亡,从而自动减低自身活性直至萎缩、消失。

综上所述,笔者认为对 MND 病理机制的深入研究是十分必要的。

(五)异常判定指标的一些问题

由上述讨论可知,神经电生理检测(主要是针极肌电图),全身肌肉中广泛出现失神经电位,是目前 MND 患者临床检查中,唯一"有广泛前角运动神经元损害"的客观证据,但在临床应用中,有一些绝对化了的观点值得探讨,比较突出的有两点:

1. 关于胸锁乳突肌异常的价值　在过去,有学者认为 MND 患者胸锁乳突肌肌电图异常率可高达 97%、是诊断 ALS 的"黄金指标":ALS 诊断必须有胸锁乳突肌肌电图神经源性损害改变;若胸锁乳突肌肌电图无神经源性损害改变,则应否定 ALS 诊断。从"局部与全局关系"的逻辑思维方法来分析此观点确有值得商榷之处:即使经典的 MND 患者胸锁乳突肌未检测出神经源性损害,只能说明支配胸锁乳突肌的 α-MN 未受累,并不能以此否定其他肌肉所表现的广泛神经源性损害、继而否定 MND 诊断。近年国内诸多学者研究报告显示,胸锁乳突肌肌电图异常不仅不能作为诊断 MND 的"黄金指标",而且其异常率显著低于舌肌肌电图,甚至低于面部表情肌肌电图。笔者对所在实验室历年来确诊的 MND 患者资料回顾性分析结果显示,胸锁乳突肌肌电图异常率不足 30%。

从临床可能的疾病角度看,发生在延髓、高颈段脊髓的局部占位、出血性、缺血性等病变,均有可能形成局限性损害累及副神经核;单纯的副神经卡压、外伤临床也时有所见。这些病变均可在胸锁乳突肌表现出神经源性损害。如果仅有胸锁乳突肌异常,在无其他广泛神经源性损害的支持下,更多应考虑局灶性病变。

2. 关于腹直肌检测的应用　理论上腹直肌由 $T_5 \sim T_{12}$ 脊神经支配,实际上 $T_8 \sim T_{10}$ 节段成分较多。近年来,因其进针无需受检者改变体位,有以其代替胸段脊旁肌检测的方法出现。对于俯卧、侧卧困难的患者,该方法不失为一种好方法。但若以其替代全胸段检测,则稍显片面,更不能以其正常否定 MND、以其单独异常不结合其他肌肉确定 MND。如果体位容许,脊旁肌检测更可靠。

(六)生存期预估

神经电生理医生经长期的实践积累后,结合 MND 患者自诉的起病时间、电生理检测失神经电位发放量与 MUP 增大的程度,对于尚可生活自理、甚至症状轻微的患者,亦可较为准确地预估出其丧失行动能力的时间,准确性可做到误差不超过 6 个月。例如笔者曾接诊 1 例 42 岁女性患者,因"自己写的字变丑了"发现手指灵活性略变差而就诊,经检测在上肢肌远端肌检出大量发放失神经电位、上肢近端肌和胸段脊旁肌失神经电位发放量相对较少、下肢部分肌检出失神经电位,据此判定 ALS 型 MND,为慎重起见,推荐患者至上级医院的"运动神经元病诊断中心"就诊、并再次确诊;依据上肢肌远端肌大量发放失神经电位、受检肌肉 MUP 均无明显增大,判定其为快速进展型,随访 8 个月后患者死亡。

七、小结

在本章讨论过 MND 的电生理判定/排除方法之后,结合之前外伤、卡压症、周围神经脱髓鞘病、中枢占位、中枢脱髓鞘等的内容,基本涵盖了临床神经电生理检测常见的疾病类型、检测方案、判定方法等,本书之后各章节中讨论的疾病,除简要介绍设计检测方案所必需的一般临床表现、与电生理异常改变形式有关的病理改变之外,电生理检测的方案、判定方法、报告出具,均采用简要介绍形式。

第三节　脊肌萎缩症

脊肌萎缩症(spinal muscular atrophy,SMA)是一组与基因缺陷有关的、以脊髓前角和脑干运动神经核 α-MN 进行性变性为主要病理改变特征的遗传性疾病。临床表现为肌无力和肌萎缩,多由肢体近端肌开始,也可有舌肌萎缩和吞咽困难表现。SMA 分很多类型,依起病年龄划分的常见类型在下文中分述。

一、SMA 分型及临床表现

（一）SMA Ⅰ型

即韦德尼希 - 霍夫曼病（Werdnig-Hoffmann disease）。胎儿期即出现胎动减少，出生后 3～6 个月发病。表现为自主活动减少、四肢近端无力、伴肌萎缩、束颤，不能抬头、屈颈，腱反射降低或消失。严重者可出现髋关节外展外翻，吸吮及吞咽困难，常因呼吸系统反复感染死亡。本型病情进展迅速，平均生存期 7～9 个月。

（二）SMA Ⅱ型

通常出生后 6 个月～2 岁发病。以肢体近端对称性无力为主要表现，下肢常重于上肢，近端肌群重于远端，肌张力低下、腱反射减弱或消失，病程早期即可出现舌肌萎缩、束颤，但无呼吸肌和延髓麻痹症状，多可存活到青少年。

（三）SMA Ⅲ型

即库格尔贝格 - 韦兰德病（Kugelberg-Welander disease），又称少年型脊肌萎缩。儿童期或青春期隐匿起病，2～17 岁多见。以下肢近端肌肉无力、萎缩开始，出现鸭步、站立、上台阶困难，后期逐渐累及上肢带肌和上肢肌肉，一般不累及脑神经，但胸锁乳突肌易受累。大部分患者可出现全身肌束震颤，约 25% 患者可出现腓肠肌假性肥大；血清肌酸激酶同工酶（CK-MB）可轻中度升高。上述临床表现、肌酶谱改变与假肥大型进行性肌营养不良高度相似，加上近端肌 EMG 可有肌源性损害改变，临床检测中应慎重鉴别。由于病情进展速度不一，多数患者 30 岁时已不能行走，但个别发展缓慢患者至晚年仍能独立行走，部分女性患者可有正常寿命期。

（四）SMA Ⅳ型

又称成人慢性近端肌萎缩症。发病在年龄 18 岁以后。临床表现与 SMA Ⅲ型相似，以肢体近端为主的肌萎缩、无力。可累及后组脑神经及面部肌肉，出现构音障碍、吞咽及呼吸困难。多为良性病程（进展较慢），可至正常寿命。

（五）成人发病 X- 连锁 SMA

即肯尼迪病（Kennedy disease），又称性连锁脊髓延髓肌萎缩症。多在 40 岁后发病，首发症状为构音障碍、吞咽困难，数年后出现肢体无力。可见舌震颤和肢体肌肉震颤。肢体肌无力自近端肌起、逐渐蔓延至远端，无感觉障碍和锥体束症状。男性患者常有乳房发育增大、睾丸萎缩，生育能力下降，内分泌异常致糖尿病等。

二、病理改变

各型脊肌萎缩症患者尸检有相似或共同病理改变：可见整个脊髓不同程度萎缩，颈段最为明显。镜下可见脊髓前角 α-MN 缺失以及运动神经元变性和胶质增生；脑干疑核、舌下神经核和面神经核 α-MN 减少；残存 α-MN 可见气球样变；肌肉活检可见大量 Ⅰ 型肌纤维萎缩。电镜下可见肌纤维萎缩，肌小节排列紊乱、神经纤维稀疏、轴索萎缩等。

三、神经电生理检测和报告

SMA 脊髓前角和脑干运动神经核 α-MN 广泛变性的病理特征与 MND 高度重合，决定了 SMA 神经电生理检测方案设计、异常判定与 MND 类同。与 MND 不同的是，即使像肯尼迪病有明显体征的患者，也不推荐电生理给予分型判定，更不能在报告结论中使用"提示符合肯尼迪病电生理异常改变特征"的表述，作为对临床医生的提醒可用"建议：必要时结合基因检测"。部分 SMA 患者肌无力部位、范围与遗传性肌病相似，这部分患者在检测中应及时调整方案、仔细鉴别，同时还应注意文献报道的 SMA Ⅲ 型患者可有"近端肌肌源性损害改变"现象，笔者未发现此现象可能因为收集到的 SMA Ⅲ 型病例数有限；临床工作中，婴幼儿至青少年期可导致"肌无力"症状的疾病有多种，临床并不总是会疑诊 SMA，电生理医生在低龄患者中若发现"类似于 MND 电生理异常"改变时，除结论中明确"广泛神经源性损害（α-MN 受累可能）"外，推荐常规附加说明"建议：请结合临床和基因检测"，有利于做出明确诊断。

第四节　多系统萎缩

一、概述

多系统萎缩（multiple system atrophy，MSA）是一种散发的、慢性的、以中枢神经多系统变性为主的疾病，主要表现为锥体外系损害症状、小脑功能障碍和自主神经障碍。MSA 三种症状代表三个系统受损的结果，其组合可有不同形式，但通常以某一系统的损害症状为首发症状和 / 或为主要症状。依据主要症状可将 MSA 分为三个不同亚型（表 21-5）：散发性橄榄体脑桥小脑萎缩、纹状体黑质变性和 Shy-Drager 综合征。至疾病晚期三个系统均受累及，三个亚型最终无论在临床表现以及病理上都具有高度相似性，因此许多学者认为三者是同一类疾病，共同称为多系统萎缩。另外，多系统变性不仅包括 MSA 的三个亚型，还包括了 Huntington 舞蹈病、进行性核上性麻痹、Pick 病及 Friedreich 共济失调等。

MSA 的年发病率为（0.6～3）/10 万，患病率为（1.90～4.4）/10 万，高发年龄在 52～55 岁，常于病后 7～9 年内死亡，男女比例约为 1.9∶1，约 1/3 患者最初常误诊为特发性帕金森病。

据报道，多系统萎缩的初始症状约 50% 为自主神经功能障碍（男性主要为阳痿，女性为尿失禁）；约 68% 的患者有症状性直立性低血压；46% 患者以帕金森症状为起始症状；至疾病晚期，超过 90% 的患者有锥体外系症状。

二、Shy-Drager 综合征

Shy-Drager 综合征又称原发性直立性低血压，以自主神经系统受累为主，可广泛累及其他中枢神经系统。该病与其他同样表现为直立性低血压疾病的区别见表 21-6。

Shy-Drager 综合征因节前交感神经元变性，主要表现为：直立后血压迅速下降至收缩压 20～40mmHg、舒张压 10～20mmHg，心率一般无变化。早期症状较轻，患者仅感改变体位后头晕、眼花、下肢发软、全身乏力等，严重时可有眩晕、共济失调和晕厥。晕厥前一般不出现面色苍白、恶心、多汗等迷走神经症状；到晚期患者稍一站立即出现严重低血压而不得不卧床。

约 1/3 的该病患者因 Onurfowicz 核变性而首发症状为阳痿，且几乎所有患者均有小便障碍，如尿失禁、尿潴留和尿频等，严重时肛门括约肌功能障碍可致大便失禁。

Shy-Drager 综合征可伴其他中枢神经系统损害，导致锥体外系、小脑、锥体系及前额叶损害症状，还可累及脊髓前角运动神经元，产生轻微的周围神经症状或无症状。

三、散发性橄榄体脑桥小脑萎缩

散发性橄榄体脑桥小脑萎缩（olivopontocerebellar atrophy，OPCA）基本病理改变为脑桥基底部显著变性，下橄榄、小脑中脚萎缩、小脑下脚轻度萎缩。因此首发症状多为进行性小脑性共济失调，特别是步态共济失调，逐渐出现构音障碍、面无表情、肌张力增高、反射增强等症状。早期即可累及锥体束，出现腱反射亢进及病理征阳性表现，严重者可出现痉挛性截瘫、假性延髓麻痹等；晚期出现尿失禁等症状，提示 Onurfowicz 核受累。

四、纹状体 - 黑质变性

纹状体 - 黑质变性（striatal-substantia nigra degeneration，SND）主要病理改变为黑质致密带大量神经元脱失，尤其致密带腹侧缘神经元脱失更明显。黑质内还可见到大量细胞碎片、神经元外色素沉着以及较严重的胶质细胞增生，提示 SND 的病程进展较帕金森病要快。有报道认为 SND 是最多见的 MSA 类型。SND 依病理改变部位分单纯型和混合型。

单纯型以黑质受累为主，临床症状主要表现为肌强直、运动缓慢，可从一侧肢体开始，逐渐发展至另一侧，身体前倾、行走时上肢摆动减少甚至

表 21-5　MSA 的亚型及病理与临床

疾病名称	主要受累部位	主要临床表现	共有病理改变
Shy-Drager 综合征	脊髓的中间内、外侧细胞柱 Onurfowic 核	自主神经功能不全	神经胶质细胞浆内嗜酸性包涵体
散发性橄榄体脑桥小脑萎缩	橄榄 - 脑桥 - 小脑系统	小脑性共济失调	
纹状体黑质变性	纹状体 - 黑质系统	帕金森综合征	

表 21-6　Shy-Drager 综合征与其他直立性低血压疾病比较

疾病名称	神经受累部位	内源性 NE	外源性 NE 反应
Shy-Drager 综合征	节前交感神经元变性	正常	正常
特发性直立性低血压	节后交感神经元病变	低于正常	高度敏感
直立性低血压	无神经病变	正常	正常

注：NE，为去甲肾上腺素。

上肢固定、构音不清、平衡障碍等症状，与帕金森病（注意，帕金森病是独立疾病，而非帕金森综合征）极为相似，常发生误诊。

混合型 SND 除单纯型症状外，可合并其他自主神经系统病理改变：最早出现因 Onurfowicz 核受累所致的症状；还有小脑损害所致的肢体共济失调等症状；其他还可有锥体束受累的症状等。

五、多系统萎缩电生理检测和报告

与 MND 选择性损害脊髓前角 / 脑干 α-MN，以及 MS 首先选择性损害中枢神经系统髓鞘不同，MSA 首先受累、最终受累较重的为自主神经系统，脊髓前角 α-MN 及锥体束 / 脊髓后索等受累较轻，加之 MSA 损害部位组合更为复杂（随机性似乎更明显），所以，神经电生理检测在 MSA 患者中的异常表现较为复杂。

（一）针极肌电图

MSA 累及的脊髓前角 α-MN 支配肌中可检出失神经电位，但其分布不像 MND 连续的多节段那样广泛，且发放量更少；也不像脊髓占位等那样集中在某个节段，而是呈散发性分布；更不会像脊神经根或周围神经损害那样集中在某个区域。

多个对 MSA 患者专项研究显示，肛门括约肌针极肌电图 MUP 神经源性损害比率较高，有报道可达 100%（主要表现为时限增宽），约 50% 患者出现"卫星电位"，且其 MUP 时限增宽、多相电位增多更为明显。对此结果的临床应用中应注意：首先，此结果来自对已确诊 MSA 患者的研究，应用于拟诊 MSA 患者、未知疾病种类的患者时，应充分考虑到其他累及骶尾段脊髓的病变，例如椎管占位、血管病、其他变性病等等；其次，需做好肛门括约肌 MUP 的正常参考值收集工作，正确掌握其应用；再次，肛门括约肌检查的进针、卫星电位的识别，均需要长期训练；最后，肛门括约肌 MUP 异常、卫星电位出现，可作为 MSA 诊断的参考指标，但不可仅以此表现即诊断 MSA，更不可因肛门括约肌 EMG 正常即否定 MSA 诊断，就电生理检测而言，必须结合其他检测项目综合分析。由各型 MSA 病理改变可知，部分患者可首先出现 Onurfowicz 核受累、大部分类型最终可能都会累及 Onurfowicz 核，但并非所有患者，特别是早期患者均有 Onurfowicz 核受累，也就是说至少 MSA 早期不应将肛门括约肌肌电图 MUP 神经性损害改变作为"黄金指标"，更何况"MUP 神经源性损害"本身

就存在统计学误差。在排除占位性病变、其他变性病等情况下，仅有肛门括约肌检出失神经电位伴或不伴卫星电位，是 MSA 诊断的强有力佐证。

（二）神经传导功能检测

有报道认为，约 40% 的 MSA 患者会累及周围神经，表现为 MCV/SCV 传导速度轻度或轻微减慢；前角受累也可致 F 波表现轻度异常，但通常不会影响 CMAP 波幅。这些异常均无特异性。

SSR 检测在 Shy-Drager 综合征型 MSA 的患者中异常率较高，可表现为波形引出不稳定、波幅下降、潜伏期延长等形式。有学者报道 SSR 对自主神经节前、节后受累鉴别有一定价值，值得进一步研究。SSR 异常、肛门括约肌检出失神经电位伴或不伴卫星电位（骶尾段脊髓支配其他肌肉正常），是 MSA 患者常见电生理异常改变形式。

（三）诱发电位检测

关于各种诱发电位在 MSA 患者中的应用，有报道 SND 患者的 BAEP 各波潜伏期均延长、波幅下降。笔者对临床确诊的 MSA 患者电生理随访显示，四肢 SEP、PRVEP、BAEP 可表现为不同程度、不同部位、不同组合形式的异常，与 MSA 中枢神经系统损害的多系统性、不确定性符合，但无特异性异常形式；患者 Onurfowicz 核受累并不必然累及阴部神经上行传导通路，PSEP 异常率与下肢 SEP 无明显差异。另外，阴茎球海绵体肌记录的 MEP 对锥体束和 Onurfowicz 核受累判断有肯定价值。

（四）报告结论

对于疑诊 MSA 患者，全面、综合的电生理检测是必要的。在可排除其他系统性疾病基础上，当患者出现肛门括约肌 EMG 异常、SSR 异常，此外有 1～2 项上述其他项目相互孤立的异常，神经电生理可肯定 MSA 诊断；再结合自主神经临床症状，临床医生可做出肯定诊断。但是，无论电生理如何符合 MSA 改变特征、无论电生理医生的临床知识多丰富，均不建议在报告结论中使用"提示多系统萎缩"之类的临床诊断性用语，在"检查所见"栏目中详细描述各项目异常特点之后，结论"中枢性损害"的附加说明中使用类似（提示 / 疑似符合 MSA 电生理改变特征）之类的表述。

六、多系统萎缩诊断与鉴别诊断

MSA 的诊断与鉴别诊断，应首先从临床症状、体征出发，结合影像学、其他实验室检查以及左旋

多巴诊断性治疗等手段，作出综合判断。神经电生理检测对 MSA 虽不可作为单独诊断依据，但其仍可提供中枢感觉系统、运动系统等损害的重要客观证据。

第五节　与痴呆相关的变性病

一、概述

痴呆是指由大脑器质性病变引起的一种获得性、持续性智力损害综合征，在语言、记忆、视空间功能、情感或人格、认知功能中至少 3 项受损，其中认知功能又包括抽象思维、计算、判断、执行能力等。该定义排除了先天性智力发育障碍以及由于急性脑外伤、代谢障碍、中毒等因素引起的急性意识模糊状态或谵妄状态及其他精神症状。

阿尔茨海默病（Alzheimer disease，AD）又称老年性痴呆，是老年期痴呆中最多见类型，主要发生于老年人、以痴呆为突出症状的慢性进行性神经系统变性疾病。与神经系统变性相关的痴呆还有路易（Lewy）体病、Pick 病、额叶痴呆、颞叶痴呆等，这几类均较少见。

二、阿尔茨海默病

AD 是严重影响老年人生存质量的常见病，国内流行病学调查资料显示，在 65 岁以上老年人中，其发病率可达 7% 以上。现代研究认为，AD 前期表现为轻度认知障碍（MCI），若能在 MCI 期甚至更早期给予适当干预，可延缓 AD 发生，对提高患者的生活质量意义重大。

（一）病因与病理机制

关于 AD 的发病机制有如下学说：①遗传学说，约 10%AD 患者有明确的家族史，但在不同家族中可由不同的基因突变引起；②神经递质异常学说认为 AD 的发生与胆碱能递质异常有关，但尚未被公认；③免疫因素学说认为 AD 可能与体液免疫及细胞免疫异常有关；④缺血缺氧学说认为 AD 的发生与小血管病变致脑血管灌注量下降有关，但有学者认为认知功能正常老年人也存在脑血流量减少的现象，因而持不同意见；⑤其他研究还发现 AD 与中毒、感染因素等有关。总之，AD 的病因与病理机制并未完全阐明。

（二）病理改变

AD 患者的大脑大体上呈弥漫性萎缩、体积缩小、重量减轻、脑回变窄、脑沟变深、侧脑室和第三脑室呈对称性扩大。萎缩部分包括额叶、顶叶和颞叶，颞叶海马萎缩显著。镜下显示有广泛的神经元丧失。在疾病早期嗅内区皮质第二层细胞缺失最为显著。除海马的神经元缺失外，邻近的海马旁回及海马下脚也有明显缺失。丘脑前核、隔核、Broca 区斜带、杏仁核及脑干的单胺能系统的特殊部位神经元也减少，Meynert 基底核、蓝斑核的胆碱能神经元数量减少，大脑皮质区主要为大锥体细胞减少，未变性神经元的体积及核糖核酸蛋白减少，星形胶质细胞增生，以第三和第五层最明显。

（三）临床表现

AD 多发生于中老年人，隐匿起病、缓慢进展。临床症状主要表现为两大方面：精神心理障碍和神经功能障碍。

1. 精神心理障碍

（1）记忆力减退：AD 起病之初，其症状几乎总是记忆力减退。首先表现为近期记忆减退，患者不能记忆当天发生的日常琐事、常反复询问同一问题、自己放置的物品不知放于何处而找不到等；以后逐渐对往事也发生遗忘；随病程进展，表现出远期记忆障碍。部分患者在疾病早期可出现 Korsakoff 遗忘状态，即对 1～2 分钟前发生的事或学习的知识、技能不能记忆，为填补记忆空白，患者常杜撰情节，或将既往的事当作刚发生的事，出现虚构和错构现象。此类患者即刻记忆可能并未受损，如让患者复述检查者刚说过的数字和字词时可正确完成。

（2）认知障碍：患者在诊断 AD 的 2 年前即可出现认知障碍。最早期的表现常为视觉空间障碍，如更换居住环境后找不到自己的房间；其后可能在熟悉的环境里迷路，如在自己家附近也找不到回家的路，最终发展到在自己家里也找不到自己的房间和厕所等。

（3）失认：包括视觉失认和触觉失认，如不能认识亲人和熟悉的人的面孔，甚至不能认识镜中的自己而试图与镜中影像交谈；由于空间障碍致患者分不清衣服的上下、左右而引起穿衣困难等。

（4）失用：患者可出现两种类型的失用症：一种是观念性失用，即不能用手势模仿复杂系列动作如装烟斗并点燃；另一种是观念运动性失用，即不能根据口令执行原本能自发进行的动作。失用症多出现在中期患者,仅少部分早期患者出现。

（5）语言功能障碍：表现为流畅性失语,伴找词困难,口语常因缺乏实质性词而显得空洞、累赘。早期物品命名尚保留,随后出现命名性失语,错语也很明显,因对口语理解障碍而答非所问。复述能力在早中期保留,晚期受损。失语的特征类似于经皮质感觉性失语。与局灶性病变引起的失语不同的是,AD患者的口语常没有一个清晰的思路,往往令听者不知所云。阅读和书写能力均有障碍。到晚期,患者语量逐渐减少、直至出现完全性缄默。

（6）推理判断力及计算障碍：表现为对日常生活和常识的理解力及判断力出现障碍,不能完成家务活,物品不能放在正确的位置;计算力下降,购买物品常算错价钱,甚至一位数加减法也不能完成;抽象思维障碍方面,可表现出左右混淆,逻辑推理能力、计划和解决问题的能力均下降。

（7）精神障碍：早期可出现抑郁心境、情感淡漠、焦虑不安;主动性减少,不愿与人交流,注意力涣散,可伴有恐惧感;人格和行为障碍在疾病早期并不显著,因而患者尚可进行一些社会活动。随疾病进展,性格发生改变,往往变得主观、固执、狭隘、自私、任性、不修边幅、当众大小便等。还可出现多疑,如怀疑子女偷自己的钱物等;或有被害妄想以及幻觉等精神症状;会出现贪食行为或不知饥饿而很少主动进食。

2. 神经功能障碍 多在晚期出现,可有自动症、刻板动作、口面部不自主动作、强握反射、吸吮反射及病理反射等。部分患者出现四肢强直、小步态、运动减少、平衡障碍等帕金森病症状,最终无法独自站立、行走,需卧床或坐轮椅,尿便失禁,生活完全依赖他人护理。

（四）神经电生理检测

风靡于 20 世纪 90 年代的事件相关（P300 等）诱发电位检测,在 AD 患者中应用的报道较多,普遍认为 P300 潜伏期延长、波幅下降;部分患者可出现 PRVEP（P100）和 BAEP（Ⅲ、Ⅴ波）潜伏期延长。

AD 是在大脑神经元变性基础上发生的,而变性改变通常具有弥漫性,即可能在早期已累及本体感觉、视、听觉系统,只是未能表现出临床症状而已。全面的诱发电位检测、结合 P300 检测,可为 AD 早期、甚至 MCI 作出正确判定提供可靠的参考依据。综合文献报道、结合笔者的专项研究及临床实践,总结出在 MCI 期、AD 早期患者中应用的方法如下：

1. P300 检测　P300 检测的成功,与受检者能否理解检测方法、正确配合关系紧密。对于老年患者尤其重要,耐心的沟通十分必要。通常采用较为可靠的声刺激检测程序,高频音作为靶刺激、低频音为非靶刺激,靶刺激数量一般不少于 30 次,但也不宜过多,以免测试时间过长反而造成受检者注意力不易集中。在稍事休息后,进行第二次采集。两次采集结果应具有较好重复性。

2. SEP 检测　AD 患者常伴有其他中枢神经系统变性病、脱髓鞘病、血管病变等,可累及多个感觉系统。累及本体感觉上行传导通路的,SEP 异常形式方法学中讨论过的一般原则。而老年患者由于脑的退行性改变,常出现 SEP 皮质电位波幅异常增高,潜伏期正常说明无上行传导通路受累改变。SEP 波幅异常增高的不同表现形式（图 21-1）可能对应相应的功能性病理改变。而此类患者影像学改变通常较为轻微,仅表现为不同程度的脑萎缩或腔隙性脑梗死,是临床质疑"电生理结果不符合影像学"的常见原因之一。

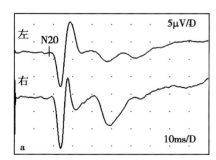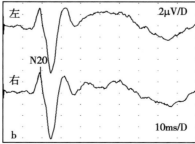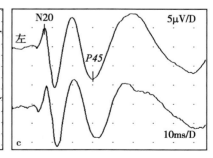

图 21-1　老年人常见上肢 SEP 波幅增高表现形式及意义

注：a. N20 未明确分化,P25-N35 组合波分化良好、波幅异常增高,潜伏期正常范围,提示一级皮质神经元变性或（偶极子）排列紊乱;b. N20-P25 组合波分化良好、波幅异常增高,潜伏期正常范围,N35 及后续波分化欠佳或较差,在无意识障碍症状时,提示一级皮质后（皮质间联络）功能损害;c. N20-P25-N35-P45 组合波分化良好、波幅异常增高,潜伏期正常范围,提示脑功能区间联络纤维受损可能。

老年人 SEP 波幅异常增高的原因，可能源于上一级中枢对其下一级（或多级）皮质的调节、抑制作用受损所致。具体机制尚需进一步研究。

3. PRVEP 和 BAEP 检测　PRVEP 异常，应排除眼科疾病；BAEP 异常，应有 I 波波幅、潜伏期正常，或通过耳科学检查排除老年性鼓膜功能、听骨链功能等听觉器官改变所致。在此基础上，提示视听觉中枢性通路受累，可作为间接证据。

上述三项异常改变同时出现，且可排除其他（如占位、血管病等）病变所致时，可作为对 MCI 或 AD 判定的有力证据。

至 AD 中晚期，一方面临床症状、体征表现及 MRI 等影像学证据已很明显，可作出准确诊断；另一方面，晚期 AD 患者多数已难以顺利进行 P300 检测，其他项目的异常，仅作为相应神经传导通路功能受累的证据，对 AD 判定的直接意义不大。

（五）阿尔茨海默病的诊断与鉴别诊断

AD 的诊断与鉴别诊断同样首先基于详细的病史、症状询问及体格检查，然后结合必要的影像学、化验及电生理检测（包括脑电图）；传统的各种心理学量表测试，如 MMSE、韦氏成人智力测试量表等，仍为必要检查项目。

三、路易体痴呆

路易体痴呆（dementia with Lewy body，DLB），包括弥漫性路易体病、路易小体型老年痴呆、阿尔茨海默病路易小体变异型和大脑型路易体在神经系统慢性变性所致痴呆类疾病中，其患病率仅低于 AD，位居第二。病因不明。

（一）病理及机制

DLB 的主要特征性病理改变为神经细胞胞质内检出 Lewy 小体（呈圆形嗜伊红的包涵体，核呈玻璃样，周围有淡染的晕；直径为 8～30μm），Lewy 小体的主要成分是 α- 突触核蛋白，推测 α- 突触核蛋白的基因突变与 DLB 发病有关。Lewy 小体存在于残存神经元内，其周围有神经元变性 / 脱失、轴索变性、神经元纤维缠结现象。Lewy 小体也见于帕金森病等其他神经系统疾病。

病理改变主要出现在脑干和 Meynert 基底核区域，也可见于黑质、蓝斑核、迷走神经背核、丘脑、下丘脑等；皮质型 DLB，Lewy 小体主要见于颞叶、岛叶和扣带回皮质深部，呈圆形、肾形或角形，界限不清，无明显空晕；与 Lewy 小体相关的轴索

改变是神经丝变性，主要见于海马、杏仁核、基底核及迷走神经背核等。

（二）临床表现

DLB 亦多在老年期起病、缓慢进展。其核心症状包括波动性认知障碍、视幻觉和帕金森样症状。

1. 波动性认知障碍　与 AD 相同，DLB 也属皮质性痴呆。起病后，从轻度认知障碍经数月或数年发展为认知功能全面受损的痴呆。大多数患者早期先出现记忆损害，逐渐加重，并出现失语、失用和失认等皮质损害特征。也可出现注意力不集中、警觉下降等皮质下损害的表现。病程中可出现视空间障碍、额叶执行功能障碍、人格改变等，导致日常生活能力减退。认知功能波动是 DLB 的常见现象，可在数周内甚至一日内出现认知功能的显著改变，正常与不正常交替出现，这一点有别于 AD。

2. 视幻觉等精神症状　80% 以上的患者有明显的视幻觉，常反复发生、形象逼真、细节生动，是 DLB 突出的精神症状。常为人、物体或动物的具体图像。典型的幻觉是患者看到有人或动物进入自己的房间，也可以是静态物体或是墙壁上有文字视幻觉。这一点与 AD 和血管性认知障碍明显不同。情绪障碍可有恐惧、欣快、冷漠等不同的症状，自知力部分保存。幻觉症状在意识水平降低，如快睡眠时更易出现。环境刺激增加，如增加房间的亮度，与人交谈等可缓解视幻觉症状。

3. 锥体外系症状　帕金森病样的运动障碍是 DLB 的第三个核心症状，以肌肉强直和运动缓慢最为常见。其他如语音降低、面具脸、姿势呈弯腰屈背状、小步态及慌张步态等也很常见。静止性震颤少见，尤其年老患者更少见。锥体外系症状和精神症状在起病时可同时出现；如果锥体外系症状先出现，精神症状常于 1 年内出现；如痴呆症状在先，锥体外系症状可在晚期才出现。

4. 其他较少见的症状　有反复跌倒、晕厥和短暂意识丧失；听幻觉、嗅幻觉也可见到，但是发生率相对较低；对神经安定剂过度敏感，常规剂量即可引起严重副作用，也是 DLB 的重要特征，怀疑 DLB 时，应避免或减量使用神经安定剂。

（三）电生理检测

DLB 的电生理检测从方案设计、判定等均可参照 AD；因 DLB 起病在脑干，BAEP 早期异常

率稍高，加测 Blink 反射，可能会提高早期患者检出率。

DLB 的诊断与鉴别诊断，需参阅临床诊断指南。

四、额颞叶痴呆和 Pick 病

额颞叶痴呆是指与额叶和颞叶萎缩变性相关的痴呆。Pick 病指在上述额颞叶病理基础上，病理检查证实有 Pick 小体和 Pick 细胞。如无病理学证据，单从临床上很难区分 Pick 病和额颞叶痴呆，故现也将 Pick 病归为额颞叶痴呆。它们与 AD 的共同特征是早期记忆功能障碍不显著。近来学者们将原发性进行性失语和语义性痴呆也归为额颞叶痴呆。这里将额颞叶痴呆和 Pick 病的病理改变与临床表现一并简要介绍。

（一）病理及机制

额颞叶痴呆和 Pick 病的脑萎缩主要局限于额颞叶，多为双侧，也可为单侧，可累及岛叶和杏仁海马结构。受累的脑回明显变薄，甚至薄如纸张，可以类似于干瘪的核桃仁，切面不仅可见脑回变窄，其受累皮质下白质容量减少，胼胝体和前连合同样也萎缩，侧脑室前角和颞角扩大，中央前后回、颞叶上部及枕叶常不受累及，与额叶及颞叶前部的萎缩形成鲜明对照。部分病例有尾状核萎缩。丘脑、丘脑底核、黑质及苍白球可有轻度萎缩。

Pick 病组织学上主要是神经元减少，尤以皮质第三层的神经元减少为著。残留的神经元肿胀，部分神经元胞内含有嗜银（Pick）小体。电镜下 Pick 小体界限清楚，呈圆形或卵圆形，无包膜，直径为 5～15μm，由直的神经细丝组成，不同于 AD 的成对螺旋丝。Pick 小体在颞叶内侧，尤其是萎缩海马区最多见。皮质神经元的"气球"样变，主要见于额叶皮质，这些病例常伴有明显的基底节和黑质萎缩。萎缩皮质的下方白质有髓纤维减少，可能与皮质神经元减少有关。皮质和皮质下白质均可见明显的星形胶质细胞增生，少部分病例也可见到老年斑和神经元纤维缠结。

额颞叶痴呆除残留的神经元无 Pick 小体，亦即除无 Pick 细胞外，其他病理改变与 Pick 病基本相同。

（二）临床表现

额颞叶痴呆与 Pick 病的临床表现相似，主要为额颞叶皮质萎缩变性的特征。早期出现人格改变，特别是情感淡漠、易激惹、欣快，在运动和认知检查中出现刻板的重复性行为，言语稀疏，最终导致缄默。记忆和空间定向力在早期相对保留，随着颞叶前部受累，出现口部活动过多，过度吸烟和过度进食。还可伴有焦虑、抑郁和命名障碍。随病程进展，执行功能（如概括能力、注意力、计划和问题解决能力）受损，部分患者出现帕金森综合征。

（三）电生理检测

额颞叶痴呆和 Pick 病因脑萎缩仅局限于额叶和颞叶（下部），中央前回、后回很少受累，所以除 P300 异常外，SEP 等很少有异常改变，可作为中晚期患者的"反向指征"，但对于早期患者没有明确指向性诊断价值。

（四）诊断与鉴别诊断

电生理检测不具有定性诊断价值；诊断标准与鉴别诊断请参阅相关临床诊断指南。

五、小结

本节以较为常见的老年性痴呆（AD）为基础，介绍电生理检测在痴呆类疾病中的应用方法及判断原则，这些原则也适用于非变性类痴呆患者，比如血管性痴呆等。但总体来讲，痴呆类疾病属于神经系统高级功能受累性质，而电生理检测的常规项目，对于具体的神经传导通路（相对低级功能）更为有效；脑萎缩引起的电生理可检测到的神经传导通路的改变，又具有较大的随机性，所以这些项目的异常，通常不具有特异性；P300 及其他与神经系统高级功能有关的事件相关电位检测，因对受检者合作要求较高，故检测成功率有限、应用价值也受一定的限制。

在老年患者中，患神经卡压症、颈腰椎病等常见病者很多见，电生理检测中若发现此类改变，应将痴呆类判定结果与其他异常分别报出，利于部分需要干预的（如卡压症等）疾病进行相应的积极治疗，对提高早期痴呆患者的生活质量有一定意义。

第六节　帕金森病与特发性震颤

一、帕金森病

帕金森病（Parkinson disease，PD）曾称震颤麻痹，是一种中老年常见的缓慢进展的中枢神经系统变性病。以静止性震颤、肌强直、运动减少和姿势步态异常为典型临床表现。平均发病年龄60～65 岁，5%～10% 患者在 50 岁以前出现临床症状。

（一）病因与病理

PD 病理改变主要是中脑黑质致密部（SMPC）多巴胺（DA）能神经元脱失、变性和路易小体形成；SMPC 变性、DA 合成减少，导致对运动系统调节功能障碍而产生一系列症状。

导致 SMPC 变性的机制尚不明了，目前认为可能与年龄老化、遗传因素、环境因素等均有关系。

（二）临床表现

PD 多于 60 岁以后发病，偶有 20 多岁发病者。隐匿起病、进展缓慢。"运动迟缓、肌强直和静止性震颤"是临床主要体征。初发症状以震颤最多，其次为运动迟缓、步行障碍和肌强直。症状常自一侧上肢开始，逐渐波及同侧下肢、对侧上肢及下肢（65%～70%），少部分病例症状先从一侧下肢开始（25%～30%）。临床上，PD 的表现极为复杂，简要分述如下：

1. 静止性震颤　是帕金森病最具特征性的临床症状，患者常为此而就诊。多由一侧上肢远端开始，手指呈节律性伸展和拇指对指运动，如"搓丸样"动作，动作频率 4～6 次 /s（Hz）。震颤在静止时出现，精神紧张时加重，上肢外展或其他动作可减轻，睡眠时消失。以后逐渐扩展至同侧下肢、对侧上肢、下肢。

2. 运动迟缓　表现为随意运动减少、主动运动缓慢，是帕金森病临床表现的核心症状。由于四肢、躯干和颈部肌强直使患者站立时呈特殊屈曲体姿，头前倾、躯干俯屈、肘关节屈曲、腕关节伸直、前臂内收、髋和膝关节略弯曲。早期走路拖步，起步困难，迈步前身体前倾，随病情进展呈小步态，行走时自动摆臂动作消失，躯干与颈部僵硬、转弯时用连续小步。

由于特定的神经系统功能障碍，还可表现出以下体征：早中期行走呈"慌张步态"；病情严重时，完全呈一种"凝固样姿态"行走不能；面部表情呆板如同"面具脸"；书写时越写越小呈现"写字过小征"等。

3. 肌强直　PD 患者可出现具有早期诊断价值的因强直导致的"路标现象"：令患者将双肘关节立于桌面上，使前臂和桌面呈垂直位置，双臂及腕部肌肉放松，正常人腕关节和前臂呈 90° 角，而PD 患者由于腕部肌肉强直而使腕关节呈伸直位，貌似竖立的路标。其本质是 PD 患者的肌强直为屈肌与伸肌肌张力同时增高的表现，在关节被动运动时始终保持阻力增高，称为"铅管样强直"；若并有震颤，则表现为关节被动屈曲时有停顿感，即所谓"齿轮样肌强直"。

二、特发性震颤

特发性震颤（essential tremor，ET）为一种早年起病、震颤为姿势性或动作性（非静止性）、无肌强直、无运动迟缓、无进行性加重的疾病。具有家族性，饮酒和服用普萘洛尔后症状可显著减轻。

三、神经电生理震颤电位分析

国际上及国内均有详细的 PD 临床诊断与鉴别诊断标准，这里不再详述。多种中枢神经系统变性病，可表现出"帕金森综合征"。临床上，即使按照上述 PD 诊断标准，对于一些早期 PD 患者的诊断与鉴别亦相当困难。神经电生理检测，可在两方面为 PD 的诊断与鉴别提供参考依据。

（一）损害的单纯性

PD 患者的病理改变，局限于黑质变性，而其他产生帕金森综合征表现的中枢神经系统变性病，通常先有或合并有其他系统损害。故 PD 和 ET 患者中枢病理改变并不累及 SEP、PRVEP、BAEP 传导通路，如果 SEP 等项目有明显异常改变，则提示第一诊断可不考虑 PD 或 ET。

（二）震颤电位分析

有关用针极肌电图记录 PD 患者肌肉与震颤对应的节律性放电、统计其放电频率与其他疾病差异的报道诸多，但各实验室方法、结论不甚一致。笔者的临床体会如下。

1. 检测方法　震颤电位检测方法请参阅本书针极肌电图震颤检测相关内容。

2. PD 可能的判定　PD 患者在静止时，即可出现动力肌 - 拮抗肌的交替放电，频率在 4～6Hz，也有认为在 3～7Hz，总之多数为约 5Hz；持物或屈曲用力时，放电波幅可增高，但频率变化不明显；不持物外展上肢时，放电波幅可下降，频率也无明显变化。而 ET 及其他原因所致的帕金森综合征，则无上述明显规律。如图 21-2 所示。

3. ET 可能的判定　肌电图记录 ET 震颤亦为动力肌 - 拮抗肌的交替放电，频率常 >8Hz；持物或令其保持某个姿势，放电波幅可增加、放电频率可

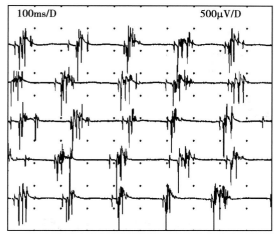

图 21-2　典型帕金森震颤（75 岁男性）的 5Hz 震颤放电

降低或增高。如图 21-3 所示。

　　4. 震颤放电小结　关于震颤电位的研究，因目的各不相同、方法学尚未统一，患者临床分型、分期等的差异，检测结果及解读方法均有差异，各实验室应根据自己实际情况，在对足够数量的确诊患者检测后，摸索出适用于自己实验室的判定方法，切忌机械套用文献标准。无论电生理检测多么"符合"PD 或 ET 的异常改变特征，都不建议在结论中使用"符合帕金森病电生理异常改变特征"之类的表述，应客观报告"在哪些肌肉中可见多大频率震颤放电"。除 PD 和 ET 震颤外，亦应考虑其他原因和类型震颤。对于报告的解读，电生理医生可主动与临床沟通。

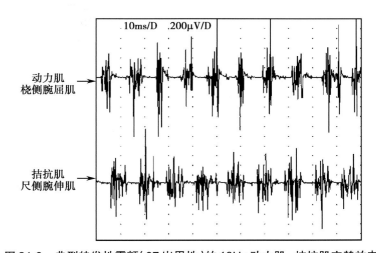

图 21-3　典型特发性震颤（37 岁男性）的 10Hz 动力肌 - 拮抗肌交替放电

第二十二章

中枢神经系统炎性及感染性疾病

第一节 概　述

中枢神经系统感染性疾病是一大组由病毒、细菌、真菌、立克次体、螺旋体、寄生虫等多种感染原所引起的中枢神经系统常见病、多发病。中枢神经系统实质、被膜及血管等组织均可成为感染原侵犯的对象。中枢神经系统感染性疾病病因较多，早期临床表现不一，严重的神经系统感染性疾病可导致死亡或留有严重后遗症，但若早期积极治疗大多数病例可治愈。

依据病原体侵犯中枢神经系统不同的解剖部位，将中枢神经系统感染性疾病分为两大类：①以脑或/和脊髓实质受累为主的脑炎、脊髓炎或脑脊髓炎；②以软脑膜受累为主的脑膜炎或脑脊膜炎。实际上两者很难截然分开，因为脑炎时常合并不同程度的脑膜损害，而脑膜炎时亦常合并一定程度的脑实质损害，当脑膜和脑实质均明显受累时，称之为脑膜脑炎。本章介绍几种较具代表性的脑或脊髓感染性疾病。

一、脊髓炎

由各种感染或变态反应所引起的脊髓炎性病变称为脊髓炎；而由外伤、压迫、血管、放射、代谢、营养和遗传所引起的脊髓病变称为脊髓病。临床上通常按起病形式、病因、炎症涉及部位将脊髓炎分类。

（一）按起病形式分类

按照从起病到病情发展至高峰所需的时间，可分为：

急性脊髓炎：1周内。

亚急性脊髓炎：2～6周。

慢性脊髓炎：超过6周以上。

（二）按病因分类

1. 感染后和预防接种后脊髓炎。

2. 病毒性脊髓炎　如脊髓灰质炎病毒、柯萨奇病毒、埃可病毒、单纯疱疹病毒、水痘-带状疱疹病毒、EB病毒、巨细胞病毒、人类T淋巴细胞病毒、人类免疫缺陷病毒等所致的脊髓炎。

3. 细菌或螺旋体性脊髓炎　如梅毒螺旋体、结核分枝杆菌所致的脊髓炎。

4. 真菌性脊髓炎。

5. 寄生虫性脊髓炎　如弓形虫等。

6. 其他原因不明的脊髓炎。

（三）按炎症涉及部位分类

1. 脊髓灰质炎　病变选择性侵犯脊髓前角灰质。

2. 横贯性脊髓炎　病变侵犯几个脊髓节段的所有组织。

3. 上升性脊髓炎　病变从脊髓下部迅速上升，常累及延髓。

4. 播散性脊髓炎　表现为多个节段的多发散在病灶。

5. 脊膜脊髓炎　脊膜和脊髓均受累。

6. 脊膜脊神经根炎　脊膜和脊神经根均受累。

临床命名通常将起病形式与其他分类方式组合，例如：急性横贯性脊髓炎、急性播散性脊髓炎等。

二、脑炎和脑膜炎

脑炎和脑膜炎亦根据起病形式、致病病原体等分类，诊断和鉴别诊断更多依赖于临床表现和其他检查手段，电生理检测作为脑功能客观评价的辅助手段。

第二节　脊髓炎性疾病

一、急性脊髓炎

急性脊髓炎是指各种感染、变态反应引起的

急性横贯性脊髓炎性病变，亦称急性非特异性脊髓炎、急性横贯性脊髓炎、急性上升性脊髓炎等。也有学者认为是急性播散性脑脊髓炎的一种局限性类型。急性脊髓炎是脊髓的一种急性非化脓性炎症病变，常引起脊髓横贯性损害，导致病损平面以下肢体瘫痪、各种感觉缺失、膀胱和直肠为主的自主神经功能障碍等，是临床神经科常见的脊髓疾病之一。

（一）病因与病理机制

病因未明，约40%患者与病前上呼吸道感染、腹泻等病毒感染或病前不久疫苗接种有关。流行性感冒病毒、麻疹病毒、水痘-带状疱疹病毒、风疹病毒、腮腺炎病毒、EB病毒、巨细胞病毒、支原体等诸多感染因子都可能与本病有联系。同急性播散性脑脊髓炎一样，本病通常在患者感染开始恢复时才起病，而且迄今为止未能从患者的脑脊液中检出病毒抗体，神经组织里亦没有分离出病毒，因此并不能证实本病为病毒直接感染所致。目前，多数学者认为本病是由病毒感染所诱发的自身免疫反应所致，而非脊髓的直接感染。部分患者于疫苗接种后发病，可能为疫苗接种引起的异常免疫反应。

受累节段脊髓肿胀、质地变软，充血或有炎性渗出物，严重损害时可软化形成空腔。显微镜下可见软膜和脊髓血管扩张、充血，血管周围以淋巴细胞和浆细胞为主的炎性细胞浸润。灰质内神经细胞肿胀、尼氏小体溶解，严重时细胞溶解消失。白质内神经纤维髓鞘脱失、轴突变性，大量吞噬细胞和神经胶质细胞增生。

（二）临床表现

任何年龄均可发病，但好发于青壮年，无性别差异。病前1~2周常有上呼吸道感染或胃肠道感染或疫苗接种史。而劳累、受凉、外伤等常为诱因。起病较急，约半数以上患者在2~3天内症状发展至高峰。病变最常侵犯胸段尤其是 T_3~T_5 节段，颈髓、腰髓次之。常先有双下肢麻木或病变节段束带感，数小时或数日内出现受损平面以下运动障碍、感觉缺失及膀胱、肛门括约肌功能障碍。部分病例起病急骤，感觉障碍平面常于1~2天内甚至数小时内上升至高颈髓，瘫痪也由下肢迅速波及上肢和呼吸肌，出现吞咽困难、构音不清、呼吸肌麻痹而死亡，临床上称为上升性脊髓炎。

1. 运动障碍 急性起病，迅速进展，早期常出现脊髓休克。脊髓休克即当脊髓被完全"功能性切断"时，脊髓与高级中枢的联系中断，失去高级中枢对脊髓的调节，出现病变水平以下的脊髓反射活动完全消失，表现为四肢或双下肢弛缓性瘫痪，肌张力低下、腱反射消失，病理征阴性。休克期过后，反射活动逐渐恢复并亢进，首先是 Babinski 征阳性等病理反射，其次为膝腱反射，再后为屈曲反射。人的脊髓完全切断后，不再出现伸肌运动，因屈肌紧张而出现双下肢呈屈曲姿势称屈曲性截瘫，这提示完全性横贯性损伤，预后不良。脊髓休克期可持续3~4周或更长，取决于脊髓损害程度及合并症。脊髓病变严重，出现压疮、肺炎或泌尿系感染等严重并发症时，脊髓休克期可延长。

肌力恢复从远端开始，肌张力逐渐增高，腱反射逐渐增强。脊髓严重损伤时，常导致屈肌张力增高，轻微腹部皮肤刺激或膀胱充盈，即可引起下肢屈曲痉挛，伴有出汗、竖毛、小便溢出等症状，称为总体反射，提示预后差。

2. 感觉障碍 出现传导束型感觉障碍，病变节段以下深、浅感觉缺失，痛、温觉损害突出，振动觉及本体感觉损害较轻。急性期在病损水平即感觉消失平面上缘有感觉过敏带或局部束带感。不典型病例感觉障碍分布不规则，如双侧平面不在同一节段，出现2个或多个感觉平面等。随病情好转感觉平面逐步下降，但感觉障碍恢复常迟于运动障碍。

3. 自主神经功能障碍 急性期表现为尿潴留，膀胱无充盈感、尿意丧失、逼尿肌麻痹、自主排尿不能，呈失张力性神经源性膀胱。当膀胱充盈过度时，压力使尿液断续外溢，称之为充溢性尿失禁（自动膀胱），应留置导尿；随脊髓功能恢复，逼尿肌开始有规律收缩，尿液可经导尿管周边溢出，自主反射性排尿机制开始形成，随膀胱容量缩小使逼尿肌反射性收缩引起排尿，称反射性神经源性膀胱。此阶段更换导尿管时，可观察自主排尿反应，如能自主排尿时可拔出。这时肠道蠕动力减弱，自主排便功能障碍，由脊髓休克期大便失禁转为便秘。病变节段以下皮肤出现干燥、少汗或无汗、脱屑及指甲松脆等皮肤营养障碍症状，可发生肢体水肿和压疮；病变水平以上可有发作性出汗过度、皮肤潮红、反射性心动过缓等症状，称自主神经反射异常。

急性脊髓炎临床症状与病变节段紧密相关：上颈段脊髓病变累及膈神经脊髓中枢（ C_3~C_4 ）时，除四肢中枢性瘫痪外，可出现膈肌麻痹、呼吸困难甚至停止；颈膨大部则表现为双上肢周围性瘫痪和双下肢中枢性瘫痪；胸段主要表现为双下肢中枢性瘫痪；如病变位于 T_8～T_{10} 节段可见"脐孔症"，即患者仰卧位时用力抬头，腹直肌上部牵拉使脐孔上移；腰/骶段则仅出现双下肢弛缓性瘫痪而胸腹部正常；骶/尾段通常出现马鞍区（会阴部）感觉障碍、肛门及提睾反射消失，无明显肢体运动障碍和锥体束征。

（三）神经电生理检测

典型急性横贯性脊髓炎是中枢神经系统疾病中定位损害最明显的一种，尤其对电生理检测而言，其病理改变的节段局限性和横贯性特点为电生理准确定位提供了可能；其急性病理改变过程又有脊髓局部炎性反应、水肿、传导束脱髓鞘、神经元及传导束轴突变性的快速、完整的演变过程，故其电生理改变同样有早期、中期、晚期之分；各期电生理异常程度均与患者预后具有相关性。

电生理检测方案设计的原则通常是下肢周围神经常规项目、下肢 SEP 以及相应节段脊旁肌检测。受累节段较高时，加测上肢周围神经常规项目和上肢 SEP。一般来讲，在该病进展的任何阶段，下肢 SEP 检测总是异常的；PRVEP 和 BAEP 正常可用来排除脑干听觉通路及视觉通路损害，可与急性/亚急性起病的 MS 等其他中枢神经系统脱髓鞘病相鉴别。

1. 早期 早期是指症状出现的早期（1～7天）。从病理改变的角度，炎性反应已经十分明显，对受累节段的脊髓组织已开始造成破坏。上肢 SEP 异常时，可定位在颈段脊髓；下肢 F 波异常，可定位（腰）骶段脊髓；但因为受损节段前角支配肌中尚不能出现失神经电位，不能用脊旁肌失

神经电位来定位胸段损害节段，此时节段性 SEP 和脊髓 SEP 可明确定位，但操作困难，必要时可加测。

2. 中期 一般在发病 7～10 天后，脊旁肌和大部分肢体肌肉中可出现因前角受累所致的失神经电位，此期患者的电生理定位见表 22-1。

发病后 10～20 天的患者，受累节段支配肌中检出失神经电位越多，说明脊髓前角受累死亡的 α-MN 越多，相应的传导束内轴突变性的也会越多，患者预后就会越差。例如下颈段脊髓受累时，若手内在肌检出大量失神经电位、MUP 显著减少、甚至 CMAP 不能引出、下肢 SEP 皮质电位不能明确辨识，则预示着该患者高位截瘫的可能性很大；相反地，如果仅有少量失神经电位，下肢 SEP 皮质电位波形分化变差但波形成分尚可辨识，则提示患者预后较好。

3. 恢复期 典型的急性横贯性脊髓炎恢复期有两个概念：一是临床恢复期，起病后 2～3 周即可进入，患者症状减轻、各项功能逐渐恢复。此阶段神经电生理检测指标可呈逐渐加重趋势，出现与 GBS 类似的"电生理恢复滞后于临床"现象，其原因是受累节段传导束纤维轴突功能"复通"，但脱髓鞘改变还会继续加重，神经元变性坏死的电生理异常更明显地表现出来。二是电生理恢复期，通常在起病后 2～3 个月、部分患者需数月至一年后才能表现出电生理各项指标的改善、好转，这个时间本质上取决于原始病理改变的严重程度和演变过程以及治疗的有效性。

（四）诊断与鉴别诊断

1. 诊断 MRI 是早期明确脊髓病变的性质、范围、程度和确诊急性横贯性脊髓炎最可靠的手

表 22-1 急性横贯性脊髓炎电生理定位诊断表

损害部位	检出 F&P 的肌肉节段或部位						上肢 F 波	下肢 F 波	上肢 SEP	下肢 SEP
	C_2～C_4	上肢肌	T_4	T_9	股四头肌	小腿/足肌				
高颈段脊髓	+	−	−	−	−	−	−	−	+	+
下颈段脊髓	−	+	−	−	−	−	+	−	+/−	+
上胸段脊髓	−	−	+	−	−	−	−	−	−	+
下胸段脊髓	−	−	−	+	−	−	−	−	−	+
腰段脊髓	−	−	−	−	+	−	−	+	−	+
骶段脊髓	−	−	−	−	−	+	−	+	−	+

注："−"正常；"+"异常；"+/−"异常或正常；在 C_5～T_1 脊髓节段，位置越高上肢 SEP 异常率越高；上、下胸段分别以 T_4、T_9 脊旁肌为代表性肌肉；股四头肌（股内肌、股外肌、股直肌）反映 L_1～L_3 脊髓节段；小腿/足肌（胫前肌、腓肠肌、趾短伸肌、踇外展肌）反映 L_4～S_2 脊髓节段。

段。神经电生理检测在早期诊断和鉴别诊断中的应用价值尚需进一步强化认识。

2. 鉴别诊断　急性起病的中枢神经系统疾病不在少数，在表 22-2 中，列出部分易与急性横贯性脊髓炎混淆的疾病及临床和电生理鉴别要点，同时也可作为这些疾病的电生理检测判定要点。

二、脊髓灰质炎

脊髓灰质炎是一种由脊髓灰质炎病毒引起的、累及脊髓灰质前角 α-MN 的急性传染病。因其主要在婴幼儿及儿童中发病，故又称小儿麻痹症。在过去，其传播广泛、对儿童健康危害很大。得益于广泛的脊髓灰质炎糖丸免疫接种，该病作为传染病、流行病在我国目前已被消灭，在边远地区可见的偶发病例，通常为类脊髓灰质炎病毒的野毒株或其他肠病毒感染。

（一）病因及病理机制

脊髓灰质炎病毒经肠道、空气均可感染。发病后选择性攻击脊髓前角 α-MN 致其死亡，相应支配肌瘫痪。脊髓腰骶节段受累最多见，少数颈段脊髓亦可受累。

与 MND 脊髓前角 α-MN 逐渐、缓慢变性死亡不同的是，该病病毒一次性完成攻击，未受累的脊髓前角 α-MN 不会再次感染、死亡。

（二）临床表现

1. 临床分期　病毒感染后，一般分为 4 期。

（1）潜伏期：为感染后平均 7～14 天，患者无明显症状。

（2）病变发展期：潜伏期过后，患儿常表现发热、头痛、食欲减退等类似于感冒的症状，持续约 1～4 天可好转约 1～3 天，然后出现高热等症状加重现象，一般 3～5 天后出现肌肉瘫痪，进入瘫痪期。在发热阶段，常因"感冒"而行臀部肌内注射治疗，随后即发生肌肉麻痹，易被家属误认为肌内注射致坐骨神经损伤而引起医疗纠纷。电生理检测是鉴别二者的最有效手段。

（3）恢复期：本期一般症状消失，体温降至正常，肌肉麻痹不再进展。此期多从麻痹症状出现 1～2 周后开始。在初期的 6 个月内恢复较快，以后逐渐减慢，2 年以后再恢复的可能性越来越小。

（4）后遗症期：病程在 2 年以上即进入后遗症期。此期中各种畸形逐渐出现并日益加重，且趋于固定；同时，各种骨、关节发生继发性改变从而又加重了功能障碍的程度，常给治疗带来困难。因此，早期采取积极有效措施是防止畸形发生和减轻畸形严重程度的重要环节。

2. 临床分型　脊髓灰质炎的临床分型依照受累部位划分为脊髓型、脑干型、脑型和混合型。绝大多数患者为脊髓型，其中又有超过 95% 仅累及下肢，少数可累及上肢和躯干肌；其他类型少见或罕见。

（三）电生理检测的诊断与鉴别诊断意义

与 MND 类疾病类似，脊髓灰质炎仅累及前角 α-MN 且更为局限，电生理检测异常也是起病后典型期唯一的阳性客观指标，故电生理对该病的诊断性意义是无可替代的。典型的病程、局限性的瘫痪等临床表现，结合影像学、各种生物学检验等也可以作出正确的临床诊断；但若需客观鉴别注射外伤与前角病变则必须行神经电生理检测。

1. 早期　这里的早期、典型期划分主要考虑的是失神经电位出现的时间。出现肌肉麻痹后 7～10 天内，电生理检测表现为主动 MUP 减少/消失、CMAP 波幅正常或轻度下降、F 波出波率下降或不能引出，其余各项目均正常。这些现象可以同时出现在腓总神经、胫神经、股神经及它们的支配肌。

表 22-2　与急性横贯性脊髓炎鉴别的疾病临床及电生理改变要点

疾病	临床鉴别要点	电生理异常特点	辅助检查
视神经脊髓炎	为 MS 亚型；视力下降	PRVEP 早期异常	
脱髓鞘性脊髓炎	MS 脊髓型；进展慢、多节段	BAEP、PRVEP 异常	
脊髓血管病	脊髓前动脉闭塞综合征；根痛觉、浅感觉异常，深感觉正常	SEP 正常、轻度异常	
脊髓出血	外伤或脊髓血管畸形引起；剧烈背痛		脑脊液、DSA
亚急性坏死性脊髓炎	进展慢，多节段，伴肌萎缩	F&P 分布较广	碘油造影
急性脊髓压迫症	椎体结核、肿瘤塌陷压迫		X 线片
急性硬脊膜外脓肿	感染症状、根痛、脊柱痛、脊膜刺激征		血象、MRI
副肿瘤性脊髓炎	肿瘤远隔效应、无占位、深感觉异常	SEP 异常重、F&P 少量	MRI，肿瘤标志物，相关免疫检测

2．典型期 肌肉麻痹后14～60天是诊断脊髓灰质炎及与其他疾病鉴别诊断的最佳时间段。表22-3列出最常见的以单侧下肢受累的脊髓灰质炎与其他疾病鉴别要点。

3．恢复期 发病后2个月至2年，电生理改变的特点为：失神经电位呈逐渐减少趋势，MUP逐渐变大；MCV可呈全或无现象；F波出波率减少或不能引出，轻者还可正常；其他项目正常。

4．后遗症期 理论上肌纤维失去神经支配2～3年后，肌细胞结构结缔组织化，不再具有生物电特性。原来前角 α-MN 死亡导致的失神经电位消失，完全失神经支配肌，MUP 亦不能检出。不完全失神经支配的肌肉则表现为 MUP 增大、出现巨大电位甚至波幅可大于 10mV。

对于后遗症期患者，特别是成年后的脊髓灰质炎后遗症，在患肢、健肢中检出自发电活动或其他"活动性神经损害"常见原因是由肌肉萎缩所致的脊柱变形造成神经根或马尾受压，或肢体畸形致单神经压迫性损害；还可因继发的多发性周围神经病导致；也有继发肌性疾病所致者。如果在一个左下肢不全瘫痪型脊髓灰质炎后遗症患者的双侧三角肌、右侧股内肌检测出少量自发电活动、MUP 变小，则报告中应分别表述为："结论：1.四肢近端肌可见肌源性损害；2.并左下肢陈旧性前角损害改变"。

20 世纪 70 年代，国际上有学者提出"脊髓灰质炎后期综合征"或称"脊髓灰质炎后综合征"（post-poliomyelitis syndrome，PPS）的概念，特指婴幼儿期或儿童期患病 30～40 年后，即 40～60 岁脊髓灰质炎后遗症患者出现了新的神经肌肉症状。从因果关系的角度看，这些症状或多或少与脊髓灰质炎后遗症导致的肌萎缩、骨骼受力改变等有关，但多数与原发病毒感染前角 α-MN 并无直接的病理相关性。无论怎样理解该命名，神经电生理医师在检测、报告中应区别对待 α-MN 陈旧性损害后遗表现与新发神经肌肉损害病理改变性质。

三、脊髓蛛网膜炎

脊髓蛛网膜炎是因炎性反应导致蛛网膜增厚，与脊髓、脊神经根粘连、形成囊肿阻塞脊髓腔导致脊髓功能障碍的病变。

（一）病因与病理机制

脊髓蛛网膜炎可原发于脊柱结核、硬膜外脓肿和脑脊髓膜炎等，也可继发于流感、伤寒、产褥感染等；还可因脊髓外伤、反复腰穿以及椎管内药物注入引起；也有继发于脊髓空洞症、脊髓肿瘤、椎间盘突出、脊柱先天性畸形的报道。

脊髓蛛网膜炎病理改变部位以胸腰段多见。蛛网膜呈乳白色、浑浊、不规则增厚或为瘢痕组织，可与脊髓、软脊膜、神经根和血管发生粘连伴有血管增生。累及 1～2 节段为局限型；多个节段呈散在分布为弥漫型；如粘连及增厚的蛛网膜形成囊肿则称为囊肿型。

（二）临床表现

多为慢性起病，缓慢进展，少见急性或亚急性起病。因受累部位不同，临床表现呈多样性，可有单发或多发的神经根痛，感觉障碍多呈神经根型、节段型或斑块状不规则分布，双侧不对称。运动障碍为不对称的截瘫、单瘫或四肢瘫。一般局限型症状较轻，弥漫型则较重，囊肿型则与脊髓肿瘤的临床表现相似。

（三）电生理检测与诊断

因该病发生病理改变部位的不确定性决定了神经电生理异常的项目、类型、分布等也无固定的表现形式：既可表现出根性异常，也可表现为脊髓传导束异常，还可因前角受累表现出相应改变。

表 22-3 脊髓灰质炎与其他疾病鉴别要点表

疾病	F&P						MCV			SCV		SEP	
	趾短伸	胫前肌	股二短	踇外展	腓肠肌	股内肌	腓总	胫神经	股神经	腓浅	腓肠	胫神经	腓总
脊髓灰质炎	+	+	+	+	+	+	−	−	−	−	−	−	−
注射外伤（腓总型）	+	+	+	−	−	−	+	−	−	+	−	−	+
注射外伤（胫神经型）	−	−	+	+	+	−	−	+	−	−	+	+	+
其他急性脊髓炎	+	+	+	+	+	+	−	−	−	−	−	+	+
急性多发周围神经病	+	+	+	+	+	+	+	+	+	−	−	+	+
急性脑炎类	−	−	−	−	−	−	−	−	−	−	−	+	+

注："−"正常；"+"异常，各疾病均以典型改变为例；某些慢性前角损害，如 MND、占位等，结合病程进展可鉴别。

这种非特异性异常形式可作为诊断脊髓蛛网膜炎的间接证据；以节段型或斑块状不规则分布的感觉异常患者，节段性 SEP 有一定诊断价值。

脊髓蛛网膜炎的诊断应结合临床症状体征、脑脊液检查、影像学及电生理综合分析；需与脊髓肿瘤、椎间盘突出症等其他脊髓疾病鉴别。

四、放射性脊髓病

放射性脊髓病是指恶性肿瘤患者接受放射治疗、经过一定时间后产生脊髓损伤症状的疾病，也称放射性脊髓炎。

（一）病因与病理机制

放射性脊髓病多发生于鼻咽癌、食管癌等患者接受放射治疗后，如深部 X 线或钴 ^{60} 放射治疗；近年来随着放射治疗技术发展，本病已较少见。其致病机制多认为与射线直接照射损伤脊髓和血管引起缺血性改变继发的脊髓损害有关，也有认为与自身免疫反应和自由基损伤有关，尚未有统一结论。

放射性脊髓病病理改变一般为局限性，受累节段脊髓肿胀灰质和白质界限不清；镜下可见血管壁纤维素样变、管壁增厚伴有管腔内血栓栓塞及淋巴细胞浸润，累及灰质时前角细胞变性、细胞数量减少。

（二）临床表现

因放射治疗多在颈部及周围，颈髓受损多见，妇科、泌尿科肿瘤盆腔放射治疗也可累及脊髓骶节段、马尾及腰骶丛。起病隐匿，早期以感觉异常为主，可出现颈、肩部疼痛，逐渐发展为瘫痪和进展性感觉缺失，晚期可出现尿便障碍。

临床上将放射性脊髓病分为 4 型：在出现感觉症状的早期停止或调整放射治疗方法，症状可在 3 个月左右消失，称为早期短暂型；主要累及脊髓 α-MN 致下运动神经元瘫痪者，称为下运动神经元损伤型，少见；急性瘫痪型是指患者在数天、甚至数小时内截瘫或四肢瘫痪即达到高峰，可能源于血管病变致脊髓坏死，亦少见；较为多见的是"慢性进展性放射性脊髓病"类型，常有数月或数年的潜伏期，此型为放射治疗最严重的并发症。

（三）神经电生理检测与诊断

放射性脊髓病一旦发生，无有效治疗手段；神经电生理检测对其意义在于早期发现和预防严重型发生。对于需要放射治疗的患者，依据其治疗部位可能伤及的神经结构，治疗前行电生理检测作为参考；治疗中每个月行电生理检测，与治疗前比较，若发现异常应及时调整治疗方案，并针对神经损害采取相应措施；治疗结束后 2～3 个月，可根据具体情况再行电生理检测，以防潜伏期较长的放射性脊髓病发生。

第三节 脑炎和脑膜炎

脑炎和脑膜炎种类繁多，根据发病及病程可分为急性、亚急性、慢性感染；根据特异性致病因子及受累部位不同可命名为细菌性脑膜炎、病毒性脑炎、真菌性脑膜炎和脑寄生虫病；部分脑（膜）炎可合并脊髓（膜）受累。

一、感染途径

1. 血行感染　病原体通过呼吸道或皮肤黏膜感染，或通过昆虫叮咬、动物咬伤、使用不洁注射器静脉或肌内注射、静脉输血等进入人体并随血流进入中枢神经系统；面部感染时病原体可经静脉逆行入颅；孕妇感染时病原体经胎盘传递给胎儿。

2. 直接感染　贯穿性颅脑损伤或脑邻近组织感染时，病原体可直接扩散入脑。

3. 神经干逆行感染　嗜神经病毒如单纯疱疹病毒、狂犬病毒等感染皮肤、呼吸道或胃肠道黏膜后可沿神经末梢进入神经干而逆行侵入颅内。

二、病理改变的特殊性

1. 坏死改变突出　脑组织的神经细胞尤其是大脑皮质和丘脑神经细胞核团，对中毒、感染反应十分敏感，受侵犯后主要表现为神经细胞的变性坏死；白质髓鞘对中毒、感染、缺氧、血液循环障碍等也比较敏感，往往表现为髓鞘的坏变；而神经胶质细胞如星形胶质细胞对上述病变反应不敏感，较晚出现病理改变。

2. 炎性渗出比较隐蔽　炎细胞浸润常常是由淋巴细胞、单核细胞和浆细胞组成，而多核白细胞除细菌感染外，仅出现在疾病早期，持续时间也较短，故镜下检查时不易被发现。

3. 胶质细胞增生明显　变性坏死的神经细胞和轴索所占据空间被增生的胶质细胞填充。

4. 修复能力弱　相对于周围神经轴索重建能力，中枢神经系统轴突常无法重建，部分变性而未崩解的神经元也难于恢复至正常。此现象可能与胶质细胞增生有"互为因果"的关系。

电生理医生根据各分类、分型所累及神经组织设计检测方案的依据。

三、临床表现与诊断

病原体的多样性、感染部位的不同、感染程度的差异等，使脑炎和脑膜炎的临床症状表现出极度复杂性和差异性。但多数均表现出不同程度的头痛、头晕，恶心、呕吐，食欲减退、四肢无力等症状。各种脑炎、脑膜炎的诊断与鉴别诊断，必须在症状、体征的基础上，结合感染史、各种生物学检验、脑电图、影像学以及必要时病原体的分离等作出综合判断。由于电生理检测的非特异性，不再分病种讨论各病的临床表现、电生理检测方案、异常特征等，这里分类列出各种类型（表 22-4），作为

四、神经电生理检测的意义

对于各种脑炎和脑膜炎的电生理检测方案、定位判定，参考本书前文中关于中枢占位和脱髓鞘病等章节即可。就脑炎和脑膜炎电生理应用特点而言，一是前者的电生理各项目异常概率较高、程度较重；二是电生理异常项目越多、异常程度越重，提示预后越差，特别是对于已发生昏迷患者，电生理检测对预后及转归的评估具有不可替代的价值。电生理报告则应指明中枢神经系统受累部位、范围，以及累及哪些神经传导通路，可作为临床医生分类、分型和判定病情的依据。

表 22-4　部分脑炎和脑膜炎的致病病原体及主要病理改变

分类	疾病	病原体	受累部位/病理改变
细菌	结核性脑膜炎	结核分枝杆菌	脑膜广泛炎性反应
	化脓性脑膜炎	脑膜炎双球菌、肺炎球菌等	软脑膜炎性反应
	脑脓肿	葡萄球菌、链球菌、大肠埃希菌等	脑实质/脓肿包膜形成
病毒	单纯疱疹病毒性脑炎	单纯疱疹病毒	颞、额叶神经元坏死
	流行腮腺炎病毒性脑膜炎	流行性腮腺炎病毒	软脑膜、软脊膜
	病毒性脑膜炎	柯萨奇病毒、ECHO 病毒等	软脑膜（软膜+蛛网膜）
	亚急性硬化性全脑炎	麻疹病毒	白质脱髓鞘
	进行性多灶性白质脑病	乳头多瘤空泡病毒	白质多灶性融合脱髓鞘
真菌	隐球菌性脑膜炎	新型隐球菌	脑膜/化脓、炎性肉芽肿
	曲霉菌性脑膜炎	烟曲霉菌、黄曲霉菌等	
	毛霉菌性脑膜炎	毛霉菌	
螺旋体	神经梅毒	苍白密螺旋体	脑膜/神经元变性
	神经莱姆病	伯氏疏螺旋体	全身性、脑膜、脑神经等
	神经钩端螺旋体病	钩端螺旋体	毛细血管/脑梗死
寄生虫	脑囊虫病	链状绦虫（猪绦虫）	脑实质/多个包囊形成
	脑型血吸虫病	血吸虫	脑膜、皮质、浅层白质
	脑型肺吸虫病	肺吸虫	脑实质/组织破坏
	脑型疟疾	恶性疟原虫	毛细血管/急性弥漫性
非生物性	克-雅病（CJD）	朊蛋白	皮质-纹状体-脊髓变性

第二十三章

中枢神经系统先天性疾病及其他疾病

由于先天性因素导致颅骨、脊椎骨、神经和其附属组织发育异常以及脑积水等均可直接或间接损害中枢或周围神经系统功能。本章介绍几种较为常见的、电生理检测对神经受损程度评价及治疗方案选择具有重要意义的疾病。

第一节　中枢神经系统先天性疾病

中枢神经系统先天性疾病也称神经系统发育异常性疾病，主要分为两大类：一类是在子宫内脑和神经系统发育障碍，部分神经元的产生、移行和组织异常，导致出生后颅骨、神经组织及覆盖被膜畸形和精神发育迟滞，主要原因可能为遗传性，也有部分环境因素影响胚胎或胎儿发育异常。另一类是胎儿在分娩时由于产伤、窒息等，头部遭受过度挤压或较长时间缺氧而导致脑组织损伤和发育异常，最终伴随幼儿一生的是受损伤、结构及功能不良的大脑，需要终生接受启智和功能矫正治疗。先天性因素有时不易与后天性病因如产伤、窒息及新生儿期代谢紊乱鉴别，但已有先天性缺陷的胎儿更易受到分娩时或产后期不良环境因素影响。

神经系统先天性疾病多达上百种，病因及发病机制并不完全清楚。胚胎期特别是妊娠前3个月神经系统处于发育旺盛期，胎儿易受到母体内外环境各种致病因素侵袭导致发病。症状可于出生时、出生后、神经系统发育过程中逐渐出现。先天性疾病与遗传性疾病的区别是前者更多为自身或环境性因素，而后者是由遗传基因决定。此部分内容仅讨论几种具有代表性的、电生理检测有意义的先天性疾病。

一、脊髓栓系综合征

脊髓栓系综合征（tethered cord syndrome，TCS）是由于各种先天性和后天性原因导致脊髓圆锥以下的终丝或马尾神经固定于椎管，在脊柱生长期纵向牵拉脊髓圆锥，使其不能向头侧移动而产生的脊髓或圆锥神经损害症候群。包括下肢感觉运动功能障碍、畸形、大小便功能障碍等。传统上认为它是脊髓圆锥末端受牵拉所引起。现在TCS概念被扩展，包括颈段和胸段脊髓被牵拉以及脊髓末端持续高张力而圆锥位置正常的患者。

（一）解剖与病因和病理

人胚胎期约3个月以前，脊髓占据整个椎管，与椎管等长。之后因骨性椎管生长速度较快、脊髓生长速度较慢，脊髓逐渐上移；出生时脊髓（圆锥）末端大约位于L_3水平；至成人大多数位于L_1水平，上下差异不超过1cm。在生长发育过程中，脊髓圆锥尾部细胞团退化和软脊膜共同形成终丝向下移行，其大部分在硬膜囊内，称内终丝；下行约在S_2水平"出"硬膜囊下端，进入终丝鞘（硬脊膜构成）内继续下行，称外终丝；外终丝最终附着于第1尾椎骨膜的背侧，起到固定脊髓的作用（图23-1a）。

正常终丝纤细、柔软，允许生长发育过程的脊髓圆锥逐渐上移。一般认为脊髓圆锥在$L_2 \sim L_3$椎间隙以下可诊断TCS（图23-1b）；但圆锥位置正常亦可发生TCS，可能提示TCS不仅取决于终丝长度，还与其质地、邻近结构畸形有关。TCS常伴有隐性脊椎闭合不全、皮肤瘘管、脊髓/脊膜膨出、脊椎畸形及其他畸形等。

动物模型观察及临床研究证实随着栓系牵拉力的增加，脊髓血流供应变差，脊髓对因缺血导致的代谢功能变化极为敏感，从而造成进行性神经功能损害；越接近圆锥尾端的脊髓组织所受牵拉力越大，功能影响越严重，这也就是TCS患者常表现为足肌、小腿肌萎缩、足部畸形的机制。

（二）临床表现

TCS神经功能异常表现为腰骶段脊髓支配区

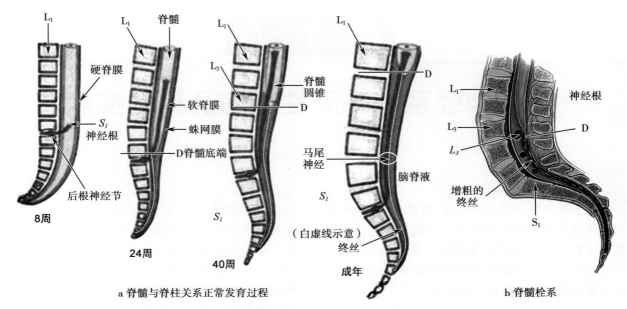

图 23-1 脊髓与脊柱发育过程示意及脊髓栓系模式

注：L、S 正体示椎体、斜体示脊神经根。

的感觉、运动障碍：感觉症状可有腰背部、双下肢、会阴区等部位的疼痛、麻木或感觉减退；运动障碍多为下肢远端肌弛缓性瘫痪，肌无力、肌萎缩、腱反射减弱，单独累及腰骶脊髓致肌张力增高、腱反射亢进者少见；骶尾段脊髓牵拉致 Onurfowicz 核受累，还可引起膀胱和肛门括约肌功能障碍同时出现，包括尿频、尿急、尿失禁以及便秘和大便失禁。

TCS 的发病年龄与终丝牵拉力大小直接相关，多数患者在 4 岁左右即表现出异常；成人患者多为牵拉力相对较小者，其就诊年龄还与个体耐受性、生活环境等有关，笔者就曾接诊过数例 40 岁以上患者，患者表现为小腿肌萎缩严重、足肌功能基本消失，追问病史发现均在幼年或童年已有异常表现，因并未明显影响生活而被忽视。

（三）诊断与治疗

由于脊髓神经元的不可再生性，TCS 一旦产生神经元损害，其所致神经功能障碍常为不可逆性的；而早期发现和解除终丝牵拉，患者的神经功能可以得到大部分保留。故早期诊断、早期治疗意义重大。保守治疗尽管可一定程度改善感觉症状，但不能解除病因，TCS 患者通常需手术治疗。

MRI 检查可直接观察到脊髓圆锥与脊柱的关系，终丝的粗细、位置等，是诊断 TCS 的公认最佳手段；新生儿可疑 TCS，脊柱区 B 超检查是便捷、易行的检测方法；神经电生理检测可提供活动性神经损害的客观证据。

（四）神经电生理检测的意义

神经电生理检测对于 TCS 患者具有术前检测和术中监测的双重用途。

1. 术前电生理评估　用于 TCS 患者的电生理检测方案、判定原则参照腰骶段脊髓占位等相关章节的讨论，其主要异常改变的意义为：失神经电位在双下肢肌肉中分布越广泛、发放量越多，提示前角受累越重；下肢 SEP 异常越明显，提示后索受累越重。其他如 MUP 增大，年龄较大患者才表现得更为明显；CMAP 波幅下降也可反映前角受累程度，但切忌刻板使用某个阈值判断；当检测某个神经常规 MCV 出现 CMAP 不能引出时，应向上选择肌肉、再次刺激神经，不能引出 CMAP 的肌肉越多，则提示前角受累越重，例如腓总神经，趾短伸肌不能引出 CMAP 时，则应依次记录拇长伸肌、趾长伸肌、胫前肌等的 CMAP。

当出现部分肌肉仅可见失神经电位、MUP 不能检出、CMAP 不能引出时，报告结论中应使用"程度较重"或"程度严重"等表述，以给临床医生明确提示。

2. 术中电生理监测　TCS 的手术治疗通常为"终丝切断并马尾松解"。术中在双侧骶丛各神经根支配的代表性肌肉、肛门括约肌放置记录电极，电刺激终丝这些肌肉中均不能引出 CMAP；若刺激到某个神经根，相应肌肉则会引出 CMAP；对于术前 CMAP 不能引出的肌肉，则应更换其他肌肉替代，任何时候肛门括约肌记录是必须监测的；下肢 SEP 监测可动态观察脊髓功能。

二、脊髓脊膜膨出

脊髓脊膜膨出（meningomyelocele，MMC）是一种先天性神经系统发育畸形，由于先天性椎板发育不全，同时存在脊髓、脊膜通过椎板缺损处向椎管外膨出。该是新生儿致残和致死重要原因之一，我国为高发区，发病率为 0.1%～1.0%，严重影响儿童身体健康并给其家庭带来巨大的经济和精神负担。

（一）病因及病理机制

MMC 病因不明，可能与环境影响和遗传基因均有关。在胚胎发育第 18～21 周，神经管闭合缺陷导致椎板发育不全，脊髓和脊膜通过缺陷的椎板向椎管外膨出。

（二）临床及分型

MMC 可发生于脊柱腰骶段及颈段，腰骶段多见。依膨出的程度由轻至重、膨出囊内组织分为脊膜膨出、脊髓脊膜膨出、脊髓膨出或脊髓外露。前二者多见，后者还常合并有其他器官（如心脏等）发育异常。患者多于婴幼儿期或儿童期就诊（图 23-2a、图 23-2c），偶见成年患者（图 23-2b）。

（三）诊断与治疗

通过 X 线、CT、MRI 等检查对 MMC 诊断无困难，电生理检测是客观评估神经系统损害类型和程度的手段。MMC 同样需要手术治疗，术中神经电生理监测同样不可或缺。

三、先天性马蹄内翻足畸形

马蹄内翻足是一种最常见的先天性畸形足，约占足部畸形的 70% 以上。马蹄内翻足畸形由足下垂、内翻、内收三种因素组成。患者可以伴有其他畸形，如先天性髋关节脱位、并指、肌性斜颈等，亦可继发或并发 TCS 和 MMC 等。

（一）一般临床

患者出生后即能看到足部畸形，通常诊断并不

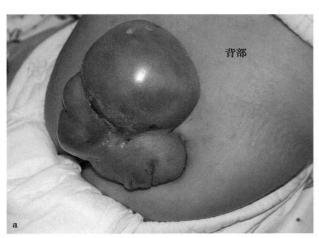

男，3个月余

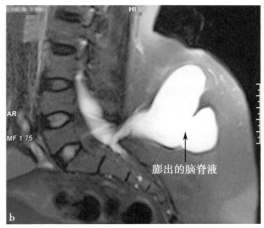

女，32岁

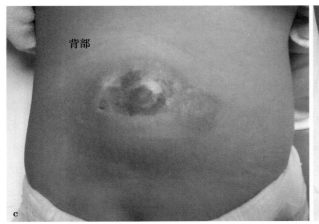

男，9个月

图 23-2 各型脊髓脊膜膨出表现

困难。关键在于全面检查以发现是否合并其他先天性疾病。

（二）神经电生理检测的意义

该病在婴儿期采用单纯手法治疗，可教家长学会操作，以利于坚持。通常6个月手法治疗无效时，应考虑手法正位（或手术）+外固定治疗。

单纯性马蹄内翻足的手术治疗原则上是年龄越小、效果越好，手术前必须行电生理检测评估神经功能，若发现腰骶丛支配肌中有失神经电位，则提示合并有（或继发）腰骶段脊髓、马尾损害，进一步影像学证实后，则不能行单纯足部矫形，应同时手术解除脊髓受损原因，否则术后若干年后可能再发生足部畸形。

四、枕骨大孔区畸形

枕骨大孔区畸形又称颅颈区畸形，是颅底、枕骨大孔和上位颈椎区畸形，伴或不伴神经系统损害，包括颅底凹陷症、扁平颅底、小脑扁桃体下疝畸形、颈椎融合、寰椎枕化（寰枕融合）和寰枢椎脱位等。

（一）颅底凹陷症

颅底凹陷症又称颅底凹陷或颅底压迹，是以枕骨大孔为中心的颅底骨组织、寰椎及枢椎骨质发育不良及畸形所致，是颅颈区畸形最常见类型，占90%以上。畸形主要表现为枕骨基部、髁部、鳞部及颅底组织内翻，寰椎向颅内陷入，枢椎齿状突高出正常水平、进入枕骨大孔；枕骨大孔前后径缩短、狭窄和后颅凹缩小向上凹陷及齿状突上移畸形。后颅窝变小压迫延髓及高位颈髓、小脑及牵拉神经根产生一系列症状，椎动脉受压出现供血不足表现。临床症状表现类型、程度与畸形程度呈正相关；合并颈椎（$C_2 \sim C_3$）融合、寰枢椎脱位者，除症状可能较重外，也最为危险，可能会因头部剧烈被动运动而致高位截瘫或危及生命。该病诊断依靠MRI，治疗的唯一手段为手术。

颅底凹陷症患者术前电生理评估是必要的，必测项目为：舌肌（舌下神经）、胸锁乳突肌和斜方肌（副神经）针极肌电图，反映延髓对应神经核受累状况；四肢SEP反映高颈段脊髓、延髓深感觉通路受累程度。必要时加测瞬目反射反映三叉神经→脑干→面神经核通路，以及BAEP、TSEP等，以全面反映颅颈区附近神经结构受累状况，为手术方案设计、疗效预估提供客观依据。该类患者原则上不建议行MEP检测。

有条件的医院，颅底凹陷手术应常规术中监测脑神经、四肢SEP等，以保障手术安全。

（二）小脑扁桃体下疝畸形

小脑扁桃体下疝畸形又称阿-希畸形、Chiari畸形等，是因后颅凹中线脑结构在胚胎期中的发育异常，小脑扁桃体延长和/或延髓下部经枕骨大孔、突入颈椎管的一种先天性发育异常。小脑扁桃体延长成楔形进入枕骨大孔或颈椎管内，严重者部分下蚓部也疝入椎管内，舌咽、迷走、副、舌下等后组脑神经及上部颈神经根被牵拉下移，枕骨大孔及颈上段椎管被填塞，脑脊液循环受阻引起脑积水。本病常可伴其他颈区畸形，如颈脊髓脊膜膨出、颈椎裂和小脑发育不全等。该病常因脑脊液回流受阻继发脊髓空洞症，多见于颈段、上胸段。

小脑扁桃体下疝畸形与颅底凹陷症导致的神经损害部位类似，故也可表现出相应的脑干延髓、脑神经、颈脊髓及神经根受累症状，继发脊髓空洞症后又叠加有相应症状。该病的最佳确诊手段亦为MRI检查。

电生理检测同样可对该病及继发的脊髓空洞症所致神经系统功能损害作出客观评价，若采取手术治疗，术中电生理监测也是保证手术安全的必要手段。

五、先天性脑积水

先天性脑积水是因脑脊液分泌过多、循环受阻或吸收障碍导致脑室系统及蛛网膜下腔脑脊液过多积聚、并不断增长，继发脑室扩张、颅内压增高和脑实质萎缩。先天性脑积水的发病率在4/10万~10/10万，是较为常见的先天性神经系统畸形疾病。

该病通常有临床症状即可作出诊断：出生数月婴儿头围进行性快速增大，在一段时间内连续测量头围明显增大，并可见前囟门扩大、张力增高和颅缝分离，有时后囟、侧囟也扩大；颅内压增高及静脉回流受阻可致头皮静脉明显怒张，颅骨变薄，叩诊出现破壶音（MacEwen征）；患儿头发稀少，双眼球下旋及上部巩膜暴露、使眼球下半部掩盖在下眼睑下方，即所谓落日征，是先天性脑积水特有体征。CT和MRI检查可证实脑积水，发现畸形结构及脑室系统梗阻部位。

该病患者若行电生理检测，特别是欲手术治疗者四肢SEP、BAEP、FVEP等应全面检测，以充分反映各神经传导通路受累状况。

六、脑性瘫痪

脑性瘫痪常简称脑瘫。中华医学会儿科学分会神经学组2004年全国小儿脑性瘫痪专题研讨会讨论通过脑性瘫痪的定义为：出生前至生后1个月内各种原因所引起的脑损伤或发育缺陷所致的运动障碍及姿势异常。主要是指由围产期各种病因所引起的获得性、非进行性脑病导致的先天性运动障碍及姿势异常疾病或综合征。脑瘫是在大脑生长发育期受损所造成的运动瘫痪，是一种严重致残性疾病。其特点是非进行性的两侧肢体对称性瘫痪。本病发病率相当高，文献报道的不同国家和地区发病率在0.06%～0.59%，我国发病率为0.15%～0.4%。

（一）病因及病理机制

脑瘫的病因包括遗传性和获得性：出生前，妊娠早期病毒感染、妊娠毒血症、母体的胎盘血液循环障碍和放射线照射等；围产期，早产是可确定的重要病因，其他如脐带脱垂或绕颈、胎盘早剥、前置胎盘、羊水堵塞、胎粪吸入等导致胎儿脑缺氧，难产等所致胎儿窒息、缺氧，以及产程过长、产钳损伤和颅内出血及核黄疸等；出生后，各种感染、外伤、中毒、颅内出血和严重窒息等。上述因素所致脑瘫均有报道；病因不明者可能与遗传有关。

脑瘫的病理改变一般表现为弥散的、不同程度的大脑皮质发育不良或脑白质软化、皮质萎缩或萎缩性脑叶硬化等；皮质核基底节有分散的、状如大理石样的病灶瘢痕，为缺血性病理损害，多见于缺氧窒息婴儿；出血性病理损害为室管膜下出血或脑室内出血，有时为脑内点状出血或局部出血，多见于未成熟儿（妊娠不足32周）；脑局部白质硬化和脑积水、脑穿通畸形、锥体束变性等也可见。产前病变以脑发育不良为主，围产期病变以瘢痕、硬化、软化和部分脑萎缩、脑实质缺陷为主。

人体维持正常肌张力调节及姿势反射依赖皮质下行纤维抑制作用与周围Iα类传入纤维易化作用的动态平衡；当脑发育异常使皮质下行束受损时，抑制作用减弱可引起痉挛性运动障碍和姿势异常。感知能力，如视、听力受损可导致智力低下；基底节受损可引起手足徐动；小脑受损可发生共济失调等。

（二）临床表现

脑性瘫痪临床表现复杂多样，多始自婴幼儿期。严重者生后即有征象，多数病例在数月后家人试图扶起病儿站立时发现。临床主要表现为锥体系征和锥体外系损害征、智能发育障碍、癫痫发作三大症状群。运动障碍是本病的主要症状，是由锥体系和锥体外系发育不良而致，表现为对称性的肢体痉挛性瘫痪、肌张力增高、腱反射亢进、病理征阳性等症状。

（三）诊断和鉴别诊断

依据详细的妊娠期、围产期母婴病史，结合典型的临床症状、体征，在MRI提示广泛性程度不等的脑萎缩、有局灶体征者可见大脑皮质和髓质发育不良、脑软化灶、囊性变、脑室扩大或脑穿通畸形等现象时，诊断脑瘫不难。

（四）电生理检/监测的意义

电生理检查在脑瘫患儿中的应用，各实验室看法不一，部分认为"肌电图只能检查周围神经，对脑瘫无意义"。事实上，用肌电图和神经传导速度排除或证实是否合并周围神经、肌肉损害，对脑瘫诊断的确立、分型、是否有合并症、是否继发周围神经损害等均有肯定意义。而SEP、FVEP、BAEP检测分别反映了本体感觉通路、视、听觉通路受累程度，对病情的全面评估、康复治疗方案设计是重要的客观依据。检测原则依然遵循全面又个性化的检测方案、结果综合分析。

1. 早期及非典型病例的诊断　对于早期的、非对称性瘫或单肢瘫等临床表现不是很典型的脑瘫患儿，电生理检测患肢正常或电生理异常表现不足以解释患肢的异常形式，则应及时加测SEP等涉及中枢功能的项目，对早期发现脑性瘫痪有很大帮助。

2. 典型病例的神经功能评估　对于已确诊的脑瘫，利用电生理检查评估中枢各主要感觉传导通路、感觉皮质功能受损程度对患者的总体脑功能评价具有直接意义。检测结果也可以作为康复治疗效果评价的参考指标。定期复查，观察其变化规律，对每个患者的个性化康复方案制定有一定帮助。

3. 神经根手术监测　"选择性脊神经后根切断术"是通过选择性切断脊神经后根部分与肌牵张反射有关的Iα类肌梭传入纤维，减少调节肌张力与姿势反射的γ环路中周围兴奋性传入，纠正皮质病变使下行抑制受损导致的肢体痉挛状态。该手术必须由术中神经电生理精确定位前根、后根，方能实施切断。

4. 肉毒毒素注射的定位　近年来，在发生痉挛的肌肉中定位、定量注射肉毒毒素,对改善肢体痉挛状态有肯定的效果;在肌电图监测下更利于精确选择注射部位。具体治疗的实施应在有资质的、成熟的医疗单位培训后再进行。

第二节 可累及中枢神经系统的其他疾病

神经系统营养性疾病是指因营养物质相对或绝对缺乏导致神经系统结构缺陷、病理改变、功能异常而出现一系列症状的疾病。部分疾病源于机体代谢过程异常而非营养物质绝对缺乏,又称为代谢性疾病。营养性疾病可单独累及中枢神经系统、周围神经系统,亦可同时累及二者。造成神经系统结构缺陷、功能障碍的营养性物质有许多,代表性疾病为由维生素 B_{12} 缺乏及与其代谢相关导致的脊髓亚急性联合变性。平山病是一种青春期起病,以上肢局限肌肉萎缩为主要特征的疾病,多于生长发育高峰时期起病。起病及进展隐匿,早期确诊率较低。

副肿瘤综合征因其病理机制、受累部位的复杂性,故亦归为其他神经系统疾病在本章予以介绍。

一、脊髓亚急性联合变性

脊髓亚急性联合变性(subacute combined degeneration of spinal cord, SCD)是指由于维生素 B_{12} 缺乏引起的神经系统退化、变性疾病。病变主要累及脊髓侧索、后索及周围神经,严重时视神经、大脑白质甚至大脑皮质亦可受累。临床主要表现为双下肢痉挛性瘫痪、深感觉减退、感觉性共济失调及周围神经障碍等,通常伴有贫血的临床征象。

临床上,脊髓侧索、后索受损的症状可由许多疾病引起,而只有维生素 B_{12} 缺乏引起者才称为"脊髓亚急性联合变性"。故有学者认为这个命名并不恰当:首先,本病的损害并不只限于脊髓,周围神经、大脑白质及视神经也可以发生改变;其次,脊髓内的病变也不是单纯局限在侧索及后索两个传导系统,而是几乎脊髓白质的所有部位均受累;最后,该病的脊髓白质、大脑白质、周围神经主要病理改变为脱髓鞘变,神经元凋亡、崩解及随之而来的轴索变性为次要改变,而"变性"一词用于中枢神经系统多指轴索或神经元坏死、崩解等。该命名至今仍在使用体现了医学科学中"继承"的

重要性;但对于任何一种继承下来的命名,都要深入理解其病理改变过程,方能更好地理解临床表现等。这一点对于临床神经电生理医生尤为重要。

(一)病因与病理机制

外源性摄入不足导致维生素 B_{12} 缺乏、内因子缺乏造成维生素 B_{12} 利用障碍均可导致该病发生。维生素 B_{12} 缺乏使甲基维生素 B_{12} 减少导致核蛋白合成不足,从而引起髓鞘脱失、轴索变性;腺苷维生素 B_{12} 缺乏会使过量单链脂肪酸反常插入细胞膜脂质引起髓鞘纤维损害;维生素 B_{12} 缺乏也可致蛋氨酸合成受阻,使得甲基转移反应、髓磷质碱性蛋白合成障碍,造成髓鞘损害;维生素 B_{12} 还可能参与神经细胞因子和生长因子对中枢神经系统调节作用,其缺乏可导致局部营养因子和毒性因子相对比例关系失调损害中枢神经系统。

SCD 主要累及脊髓后索、侧索,以胸段为主,还可累及周围神经;严重者可见视神经、大脑白质甚至大脑皮质亦受累。脊髓切面可见白质脱髓鞘改变,镜下可见髓鞘肿胀、空泡形成及轴索变性,碎片由巨噬细胞吞噬;周围神经可见节段性脱髓鞘、髓鞘断裂或稀疏、缺失,轴索可出现萎缩、空泡变性;大脑可见轻度萎缩,大脑皮质神经元变性。

(二)临床表现

对比 SCD 和多发性硬化(MS),因二者病理改变性质相似、受累部位相同等,故临床表现具有很大重合性。SCD 起病稍缓、发病年龄较高是与 MS 的区别。

(三)神经电生理检测

与在 MS 中应用一样,神经电生理检测对于 SCD 的病因学诊断并无帮助,但可以准确判定神经损害范围(脊髓、脑、周围神经)、性质(脱髓鞘、失轴索)、程度等,为临床评估病情、判断预后提供客观证据。SCD 虽可表现出周围神经脱髓鞘所致 MCV、SCV 减慢和 CMAP/SNAP 离散改变,但程度相对 CIDP 和 CMT 等较轻、相对于 DPN 稍重,而 SEP 特别是下肢 SEP 皮质电位显著异常,且呈弥漫性脱髓鞘导致皮质电位多棘化改变特征。重症患者累及脑白质、脑神经时可导致上肢 SEP、PRVEP 和 BAEP 不同程度异常。需要强调的是电生理检测结果综合分析在 SCD 中同样重要,认为某个项目、某个指标、超过某个阈值的改变就一定可判定或否定为 SCD 之类的观点在临床上应用是不可行的。

（四）诊断与鉴别诊断

根据中年以后亚急性或慢性起病，缓慢进展；有脊髓后索、锥体束及周围神经损害的症状、体征，合并有贫血的表现可作出初步诊断。神经电生理提示脊髓并周围神经脱髓鞘可作为重要诊断证据。再结合辅助检查血清维生素 B_{12} 降低、胃酸缺乏及应用维生素 B_{12} 治疗后神经系统症状改善等可以明确诊断。

二、平山病

（一）临床表现及病理机制

平山病因日本学者平山惠造在 1959 年首先报道的一组"青年上肢远端肌萎缩"而得名，为一种罕见的良性自限性运动神经元疾病，主要累及颈膨大下端脊髓前角运动神经元，故表现为上肢远端肌单侧性或双侧程度不同（非对称性）的肌萎缩，无感觉障碍。

该病病因不明，有报道 MRI 显示颈段脊髓局部萎缩变细，认为与硬膜囊压迫导致局部脊髓缺血有关。但不能解释为什么病情呈自限性，也不累及脊髓内对缺血更为敏感的传导束引起其他症状，故可能为内源性因素致前角细胞死亡，造成局部脊髓萎缩，影像学上显示的"压迫"为脊髓萎缩的结果，而不是导致脊髓萎缩的原因。

一般认为在发病后 2~3 年，前角细胞死亡停止、病情缓解或停止进展。

（二）电生理检测

平山病表现为手内在肌萎缩，电生理检测方案围绕此症状展开，典型的改变为：手内在肌及其他萎缩肌肉中可检出失神经电位、MUP 有减少/增大趋势，CMAP 波幅下降，MCV 多为正常或轻度减慢，SNAP/SCV 正常，一般为双侧改变趋势一致、程度不同。此时，必须加测胸段脊旁肌、下肢肌肌电图，且均应正常，四肢 SEP 也应正常。可报告为：

结论：提示下颈段脊髓损害（以前角受累为主）
建议：①请结合影像学；②6~12 个月复查（重要）。

在经 2~3 次复查后，如果失神经电位分布一致局限于下颈段脊髓支配肌范围，且有发放量越来越少直至消失的趋势，同时 MUP 呈越来越大改变，其他指标均无明显变化、影像学也可排除颈脊髓占位等，可判定该病，为临床提供参考意见如下：

结论：提示下颈段脊髓损害（以前角受累为主；疑似符合平山病电生理特征）。

（三）诊断与鉴别诊断

在临床上，因平山病为罕见病、其临床表现在不同阶段可与其他常见病重合，故第一步重要的在于排除，而不在于确诊。应与其鉴别（排除）的疾病电生理改变要点有：

1. 神经卡压症 主要是腕管综合征、肘管综合征、胸廓出口综合征等可引起手内在肌萎缩的卡压症，它们的共同鉴别要点是可出现相应神经的运动、感觉传导速度节段性减慢。

2. 脊髓空洞症 好发于下颈段脊髓的脊髓空洞症，在不累及脊髓后索时，电生理无法与平山病鉴别，晚期电生理可出现下肢 SEP 明显异常为鉴别指征，影像学对脊髓空洞症具有确定性诊断价值。

3. 运动神经元病 各型 MND，特别是 ALS 型，在早期即可表现为四肢、躯干肌广泛失神经电位出现，是有别于平山病的重要指征。

平山病为罕见病，以至于有学者怀疑其存在与否。在临床上，拟诊该病时，必须首先排除周围神经病、颈段脊髓占位效应性疾病、MND 等，有时需多年随访电生理，方可最终下结论。

三、副肿瘤综合征

副肿瘤综合征（paraneoplastic neurological syndrome，PNS）为肿瘤的远隔效应，是肿瘤对患者机体远处组织、脏器非转移性损害的统称，神经肌肉系统受其影响所引起的一组临床症状群统称为神经系统副肿瘤综合征。

肿瘤对神经肌肉系统非转移性、非浸润性损害约占肿瘤患者的 1%，多见于肺癌，也可见于卵巢癌、淋巴瘤等，其机制至今尚未完全清楚。PNS 可以累及大脑皮质、白质、脑干、脊髓、周围神经、运动终板及肌肉，提示其发生机制的多样性；累及部位不同、临床症状不同，因而被命名为若干种疾病。表 23-1 列出几种典型的副肿瘤综合征所致中枢神经系统变性病和脱髓鞘变以及运动终板病见。

Lambert-Eaton 综合征的神经电生理异常改变已在神经肌肉接头病章节做过介绍。

表 23-1 所列其他类型涉及中枢神经系统的副肿瘤综合征大多可导致 SEP、PRVEP、BAEP 异常或其中之一异常。累及运动神经元时肌肉中可检出失神经电位、累及感觉神经元时可导致 SNAP 波

表 23-1 部分副肿瘤综合征的病理改变与电生理可能的异常

疾病	原发肿瘤	主要病理改变	电生理异常
副肿瘤小脑变性	小细胞肺癌、卵巢癌、乳腺癌/淋巴瘤	小脑半球及蚓部广泛而严重的 Purkinje 细胞脱失	无明显异常
副肿瘤性脑脊髓炎	小细胞肺癌	脑/脊髓；灰质重于白质	SEP、BAEP、PRVEP、F&P
亚急性坏死性脊髓病	小细胞肺癌	脊髓横贯性变性坏死	
亚急性运动神经元病	淋巴增殖性肿瘤	广泛前角运动神经元变性	F&P
副肿瘤性感觉神经元病	小细胞肺癌、淋巴瘤	脊神经后根感觉神经元	SNAP、SEP
Lambert-Eaton 综合征	小细胞肺癌	终板前膜（自身免疫相关）	RNS

幅下降但不表现离散。

　　副肿瘤综合征还可导致周围神经脱髓鞘改变，其电生理异常表现与周围神经病程进展相关。进展较快者可类似 GBS 表现、进展慢者则电生理异常更接近 CIDP。

　　神经电生理检测除对 Lambert-Eaton 综合征具有独立定性价值外，无论表现为中枢神经性损害、还是周围神经性损害或肌性损害均不能直接定性副肿瘤综合征。对于无明确肿瘤的患者，神经电生理检测异常在排除了神经肌肉系统原发的常见病、多发病后，若癌症因子相关检查阳性，则提示副肿瘤综合征可能。明确诊断的癌症患者，神经电生理检测异常亦应首先排除其他常见病、多发病。

第二十四章

神经电生理在部分专科疾病的应用

第一节 癫 痫

癫痫是大脑神经元突发性异常放电导致大脑功能短暂障碍的一种慢性疾病。癫痫发作是指脑神经元异常和过度超同步化放电所造成的临床现象，其特征是突然的和一过性的症状且每次发作具有重复性、刻板性。由于异常放电的神经元在大脑中的部位不同而有多种多样的表现，可以是运动/感觉神经或自主神经的、伴有或不伴有意识或警觉程度的变化。

癫痫的诊断主要依靠临床表现和脑电图，还需结合影像学检查及其他相关检查。肌电图和诱发电位检测，可对癫痫的病因学检查提供一些有帮助的线索。简要介绍如下。

一、诱发电位波幅异常增高

文献报道部分癫痫患者的 SEP 波幅增高，与正常人比较有显著性差异。笔者也观察到部分以感觉异常或局部肢体运动为发作表现的部分性癫痫患者上肢 N20-P25 和下肢 P40 波幅明显增高。以视觉症状，特别是幻视为主要发作形式者，PRVEP 异常率则明显增高。这些表现提示癫痫患者可能存在皮质间、脑区间调控障碍，一级皮质因抑制性机制减弱，兴奋性异常增高。

二、诱发电位的非特异性异常

这里的"一般性异常"指对诱发电位波形分化、波幅、潜伏期进行观测的一般判定标准：分化变差、波幅下降、潜伏期延长判为异常。

笔者曾接诊 1 例以发作性左手抽动为表现的患者：女性 31 岁，理发师，工作中常发生因左手抽动致持梳掉落。SEP 检测表现为左上肢刺激时 N20 分化欠佳，潜伏期延长；左下肢刺激时 P40 分

化好，潜伏期轻度延长、右侧上下肢 SEP 正常。脑电图（electroencephalography，EEG）长程记录可见右侧半球中央区痫样放电，MRI 检查显示右半球散在脱髓鞘改变。经治疗癫痫发作控制后 1 年后复查 SEP，异常程度明显减轻。

第二节 意 识 障 碍

意识是指个体对外界环境、自身状况以及它们之间相互联系的确认。意识活动包括觉醒状态和意识内容两方面：前者是指与睡眠呈周期性交替的清醒状态；后者是指感知、思维、记忆、注意、智能、情感和意志活动等心理过程。目前认为，各种感觉冲动经特异性上行投射系统传导途经脑干时发出侧支至脑干网状结构，再经由上行网状激活系统（包括脑干网状结构、丘脑非特异性神经核、前脑基底部核团和丘脑下部等）上传冲动，激活大脑皮质、维持觉醒状态。上行网状激活系统和大脑皮质广泛损害可导致不同程度的觉醒水平障碍，而意识内容变化则主要由大脑皮质病变造成。

因意识障碍涉及脑的自发电活动，所以本部分内容中加入脑电图改变特征，但为了概念统一，仍将脑电图独立对待，即在表述"神经电生理检测"时，通常不包括脑电图。

一、意识障碍的定义与机制

意识障碍有多种，这里仅讨论闭锁综合征、植物状态、昏迷和脑死亡的临床表现及与之相关的神经电生理异常改变。

（一）闭锁综合征

闭锁综合征又称去传出状态。多见于基底动脉脑桥分支双侧闭塞导致脑桥基底部双侧损害：双侧皮质脑干束和皮质脊髓束均被阻断，外展神

经核以下运动性传出功能丧失。患者表现为不能讲话，有眼球水平运动障碍，双侧面瘫，舌、咽及构音、吞咽运动均有障碍，不能转颈耸肩，四肢全瘫，可有双侧病理反射。但患者大脑半球和脑干被盖部网状结构上行激活系统无损害，因此意识保持清醒，对语言的理解无障碍。由于其动眼神经与滑车神经的功能保留，故能以眼球上下示意与周围环境建立联系。虽然意识清楚，但因身体不能动，不能言语，常被误认为昏迷。脑电图正常或轻度慢波有助于和真正的意识障碍相区别。

仅有个别闭锁综合征可"康复"，多见于双侧基底动脉脑桥分支 TIA 发作。多数患者表现为严重脑功能障碍的一个特殊阶段，约在数小时、数天或数十天后迅速恶化，转为昏迷状态甚至危及生命；能维持闭锁综合征状态超过 1 年、甚至达数年者，说明病理改变局限在脑桥基底部，最后死于脑部病变的恶化或其他并发症，此类患者亦为极少数。

（二）昏迷

昏迷是指患者意识完全丧失、无自发睁眼、缺乏觉醒 - 睡眠周期，任何感觉刺激均不能唤醒的状态。昏迷按程度可分为：

1. 浅昏迷　表现为睁眼反应消失或偶见半闭合状态，无自发言语和有目的活动，疼痛刺激时有回避动作和痛苦表情，脑干反射基本保留（瞳孔对光反射、角膜反射、咳嗽反射和吞咽反射等）。

2. 中度昏迷　对外界一般刺激无反应，强烈疼痛刺激时可见防御反射活动，角膜反射减弱或消失，呼吸节律紊乱，可见周期性呼吸或中枢神经性过度换气。

3. 深昏迷　对任何刺激均无反应，全身肌肉松弛、眼球固定、瞳孔散大、脑干反射消失，生命体征发生明显变化，呼吸不规则。

由于病因、病情进展的不同，昏迷患者可以由浅昏迷逐渐发展成为中度昏迷、深昏迷直至脑功能完全丧失而临床死亡，这个过程也可以很迅速，亦可见经过治疗或者极少数甚至无需干预，患者由浅昏迷 / 中度昏迷演变为植物状态、甚至清醒者，但深度昏迷患者好转的概率则很小。由此可见，对于昏迷程度的准确判定是治疗方案选择、预后判断的重要依据，是临床和神经电生理应用的重要课题之一。

（三）植物状态

植物状态又称不可逆昏迷，俗称植物人。患者除保留一些本能性的神经反射和进行物质及能量的代谢能力外，对自身和外界的认知能力已完全丧失，无任何主动活动，呼之不应，丧失了意识、知觉、思维等人类特有的高级神经活动。患者脑干仍具有功能，向其体内输送营养时，还能消化与吸收，并可利用这些能量维持身体的代谢，包括呼吸、心搏、血压等；可自发性或反射性睁眼，偶可发现视觉追踪，可有自发无意义哭笑，存在吮吸咀嚼和吞咽等原始反射，大、小便失禁；对疼痛刺激有回避动作，对其他刺激也能产生一些本能的反射，如咳嗽、喷嚏、打哈欠等。脑电图平坦或出现静息电位，受伤后数月可有高波幅慢波或有偶然的 α 节律。部分持续昏迷患者可转为植物状态；颅脑外伤后植物状态持续 12 个月以上、非外伤性病因导致的植物状态持续 3 个月以上称为持续植物状态。持续植物状态患者最终多死于并发症。

良好的护理可使植物状态患者的生命维持 10 年以上，甚至更长。所以如何在早期准确地预测患者进入植物状态的可能性，也是临床医生，特别是电生理检测可探索课题之一。

维持植物状态的病理改变基础为脑干功能、一般感觉上行传导通路功能、皮质脊髓束和皮质脑干束通路、一级皮质功能正常或轻微受损以维持自主生命体征和反射性运动；皮质间和脑功能区间联络纤维受损较重而丧失了意识、知觉、思维、交流等功能。这些病理改变特征也是植物状态神经电生理特征性改变的基础。

（四）脑死亡

临床上的脑死亡是指脑的全部功能持久且不可逆的丧失。患者表现特征为深度昏迷，脑干反射全部丧失，且无自主呼吸，必须用呼吸机维持。脑电图描记无任何波形出现。

目前国际上判定脑死亡有两种不同观点和方法，第一种方法以意识状态、脑干反射等临床检查为主结合实验室检查；第二种方法以脑电图、诱发电位、经颅多普勒超声（transcranial doppler sonography，TCD）等检查为主结合临床检查。国内采用第二种方法，这就要求神经电生理检测方案设计、检测过程和结果分析必须严谨可靠。常规必测项目为 BAEP 和四肢 SEP，分别反映脑干功能和皮质功能；常规还应测项目为 BR 和 FVEP，反映脑干（延髓）和视觉通路及皮质功能；根据症状、体征需要可加测 EMG 和 NCV。神经电生理检测报告客观评估皮质功能、脑干功能受损程度即可，不应以"脑死亡"表述。

二、意识障碍的病因及临床表现

导致昏迷、植物状态或脑死亡的常见原因有：颅脑外伤、急性脑血管病、心脏骤停致脑缺血缺氧、颅脑肿瘤、急性脑炎等；闭锁综合征多见于基底动脉脑桥支闭塞、脑桥溶解症等自身病理改变。主要的意识障碍临床脑功能比较见表 24-1。

三、意识障碍的神经电生理检测

（一）检测条件与注意事项

1. 电器干扰　重症、昏迷患者多需在 ICU 或普通病房中进行神经电生理检测，电气环境较专用实验室差，给设备带来的干扰较大。高标准 ICU 病房常有专用接地线，普通病房可采用"应急接地"。在接地后仍无法降低干扰的情况下，一定范围内移动设备、改变设备的摆放位置或方向，有时可起到消除干扰的作用。在电生理采集时，停用其他电子设备消除干扰的方法应视情况决定，由病房医生、护士决定哪些仪器可以暂停工作。

2. 低体温的问题　昏迷患者常通过冰帽降温等保护脑组织，体温过低可对 SEP 等皮质电位出波产生较大影响。应在进行电生理检测前 20～30 分钟停止各种形式的头部降温，检测完成后再行降温。

3. 检测次数　神经电生理检测各项目的异常改变反映检测当时神经功能状况，而对于昏迷等重症患者，随着时间的推移病情会迅速变化——可能好转，也可能恶化。所以通常需要多次电生理检测以观察其动态变化过程。首次检测应在 24～72 小时内进行；之后应在 5～7 天、10 天、14 天各检测一次；在前面检测基础上，30 天左右再检测一次后通常可对患者预后作出较为准确客观的判断。

（二）检测项目与意义

1. 周围神经功能检测　部分患者在意识障碍发生前存在基础性周围神经病变、部分患者可因创伤等应激反应诱发 GBS、部分长期 ICU 监护患者可发生危重病性多发性神经病（critical illness polyneuropathy，CIP）和／或危重病性肌病（critical illness myopathy，CIM），这部分周围神经肌肉病理改变所致临床症状体征一定程度上会影响临床诊断，也会影响部分电生理检测项目结果。所以对意识障碍患者必要时应加测 EMG、MCV、F 波、SCV 等对周围神经（包括脑神经）功能作出评价，有利于正确评估中枢神经系统损害程度和意识障碍原因分析。

2. SEP 检测　四肢 SEP 检测对于脑功能评价是必测项目。检测方法除遵循 SEP 检测一般原则之外，又有用于意识障碍患者需注意的事项。

刺激方法：因检测多在 ICU 进行，选择刺激重复率为 2.7 次 /s 或 3.7 次 /s 等以消除工频干扰更重要。刺激强度可适当调高以保证刺激有效性，伴肢体水肿的患者下肢刺激强度可超过 50mA。

扫描速度：下肢 SEP 检测推荐使用 20ms/D，上肢可选 15ms/D 或 20ms/D，延长总分析窗口时间可观察中、长潜伏期电位反映"一级皮质后功能"。

传导通路监护电位记录：除上肢 N9（Erb's 点）、下肢 N8（腘窝）电位必须记录外，视患者情况，有条件时记录颈髓电位和腰髓电位以反映脊髓功能。

SEP 主要观察皮质电位分化、波幅、波形成分的完整性，结合 BR、BAEP 和 FVEP 综合分析。

3. FVEP 检测　虽然 FVEP 因波形个体差异较大不作为普通患者常规检测，但意识障碍患者不能检测 PRVEP，所以 FVEP 成为反映视觉通路功能的唯一电生理检测手段。FVEP 所反映信号自前向后，SEP 反映信号自下而上，二者在丘脑交汇，结合 BAEP、BR 反映的丘脑以下功能，可对脑功能损害提供准确定位依据。FVEP 主要观察波形是否分化、双侧对称性，连续观察则"P100"潜伏期的变化亦具有判断价值。

表 24-1　主要的意识障碍临床脑功能比较

类型	意识	觉醒／睡眠周期	运动功能	听觉	视觉	交流	情感
闭锁综合征	清楚	存在	四肢瘫	保留	保留	失音、构音障碍，垂直眼动	存在
植物状态	无	存在	姿势反射 痛觉回避 无目的动	反射惊觉 短暂循声	反射惊觉 短暂注视	无	无或可有反射哭笑
昏迷（中／深）	无	缺乏	原始反射 姿势反射	无	无	无	无
脑死亡	无	无	脊髓反射	无	无	无	无

4．BAEP 检测　BAEP 对于昏迷患者脑干功能受损程度评价主要观察Ⅲ波、Ⅴ波的分化和潜伏期及峰间期，异常越明显则脑干功能受损程度越严重。深昏迷和脑死亡患者Ⅲ波、Ⅴ波均不能引出，Ⅰ波是否能引出与昏迷原因、昏迷时间及耳蜗局部供血受累程度等有关。

5．BR 检测　BR 是人体较为"顽固"的反射，与临床上角膜反射、眼睑反射的检查通路相同。BR 波形不能引出，结合 BAEP 异常，是脑干（包括延髓）严重受损的客观证据。在各型意识障碍患者中，BR 的 R2 和 R2′通常先于 R1 异常。

6．MEP 检测　MEP 可客观反映皮质脑干束、皮质脊髓束功能，但在重症监护病房是否适用，不同学者看法不同，并未作为常规项目推广。

7．脑电图检测　头皮记录脑电图对意识障碍患者脑功能评价是必须检查项目，记录 8 或 16 导联。重度昏迷预后评估时，应每 24 小时检测一次。

（三）检测结果分析和报告

1．综合分析　在意识障碍患者常用的电生理检测项目中，SEP 因具有通路长、波形引出可靠、个体差异小、神经发生源清晰等优势居最重要位置。这里用本体感觉传导通路来分析 SEP 各异常波的改变与神经解剖和功能的关系。为便于叙述，本段下文中将脊髓的薄／楔束核经脑干传至丘脑的腹后外侧核，再经丘脑皮质束传到大脑第一本体感觉的一级皮质称为"传入通路"；将一级皮质经联络纤维再传到第二本体感觉区和感觉联合区称为"一级皮质后感觉传导通路"，简称"皮质后通路"。N20-P25 为一级皮质原发反应，其后各波统称为"皮质后电位"，又可将来自于第二本体感觉区的 N35-P45 称为"皮质间电位"，来自于感觉联合区潜伏期约 70ms 的波形称为"脑区间电位"。在明确传入通路的正常情况下分析 SEP 各波成分，判定皮质损害的部位和程度。SEP 在皮质功能区定位的典型改变如图 24-1 所示。

如图 24-1a 所示，SEP 皮质电位完全不能引出，可判定一级本体感觉皮质受损严重，也可能伴其他脑区的功能严重受损，需结合 BAEP 及其他检查项目判断是否伴有其他传入通路的严重受损。

如图 24-1b 所示，以上肢 SEP 为例，N20-P25 分化较好，N35 及其后续波不能分化，见于外科手术中麻醉期间、植物状态和意识障碍早期的患者。根据神经系统功能解剖学、生理学基础和 SEP 各波成分发生源的基本原理分析，这种异常形式

提示传入通路和一级本体感觉皮质功能未受到明显损害，推断 N35 及其后续波不能分化是由于皮质后通路的联络纤维功能障碍，而不是第二本体感觉皮质的神经元严重受损，分析如下：①术中神经功能监测到的 SEP 波形动态变化提示，大部分静脉麻醉药物选择性、暂时性地抑制皮质间联络纤维或突触功能，阻断了一级本体感觉皮质后通路；N20-P25 分化好提示皮质神经元功能保留完好，也是药物作用消失、患者清醒后 SEP 波形迅速恢复为麻醉前形态的基础；醚类吸入麻醉剂具有抑制皮质神经元功能的作用，随吸入浓度增大，N20-P25 波幅下降。醚类吸入麻醉导致的肌肉强直类似大脑去皮质的表现，需用肌松药对抗，而在静脉麻醉中这种表现不出现或很轻。麻醉后 SEP 的改变因麻醉方式和麻醉药物浓度的不同、变化形式也不同，而这些变化的形式与患者麻醉后的意识状态高度吻合，可作为上述推断的证据之一。②植物状态患者可对外界刺激作出如吞咽这样的本能反应，使患者可维持生命，其解剖学和生物学的基础是一级本体感觉皮质至一级运动皮质间存在感觉 - 运动高级反射传导通路（相对于脊髓的低级放射），该机制也是新生儿可正确识别乳头（本体感觉）、作出吸吮动作（一级运动皮质）的解剖学和生物学基础。进一步分析，正是由于幼体生命存续的需要，大脑进化过程中选择了紧邻的中央后回、中央前回分管感觉和运动，解剖学研究已证实中央后回至中央前回的皮质间存在传导纤维，而这个生物学机制在脑功能受损时又恰好起到了保障生命存续的作用。部分植物状态的患者转为清醒状态的过程中 N35 波及后续波分化逐渐好转，结合大脑神经元不能再生的特点，反映了白质联络功能障碍至功能恢复过程，也是上述推断的证据。③意识障碍患者多与大脑缺血缺氧有关，对脑组织缺血后改变及治疗的研究显示，位于半暗带内的神经元和传导纤维，在治疗窗口期进行有效的治疗其功能可恢复，错过治疗窗口期则发生神经元、轴突变性，并因此出现相应的临床症状。神经元凋亡后不可再生、但联络纤维轴突可再生已被诸多脑损伤后出现的功能重建和转移证实，如一侧大脑半球切除后部分功能可转移到对侧、在对侧半球重建，也支持 N35 波及后续波分化差是因白质联络纤维功能障碍所致、波形分化好转与联络纤维功能重建相关。④组织学研究显示，在同等缺血程度下，白质传导纤维对缺血的耐受

性高于皮质神经元；根据大脑供血存在的三级侧支循环现象，其中第三级侧支循环在大脑表面的软脑膜血管网，脑供血减少可在血管网内新生毛细血管和／或开放更多原有毛细血管形成侧支循环，侧支循环的面积和数量增加以保证皮质血流灌注；大脑深部血管由表面而来，皮质血流灌注的增加以"截流"深部供血为代价，因此白质联络纤维缺血严重。综上所述，大脑供血的特点也支持N35波及后续波分化差是因为白质联络纤维功能障碍所致的推断。

需要说明的是，无论何种原因的脑功能障碍，大脑各部分的病理改变程度并不总是一致，四肢SEP的异常形式并不总是完全相同的。

笔者所在实验室运用上述 SEP 皮质电位异常改变的形式所反映的脑功能改变，联合 BAEP、FVEP、BR、EEG 和 TCD 检测，对意识障碍的患者进行动态监测，实时评估脑功能和判断预后。累计十余年的观察显示：患者 SEP 皮质的电位变化若表现为从图 24-1a 逐渐向图 24-1b 和 24-1c 转变，则患者多转为清醒；相反，SEP 皮质电位的变化由图 24-1c 转向图 24-1b 和 24-1a 则提示脑功能损害逐渐加重，预后差；EEG 监测大脑皮质自发电活动所反映的皮质功能改变、TCD 监测的脑血流改变与 SEP 变化趋势相吻合。国内著名 TCD 专家张雄伟教授团队的同期研究，也得到一致结果。

运用上述 SEP 异常改变精准反映一级皮质、传入通路、皮质后通路功能状态的特点，结合BAEP、FVEP、BR、TSEP 等可更精确定位中枢神经系统其他类型的损害。

临床检测中，综合运用多种诱发电位和瞬目反射，SEP 以上肢各波形成分改变为代表、BAEP主要观察Ⅲ、Ⅴ波，表 24-2 列出意识障碍患者和延

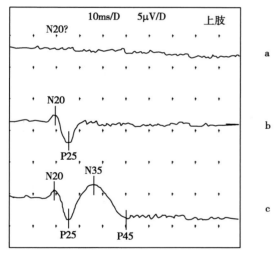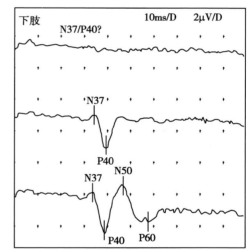

图 24-1　典型的 SEP 异常脑损害定位示意

注：a、b、c 示不同损害程度上（左）/下（右）肢 SEP 皮质电位；a. 严重损害，"?"示应出现波形成分但未能引出；b. 皮质间联络纤维受损，N35/N50 及后续波不能明确分化；c. 脑区、脑叶或半球联络纤维受损，P45/P60 及后续波不能明确分化。

表 24-2　部分意识障碍患者典型电生理异常形式和报告结论

USEP				BAEP		BR		FVEP	定位	报告结论	预后
N20	P25	N35	P45	Ⅲ	Ⅴ	R1	R2				
–	–	–	+	–	–	–	–	–	皮质	一级皮质后功能轻度损害	较好
–	–	+	++	–	–	–	–	–	皮质	一级皮质后功能损害	较好
–	–	++	++	–	±	–	–	+	皮质	一级皮质后功能损害较重	一般
±	+	++	++	±	+	±	±	++	皮质/脑干	皮质功能严重损害 并脑干功能损害	较差
++	++	++	++	–	±	–	–	++	中脑/半球	中脑及皮质功能损害（程度较重）	差
++	++	++	++	±	±	++	++	–	延髓	延髓功能严重受损	很差
×	×	×	×	×	×	×	×	×	全脑	全脑功能严重损害	死亡

注："–"正常；"±"正常或轻度异常；"+"异常；"++"明显异常；"×"不能引出明确波形。

髓损害部分典型电生理异常形式、报告结论和预后估计。

2. 报告结论　表 24-2 列出的仅为典型情况下推荐的报告结论表述形式，实际工作中的表现常会呈现出更为复杂的形式，读者可依据上文中分析和表 24-2 所示的定位原则具体分析。各实验室可根据与临床沟通情况、临床医生习惯的结论方式等，形成自己实验室的结论表述形式。

四、昏迷患者的脑功能评估及转归预测

脑功能评价是一个综合评定的过程，除神经电生理各项检测的结果外，还需结合临床查体、脑电图、TCD 等检查。这里主要讨论几种特殊意识状态下的神经电生理改变及其原理。

（一）昏迷程度的判定及其转归预测

SEP 和 BAEP 异常程度与大多数原因导致的昏迷程度具有较高相关性。动态检测异常程度的变化与患者的最终转归也有较好相关性。在多次检测后，SEP 和 BAEP 各项指标逐渐趋于正常者，患者清醒的概率较高。无论首次检测 SEP 异常程度高低，在两周或一个月后若能逐渐演变为一级皮质电位分化好、潜伏期正常或轻度异常、BAEP 大致正常，而后续波不能明确分化，则 3 个月后患者进入持续植物状态的可能性很大。首次检测 SEP、BAEP 异常程度轻，但之后越来越重，则预示患者转归差。

（二）持续植物状态的预测

首先在临床确诊的植物状态患者（意识障碍持续 3 个月以上）电生理检测中发现 BAEP 轻度异常、上（下）肢 SEP 异常呈 N20-P25（N37-P40）分化较好且 N35-P45（N50-P60）及后续波不能明确分化的特殊现象，并且注意到其皮质电位形态与静脉麻醉后患者记录到的 SEP 具有高度相似性。尽管造成二者 SEP 皮质电位改变的原因不同，但其脑功能抑制的结果相似——皮质间联络纤维和 / 或脑区间联络纤维被"阻滞"，使脑高级功能抑制而丧失感知、记忆、意识等处于植物状态或达到麻醉效果，故 SEP 皮质电位形态相似提示其与脑功能改变的高度吻合性。在笔者成功随访的数十例意识障碍患者中，有 6 例在 2~6 周时确定其具备进入植物状态的脑功能改变基础，均在 3 个月后临床确诊进入植物状态。可见全面综合分析电生理检测结果可较为准确预测意识障碍进入植物状态的可能性。

（三）闭锁综合征电生理改变的解读

闭锁综合征为一种极其特殊的脑功能损害形式。因其早期病理改变主要累及脑桥和延髓，FVEP 早期正常或轻微异常，BR 的 R2 和 R2′ 早期即可波幅下降甚至不能引出、R1 异常则相对较轻，BAEP 异常与 BR 的 R1 异常程度较为匹配，SEP 皮质电位表现为传导通路异常且程度与 BAEP 相仿。上述电生理异常特征结合临床表现可早期判定为闭锁综合征。

闭锁综合征预后较差，SEP、BAEP 异常程度随着病情进展而加重，至出现 FVEP 并 SEP 皮质电位不能明确引出时，通常提示脑功能不可逆受损。

第三节　危重症性神经病和危重症性肌病

随着现代医学的进展和医疗条件的改善，各学科 ICU 病房的建立为危重患者提供了更好的条件来维持生命，同时也增加了严重感染和多器官功能衰竭的发生率。而严重感染和多器官功能衰竭又易并发"危重症性神经病"（critical illness neuropathy，CIP）和危重症性肌病（critical illness myopathy，CIM），CIP 和 CIM 的发生，使辅助呼吸、拔管、护理及康复治疗的时间均延长。

一、危重症性神经病

（一）定义与临床表现

CIP 是指在多器官功能失调以及对炎症的系统性反应情况下，急性发作的、以运动神经轴索病变为主的神经系统综合征。多发生于机械辅助呼吸的危重患者，表现为中到重度的对称性肢体瘫，下肢重于上肢、远端重于近端，很少累及面神经；重型患者可有普遍性肌萎缩和深反射减弱，感觉障碍轻。病情恢复形式一般为上、下肢近端恢复后，随之拔管成功以及下肢远端恢复；若患者幸存，则预后好。

拔管困难为 CIP 的首发症状，常发生在约 2 周或更短时间的辅助呼吸后，神经病变是患者拔管困难的一个主要因素。患者表现为四肢对称性弛缓性瘫痪，下肢重于上肢、远端重于近端，并可见呼吸肌无力；多数患者有肌萎缩和腱反射消失或减弱，有时因广泛性水肿而不易发现肌肉萎缩；感觉症状可表现为轻微的远端振动觉丧失，也可出现手套、袜套样感觉障碍，但通常无纯感觉性 CIP。

（二）电生理及组织学检查

由于 ICU 患者通常难以合作，神经系统症状、体征检查困难，加之广泛性水肿常掩盖肌肉萎缩，拔管困难又是非特异性表现等，电生理或组织学检查对于 CIP 的确定就极为重要。

1. 神经电生理检测　针极肌电图发现有纤颤和正锐波是肯定的轴索损害证据；MUP 减少则有可能缘于患者不能合作，需要慎重认真分辨；而 MCV、SCV 及远端潜伏期大致正常，提示没有明显脱髓鞘改变，但 CMAP/SNAP 波幅下降是否缘于轴索损害，则需要综合判断。由于 CIP 主要表现为拔管困难，对膈神经、肋间神经及呼吸肌（肋间肌）的检测有时也是必要的。

疑诊 CIP 患者，诱发电位检测，特别是四肢 SEP 检测是必须的。由于 CIP 主要的病理改变累及周围神经远端轴索功能，SEP 皮质电位可因中枢放大作用而异常程度相对较轻。如果 SEP 严重异常，则提示中枢性损害为主，CIP 的诊断可能不成立或为并（继）发症。

2. 组织学检查　对 CIP 患者的周围神经和肌肉活检（或尸检）显示，神经病理改变为广泛的、原发性运动和感觉纤维轴索变性伴有广泛的失神经性肌萎缩，在四肢远端表现更显著。神经和肌肉中均未发现炎性变化，特别是无血管炎表现；也有报道肌活检有肌性损害改变者。

（三）病因与发病机制

由 CIP 定义界定了其病因为严重的感染和多器官功能衰竭，且随着危重状态的改善而恢复。也有人认为严重感染致多器官功能衰竭，继而发生的 CIP 为器官衰竭的一部分。

CIP 的发病机制尚未有统一认识。免疫系统功能低下、药物的毒性作用、血糖升高、白蛋白降低、过强炎性反应的"自身毒性"作用致酶学改变、远端轴突营养障碍等导致 CIP 神经性损害的报道均可见到，也有关于自身毒性作用影响肌细胞 Na-K 泵致肌性损害的观点报道。

由于 CIP 发生前通常病情危重、多系统功能紊乱，也有认为其并非独立的疾病，而是多器官功能障碍中的"器官"之一；CIP 独特的远端神经"失轴索"型病理特征、随着病情好转而迅速恢复的病程特征等提示其又有别于其他多发性周围神经病损，且为可逆的轴索功能障碍（轴浆流阻断）为主，而非不可逆的轴索变性。

（四）诊断与鉴别诊断

一般情况下，依据临床特征、电生理检测，必要时行神经 / 肌肉活检，可对 CIP 作出诊断。需与其他原因导致的多发性周围神经病进行鉴别。

最易与 CIP 混淆的是 GBS。GBS 急性起病、伴有轴索损害，与 CIP 具有相似临床表现，但其可伴有自主神经功能障碍、抗 GM1 抗体阳性、恢复较慢，以及 MCV、SCV 减慢、F 波潜伏期延长等表现，有别于 CIP。其他诸如血管炎性神经病、亚急性运动神经病等，临床表现与 CIP 有区别。

二、危重症性肌病

CIM 的病因与 CIP 相似，病理机制目前亦尚不明确。电生理检测是确定 CIM 最为便捷、准确的手段，但受限于患者的合作程度，主观意愿不合作者和客观合作不能者，需肌活检确定。CIM 电生理检测方案、判定标准等参阅炎性肌病。

第四节　神经肌肉病危重型

这里的"神经肌肉病危重型"是指各种"原发的"急性或暴发性病程的脊髓变性、脊髓炎性疾病、周围神经病、运动终板病以及肌肉疾病等，患者病情迅速恶化，起病后短时间内出现肢体瘫痪、呼吸衰竭等症状，因而收住 ICU 病房。因此类患者通常来不及完善各种检查，入院诊断不明，第一时间行神经电生理检测对疾病性质的判断有重要意义。

一、吉兰 - 巴雷综合征类

临床常见的吉兰 - 巴雷综合征（GBS）发病为急性和亚急性，有前导期和数天的加重期，常在门诊检测或住院后检测电生理已经确诊。有少数患者可呈"暴发性""超急性"起病，迅速出现呼吸肌麻痹，住院后需插管辅助呼吸。床旁电生理检测表现为大多数神经 F 波出波率显著下降或不能引出，部分患者甚至可出现 SEP 波幅明显下降，提示严重多发性周围神经根性损害。临床判断时，对患者的病因诊断为重点，应详细了解患者的疾病史、家族史、药 / 毒物接触史等，以便尽早依据病因制定出合理的治疗方案。

二、运动神经元病

运动神经元病（MND）由于其隐匿性起病、缓慢发展的特点，患者常逐渐"适应"了肌无力改变，部分胸段脊髓前角受累相对较重的患者，可因呼吸困难就诊、严重者因呼吸衰竭需呼吸机支持而收住 ICU 病房。这些患者通常需临床和电生理结合排除 GBS、CIP 等急性起病的神经系统疾病，也应通过它检查排除肺部病变、心源性呼吸困难等。神经电生理检测可提供以胸段脊髓前角损害为主的客观证据。

三、运动终板与肌性疾病类

重症肌无力、肌无力综合征等运动终板功能障碍性疾病，病程通常较长、发展较为缓慢；一旦出现危重性改变，如果是原发病理改变所致则提示预后较差，但也可能由其他并发疾病导致，电生理检测对出现危重现象的鉴别有重要价值。原发的肌性疾病急性危重型较少见，继发于其他疾病的可通过电生理检测予以验证。

四、中毒性神经肌肉病危重型

对于因食物中毒、CO 中毒、有机磷中毒等患者，在紧急抢救完成、患者生命体征稳定后，床旁电生理检测对神经 / 肌肉系统功能受损状况的评估是必要的。条件许可情况下，此类患者还应在 14～60 天时，再行全面的电生理检测以早期发现毒性物质导致的迟发性神经毒性反应。

第五节　神经电生理在新生儿科的应用

近年来随着电生理检测应用的推广普及和研究的深入，新生儿神经系统异常的电生理评估越来越受重视。本章介绍新生儿电生理检测的注意事项、各种原因导致的缺血缺氧性脑病、新生儿黄疸及其他相关疾病的神经电生理应用。

一、新生儿神经电生理检测

（一）检测注意事项

新生儿日龄越小、耐受性越差，检测越困难。但在某些情况下，临床的需求又是越早检测越好。检测时应注意以下几个方面：

1. 关于合作问题　新生儿不可能主动合作，应尽量在其自然睡眠时检测；安静哺乳时也可记录到较好的波形；必要时可在辅助镇静药物下检测，应选择无皮质功能抑制作用的药物。

2. 关于记录问题　诱发电位及 SCV 检测的记录电极应选用高质量小号一次性胶粘电极，预先剃光记录位置的毛发，轻柔脱脂，妥善固定电极。

3. 关于检测顺序　对于需全面检测的患儿，一般采用 FVEP、BAEP、SEP、SCV、EMG＋MCV 的顺序。前二者可在自然睡眠或安静哺乳时进行，SEP 检测时的电刺激通常会使患儿清醒、哭闹，常需镇静药物辅助；神经传导速度及针极肌电图检测由家属协助固定，通常不需要镇静。对新生儿、婴儿，应选用直径 0.3mm 或更细的针电极及小号刺激器。

（二）正常参考值与结果判读

在新生儿各项电生理检测中，正常参考值问题显得尤为突出：一方面，从生理角度，新生儿从出生后到 28 天（或"满月"），其神经系统发育为快速变化期，神经电生理各项观察指标均与成人有较大差异；另一方面，获取"正常新生儿"的各项参数是极其困难的。依据各类文献报道、结合本实验室经验，判断各项诱发电位的异常参考指标如下：

1. FVEP　相对于成人，新生儿 FVEP 变异更大，其异常判定更为困难，所谓的"标准"更为宽泛，各实验室应在实际工作中自行总结。供参考的异常判定原则如下。

正常：双侧波形分化明确，对称性好，波幅 >5～10μV（最大波幅；非绝对化）。

轻度异常：双侧波形分化明确，对称性好，波幅为 3～5μV 或 P100（V 字形波）潜伏期约 130～180ms；双侧波形分化明确，波形对称性欠佳；或波幅差 >3μV；P_{100}（V 字形波）潜伏期差 30～50ms。

异常：单 / 双侧不能引出明确波形；有可重复波形，波幅 <1.5μV。

2. BAEP　相对于 FVEP，BAEP 各波来自听觉通路，发育较为成熟，Ⅰ、Ⅲ、Ⅴ波均应引出。各波（尤其是Ⅴ波）潜伏期随日龄增加而缩短的趋势较为明显。故主要观察Ⅴ波潜伏期。

正常：Ⅰ、Ⅲ、Ⅴ各波分化明确，Ⅴ波潜伏期不超过上限（参考范围：0～30 天上限值从 7.5ms 缩短至 6.9ms）。

轻度异常：Ⅰ、Ⅲ、Ⅴ各波分化明确，Ⅴ波潜伏期较上限延长 0.6ms 以内。

异常：各波或Ⅲ、Ⅴ波不能明确分化；其他各波分化较差、Ⅴ波可辨识时，Ⅴ波波幅下降，潜伏期较上限延长 0.6ms 以上。

3. SEP　新生儿的一级体感皮质发育成熟度

介于脑干听觉通路和视觉诱发神经发生源之间，正常上肢 SEP 的 N20-P25 或下肢的 P40 可较好分化，其后续波形的形态可以多变，但双侧通常应对称。新生儿 SEP 检测因需电刺激，即使应用普通水合氯醛镇静也常会因刺激而惊醒，故一般不作为常规检测项目。

二、新生儿缺氧缺血性脑病

新生儿缺氧缺血性脑病（hypoxic-ischemic encephalopathy，HIE）是指在围产期窒息而导致脑缺氧缺血性损害。临床出现一系列脑病表现，不仅严重威胁新生儿生命，也是致残最常见的原因之一。

（一）病因

HIE 的主要病因是围产期窒息，凡是造成母体和胎儿间血液循环和气体交换障碍使血氧浓度降低者均可造成窒息。由宫内窒息引起者约占 50%；娩出过程中窒息约 40%；先天疾病所致者约 10%。具体有：

1. 母亲因素　妊娠高血压综合征、大出血、心肺疾病、严重贫血或休克等。

2. 胎盘异常　胎盘早剥、前置胎盘、胎盘功能不良或结构异常等。

3. 胎儿因素　宫内发育迟缓、早产儿、过期产、先天畸形等。

4. 脐带血液阻断　如脐带脱垂、压迫、打结或绕颈等。

5. 分娩过程因素　如滞产、急产、胎位异常，手术或麻醉药物等。

6. 新生儿疾病　反复呼吸暂停、心动过缓、重症心力衰竭、休克及红细胞增多症等。

（二）病理机制

新生儿脑代谢极其旺盛，脑耗氧量约占全身耗氧量的 50%（成人约 20%）。脑的能量来源和其他器官不同，几乎全部由葡萄糖氧化而来；而脑内糖原很少，葡萄糖及氧全靠脑血循环供应，故缺氧首先影响脑。脑在缺氧情况下可引起如下改变：①能量代谢障碍：缺氧时脑组织酵解作用增加 5～10 倍，引起代谢性酸中毒；②通气功能障碍：CO_2 潴留，使 CO_2 分压升高，产生呼吸性酸中毒；③由于无氧代谢，脑内 ATP 的产生明显减少，一方面能量来源不足，脑内的氧化代谢过程受到损害，大量神经元坏死；另一方面使钠泵运转障碍，脑细胞内氯化钠增高，引起细胞内水肿；④脑微血管缺氧及

血流减少引起脑缺血，并引起血管通透性增高产生血管源性脑水肿，进一步造成脑缺血，继之发生脑组织坏死。

（三）临床表现与诊断

临床上对于有可能发生围产期窒息的新生儿，主要根据皮肤颜色、心搏速率、呼吸、肌张力及运动、反射五项体征进行评分，即 Apgar（阿普加）评分，满 10 分者为正常新生儿，评分 7 分以下的新生儿考虑患有轻度窒息，评分在 4 分以下考虑患有重度窒息。影像学 CT 检查、颅脑超声检查、血清磷酸肌酸激酶同工酶增高等在 HIE 均有特异性改变。近年来，应用神经电生理检测评价 HIE 患儿脑功能的技术亦愈来愈受重视。

（四）神经电生理应用

1. 病情评估　在结合临床及影像学等检查的基础上，电生理检测异常（多应用 FVEP 和 BAEP）程度越重，预后越差；动态的电生理改变对患儿转归估计有帮助。

2. 高压氧治疗前后　HIE 发生后，高压氧治疗为改善脑功能的有效手段，但高压氧对新生儿具有一定的视神经毒性作用，在治疗前应做 FVEP 检测。按照标准高压氧治疗一个疗程后，应再行 FVEP 检测，若较治疗前异常加重，则应慎重评估是否继续高压氧治疗。

三、新生儿黄疸

（一）定义与分类

新生儿黄疸分生理性黄疸和病理性黄疸两种。

1. 生理性黄疸　新生儿生理性黄疸与其胆红素代谢特点有关，可能的因素有：胆红素生成相对较多；肝细胞对胆红素的摄取能力不足；血浆白蛋白联结胆红素的能力较差；胆红素排泄能力缺陷；肠肝循环增加；母乳性黄疸等。约 60% 足月儿和 80% 早产儿在生后第 1 周可出现肉眼可见的黄疸，之后自然消退。

2. 病理性黄疸

（1）胆红素生成过多：因过多的红细胞破坏及肠肝循环增加致血清非结合胆红素升高。常见的病因有：红细胞增多症、血管外溶血、同族免疫性溶血、感染、肠肝循环增加、红细胞酶缺陷、红细胞形态异常、血红蛋白病、维生素 E 缺乏和低锌血症等。

（2）肝脏胆红素代谢障碍：由于肝细胞摄取和结合胆红素的功能低下致血清非结合胆红素升高。

常见的病因有：缺氧和感染、先天性尿苷二磷酸葡萄糖醛酸基转移酶缺乏（Crigler-Najjar 综合征）、先天性非溶血性未结合胆红素增高症（Gilbert 综合征）、家族性暂时性新生儿黄疸（Lucey-Driscoll 综合征）、药物（如磺胺、水杨酸盐、吲哚美辛、毛花苷 C 等）、先天性甲状腺功能低下、垂体功能低下、唐氏综合征（21 三体综合征）等。

（3）胆汁排泄障碍：肝细胞排泄结合胆红素障碍或胆管受阻可致高结合胆红素血症，但如同时伴肝细胞功能受损，也可有非结合胆红素的升高。常见的病因有：新生儿肝炎、先天性代谢性缺陷病、胆管阻塞、先天性非溶血性结合胆红素增高症（Dubin-Johnson 综合征）等。

（二）临床表现及诊断

对于出现新生儿黄疸的患儿，可在临床表现的黄疸程度、黄疸颜色、伴随表现以及全身症状的基础上，结合胆红素检测、血细胞计数、红细胞脆性试验、血型、肝功能检查、腹部 B 超检查等，一般可作出准确诊断。神经电生理检测可在早期发现亚临床神经系统损害，且对患儿的预后评估有一定参考价值。

（三）神经电生理应用

新生儿病理性黄疸可致中枢神经系统损害，BAEP 和 FVEP 可作为检测脑神经及脑损害的指标，二者的异常程度除可作为脑功能受损的评价指标外，还对治疗方式的选择有指导意义。

四、新生儿用药监测

在新生儿严重感染，特别是青霉素过敏的患儿，有时需用万古霉素等具有耳毒性的抗生素治疗。使用此类药物之前应常规检测 BAEP，若 BAEP 异常，则应慎重用药或换用其他无耳毒性药物；BAEP 正常者，也应在用药过程中定期监测，发现异常则应及时停药。

第六节　视觉诱发电位在眼科的应用

一、概述

从解剖学临床分科的角度，眼球内部的病理改变归属眼科疾病，包括眼的光学通路和感光结构两大部分，前者包括角膜、前 / 后房、晶状体、玻璃体等，后者主要为视网膜及其附属结构。临床上部分球后视神经病变也归属眼科疾病，但就电生理异常改变而言，与其他视神经病理改变相同。

在除外神经系统病变且患者主观合作良好时，PRVEP 检测 P100 波形正常既有赖于感光结构（视网膜）的正常，也需要光学通路正常以保证影像在视网膜上的正确投射（屈光度正常）；而 FVEP 波形对光学通路的要求较低，仅需保证足够的光能够到达视网膜即可引出较好的视皮质反应。临床上利用两种 VEP 的区别可对部分眼部疾病的定性及程度等加以区分。

二、部分眼科疾病的电生理改变

（一）眼外伤

由眼部撞击、异物飞溅、刺激性或毒性液体喷溅等造成眼部外伤者并不少见。伤后数小时至数天内，结合全视野 PRVEP 和 FVEP 可初步评估损伤部位。基本判定原则如下：

PRVEP/FVEP 均不能引出明确波形：无明显可见的眼球充血等可能影响通光的情况时，提示视网膜严重受损；有充血时，应在其消退后再行检测。

PRVEP 不能引出明确波形、FVEP 双侧对称或轻度异常：提示光通路受损，视网膜功能基本正常。

（二）白内障

白内障是指由退化、遗传、局部营养障碍、免疫与代谢异常以及外伤、中毒、辐射等引起的晶状体代谢紊乱，导致晶状体蛋白质变性而发生浑浊、通光量减少、视力下降。在白内障治疗（保守和手术）前 PRVEP 明显异常、FVEP 轻度异常或双侧对称，提示视网膜功能正常，提示治疗效果较好；治疗后 PRVEP 异常程度减轻，则提示治疗效果满意。

（三）婴幼儿视觉功能客观测定

对于临床怀疑视物追踪不良的婴幼儿，FVEP 检测不能引出明确波形则提示视觉系统障碍可能；FVEP 正常则应考虑智力发育等因素。

（四）视网膜脱离

视网膜脱离或称视网膜脱落，是指视网膜神经上皮质与色素上皮质之间的分离，应名为视网膜神经上皮质脱离（或分离）。胚胎学上，视网膜的神经上皮质和色素上皮质分别由视杯的内层和外层发育而成。正常时，两层之间除在视盘边缘与锯齿缘处有紧密连接外，其余部分需依赖色素上皮细胞微丝状突触包绕感光细胞外节，以黏多糖物质的黏合而疏松地附着在一起视网膜才能发挥其生理功能。导致视网膜脱离的因素有：视网膜变性、玻璃体变性、遗传因素、眼外伤等，也有发现与近视眼、眼外肌运动异常有关。

笔者对 43 例临床确诊的视网膜脱离患者的观察显示：PRVEP 异常程度与视网膜病变的程度、病程成正比；病程短、程度轻的患者，可仅表现为 P100 波幅轻度下降、潜伏期轻度延长，或者其中之一；较重者，P100 波幅显著下降、潜伏期明显延长，其中约半数表现为 P100 波形双峰或棘化；最严重者 P100 波形不能明确引出，此类患者通常主观视力接近零，且 FVEP 亦仅可引出波幅极低的振荡波形。如图 24-2 所示。

需要注意的是，PRVEP 波形 P100 异常是 MS 谱系疾病常见的异常改变。在笔者的临床观察中，有 10 余例以视网膜脱离为临床疑诊的患者经"扩大检测范围"发现 SEP 异常，后经 MRI 及其他检查证实为 MS。这个现象与患者的主观就诊意愿相关，多数患者对视觉功能障碍更为敏感，而其他的缓慢进展的症状常被忽视。这些患者中也有视网膜脱离与 MS 合并存在者。这提示，对诊断为视网膜脱离的患者如果出现 PRVEP 异常与视觉功能障碍程度不符（可通过询问病史、患者对视觉刺激屏幕的主观视觉分辨能力获知）时，加测四肢 SEP 是必要的。

第七节　脑干听觉诱发电位在耳科的应用

一、概述

1．定义　与眼的通光 - 感光结构类似，耳也有传音 - 感音结构。这里的耳科应用主要是指"传音结构"异常引起的听力障碍，包括外耳道、鼓膜、听骨链、内耳 / 耳蜗性（非神经性）病变等。

2．检测注意事项　大多数临床神经电生理实验室侧重于听觉神经系统病变的电生理检测，对实验室的声环境要求不高。但用于听力学研究的 BAEP 检测要求在声屏蔽室中进行，有条件的神经电生理中心也应建设合格的屏蔽室。

3．与其他耳电生理学的联合应用　用于判定耳蜗损害、蜗前病变时，BAEP 结合耳蜗电图、耳声发射等是必要的。

二、部分成熟的脑干听觉诱发电位耳科应用

1．新生儿及婴幼儿听力筛查　对早产儿、新生儿窒息等需 ICU 处理的患儿，进行 BAEP 检测是必要的。结合笔者所在实验室观察显示，在 100dB（SPL）声强刺激下，V 波不能明确分化或 V 波可辨识但波幅下降、潜伏期 >8ms（与日龄相关）者，听力缺陷的发生概率显著增高（需排除其他严重的神经系统疾病）。

2．耳聋的定性　耳聋分器质性聋和功能性聋。BAEP 作为客观听力评价，反映了外耳 - 内耳 - 耳蜗 - 下丘听觉通路对 1～4kHz 短声反应是否正常，可作为参考。有观点认为：正常人或器质性聋者短声主观听阈均较脑干反应阈值低；而功能性聋者却相反，其脑干反应阈较其短声主观听阈低。功能性聋者在阈强度短声刺激时，脑干反应正常，V 波潜伏期无明显改变；而器质性聋（包括感觉神经性、混合性和传导性聋者）均使 V 波潜伏期延长；有轻度高频听力损失者，其潜伏期明显增加。在临床应用中结合耳蜗电图、纯音电测听（主观）等，结果更可靠。

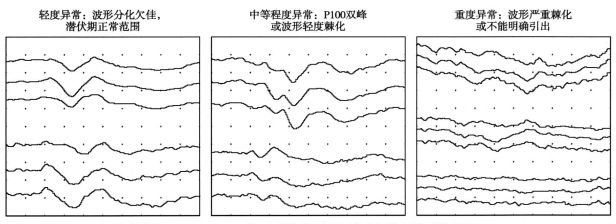

轻度异常：波形分化欠佳，潜伏期正常范围　　　中等程度异常：P100双峰或波形轻度棘化　　　重度异常：波形严重棘化或不能明确引出

统一扫描参数：30ms/D 5μV/D；统一记录方式：每组三条线分别记录与患眼全野O1、Oz、O2

图 24-2　不同程度视网膜脱离 PRVEP 异常表现

第八节　神经电生理诊断在司法鉴定中的应用

一、司法鉴定概述

司法鉴定伤残包括解剖结构、生理能力、生活能力和社会适应能力等方面的鉴定内容。伤残的概念里还包括了"能力低下"，这是伤残的一个重要的组成部分。世界卫生组织（world health organization，WHO）的国际障碍分类中对能力低下（disability）的定义：能力低下主要反映身体障碍后引起的个体在功能的行使和活动方面的无能。能力低下代表着被鉴定者的能力失调或不能。用通俗的话讲就是司法鉴定伤残情况需要从机体结构、功能、精神方面判定被鉴定者的伤残情况。神经-肌肉系统的功能伤残情况就需要用神经电生理检测参与定性和定位诊断，对法医鉴定伤残给予一个客观的依据。但是神经电生理医生只能从临床医学的角度对被鉴定者的机体功能给予客观评价，而不参与法医的定残工作。

就其本质而言，神经电生理检测是神经系统功能的客观评价手段，其结论主要用于指导临床诊断及治疗。而正由于其对神经功能评价的客观性，也常被用于司法鉴定。神经电生理的主要检查方法包括肌电图和诱发电位。肌电图重点诊断周围神经和肌肉的功能，诱发电位是诊断周围神经至中枢神经传导通路及部分特殊感觉通路功能，它们各有侧重点。对于整个神经系统的检测必须将这些方法结合起来判断，才能得出完整的神经系统功能状况的信息。需神经电生理评价的神经系统功能主要分为一般神经系统和特殊感觉系统：前者主要为各种部位、各种原因的周围神经和脊髓外伤，是司法鉴定中较为多见的类型，有时也包括颅脑外伤；后者主要是视觉系统、听觉系统的功能评价，相对前者较少。所以，本节将重点介绍周围神经外伤的检测，并简要介绍视/听觉障碍电生理鉴别的应用。

神经电生理检查的目的是防止临床查体的不全面、避免临床查体的主观性。即使影像学显示的解剖结构没有明显的改变，也可能会有机体的能力低下或不能的情况存在，反之有影像学结构的异常，也有可能机体的功能没有相应的异常，所以神经电生理检查对机体功能状态的评判是影像学检查所不能替代的。仅凭临床症状、体检、影像学等检查来鉴定机体功能是片面且不客观的。司法鉴定是判断伤害后残留功能的评定，如果不能客观地反映机体现有的功能状态，就会造成原、被告双方的不服。目前为止，神经和肌肉的损伤后功能判定在司法鉴定中仍然是一个棘手的问题，尤其在法医赔偿鉴定由于受主客观因素和检查诊断局限性的影响会导致检查评定有一定难度。

在笔者多年的临床实践中，大多时候神经电生理的诊断与临床检查后的初步诊断大致相符，再发挥神经电生理检查诊断对神经肌肉损伤的程度、部位及其再生后功能恢复情况判断具有客观、准确、灵敏的特点，修正或肯定临床的初步诊断，减少或避免误判的发生，在法医赔偿中有较大的实用价值，能够为司法部门提供机体功能状态的客观医学依据。

由于司法鉴定伤残涉及赔偿的经济利益和法律责任，与临床疾病诊断不同的是，神经电生理在协作司法鉴定时，除了对神经肌肉的损伤程度、部位及其再生后功能恢复情况有诊断作用之外，还对排除诈伤有很大帮助。这是影像学、病理组织学等方法所无法替代的物理检查和功能评定的方法。只有神经电生理检查方法与其他方法联合应用，才能客观、准确解读有关人体损伤后的伤残评定，最终为赔偿或定罪问题提供客观证据。

二、司法鉴定伤情的种类和需求

不同的临床专科对神经电生理的要求也是不尽相同的。司法鉴定伤残对神经电生理检查的要求是：了解神经肌肉的损伤是否与发生纠纷的事件有关，以及与纠纷事件和赔偿有关的神经肌肉损伤的范围和严重程度。由于各类司法鉴定案例中所发生神经和肌肉损伤的多样性，在检查中每个受检者的损伤部位和病因差异很大，这就需要检查医生详细了解损伤的起因和损伤发生、发展的过程，对每个受检者的伤情作出初步判断并制定出不同的检查方案，在检查过程中不断判断是否与初步诊断有偏差，按需修正检查方案。

需鉴定的常见起因如下：①车祸；②刀砍（刺）伤、打斗伤；③工伤：机器绞伤、工伤事故（如高空作业坠落）、工作环境污染（如中毒）；④医疗纠纷：手术后功能障碍（如骨科手术后神经损伤）、美容手术纠纷（如整容后发现局部功能障碍）、肌内注射后纠纷（如臀肌注射后下肢功能障碍）、针灸或推拿后纠纷、药物治疗后纠纷等；⑤其他：形形色色需要索赔的损伤后功能障碍。

上述各种损伤以车祸损伤最为多见，占需要鉴定总数的70%～80%，而且复杂性和严重性各不相同。例如车祸后进行了救治和手术，最后的功能障碍有时要判定是车祸本身所致，还是由于不恰当的救治所致，这就需要检查医生详细了解整个车祸发生过程，以及手术治疗前的诊断，采用何种形式麻醉、手术后情况和出院时的功能状态，对最终的损伤才会有合理诊断，尽可能给予受检者合理的解释。

司法鉴定神经电生理检查目的之一是对预后的判断，是否有不可恢复的功能障碍存在，因此以鉴定为目的的神经电生理检测主要需注意以下几个方面：鉴定检查时间的选择、损伤性质的了解、损伤范围的确定及损伤程度的鉴定。

因案件司法程序处理的时间需要，伤残等级评定不可能无限制等待受伤害者完全停止康复，故只能选取一个基本康复的合适时间来鉴定。一般来讲，在一定的时间范围（1～2年）内，鉴定时距损伤之日越久，伤后残留功能就越稳定，结论准确性也就越高，被重新鉴定的可能性就越小；超过3年通常神经外伤进入后遗症期，此时若检出"活动性"周围神经损害，则应考虑再发神经损害的可能。这就要求电生理医生对各类外伤后神经、骨骼、肌肉及其他软组织的病理改变、修复的动态变化过程有充分了解。

在伤残鉴定时机问题上，法医界在多年来的法医临床实践中普遍遵循的原则是：涉及人体功能障碍、容貌损毁，至少应在损伤3～6个月后进行鉴定；涉及神经功能障碍，应在损伤6～12个月后进行鉴定。同时在受理伤残鉴定前首先必须确认已符合医疗终结，并告知被鉴定人。因为还在功能恢复阶段进行鉴定的结果肯定较功能恢复结束后鉴定的结果要差，功能损伤的康复是需要有时间的。既往笔者在工作中就遇到多起过早鉴定导致伤残等级重新评定后结果前后不一致的情况，其原因就是鉴定时机掌握不当所致。

一般鉴定伤残主要是评估神经和肌肉的功能状况。

外伤所致的神经损伤大多为神经纤维的损伤，周围神经纤维的再生能力很强。外伤所致的神经损伤与疾病神经损伤有不同之处，即外伤损伤后多数致神经损伤的外因当时就已经去除，而疾病所致的神经损伤的病因多数是持续存在。部分性神经损伤大多需经3～6个月神经电生理才能恢复正常，完全性神经功能损伤大多数需6～12个月才能逐渐恢复。外伤所致神经纤维损伤在一定时间再生恢复后，不能继续恢复的损伤就造成了神经损害后的永久残疾，一般停止损伤后恢复的时间至少需要6个月。

肌肉的损伤：包括肌源性疾病和单纯的肌肉撕裂伤。肌源性损伤的疾病如服用不恰当的食物和药物会导致肌源性的损害，或本身就有肌源性疾病误以为是外伤等因素所致。肌肉的损伤如肌肉的拉伤和肌肉撕裂等造成肌肉的损伤，外伤后手术缝合或保守治疗，一般待肌肉稳定生长后再进行鉴定。有文献报道对30只家兔的80块自体游离肌肉移植物进行肌电图检查，检查时间为移植后3天至6个月。肌电图提示肌肉再生开始于移植后1周，3个月后再生达高峰，5个月后再生基本稳定，提前去神经移植物的肌电图与未去神经者无明显区别。因此，肌肉损伤不论什么因素导致的伤残，推荐在6个月后鉴定检查是比较恰当的。

司法鉴定神经电生理检查对于外伤性损伤鉴定的主要目的是评价神经肌肉损伤后肢体伤残的程度、部位、再生和预后，伤残包括神经损伤和肌肉损伤致残，伤残的程度是指基本不可恢复或者恢复非常缓慢的肢体功能。一般鉴定神经和肌肉的伤残程度均推荐在6个月以上的时间。

另外在司法工作中有一些案件因为司法机关立案的需要，不能等待时间做伤残鉴定。此类受检者按外伤后不同阶段电生理改变特征评估神经肌肉功能、出具报告，由鉴定机关结合临床表现和其他器官受损作出最终判定。

三、司法鉴定神经电生理检测方法的特点

神经电生理检测用于司法鉴定从方案设计、检测流程、结果判定等方面均遵循基本检测原则。但正如神经科期望电生理提供神经疾病的分类、分型依据；免疫风湿科常要求鉴别神经源性与肌源性损害，能提供肌源性损害的分型依据则更好；骨科及手外科的检查目的常为判定神经损伤（外伤、卡压等）的具体定位、定程度，便于手术选择部位、方式等等，司法鉴定的神经电生理检查的目的通常为：①损伤与功能障碍是否有相关性；②损伤造成了神经还是肌肉的功能障碍；③损伤的程度

及范围；④是否有诈伤。因此司法鉴定的神经电生理检测方案设计有如下基本原则：

第一，有明确的远端损伤时无特殊情况不必进行近端神经和肌肉检查。以免检查出与损伤无关的功能异常，增加法医解读的困难。如手、前臂、脚和小腿等锐器伤就不必要检查近端的 F 波和 H 反射等项目。但如高坠伤、矿难、车祸等致前臂开放性外伤和 / 或骨折，若检测出的电生理异常改变不能用局部外伤解释、并指向脊髓功能受损可能，则必须扩大检测范围，探明脊髓损伤的范围、程度，对脊髓受损的定性有所帮助。这样做不仅有利于法医判定该损伤是否与原始外伤相关，更重要的是有利于受检者早期临床治疗、减轻甚至避免永久性功能障碍，提高其生活质量。

第二，近端的损伤不仅要尽量检查近端的神经干、神经丛和神经根，也要检查损伤部位远端的神经分支。如臂丛神经损伤既要检查远端的感觉和运动神经及肌肉，也要检查脊旁肌等近端肌肉及近端的神经反射。近端神经传输电信号和营养给予远端各分支神经，因此近端神经损伤往往使远端神经受累，因此也要鉴别远端神经原有的神经损伤，如受伤前的腕管综合征、肘管综合征等常见病、多发病。

第三，检测受损神经对侧同名神经（健侧）作为对照在司法伤情鉴定检测中是必要的。目前神经电生理的检查仍然是参考正常值判断指标是否异常。而正常值固有的 95% 可信区间特点和各观察指标均有较大个体差异，被鉴定个体有可能是95% 以外的人群，使有些检查值在正常值边界时缺乏参考性。电生理检查中各项检测值个体变异很大但与功能相关程度很低，如果仅用一组正常群体的均值进行参照，有可能会出现一些结果判断错误。建议除了参考正常值外，采用受检者自身健侧作正常对照更为可靠。

以自身健侧同名神经肌肉检查结果为参照的方法最大限度地避免了参考正常值的误差，排除了身高、年龄等人群因素的影响，其结果更加科学、可靠。不论是时限还是波幅与自身健侧作对照时，一定要注意作对照的同名健侧神经或肌肉都要使用与患侧相同位置的记录点、参考点和刺激点。使用自身对照法的前提是对照侧要肯定没有神经和肌肉损伤，当受检者双侧同步损伤或者既往有其他因素导致的神经肌肉功能障碍，就失去了健侧对照的参考价值。

第四，神经电生理检测用于司法鉴定时，检测范围可适当扩大。例如前臂或上臂骨折出现桡神经受损症状者，邻近的正中神经、尺神经、肌皮神经及其支配肌必查，必要时还应加查腋神经等以判断是否合并臂丛神经损伤。部分实验室神经电图与肌电图分别检测，对于临床可疑受损的神经或外伤可能累及的神经，即使神经电图正常，其支配的代表性肌肉针极肌电图也是必测项目。

第五，对于脊髓、头部等中枢部位损伤，必测 SEP、选测 MEP。可多点记录以定位、还可检测非常用神经 SEP，肢体远端刺激点不符合刺激条件则可近点（肘或腘窝）刺激、双侧对比检测 SEP。经颅磁刺激 MEP 也可分别在头皮、颈部、腰部、上下肢的关节部位进行刺激、手或足肌肉记录，用于定位中枢受损部位。但对有纠纷的肢体受损是否应用 MEP 检测各实验室应慎重考虑。

第六，对骨盆、脊髓损伤等伴有性功能、排便及排尿功能障碍者，需要进行盆底神经功能检查。肛门括约肌肌电图、阴茎球海绵体肌（BCR）、阴部神经体感诱发电位（PSEP）、阴部神经运动诱发电位（pudendal motor evoked potential，PMEP）以及阴部神经皮肤交感反射（pudendal skin sympathetic reflex，PSSR）均为可选检测项目。根据损伤的部位不同，选择不同的组合方法。

在伤情鉴定中，有些受检者处于内 / 外固定术后，检查前需告知检查时有电流刺激，会引起被检肢体肌肉的强烈收缩，可能会导致受检者疼痛加剧或伤肢移位等情况发生，征得受检者同意后方可检查，避免不必要的医疗纠纷再次发生。必要时也需告诉受检者有些固定部位因体位限制不能完全检查到位。不能够完全检测到位的项目若有可能影响伤情判定，需在检查报告中详细注明，供法医参考。

四、司法鉴定神经损伤程度的判定特点

多数神经电生理专著中涉及神经损伤程度时并无统一的分级标准，大多数实验室在临床工作中所采用的分级方法也有所不同，有些实验室则不主张报告明确的损害程度。随着临床治疗需求的发展，对损伤分级的要求越来越强烈。随着电生理理论与技术的进步，对神经受损程度的分级评价也成为可能。故本书周围神经外伤、神经卡压症等章节均有对各相关疾病的损害分级报告原则。上述原则主要用于临床判定与治疗方式选择

的参考，而司法鉴定所需的分级期望直接用于判定神经损伤程度，这个程度的判定往往决定了伤情鉴定、案件的性质判定。对于司法鉴定受检者的神经损害程度分级更应慎重，尽量适应伤情鉴定的需求。

综合参照国内外相关文献提出的分级标准，结合司法鉴定者（法医）的使用习惯以及笔者的临床实践，与临床神经外伤损害等级类似又略有不同，推荐如下神经损伤程度的分级标准供参考：

1. 轻度损害 ①一块肌肉中针极肌电图可见少量（+）失神经电位；②神经传导速度轻度（10%～20%）减慢；③CMAP 和 SNAP 波幅较正常参考值下降 30%～50%。本条三点中前两点具备其中之一，即可判断轻度损害；第三点应有前两点之一支持，单独出现时应慎重判断。

2. 中度损害 ①神经受损部位以下支配肌均可见明确（+～++）失神经电位，可伴 MUP 减少；②神经传导速度明显（20%～50%）减慢；③CMAP 和 SNAP 波幅低于正常参考值的 50%～80%。如果仅有第三点，应慎重。

3. 重度不全损害 ①神经受损部位以下支配肌均可见大量（++～+++）失神经电位，（在确认受检者合作意愿良好情况下）主动 MUP 显著减少或部分肌不能检出；②神经传导速度显著（超过50%）减慢；③CMAP 和 SNAP 波幅降低至仅为正常参考值的 10% 左右（但必须清晰可辨）。

4. 完全损害 ①神经受损部位以下支配肌均可见大量失神经电位，主动 MUP 不能检出；②CMAP 和 SNAP 不能引出。

上述判定标准适用于神经外伤后 6～12 个月的神经受损程度判定。超过 2 年的外伤，肌细胞结缔组织化，失神经电位将逐渐减少直至消失；若确有外伤数年后才做鉴定者，参照本书检测原理和临床应用部分讨论的陈旧性神经损害电生理检测。笔者推荐的判定标准中，主动 MUP 是否检出仅供参考，最大用力干扰相是否减弱（即募集减弱）亦取决于受检者主观合作意愿、意义有限，伤情鉴定通常无需计量法分析 MUP；而完全损害时，CMAP 消失可证明 MUP 不能检出的客观性，故为必测指标。

在实际工作中，常见多神经、多部位不同程度受损，判定时可依据上述单神经损害判定标准为基本原则，综合各神经、各部位损害的异常表现给出客观的评价。

五、司法鉴定神经电生理检查报告解读的注意事项

一份司法鉴定的神经电生理检查报告通常包括针极肌电图、MCV、SCV、F 波、H 反射、体感诱发电位、运动诱发电位，有时还包括盆底神经功能检测。

检测方案设计和结果解读应注意如下几点：

（1）在开始制定检测初步方案前的常规神经系统体格检查时，应充分考虑受检者的症状通常"重于"实际伤情，分别对待主客观症状体征。例如肌肉萎缩、瘢痕形成等客观表现，较感觉减退 / 缺失、肌力减弱等主观症状更为可靠。同时在锐器伤时也应注意损伤当时主要神经肌肉受损可掩盖邻近神经肌肉损伤症状，损伤恢复期也可因瘢痕形成而继发邻近神经受累。

（2）需司法鉴定外伤受检者可出现多部位、多系统、彼此无关联的神经肌肉损伤，在临床查体时应仔细检查，方能设计全面电生理检测方案，做到不漏诊。

（3）神经传导速度正常也不能排除神经的损伤，此时一定要结合针极肌电图的结果。神经传导速度正常是依据正常参考值判定的，存在个体差异；CB 现象出现所代表的局灶性脱髓鞘等也是应该关注的指标；对于失轴索改变，针极肌电图失神经电位的出现是最为客观的指标，而 CMAP 和 SNAP 波幅下降因可受多种非病理因素影响、仅作为参考。

（4）在条件许可的情况下，对跨损伤平面的远、近端要做神经传导检查进行比较，以找到有说服力的神经损伤证据。

（5）神经电生理检测结果解读要结合受检者临床体检和详细受伤过程。有可能因神经电生理检查范围大、损伤范围较局限而出现不能够解读伤残的情况。如一侧前臂被砍伤后运动不能，在长时间的恢复过程中，受检者会更多地使用健侧手生活。由于过度运动，健侧手可能会出现腕部正中神经损害。这个时候如果以健侧作为对照检查，会发现一个非鉴定范围的神经损伤，在解读时要加以区分。

（6）用于伤残鉴定的神经肌肉损伤程度判断，通常需要神经、肌肉损伤过程停止、稳定后进行，一般时间大于 6 个月；而用于临床治疗的神经损害程度评估又需伤后尽早检测，有时需 3～14 天内进行。大部分外伤受损的神经和肌肉会逐渐恢复或

稳定，也有部分受检者在损伤6个月后出现与外伤有关或无关的神经损害，这就需要比较伤后早期和鉴定前多次复查检测结果作出准确判定。

（7）神经电生理检查对神经损害程度的等级划分为功能性分级，而非结构性判断。例如判定受检肌"完全性失神经支配"仅仅表明目前状况下肌肉丧失了由神经支配产生的运动功能，不能代表神经解剖结构延续性的中断。关于这一点电生理医生需与专职法医鉴定人员充分沟通。

六、诈伤的鉴别

诈伤的大多数定义为：身体健康的人伪装有伤或有意夸大身体既有伤情。诈伤者的心理特点是为自身利益所驱使，往往反映的不是真实躯体表现，有的甚至还向检查医生隐瞒病史，混淆既往史和被检病史。

（一）常见诈伤的类型

1. 完全没有损伤伪装成受伤 这种多见于受伤时仅有软组织挫伤，没有明显的伤口和体征。检查中极不配合，微小的电刺激会引起他们很大的疼痛反应。电生理检查没有异常发现，而查体结果却是矛盾的，如肌力显著下降，甚至为0级，但是这种"肌力下降"不伴有明显的肌萎缩且腱反射正常。

例一：受检者车祸后诉上肢功能完全性丧失。查体时不配合，没有发现伤口，但是在脱衣检查的过程中，发现受检者有不自觉的手臂协作脱衣动作，整个上肢没有任何的肌肉萎缩。神经电生理检查的结果是臂丛神经完全正常。

2. 确有伤情而夸大伤情 受检者描述有严重的受伤病史，体检却发现伤势没有描述的范围大。在检查中受检者也不太配合，总是引导或要求医生向扩大描述的伤情范围检查，有时让检查医生无从下手。电生理检查的异常和临床表现的异常不相一致。

例二：受检者因邻里纠纷，诉说被推倒后疑似脊髓损伤不能行走，坐着轮椅来诊。整个检查过程中浑身抖动，不配合检查。但是最终检查的结果仅仅有上肢局部感觉神经损伤。

3. 既往有过神经和肌肉损伤已有部分康复 受检者的描述仍然似刚刚受过损伤，表现为没有任何肌力和感觉恢复。这类受检者查体中肌肉不肯主动收缩，夸大表达感觉缺失，在初步的体检中没有明确的肌力减退印象和感觉减退的范围，极

易导致误判。鉴定时电生理异常与损伤初期的电生理检查结果比较有明显改善，甚至只有轻微的感觉神经损伤。

例三：受检者曾经有桡神经重度损伤，后康复为轻度损伤。患者在日常生活中甚至可以推车、抬腕，但是鉴定检查时却故意表现为完全性垂腕。

4. 与被鉴定伤情无关的疾病所致 受检者的疾病和伤情可能在时间上恰好吻合，受检者希望通过检查可以定性为伤情或医疗事故等而非疾病。肌电图检查就要区分电生理异常和伤情之间是否有因果关联。要详细询问病史，并要注意与健侧检查对照。

例四：一位幼儿因足部外伤在医院用了消毒药水后出现足下垂，家长起诉要求鉴定为医疗事故。检查中伤腿确实有腓总神经损伤，但是其他肢体也发现了神经改变，足下垂的腓总神经为严重脱髓鞘改变，其他神经亦有不同程度的脱髓鞘变，最后诊断为多发性周围神经脱髓鞘性疾病。事实上消毒药水涂在患儿的脚趾上不会导致严重的足下垂。此时是涂药水和疾病恰巧在同一时间段发生。

例五：一位脊柱手术后病情加重的患者要求鉴定手术失败，检查结果受检者符合广泛脊髓前角 α-MN 损害电生理改变特征，即运动神经元病。在手术前手术医生没有进行神经电生理检查，恰巧上肢的肌肉萎缩和颈椎结构改变同时存在，术后病情加剧是运动神经元病进展的结果。

上述情况中，第一种完全性诈伤较易鉴别，因为他们根本没有损伤，查体中肌肉会不自觉地有不自主的抵抗收缩，易于发现。同时查体没有发现肌肉萎缩，神经电生理检查没有发现异常。第二种夸大伤情者，既要准确判定真实存在的神经受损范围、程度，又要排除与实际伤情不符的主诉症状、体征。第三种在既往神经、肌肉损伤基础上新发外伤的鉴定有一定困难，需电生理医生具有判别"活动性"神经损害和陈旧性损害的能力。第四种在基础疾病上又受外伤的情况并不少见，部分受检者有诈病嫌疑，也有部分患者确属事前不知病情，需要电生理医生拓宽思路，要想到基础疾病的可能，在检查中不能就事论事地检查局部，而一定要做健侧的对照检查，例如一例46岁男性，以示指近掌指关节处掌侧皮肤切割伤申请鉴定者，主诉伤后四肢麻木，电生理检测出多发周围神经损害、感觉纤维受累为主，后经内分泌科确诊为糖尿病继发周围神经病。

诈伤者在主观上是因为有法律纠纷而需要鉴定赔偿的人，他们客观上也是当时事件的受害者。可能当时的伤害没有导致伤残或者由于受伤后时间较长康复良好，其结果都是没有导致严重伤残，但是他们同样都有明确受伤史和临床表现。

（二）诈伤者的常见表现

总结诈伤者的常见表现包括：①夸大伤情，将局部损伤描述为多处受损。②不真实地反映整个伤害发生的过程或隐瞒其他病史。③将无关的意外伤害诈称为他人致伤；将近期的损伤诈称为以往遭他人致伤；将陈旧性和既往疾病损伤诈称为新伤，混淆医生对要鉴定伤情的范围判断。④夸大伤情的体征，可以行走者却坐着轮椅，夸大受伤后异常走路姿势和肌肉"无力"的表现。⑤体检过程中不配合检查，对需体检的肌肉故意不用力或按体检医生要求的动作反向用力。检查其感觉时，不给予真实的描述，甚至其描述没有重复性。⑥常在针极肌电图中发现本可持续收缩的肌肉呈间断性收缩或不按要求收缩。但在其描述为完全无力的肌肉中用被动收缩的方法却能检出 MUP。

上述表现使用针极肌电图 MUP 改变判断神经损害不可行；相反，无论受检者主诉多重，只要能在受检肌中检出主动收缩或诱导收缩的 MUP，则至少可说明支配该肌的神经没有完全损伤。对于主观不合作的受检者，电生理医生可通过施以外力帮助受检肌主动或被动反复收缩，观察其间是否有肌电活动。真正的完全性神经源性损伤，肌肉没有收缩功能或者纤维化，被动收缩也不会有动作电位的产生。被动收缩是电生理医生的检查技巧，但要有耐心反复搬动被检肢体做各种动作，且不能让受检者察觉出做这些动作的意图。

在司法鉴定的神经电生理检查中，受检者往往会或多或少地希望检查结果重于伤情，所以在接触受检者的整个过程中，要仔细观察受检者的一切动作，不经意的反常动作最能说明问题。要警惕和善于识别这些意图，对受检者不合作的行为要加以告诫。在检查过程中，要灵活地对设计的检查方案进行修改和完善。对于始终不合作的受检者，要在检查报告中提示检查的合作程度，供法医判断时参考。

七、视觉诱发电位在司法鉴定中的应用

视觉诱发电位应用于司法鉴定时，在遵循临床应用的一般原则基础上，又有其特殊性。故应在深入理解视觉诱发电位原理、熟练掌握操作的基础上，结合司法鉴定的特殊性分析检测结果。必要时，视觉功能的鉴定还应结合其他感觉通路诱发电位、其他周围神经传导检测甚至肌电图检测综合分析神经系统功能。

（一）视觉诱发电位方法学原理的司法鉴定应用意义

目前成熟的临床实用视觉诱发电位为 PRVEP 及 FVEP，基于各自原理不同，视觉系统外伤后所受影响也就不同，二者必须结合应用。由视觉通路原理可知，视觉功能正常取决于眼球结构正常和视觉神经系统结构正常两方面。就外伤判定而言，视觉神经系统又分为视网膜及其后视觉神经系统两部分，视网膜位于眼球内底部，又与眼球外伤关系密切。所以，眼（视觉功能）外伤的鉴定必须结合眼科检查。

1. 光学通路损伤 眼部外伤眼球结构的破坏影响光学通路导致外界光线无法到达视网膜（光学通路完全阻断）或无法在视网膜正确成像。前者会导致 PRVEP 和 FVEP 均异常，后者则可表现为 PRVEP 异常而 FVEP 正常或轻度异常。该类损伤必须有眼科检查的明确结论支持。

2. 视神经系统损伤 即球后视神经、视交叉、视束、视辐射及枕叶视皮质损伤的统称。这些损伤遵循视觉诱发电位临床检测判定的基本原则。但是要注意有视网膜损伤、屈光不正等均可影响 PRVEP 结果，除结合 FVEP 检测外，必须进行眼科相关检查。

（二）视觉诱发电位鉴定与伤后时间的关系

眼部外伤的早期因颜面部特别是眼周围水肿或血肿，视觉诱发电位检测结果有时会受到一定影响。这对于临床治疗而言是可以参考，也是必要的，但对于司法鉴定应用不建议采用早期检测结果作为依据。一般来讲，伤后 3～6 个月后再行视觉诱发电位检测较为适宜。

（三）受检者合作的问题

PRVEP 检测对受检者合作的依赖分为两方面，即头面部肌肉放松和对屏幕的注视。而受检者通常期望通过不合作而得到于自己有利的结果。耐心的心理疏导，诱使受检者注视屏幕是电生理检测人员要在实际工作中掌握的技巧。通常不要在接诊时因语言交流等给受检者对立的感觉，而且尽量化解其原有的对立心态，利用心理暗示、潜意识作用诱导其"注视"屏幕。视力正常情况下，

在 100 次叠加平均中若有 30～50 次有意识地或潜意识地注视到屏幕的翻转刺激即可引出较好的 P100 波形。若设备后处理程序支持人工剔除（挑选）实时采集数据，则对注视不良的 PRVEP 检测有重要意义。

FVEP 检测无需受检者注视，可闭眼进行。如果受检者放松不好，可以通过增加叠加平均次数、合理设置剔除范围取得较为可信的检测结果。

（四）视觉诱发电位在司法鉴定应用的报告原则

临床检测视觉诱发电位报告在有足够特征数据支持时，应尽量给出较为确切的异常定位。用于司法鉴定的视觉诱发电位报告则仅报出异常项目和大致程度即可。在异常程度的判定中，应考虑到项目的结果受合作影响的因素，即 PRVEP 更易受合作不良的影响。推荐 PRVEP 结合 FVEP 异常程度的判定原则如下：

1. 未见明显特征性改变 双眼 PRVEP 波形分化好，P100 潜伏期正常范围；FVEP 波形分化好，双侧对称性好。

2. 轻度异常 双眼 PRVEP 波形分化好，P100 潜伏期轻度延长（>10%）或波幅轻度下降（30%～50%）；FVEP 波形分化较好，患侧波幅轻度下降。

3. 中度异常 健侧眼 PRVEP 正常或轻度异常、FVEP 波形分化良好。患侧眼 PRVEP 波形分化欠佳或较差，P100 潜伏期延长（>20%）或波幅下降（>50%）或波形离散（双峰或多峰化）；FVEP 波形分化较健侧差，与健侧明显不对称。

4. 重度异常 健侧眼 PRVEP 和 FVEP 均轻度异常或正常。患侧眼 PRVEP 和 FVEP 均不能引出明确波形，或（合作良好下）P100 波形虽可辨识、波幅显著下降、潜伏期显著延长。

大量临床观察显示单眼外伤后，健侧眼 PRVEP 可出现轻度或较为明显的异常，这个现象可用来判断患侧眼检测结果是否可靠。

（五）视觉诱发电位司法鉴定应用的解读原则

1. 与眼科检查及其他检查相结合的原则 视觉诱发电位检测结果用于司法鉴定时，必须结合眼科的眼底检查、视力检查等，必要时还应结合眼部影像学检查。在此基础上再对 PRVEP 和 FVEP 进行解读。

2. PRVEP 的解读 PRVEP 检测波形成分 P100 神经发生源位于"深部视觉中枢"，其波形代表视觉中枢已经"感知到了棋盘格模式翻转刺激"。

故在 P100 分化良好、潜伏期正常时，若受检者主诉视力完全丧失，则诈病可能性较大；但 P100 分化差时，不能断定"视力丧失"，这是因为 P100 波形分化一方面受眼部结构异常的影响，另一方面也受传导通路（包括视网膜）中各神经纤维传导的同步性影响，同时也与受检者的注视程度有关。

3. FVEP 的解读 FVEP 无需受检者注视且闪光可透过眼睑。若受检者健侧眼出波好，而患侧眼不能引出明显波形或波形分化明显变差、不对称，则可确认异常。若患侧眼与健侧对称或轻度异常，不能判定其"视力正常"，因为即使眼外伤导致不能在视网膜正确成像，只要视网膜未受明显损伤、光线可以到达视网膜，FVEP 就可以正常出波或仅轻度异常；但由于不能正确成像，可导致 PRVEP 显著异常。

八、听觉诱发电位在司法鉴定中的应用

司法鉴定中，听力障碍的鉴定具有特殊的困难性，源于"听力障碍"的主诉为纯主观性的。BAEP 检测可客观反映外耳至下丘的听觉系统功能，但在应用中有被绝对化的倾向，即 BAEP 异常等于听觉功能障碍。这一现象在 BAEP 的司法鉴定应用中表现得尤为突出。

与 PRVEP 不同，BAEP 反映的是外耳→中耳→耳蜗→下丘听觉通路的功能状况，并未涉及听辐射及听皮质的功能，即 BAEP 并未反映全部听觉通路。BAEP 正常并不能代表受检耳"听觉功能正常"；BAEP 又受听神经通路其他病理改变影响，BAEP 部分主要波形不能引出也不能简单地判定为"听觉功能丧失"。

（一）脑干听觉诱发电位的应用原则

虽然 BAEP 不能反映全部听觉通路的功能状况，但并不代表其在司法鉴定的听力判定中毫无价值。常见的司法鉴定受检者多为外耳、鼓膜损伤。在外伤早期，BAEP 可表现为周围性异常（Ⅰ、Ⅲ、Ⅴ波分化欠佳、潜伏期延长，而 Ⅰ-Ⅲ 间期、Ⅲ-Ⅴ 间期变化不明显）；在经过治疗（如鼓膜修补术等）后，若 BAEP 正常而受检者仍主诉听力丧失，则诈病可能性极大。在耳科检查确定外耳、鼓膜等正常，且通过影像学等手段排除其他病变时，严重的 BAEP 异常则不能排除与外伤有关。

（二）其他与听力相关的检测

1. 听觉系统外周检测 有条件的实验室，耳蜗电图等涉及听觉系统外周功能的检测可以为

BAEP 异常提供一定的佐证，但这些检测多数未得到普及，应谨慎使用。

2. 皮质听觉诱发电位 理论上，CAEP 皮质电位 N100 成分与 PRVEP 的 P100 成分可能具有相同或相似的原理，即它反映了听觉皮质"听到了"刺激声。若受检者双耳 BAEP 正常，双耳 CAEP 波形对称、潜伏期正常范围，则其主诉听力丧失可能为诈病；相反，即使双耳 BAEP 正常，若患侧耳 CAEP 不能引出明确波形，则提示中枢性听力障碍可能，至于是否与外伤有关则应结合临床和影像学等进一步判定。

CAEP 检测尚未在临床普及，且多数肌电图诱发电位仪无此程序，听觉事件相关电位（P300）检测的 P50-N100 波形在一定程度上可反映 CAEP 皮质电位成分。但此技术尚未得到大量病例的临床验证，应慎重使用。

第二十五章

神经电生理检测典型病例分析

本书的病例解析重点为电生理检测结果对主要临床症状的解释，以及与病理学、影像学的对应关系。病例选择侧重于疑难病和多种疾病合并、导致电生理检测异常形式复杂的解读。为节省篇幅，仅描述主要病史和症状体征，略去常规病史和临床体格检查，电生理检测结果也选择对诊断有重要参考价值的数据或图表，略去正常或无重要诊断价值的数据、图表。电生理检测数据，特别是针极肌电图表格格式有意采用多种形式，电生理工作者可根据各自实验室实际参考使用。

第一节　肌肉疾病类和脂肪萎缩

一、炎性肌病

（一）多发性肌炎

病例 25-1，患者男性，19 岁。

【主要症状和体征】　感冒、发热 10 余天后出现四肢近端肌无力，伴肌肉疼痛、压痛。查体示四肢腱反射减弱；血清肌酸激酶增高（3 500U/L）。

【临床拟诊】　多发性肌炎？

【电生理结论】　四肢肌可见肌源性损害（近端肌为著）。

【临床确诊】　多发性肌炎（过敏性）

【检测和分析要点】　对于肌性疾病，特别是炎性肌病，神经传导检测主要观测指标正常（数据及图略），用以排除无力 / 疼痛症状相似的、更为常见的多发周围神经病，故为必测项目。以 MUP 减小（时限缩窄、波幅下降）、发放频率增加、多相电位增多为主要特征的肌性损害表现，主要出现在四肢近端肌，尤其是双三角肌（表 25-1，图 25-1），这与此类疾病的肌肉病理检查结果相符。四肢远端肌是否表现为肌性损害，亦可作为疾病进展、病理程度判断的参考指标。患者查明过敏原为虾类食物。

（二）药物相关性肌炎

病例 25-2，患者男性，76 岁。

【主要症状和体征】　服用阿托伐他汀后 3 个月出现上肢近端肌肉疼痛、无力。查体示上肢腱反射稍减弱；血清肌酸激酶增高（643U/L）。停药后症状逐渐缓解，2 个月后症状消失。

【临床拟诊】　他汀相关性肌炎？

【电生理结论】　四肢肌可见肌源性损害（双三角肌程度尤重）。

【临床确诊】　他汀相关性肌炎。

【检测和分析要点】　电生理改变见表 25-2，分析参考过敏性肌炎。服用他汀类药物可引起药

表 25-1　病例 25-1 患者部分 EMG 检测数据

肌肉名称	左侧					右侧				
	自发放电		MUP			自发放电		MUP		
	F&P	其他	大小	发放	多相电位	F&P	其他	大小	发放	多相电位
拇短展肌	−	−	−	−	−	−	−	−	−	−
三角肌	+	−	↓	↑↑	↑↑	+	−	↓	↑↑	↑↑
趾短伸肌	−	−	−	−	−	−	−	−	−	−
胫前肌	+	−	↓	↑	↑	+	−	↓	↑	↑
股内侧肌	−	−	↓	−	↑	−	−	↓	−	↑

注：“−”正常；在 F&P 中，“+”少量检出纤颤电位 / 正锐波，“++”大量检出；在 MUP 的大小中，“↓”减小，“↓↓”显著减小；在 MUP 的发放中：“↑”发放频率增大，“↑↑”显著增大；在多相电位中，“↑”多相电位增多，“↑↑”显著增多。

扫描参数：10ms/D　　200μV/D

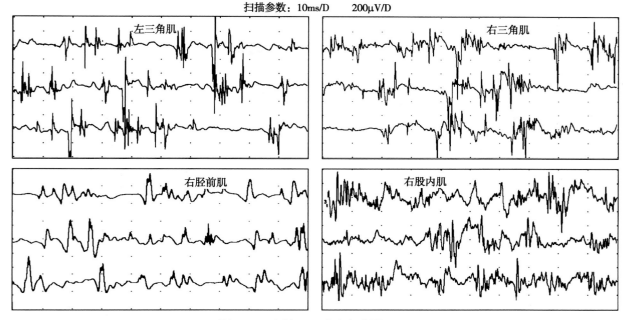

图 25-1　病例 25-1 患者部分肌 MUP

表 25-2　病例 25-2 患者部分 EMG 检测数据

肌肉名称	左侧					右侧				
	自发放电		MUP			自发放电		MUP		
	F&P	其他	大小	发放	多相电位	F&P	其他	大小	发放	多相电位
趾短伸肌						+	−	↓	↑	↑
蹈外展肌						+		↓	↑	↑
胫前肌	−	−	↓	↑	↑	+	−	↓	↑	↑
腓肠肌						+	−	↓	↑	↑
股内肌	+		↓	↑	↑	+		↓	↑	↑
三角肌	++	−	↓↓	↑↑	↑↑	++		↓↓	↑↑	↑↑

注：空白栏示未查；"−"正常；在 F&P 中，"+"少量检出纤颤电位/正锐波，"++"大量检出；在 MUP 的大小中，"↓"减小，"↓↓"显著减小；在 MUP 的发放中，"↑"发放频率增大，"↑↑"发放频率显著增大；在多相电位中，"↑"多相电位增多，"↑↑"显著增多。

物性肌炎，在服药数天至数年出现。患者在服药后无其他明显诱因出现相关症状，肌电图表现出肌源性损害（图 25-2），停药后逐渐缓解，2 个月后症状消失，临床判定为他汀相关性肌炎。

二、进行性肌营养不良类

（一）假肥大型肌营养不良

1. 病例 25-3，患者男性，5 岁。

【主要症状和体征】　患者 3 岁时走路容易跌倒，逐渐加重，出现上楼及蹲位站立困难。查体示双腓肠肌略肥大（图 25-3）。血清肌酸激酶增高（10 246U/L）；基因检测示 52 号外显子缺失突变。

【临床拟诊】　假肥大型肌营养不良？

【电生理结论】　四肢肌可见典型肌源性损害（符合假肥大型肌营养不良电生理异常特征）。

【临床确诊和分析要点】　假肥大型进行性肌营养不良。幼儿和儿童期起病的假肥大肌营养不良患者，腓肠肌肥大常不明显，Gower 征不典型（图 25-3），临床不易鉴别诊断。电生理检测表现的典型肌源性损害（数据及图略）、腓肠肌进针涩感等则可与 CMT、CIDP、MND 等电生理异常特点相鉴别。

2. 病例 25-4，患者男性，15 岁。

【主要症状和体征】　3 岁独立行走不稳，5 岁走路为鸭步，9 岁起床时出现 Gower 征，下蹲起立困难，行走困难，腓肠肌肥大（图 25-4）。查体示双腓肠肌肥大；血清肌酸激酶增高（8 920U/L）；基因检测示 51 号外显子缺失突变。

【临床拟诊】　行走困难原因待查

【电生理结论】　四肢肌可见典型肌源性损害（符合假肥大型进行性肌营养不良电生理异常特征）。

扫描参数：10ms/D　200μV/D

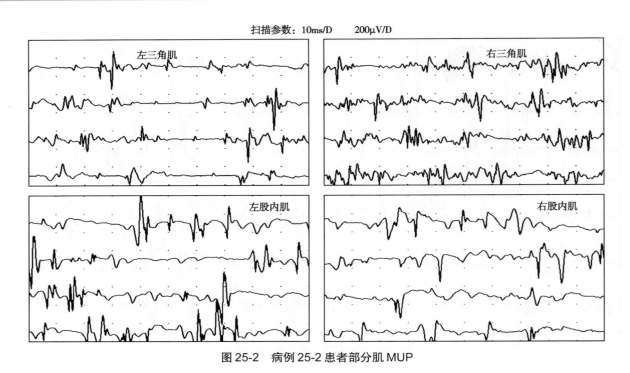

图 25-2　病例 25-2 患者部分肌 MUP

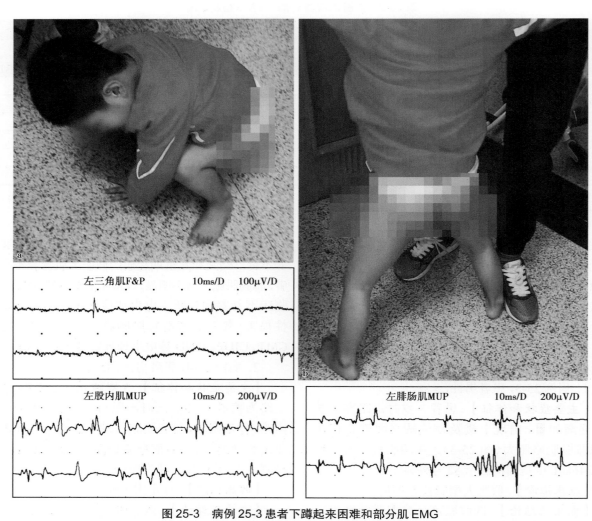

图 25-3　病例 25-3 患者下蹲起来困难和部分肌 EMG

注：a. 下蹲后双手撑地也不能完成起立动作；b. 家属协助起立后，不能自行完成双足并拢。

【临床确诊】 假肥大型进行性肌营养不良

【检测和分析要点】 青少年期就诊的假肥大型肌营养不良患者临床症状、体征已十分明确，结合有家族遗传史（有的家属出于各种原因会隐瞒家族史）临床诊断基本明确，电生理检测的作用是验证诊断。四肢肌呈现较典型的肌源性损害改变（表25-3），可出现单侧或某个肢体肌源性损害异常改变略轻或略重，但不会出现单侧或单个肢体正常、其他肢体异常的现象。该型肌营养不良特征性电生理改变还来自检查操作者的手感，即腓肠肌进针的"涩感"，即使腓肠肌目视肥大不明显，进针涩感也非常明显。在其他类型进行性肌营养不良中，即使目视有"假肥大现象"，进针涩感也不明显。电生理医生需掌握该型患者典型"下蹲起来困难"体征（图25-4）。

表 25-3　病例 25-4 患者部分 EMG 数据

肌肉名称	左侧					右侧				
	自发放电		MUP			自发放电		MUP		
	F&P	其他	大小	发放	多相电位	F&P	其他	大小	发放	多相电位
拇短展肌	+	−	↓	↑	↑	+	−	↓	↑	↑
三角肌	+	−	↓	↑	↑	++	−	↓	↑	↑↑
趾短伸肌	+	−	↓	↑	↑	+	−	↓	↑	↑
胫前肌	+	−	↓	↑↑	↑↑	++	−	↓	↑	↑↑
股内侧肌	+	−	↓	↑	↑↑	++	−	↓	↑	↑↑

注："−"正常；在 F&P 中，"+"少量纤颤电位 / 正锐波，"++"大量检出；在 MUP 的大小中，"↓"减小，"↓↓"显著减小；在 MUP 的发放中，"↑"发放频率增大，"↑↑"显著增大；在多相电位中，"↑"多相电位增多，"↑↑"显著增多。

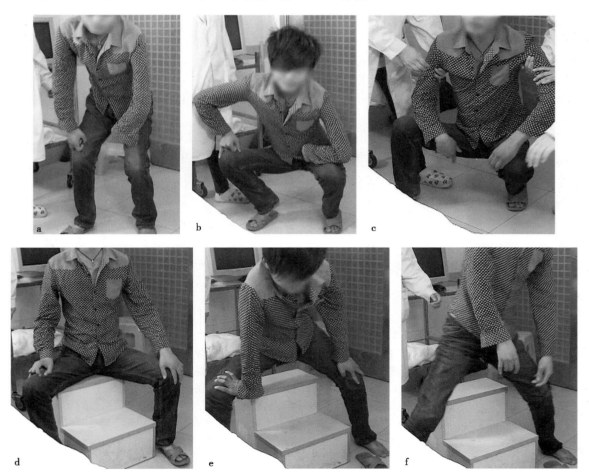

图 25-4　病例 25-4 患者下蹲起来过程

注：a. 双手扶膝预备下蹲；b. 膝关节和髋关节半屈位"瞬间"转换至全屈位——蹲下；c. 可自行保持深蹲位，不能扶持起立；d. 自诉坐位可自行起立；e. 双手"大力"支撑膝部可伸直髋关节和膝关节，右手姿态提示上肢肌肌力下降；f. 分腿站立后，可自行转为双腿并立状态、行走。

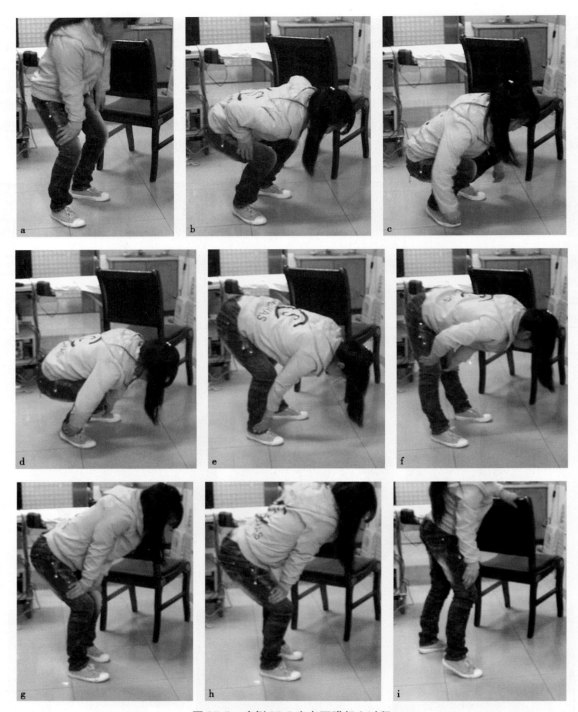

图 25-5　病例 25-5 患者下蹲起立过程

注：a. 双手扶膝预备下蹲；b. "坍塌式"弯腰、屈髋，然后屈曲膝关节至深蹲位；c. 双手无扶持尝试起立、不能；d～e. 双手撑踝关节、协助伸膝关节，髋关节伸直不能（撅屁股）；f. 膝关节完全伸直、双手"大力"支撑膝部不能伸直髋关节；g～h. 手支持膝部、膝关节再转为半屈位使左手可触及扶持物（椅背）；i. 借助左上肢力量伸直髋关节，过程中呈现异常翘臀状、完全直立后消失；右手扶持不能完成该过程；可见小腿径增粗迹象。

3. 病例 25-5，患者女性，19 岁。

【主要症状和体征】 2 岁不能独立行走，3 岁半独立行走不稳，逐渐加重，10 岁上楼、蹲起困难，起床时出现 Gower 征，蹲起困难（图 25-5），腓肠肌肥大，12 岁开始行走困难。查体示双腓肠肌肥大；血清肌酸激酶增高（6 973U/L）；基因检测示 54～72 号外显子重复突变。

【临床拟诊】 四肢无力原因待查？

【电生理结论】 四肢肌可见典型肌源性损害（疑似符合假肥大型进行性肌营养不良电生理异常特征）。

【检测和分析要点】 部分肌肉检测结果见表25-4。与病例25-6合并分析。

【临床确诊】 进行性肌营养不良。

4．病例25-6，患者女性，37岁。

【主要症状和体征】 3岁行走不稳，4岁跑步经常摔跤（图25-6），6岁走路为鸭步，9岁起床时出现Gower征，蹲起困难，13岁起行走困难，逐渐加重。查体示双腓肠肌肥大；血清肌酸激酶增高（5 826U/L）；基因检测示47号外显子缺失突变。

【临床拟诊】 假肥大型肌营养不良？

【电生理结论】 四肢肌可见典型肌源性损害（疑似符合假肥大型进行性肌营养不良电生理异常特征）。

【临床确诊】 进行性肌营养不良。

【检测和分析要点】 对于四肢肌力下降、无感觉症状的女性患者，电生理检测方案设计尤其应注意排除MND和其他运动神经病。病例25-5（表25-4）和病例25-6（表25-5）所检四肢远、中、近端肌均可见自发电活动且MUP呈典型肌源性损害

改变可判定为肌性疾病（排除广泛脊髓前角损害），各神经MCV、SCV正常范围，可进一步排除多发性周围神经病变。双侧腓肠肌目视轻微假性肥大，但针极肌电图检测进针有明显涩感，支持假肥大型进行性肌营养不良。

病例25-5下蹲起立困难过程（图25-5）和病例25-6的行走步态（图25-6）所显示的腰腹肌和髋部肌肉肌力明显下降，从症状角度支持进行性肌营养不良判定，病例25-6胫前肌萎缩及腓肠肌轻度假性肥大（图25-6）的体征形式支持假肥大型肌营养不良。

（二）面肩肱型及其他进行性肌营养不良

病例25-7，患者男性，25岁；病例25-8，患者男性，38岁；病例25-9，患者男性，59岁。

【主要症状和体征】 病例25-7～病例25-9患者分别于5岁、8岁、11岁出现进行性双上肢上举困难，至双上肢平举不能过肩。病初上臂肌萎缩，后逐渐进展到双肩、背及胸部。查体示双上肢肌力Ⅲ级，上臂、肩周及胸背部明显肌萎缩（图25-7～图25-9），见双侧不对称翼状肩胛。病例25-7和病例25-9Beevor's征阳性。

表25-4 病例25-5患者部分EMG检测数据

| 肌肉名称 | 左侧 | | | | | 右侧 | | | | |
| | 自发放电 | | MUP | | | 自发放电 | | MUP | | |
	F&P	其他	大小	发放	多相电位	F&P	其他	大小	发放	多相电位
趾短伸肌	−	−	↓	↑	↑	+	−	↓	↑	↑
踇外展肌	−	−	↓	↑	↑	+	−	↓	↑	↑
胫前肌	−	−	↓	−	↑	+	−	↓	↑	↑
腓肠肌	+	−	↓	↓	↑	++	−	↓	↓	↑
股内肌	+	−	↓	↓	↑	+	−	↓	↓	↑
三角肌	++	−	↓	↑↑	↑↑	++	−	↓	↓	↑↑

注："−"正常；在F&P中，"+"少量纤颤电位/正锐波，"++"大量检出；在MUP的大小中，"↓"减小，"↓↓"显著减小；在MUP的发放中，"↑"发放频率增大，"↑↑"显著增大；在多相电位中，"↑"多相电位增多，"↑↑"显著增多。

表25-5 病例25-6患者部分EMG检测数据

| 肌肉名称 | 左侧 | | | | | 右侧 | | | | |
| | 自发放电 | | MUP | | | 自发放电 | | MUP | | |
	F&P	其他	大小	发放	多相电位	F&P	其他	大小	发放	多相电位
趾短伸肌	−	−	↓	↑	↑	+	−	↓	↑	↑
踇外展肌	−	−	↓	↑	↑	+	−	↓	↑	↑
胫前肌	−	−	↓↓	↑	↑	+	−	↓	↑	↑
腓肠肌	++	−	↓	↑	↑	++	−	↓	↑	↑
股内肌	++	−	↓	↑	↑	++	−	↓	↑	↑
三角肌	++	−	↓↓	↑	↑↑	++	−	↓	↑↑	↑↑

注："−"正常；在F&P中，"+"少量纤颤电位/正锐波，"++"大量检出；在MUP的大小中，"↓"减小，"↓↓"显著减小；在MUP的发放中，"↑"发放频率增大，"↑↑"显著增大；在多相电位中，"↑"多相电位增多，"↑↑"显著增多。

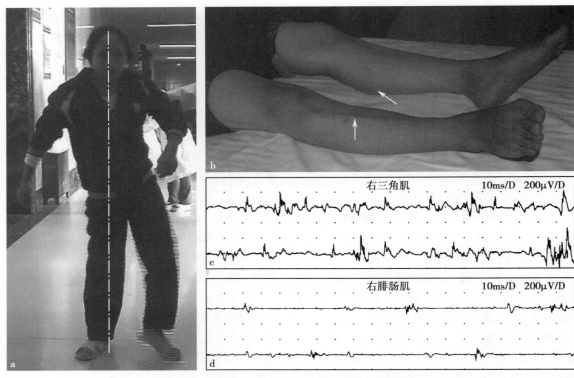

图 25-6　病例 25-6 患者步态和部分肌 MUP 表现

注：a. 将身体重心移动至右脚（点划线）才能抬起左腿、左脚行走；b. 右胫前肌萎缩致胫骨前嵴突显（竖箭头所指），左腓肠肌轻度假性肥大（斜箭头所指）；c. 右三角肌 MUP 典型肌源性损害改变；d. 右腓肠肌 MUP 减少、多相电位增多，但 MUP 发放减少，提示与假性肥大相关。

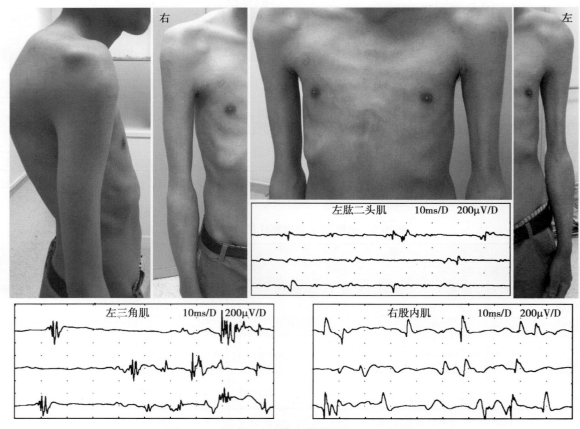

图 25-7　病例 25-7 患者肌萎缩外观和 MUP 表现

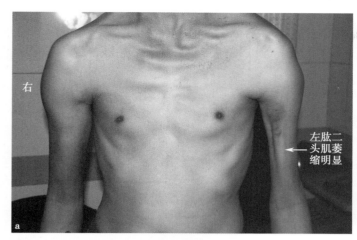
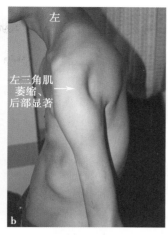
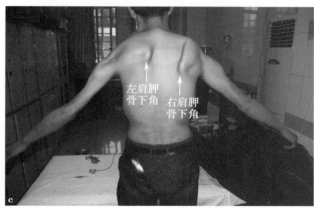
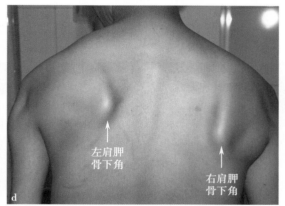

图 25-8 病例 25-8 患者肌萎缩外观

注:a. 正面观左侧肌萎缩重于右侧,肱二头肌尤著;b. 左侧面观三角肌后部显著萎缩;c~d. 前锯肌等肌萎缩出现"翼状肩胛",双臂侧举时显著。

【临床拟诊】 进行性肌营养不良?

【电生理结论】 肩周围 / 躯干肌可见典型肌源性损害(符合肩肱 / 躯干型进行性肌营养不良电生理异常改变特征)。

【临床确诊】 肩肱躯干型进行性肌营养不良。

【检测和分析要点】 进行性肌营养不良除假肥大型外,还有主要累及肩部和上臂肌肉的面肩肱型、肩肱型、肩肱躯干型进行性肌营养不良,以及肢带型、肢端型进行性肌营养不良等。此类患者肌肉典型肌源性损害改变出现在萎缩较为明显的肌肉,但与假肥大型的有区别,即萎缩严重的肌肉 MUP 可出现"少而小",并不出现发放增多、即未见"早募集现象"(病例 25-7 肱二头肌 MUP);在无明显萎缩的肌肉中,可检出肌源性损害倾向,但不明显(病例 25-7 股内肌 MUP)。肢端型等其他类型进行性肌营养不良亦有相似表现。

本组 3 例患者来自不同家族,因均无面部、前臂肌萎缩等症状,属肩肱躯干型。虽然肌萎缩的大体范围相同,但又各有特点:病例 25-7 患者萎缩范围较为广泛、均匀一致,在此基础上,又表现出三角肌前部、后部萎缩更严重些;病例 25-8 患者肌萎缩明显不对称,左侧三角肌、前锯肌萎缩更严重,右侧斜方肌萎缩更明显;病例 25-9 患者特点更突出,双侧基本对称,在胸部胸大肌萎缩严重而胸小肌几乎未受累,在背部背阔肌、冈上、下肌萎缩明显,但大圆肌、斜方肌前锯肌受累则较轻。由三患者肌萎缩分布范围可见,电生理检测个性化方案设计的重要性。

(三)强直性进行性肌营养不良

病例 25-10,患者男性,40 岁。

【主要症状和体征】 左手麻木 1 个月余,双足及左面部麻木 2 周,无糖尿病史,否认其他症状。检测中发现强直性放电后追问病史,问出自幼下肢稍感乏力,运动功能较同龄孩子稍差,双手握拳后放松略感困难,均有逐渐加重的趋势。查体示上肢肌力 V 级,手紧握后放松困难。双下肢肌力

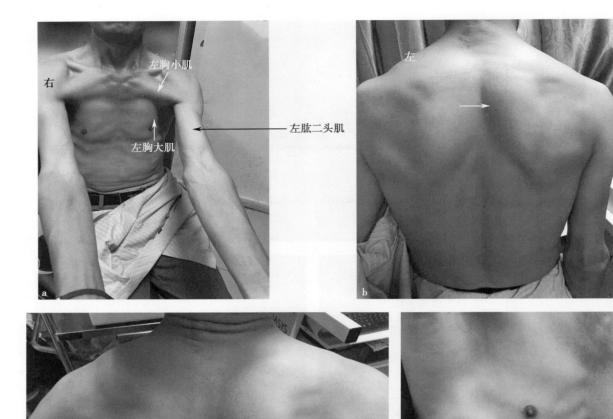

图 25-9 病例 25-9 患者肌萎缩外观

注：a. 胸大肌萎缩显著，肱三头肌、肱二头肌萎缩，胸小肌、三角肌无明显萎缩；b～c. 背阔肌、冈上／下肌萎缩明显，斜方肌、菱形肌、大圆肌无明显萎缩；d. 前锯肌无明显萎缩，结合斜方肌等无萎缩，故患者不出现"翼状肩胛"。综合观察病例25-7～病例25-9可见：虽然肌萎缩均发生在上臂、肩周围、躯干，但每个患者可有个性化特征。

V级弱，腱反射稍减退，病理征阴性。起步稍感困难，行走欠灵活。

【临床拟诊】 左手麻木待诊

【电生理结论】

1. 强直性肌源性损害；

2. 合并中枢性损害（颅内改变，脑干水平损害尤著）；

3. 可见左肘部尺神经轻度损害。

【临床确诊】 肌强直性进行性肌营养不良。

【检测和分析要点】 患者以左手麻木、继而双足及左面部麻木就诊，未诉肢体运动相关症状，临床医生按手足麻木申请肌电图检测。但针极肌电

图检出手、足肌典型多形态肌强直放电，考虑可疑肌强直类疾病，遂加测上下肢远、中、近端肌，均检出不同频率发放的肌强直放电（图25-10）。此时追问病史及查体，发现有较轻的肌强直放电相关临床表现，确定为进行性肌强直类疾病。各肌均在肌强直放电的间隙检出纤颤电位和正锐波。结合MUP减小、多相电位增多（表25-6），提示有肌细胞变性，符合进行性强直性肌营养不良之针极肌电图改变特征。常规神经传导功能检测仅发现左尺神经肘段MCV减慢（可解释左手麻木症状），其他受检神经各项目均正常。为排除其他同时累及肌肉和中枢神经系统疾病、结合有面部麻木症状，

起步略显"慌张"，行走尚平稳

握力稍弱，手指间不协调

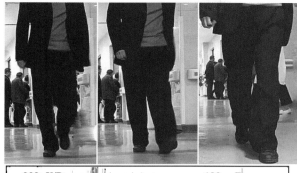

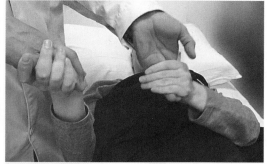

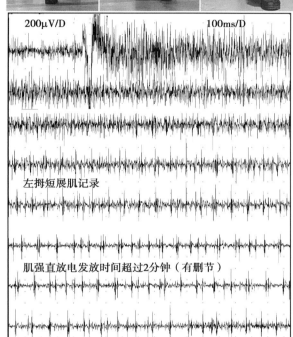

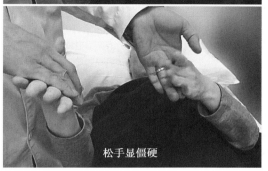

松手显僵硬

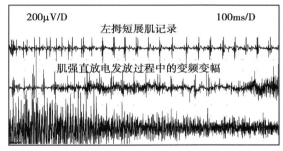

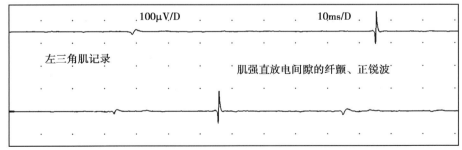

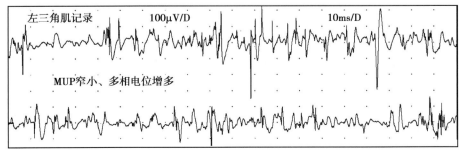

图25-10　病例25-10患者肌强直放电

表 25-6　病例 25-10 患者部分 EMG 异常形式

肌肉名称	左侧					右侧				
	自发放电		MUP			自发放电		MUP		
	F&P	其他	大小	发放	多相电位	F&P	其他	大小	发放	多相电位
拇短展肌	+	强放	↓	↑	↑	−	强放	↓	↑	↑
小指展肌						−	强放	↓	↑	↑
桡侧腕屈肌	−	强放	↓	↑	↑					
肱二头肌						+		↓	↓	↑
三角肌	+	强放					强放	↓	↑	↑
股内肌	+	强放	↓	↑	↑	+	强放	↓	↑	↑

注："−"正常；在自发放电中，"+"少量检出纤颤电位/正锐波，"强放"为肌强直放电；在 MUP 的大小中，"↓"减小；在 MUP 的发放中，"↑"发放频率增大，"↓"发放频率减小；在多相电位中，"↑"多相电位增多。

加测四肢 SEP，发现左侧上下肢 SEP 均异常、右侧较轻，提示有中枢性损害、颅内改变可能。追问病史，患者诉三年前行"左听神经胆脂瘤切除术"，加测 BAEP 示左耳显著异常、右耳轻度异常。加测瞬目反射见双侧 R1/R2 均未明确引出。加测 PRVEP 示双眼轻度异常。结合 SEP 异常改变可判定延髓至丘脑下受损，符合胆脂瘤损害及术后改变电生理异常特征。口轮匝肌、额肌、舌肌、咬肌未见明显失神经电位和肌强直放电，提示肌强直未累及头面部肌肉，脑干运动神经核亦无明显损害迹象。考虑强直性肌营养不良为遗传性疾病，劝说陪同检查的兄也行肌电图检测，但其以"同父异母兄弟"为由拒绝。追问病史，患者自幼肢体运动较同龄人稍差，且本次就诊前已确诊糖尿病（患者本人隐瞒病史动机不详）。

该患者电生理检测结果提示的重要意义在于：因症状较轻，患者未诉强直性肌营养不良相关的症状，电生理检测却发现了隐匿的进行性强直性肌营养不良。追问病史和查体证实了强直性放电与临床表现是吻合的。同时相关的电生理检测又准确定位了中枢损害的部位，充分体现了电生理综合应用的必要性和发现临床下病变的敏感性。

三、先天性肌强直性疾病

（一）先天性肌强直

病例 25-11，患者男性，1 岁；病例 25-12，患者女性，4 岁。二例患儿是同胞姐弟。

【主要症状和体征】　病例 25-11：咳嗽、气促 1 周余就诊，9 个月大发现爬行困难，肢体僵硬；1 岁学步时迈步困难。查体示肌力、肌张力及腱反射均正常。血清肌酸激酶增高（134U/L）。病例 25-12：半岁时肢体活动动作僵硬、颈部僵硬尤为明显；学步开始到 4 岁行走启动困难，握拳后手长时间不能松开，四肢动作笨拙。查体示肌力、肌张力及腱反射均正常。血清肌酸激酶增高（315U/L）。

【临床拟诊】　重症肺炎；癫痫？

【电生理结论】　四肢肌可见肌强直性改变。

【临床确诊】　先天性肌强直。

【检测和分析要点】　病例 25-11 患者因重症肺炎就诊，查体示肌力、肌张力及腱反射均正常，申请电生理检测。针极肌电图在四肢远、中、近端肌均检出典型肌强直放电（图 25-11），且各肌肉均未检出纤颤电位、正锐波及 MUP 减小，各神经 MCV、SCV 正常，可判定强直性肌病。病例 25-12 行电生理检测结果与病例 25-11 基本相同。询问家族史，诉同胞姐姐自幼也有四肢动作僵硬。

（二）先天性肌强直（成年）

病例 25-13，患者女性，34 岁。

【主要症状和体征】　左示指、中指、环指麻木 4 个月余，有颈椎、腰椎病史，为此来做肌电图检查。追问病史，自幼四肢活动时感肢体轻微僵硬、动作略显笨拙，因自觉症状不明显，从未因此症状就医。查体示肌力、肌张力及腱反射均正常。

【临床拟诊】　左手麻木待诊。

【电生理结论】

1. 四肢肌可见肌强直性改变；

2. 并见左正中神经前臂段轻度损害。

【临床确诊】　先天性肌强直。

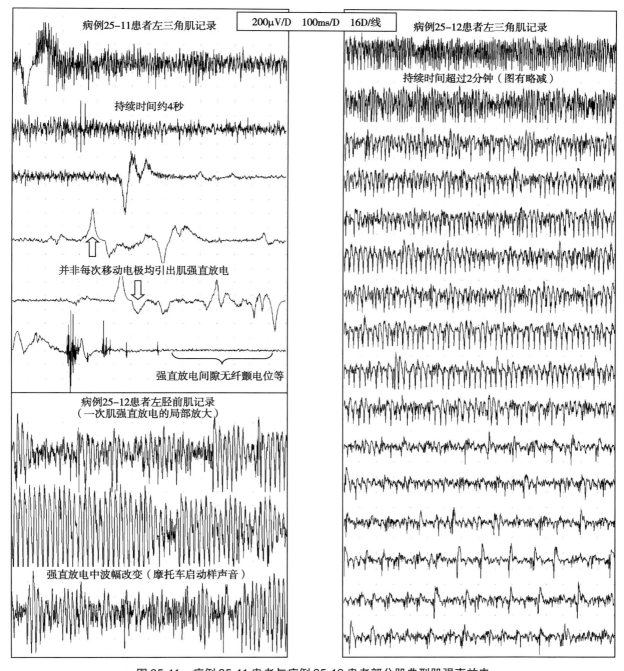

图 25-11 病例 25-11 患者与病例 25-12 患者部分肌典型肌强直放电

【检测和分析要点】 该患者以左手麻木就诊，未诉肢体活动感僵硬的症状，查体四肢无异常发现。针极肌电图上下肢远、中、近端肌均可见典型肌强直放电（表 25-7；图 25-12），MUP 未见明显变化，提示符合肌强直类疾病；在肌强直放电间隙未见明显自发电活动，提示无肌细胞变性类病理改变。左正中神经前臂段 MCV 轻度减慢，提示可能由于旋前圆肌强直性收缩导致正中神经损害（其他神经传导功能检测数据略），是左手麻木的原因。

四、半圆形脂肪萎缩

3 例半圆形脂肪萎缩患者局部皮下脂肪萎缩部位。

病例 25-14，患者女性，38 岁；病例 25-15，患者女性，51 岁；病例 25-16，患者女性，23 岁。

【主要症状和体征】 病例 25-14、15、16 患者分别于 3~12 个月前发现大腿或 / 和臀部"肌肉萎缩"。"萎缩"处可见皮肤凹陷，与肌肉轴线方向垂直或呈夹角。查体示神经系统无异常体征。

表25-7 病例25-13患者部分EMG/MCV/SCV检测数据

针极肌电图（EMG）

肌肉名称	左侧					右侧				
	自发放电		MUP			自发放电		MUP		
	F&P	其他	大小	发放	多相电位	F&P	其他	大小	发放	多相电位
拇短展肌	−	强放	−	−	−					
小指展肌	−	强放	−	−	−					
桡侧屈腕肌	−	强放	−	−	−	−	强放	−	−	−
旋前圆肌	−	强放								
三角肌						−	强放	−	−	−
趾短伸肌						−	强放	−	−	−
胫前肌	−	强放								
股内肌						−	强放	−	−	−

运动神经传导速度（MCV）

神经名称	记录部位	刺激部位	潜伏期/ms	波幅/mV	距离/mm	速度/(m/s)
左正中神经	拇短展肌	腕	3.8	8.3		
		肘	7.4	8.4	180	49.6
		腋	9.3	8.5	129	68.0

感觉神经传导速度（SCV）

神经名称	记录部位	刺激部位	潜伏期/ms	波幅/μV	距离/mm	速度/(m/s)
左正中神经	腕	示指	3.1	5.1	140	45.2

注：空白栏示未查；"−"正常；"强放"为肌强直放电。

左桡侧腕屈肌记录

⇑ ：移动电极

⬆ ：肌强直放电开始发放

⤵ ：肌强直放电间隙

图中可见，每一次移动电极，均可引发肌强直放电，每组放电持续时间较短，为1 000~2 000ms。每组肌强直放电的组内发放频率在50~100Hz，各组间发放频率可不同。声音呈"飞机俯冲样"

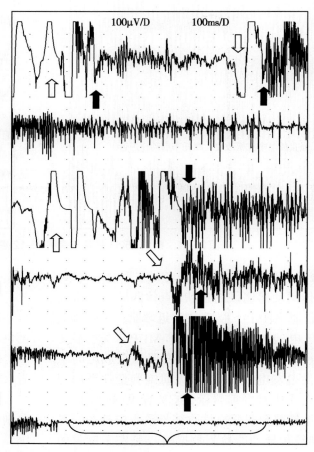

图25-12 病例25-13患者肌强直放电

【临床拟诊】　肌萎缩？

【电生理结论】　未见明显神经性或肌性损害迹象（符合皮下脂肪萎缩电生理改变特征）。

【临床确诊】　半圆形脂肪萎缩。

【检测和分析要点】　半圆形脂肪萎缩（lipoatrophia semicircularis）为皮肤疾病，好发于女性，常见好发部位为大腿、臀部（图 25-13），也可发生在小腿、背部、面部等。萎缩形式呈与肌肉轴线垂直的长条形或局部近圆形（面部、背部），多数缓慢地逐渐扩大，除外观改变外，无其他不适，易误认为肌萎缩。病例 25-14 患者萎缩部位为双侧大腿中段前面、双侧对称；病例 25-15 患者萎缩部位为双侧臀部、右侧明显重于左侧；病例 25-16 患者大腿前面自髂前上棘斜向大腿内侧"萎缩"明显，其内侧有两处横向小凹陷、臀部亦有一处。针极肌电图检测进针时，可见"萎缩"部位皮下脂肪层消失，同心针刺穿皮肤后立刻进入肌肉，肌肉放松状态和轻用力收缩各项观察指标均正常。

病例25-14外观

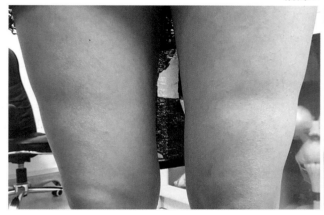 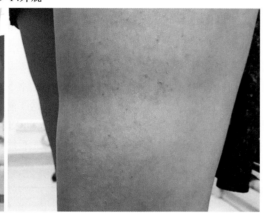

病例25-15外观

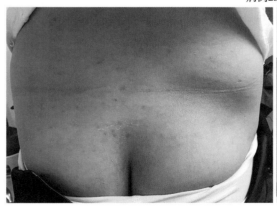 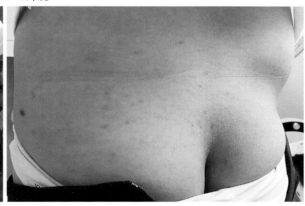

病例25-16外观

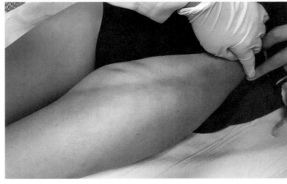 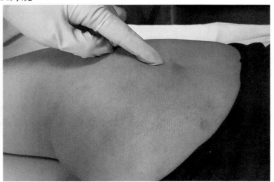

图 25-13　病例 25-14 ~ 病例 25-16 患者皮下脂肪萎缩部位

第二节　周围神经外伤相关的病例

一、臂丛神经损伤

（一）臂丛神经根性撕脱节前型

病例 25-17，患者男性，22 岁。

【主要症状和体征】　车祸伤致左上肢运动功能丧失 1 个月余。左肩关节、肘关节、腕关节及手指完全不能活动，查体示左上肢所有肌肉肌力为 0 级，左上肢腱反射完全消失。

【临床拟诊】　左臂丛神经损伤。

【电生理结论】　左全臂丛神经重度损害（提示根性撕脱型节前受损）。

【临床确诊】　左臂丛神经根性撕脱伤。

【检测和分析要点】　该患者左臂丛神经 5 个主要分支、肩胛上神经（冈下肌）、胸长神经（前锯肌）支配肌均可见大量失神经电位，各肌主动 MUP 均不能检出，各神经 MCV 检测 CMAP 均不能引出（表 25-8），提示全臂丛重度（亦可用完全性表述）损伤；由前锯肌失神经电位，可判定根性受累；由正中、尺神经 SNAP 波幅下降、SCV 没有明显减慢，SEP 检测 N9（Erb's 电位）可引出、皮质电位 N20 不能明确引出（图 25-14），可最终判定为全臂丛重度（完全性）根性（节前）撕脱伤；右上肢 SEP 皮质电位 N35 波幅下降，提示合并颈脊髓部分性受累，符合根性撕脱伤脊髓受损改变。

全臂丛重度根性撕脱伤为最重型的臂丛神经外伤，临床上臂丛神经不全损害时，也可以有根性撕脱伤（多见于 C_5/C_6，且损伤类型多为干、根（节前、节后）均受累。

（二）臂丛神经干性损伤伴根性受累

病例 25-18，患者男性，38 岁。

【主要症状和体征】　患者从 6 米高处坠落 1 个月，右侧肩关节不能外展、上举，肘关节屈、伸力弱，腕关节肌力减弱，手指活动肌力减弱，无骨折。查体示右上肢近端肌肌力 0 级，前臂屈肌肌力 0 级，伸肌肌力Ⅲ级，手指肌力稍差；腱反射消失；外

表 25-8　病例 25-17 患者部分 EMG/MCV/SCV 数据

肌肉名称	失神经电位			MUP	肌肉名称	失神经电位			MUP
	纤颤电位	正锐波	其他			纤颤电位	正锐波	其他	
左拇短展肌	+++	+++	−	未检出	左尺侧腕屈肌	+++	+++	−	未检出
左小指展肌	+++	+++		未检出	左肱二头肌	+++	+++	−	未检出
左示指伸肌	+++	+++		未检出	左三角肌	+++	+++	−	未检出
左指总伸肌	+++	+++		未检出	左冈下肌	+++	+++	−	未检出
左桡侧腕屈肌	+++	+++	−	未检出	左前锯肌	+++	+++	−	未检出

运动神经传导速度（MCV）

神经名称	记录部位	刺激部位	潜伏期 /ms	波幅 /mV	距离 /mm	速度 /(m/s)
左正中神经	拇短展肌	腕	×	×	×	×
		肘	×	×	×	×
		腋	×	×	×	×
左尺神经	小指展肌	腕	×	×	×	×
		肘	×	×	×	×
		腋	×	×	×	×
左桡神经	示指固有伸肌	桡神经沟	×	×	×	×
左肌皮神经	肱二头肌	Erb's	×	×	×	×
左腋神经	三角肌	Erb's	×	×	×	×
左肩胛上神经	冈下肌	Erb's	×	×	×	×

感觉神经传导速度（SCV）

神经名称	记录部位	刺激部位	潜伏期 /ms	波幅 /μV	距离 /mm)	速度 /(m/s)
左正中神经	腕	示指	2.7	2.9	167	62.0
左尺神经	腕	小指	2.5	1.6	141	56.4

注："−"正常；"+++"异常，可检出纤颤电位/正锐波；"×"严重异常，未能检测出相应数据。

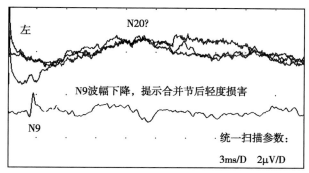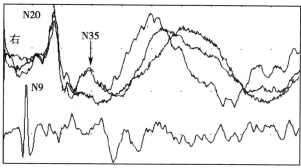

图 25-14　病例 25-17 患者 SEP 判定臂丛根性撕脱伤节前型

注："?"示应出现波形成分但未能引出。

侧感觉大部分缺失，手指部分感觉减退。

【临床拟诊】　右侧臂丛神经损伤。

【电生理结论】　右臂丛神经重度部分性损害（上干受累较重，并根性损害）。

【临床确诊】　右臂丛神经损伤。

【检测和分析要点】　该患者手内在肌、前臂肌、上臂肌、三角肌、冈下肌等均可检出失神经电位（表 25-9），提示为臂丛部分损伤。前锯肌失神经电位提示有根性受累；肩胛上神经传导速度减慢结合三角肌主动 MUP 不能检出、腋神经 CMAP 不能引出，判定上干损害较重。

表 25-9　病例 25-18 患者部分 EMG/MCV/SCV 数据

针极肌电图（EMG）									
肌肉名称	失神经电位			MUP	肌肉名称	失神经电位			MUP
	纤颤电位	正锐波	其他			纤颤电位	正锐波	其他	
右拇短展肌	－	＋	－	可检出	右三角肌	－	＋	－	未检出
右小指展肌	－	＋	－	可检出	右冈下肌	－	＋	－	可检出
右指总伸肌	－	＋	－	可检出	右前锯肌	－	＋	－	可检出
右肱二头肌	－	＋	－	可检出					

运动神经传导速度（MCV）						
神经名称	记录部位	刺激部位	潜伏期 /ms	波幅 /mV	距离 /mm	速度 /（m/s）
右正中神经	拇短展肌	腕	4.0	7.6		
		肘	8.2	6.7	220	52.1
		腋	11.2	5.1	160	53.3
右尺神经	小指展肌	腕	3.0	3.4		
		肘	6.6	3.3	180	50.0
		腋	9.1	2.5	158	58.5
右桡神经	示指固有伸肌	桡神经沟	1.3	6.6		
			4.5	7.0	171	53.4
右肌皮神经	肱二头肌	腋	1.2	11.7		
		Erb's	5.5	13.3	291	67.7
右腋神经	三角肌	Erb's	×	×	×	×
右肩胛上神经	冈下肌	Erb's	1.0	0.7		
			6.9	0.8	190	32.2

感觉神经传导速度（SCV）						
神经名称	记录部位	刺激部位	潜伏期 /ms	波幅 /μV	距离 /mm	速度 /（m/s）
右正中神经	腕	示指	2.9	4.1	155	53.4
右尺神经	腕	小指	2.8	5.6	138	49.3
右桡神经	腕背桡侧	拇指	2.5	7.4	115	46.0

注："－"正常；"＋"异常，可检出纤颤电位 / 正锐波；"×"严重异常，未能检测出相应数据。

（三）臂丛神经损伤伴颅脑损伤

病例 25-19，患者男性，30 岁。

【主要症状和体征】 患者 10 个月前从 6 米高处坠落，右顶部颅内血肿，昏迷 20 余天后行右侧颅骨去骨瓣减压术，右侧肢体无力，上肢尤著。查体示右上肢近端肌力Ⅲ级，远端肌力 0 级；右下肢近端肌力Ⅲ级，远端肌力Ⅱ级；右侧肢体感觉减退；腱反射亢进；右侧 Babinski 征阳性。

【临床拟诊】 右臂丛神经损伤，颅脑损伤。

【电生理结论】

1. 右臂丛神经部分性损害（下臂丛较重）；
2. 合并颅内损害（双侧半球均受累左侧稍重）。

【临床确诊】

1. 颅脑外伤；
2. 右臂丛神经损伤。

【检测和分析要点】 该患者先查右上肢，臂丛 5 个主要分支支配肌均可见失神经电位、前锯肌未见，符合臂丛干性损害（表 25-10）；正中、尺神经 MCV、SCV 减慢，提示下臂丛较重。右侧上、下肢肌主动 MUP 显著减少，而右臂丛各分支及下肢各神经 CMAP 波幅未见明显下降，提示 MUP 减少有中枢性损害原因。四肢 SEP 异常、右侧更著（图 25-15）与右侧肢体肌 MUP 相关联，提示高位中枢单侧损害较重，可定位半球受累，符合患者

表 25-10　病例 25-19 患者部分 EMG/MCV/SCV 数据

针极肌电图（EMG）

肌肉名称	失神经电位			MUP	肌肉名称	失神经电位			MUP
	纤颤电位	正锐波	其他			纤颤电位	正锐波	其他	
右拇短展肌	−	+	−	未检出	右肱二头肌	−	+	−	减少
右小指展肌	−	+	−	未检出	右三角肌	−	+	−	减少
右桡侧腕屈肌	−	+	−	未检出	右冈下肌	−	+	−	减少
右尺侧腕屈肌	−	+	−	未检出	右前锯肌	−	−	−	减少
右指总伸肌	−	+	−	未检出	左桡侧腕屈肌	−	−	−	可检出
右趾短伸肌	−	−	−	未检出	右股内肌	−	−	−	减少
右踇外展肌	−	−	−	未检出	左胫前肌	−	−	−	可检出
右胫前肌	−	−	−	减少	左腓肠肌	−	−	−	可检出
右腓肠肌	−	−	−	减少					

运动神经传导速度（MCV）

神经名称	记录部位	刺激部位	潜伏期 /ms	波幅 /mV	距离 /mm	速度 /（m/s）
右正中神经	拇短展肌	腕	3.7	25.1		
		肘	8.2	22.5	220	48.9
		腋	11.5	21.0	175	53.0
右尺神经	小指展肌	腕	2.8	7.8		
		肘下	6.4	6.0	170	47.2
		肘上	8.7	6.1	95	41.3
		腋	10.9	6.6	110	50.0
右桡神经	示指伸肌	前臂	1.8	4.1		
		桡神经沟	4.8	3.9	152	50.7
右肌皮神经	肱二头肌	腋	1.7	5.4		
		Erb's	6.3	5.4	276	60.0
右腋神经	三角肌	Erb's	1.0	3.1		
			3.1	3.9	155	73.8

感觉神经传导速度（SCV）

神经名称	记录部位	刺激部位	潜伏期 /ms	波幅 /μV	距离 /mm	速度 /（m/s）
右正中神经	腕	示指	2.9	2.1	126	43.4
右尺神经	腕	小指	3.0	2.1	99	33.0

注："−"正常；"+"异常，可检出纤颤电位/正锐波。

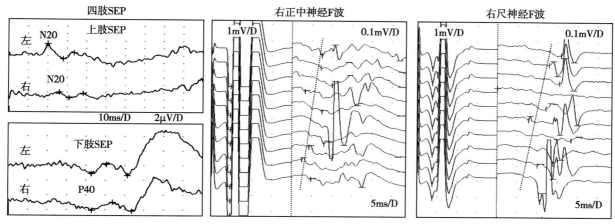

图 25-15 病例 25-19 患者 SEP 和 F 波表现

致伤原因、类型和昏迷病史。右侧颅骨减压，而右侧肢体无力，提示左侧脑半球因"对冲伤"受损较重，与 SEP 异常一致。对于有颅脑外伤或者怀疑有中枢性损伤的臂丛神经外伤患者，特别是在 SEP 异常时，臂丛损伤对侧代表性肌肉的针极肌电图检测是必要的，若有异常，神经传导功能也需要加测。

该患者右正中、尺神经 F 波出波率正常范围、波形离散、潜伏期延长，符合右臂丛神经下干（或内侧束）损害恢复期表现特征。在 F 波离散的基础上，连续刺激出现 F 波潜伏期逐渐缩短的趋势（图 25-15），提示连续电刺激可"改善"运动纤维的传导功能，可能是外伤恢复期的表现特征；在慢性原发性周围神经病患者中，F 波离散、后发放多见，但无潜伏期逐渐缩短的表现。

对于致伤原因为车祸、高坠伤等患者，除常见的臂丛等周围神经外伤外，应关注是否合并脑损伤。即使无昏迷等病史，如果出现临床症状/体征不能完全用周围神经损害解释的情况，应加测 SEP，必要还应加测 BAEP、PRVEP 等项目。

（四）分娩性臂丛神经损伤

病例 25-20，患者男性，生后 15 天。

【主要症状和体征】 出生时为巨大儿（体重：5 200g），产钳辅助分娩。出生后右侧上肢主动活动障碍，表现为右手握力、屈肘力减弱，右肩外展、前伸不能。被动活动正常。

【临床拟诊】 右侧臂丛神经损伤？

【电生理结论】 右臂丛神经部分性损害（上干受累较重，并累及中干）。

【临床确诊】 分娩性臂丛神经损伤。

【检测和分析要点】 分娩性臂丛神经损伤，是临床常见的臂丛神经损伤之一，多发生在巨大儿、肩位难产的平产、助产分娩过程中，偶可见于剖宫产。损伤形式常为"头肩分离位"或"上肢超外展位"，故上臂丛受累多见。基于失神经电位伤后检出时间考虑最佳检测期为出生后 2 周，基于新生儿耐受性考虑推荐"满月"后检测，如果出于最早期干预治疗需求，也可在生后一周检测。

该患者冈上肌检出失神经电位（表 25-11），可定位在干水平损伤（建议出生三个月后检测前锯肌，以判定是否为根性损伤）。失神经电位主要分布在 C_5/C_6 神经根支配肌，可判定上干损害较重，桡侧腕屈肌、指总伸肌失神经电位，提示中干（或 C_7 受累不除外）。

（五）臂丛神经损伤伴腋神经损伤

病例 25-21，患者男性，49 岁。

【主要症状和体征】 12 天前从 0.5 米高处摔倒后致右肩关节脱位并右肱骨大结节撕脱伤，导致右肩外展不能。

【临床拟诊】 右臂丛神经损伤。

【电生理结论】

1. 可见右腋下腋神经重度不全损害；

2. 合并右臂丛神经部分性损害。

【临床确诊】 右臂丛神经损伤合并腋下腋神经损伤。

【检测和分析要点】 该患者三角肌可检出大量失神经电位，主动 MUP 未检出（表 25-12），与臂丛上干参与支配的其他肌肉可检出少量失神经电位、MUP 可检出显然不"匹配"，结合前锯肌正常，以及腋神经 MCV 减慢、波幅下降、肩胛上神经 MCV 正常等，提示在臂丛神经上干部分性损伤（较轻）的基础上，合并有程度较重的腋神经损伤，

表 25-11　病例 25-20 患者部分 EMG/MCV/F 波数据

针极肌电图（EMG）

肌肉名称	失神经电位			MUP	肌肉名称	失神经电位			MUP
	纤颤电位	正锐波	其他			纤颤电位	正锐波	其他	
右小指展肌	−	−		可检出	右指伸肌	+	+	−	未检出
右拇短展肌	−	−		可检出	右肱二头肌	+	+	−	未检出
右桡侧腕屈肌	−	+	−	减少	右三角肌	−	+	−	未检出
					右冈上肌	−	+	−	未检出

运动神经传导速度（MCV）

神经名称	记录部位	刺激部位	潜伏期 /ms	波幅 /mV	距离 /mm	速度 /(m/s)
右正中神经	拇短展肌	腕	3.1	1.3		
		肘	5.3	1.8	50	21.7
		腋	6.6	1.5	32	24.6
右尺神经	小指展肌	腕	3.3	0.7		
		肘	5.7	0.5	58	24.2
		腋	6.9	0.6	30	25.0
右桡神经	指总伸肌	桡神经沟	×	×	×	×
右肌皮神经	肱二头肌	Erb's	×	×	×	×
右腋神经	三角肌	Erb's	×	×	×	×

F 波（FW）

神经名称	刺激部位	M 潜伏期 /ms	F 最短潜伏期 /ms	F 最长潜伏期 /ms	F 平均潜伏期 /ms	F-M 潜伏期 /ms	出波率 /%
右正中神经	腕部	3.1	×	×	×	×	0
右尺神经	腕部	3.3	×	×	×	×	0

注："−"正常；"+"异常，可检出纤颤电位 / 正锐波；"×"严重异常，未能检测出相应数据。

表 25-12　病例 25-21 患者部分 EMG/MCV/SCV 数据

针极肌电图（EMG）

肌肉名称	失神经电位			MUP	肌肉名称	失神经电位			MUP
	纤颤电位	正锐波	其他			纤颤电位	正锐波	其他	
右拇短展肌	−	−	−	可检出	右肱二头肌	−	+	−	可检出
右小指展肌	−	−	−	可检出	右肱三头肌	−	−	−	可检出
右示指伸肌	−	−	−	可检出	右三角肌	+++	++	−	未检出
右伸指总肌	−	+	−	可检出	右冈下肌	−	+	−	可检出
					右前锯肌	−	−	−	可检出

运动神经传导速度（MCV）

神经名称	记录部位	刺激部位	潜伏期 /ms	波幅 /mV	距离 /mm	速度 /(m/s)
右桡神经	示指伸肌	前臂	2.6	8.0		
		桡神经沟	5.2	8.4	150	57.7
右肌皮神经	肱二头肌	腋	1.2	4.4		
		Erb's	4.6	4.5	216	63.5
右腋神经	三角肌	Erb's	1.0	0.9		
			4.5	0.9	190	54.3
右肩胛上神经	冈下肌	Erb's	1.0	5.0		
			3.2	5.1	145	65.9

感觉神经传导速度（SCV）

神经名称	记录部位	刺激部位	潜伏期 /ms	波幅 /μV	距离 /mm	速度 /(m/s)
右正中神经	腕	示指	2.7	12.4	153	56.7
右尺神经	腕	小指	2.6	6.2	142	54.6
右桡神经	腕背桡侧	拇指	2.4	5.6	135	56.3

注："−"正常；"+"异常，可检出纤颤电位 / 正锐波、"+"个数越多越严重。

符合肩关节脱位致腋神经损伤的特点。该类型损伤在临床上极易忽视了腋神经损伤而误诊。

（六）肱骨骨折致桡神经损伤并臂丛神经损伤

病例 25-22，患者男性，47 岁。

【主要症状和体征】 摩托车车祸后左肱骨骨折 15 天，内固定术后 7 天。术后左腕活动无力，手指背伸不能，左手麻木、拇指与示指间皮肤感觉减退。

【临床拟诊】 左肱骨骨折术后桡神经损伤。

【电生理结论】

1．可见左臂丛神经部分性损害（根性受累可能）；

2．合并左上臂桡神经重度不全损害。

【临床确诊】 左臂丛神经损伤、上臂桡神经损伤。

【检测和分析要点】 该患者桡神经支配的肱桡肌及其以下各肌均可见大量失神经电位、主动MUP 未能检出（表 25-13）、各肌支 CMAP 波幅显著下降、MCV 减慢，肱三头肌和臂丛神经其他分支支配肌可见少量失神经电位、CMAP 和 MCV 正常范围（数据略），提示上臂桡神经损伤较重，结合前锯肌可检出失神经电位，提示全臂丛神经部分性根性撕脱伤。

致伤原因分析：由术后仅 7 天，桡神经支配前臂肌失神经电位已明确、大量出现，且桡神经MCV 显著减慢，可以判定神经损伤由骨折所致；前锯肌及其他神经支配肌出现失神经电位，由摔伤本身致臂丛损伤有关、与肱骨内固定手术无关。此类患者，术前行神经电生理检测是避免术后纠纷的有效手段。

二、下肢外伤导致神经损伤的病例

（一）骨盆骨折

病例 25-23，患者男性，61 岁。

【主要症状和体征】 患者因"摔倒致左髋部肿

表 25-13 病例 25-22 患者部分 EMG/MCV/SCV 数据

针极肌电图（EMG）									
肌肉名称	失神经电位			MUP	肌肉名称	失神经电位			MUP
	纤颤电位	正锐波	其他			纤颤电位	正锐波	其他	
左拇短展肌	－	＋	－	可检出	左示指伸肌	＋＋	＋＋	－	未检出
左小指展肌	＋	－	－	可检出	左指总伸肌	＋＋	＋＋	－	未检出
左桡侧腕屈肌	－	＋	－	可检出	左肱桡肌	＋＋	＋＋	－	未检出
左尺侧腕屈肌	－	＋	－	可检出	左肱三头肌	－	＋	－	可检出
左肱二头肌	－	＋	－	可检出	左三角肌	－	＋	－	可检出
左冈下肌	－	＋	－	可检出	左前锯肌	－	＋	－	可检出

运动神经传导速度（MCV）						
神经名称	记录部位	刺激部位	潜伏期 /ms	波幅 /mV	距离 /mm	速度 /(m/s)
左桡神经	示指伸肌	前臂	4.6	0.2		
		桡神经沟	12.2	0.3	195	25.7
左桡神经	指总伸肌	桡神经沟	1.0	0.1		
			7.4	0.1	213	33.3
左桡神经	肱桡肌	桡神经沟	1.0	0.2		
			9.7	0.2	113	13.0
左桡神经	肱三头肌	Erb's	1.0	8.0		
			4.7	8.1	251	67.8

感觉神经传导速度（SCV）						
神经名称	记录部位	刺激部位	潜伏期 /ms)	波幅 /μV	距离 /mm	速度 /(m/s)
左正中神经	腕	示指	2.3	7.9	135	59.6
左尺神经	腕	小指	2.2	5.3	115	52.3
左桡神经	腕背桡侧	拇指	×	×	×	×

注："－"正常；"＋"异常，可检出纤颤电位 / 正锐波、"＋"个数越多越严重；"×"严重异常，未能检测出相应数据。

胀及疼痛8天"入院。左髂部压痛，伴左髋关节活动受限，明显肿胀，可扪及明显骨擦音及骨擦感，无波动感。双上肢及右下肢肌力Ⅴ级，感觉未见特殊。生理反射存在，病理反射未引出。行左侧耻骨上支-耻骨梳内固定术。术前电生理神经功能评估部分数据见表25-14；

【辅助检查】 术前骨盆CT平扫示：①左侧髂骨翼、髋臼前后唇、耻骨梳、耻骨上下支多发骨折并周围软组织挫伤；②左侧闭孔内、外肌、髂肌、臀小肌、臀中肌挫伤肿胀；③盆腔内少量积血/积液，请结合临床（图25-16a）。

术后骨盆正侧位DR见图25-16b；术后1个月

复查电生理部分数据见表25-15。

【临床拟诊】 骨盆骨折，左侧髂骨翼骨折，左侧耻骨梳骨折，左侧耻骨上、下支骨折。

【电生理结论】 可见左腓总神经、胫神经部分性损害并左闭孔神经受累。

【临床确诊】

1. 骨盆骨折；

2. 左侧髋臼骨折；

3. 左腓总神经、胫神经、闭孔神经部分性损伤。

【检测和分析要点】 下肢近心段周围神经外伤早期，因为MCV/SCV检测反映远心段神经功能，无法通过速度减慢和/或CMAP/SNAP改变反

表25-14 病例25-23患者第一次检测部分EMG/F波数据

针极肌电图（EMG）									
肌肉名称	失神经电位			MUP	肌肉名称	失神经电位			MUP
	纤颤电位	正锐波	其他			纤颤电位	正锐波	其他	
左趾短伸肌	−	−	−	正常	左股二头肌长头	−	+	−	正常
左𧿹外展肌	−	−	−	正常	左股二头肌短头	−	+	−	正常
左胫前肌	−	+	−	正常	左股内侧肌	−	−	−	正常
左腓肠肌	−	−	−	正常	左长收肌	−	+	−	减少

F波（FW）							
神经名称	刺激部位	M潜伏期/ms	F最短潜伏期/ms	F最长潜伏期/ms	F平均潜伏期/ms	F-M潜伏期/ms	出波率/%
左腓总神经	踝前	4.7	49.8	52.4	51.1	46.4	30.0
左胫神经	内踝	3.8	49.3	51.2	50.4	46.6	50.0

注："−"正常；"+"异常，可检出纤颤电位/正锐波。

表25-15 病例25-23患者术后1个月第二次检测部分EMG/F波数据

针极肌电图（EMG）									
肌肉名称	失神经电位			MUP	肌肉名称	失神经电位			MUP
	纤颤电位	正锐波	其他			纤颤电位	正锐波	其他	
左趾短伸肌	+	−	−	正常	左股二头肌长头	+	−	−	正常
左𧿹外展肌	−	+	−	正常	左股二头肌短头	−	+	−	正常
左胫前肌	−	+	−	正常	左股内侧肌	−	−	−	正常
左腓肠肌	+	−	−	正常	左长收肌	+	+	−	减少

F波（FW）							
神经名称	刺激部位	M潜伏期/ms	F最短潜伏期/ms	F最长潜伏期/ms	F平均潜伏期/ms	F-M潜伏期/ms	出波率/%
左腓总神经	踝前	4.6	47.5	53.2	52.3	47.7	60.0
左胫神经	内踝	3.9	48.3	52.9	53.6	49.7	80.0

注："−"正常；"+"异常，可检出纤颤电位/正锐波。

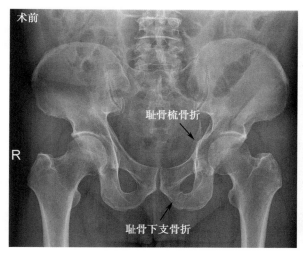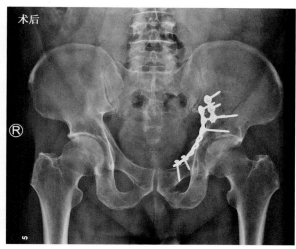

耻骨梳骨折

耻骨下支骨折

图 25-16　病例 25-23 患者骨盆术前和术后 DR 片

映近心端神经损害，F 波检测是有效手段、出波率下降则可提示近心段损伤（表 25-14）；该患者第一次检测在伤后 8 天，处于早期和最佳检测期之间，在股二头肌长、短头检测出少量失神经电位更进一步提示骨盆骨折已造成坐骨神经损伤；长收肌检出少量失神经电位提示闭孔神经受累，在耻骨上、下支骨折时并不少见，是临床检测中易于忽略的。一方面因临床体检右下肢肌力Ⅴ级，另一方面左下肢多个肌肉已异常，故无须行此检测。术后 1 个月复查肌电图可见更多肌肉出现失神经电位，是由于外伤导致坐骨神经损伤、部分轴索断伤全部体现在其支配肌中；失神经电位分布虽然较第一次检测更广，但依然是少量发放，可判定由原外伤因素所致，若此时失神经电位伴随分布范围增大、发放量也显著增大，则提示有二次创伤的可能性；F 波出波率有所提高，是因为急性期过后，近心段的早期神经及周围组织水肿等因素解除，此现象与 GBS 早期和典型期 F 波异常改变形式、原因一致。

（二）膝关节外伤

病例 25-24，患者男性，50 岁。

【主要症状和体征】　患者因"外伤后右髋部疼痛、下肢活动受限 2 小时余"急诊入院。查体：右小腿上段内侧见长约 3cm 伤口，深达肌层，无活动性出血，创面污染较轻。右小腿胫前中上段分别见两处直径约 1cm 伤口，无渗血、渗液，创缘无红肿。右小腿内侧内踝上方见长约 6cm 不规则伤口，未见活动性出血，深 1.5cm、达骨面。右髋部、右膝、右踝关节活动受限，右下肢活动因疼痛无法

配合，右侧足背动脉搏动可，趾端活动、血运、感觉可，双上肢及左下肢活动、感觉、血运可，肌力Ⅴ级，肌张力适中。生理反射存在，病理征未引出。

【辅助检查】　术前及术后 DR 片见图 25-17；术后 7 周电生理检测部分数据见表 25-16。

【术前诊断】　右侧股骨粗隆间骨折、右侧股骨远端骨折、右侧髌骨骨折、右侧胫骨近端骨折、右侧腓骨小头骨折、右下肢多处皮肤软组织裂伤。

【治疗】　多创口清创＋多处骨折内固定术。

【电生理结论】

1. 右胫神经小腿下段重度不全、髋水平（坐骨神经）轻度损害；

2. 右腓总神经髋水平（坐骨神经）部分性损害、腓深神经腓骨小头处部分性损害。

【最后诊断】　右下肢多发骨折内固定术后，右胫神经并腓总神经（坐骨神经）部分性损伤。

【检测和分析要点】　该患者术前未行电生理检测。术后 7 周仍为电生理最佳检查期。在股二头肌长和短头均检出失神经电位、MUP 无明显减少，提示坐骨神经（胫神经部、腓总神经部）部分性损伤，该部位坐骨神经通常比较坚韧、不易损伤，易被忽视；胫前肌失神经电位发放量、MUP 减少程度明显较股二头肌短头和腓骨长肌更重、腓总神经常规 MCV（实为腓深神经）减慢，提示腓骨小头下腓深神经损伤，是腓骨小头骨折常见的损伤形式之一，若腓骨长肌与胫前肌异常程度相仿、则损伤在腓深神经与腓浅神经分支之前（腓总神经）；腓肠肌失神经电位发放量与股二头肌长头相似、MUP 无明显减少、胫神经腓肠肌支 MCV 无明显

表 25-16　病例 25-24 患者部分 EMG/MCV 数据

针极肌电图（EMG）

肌肉名称	失神经电位			MUP	肌肉名称	失神经电位			MUP
	纤颤电位	正锐波	其他			纤颤电位	正锐波	其他	
右趾短伸肌	++	+	−	减少	右股二头肌长头	+	+	−	−
右踇外展肌	++	++	−	减少	右股二头肌短头	+	−	−	−
右腓骨长肌	+	−	−	−	右股内侧肌	−	−	−	−
右胫前肌	++	++	−	减少	右大收肌	−	−	−	−
右腓肠肌	−	+	−	−					

运动神经传导速度（MCV）

神经名称	记录部位	刺激部位	潜伏期/ms	波幅/mV	距离/mm	速度/(m/s)
右腓总神经	趾短伸肌	踝	3.5	6.1		
		腓骨头下	11.2	5.7	274	35.6
右胫神经	踇外展肌	内踝	7.4	1.5		
		腘窝	17.6	2.1	381	37.4
右胫神经 腓肠肌支	腓肠肌		1.0	5.9		
		腘窝	5.3	6.3	199	46.3

注："−"正常；"+"少量纤颤电位 / 正锐波可检出，"++"大量纤颤电位 / 正锐波可检出。

减慢，踇外展肌大量失神经电位、MUP 明显减少，胫神经常规 MCV 减慢、远端潜伏期延长、CMAP 波幅下降，提示胫神经小腿下段有较重损伤，应与外伤时内踝上 6cm 处皮肤创伤有关。该患者应定期复查（间隔 3～6 个月），一方面观察小腿下段胫神经损伤的恢复情况，另一方面，如果腓骨长肌和腓肠肌失神经电位增多、腓浅神经和胫神经腓肠肌支 MCV 减慢、股二头肌长短头失神经电位未增多，则提示继发腓总神经、胫神经损害，可能由股骨中下部未良好对位的骨片所致（图 25-17）。

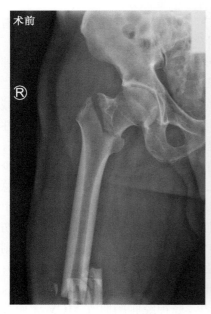
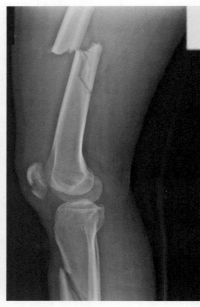
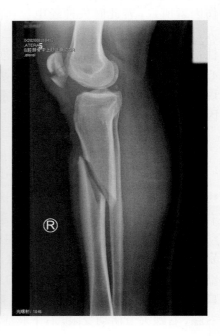

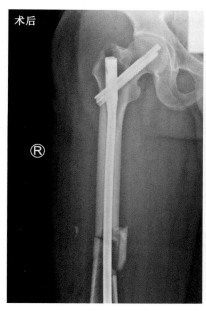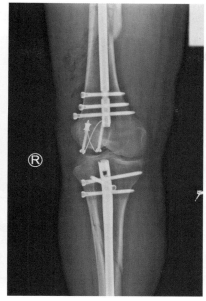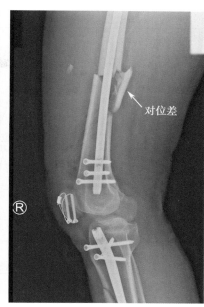

图 25-17　病例 25-24 患者下肢多发骨折术前和术后 DR 片

第三节　周围神经卡压性损害与神经丛损害

一、周围神经慢性卡压性损害

（一）腕尺管综合征并肘管综合征

病例 25-25，患者女性，36 岁。

【主要症状和体征】　左手第一骨间肌萎缩 5 个月余，伴环、小指麻木。左手夹纸试验阳性，左前臂尺侧、小指及环指尺侧皮肤感觉减退。

【临床拟诊】　左肘管综合征？

【电生理结论】　左腕部尺神经中度偏重损害并肘部尺神经轻度损害。

【临床确诊】　腕尺管综合征并肘管综合征。

【检测和分析要点】　该患者针极 EMG 手部尺神经支配肌可见失神经电位、MUP 减少，尺侧腕屈肌正常（表 25-17），常见尺神经损害部位在肘部。MCV 检测（图 25-18）显示尺神经腕以下潜伏期显著延长，与前臂段 MCV 减慢不成比例，提示腕部尺神经卡压为主要病理改变；肘段尺神经传导减慢，提示合并肘部尺神经轻度卡压；在腕、肘下、肘上、腋刺激引出的 CMAP 离散程度、形态基本一致，也提示脱髓鞘变主要发生在腕部，与下方另一典型肘部尺神经卡压患者检测图有明显差异。尺神经常规 SCV 未测出，背皮支 SCV 大致正常，亦是腕部尺神经损害的特征改变之一。

（二）胸廓出口综合征

病例 25-26，患者女性，41 岁。

【主要症状和体征】　右肩背部疼痛、沉重感，

表 25-17　病例 25-25 患者部分 EMG/SCV 数据

针极肌电图（EMG）									
肌肉名称	失神经电位			MUP	肌肉名称	失神经电位			MUP
	纤颤电位	正锐波	其他			纤颤电位	正锐波	其他	
左小指展肌	−	+	−	减少	左拇短展肌	−	−	−	可检出
左第一骨间肌	+	+	−	减少	左尺侧腕屈肌	−	−	−	可检出
感觉神经传导速度（SCV）									
神经名称	记录部位	刺激部位	潜伏期 /ms	波幅 /μV		距离 /mm		速度 /(m/s)	
左正中神经	腕	示指	2.9	8.8		156		53.8	
左尺神经	腕	小指	×	×		×		×	
左尺神经背皮支	腕背尺侧	小指背侧	3.0	3.7		150		50.0	

注："−"正常；"+"异常，可检出纤颤电位 / 正锐波；"×"严重异常，未能检测出相应数据。

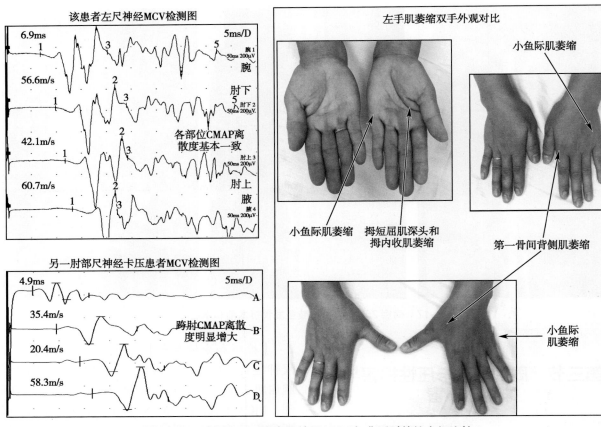

图 25-18　病例 25-25 患者尺神经 MCV 与典型肘管综合征比较

右手活动不灵活 10 余年，加重近 1 年。上述表现提重物、臂上抬或外展时明显。右拇指及小指皮肤感觉减退，大鱼际萎缩。

【临床拟诊】　右肩背部局部疼痛待诊；颈椎病？

【电生理结论】　提示右臂丛神经内侧束 / 上干损害。

【临床确诊】　右胸廓出口综合征（TOS）。

【检测和分析要点】　经典型 TOS 为下臂丛损害，根据损害部位（原因）又分下干（小斜角肌）和内侧束（颈肋）。该患者除右正中、尺神经支配肌检出失神经电位外，右胸大肌肋骨部也可检出，因胸内侧神经起自臂丛内侧束与下干交界处，故可判定下干或干束交界处受累。右尺神经、正中神经上臂段 MCV 绝对或相对减慢（表 25-18；同侧余各神经及对侧正中、尺神经正常，数据略），右尺神经 SCV 减慢、正中神经 SCV 正常，符合内侧束或下干脱髓鞘改变的特征。因胸大肌肋骨部检出失神经电位，提示下干损害可能性大。患者行臂丛神经下干松解术后症状明显缓解。近年来，随着民众健康意识的提高，TOS 患者就诊时正中、尺神经上臂段减慢的现象已较少，给电生理判定带来更大困难，更需要与腕管、肘管、尺管以及旋前圆肌综合征等多重卡

压合并鉴别，还需与神经根病、脊髓空洞症等鉴别。必要时联合使用神经超声、臂丛 MRI 和颈段脊髓 MRI 综合诊断。

（三）放射性臂丛神经病

病例 25-27，患者女性，72 岁。

【主要症状和体征】　患者左乳腺癌根治术后 8 年，术后放疗 1 年后感左手指尖发麻、疼痛。4 年前左手指发麻加重，以"颈椎病"行针灸治疗，效果欠佳。2 年前出现左手手掌轻微肿胀，1 年前肿胀蔓延至左上臂。现左上肢无力，左前臂及手皮肤感觉减退。

【临床拟诊】

1. 颈椎病？

2. 臂丛神经病？

【电生理结论】　左臂丛神经束及束以下部分性损害（程度较重）。

【临床确诊】　放射性臂丛神经病。

【检测和分析要点】　该患者臂丛神经 5 个主要分支支配肌及背阔肌均可检出失神经电位，各肌 MUP 减少或不能检出提示失轴索损害。冈上 / 下肌正常提示臂丛损害可定位在束水平（表 25-19）。MCV 检测多条神经传导速度减慢或 CMAP 离散提示合并有脱髓鞘改变（图 25-19）。根据损害类型、结合患者

表 25-18　病例 25-26 患者部分 EMG/MCV/SCV 数据

针极肌电图（EMG）

肌肉名称	失神经电位			MUP	肌肉名称	失神经电位			MUP
	纤颤电位	正锐波	其他			纤颤电位	正锐波	其他	
左拇短展肌	−	−	−	可检出	右拇短展肌	−	+	−	可检出
左小指展肌	−	−	−	可检出	右小指展肌	+	+	−	可检出
右尺侧腕屈肌	+	−	−	可检出	左冈下肌	−	−	−	可检出
右三角肌	−	−	−	可检出	右胸大肌肋骨部	+	−	−	可检出

运动神经传导速度（MCV）

神经名称	记录部位	刺激部位	潜伏期 /ms	波幅 /mV	距离 /mm	速度 /(m/s)
右正中神经	拇短展肌	腕	3.2	18.7		
		肘	6.4	17.6	178	55.6
		腋	8.6	15.5	118	53.6
右尺神经	小指展肌	腕	2.9	8.3		
		肘下	5.6	7.6	153	56.7
		肘上	7.9	7.9	109	47.4
		腋	10.1	7.9	108	49.1

感觉神经传导速度（SCV）

神经名称	记录部位	刺激部位	潜伏期 /ms	波幅 /μV	距离 /mm	速度 /(m/s)
左正中神经	腕	示指	2.2	18.8	130	59.1
右正中神经	腕	示指	2.3	13.4	139	60.4
左尺神经	腕	小指	2.1	15.8	105	50.0
右尺神经背皮支	腕背尺侧	小指背侧	2.3	10.2	107	46.5

注："−"正常；"+"异常，可检出纤颤电位 / 正锐波。

表 25-19　病例 25-27 患者部分 EMG/MCV/SCV/F 波数据

针极肌电图（EMG）

肌肉名称	失神经电位			MUP	肌肉名称	失神经电位			MUP
	纤颤电位	正锐波	其他			纤颤电位	正锐波	其他	
左拇短展肌	+	+	−	可检出	左三角肌	+	+	−	可检出
左小指展肌	+	+	−	未检出	左背阔肌	+	−	−	可检出
左指总伸肌	+	+	−	可检出	左冈上 / 下肌	−	−	−	可检出
左肱二头肌	+	+	−	可检出					

运动神经传导速度（MCV）

神经名称	记录部位	刺激部位	潜伏期 /ms	波幅 /mV	距离 /mm	速度 /(m/s)
左腋神经	三角肌	Erb's	×	×	×	×

感觉神经传导速度（SCV）

神经名称	记录部位	刺激部位	潜伏期 /ms	波幅 /μV	距离 /mm	速度 /(m/s)
左正中神经	腕	示指	×	×	×	×
左尺神经	腕背尺侧	小指	×	×	×	×

F 波（FW）

神经名称	刺激部位	M 潜伏期 /ms	F 最短潜伏期 /ms	F 最长潜伏期 /ms	F 平均潜伏期 /ms	F-M 潜伏期 /ms	出波率 /%
左正中神经	腕部	×	×	×	×	×	0
左尺神经	腕部	×	×	×	×	×	0

注："−"正常；"+"异常，可检出纤颤电位 / 正锐波；"×"严重异常，未能检测出相应数据。

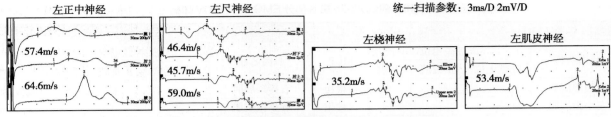

图 25-19　病例 25-27 患者 MCV 减慢和 CMAP 离散

病史，可判定为放射性臂丛神经病。该病臂丛神经的损害一方面源于放射线对神经组织的直接损害，另一方面可因臂丛神经周围结构改变、瘢痕组织形成对神经的机械性压迫，故呈进行性加重。

该病病初可表现为放疗侧手指疼痛或麻木，部分患者可伴手指或手无力。随病情进展，主观感觉异常、消失，逐渐出现放疗侧肢体前臂无力，有的可发展为放疗侧上肢无力。少数患者以突发的运动障碍起病。

二、周围神经急性卡压性损害

（一）腓总神经麻痹

病例 25-28，患者女性，22 岁。

【主要症状和体征】　左足背屈力弱 2 周，伴左足背麻木。

【临床拟诊】　左足背麻木待查，腓总神经麻痹？

【电生理结论】　左腓浅神经部分性损害（定位：腓骨小头下；感觉、运动纤维均受累）。

【临床确诊】　左腓总神经麻痹（腓浅神经受累型）。

【检测和分析要点】　腓总神经麻痹患者常同时累及腓浅神经和腓深神经分支，该患者为少见例外。患者左侧腓骨长肌检出失神经电位，左腓浅神经 MCV、SCV 减慢，胫神经、腓总神经（腓深神经）MCV 及其支配肌正常（表 25-20），可判定左腓浅神经损害。考虑到为青年患者，为排除 CMT、

表 25-20　病例 25-28 患者部分 EMG/MCV/SCV 数据

针极肌电图（EMG）									
肌肉名称	失神经电位			MUP	肌肉名称	失神经电位			MUP
	纤颤电位	正锐波	其他			纤颤电位	正锐波	其他	
左趾短伸肌	−	−	−	可检出	左姆外展肌	−	−	−	可检出
右趾短伸肌	−	−	−	可检出	右姆外展肌	−	−	−	可检出
左腓骨长肌	−	+	−	可检出	左胫前肌	−	−	−	可检出
右腓骨长肌	−	−	−	可检出	左腓肠肌	−	−	−	可检出
左股二头肌短头	−	−	−	可检出	左股内侧肌	−	−	−	可检出

运动神经传导速度（MCV）						
神经名称	记录部位	刺激部位	潜伏期 /ms	波幅 /mV	距离 /mm	速度 /(m/s)
左腓总神经	趾短伸肌	踝前	4.9	7.0		
		腓骨小头下	9.9	7.3	233	46.6
		腓骨小头上	12.1	7.2	104	47.3
左胫神经	姆外展肌	内踝	3.9	12.0		
		腘窝	10.8	12.1	335	48.6
左腓浅神经	腓骨长肌	腓骨小头上	1.0	2.2		
		腓骨小头上	5.2	3.0	144	34.3
右腓浅神经	腓骨长肌	腓骨小头上	1.0	6.4		
		腓骨小头上	4.1	5.6	145	46.8

感觉神经传导速度（SCV）						
神经名称	记录部位	刺激部位	潜伏期 /ms	波幅 /μV	距离 /mm	速度 /(m/s)
右腓浅神经	足背	小腿前外	3.3	9.5	147	44.5
左腓浅神经	足背	小腿前外	3.9	5.8	145	37.2

注："−"正常；"+"异常，可检出纤颤电位/正锐波。

HNPP 等遗传性周围神经病,对侧胫神经、腓总神经及上肢正中、尺神经常规 EMG 和 NCV 检测是必要的(数据略)。其他神经、肌肉均正常,提示损害部位在腓浅神经分支,可诊断为临床少见的"腓浅神经麻痹"。因腓浅神经支配肌具有辅助踝关节背屈功能,其肌力下降患者可诉足背屈功能障碍,易误诊为腓总神经麻痹。精确定位腓浅神经、腓总神经受累对物理治疗、手术治疗的治疗方式 / 部位选择具有重要意义。

(二)股外侧皮神经炎

病例 25-29,患者女性,41 岁。

【主要症状和体征】 左股前外侧麻木 2 个月,偶有腰部疼痛、无向下放射感觉。左股前外侧下 2/3 区皮肤感觉减退、腱反射正常、病理征阴性。

【临床拟诊】 左股外侧麻木待诊。

【电生理结论】 可见左股外侧皮神经部分性损害(程度较重)。

【临床确诊】 左股外侧皮神经炎。

【检测和分析要点】 对于股外侧皮神经受损临床症状确切的患者,下肢常规 MCV、SCV 等检测也是必要的(表 25-21),用以排除系统性周围神

经病等基础性疾病;SEP 检测用以排除腰段脊髓受损导致的麻木。该患者上述各项指标正常(部分数据略),先测健侧股外侧皮神经 SCV,找到最佳刺激 - 记录位置,数据用于对照;再测患侧,SNAP 波幅显著下降,SCV 显著减慢,提示左股外侧皮神经受损较重(图 25-20)。

第四节　多发性周围神经病类

一、炎性脱髓鞘性周围神经病

(一)典型吉兰 - 巴雷综合征(GBS)

病例 25-30,患者男性,29 岁。

【主要症状和体征】 痔疮复发,发热 1 周后四肢麻木、无力 20 余天。查体示四肢肌力Ⅲ级,肌张力降低,腱反射减弱,皮肤痛觉减退。

【临床拟诊】 吉兰 - 巴雷综合征?

【电生理结论】 可见多发性周围神经损害(以近心端脱髓鞘变为主伴轻度失轴索)。

【临床确诊】 吉兰 - 巴雷综合征。

【检测和分析要点】 该患者起病于痔疮复发

表 25-21　病例 25-29 患者 EMG/SCV 数据

针极肌电图(EMG)								
肌肉名称	失神经电位			MUP	肌肉名称	失神经电位		MUP
	纤颤电位	正锐波	其他			纤颤电位	正锐波	其他	
左趾短伸肌	-	-	-	可检出	左姆外展肌	-	-	-	可检出
感觉神经传导速度(SCV)								
神经名称	记录部位	刺激部位	潜伏期 /ms	波幅 /μV	距离 /mm	速度 /(m/s)
左腓浅神经	足背	小腿前外	3.7	11.6	165	44.6
左腓肠神经	外踝下	小腿后	3.0	20.2	145	48.3

注:"-"正常。

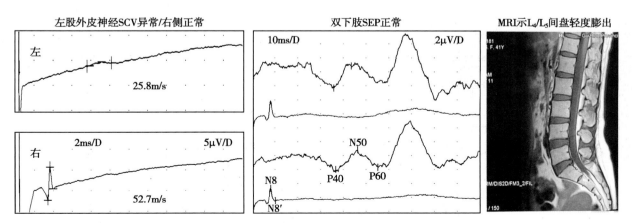

图 25-20　病例 25-29 患者股外皮神经 SCV 健患侧对比以及腰部 MRI 表现

后，提示 GBS 诱发原因的多样性。起病 20 天后，进入"GBS 电生理最佳检测期"，表现出多节段 MCV 检测特征性的"近慢远快"现象，即正中神经和尺神经上臂段 MCV 慢于前臂段，此现象反映脱髓鞘起始于近心端（神经根）的病理特征，故支持该患者为经典型 GBS。上肢各神经（右尺神经除外）前臂段、下肢各神经（小腿段）MCV 减慢，提示脱髓鞘已经蔓延至远端，且病情较重。右尺神经上臂段、前臂段 MCV 减慢程度明显轻于其他神经，提示每个患者所有神经病理改变程度并不总是相同。多神经 CMAP 表现出传导阻滞（CB）现象（图 25-21），说明 CB 本质为周围神经运动纤维非均匀脱髓鞘，而非某种疾病特有；以双侧正中神经为例，针电极记录和表面电极记录的 CMAP 比较，可见前者不仅能更好反映出支配拇短展肌的运动纤维之间脱髓鞘的不一致性导致 CMAP 波幅下降，更可看出 CMAP 波形显著离散，而后者虽也可反映近端刺激波幅下降，但对 CMAP 离散度的反映显然不如前者。F 波（图略）表现出波率下降或不能引出、部分神经离散度增大，也是周围神经运动纤维脱髓鞘改变所致，且与 MCV 异常程度匹配，例如右尺神经 MCV 减慢程度较轻，F 波出波率可达 100%。远端肌出现少量失神经电位，提示有部分失轴索改变（表 25-22）。所有受检神经 SCV 减慢程度与 MCV 减慢程度基本"匹配"、SNAP 波幅显著下降体现了脱髓鞘对其影响。

（二）末梢型 GBS

病例 25-31，患者男性，5 岁。

【主要症状和体征】 上呼吸道感染、发热 1 周，伴四肢酸痛。双下肢无力 2 天。查体示四肢肌力 Ⅳ 级，腱反射对称减弱，皮肤痛觉减退。病后 2 周脑脊液出现蛋白细胞分离现象。

【临床拟诊】 吉兰 - 巴雷综合征？

【电生理结论】 多发性周围神经损害（末梢感觉、运动混合型；髓鞘、轴索均受累，以脱髓鞘为主）。

【临床确诊】 吉兰 - 巴雷综合征。

【检测和分析要点】 该患者于起病后 2 天行第一次电生理检测，属（超）早期检测。所有肌肉 MUP 发放减少，大部分肌肉未见失神经电位、仅右趾短伸肌检出（表 25-23）。符合脱髓鞘型周围神经病早期炎性反应导致轴浆流阻断改变的病理学改变特征。

第一次电生理检测 MCV 主要表现为末梢潜伏期延长、CMAP 显著离散、中 / 近段 MCV 轻度减慢，除双侧腓肠神经外（图 25-22a），余各神经 SNAP 不能引出提示为末梢型脱髓鞘改变（数据略），不同于经典型 GBS 初始病理改变为近心端损害、早期 SCV 异常不明显的特征。部分 GBS 患者早期腓肠神经未受累或受累较轻的特点，称之为"腓肠神经逃逸现象"，此现象发生机制与腓总神经和胫神经在大腿中下部各发出感觉纤维再合成腓

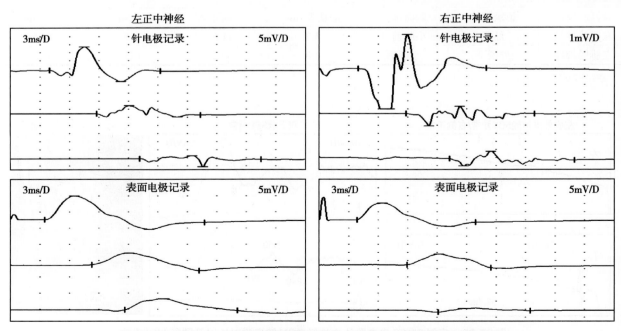

图 25-21 病例 25-30 患者近慢远快现象和针电极与表面电极 CMAP 比较

表 25-22　病例 25-30 患者部分 EMG/MCV/SCV/F 波数据

针极肌电图（EMG）

肌肉名称	左侧					右侧				
	自发放电		MUP			自发放电		MUP		
	F&P	其他	大小	发放	多相电位	F&P	其他	大小	发放	多相电位
拇短展肌	−	+	−	−	−	+	−	−	−	−
小指展肌						+	−	−	−	−
趾短伸肌	+	−	−	−	−					
踇外展肌	+	−	−	−	−	+	−	−	−	−

运动神经传导速度（MCV）

神经名称	记录部位	刺激部位	潜伏期 /ms	波幅 /mV	距离 /mm	速度 /(m/s)
左正中神经	拇短展肌	腕	4.0	21.6		
		肘	8.8	7.1	190	39.6
		腋	13.2	7.1	140	31.8
右正中神经	拇短展肌	腕	4.0	11.1		
		肘	8.9	2.4	178	36.3
		腋	13.3	1.8	154	35.0
右尺神经	小指展肌	腕	2.8	24.2		
		肘	5.4	19.8	149	57.3
		腋	7.6	21.7	99	45.0
左腓总神经	趾短伸肌	踝前	4.9	1.7		
		腓骨小头	14.4	0.4	275	28.9
左胫神经	踇外展肌	内踝	6.2	1.4		
		腘窝	25.9	0.4	360	18.2
右腓总神经	趾短伸肌	踝前	5.1	2.8		
		腓骨小头	16.8	0.3	257	22.0
右胫神经	踇外展肌	内踝	5.0	6.1		
		腘窝	19.5	0.8	380	26.2

感觉神经传导速度（SCV）

神经名称	记录部位	刺激部位	潜伏期 /ms	波幅 /μV	距离（mm）	速度 /(m/s)
右正中神经	腕	示指	4.1	0.4	150	36.6
右尺神经	腕	小指	2.9	0.8	125	43.1
左腓浅神经	足背	小腿前外	5.4	0.6	194	35.9
左腓肠神经	外踝下	小腿后	4.9	2.9	130	26.5

F 波（FW）

神经名称	刺激部位	M 潜伏期 /ms	F 最短潜伏期 /ms	F 最长潜伏期 /ms	F 平均潜伏期 /ms	F-M 潜伏期 /ms	出波率 /%
右正中神经	腕部	3.9	32.0	35.2	33.3	29.4	70
右尺神经	腕部	2.6	25.2	28.1	26.8	24.2	100
左腓总神经	踝前	9.8	56.9	58.1	57.8	48.0	60
左胫神经	内踝	6.1	32.6	32.6	32.6	26.5	10
右胫神经	内踝	5.1	×	×	×	×	×

注:"−"正常;"+"异常,可检出纤颤电位 / 正锐波;"×"严重异常,未能检测出相应数据。

表 25-23　病例 25-31 患者部分 EMG/MCV/SCV 治疗前后对比数据

第一次（治疗前）针极肌电图（EMG）										
肌肉名称	左侧					右侧				
	自发放电		MUP			自发放电		MUP		
	F&P	其他	大小	发放	多相电位	F&P	其他	大小	发放	多相电位
拇短展肌	−	−	−	↓	−	−	−	−	↓	−
小指展肌	−	−	−	↓	−	−	−	−	↓	−
趾短伸肌	−	−	−	↓	−	+	−	−	↓	−
踇外展肌						−	−	−	↓	−

第二次（治疗一周后）针极肌电图（EMG）										
肌肉名称	左侧					右侧				
	自发放电		MUP			自发放电		MUP		
	F&P	其他	大小	发放	多相电位	F&P	其他	大小	发放	多相电位
拇短展肌	+	−	−	−	−	−	−	−	−	−
小指展肌	−	−	−	↓	−	+	−	−	↓	−
趾短伸肌	+	−	−	−	−	+	−	−	−	−
踇外展肌						+	−	−	−	−

运动神经传导速度（MCV）治疗前/后比较					
神经名称	记录部位	刺激部位	潜伏期（前/后）/ms	波幅（前/后）/mV	速度（前/后）(m/s)
左正中神经	拇短展肌	腕	12.8/21.8	2.9/4.8	
		肘	15.5/24.4	2.7/3.9	47.5/45.3
		腋	17.1/26.0	2.3/2.9	56.4/49.9
左尺神经	小指展肌	腕	6.6/12.2	1.6/1.9	
		肘	8.8/16.4	1.7/2.7	44.7/30.9
		腋	11.9/21.2	0.6/0.8	50.1/20.8
右腓总神经	趾短伸肌	踝前	11.9/15.8	0.5/1.4	
		小头下	14.6/22.5	1.7/1.1	49.9/33.3

腓肠神经 SCV 治疗前/后比较						
神经名称	记录部位	刺激部位	潜伏期（前/后）/ms	波幅（前/后）/μV	距离（前/后）/mm	速度（前/后）/(m/s)
右腓肠神经	外踝下	小腿后	3.5/3.6	10.3/6.4	132/133	37.7/36.9

注：空白栏示未查；"−"正常；"+"异常，可检出纤颤电位/正锐波；发放"↓"MUP 减少。

肠神经的解剖结构有关，此解剖特点的形成与进化有关，目的应该是在部分神经损害发生时尽可能保障腓肠神经功能不受损，因为腓肠神经支配足外侧感觉决定了人体感知"安全外边界"的能力事关生命安全；随病程进展通常腓肠神经受累程度加重。

第一次检测后脑脊液检查出现蛋白细胞分离现象，按 GBS 治疗 1 周，患儿感觉运动症状均较治疗前明显恢复。判定为 GBS 变异型。

第二次电生理检测处于早期到典型期（神经损害后电生理异常表现高峰期）的过渡阶段。针极肌电图更多肌肉出现失神经电位，符合轴索断裂后需一定时间才能在肌肉中表现出失神经电位的规律；MUP 发放普遍增加，符合经治疗后大量被功能性阻断但并未断裂轴索轴浆流复通的病理改变特点，也是临床症状缓解的病理学基础。

第二次 MCV 表现为 CMAP 离散度增大、末梢潜伏期进一步延长、中/近段 MCV 减慢更加明显，在此基础上 MCV 出现"近慢远快"现象，提示早期同时有根性受累。

除右胫神经外，其余各神经两次 F 波检测出波率极低、不能明确辨识（图略）。结合右胫神经 MCV 第一次检测（图 25-22b）和第二次检测（图 25-22c）深入分析两次 F 波改变特点（图 25-22d～f），可更深刻理解电生理改变与病理变化过程的关系。

图 25-22b 和图 25-22c 显示第二次检测远端潜伏期更长、CMAP 更离散和波幅下降、传导速度更慢，与患者临床症状减轻出现了"矛盾"。该现象可持续至起病后数月，被称为"GBS 患者电生理恢复滞后于临床"。其本质为周围神经急性脱髓鞘改变蔓延的过程，不能简单理解为"神经损伤程度加重"。两次检测均显示腘窝刺激引出的 CMAP 较内踝刺激更加离散，提示胫神经小腿段有非一致性脱髓鞘改变。

图 25-22d 为右胫神经第一次 F 波检测 M/F 分界不同的两种显示方式。由 FL0（F 波潜伏期）起始 10 次刺激均有一个形态完全一致的波形，按"正常 F 波形态多变"的原则不能判为 F 波。但结合 FL0 前有约 5ms 近乎平直的基线，再由 MCV 减慢和末梢潜伏期延长的程度推算，F 波潜伏期与 FL0 潜伏期相吻合。其形态完全一致源于轴浆流未阻断的运动神经纤维数量大幅度减少，每次刺激总是同一组纤维产生 F 波。第一条曲线 M/F 分界在 40ms，其前有约 10ms 基线较为平直、其后有一个

形态高度一致的小负向波，为了判定该波形成分是否为近年来讨论较多的"A 波"，将 M/F 分界调整到 30ms 处（第二条曲线），显示 30～40ms 原来近乎平直的基线，实质为 M 波延续的离散成分由于分辨率为 1mV/D 而不能显现，该小波形亦为 M 波延续，M 波终止于 Me0 所示处，Me0 与 FL0 之间才是真正的基线。图 25-22b 中 CMAP 潜伏期明显小于 ML（M 波潜伏期），一方面源于 MCV 检测分辨率较高，另一方面是按"远端潜伏期最短原则"人为调整的结果。

图 25-22f 为第二次 F 波检测，M 波和 F 波分辨率均采用 0.1mV/D，延长总窗口时间至 150ms。显示 ML 延长不明显、M 波连续变化至 Me1 终止，M 波时程（ML 至 Me1）大幅度延长（M 波也可能真正终止于 Me2 处），符合小腿段脱髓鞘加重且程度更加不一致。为确定 F 波潜伏期，需观察图 25-22e 所示单线显示模式。可见 FL1 处形态变化较多，比较符合 F 波形态变化规律，潜伏期也符合脱髓鞘加重的结果；在 FL2 处，有 7 个波形形态几乎相同、1 个形态不同、5/6 号线波形缺失，可能是由脱

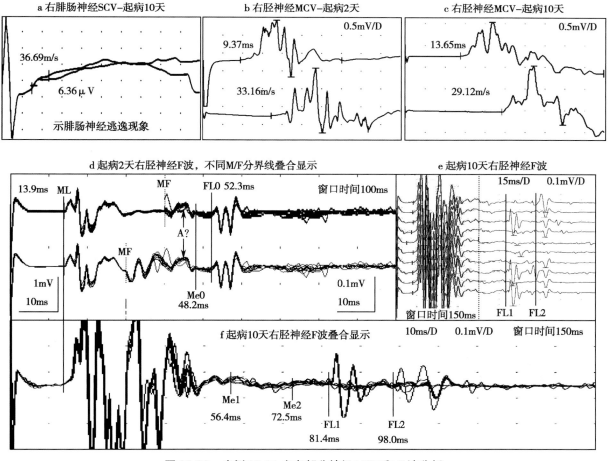

图 25-22 病例 25-31 患者部分神经 NCV 和 F 波分析

髓鞘更严重纤维引出的 F 波。

上述 MCV 和 F 波检测均使用同心针电极记录，若用表面电极记录，多数情况下不能反映上述 CMAP（M 波）变化细节。

该患者两次电生理检测异常项目、异常形式的变化，既充分体现了电生理异常与病理改变的相关性，又说明了 GBS 病理改变个体差异的多样性。

（三）婴幼儿典型 GBS

病例 25-32，患者男性，1 岁。

【主要症状和体征】 四肢活动减少，站立力弱 20 天。查体示四肢肌力Ⅳ级、肌张力轻度下降。

【临床拟诊】 重症肌无力？

【电生理结论】 可见多发性周围神经损害（近心段脱髓鞘变为著）。

【临床确诊】 吉兰 - 巴雷综合征。

【检测和分析要点】 该患儿临床疑诊重症肌无力（MG），重复电刺激试验（RNS）检测阴性，提示终板功能异常导致无力的可能性大幅度减小（MG 患者的 RNS 阳性率并非 100%）。

针极肌电图部分肌肉检出自发电活动，MUP 发放减少、近端肌 MUP 无明显减小可排除肌性损害（对于婴幼儿无力，各种遗传性肌病、炎性肌病均应考虑到），提示神经源性损害、轻度失轴索改变。

神经传导检测可见正中、尺神经上臂段 MCV 较前臂段减慢（图 25-23）的"近慢远快"现象（表 25-24），是近心端脱髓鞘变典型期的特征性电生理改变。对于婴幼儿患者近慢远快现象的确认，特别要排除因患儿肢体长度较短易产生技术错误的

因素。多神经 F 波出波率下降（下肢较为明显），支持周围神经近心端损害。所测的上下肢各神经 SNAP 均未能明确引出（数据略），源于婴幼儿肢体较短，近心端脱髓鞘改变，可以短时间内影响 SNAP 整合致其不能引出，而不能解释为感觉纤维严重失轴索变（可通过临床体检患儿对痛觉、触觉存在反应而验证）。

综合电生理改变符合轻型经典型 GBS 典型期电生理改变特征，因家属拒绝行"腰穿"，未能以脑脊液蛋白细胞分离现象证实，但按 GBS 治疗，患儿症状迅速好转，可证实即为吉兰 - 巴雷综合征，程度较轻。

（四）急性轴索型感觉运动神经病（AMSAN）

病例 25-33，患者女性，32 岁。

【主要症状和体征】 下肢无力 3 周，上肢无力 2 周，下肢重于上肢。病前 2 周腹泻、发热。查体示下肢肌力Ⅱ级，上肢肌力Ⅲ级，四肢腱反射减弱，皮肤感觉正常。

【临床拟诊】 吉兰 - 巴雷综合征？

【电生理结论】 多发性周围神经损害（感觉运动纤维均受累；失轴索为主伴脱髓鞘）。

【临床确诊】 吉兰 - 巴雷综合征。

【检测和分析要点】 该患者针极肌电图四肢肌均出现大量失神经电位，远端肌主动 MUP 几乎均未检出，近端肌 MUP 显著减少，提示运动神经纤维严重失轴索变（表 25-25）。

MCV 检测显示各神经 CMAP 波幅普遍显著下降或不能引出，支持运动纤维失轴索变。少数能引出 CMAP 神经的远端速度轻度减慢，右股神经明显减慢，提示伴有近心端脱髓鞘。各神经

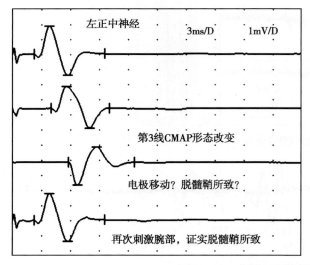

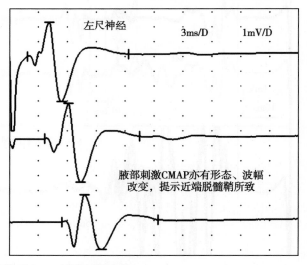

图 25-23 病例 25-32 患者典型 MCV 近慢远快现象

表 25-24　病例 25-32 患者部分 EMG/MCV/F 波数据

针极肌电图（EMG）

肌肉名称	左侧					右侧				
	自发放电		MUP			自发放电		MUP		
	F&P	其他	大小	发放	多相电位	F&P	其他	大小	发放	多相电位
拇短展肌	+	−	−	−	−	−	−	−	↓	−
小指展肌	−	−	−	−	−	+	−	−	−	−
三角肌	−	−	−	−	−	−	−	−	−	−
趾短伸肌	−	−	−	−	−	−	−	−	−	−
踇外展肌	−	−	−	↓	−	−	−	−	−	−
股内肌	−	−	−	−	−	−	−	−	−	−

运动神经传导速度（MCV）

神经名称	记录部位	刺激部位	潜伏期/ms	波幅/mV	距离/mm	速度/(m/s)
左正中神经	拇短展肌	腕	2.2	3.3		
		肘	4.0	2.8	97	53.9
		腋	5.8	2.6	74	41.1
左尺神经	小指展肌	腕	1.9	5.4		
		肘	3.7	5.3	104	57.8
		腋	5.5	3.7	75	41.7
左腓总神经	趾短伸肌	踝前	2.2	10.2		
		腓骨小头	5.2	9.9	113	37.7
左胫神经	踇外展肌	内踝	3.1	6.3		
		腘窝	6.9	5.8	154	40.5
右腓总神经	趾短伸肌	踝前	2.3	3.8		
		腓骨小头	4.9	3.2	112	43.1
右胫神经	踇外展肌	内踝	3.0	3.3		
		腘窝	6.4	2.8	153	45.0

F 波（FW）

神经名称	刺激部位	M 潜伏期/ms	F 最短潜伏期/ms	F 最长潜伏期/ms）	F 平均潜伏期/ms	F-M 潜伏期/ms	出波率/%
左正中神经	腕部	2.5	16.1	19.7	16.9	14.4	80
左尺神经	腕部	2.5	15.3	16.3	15.7	13.2	100
左腓总神经	踝前	2.5	24.9	36.0	30.5	28.0	20
左胫神经	内踝	2.9	25.7	35.7	29.5	26.6	50
右腓总神经	踝前	2.3	24.6	27.2	25.9	23.6	20
右胫神经	内踝	3.1	26.4	27.6	27.0	23.9	20

注：空白栏示未查；"−"正常；"+"异常，可检出纤颤电位/正锐波；"↓"MUP 发放减少。

SNAP 波幅显著下降、SCV 轻度减慢，提示感觉纤维亦为失轴索为主、伴轻度脱髓鞘。各神经 F 波均不能引出支持运动纤维受损较重。

双下肢 SEP 皮质电位分化较好、P40 潜伏期正常范围（图 25-24），进一步支持周围神经失轴索为主、脱髓鞘变较轻的病理改变，同时体现了 SEP 的中枢放大作用。

综合上述改变，电生理显示为周围神经轴索损害为主、主要累及运动神经纤维的异常改变形式，符合 AMSAN 病理改变特征。结合急性起病、脑脊液蛋白细胞分离现象等可排除针极肌电图和运动传导检测可出现与上述相似电生理异常改变

表 25-25 病例 25-33 患者部分 EMG/MCV/SCV/F 波数据

针极肌电图（EMG）

观察指标	左侧					右侧				
	自发放电		MUP			自发放电		MUP		
肌肉名称	F&P	其他	大小	发放	多相电位	F&P	其他	大小	发放	多相电位
拇短展肌	++	−	×	×	×	++	×	×	×	×
小指展肌	++	−	×	×	×					
三角肌	++	−	−	↓	↑	++	−	−	↓	↑
趾短伸肌	++	−	×	×	×					
跨外展肌	++	−	×	×	×	++	−	×	×	×
股内肌	+	−		↓	−	+	−		↓	−

运动神经传导速度（MCV）

神经名称	记录部位	刺激部位	潜伏期/ms	波幅/mV	距离/mm	速度/(m/s)
左正中神经	拇短展肌	腕/肘/腋	×	×	×	×
左尺神经	小指展肌	腕/肘/腋	×	×	×	×
左腓总神经	趾短伸肌	踝前/小头	×	×	×	×
左胫神经	跨外展肌	内踝	4.4	0.7		
		腘窝	12.0	0.8	350	46.1
左股神经	股内肌	腹股沟	1.0	0.2		
		腹股沟	8.0	0.3	270	38.6

感觉神经传导速度（SCV）

神经名称	记录部位	刺激部位	潜伏期/ms	波幅/μV	距离/mm	速度/(m/s)
左正中神经	腕	示指	3.2	2.9	145	45.3
左尺神经	腕	小指	2.4	3.1	125	52.1
左腓浅神经	足背	小腿前外	4.2	0.9	155	36.9
右腓浅神经	足背	小腿前外	3.9	0.6	130	33.3
左腓肠神经	外踝下	小腿后	3.0	1.0	110	36.7
右腓肠神经	外踝下	小腿后	2.8	1.6	85	30.4

F 波（FW）

神经名称	刺激部位	M 潜伏期/ms	F 最短潜伏期/ms	F 最长潜伏期/ms	F 平均潜伏期/ms	F-M潜伏期/ms	出波率/%
左正中神经	腕部	×	×	×	×	×	×
左尺神经	腕部	×	×	×	×	×	×
左腓总神经	踝前	×	×	×	×	×	×
左胫神经	内踝	4.3	×	×	×	×	×
右胫神经	内踝	×	×	×	×	×	×

注："−"正常；在 F&P 中，"+"少量检出纤颤电位/正锐波，"++"大量检出纤颤电位/正锐波；在 MUP 的发放中，"↓"发放频率减少；在多相电位中，"↑"多相电位比例增大；"×"严重异常，未能检测出相应数据。

的疾病（主要是 MND），支持 AMSAN 诊断。

关于 AMSAN、AMAN 的电生理异常，且不可仅强调其失轴索改变而忽略了"急性炎性"的病理改变本质可导致脱髓鞘变，也就是说电生理出现明显失轴索改变特征时，不能因部分神经表现的轻度传导速度减慢而否定失轴索型诊断。

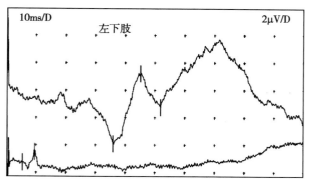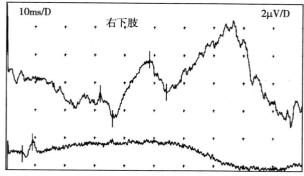

图 25-24　病例 25-33 患者的 SEP 中枢放大作用

二、遗传相关的周围神经病

（一）腓骨肌萎缩症

一家系，4 例 Charcot-Marie-Tooth 病（CMT）：

病例 25-34，患者男性，50 岁；病例 25-35，患者男性，53 岁；病例 25-36，患者男性，57 岁；病例 25-37，患者女性，59 岁。

【主要症状和体征】　病例 25-34 自 10 岁起出现进行性双下肢无力、肌萎缩，逐渐加重出现高弓足、爪形趾、马蹄内翻足。电生理检测提示多发性周围神经严重脱髓鞘改变。追问家族史，发现其 2 个哥哥和 1 个姐姐（病例 25-35～病例 25-37）均有相似表现，对三人均行电生理检测，见相似的电生理改变（表 25-26；病例 25-34～病例 25-37 的部分检测数据）。查体示双下肢近端肌力正常，远端肌力Ⅲ～Ⅳ级，四肢腱反射减弱，四肢远端感觉减退，病理征阴性。

【临床拟诊】　四肢力弱待诊。

【电生理结论】　先证者病例 25-34 检测完成后，报告结论为：可见多发性周围神经损害（程度重，以全节段脱髓鞘变为主、末梢尤著）。

加测病例 25-35～病例 25-37 后，报告结论修正为：可见多发性周围神经损害（程度重，以全节段脱髓鞘变为主伴轻度失轴索变；结合家族性发病特点，提示符合 CMT 电生理改变特征）。

【临床确诊】　Charcot-Marie-Tooth 病。

【检测和分析要点】　该家族性四名患者，针极肌电图检测仅病例 25-34 未检出明确失神经电位，其余三人均可在远端肌检出少量至中等量发放的失神经电位，足内在肌多于手内在肌，提示运动纤维失轴索变。四人的 MUP 均呈典型神经源性损害的减少、增大，部分足内在肌、个别手内在肌 MUP 不能检出，提示失轴索变程度严重（表 25-26）。

神经传导检测显示常规各受检神经 SNAP 均未能明确引出（数据及图略），提示感觉纤维严重损害，结合 MCV，提示末梢型损害、严重脱髓鞘伴失轴索改变（图 25-25）。MCV 显示四名患者各神经 CMAP 严重离散、波幅下降，并出现传导阻滞现象（提示该现象由运动神经纤维脱髓鞘改变特点决定，可出现在多种周围神经脱髓鞘病种而非仅出现在 MMN 患者中），提示运动纤维脱髓鞘改变严重，且神经纤维间髓鞘脱失程度不一致；总计数条腓总 / 胫神经和一条正中神经 CMAP 未能引出，提示部分周围神经运动纤维严重失轴索改变；MCV 普遍全节段显著减慢，且末梢潜伏期延长更为显著，提示首先发生的应是末梢型脱髓鞘改变，随病程进展出现失轴索变。F 波潜伏期显著延长与 MCV 异常改变一致，部分神经出现高波幅 F 波（巨大 F 波），提示该现象亦可由周围神经末梢型失轴索引起。

四名患者的 SEP 皮质电位异常，均与各自周围神经损害程度相"匹配"。共同特征是上肢 SEP 皮质电位分化尚好，潜伏期明显延长，而下肢 SEP 皮质电位分化较差、潜伏期延长。其中病例 25-36 四肢 SEP 异常程度明显重于其他三人，与其周围神经损害程度明显较重相"匹配"，可能源于其在 5 年前确诊糖尿病，且血糖控制一直不理想、继发糖尿病性周围神经损害有关；考虑到其周围神经损害程度严重，为鉴别是否合并中枢（主要是颅内）损害，加测 BAEP、PRVEP 和面肌肌电图及面神经 MCV，这些项目大致正常即可排除脑神经周围性损害，又可证明颅内全视觉通路和脑干听觉通路未受累，从而间接推断 SEP 严重异常仍由肢体周围神经损害所致。

综合电生理改变周围神经感觉运动纤维末梢型损害较重特点，结合同胞哥姐神经损害类型相同，可判定为 Charcot-Marie-Tooth 病。

（二）CMT 继发脊柱侧弯

病例 25-38，患者男性，30 岁。

表 25-26　病例 25-34 ~ 病例 25-37 患者部分 EMG/MCV 数据

针极肌电图（EMG）（部分肌肉）

病例	肌肉名称	左侧					右侧				
		自发放电		MUP			自发放电		MUP		
		F&P	其他	大小	发放	多相电位	F&P	其他	大小	发放	多相电位
病例 25-34	拇短展肌	−	−	↑	−	−	−	−	↑	−	−
	小指展肌	−	−	−	−	−	−	−	↑	↓	−
	三角肌						−	−	−	−	−
	趾短伸肌						−	−	↑	↓	−
	姆外展肌						−	−	↑	↓	−
	股内肌						−	−	−	−	−
病例 25-35	拇短展肌	++	−	↑	↓	−	++	−	↑	↓	−
	姆外展肌	+	−	↑	↓	−	+	−	↑	↓	−
	趾短伸肌						+	−	×	×	−
病例 25-36	拇短展肌	+	−	×	×	−	+	−	×	×	−
	小指展肌						+	−	×	×	−
	趾短伸肌	−	−	×	×	−	−	−	×	×	−
	姆外展肌	−	−	×	×	−	−	−	×	×	−
	腓骨长肌	−	−	×	×	−	−	−	×	×	−
	三角肌	−	−	↑	−	−	−	−	−	↓	−
	股内肌	−	−	↑	−	−					
病例 25-37	拇短展肌					−	−	−	↑	−	−
	姆外展肌					−	−	−	−	↓	−

运动神经传导速度（MCV）（部分神经）

病例	神经名称	记录部位	刺激部位	潜伏期 /ms	波幅 /mV	距离 /mm	速度 /（m/s）
病例 25-34	右正中神经	拇短展肌	腕	13.4	1.6		
			肘	20.6	0.7	170	23.6
			腋	24.3	1.9	145	39.2
	右腋神经	三角肌	Erb's	1.0	0.7		
			Erb's	11.4	0.8	200	19.2
	右腓总神经	趾短伸肌	踝前	9.6	0.2		
			腓骨小头下	25.8	0.1	270	16.7
			腓骨小头上	29.1	0.1	105	31.8
	右胫神经	姆外展肌	内踝	14.1	0.0		
			腘窝	36.2	0.1	410	18.5
	右股神经	股内肌	腹股沟	1.0	0.4		
			腹股沟	13.9	1.6	245	19.0
病例 25-35	右正中神经	拇短展肌	腕	10.8	0.3		
			肘	19.4	0.4	156	18.1
			腋	25.0	0.4	115	20.5
	左腓总神经	趾短伸肌	踝 / 小头	×	×	×	×
	右腓总神经	趾短伸肌	踝 / 小头	×	×	×	×
	右胫神经	姆外展肌	内踝	14.1	0.1		
			腘窝	36.2	0.1	410	18.5

续表

病例	神经名称	记录部位	刺激部位	潜伏期 /ms	波幅 /mV	距离 /mm	速度 /(m/s)
病例 25-35	左正中神经	拇短展肌	腕	9.3	0.5		
			肘	19.7	0.5	164	15.8
			腋	25.7	0.5	98	16.3
	右正中神经	拇短展肌	腕 / 肘 / 腋	×	×	×	×
	左腓总神经	趾短伸肌	踝 / 小头	×	×	×	×
	右腓总神经	趾短伸肌	踝 / 小头	×	×	×	×
	左胫神经	蹞外展肌	内踝 / 腘窝	×	×	×	×
	右胫神经	蹞外展肌	内踝 / 腘窝	×	×	×	×
	左股神经	股内肌	腹股沟	1.0	0.1		
			腹股沟	12.6	0.1	256	22.1
病例 25-36	右正中神经	拇短展肌	腕	10.4	9.0		
			肘	16.7	8.2	141	22.4
			腋	20.5	6.3	121	31.8
	右胫神经	蹞外展肌	内踝	10.5	0.1		
			腘窝	23.8	0.1	321	24.1

注：空白栏示未查；"–"正常；在 F&P 中，"+"少量检出纤颤电位 / 正锐波，"++"大量检出；在 MUP 的大小中，"↑"增大；在 MUP 的发放中，"↓"发放频率减少；在多相电位中，"↑"多相电位比例增大；"×"严重异常，未能检测出相应数据。

MCV减慢、CMAP整合较好，提示一致性脱髓鞘　　　　　　CMAP严重离散，提示非一致性脱髓鞘

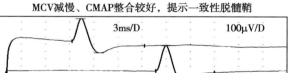

四肢SEP异常程度与各神经受损程度"匹配"，提示源于周围神经损害

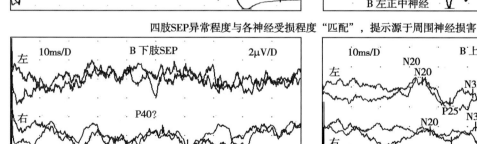

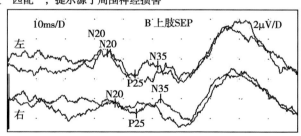

BAEP和PRVEP大致正常，提示颅神经及颅内相关通路未受累

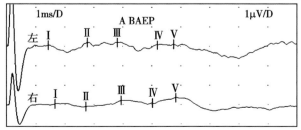

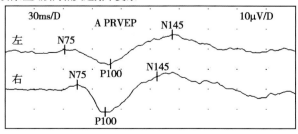

图 25-25　病例 25-36 患者和病例 25-37 患者部分 NCV 和 EPs 表现

注：A，采自病例 25-36 患者；B，采自病例 25-37 患者。

【主要症状和体征】　自诉外伤致右足跖屈内翻畸形 20 年，6 个月前右足再次扭伤。查体示双下肢近端肌力正常，远端肌力Ⅳ级，四肢腱反射减弱，远端感觉减退，病理征阴性。脊柱向右侧凸，双足内翻、高弓昂趾，右足尤著。

【临床拟诊】　①外伤后足内翻畸形；②特发性脊柱侧弯。

【电生理结论】

1. 多发性周围神经损害（程度重，感觉运动混合型；脱髓鞘为主）；

2. 合并脊髓损害不除外。

【临床确诊】　Charcot-Marie-Tooth 病。

【检测和分析要点】　该患者以"右踝关节扭伤"就诊，骨科检查后发现脊柱侧弯，欲行"脊柱侧弯矫形术并踝关节矫形术"。术前电生理检测，注意到

手部肌肉亦有萎缩现象、小腿中下 1/3 以下明显萎缩变细（即"鹤腿征"；图 25-26），遂行全面电生理检测。

针极肌电图显示下肢肌可见较多失神经电位而上肢肌则较少，说明下肢周围神经失轴索改变较上肢为重，四肢 MUP 普遍减少、增大，确认神经源性损害改变。

上下肢周围神经全节段 MCV 均显著减慢，提示远近端均发生严重脱髓鞘改变，各神经 MCV 远端潜伏期延长较近端 MCV 减慢更为突出，说明末梢脱髓鞘更为严重，符合 CMT 脱髓鞘改变特征（表 25-27）。常规 SCV 检测各神经 SNAP 均未能明确引出（数据略），提示感觉纤维同样严重受损，结合体检患者仅有感觉减退，可判定并非感觉纤维轴索严重损害导致 SNAP 不能引出，更多由于感觉纤维脱髓鞘所致。各神经 F 波几乎均不能明确

表 25-27　病例 25-38 患者部分 EMG/MCV 数据

针极肌电图（EMG）（部分受检肌）										
肌肉名称	左侧					右侧				
	自发放电		MUP			自发放电		MUP		
	F&P	其他	大小	发放	多相电位	F&P	其他	大小	发放	多相电位
拇短展肌	−	−	−	↓	−	+	−	−	↓	−
小指展肌						−	−	−	↓	−
趾短伸肌	+	−	↑	↓	−	+	−	↑	↓	−
踇外展肌	+	−	↑	↓	−	+	−	↑	↓	−
胫前肌	+	−	↑	↓	−	++	−	↑	↓	−
腓肠肌	+	−	↑	↓	−	+	−	↑	↓	−
运动神经传导速度（MCV）										
神经名称	记录部位	刺激部位	潜伏期 /ms	波幅 /mV	距离 /mm	速度 /(m/s)				
左正中神经	拇短展肌	腕	11.4	2.9						
		肘	20.7	4.0	210	22.6				
		腋	24.6	4.1	90	23.1				
左尺神经	小指展肌	腕	11.2	1.5						
		肘下	17.7	1.8	165	25.4				
		肘上	21.7	5.1	90	22.5				
		腋	27.4	2.2	95	16.7				
左腋神经	三角肌	Erb's	1.00	5.8						
		Erb's	8.30	7.3	160	21.9				
右腓总神经	趾短伸肌	踝前 / 小头	×	×	×	×				
右腓深神经	胫前肌	腓骨小头	1.0	3.5						
		腓骨小头	11.2	3.8	115	11.3				
右胫神经	踇外展肌	内踝	15.8	1.3						
		腘窝	40.3	1.4	365	14.9				
右股神经	股内肌	腹股沟	1.0	2.4						
		腹股沟	17.1	2.8	290	18.0				

注："−"正常；在 F&P 中，"+"少量检出纤颤电位 / 正锐波，"++"大量检出；在 MUP 的大小中，"↑"增大；在 MUP 的发放中，"↓"发放频率减少；"×"严重异常，未能检测出相应数据。

引出(数据表格略)仅起到证实 MCV 的结果,在该类神经损害重的患者中并无单独判定价值。

双上肢 SEP 皮质电位分化尚好(图 25-26),潜伏期显著延长来源于周围神经严重脱髓鞘,一方面说明中枢放大作用,另一方面源于上肢周围神经病损程度较下肢轻。下肢 SEP 皮质电位分化差(几乎不能明确辨识),一方面源于下肢周围神经受损较重,另一方面不能排除脊柱侧弯亦对脊髓造成损害,故矫形手术风险较大。

(三)CMT 临床下改变

病例 25-39,患者男性,14 岁。

【主要症状和体征】 4 个月前夜间头枕前臂睡觉,醒后左腕背伸不能。左伸指肌、伸腕肌肌力减弱。无明显肌萎缩、肢体畸形。

【临床拟诊】 星期六夜麻痹(左上臂桡神经损伤)

【电生理结论】

1. 可见多发性周围神经损害(末梢型、脱髓鞘变为主,感觉运动均受累);

2. 左上臂桡神经重度部分性损害(疑似符合CMT 病神经电生理改变特征)。

建议:6～12 个月复查。

【临床确诊】

1. 左上臂桡神经麻痹;

2. Charcot-Marie-Tooth 病临床下改变。

【检测和分析要点】 该患者病史叙述清晰、临床垂腕/垂指征明显,满足诊断"星期六夜麻痹"的条件,电生理桡神经支配肌失神经电位的分布、桡神经各肌支 MCV 减慢的程度(表 25-28),均支持桡神经肱桡肌支以上、肱三头肌支以下(桡神经

四肢SEP异常,提示合并脊髓损害

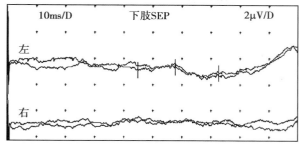

四肢远端肌萎缩　　　背部外观

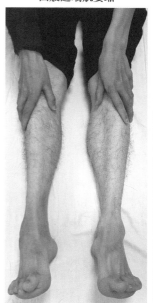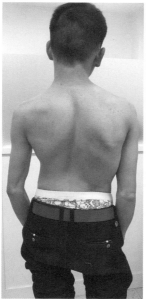

马蹄内翻足改变,部分骨显示欠清;胸段脊柱侧弯畸形。

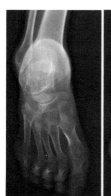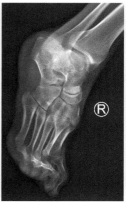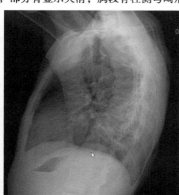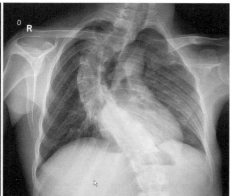

图 25-26　病例 25-38 患者 SEP 及外观和影像学表现

表 25-28　病例 25-39 患者部分 EMG/MCV/SCV 数据

针极肌电图（EMG）

肌肉名称	左侧					右侧				
	自发放电		MUP			自发放电		MUP		
	F&P	其他	大小	发放	多相电位	F&P	其他	大小	发放	多相电位
拇短展肌	−	−	−	−	−	−	−	−	−	−
小指展肌	−	−	−	−	−	−	−	−	−	−
桡侧腕屈肌	−	−	−	−	−	−	−	−	−	−
尺侧腕屈肌	−	−	−	−	−	−	−	−	−	−
示指固有伸肌	++	−	−	↓	↑	−	−	−	−	−
伸指总肌	+	−	−	↓	↑	−	−	−	−	−
肱桡肌	+	−	−	−	−	−	−	−	−	−
肱三头肌	−	−	−	−	−					
肱二头肌	−	−	−	−	−					

运动神经传导速度（MCV）

神经名称	记录部位	刺激部位	潜伏期 /ms	波幅 /mV	距离 /mm	速度 /（m/s）
左正中神经	拇短展肌	腕	4.9	2.6		
		肘	11.1	2.7	175	28.2
		腋	13.2	2.7	125	59.2
左尺神经	小指展肌	腕	4.6	1.3		
		肘下	7.5	1.8	136	47.0
		肘上	9.2	2.0	91	53.5
		腋	10.9	1.6	104	61.2
左桡神经	示指伸肌	前臂	1.3	4.4		
		桡神经沟	6.1	4.7	142	29.6
左桡神经	指总伸肌	桡神经沟	1.0	1.7		
		桡神经沟	4.2	1.6	138	43.1
左桡神经	肱三头肌	Erb's	1.0	8.5		
		Erb's	4.2	8.4	205	64.1
右正中神经	拇短展肌	腕	7.5	13.8		
		肘	11.5	12.5	153	38.3
		腋	13.9	11.6	166	69.2
右尺神经	小指展肌	腕	4.1	8.0		
		肘下	7.5	8.4	135	39.7
		肘上	9.8	7.7	96	41.7
		腋	12.0	8.6	124	56.4

感觉神经传导速度（SCV）

神经名称	记录部位	刺激部位	潜伏期 /ms	波幅 /μV	距离 /mm	速度 /（m/s）
左正中神经	腕	示指	4.0	0.9	156	39.0
右正中神经	腕	示指	4.6	1.1	152	33.0
左尺神经	腕	小指	3.9	0.9	115	29.5
右尺神经	腕	小指	3.5	0.5	128	36.6
左腓浅神经	足背	小腿前外	7.6	1.4	166	21.8
左腓肠神经	外踝下	小腿后	5.3	3.9	128	24.2

注：空白栏示未查；"−"正常；在 F&P 中，"+"少量检出纤颤电位 / 正锐波，"++"大量检出；在 MUP 的发放中，"↓"发放频率减少；在多相电位中，"↑"多相电位比例增大。

沟处）损害。得益于本室坚持对于诸如"星期六夜麻痹"等明确部位单神经损伤的受检者，均常规进行邻近神经或对侧同名神经对比检测，该患者在桡神经表现为远端受损较重、脱髓鞘伴失轴索的同时，出现正中神经、尺神经前臂段 MCV 较上臂段显著减慢／远端潜伏期延长，显然不能用"星期六夜麻痹"解释，一个 14 岁少年，头枕手臂睡眠同时损伤了正中、尺、桡神经，说明其周围神经可能存在基础性缺陷。加测对侧肢体后发现，各神经 MCV、SCV 均出现与患侧类似改变，进一步说明为多发性周围神经损害，加测下肢周围神经传导功能检测可见相似表现，最终判定为末梢型感觉运动混合型脱髓鞘型多发性周围神经损害，符合 CMT 的电生理异常特征（慢性 GBS 即 CIDP 的电生理异常通常为全节段脱髓鞘，不会出现末梢严重脱髓鞘而近心段速度完全正常）。

该患者后续的脑脊液检测和基因检测均支持 CMT 改变。在尚未出现肌萎缩，无典型的 CMT 临床表现之前发现该病，通过神经保护性治疗、职业选择等手段，对延缓肌肉萎缩等严重影响患者生活质量的症状发生应该有极大帮助，意义重大。

（四）幼儿起病的 CMT 与进行性肌营养不良鉴别

病例 25-40，患者男性，3 岁。

【**主要症状和体征**】 双下肢力弱近 2 年，1 岁时不能独站，学步时迈步困难；3 岁时步态不稳，下蹲困难，上楼梯需搀扶，腓肠肌肥大不明显。查体示双下肢肌力Ⅲ级，病理征阴性。出生时因羊水污染剖宫产，否认脑缺氧病史。

【**临床拟诊**】 步态异常原因待查：肌营养不良？

【**电生理结论**】 多发性周围神经损害（感觉运动均受累，以远端脱髓鞘为主并失轴索）。

【**临床确诊**】 Charcot-Marie-Tooth 病。

【**检测和分析要点**】 该患儿起病年龄、步态异常形式，极易与进行性肌营养不良混淆。针极肌电图检测远端肌检出纤颤电位、正锐波，而近端肌无自发电活动（表 25-29），是与肌性损害特点鉴别之一。部分远端肌肉 MUP 增大、减少，没有肌性损害的短棘多相电位，是肌病鉴别的要点之二。故此判定为神经源性损害。

图 25-27 显示各神经 MCV 均全节段减慢，为正常参考值的 1/3～1/2，末梢潜伏期延长更为明显，均为正常参考值的数倍至近十倍，提示远端脱

髓鞘更为严重，结合各神经 SNAP 均未能引出（数据表格略），判定符合 CMT 电生理改变特征。F 波显著异常是周围神经运动纤维受损严重的支持证据。上述神经传导检测特征需鉴别的是 CIDP，鉴别要点是：CIDP 病程较 CMT 快，MCV 远端潜伏期延长与中近端速度减慢程度较为一致。该患儿脑脊液无蛋白细胞分离现象，也是否定 CIDP 的重要证据。

三、糖尿病多发性周围神经病

（一）糖尿病多发性周围神经病合并神经卡压症

病例 25-41，患者女性，51 岁。

【**主要症状和体征**】 右小指麻木半年，逐渐加重，患糖尿病 10 余年。查体示右环指、小指夹纸力弱，右环指、小指、双下肢膝以下皮肤感觉减退。

【**临床拟诊**】 糖尿病周围神经病？

【**电生理结论**】

1. 多发性周围神经损害（脱髓鞘变为主；感觉纤维受累较著；下肢较重）；

2. 合并右肘部尺神经中度偏重损害。

【**临床确诊**】 肘管综合征；糖尿病性周围神经病。

【**检测和分析要点**】 糖尿病周围神经病是糖尿病患者多见并发症，导致周围神经病理改变的主要原因为末梢血管供血障碍，故呈现为"长度依赖型"。该患者下肢 SCV 未能测出（图略）、正中神经和尺神经 SNAP 离散并波幅下降（图 25-28），提示符合长度依赖型的末梢型损害特点。腓总神经 CMAP 离散、胫神经 CMAP 轻度传导阻滞和离散以及各肌均未检出失神经电位提示失轴索改变不明显亦符合远端脱髓鞘特点。右尺神经肘段 MCV 显著减慢，与所测其他神经受损程度显著不一致，提示合并肘部尺神经局部性损害，符合肘管综合征特点。右尺神经肘上下 CMAP 明显的传导阻滞现象在肘管综合征患者中并不少见，也说明该现象并非 MMN 特有改变。

在糖尿病患者中，具有神经解剖受压部位易卡压特质的人群则会在早期表现出局部性周围神经损害迹象。特别是出现了多发性周围神经损害迹象后，肘部尺神经、腕部正中神经、腓骨小头处腓总神经等部位更易表现出神经损害程度重于其他部位，当这个损害程度差异过大时，必须分别报告以便临床采取相应治疗措施。

表 25-29　病例 25-40 患者部分 EMG/MCV/F 波数据

针极肌电图（EMG）

肌肉名称	左侧					右侧				
	自发放电		MUP			自发放电		MUP		
	F&P	其他	大小	发放	多相电位	F&P	其他	大小	发放	多相电位
拇短展肌						+	−	↑	−	
小指展肌						−	−	−	−	
三角肌										
趾短伸肌	+	−	↑	↓		+	−	↑	↓	
蹈外展肌	+	−	↑	↓		+	−	↑	↓	
胫前肌						−	−	−	−	
腓肠肌										
股内肌	−	−	−	−						

运动神经传导速度（MCV）

神经名称	记录部位	刺激部位	潜伏期 /ms	波幅 /mV	距离 /mm	速度 /(m/s)
右正中神经	拇短展肌	腕	17.8	1.3		
		肘	22.6	1.4	78	16.3
		腋	25.8	0.8	65	20.3
右尺神经	小指展肌	腕	7.1	2.1		
		肘	11.3	1.6	62	14.8
		腋	14.1	1.0	64	22.9
左腓总神经	趾短伸肌	踝前	19.5	0.2		
		腓骨小头下	27.4	0.3	130	16.5
		腓骨小头上	29.8	0.2	58	24.2
右腓总神经	趾短伸肌	踝前	16.7	1.4		
		腓骨小头下	24.3	1.2	124	16.3
		腓骨小头上	26.1	1.3	57	31.7
左胫神经	蹈外展肌	内踝	10.3	1.8		
		腘窝	17.9	0.7	202	26.6
右胫神经	蹈外展肌	内踝	10.6	3.5		
		腘窝	18.9	1.7	190	22.9
右股神经	股内肌	腹股沟	1.0	1.8		
		腹股沟	9.1	1.4	140	17.3

F 波（FW）

神经名称	刺激部位	M 潜伏期 /ms	F 最短潜伏期 /ms	F 最长潜伏期 /ms	F 平均潜伏期 /ms	F-M 潜伏期 /ms	出波率 /%
右正中神经	腕部	17.8	50.1	69.8	59.1	41.3	40
右尺神经	腕部	7.1	62.3	76.1	69.1	62.0	20
右腓总神经	踝前	19.5	×	×	×	×	×
左胫神经	内踝	10.3	×	×	×	×	×
右胫神经	内踝	10.6	×	×	×	×	×

注：空白栏示未查；"−"正常；在 F&P 中，"+"可检出纤颤电位 / 正锐波；在 MUP 的大小中，"↑"增大；在 MUP 的发放中，"↓"发放频率减少；"×"严重异常，未能检测出相应数据。

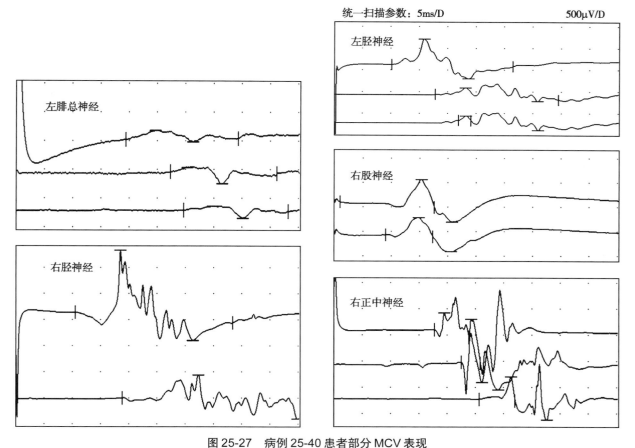

图 25-27　病例 25-40 患者部分 MCV 表现

注：各神经 MCV 远端潜伏期显著延长；速度减慢；CMAP 严重离散；部分有传导阻滞现象。

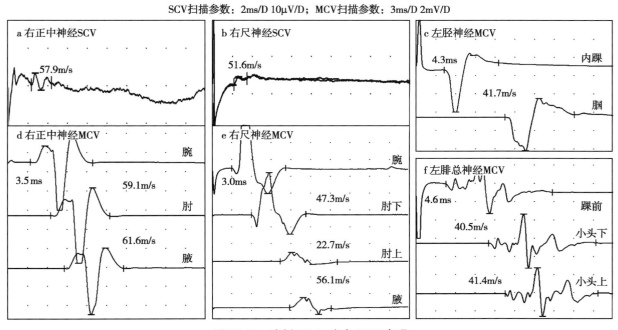

图 25-28　病例 25-41 患者 NCV 表现

（二）糖尿病多发性周围神经病合并脑梗死

病例 25-42，患者女性，52 岁。

【主要症状和体征】 突发左侧肢体无力 1 个月，糖尿病 10 余年。查体示左肢肌力 Ⅳ 级，深、浅感觉减退，腱反射活跃，Babinski 征阳性。头 MRI 示右侧放射冠区、右侧顶叶及右侧枕叶多发梗死灶。

【临床拟诊】

1. 脑梗死？
2. 糖尿病。

【电生理结论】

1. 中枢性损害（提示右半球受累为主，累及上、下肢本体感觉通路及视觉通路）；
2. 合并多发性周围神经损害（脱髓鞘变为主；感觉纤维受累较著；下肢稍重）。

【临床确诊】

1. 多发性脑梗死；
2. 糖尿病。

【检测和分析要点】 该患者针极肌电图未检出明确失神经电位（数据及图略）；下肢 MCV 减慢，而上肢 MCV 仅在肘部尺神经、腕部正中神经（解剖受压处）见减慢迹象；下肢 SCV 减慢、上肢 SCV 轻度减慢，SNAP 波幅均下降（表 25-30）。上述改变符合糖尿病多发性周围神经电生理改变特点：感觉纤维受累较著、下肢较重（长度依赖型）、脱髓鞘变为主。

四肢 SEP（图 25-29），可见双侧 N8（感觉运动纤维混合电位）几乎不能明确引出，而右侧上下肢皮质电位波幅正常范围，一方面说明 N8 的消失主要源于感觉纤维之间和 / 或感觉纤维与运动纤维之间脱髓鞘不一致所致，且双侧周围神经对称性受累；另一方面说明即使周围神经有失轴索变，也在中枢放大作用可代偿范围之内，因此表现为右侧上肢 N20 分化较好潜伏期正常范围、N35 分化欠佳和下肢 P40 分化好、潜伏期轻度延长，源于周围神经脱髓鞘下肢重于上肢，且说明下肢感觉纤维在进入脊髓前脱髓鞘程度趋于一致。左侧上下肢 SEP 异常形式符合 MRI 显示的右半球放射冠区、顶叶皮质梗死灶造成的功能损害：左上肢 N20 潜伏期正常范围、波幅下降，N35 及后续波分化较差，提示半球内上肢本体感觉通路受累严重不一致，不除外伴有一级皮质功能受损；左下肢 N37-P40-N50 波形离散（多棘化），主要源于放射冠区脑白质非一致性脱髓鞘。

PRVEP 双眼全视野刺激，O1 记录到（主要成分来自右侧视皮质）的 P100 均呈双峰改变，提示

表 25-30 病例 25-42 患者部分 MCV/SCV 数据

运动神经传导速度（MCV）						
神经名称	记录部位	刺激部位	潜伏期 /ms	波幅 /mV	距离 /mm	速度 /(m/s)
左正中神经	拇短展肌	腕	4.4	8.6		
		肘	7.9	6.2	174	49.7
		腋	10.1	5.3	116	52.7
左尺神经	小指展肌	腕	2.5	11.5		
		肘下	5.2	9.4	120	44.4
		肘上	7.5	9.6	86	37.4
		腋	9.0	6.1	93	62.0
左腓总神经	趾短伸肌	踝前	3.3	7.8		
		腓骨小头	11.1	8.4	263	34.2
左胫神经	姆外展肌	内踝	4.5	7.4		
		腘窝	14.6	2.6	357	35.3
感觉神经传导速度（SCV）						
神经名称	记录部位	刺激部位	潜伏期 /ms	波幅 /μV	距离 /mm	速度 /(m/s)
左正中神经	腕	示指	3.1	3.3	149	48.1
左尺神经	腕	小指	2.5	2.3	128	51.2
左腓浅神经	足背	小腿前外	4.8	1.5	174	36.3
左腓肠神经	外踝下	小腿后	3.4	3.6	133	39.1

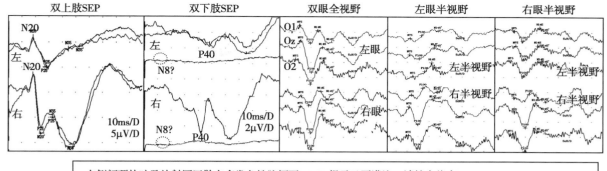

双上肢SEP　双下肢SEP　双眼全视野　左眼半视野　右眼半视野

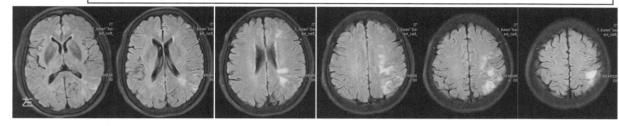

MRI所见：	右侧额顶枕叶及放射冠区散在多发急性脑梗死，PWI提示已再灌注，请结合临床。脑白质散在缺血灶（Fazekas1级）。双侧上颌窦及筛窦黏膜增厚

图 25-29　病例 25-42 患者 EPs 和 MRI 表现

右半球视觉通路或视觉皮质异常。双眼右半野（投射于左半球）刺激 P100 正常，左半野刺激 P100 异常，提示病理改变在右半球；左眼半视野 P100 异常程度尤重，源于视辐射和视皮质在枕叶分布范围较广、各部分损害可不一致。PRVEP 异常改变也符合 MRI 所见的右侧枕叶梗死灶分布特点。

糖尿病周围神经病受到广泛重视，糖尿病患者可合并脑血管性疾病，这一点在中老年患者表现更为突出。本例患者脑血管病变的临床表现不明显，如果不作影像学检查易被忽视。神经电生理对中枢性损害的敏感性可在脑血管病变早期发生相关项目异常，提示临床早期干预。但受周围神经病变的影响，神经电生理判定糖尿病周围神经病合并脑血管病变所致功能改变具有一定难度。

第五节　中枢神经系统占位类疾病

一、脊髓和椎管占位

（一）颈脊髓神经鞘瘤

病例 25-43，患者女性，26 岁。

【主要症状和体征】　右上臂、颈部麻木 4 个月余，颈椎 MRI 检查示 C_3/C_4 椎管内占位性病变；1 个月前出现四肢麻木，右上肢尤著，复查颈椎 MRI 示 C_3/C_4 椎管内髓外占位、突入椎间孔，神经鞘瘤可能。查体示右下肢腱反射活跃、Babinski 征阳性。

【临床拟诊】　C_3/C_4 椎管内占位性病变，行术前神经功能评估。

【电生理结论】

1. 提示颈段脊髓损害（右侧较重）；

2. 合并骶段脊髓损害不除外。

【临床确诊】　C_3/C_4 椎管内硬膜下、右椎间孔神经鞘瘤

【检测和分析要点】　对于术前明确诊断的中枢占位，电生理检测方案需围绕影像学占位病灶可能累及的神经系统功能设计。

针极肌电图在 C_4/C_5 神经根参与支配肌和手内在肌中检出失神经电位，结合右臂丛神经 5 个主要分支和肩胛上神经 MCV 正常，说明来自肿瘤损害神经根或相应节段脊髓前角。双侧趾短伸肌检出较多失神经电位（表 25-31），结合下肢周围神经传导正常（数据及图略）提示存在骶段脊髓病变可能。

图 25-30 显示左上肢 SEP 皮质电位 N20-P25 波幅略低、P25 轻度棘化，结合左三角肌少量失神经电位，提示左侧颈段脊髓或神经根亦有轻度受累；右上肢 SEP 皮质电位几乎无法分辨，异常程度明显重于右下肢，源于肿瘤对神经根、脊髓均有损伤，而下肢 SEP 传导通路（脊髓后索）受累较轻，与影像学所见符合。结合双趾短伸肌失神经电位和左下肢 SEP 正常提示骶段脊髓损害局限在前角。依 SEP 皮质电位的异常形式分析，右上肢既有轴索损害，也有严重的非一致性脱髓鞘改变，右下肢

表 25-31 病例 25-43 患者部分 EMG 数据

肌肉名称	左侧					右侧				
	自发放电		MUP			自发放电		MUP		
	F&P	其他	大小	发放	多相电位	F&P	其他	大小	发放	多相电位
拇短展肌						+	−	−	−	−
小指展肌						+	−	−	−	−
尺侧腕屈肌						+	−	−	−	−
示指伸肌						+	−	−	−	−
肱二头肌	−	−	−	−	−	+	−	−	−	−
三角肌	+	−	−	−	−	++	−	−	−	−
冈下肌	−	−	−	−	−	++	−	−	−	−
趾短伸肌	+	−	−	−	−	++	−	−	−	−

注：空白栏示未查；"−"正常；在 F&P 中，"+"少量检出纤颤电位/正锐波，"++"大量检出。

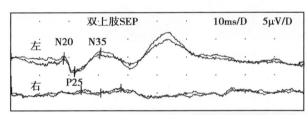

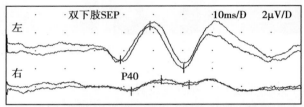

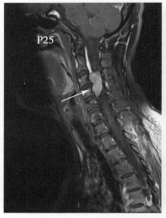
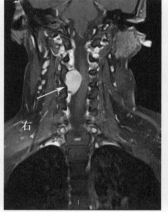
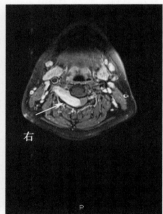

MRI示：
C_3/C_4水平椎管内占位，脊髓受压，并突入椎间孔。

图 25-30 病例 25-43 患者 SEP 和 MRI 表现

主要为脱髓鞘改变。

若无 MRI 支持，上下肢 SEP 均表现出双侧异常程度差异巨大时，通常提示大脑半球损害，但本例上肢多个脊髓节段支配肌检出失神经电位可定位于颈段脊髓损害，且右侧大量失神经电位、右侧 SEP 严重异常的特点符合占位性改变特点。

（二）骶管脊索瘤

病例 25-44，患者女性，24 岁。

【主要症状和体征】 右下肢麻木、胀痛 3 个月。查体示右下肢肌力 V⁻级，膝以下皮肤感觉稍减退，病理征阴性。腰骶椎 MRI 示骶管内占位性病变。

【临床拟诊】 右下肢麻木原因待查。

【电生理结论】 提示右骶丛部分性根性或马尾损害。建议：请结合影像学。

【临床确诊】 骶管内脊索瘤

【检测和分析要点】 该患者右足肌和小腿肌检出失神经电位，右腓总神经、胫神经 MCV 正常范围，但是 CMAP 均表现出轻度传导阻滞现象（表 25-32）。对侧相关项目均正常，基本可排除多发性周围神经损害（如 CIDP、MMN 等）；腓骨小头上下 CMAP 波幅下降、MCV 不减慢，基本可排除该处腓总神经卡压。结合右 S_1 脊旁肌失神经电位、右腓总神经和胫神经 F 波出波率下降并潜伏期

表 25-32　病例 25-44 患者部分 EMG/MCV/SCV/F 波数据

针极肌电图（EMG）

肌肉名称	左侧					右侧				
	自发放电		MUP			自发放电		MUP		
	F&P	其他	大小	发放	多相电位	F&P	其他	大小	发放	多相电位
趾短伸肌						+	−	−	−	−
跚外展肌	−	−	−	−	−	++	−	−	−	−
胫前肌						−				
腓肠肌						+				
股内侧肌						+				
S_1 脊旁肌	−	−	−	−	−	+				

运动神经传导速度（MCV）

神经名称	记录部位	刺激部位	潜伏期 /ms	波幅 /mV	距离 /mm	速度 /(m/s)
右腓总神经	趾短伸肌	踝前	3.1	12.0		
		腓骨小头下	9.4	10.8	288	45.7
		腓骨小头上	11.5	7.8	100	47.6
右胫神经	跚外展肌	内踝	3.9	15.3		
		腘窝	11.8	10.8	396	50.1

感觉神经传导速度（SCV）

神经名称	记录部位	刺激部位	潜伏期 /ms	波幅 /μV	距离 /mm	速度 /(m/s)
右腓浅神经	足背	小腿前外	3.7	13.5	183	49.5
右腓肠神经	外踝下	小腿后	2.3	22.9	127	55.2

F 波（FW）

神经名称	刺激部位	M 潜伏期 /ms	F 最短潜伏期 /ms	F 最长潜伏期 /ms	F 平均潜伏期 /ms	F-M 潜伏期 /ms	出波率 /%
右腓总神经	踝前	3.1	39.6	48.3	44.5	41.4	40
右胫神经	内踝	3.9	47.4	62.9	54.1	50.2	30
左胫神经	内踝	3.8	36.9	45.1	40.3	36.5	100

注：空白栏示未查；"−"正常；在 F&P 中，"+"少量检出纤颤电位 / 正锐波，"++"大量检出。

延长，可定位根或其以上损害；再结合右下肢 SEP 皮质电位分化较好、潜伏期延长，左下肢 SEP 正常，可排除骶段脊髓损害，定位于右骶丛部分性根性或马尾损害。马尾水平对脊神经前根的损害，其脱髓鞘可向下蔓延，在本例中导致腓总神经和胫神经腘窝刺激 CMAP 波幅下降，严重时可导致 MCV 减慢，对于脊神经后根的损害由于脊神经节的"隔离效应"，不会影响 SCV 和 SNAP 以及 SEP 周围神经监护电位 N8。

腰骶部 MRI（图 25-31）可见骶管内巨大占位，且部分瘤体向前穿出骶骨。相对于 L_1 椎体及以上占位性病变而言，由于终池较为宽大，在肿瘤浸润作用不明显时，仅由压迫造成的马尾损害程度较轻，表现在临床症状和电生理异常程度均较轻。

这一点在骶管囊肿、脂肪瘤等良性占位病变中表现得更为突出。

二、颅内占位性病变

（一）额叶胶质瘤，继发癫痫发作

病例 25-45，患者女性，35 岁。

【主要症状和体征】 反复发作右手抽动 2 个月，每次抽动持续 1 分钟左右，无其他伴随表现。查体示神经系统无异常。脑电图示左侧额区癫痫样放电。

【临床拟诊】 发作性右手抽动原因待查。

【电生理结论】 提示左侧脑皮质功能改变。

【临床确诊】 左额叶胶质瘤，继发性癫痫。

【检测和分析要点】 该患者针极肌电图、神经

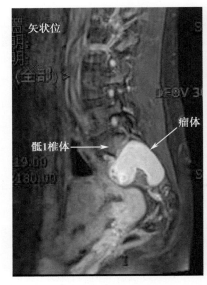
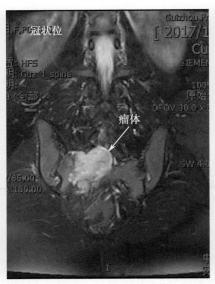
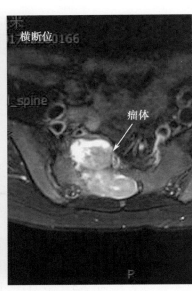

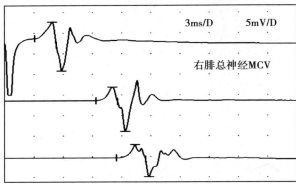
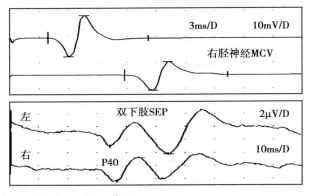

图 25-31　病例 25-44 患者 MRI 和 MCV、SEP 表现

注：MRI 矢状位示瘤体呈倒"V"字形向前 / 后均破坏骶骨凸出；冠状位示瘤体偏右侧；横断位示瘤体对马尾主要是压迫作用。

传导功能检测排除了周围神经及肌性疾病导致的无力（数据及图略）。双下肢 SEP 大致正常，双上肢 SEP 双侧 N20 轻度棘化、潜伏期正常范围，N35 及后续波分化欠佳、右上肢稍著（图 25-32），提示皮质功能改变可能。根据其发病特点，建议行脑电图及头颅影像检查，脑电图显示左侧额区癫痫样放电（图略），头颅 CT 显示左额叶占位性病变，临床诊断为"左额叶占位性病变、继发性癫痫"。行病灶切除，病理显示胶质瘤。术后右手抽动未再发作。

部分无形态学改变的顶叶癫痫患者可出现 SEP 皮质电位波幅异常增高，提示一级皮质兴奋性异常增高。该患者术前 SEP 波形异常形式，由上行传导通路或皮质功能受损所致，提示可能存在致痫灶，对癫痫的病因诊断和治疗方式选择有一定参考价值。

（二）额叶巨大间变性胶质瘤

病例 25-46，患者男性，24 岁。

【主要症状和体征】　头痛、恶心、呕吐 1 个月。查体示右侧肢体肌力 Ⅴ⁻级，右下肢腱反射稍活跃，皮肤痛觉减退，Babinski 征阳性。

【临床拟诊】　头痛原因待查。

【电生理结论】　提示中枢性损害（颅内改变，可见累及四肢本体感觉通路及双侧视觉通路）。

【临床确诊】　左额颞顶叶间变性胶质瘤。随访患者，神经电生理检查后行病灶切除术，病理显示间变性胶质瘤。

【检测和分析要点】　该患者 MRI 显示左额颞顶叶巨大肿瘤（图 25-33）后，欲行肿瘤切除，术前做电生理功能评估。比较 MRI 和 SEP/PRVEP 异常改变可见：右上肢 SEP 传导通路和一级皮质受肿瘤占位效应、可能还有部分破坏作用，异常较为明显；双下肢 SEP 因肿瘤占位效应轻度异常；左

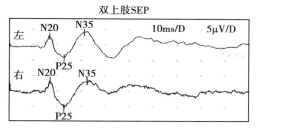

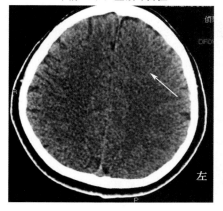

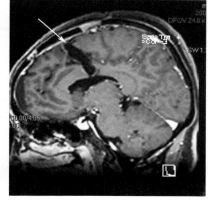

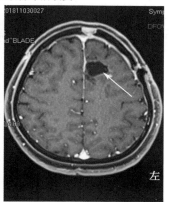

图 25-32 病例 25-45 患者 SEP 和 CT 表现

注：箭头示病灶位置。

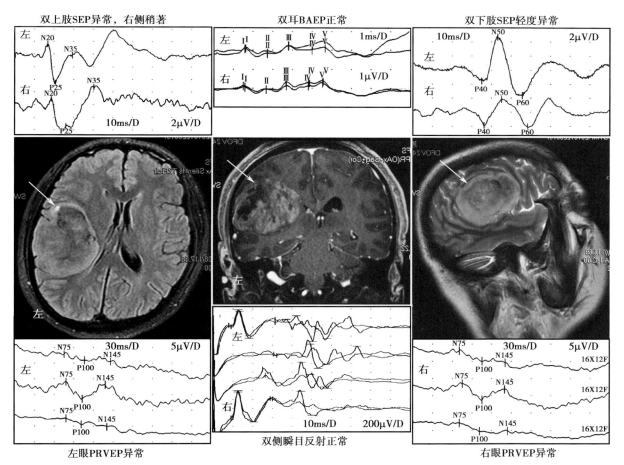

图 25-33 病例 25-46 患者 EPs 和 MRI 表现

注：箭头示病灶位置；MRI 图像被左右翻转。

上肢 SEP 传导通路和一级皮质均未受明显影响，故大致正常。肿瘤占位效应对双侧视交叉后通路均有影响，并累及左半球 P100 发生源，导致双眼 PRVEP 异常且 O1、O2 记录的波形异常更为显著。

MRI 可见丘脑以下结构基本未受肿瘤影响，所以双侧 BR 和 BAEP 正常。

（三）枕叶海绵状血管瘤

病例 25-47，患者女性，27 岁。

【主要症状和体征】 头晕 6 个月余，视力下降 3 个月余。查双眼视力：左 0.5、右 0.6。

【临床拟诊】 头晕、视力下降原因待查。

【电生理结论】 双眼 PRVEP 异常（提示右侧交叉后损害）。建议：请结合临床及影像学。

【临床确诊】 右枕叶海绵状血管瘤。

【检测和分析要点】 该患者以视力障碍就诊，首先检测 PRVEP，其异常形式提示交叉后损害（图 25-34）。为进一步排除 MS 谱系疾病，加测四肢 SEP 正常（数据及图略）。结合患者年龄分析，脑梗死可能性不大，可考虑灶性病变。后经 MRI 证实为枕叶海绵状血管瘤。

该患者占位病灶位于右半球距状沟附近，是双眼左半视野投射通路或区域所在，故表现为双

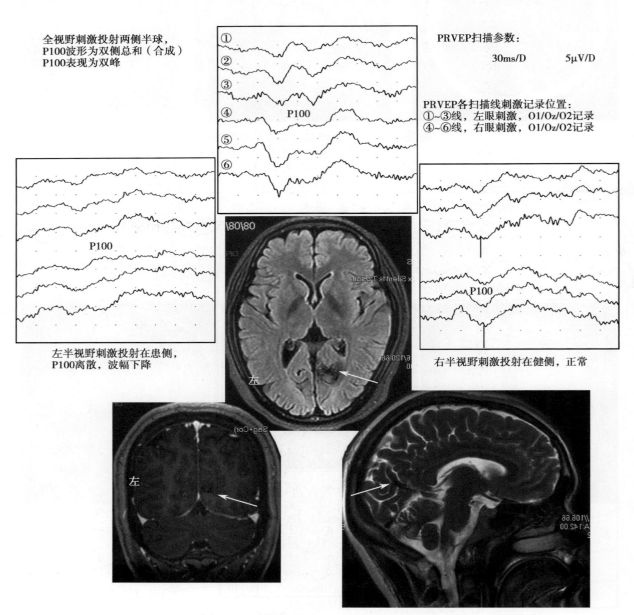

图 25-34　病例 25-47 患者 PRVEP 和 MRI 表现

注：箭头示病灶位置；MRI 示右枕叶海绵状血管瘤（位于一级视觉皮质与 P100 发生源之间），为与半视野 PRVEP 对应，MRI 图像被左右翻转。

眼左半视野刺激 PRVEP 异常，后续眼科视野检查也证实双眼左侧"同向偏盲"。由于双眼均有半视野视觉功能障碍，故表现为整体视力下降；由于视物不清而使患者产生头晕的"假象"，与脑供血不足、前庭功能障碍等引起的头晕有本质区别。

（四）丘脑星形细胞瘤

病例 25-48，患者男性，12 岁。

【主要症状和体征】 因左肘碰伤后左手活动不灵活 3 个月、加重 1 个月就诊。无明显头痛、呕吐。查体示左上肢肌力 V⁻ 级，左手指夹纸力弱，皮肤痛觉减退；左下肢肌力 V⁻ 级，膝反射活跃、Babinski 征阳性，皮肤痛觉减退。

【临床拟诊】 左肘外伤后左手无力原因待查

【电生理结论】 中枢性损害（丘脑水平改变可能；右半球受累较著）。

【临床确诊】 右侧丘脑星形细胞瘤。

【检测和分析要点】 该患者疑诊肘关节创伤后骨关节损伤或周围神经损伤导致左手功能障碍。左上肢常规肌电图和神经传导检测排除了周围神经外伤及其他周围神经病变。加测四肢 SEP 和双眼 PRVEP 提示丘脑水平受损，MRI 显示右侧丘脑占位性病变（图 25-35）。行病灶切除术，病理示星形细胞瘤。该患者诊断过程除说明了电生理早期定位诊断价值外，其电生理异常与 MRI 所见更完美诠释了二者的关系。

在无 MRI 支持的情况下，该病例因左右侧肢体 SEP 异常差异巨大，不符合脊髓、脑干受损的电生理异常特征；结合临床症状，亦不符合类似多发性硬化谱系病、多系统萎缩等电生理改变特征。故推测由丘脑或其以上水平灶性病变导致 SEP 异

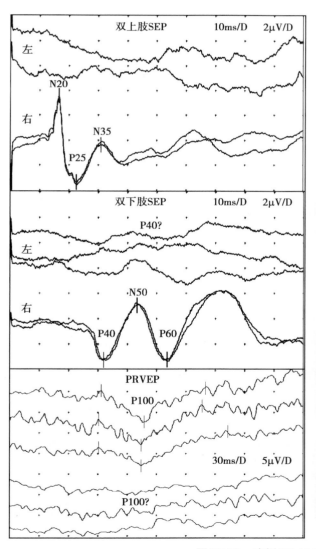

图 25-35　病例 25-48 患者 EPs 和 MRI 表现

常，加测 PRVEP 成为必要选项。

　　MRI 显示右侧丘脑肿瘤完全占据左侧肢体本体感觉（SEP）上行传导通路的丘脑段，所以左上下肢 SEP 皮质电位严重异常。由患者左上下肢触觉、关节位置觉并未完全消失可知，其传导通路神经纤维并未完全断裂，仔细辨识 2～3 次采集的 SEP 皮质电位，可发现左上肢皮质电位在 60～100ms 有极小、多棘化的可重复波形，它们由传导纤维间脱髓鞘严重不一致导致各自介导的皮质电位不能整合在一起而形成；左下肢皮质电位分化更差，说明其传导纤维受损更重。右侧肢体 SEP 通路位于左半球，尽管 MRI 显示其未受肿瘤直接破坏，但右上肢 SEP 通路位于中线较近，受肿瘤占位效应或边缘炎性反应影响导致部分纤维传导减慢，表现为 N35-P60 及后续波分化较差、呈更明显的多（峰）棘化改变（注意与深度昏迷或植物状态患者的一级皮质后电位异常的区别）；右下肢与右上肢 SEP 通路空间位置的轻微差异使其免受肿瘤压迫和炎性反应的损害，皮质电位完全正常。该结果充分说明 SEP 检测对早期病变的敏感性，可以先于 MRI 发现病理改变，提示不能用 MRI 正常来否定电生理检测结果。

　　PRVEP 显示左眼 P100 分化尚可、波幅下降、潜伏期显著延长，右眼各波形成分几乎未能明确引出，提示视交叉前后均受累可能。结合 SEP 异常，可判定丘脑水平受累。

　　遗憾的是因患者合作困难，未能检测可提供更多定位信息的半视野 PRVEP、BAEP 和 BR 等项目，所幸 MRI 证实了 SEP 和全视野 PRVEP 的定位结果。

（五）小脑星形细胞瘤

　　病例 25-49，患者男性，29 岁。

　　【主要症状和体征】　行走不稳、头痛 2 年，加重 3 天。查体示四肢肌力 Ⅴ 级，无感觉异常，未引出病理征，指鼻试验和膝胫试验阳性，蹒跚步态。

　　【临床拟诊】　共济失调原因待查。

　　【电生理结论】　中枢性损害（脑干水平改变）。

　　【临床确诊】　小脑星形细胞瘤。

　　【检测和分析要点】　该患者以行走不稳就诊，常规 EMG、NCV 检测（数据及图略）排除了周围神经及肌性疾病。四肢 SEP 皮质电位（图 25-36）显示双上肢 N35 分化欠佳、双下肢 SEP 各波分化尚好、双侧波幅/潜伏期略有差异，提示颅内改变不能除外。加测 BAEP 显示双侧 Ⅰ 波潜伏期正常、

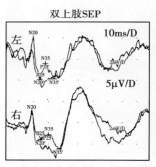
双上肢SEP

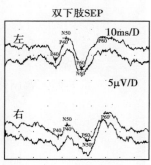
双下肢SEP

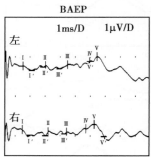
BAEP

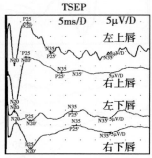
TSEP

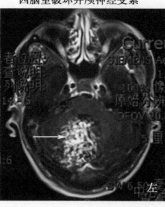
四脑室破坏并颅神经受累

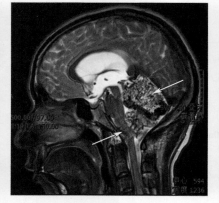
脑干受压

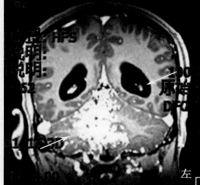
四脑室破坏，致侧脑室扩张

图 25-36　病例 25-49 患者 EPs 和 MRI 表现

注：箭头示病灶位置。

Ⅲ波和Ⅴ波潜伏期延长，但Ⅲ-Ⅴ间期正常范围，提示听神经近脑段或耳蜗核受累。再测 TSEP 显示左上唇刺激波幅下降，左下唇刺激波形分化较差。综合分析可判定颅内损害，脑干水平改变并脑神经受累可能，建议 MRI 检查。

MRI 结果显示小脑蚓部肿瘤并肿瘤出血。与电生理判定的损害部位相同。就异常程度而言，本例影像学异常显然"重于"神经电生理异常，会成为临床怀疑电生理诊断价值的原因之一。但通过认真分析影像学所见，事实上电生理准确反映了所涉及的神经传导通路受累的程度较轻，与影像学是完美的互补。本例遗憾的是未加测 BR 以反映瞬目反射通路（主要是脑干桥延部）受累程度。

第六节　中枢神经系统变性病

一、运动神经元病

（一）运动神经元病合并周围神经卡压症

病例 25-50，患者男性，51 岁。

【主要症状和体征】　右上臂肌无力伴肌萎缩 3 个月余，肘关节屈曲障碍。查体示右上肢近端肌力Ⅱ级，远端肌力Ⅳ级，右手皮肤感觉减退，右侧肱二头肌、右侧大鱼际肌和小鱼际肌萎缩。

【临床拟诊】　右手麻木、右上肢肌萎缩原因待查。

【电生理结论】
1. 提示广泛脊髓前角运动神经元损害；
2. 合并右腕部正中神经轻度、肘部尺神经中度损害。

【临床确诊】
1. 运动神经元病；
2. 右腕管并右肘管综合征。

【检测和分析要点】　该患者右手麻木，右上臂肌萎缩，对临床一元论诊断有影响。电生理检测右上肢正中、尺神经常规检测项目显示的腕部正中神经、肘部尺神经局部 MCV 减慢并 SCV 减慢，可解释手部麻木症状、不能解释上臂肌萎缩（表 25-33）；加测近端多肌肉出现失神经电位及 MUP 改变，易误判为多发性周围神经损害，结合其他神经 MCV 不减慢（数据略），遂加测对侧上肢肌肉，也见多肌肉失神经电位，且双侧部分肌肉出现束颤电位，指向多发脊髓前角运动神经元受累

（运动神经元病）可能；加测下肢肌、脊旁肌，亦出现广泛失神经电位。全部所检肌中，多肌肉 MUP 高宽改变、发放减少，再结合其他周围神经 MCV、SCV 正常，SEP 正常（数据及图略）排除了可同时累及本体感觉通路的中枢神经系统病变，提示符合运动神经元病电生理改变特征（因上臂、肩周围肌受累较著，被称为"连枷臂综合征"）。

临床上运动神经元病合并腕肘管综合征较为多见，报告结论中分别指明两种不同的神经损害，利于卡压症的针对性治疗，改善患者生活质量。

（二）运动神经元病合并脑血管病、周围神经卡压

病例 25-51，患者男性，68 岁。

【主要症状和体征】　言语含混、吞咽困难 1 年余，伴右侧口角流涎，右上臂上抬受限，右小指麻木。查体示咽反射消失，构音障碍。四肢肌力Ⅴ级，腱反射活跃，右小指皮肤痛觉减退，双侧 Babinski 征阳性。

【临床拟诊】
1. 脑血管病；
2. 肌萎缩侧索硬化症？

【电生理结论】
1. 提示广泛脊髓前角并脑干运动神经元损害；
2. 合并中枢性损害（颅内多灶性改变可能；建议请结合影像学）；
3. 并右肘部尺神经中度损害。

【临床确诊】
1. 肌萎缩侧索硬化症；
2. 多发性脑梗死；
3. 右肘管综合征。

【检测和分析要点】　该患者临床已疑诊 MND，在右上肢正中、尺神经常规检测中，发现右肘部尺神经卡压迹象，解释了右手麻木原因；舌肌、胸锁乳突肌及脊髓多节段肌肉出现失神经电位，支持 MND 诊断（表 25-34）；针对吞咽困难、言语障碍及腱反射亢进加测的 BAEP、PRVEP 等异常，加上常规检测的 SEP 异常，提示颅内合并有 MND 以外的其他类型损害，与临床症状吻合；后经 MRI 证实有脑萎缩、多发性脑梗死及白质脱髓鞘改变（图 25-37）。

（三）幼儿型运动神经元病

病例 25-52，患者男性，3 岁。

【主要症状和体征】　生后发育里程各阶段运动能力均较同龄孩子差，双手持物力弱，跑步易摔

表 25-33 病例 25-50 患者部分 EMG/MCV/SCV 数据

针极肌电图（EMG）

肌肉名称	左侧					右侧				
	自发放电		MUP			自发放电		MUP		
	F&P	其他	大小	发放	多相	F&P	其他	大小	发放	多相
舌肌	−	−	−	−	−	−	−	−	−	−
胸锁乳突肌	−	−	−	−	−	−	−	−	−	−
拇短展肌	−	−	↑	−	−	+	−	↑	−	−
小指展肌						+	−	−	−	−
尺侧腕屈肌						+	−	−	−	−
桡侧腕屈肌						++	束颤	↑	−	−
指总伸肌						+	−	−	−	−
肱二头肌	++	束颤	↑	↓	−	+	束颤	↑	↓	−
三角肌	++	−	↑	↓	−	++	−	↑	↓	−
趾短伸肌						+	−	−	−	−
跨外展肌						+	−	−	−	−
胫前肌						−	−	−	↓	−
腓肠肌	+	−	↑	−	−	+	−	↑	−	−
股内肌	−	−	↓	−	−	+	−	−	↓	−
T₅ 脊旁肌	+	−	−	−	−	+	−	−	−	−
T₇ 脊旁肌	+	−	−	−	−	+	−	−	−	−
T₈ 脊旁肌						+	−	−	+	−
T₁₀ 脊旁肌	+	−	−	−	−	+	−	−	−	−

运动神经传导速度（MCV）

神经名称	记录部位	刺激部位	潜伏期 /ms	波幅 /mV	距离 /mm	速度 /(m/s)
右正中神经	拇短展肌	腕	4.9	10.8		
		肘	8.3	10.8	195	57.4
		腋	10.2	10.6	127	66.8
右尺神经	小指展肌	腕	2.8	10.1		
		肘下	5.5	11.5	157	58.1
		肘上	8.3	10.2	98	35.0
		腋	10.1	11.9	125	69.4

感觉神经传导速度（SCV）

神经名称	记录部位	刺激部位	潜伏期 /ms	波幅 /μV	距离 /mm	速度 /(m/s)
右正中神经	腕	示指	3.1	8.7	145	46.8
右尺神经	腕	小指	3.3	3.1	124	37.6

注：空白栏示未查；"−"正常；"束颤"为束颤电位；在 F&P 中，"+"少量检出纤颤电位/正锐波，"++"大量检出；在 MUP 的大小中，"↑"增大；在 MUP 的发放中，"↓"发放频率减少。

表 25-34 病例 25-51 患者部分 EMG/MCV/SCV 数据

针极肌电图（EMG）

肌肉名称	左侧					右侧				
	自发放电		MUP			自发放电		MUP		
	F&P	其他	大小	发放	多相	F&P	其他	大小	发放	多相
舌肌	+	−	−	−	−	+	−	−	−	−
胸锁乳突肌	+	−	−	−	−	+	−	−	−	−
拇短展肌	+	−	↑	−	−	+	−	↑	↓	−
小指展肌	++	−	↑	↓	−	++	−	↑	↓	−
尺侧腕屈肌						++	−	↑	−	−
桡侧腕屈肌						++	−	↑	↓	−
指总伸肌	+	−	↑	−	−	+	−	−	−	−
肱二头肌	−	−	−	↓	−	+				
三角肌	+	−	↑	↓	−	+				
趾短伸肌						+				
蹬外展肌										
胫前肌									↓	
腓肠肌	+	−	↑	−	−	+	−	↑	−	−
股内肌	−	−	−	↓	−	+	−	−	↓	−
T_5 脊旁肌	+	−	−	−	−	+	−	−	−	−
T_7 脊旁肌	+	−	−	−	−	+				
T_8 脊旁肌								−	+	−
T_{10} 脊旁肌	+	−	−	−	−	+				

运动神经传导速度（MCV）

神经名称	记录部位	刺激部位	潜伏期 /ms	波幅 /mV	距离 /mm	速度 /（m/s）
右尺神经	小指展肌	腕	3.1	5.3		
		肘下	6.7	4.7	172	47.5
		肘上	9.5	3.5	93	33.6
		腋	11.5	4.6	103	52.7

感觉神经传导速度（SCV）

神经名称	记录部位	刺激部位	潜伏期 /ms	波幅 /μV	距离 /mm	速度 /（m/s）
右正中神经	腕	示指	2.9	5.9	145	50.0
右尺神经	腕	小指	3.1	2.5	134	43.2

注：空白栏示未查；"−"正常；在 F&P 中，"+"少量检出纤颤电位 / 正锐波，"++"大量检出；在 MUP 的大小中，"↑"增大；在 MUP 的发放中，"↓"发放频率减少。

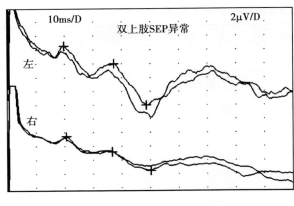
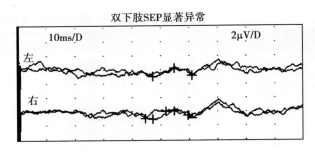
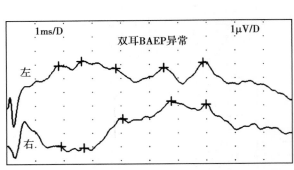
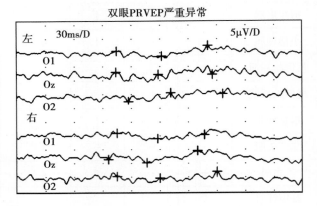
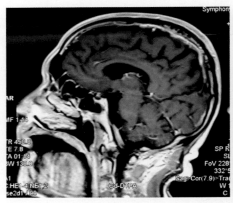
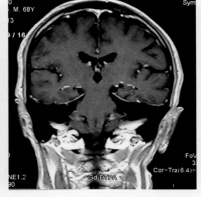
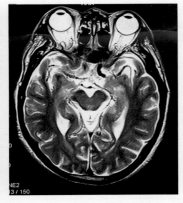

MRI结论：脑萎缩、多发脑白质脱髓鞘、基底节区软化灶并梗塞灶

图 25-37　病例 25-51 患者部分 EPs 和 MRI 表现

倒。查体示四肢肌力Ⅳ⁺级，腱反射减弱，无感觉障碍，无病理征。

【临床拟诊】　双下肢无力待查。

【电生理结论】　四肢肌可见广泛神经源性损害改变（脊髓前角运动神经元受累可能）。

【临床确诊】　进行性脊髓性肌萎缩

【检测和分析要点】　3 岁左右年龄段的四肢肌力减弱患者，既有肌性疾病的可能，也有神经性损害的可能；下肢无力的神经性损害既要考虑多发周围神经损害，也要考虑到脊柱/脊髓发育障碍的可能。电生理检测下肢多肌肉广泛存在失神经电位，MUP 普遍减少、增大（表 25-35），不符合局部神经病变和肌性疾病特点，必须查上肢肌电图，亦可见广泛失神经电位。结合上下肢 MCV、SCV 速度均正常、SNAP 正常，可除外周围神经病，再结合部分肌肉巨大 MUP、部分神经巨大 F 波改变等综合判定脊髓前角运动神经元受累（图 25-38）。对于婴幼儿患者，在电生理结果基础上，严格来讲应结合基因检测鉴别诊断 PMA 和 SMA。该患儿家属在了解了两种疾病的异同点之后，拒绝基因检测，临床根据其父母辈、祖父母辈均无类似患者确诊为 PMA。

表 25-35　病例 25-52 患者部分 EMG 数据

肌肉名称	左侧					右侧				
	自发放电		MUP			自发放电		MUP		
	F&P	其他	大小	发放	多相	F&P	其他	大小	发放	多相
左拇短展肌	++	−	↑	↓	−	++	束颤	↑	↓	−
右桡侧腕屈肌	+	−	↑	↓	−	+		↑	↓	−
三角肌	+	束颤	↑	↓	−	++	−	↑	↓	−
趾短伸肌						+		↑	↓	−
姆外展肌	+	−	↑	↓	−	++	−	↑	↓	−
胫前肌	+	−	↑	↓	−	++	−	↑	↓	−
腓肠肌（内）	++	−	↑	↓	−					
股内侧肌	+	−	↑	↓	−	++	−	↑	↓	−

注：空白栏示未查；"−"正常；"束颤"为束颤电位；在 F&P 中，"+"少量检出纤颤电位 / 正锐波，"++"大量检出；在 MUP 的大小中，"↑"增大；在 MUP 的发放中，"↓"发放频率减少。

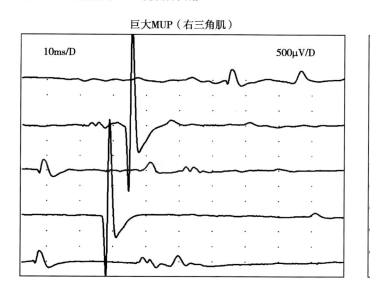

图 25-38　病例 25-52 患者巨大电位和高波幅 F 波表现

二、多系统萎缩

病例 25-53，患者女性，43 岁。

【主要症状和体征】　站立时头昏、动作迟缓 3 年、卧位时头昏减轻。症状逐渐加重，出现夜尿频多、便秘、失眠、四肢不自主抖动、行走不稳。左旋多巴治疗效果差。查体示四肢肌张力增高，双下肢腱反射活跃，双侧 Babinski 征阳性，四肢可见姿势性震颤，共济失调步态。头 MRI 示基底节、小脑、脑桥萎缩。

【临床拟诊】　多系统萎缩？

【电生理结论】

1. 中枢性损害（可见累及四肢本体感觉通路、右侧听觉通路、双侧视觉通路）；

2. 肛门括约肌见神经源性损害并双下肢自主神经损害。

【临床确诊】　多系统萎缩。

【检测和分析要点】　该患者由临床症状体征结合影像学改变特征已诊断为 MSA。神经电生理检测肛门括约肌异常和 SSR 异常支持 MSA，但未检出节律性震颤放电。

文献报道部分 MSA 患者可合并肌肉萎缩、视神经萎缩，亦可有本体感觉损害症状 / 体征，但此类病理改变所致电生理检出异常的报道并不多见。该患者四肢肌和脊旁肌散在失神经电位分布（表 25-36），提示不能除外脊髓 α-MN，但不符合 MND 前角受累多节段连续性分布特征；四肢 SEP 异常、双眼 PRVEP 异常以及右耳 BAEP 异常（图 25-39）提示中枢相关通路受累。这些电生理检出的病理改变，可能提示该患者合并有其他类型中枢神经系统疾病；也可能提示该患者在 MSA 常见受累部位的病

表 25-36　病例 25-53 患者部分 EMG 数据

肌肉名称	左侧					右侧				
	自发放电		MUP			自发放电		MUP		
	F&P	其他	大小	发放	多相	F&P	其他	大小	发放	多相
拇短展肌	–	–	–	–	–	–	–	–	–	–
小指展肌	–	–	–	–	–	–	–	–	–	–
桡侧屈腕肌	–	–	–	–	–	+	–	–	–	–
肱二头肌	–	–	–	–	–	+	–	–	–	–
趾短伸肌	+	–	–	–	–	–	–	–	–	–
踇外展肌	+	–	–	–	–	+	–	–	–	–
胫前肌	–	–	–	–	–	–	–	–	–	–
股内肌	–	–	–	–	–	–	–	–	–	–
T$_7$ 脊旁肌	+	–	–	–	–	–	–	–	–	–
T$_{10}$ 脊旁肌	–	–	–	–	–	+	–	–	–	–
肛门括约肌	+	–	–	–	–	–	–	–	–	–

注:"–"正常;"+"可检出纤颤电位/正锐波。

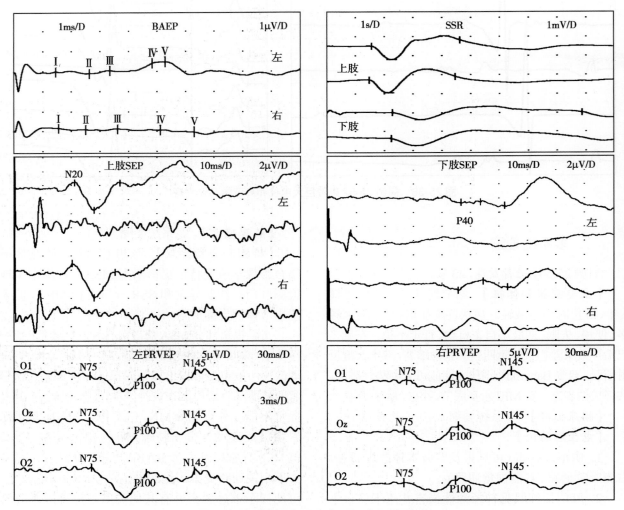

图 25-39　病例 25-53 患者 EPs 和 SSR 表现

理基础上,累及更多系统的现象仅为特例;但也可能提示 MSA 随病程进展本质上即可导致 α-MN、本体感觉通路、视听觉通路"多系统"受累等。诚然,也不能排除该患者的 MSA 诊断是错误的。总之,由于 MSA 患者并不多见、全面综合的神经电生理检测报告更少见,似有必要对临床疑诊、确诊的 MSA 患者进行多中心、多项目电生理综合检测,或许能发现更多、更客观神经电生理异常规律,以为 MSA 诊断提供更可靠依据。

三、帕金森综合征

病例 25-54,患者女性,71 岁。

【主要症状和体征】 行动迟缓,双上肢不自主抖动 2^+ 年,伴记忆力减退,1 年前出现下颌抖动。3 年前曾患脑梗死,右侧肢体无力,有高血压史 10 年。查体示右侧肢体肌力Ⅳ级,四肢肌张力增高,右侧肢体皮肤痛觉减退,右侧 Babinski 征阳性,双手可见静止性震颤,下颌可见持续性震颤,前冲步态。头 MRI 示多发性缺血灶。

【临床拟诊】 帕金森病?

【电生理结论】

1. 中枢性损害(提示颅内改变);

2. 双上肢及下颌肌可见 4～6Hz 节律性震颤放电。

【临床确诊】 帕金森综合征。

【检测和分析要点】 该患者双上肢肌和下颌肌均可见 4～6Hz 节律性震颤放电(图 25-40),提示符合 PD 震颤频率。在记录震颤放电同时,应观察常规针极肌电图各项指标、检测周围神经传导功能和皮肤交感反应,这些项目正常(数据略)可排除周围神经性震颤。PD 通常发生在高龄老人,在这些患者中,腔隙性脑梗死、脑软化灶、脑萎缩等亦为常见

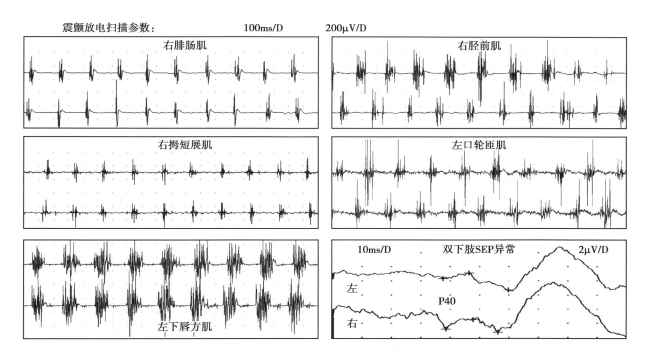

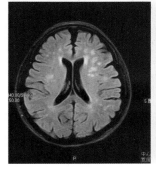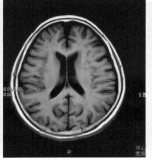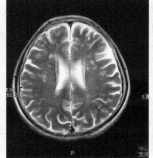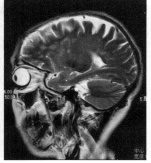

MRI示:脑萎缩、脑白质多发梗塞、脱髓鞘灶

图 25-40 病例 25-54 患者震颤电位、SEP 和 MRI 表现

病理改变，故 SEP 检测通常为必查项目，必要时还应加测 BAEP、PRVEP 等，以客观反映相关神经传导通路功能状况。该患者下肢 SEP 异常，提示本体感觉传导通路受累。如果用一元论解释，应为中枢神经系统多发损害，同时累及本体感觉传导通路和纹状体 - 黑质功能；如果用二元论解释，则为 PD 合并了累及本体感觉通路的其他类型病理改变。最终诊断需临床医生结合症状、体征及其他检查综合判断。

第七节　中枢神经系统脱髓鞘病和其他疾病

一、多发性硬化

病例 25-55，患者男性，56 岁。

【**主要症状和体征**】　右下肢无力 30 年，此后反复出现肢体无力，从右下肢进展为四肢无力，加重 2 年，伴头痛、头晕。查体示左上肢肌力 Ⅳ 级，右上肢肌力 Ⅲ 级，左下肢肌力 Ⅲ 级，右下肢肌力 Ⅳ 级，四肢腱反射亢进，双侧 Babinski 征阳性。头 MRI 示脑白质多发斑片状异常信号。

【**临床拟诊**】　多发性硬化？

【**电生理结论**】　中枢性损害（多灶性脱髓鞘变可能；可见累及视觉和四肢本体感觉通路）。

【**临床确诊**】　多发性硬化。

【**检测和分析要点**】　该患者经针极肌电图、神经传导检测（数据及图略）各项指标排除周围神经病。双上肢 SEP 皮质电位 N35 及后续波的改变提示脱髓鞘改变（注意与一级皮质后功能受损的区别）；下肢 SEP 皮质电位 P40 分化差，提示合并皮质功能受损不除外；PRVEP 的 P100 异常形式符合视觉通路脱髓鞘改变；双耳 BAEP 未见明显异常。上述异常形式符合 MS 电生理改变特征。电生理检测后，行头颅 MRI 扫描（图 25-41）、结合脑脊液

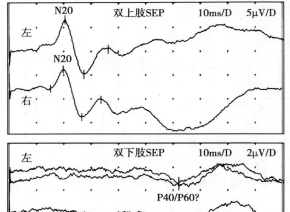

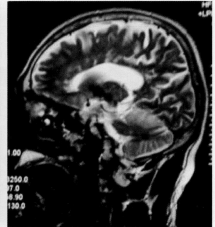

MRI 示：1. 脑白质多发斑片状异常信号；2. 脑萎缩

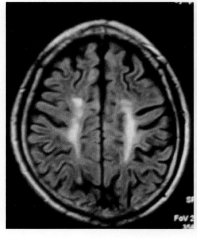
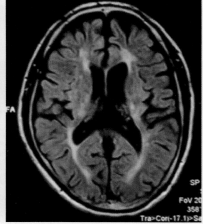

图 25-41　病例 25-55 患者 EPs 和 MRI

寡克隆带检测结果,临床确诊多发性硬化。

二、脊髓亚急性联合变性

病例 25-56,患者男性,66 岁。

【主要症状和体征】 双下肢无力半年,伴手足发麻,走路踩棉感,贫血,曾行胃大部切除术。查体示双下肢肌力Ⅳ级,双下肢音叉振动觉及关节位置觉减退、步态蹒跚、步基增宽、Romberg 征阳性。

【临床拟诊】 双下肢无力待查。

【电生理结论】

1. 中枢性损害(脊髓弥漫性损害可能;可见脊髓后索、前角同时受累迹象);

2. 合并多发性周围神经末梢型损害(感觉纤维受累较著)。

【临床确诊】

1. 脊髓亚急性联合变性;

2. 胃大部切除术后;

3. 巨幼细胞性贫血等。

【检测和分析要点】 对于双下肢无力、手足发麻为主诉症状的患者,电生理检测必然从下肢开始。下肢 SCV 减慢、SNAP 波幅下降,MCV 无明显减慢、CMAP 波幅下降、远端潜伏期延长(表 25-37),提示存在多发性周围神经损害。根据下肢电生理异常形式、伴有上肢麻木症状,加测上

表 25-37　病例 25-56 部分 EMG/MCV/SCV/F 波数据

针极肌电图(EMG)

肌肉名称	左侧					右侧				
	自发放电		MUP			自发放电		MUP		
	F&P	其他	大小	发放	多相	F&P	其他	大小	发放	多相
拇短展肌						+	−	−	↓	−
小指展肌						+	−	−	↓	−
桡侧腕屈肌						+	−	−	−	−
第一骨间肌						+	−	−	↓	−
趾短伸肌	++	−	−	↓	−					
蹈外展肌	++	−	−	↓	−				↓	−
胫前肌	+	−	−	↓	−	+	−	−	↓	−
股内肌	−	−	−	↓	−	+	−	−	↓	−

运动神经传导速度(MCV)

神经名称	记录部位	刺激部位	潜伏期 /ms	波幅 /mV	距离 /mm	速度 /(m/s)
左腓总神经	趾短伸肌	踝前	5.8	0.4		
		腓骨小头下	11.3	0.4	255	46.4
左胫神经	蹈外展肌	内踝	5.8	2.7		
		腘窝	13.1	2.9	350	47.9

感觉神经传导速度(SCV)

神经名称	记录部位	刺激部位	潜伏期 /ms	波幅 /μV	距离 /mm	速度 /(m/s)
右正中神经	腕	示指	2.9	1.8	143	49.3
右尺神经	腕	小指	2.7	1.7	125	46.3
左腓浅神经	足背	小腿前外	6.0	2.1	185	30.8
左腓肠神经	外踝下	小腿后	3.8	6.3	157	41.3

F 波(FW)

神经名称	刺激部位	M 潜伏期 /ms	F 最短潜伏期 /ms	F 最长潜伏期 /ms	F 平均潜伏期 /ms	F-M 潜伏期 /ms	出波率 /%
右正中神经	腕部	3.9	29.0	37.8	32.9	29.0	50
右尺神经	腕部	3.2	27.0	29.0	27.7	24.5	70
左腓总神经	踝前	5.8	51.1	52.6	51.9	46.1	40
左胫神经	内踝	5.8	47.8	57.8	52.9	47.1	70

注:空白栏示未查;"−"正常;在 F&P 中,"+"少量检出纤颤电位/正锐波,"++"大量检出;"↓"MUP 发放频率减少。

肢周围神经显示 SCV 减慢、SNAP 波幅下降，但 MCV 和 CMAP 改变不明显（数据略），亦提示周围神经损害。F 波出波率下降、潜伏期延长，亦可用周围神经损害解释。上下肢多肌肉出现较多量发放的失神经电位、结合 CMAP 波幅下降不明显，与 MCV 减慢、远端潜伏期延长的程度"不匹配"；上述周围神经传导功能异常形式结合起病方式，与常见的 GBS 类周围神经病亦不太符合。依据上述分析，加测 SEP 是必要的。下肢 SEP 周围神经监护电位右侧 N8 明显离散（图 25-42）提示周围神经脱髓鞘，但双下肢和左上肢皮质电位未能明确引出、右上肢皮质电位引出勉强可辨识波形，如此严重的 SEP 异常提示合并中枢神经系统损害。患者的症状、体征不支持颈脊髓、延髓或更高位中枢单病灶导致四肢 SEP 严重异常，结合四肢肌失神经电位提示可能存在范围较大的病理改变，同时累及脊髓前角和脊髓后索。

有多种神经系统疾病可出现上述电生理异常改变，例如脊髓亚急性联合变性、多系统萎缩、自身免疫性疾病、副肿瘤综合征等等，需结合其他检查鉴别诊断。该患者经血液、脑脊液实验室检查（数据略）的异常特征临床诊断神经系统病变为脊髓亚急性联合变性，并巨幼细胞性贫血症等。

三、原发性视网膜脱离

病例 25-57，患者男性，49 岁。

【主要症状和体征】　眼前"闪光感"1 个月，双眼视力下降半个月，左眼尤著。（电生理检测后）

眼底检查及眼科 B 超检查见双眼视网膜脱落，左侧较右侧重。

【临床拟诊】　视力下降原因待查。

【电生理结论】　双眼 PRVEP 异常（提示前视路改变；未见中枢本体感觉通路受累迹象）。建议：眼科眼底检查。

【临床确诊】　双眼视网膜脱离左侧重。

【检测和分析要点】　原发性视网膜脱离是眼科常见疾病、部分视网膜脱离也可由外伤导致。PRVEP 检测可表现为 P100 分化欠佳、双峰、多棘化甚至不能明确引出等异常形式，与视神经、视束及外侧膝状体至枕叶视皮质脱髓鞘的异常形式高度相似，部分枕叶皮质病变也可出现相似异常。故出现 PRVEP 异常时，若合并有其他躯体症状，加测四肢 SEP、双耳 BAEP 是必需的；出于排除中枢脱髓鞘病、血管病变等目的，也应加测下肢 SEP。图 25-43 显示该患者左眼 PRVEP 皮质电位分化较差、近似于震荡形态，右眼全视野 P100 双峰致 N145 不能明确辨识，符合视网膜脱离双眼发病一侧较重的特点。双眼左半视野刺激异常较著则必须加测四肢 SEP 排除多灶性中枢脱髓鞘改变。反之，该患者的诊断过程也提示非眼科就诊患者电生理检测仅出现 PRVEP 异常时由眼科排除原发性视网膜脱离是必要的。

四、昏迷和脑死亡

（一）深昏迷逐渐好转

病例 25-58，患者女性，28 岁。

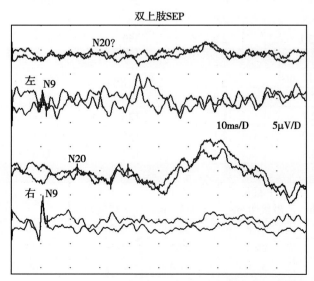

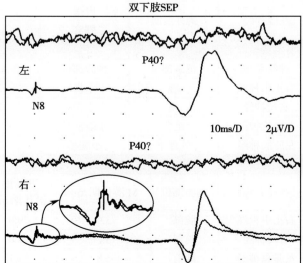

图 25-42　病例 25-56 患者四肢 SEP

注："?"示应出现波形成分但未能引出。

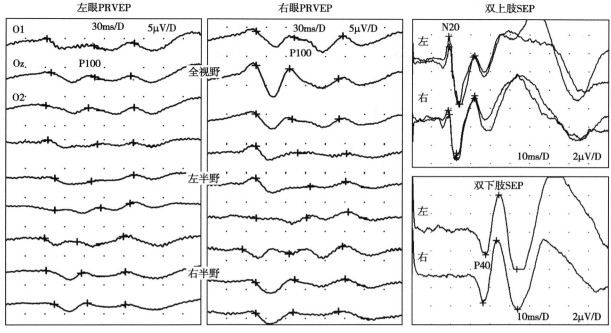

图 25-43　病例 25-57 患者 EPs 表现

【主要症状和体征】　心脏骤停，心肺复苏后昏迷 1 天，头 CT 见脑实质水肿、双侧放射冠区低密度影可疑，建议行 MRI 检查、因患者病情受限未行 MRI 检查。昏迷后第 2 天行第 1 次电生理检测，查体示深昏迷，四肢腱反射消失，未引出病理征。4 周后行第 2 次电生理检测，查体示浅昏迷，疼痛刺激有反应，四肢肌张力增高、腱反射亢进、双侧 Babinski 征阳性。8 周后行第 3 次电生理检测，查体示嗜睡，呼之能应，四肢肌张力增高、腱反射亢进、双侧 Babinski 征阳性。

【临床拟诊】　心脏骤停后缺血缺氧性脑病。

【电生理结论】　第 1 次检测报告：

1. 提示皮质功能损害（一级皮质后功能受累较重）；

2. 合并脑干功能轻度受累。

（后续报告在此基础上说明见好转迹象，不再列出）

【临床确诊】　心肺复苏术后缺血缺氧性脑病。

【检测和分析要点】　图 25-44 显示第 1 次检测可见 SEP 皮质电位双上肢 N20-P25 和双下肢 N37-P40 可明确分化、潜伏期正常范围，但波幅下降，特别是 P40 波幅下降明显，提示四肢本体感觉传导通路病理改变不严重、一级皮质功能轻度受累；上肢 P25-N35 和下肢 N50 及其后续波几乎呈直线，提示一级皮质后功能严重障碍，即皮质内联络纤维、脑区间白质联络纤维等受损较重。BAEP

左侧各波分化较好，Ⅲ、Ⅴ波潜伏期延长，右侧分化稍差，Ⅲ、Ⅴ波潜伏期明显延长，可能源于丘脑下方结构对缺血性改变较为敏感。

上述改变在深昏迷患者较为常见，按 1～4 周间隔复查，与临床转归相关联的电生理改变有三种：SEP 和 BAEP 波幅继续下降直至不能引出，转归为临床死亡；SEP 持续保持上述特征、BAEP 保持轻度异常或好转 1～2 个月，患者一般将进入植物状态；1～2 周后，SEP 的 N20-P25 和 N37-P40 波幅和潜伏期好转、后续波逐渐清晰分化，结合 BAEP 好转，患者意识障碍通常逐渐好转甚至完全康复。该患者转归为第 3 种情况。需要注意的是，意识障碍患者的转归预测需结合临床体征、脑电图等其他检查综合分析。

第 2、3 次电生理检测分别距第 1 次检测 4 周和 8 周，随着临床意识状态的好转，SEP 主要表现为 N20/P40 后续波形逐渐清晰，第 3 次上肢 SEP 皮质电位形态已接近正常。观察三次检测 N20/P40 潜伏期的变化趋势，呈正常至延长再略有恢复。综合三次检测的一级皮质电位波幅、潜伏期和后续波分化分析可知：第 1 次检测时脑水肿较为严重，大量（传导束）联络纤维轴浆流阻断，导致深度昏迷；第 2 次检测时脑水肿减轻，部分联络纤维轴浆流复通，意识障碍程度减轻，但丘脑 - 皮质束上行传导纤维受水肿影响传导速度减慢导致一级皮质电位潜伏期延长；第 3 次检测时 SEP（亦包括

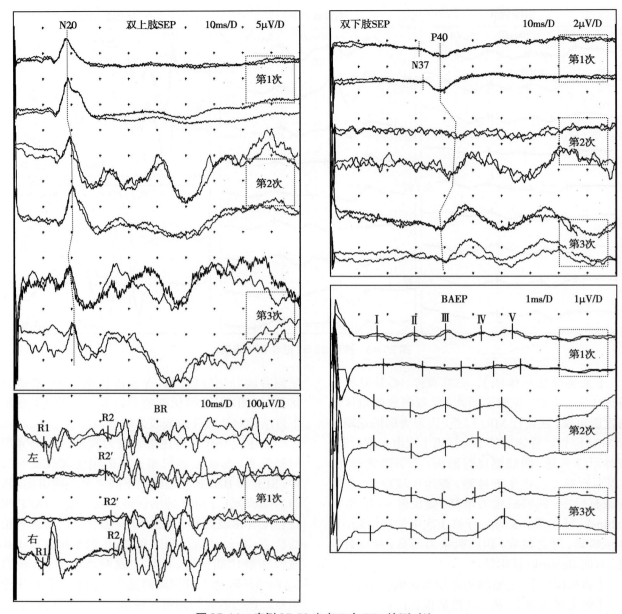

图 25-44　病例 25-58 患者三次 EPs 检测对比
注：SEP 和 BAEP 每一次检测上、下两组曲线分别由左、右侧刺激采集所得。

BAEP）进一步好转，与脑实质病理改变逐渐减轻相关联。

　　该患者的 BR 第 1 次检测即正常，结合 BAEP 好转所示的脑干桥、延部受损较轻证据，提示患者有转为植物状态或清醒的可能。

　　通过本例脑功能障碍与 SEP 异常形式的动态观察可见，SEP 除常规的一级皮质电位波幅、潜伏期分析，后续波形的分化、形态与皮质间和脑区间联络纤维功能状态相关，此特点也适用于其他脑部疾病，如占位、脱髓鞘、变性病等。

　　该患者三次检测均在 ICU 或普通病房床旁进行，可见第 1 次患者深昏迷状态下，被动地"合作良好"，SEP 和 BAEP 基线总体平稳、"光滑"，其中有周边其他用电器带来的超高频干扰；第 2 次患者烦躁，合作差导致基线漂移、波形明显"毛糙"；第 3 次患者可一定程度合作，基线和干扰程度均较第二次稍好。这个现象也提示在诱发电位采集中，无论周边环境如何，患者的良好合作是极其重要的。

（二）脑死亡

　　病例 25-59，患者女性，102 岁。

　　【主要症状和体征】　心脏骤停，心肺复苏后昏迷 5 天，查体示深昏迷，四肢腱反射消失，未引出病理征。

　　【临床拟诊】　心脏骤停后缺血缺氧性脑病。

【电生理结论】　中枢性损害(提示皮质、脑干功能严重受损)。

【临床确诊】　心脏骤停后缺血缺氧性脑病,脑死亡。

【检测和分析要点】　该病例为笔者检测过的脑功能评估中最高龄患者,四肢 SEP 可引出周围神经监护电位(提示周围神经系统尚保留功能),

皮质电位均未能引出(图 25-45)。反映枕叶视觉通路和皮质功能的 FVEP 未引出波形。BAEP 各波均未引出,在此不能解读为耳蜗病变所致,本质上反映了蜗神经节细胞、耳蜗核等脑干听觉通路功能受损。结合瞬目反射(BR)各波形成分均未引出,提示脑干(延髓)功能严重受损。故可判定全脑功能不可逆受损。

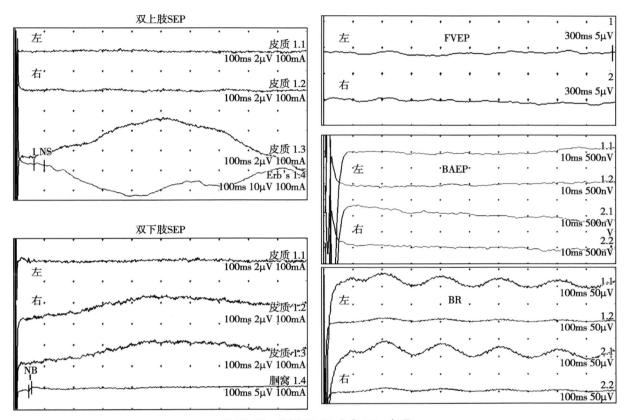

图 25-45　病例 25-59 患者 EPs 表现

第二十六章

术中神经电生理监测应用及病例分析

术中神经电生理监测（intraoperative neurophysiological monitoring，IOM）指将神经电生理用于各类外科手术术中神经功能监测的技术，已广泛应用于神经外科、脊柱外科、耳鼻喉及颌面外科、手外科、血管外科等手术。IOM 在发达国家的应用已有 30 多年的历史，近 20 年在国内各大医院也已广泛开展。IOM 已逐渐成为现代临床神经电生理应用的一个重要分支，成为临床手术中监测神经功能完整性、减少神经损伤、提高手术质量不可缺少的重要组成部分。

IOM 主要目的包括：①向手术医生提供 IOM 的实时信号变化，使术者明确正在进行的操作是否会造成神经损伤；②尽早发现和辨明由手术操作造成的神经功能改变，并迅速纠正、解除神经受损的原因，避免造成永久性神经功能障碍；③协助术者定位脑皮质功能区、鉴别不明确的组织；④预估患者术后神经功能情况。

应用于 IOM 的神经电生理技术，其解剖基础、监测的基本原理与本书基础部分介绍的相同，故这里不再介绍相关内容。IOM 方法学方面有其不同于门诊诊断检测的特点，将着重介绍。

历经 30 余年的发展，IOM 的应用已渗透到多个学科，在这里介绍其主要的应用学科，包括：神经外科、脊髓/脊柱外科、手外科（周围神经）。

外科手术必然需要麻醉，而麻醉药物对大脑皮质功能、运动终板功能的抑制会直接影响 IOM 结果。成功的 IOM 需要一个配合默契的团队，包括手术医生、麻醉医生和电生理医生。

第一节　术中监测项目及方法学

IOM 基本原理是通过监测特定项目的生物电变化了解手术操作对神经传导通路功能的影响，协助术者实时了解麻醉或唤醒状态下患者神经功能状况，从而起到保护神经功能的作用。神经外科、脊髓/脊柱外科常用 IOM 技术包括：

肌电图（EMG）又分自由肌电图和刺激（触发/诱发）肌电图，用以监测支配靶肌肉的相应脑神经、周围神经、神经根的功能。

经颅电刺激运动诱发电位（TCE-MEP）监测下行运动神经传导系统功能。

躯体感觉诱发电位（SEP）监测上行深感觉神经传导系统功能。

脑干听觉诱发电位（BAEP）监测听神经及脑干的部分功能。

侧方扩散反应（LSR）在面肌痉挛手术中协助判断责任血管。

一、肌电图

肌电图是在特定的肌肉中置入针电极，通过记录肌肉的电活动来评价支配该肌肉神经功能的技术。手术操作刺激或电刺激可以获得相应的 EMG，从而可以预防神经功能损伤，分为自由肌电图（free-running-EMG，亦可用 free-EMG）和诱发肌电图（trigger-EMG）。自由肌电活动在机械牵拉神经时可产生肌电活动，用以实时、客观地反映手术中神经受牵拉的情况，是神经外科手术、脊髓/脊柱外科手术常规监测项目；诱发肌电活动指有针对性的用电刺激脊神经或脑神经使该神经支配的肌肉收缩产生肌电活动，用于鉴别神经组织及寻找、明确神经走向，常用于 CPA 和颅底肿瘤、痉挛性脑瘫、面肌痉挛微血管解压、评估脊柱手术中椎弓根钉是否穿透椎体骨皮质以及鉴别手术组织中是否含有神经纤维等。

（一）可监测的脑神经和脊神经

1. 脑神经　理论上含有运动纤维的脑神经均可采用肌电图监测技术，包括动眼神经、滑车神经、三叉神经、外展神经、面神经、舌咽神经、迷走神经、副神经、舌下神经。各神经所支配肌肉详见表 26-1，术中操作如图 26-1。术中监测选择易辨别、易操作、安全的脑神经支配肌肉。

表 26-1　可监测的脑神经及其支配的肌群

脑神经	肌肉
动眼神经（Ⅲ）	下直肌、下斜肌
滑车神经（Ⅳ）	上斜肌
三叉神经（Ⅴ）	咬肌
外展神经（Ⅵ）	外直肌
面神经（Ⅶ）	额肌、眼轮匝肌、鼻翼肌、口轮匝肌、颏肌
舌咽神经（Ⅸ）	软腭
迷走神经（Ⅹ）	环甲肌（声带）
副神经（Ⅺ）	斜方肌、胸锁乳突肌
舌下神经（Ⅻ）	舌肌

由于滑车神经、外展神经、动眼神经所支配的肌肉属于眼外肌，可操作空间有限，可在这些肌肉中置入单根针电极，在手术对侧选择"零电位"处置入另一根针电极作为参考电极。监测舌咽神经时可以用特殊的粘附电极，如图 26-2。麻醉气管插管时将粘附电极粘贴在气管插管上记录声带的肌电活动。在甲状软骨（喉结）下方的环甲肌置入电极监测迷走神经，也可使用粘附电极记录声带的肌电活动。

2. 脊神经　脊神经监测分上、下肢肌肉和肛门括约肌，选择原则与手术操作影响的脊髓节段和脊神经根相关。

（1）上肢肌肉：主要由脊神经的 C_5、C_6、C_7、C_8、T_1 神经根支配，最常用于监测的肌肉有三角肌、肱二头肌、伸指总肌、拇短展肌、小指展肌。颈神经根所支配肌肉详见表 26-2，术中操作如图 26-3。

（2）下肢肌肉：主要由脊神经的 L_3、L_4、L_5、S_1 神经根支配，最常用于监测的肌肉包括股四头肌、胫前肌、腓肠肌、踇外展肌。涉及骶管内手术时，肛门括约肌也需包含在内。腰骶神经根所支配肌肉详见表 26-3，术中操作如图 26-4。

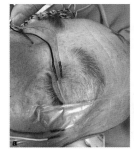
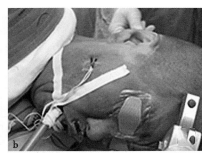
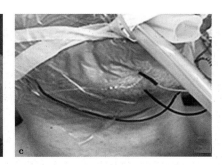
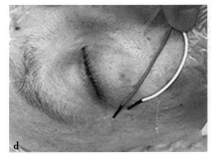
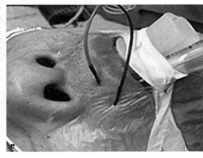
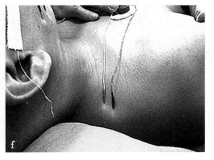
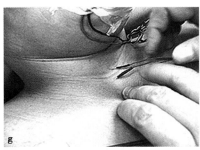
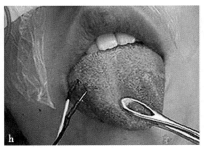

图 26-1　脑神经监测的电极连接

注：a. 动眼神经；b. 三叉神经；c、d、e. 面神经支配的额肌、眼轮匝肌、口轮匝肌；f. 副神经；g. 迷走神经；h. 舌下神经。

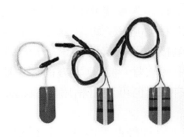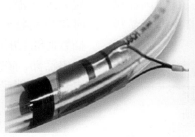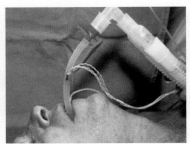

图 26-2 粘附电极及其使用示例

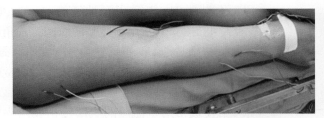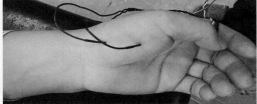

图 26-3 上肢脊神经监测的术中操作

表 26-2 颈神经根所对应的主要肌肉

神经根	肌肉
C_2	胸锁乳突肌
C_3	斜方肌、胸锁乳突肌
C_4	斜方肌、肩胛提肌
C_5	三角肌、肱二头肌
C_6	肱二头肌、三角肌、肱三头肌、肱桡肌、桡侧腕屈肌
C_7	伸指总肌、肱三头肌、旋前圆肌、桡侧腕屈肌、前臂伸肌群
C_8	拇短展肌、肱三头肌、尺侧前臂肌群
T_1	小指展肌、尺侧腕屈肌

表 26-3 腰骶神经根所对应的主要肌肉

神经根	肌肉
L_2	髂腰肌、长收肌、股四头肌、大收肌
L_3	股四头肌、长收肌、大收肌、髂腰肌
L_4	股四头肌、胫前肌、长收肌、大收肌、髂腰肌
L_5	胫前肌、腓骨长肌、长收肌
$S_1 \sim S_2$	腓肠肌、踇外展肌
$S_2 \sim S_5$	肛门括约肌、尿道括约肌

大部分肌肉由 2~3 个神经根交叉重叠支配，在出现动作电位和自发电位判断节段时要综合考量。

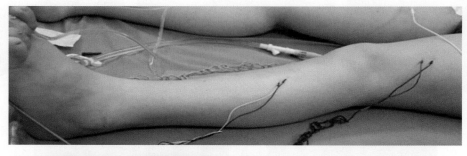

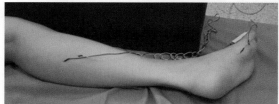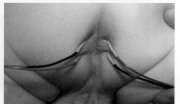

图 26-4 腰骶段脊神经监测的术中操作

（二）自由肌电图

1．操作方法　采用一对针电极，将两个电极分别置入肌腹，间隔1～2cm，互为参考。

2．记录参数　术中自由肌电图部分参数与常规检测有差异。

带通滤波范围：30～3 000Hz；

分析时间：1s；

50Hz陷波滤波器：打开；

灵敏度：50μV～100μV。

3．正常图形示例　正常情况下自由肌电图表现为静息电位，即神经没有受到牵拉或激惹时，图形应处于一条直线状态（图26-5）。

4．异常图形和报警

（1）单个爆发的肌电活动（图26-6）：通常与神经受激惹如牵拉、冲洗、电灼、浸泡的棉片、器械等直接接触神经有关，随着刺激的消失而消失，一般不会引起永久性的损伤。肌电活动单个爆发通常不需要报警，如果反复出现则应提醒术者找到神经激惹的原因并加以避免。

（2）持续爆发的肌电活动（图26-7）：与持续牵拉、压迫等有关，通常会持续一段时间。肌电活动持续爆发则可能造成神经功能永久性损害，需及时报警。

5．方法学评价　自由肌电图在描记过程中常常会出现各种干扰现象，有些干扰波类似肌电活动，大多数为手术器械的电干扰、记录电极线颤动等原因造成（图26-8）。技术人员需结合手术进程及周围环境辨认伪波，避免造成假阳性报告。自由肌电图呈静息电位时，也可能出现假阴性结果，可能的情况包括神经已被切断、神经缺血性损伤、术中使用肌松剂导致肌肉运动终板功能暂时性阻断；这种情况可使用诱发肌电图进一步判断。

（三）诱发肌电图

1．操作方法　先在某一神经所支配的肌肉中

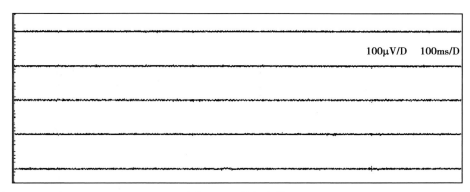

图26-5　静息电位

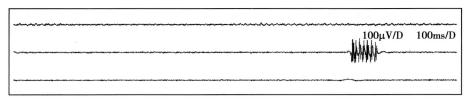

图26-6　单个爆发的肌电活动

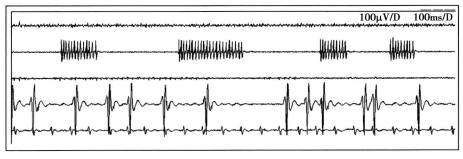

图26-7　持续爆发的肌电活动

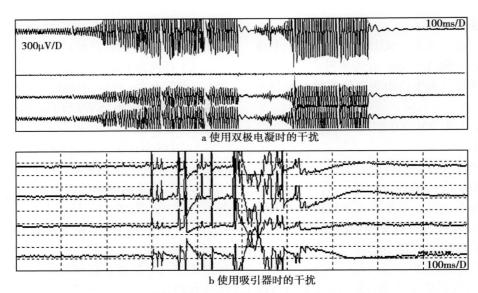

a 使用双极电凝时的干扰

b 使用吸引器时的干扰

图 26-8　手术器械的电干扰

置入一对针电极作为记录电极（亦可与自由肌电图共用监测肌肉），再由术者持刺激器有目的地电刺激术野中的神经或组织（图 26-9）。

2. 记录参数　如下：

带通滤波范围：20～3 000Hz；

分析时间：20ms（脑神经）/100ms（脊神经）；

50Hz 陷波滤波器：打开；

灵敏度：50μV～100μV。

3. 刺激参数　如下：

刺激方式：单脉冲刺激；

刺激脉宽：50～100μs；

刺激强度：0.1～4mA。

4. 正常图形示例　采用双极刺激器电刺激面肌痉挛患者的面神经时记录到的波形如图 26-10 所示。

图中可见，给予 0.1mA 的电流强度刺激面神经的脑干端，在眼轮匝肌、口轮匝肌、额肌记录到

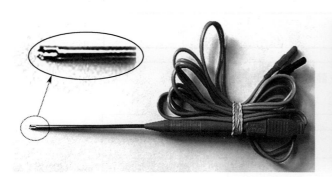

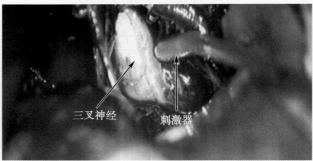

三叉神经　　　刺激器

图 26-9　双极刺激器及电刺激脑神经示例

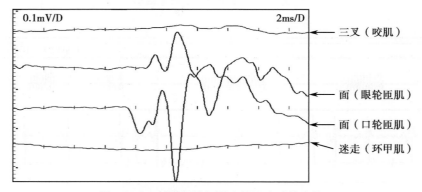

0.1mV/D　　　　　　　　　　　　　2ms/D

三叉（咬肌）

面（眼轮匝肌）

面（口轮匝肌）

迷走（环甲肌）

图 26-10　刺激面神经引出的肌肉动作电位

潜伏期约 6ms 的动作电位。图中从上往下依次为监测的三叉神经 - 咬肌、面神经 - 眼轮匝肌、面神经 - 口轮匝肌、迷走神经 - 环甲肌。

（四）肌电图监测麻醉要求与肌松深度监测

1. 麻醉要求　肌电图监测期间尽量不使用肌松剂，同时控制异氟醚、七氟醚等吸入性麻醉药物用量。

2. 肌松深度监测　可用 TOF 监测，即四个成串刺激（train-of-four stimulation）。

（1）监测方法：刺激内踝胫神经 / 腕部正中神经，于姆外展肌 / 拇短展肌处放置电极记录 CMAP。连续发出间隔 0.5 秒的四个超强刺激，四个串刺激分别引起四个肌颤搐，记为 T1、T2、T3、T4。T1 到 T4 依次出现波幅衰减，根据 T4/T1 的比值大小来评定肌松程度（图 26-11）。其监测和判定原理与 RNS 检测相通。

（2）刺激参数：

刺激方式：重复 4 个单脉冲刺激。

刺激频率：2Hz。

刺激脉宽：300μs。

刺激强度：20～40mA。

（3）记录参数：

带通滤波范围：30～3 000Hz。

分析时间：100ms。

50Hz 陷波滤波器：打开。

灵敏度：1mV。

（4）结果判读：非去极化肌松药（大多数肌松剂属于此类）使用之前记录的 4 次肌颤搐的幅度相同，即 TOF（T4/T1）=1.0。给予非去极化肌松药后，会依次出现颤搐幅度降低，第四次颤搐反应（T4）首先发生衰减，第一次颤搐反应（T1）最后发

生衰减，T_4 消失时 TOF（T4/T1）=0。因此可以根据波形高度比率得知恢复情况。T4/T1 比值 >75% 可作为合适的肌松程度进行肌电图监测。如图 26-11，TOF 值为 83%。

使用去极化肌松剂如琥珀酰胆碱时给予 4 个刺激后肌肉反应波形与未使用肌松剂基本不变，只是波幅同时降低。

（五）肌电图监测术中应用及报警

free-EMG 图形与神经牵拉的程度、术者的操作有关，如牵拉的轻、重、远、近、方向等。肌电反应越大，神经损伤的概率越大。术中出现肌电反应，特别是连续爆发的肌电反应时要及时查找原因，必要时需术者暂停手术操作、适当放松受牵拉的组织，以防长时间的牵拉导致神经损伤。

trigger-EMG 在最初定位神经走行时一般用较高的刺激强度，如 1～2mA；一旦神经暴露，刺激强度应该减小至 0.1～0.2mA，不应超过 0.5mA，以免造成神经损伤。在刺激前，尽量吸净要刺激神经周围的液体、拉开神经周围的组织、减小刺激量，避免容积传导、神经电兴奋局部扩散造成假阳性的结果。在刺激后，根据引出动作电位的记录部位和潜伏期来判断是什么神经。对三叉神经的电刺激可以在咬肌引出一个潜伏期约 4ms 的动作电位，电刺激面神经脑干端在其支配肌中引出的动作电位潜伏期约 6ms。

EMG 爆发性电活动为短程、多相的电活动突然出现并随即消失（图 26-12），提示神经受到小刺激和低风险的一过性骚扰，也可能代表神经受到快速但持久的损伤，加测 MEP 能引出波形则为一过性骚扰，MEP 在曾经爆发放电的肌肉上不能引出波形时必须报警，及时与术者确认操作过程、并

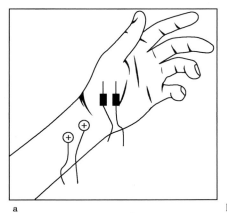

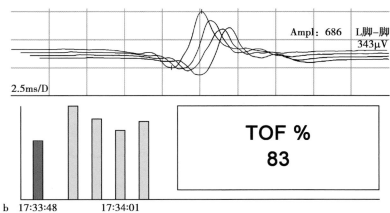

图 26-11　上肢 TOF 监测示意

注：a. TOF 监测刺激和记录部位（刺激电极为贴片电极，刺激正中神经；记录电极为针电极，在拇短展肌上记录）；b. 刺激曲线及比值。

利用 trigger-EMG 判定损伤性质。

　　在原有神经根的电活动背景下突然出现爆发

放电，提示有新的损伤（图 26-13）。

　　图 26-14 第三条扫描线开始时基线显示为持

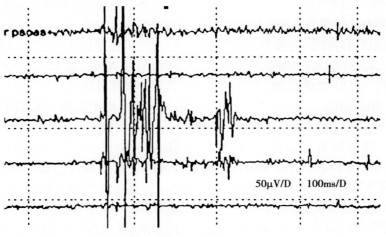

图 26-12　短程 EMG 爆发

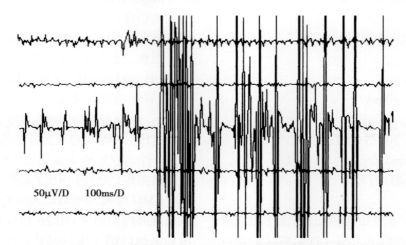

图 26-13　原有神经根的电活动背景下出现爆发放电

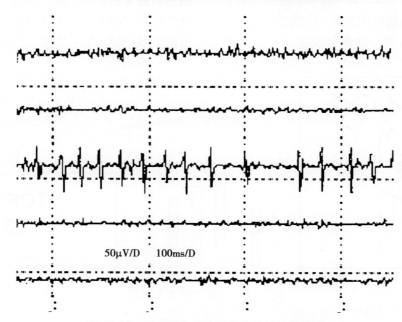

图 26-14　手术操作结束后存在持续性电活动

续性电活动，在此基础上出现爆发性电活动。在手术结束后仍然有持续性电活动的存在，提示神经有持续的刺激存在。

（六）椎弓根钉刺激监测技术

在各种需椎弓根钉置入的脊柱/脊髓手术中，为了探查椎弓根的内壁是否有破损，对椎弓根的内壁直接刺激或者刺激椎弓根钉，观察在相应神经根支配的相应肌肉中是否有诱发肌电活动出现。该技术本质为trigger-EMG监测技术的一种特殊应用方式。

1. 刺激技术　在固定椎弓根钉前用电刺激探头刺激螺钉孔内壁和椎弓钉固定后直接刺激椎弓钉，参考刺激电极均固定于手术切口边缘。

（1）刺激参数：

刺激方式：单脉冲电流刺激；

刺激脉宽：0.3ms 或 0.5ms；

刺激频率：2.1～4.7Hz；

刺激强度：从 0 开始，逐渐增大刺激量至出现肌肉诱发动作电位。

（2）记录参数：

滤波范围：30～3 000Hz；

扫描速度：10ms/D（trigger-EMG）。

脊柱手术中应常规对手术节段相应的肌肉进行监测，以观察手术中是否有刺激神经根、损伤神经根的现象并及时报警。

常用的肌肉监测见表26-4。

表26-4　常用神经根监测对应的肌肉

有风险的神经根	常用于监测的肌肉
C_5	三角肌
C_6	肱二头肌
C_7	前臂伸肌群
$C_8 \sim T_1$	手肌群
$T_6 \sim T_{12}$	腹肌
L_1、L_2	髂腰肌
L_3	内收肌群
L_4	股四头肌
L_5	胫前肌
S_1	蹈外展肌
$S_2 \sim S_4$	肛门括约肌

电极安放：一组 2 根针电极间隔约 10mm 置于肌腹，或在肌腹部安置记录电极、肌腱部安置参考电极，针置入后固定。

（3）判定标准：在椎弓根钉置入术中，当椎弓根因置入物破裂，则刺激电流很容易通过破裂的

骨组织兴奋周围的神经结构。为了探查椎弓根的内壁是否有破损，推荐筛查刺激电流为 8mA（初始刺激电流），不能在相应肌肉引出 CMAP 时，逐渐增大刺激强度，至 CMAP 出现刺激电流大于 16mA 视为安全。引发肌电反应的刺激电流越大，椎弓根结构破裂可能性越小，置入物的安全系数越高。当刺激电流 8mA 可引出 CMAP 时，提示螺钉有可能穿破了骨皮质，逐渐减小刺激强度，若刺激电流小于 5mA 时仍可引出 CMAP，则强烈提示置入物造成椎弓根破裂，并可能已触及神经根或硬脊膜。需要说明的是，关于 8mA 初始刺激电流和 16mA 安全电流的标准不能作为绝对界限使用，主要原因是患者个体间骨皮质结构差异很大、部分源于设备差异，这也是不同学者报道的安全电流不同的原因之一。

术中按初始刺激电流开始、逐渐增大至引出 CMAP 的流程，逐一探测每一个椎弓根孔或螺钉耗时过长，既有延长手术时间带来的风险、也不易被手术医生接受。笔者临床实践总结了监测结果较为可靠，又可大幅度缩短监测时间的椎弓根钉刺激方法：预估一个接近安全电流的固定刺激强度（如 13～15mA），刺激所有椎弓根孔螺钉，并记录每个椎弓钉的引出 CMAP 波的阈值，进行左右、临近螺钉的比较，若某个螺钉阈值显著降低，而大部分螺钉阈值很大或不能引出 CMAP，这个显著降低的螺钉可能刺穿骨皮质。此时就需要检查这个低阈值的螺钉孔，甚至需要改变方向重新置钉。由于患者骨皮质的差异，可引出 CMAP 的阈值电流差异较大，可在刺激最初的 1～2 个螺钉时对预估刺激电流加以调整。

文献报道多以刺激电流的"安全阈值"判定螺钉是否刺穿椎弓根，有学者还提出下胸段安全阈值低于上胸段和颈段。安全阈值的参考范围 5～12mA 不等，多在 10mA 左右，最高也有用 20mA。报道也显示，无论采用哪个参考值，均有不同比率的假阳性和假阴性出现。可见，采用"安全阈值"判定的方法临床上具有一定风险性，所以各实验室在实际工作中应根据所用设备等条件探索适合自己的判定标准和判定方法，还要根据每个患者术前影像学、骨密度检测结果，制定个性化监测方案。

trigger-EMG 监测椎弓根螺钉测试中，当神经根支配的肌肉出现复合肌肉动作电位，说明受刺激的位置与神经根之间是低阻状态，即位置过近或提示此椎弓根破裂（图26-15）。

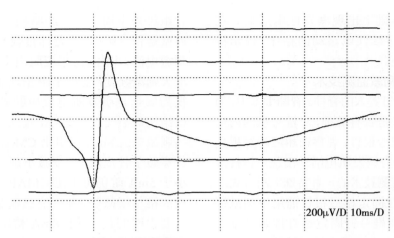

200μV/D 10ms/D

图 26-15　刺激椎弓根钉引出其支配肌 CMAP

图中显示对腰 3 椎弓根钉用 3mA 电刺激，在同侧股四头肌记录到 CMAP，考虑该椎弓根已破裂。

二、运动诱发电位监测技术

运动诱发电位监测技术是兴奋大脑皮质运动区或脊髓，在脊髓、周围神经或骨骼肌记录不同水平的诱发反应，达到监测下行传导通路功能的目的。

临床实用的运动诱发电位监测技术目前多应用经颅电刺激运动诱发电位（transcranial electrical stimulation motor evoked potential，TCE-MEP），是在颅骨外对大脑皮质运动区给予电刺激激活皮质运动神经元，兴奋性电信号下行至运动神经元使骨骼肌收缩、在脊髓或肌肉上记录相关动作电位的一项监测运动传导通路功能的神经电生理方法。根据监测的运动传导通路不同，将 TCE-MEP 分为皮质脊髓束运动诱发电位、皮质延髓束运动诱发电位。

皮质脊髓束运动诱发电位，即经颅电刺激运动皮质产生的神经冲动沿皮质脊髓束到达脊髓前角并使骨骼肌兴奋，记录到 CMAP 称为肌源性 MEP；在脊髓上直接记录到的电活动称为脊髓源性 MEP。肌源性 MEP 是大部分临床术中神经电生理监测常用项目，通常所说的"MEP 监测"即指肌源性 MEP。仅在记录脊髓锥体束信号时使用脊髓源性 MEP，以示区别。

皮质延髓束运动诱发电位，又称皮质核束运动诱发电位，即经颅电刺激运动皮质、在脑神经支配肌中引出 CMAP，例如颏肌、口轮匝肌、眼轮匝肌等。用以监测皮质延髓束和相应脑神经功能。

（一）皮质脊髓束运动诱发电位

经颅电刺激肌源性 MEP 主要监测皮质脊髓束功能，即在骨骼肌上记录 CMAP，能快速判断从大脑到肌肉运动传导通路功能的完整性。

1．记录电极的安放　采用一对皮下针电极，置于上、下肢远端肌肉中（可与 free-EMG 共用），地线置于一侧肢体，如图 26-3 和图 26-4 所示。

上肢 TCE-MEP：通常置于拇短展肌、小指展肌；

下肢 TCE-MEP：通常置于踇外展肌。

一般而言，在远端肌肉较近端肌肉记录容易得到反应波，萎缩的肌肉一般较难记录到动作电位、不能作为监测肌肉。

如果手术涉及脊神经根时，还需要同时记录相应节段脊神经所支配肌肉的动作电位，以监测运动神经根的功能。

2．刺激电极的安放　采用螺旋电极或皮下针电极，按照国际脑电 10-20 系统标准置于 C₃、C₄（或 C₁、C₂）的位置，如图 26-16 所示。刺激电极位于记录肢体的对侧，接入刺激盒的正极。

3．记录参数　如下：

带通滤波范围：30～3 000Hz；

分析时间：100ms；

50Hz 陷波滤波器：打开；

灵敏度：50～1 000μV；

信号平均次数：1 次（不需要多次平均）。

4．刺激参数　如下：

刺激脉宽：0.1ms（0.1～0.5ms）；

串刺激数：3～9 个／次；

刺激间歇时间：2ms（1～10ms）；

刺激强度：100～400V。

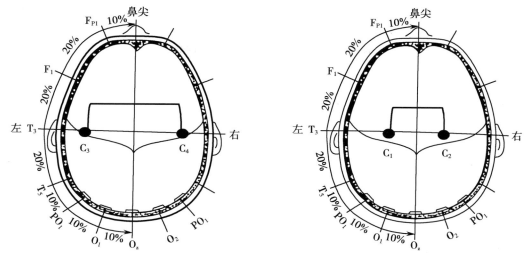

图 26-16　上肢和下肢 TCE-MEP 刺激电极部位示意

5．上、下肢 TCE-MEP 图形示例　正常同名肌肉的肌源性 MEP 潜伏期在双上肢 / 双下肢是一致的（图 26-17）。

图 26-17 从左往右依次为在左手拇短展肌、左下肢踇外展肌、右手拇短展肌、右下肢踇外展肌，分析时间为 100ms。

6．术中应用　肌源性 MEP 是目前应用最多的监测运动传导功能的技术。如果 MEP 不发生改变，患者一般不会发生运动障碍；MEP 发生可逆的改变，患者会有一过性的神经功能障碍；MEP 发生永久性的改变，则患者很可能发生永久性神经功能障碍。肌源性 MEP 在肢体肌力Ⅲ级及以下时，

几乎记录不到电信号，因此无法进行监测。手术监测过程中经颅电刺激引起的体动也是监测人员需要注意的，特别是手术医生正在操作时，哪怕轻微的体动都可能造成严重的后果。监测人员需在尽可能得到稳定信号的情况下，调整刺激参数以减少刺激体动。

（二）经颅电刺激脊髓源性运动诱发电位

脊髓源性 MEP 指经颅电刺激、在脊髓上记录锥体束动作电位，是皮质脊髓束直接电反应，故称为 D 波（Direct waveform），最常应用于脊髓髓内肿瘤切除手术。

1．刺激技术　脊髓源性 MEP 与肌源性 MEP

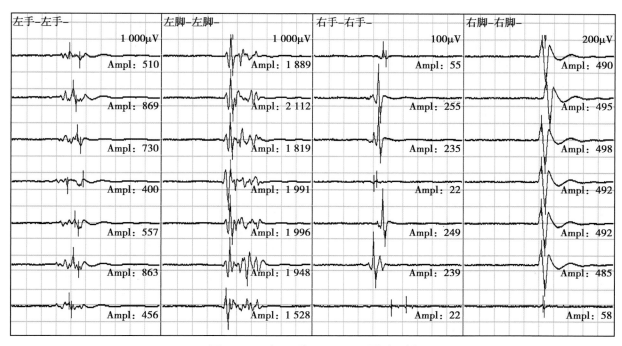

图 26-17　上、下肢 TCE-MEP 图形示例

刺激技术相同。

2. 记录电极安放 采用脊髓电极,取下椎板后置于手术部位下方的硬脊膜下(图26-18)。

3. D波图形示例 图26-19为将脊髓电极放置在大约胸10节段时记录到的D波。D波的潜伏期与脊髓电极放置的节段有关;D波的波幅与皮质

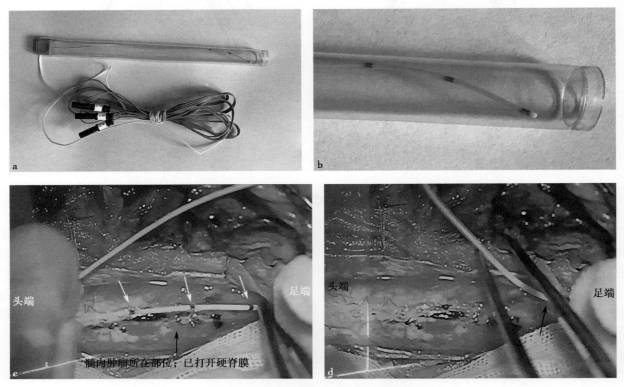

图 26-18 脊髓电极及放置的示例

注:a. 脊髓电极及导线;b. 脊髓电极细节;c. 白色箭头指示脊髓电极的3个触点,由术野下方,即足端沿硬脊膜下插入;d. 电极插入深度至3个触点均不可见。

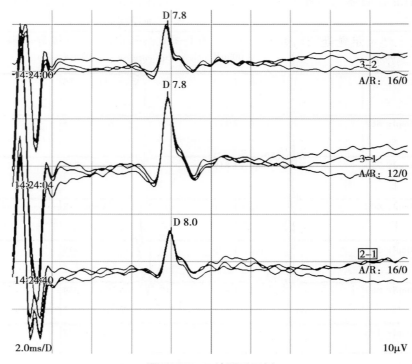

图 26-19 D波图形示例

脊髓束受到刺激后产生电生理反应的纤维（轴索）数量有关。D波波幅降低小于50%提示有短暂性神经功能障碍，大于50%的波幅降低提示可能有永久性损伤。

4. D波监测的价值　D波被认为是脊髓髓内肿瘤切除术中监测运动传导功能的"金标准"。D波与肌源性MEP相比有自身的优点：

（1）D波有高度的稳定性，且不受肌松剂的影响。

（2）D波刺激量小，术中没有体动，可以实现连续监测。

（3）预测术后长期运动功能时，D波比肌源性MEP更敏感。研究发现髓内肿瘤切除术时，术中肌源性MEP消失而D波存在，通过1～2个月的随访，患者术后仅出现暂时运动功能障碍。而肌源性MEP消失同时伴随D波波幅下降超过50%，患者术后出现长期运动功能障碍。

5. 监测的局限性　D波在实际应用中受到一些限制：①不能提供明确的脊髓左右侧别信息；②监测的内容不包括下运动神经元，脊髓缺血时消失快；③只能用于T_{10}～T_{11}节段以上的脊髓进行监测，不能对神经根和马尾进行监测；④髓内安置电极的技术在前路手术中不能应用，在后路手术暴露和缝合过程中也不能应用；⑤脊柱侧弯手术中，因为椎管矫正后电极位置随之改变，硬膜外的D波会产生假性结果；⑥小于18个月龄的婴幼儿记录不到D波。

避免了D波的上述不足之处，D波可作为颈胸段脊髓IOM的常用项目。

（三）皮质核束运动诱发电位

皮质核束运动诱发电位，即经颅电刺激运动皮质产生的电活动沿皮质核束传导，在脑神经所支配的肌肉上记录CMAP。理论上含有运动纤维的脑神经支配的肌肉都可记录到。目前应用最多的是面神经经颅运动诱发电位（facial nerve motor evoked potential，FNMEP），常规应用于听神经瘤手术中，这里以FNMEP的方法为例介绍皮质核束运动诱发电位的方法学。

1. 记录电极安放　采用三对皮下针电极分别置于面神经支配的额肌、口轮匝肌、眼轮匝肌。两根电极间隔约1cm，互为参考，地线置于一侧肢体（图26-20）。

2. 刺激电极安放　采用螺旋电极（或皮下针电极），按照国际脑电10/20系统标准安放电极。

刺激电极位于记录侧的对侧，接入刺激盒的正极（图26-20）。

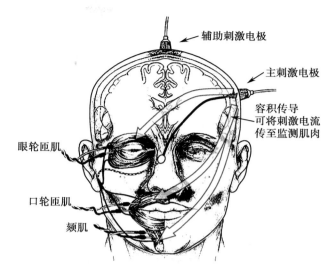

图26-20　FNMEP刺激和记录部位的示意

刺激阳极：放置于手术侧的对侧大脑皮质面部运动代表区上方，体表投影位于中央沟及外侧裂的体表投影线交线上方1～2cm、前0.5～1cm处；

刺激阴极：放置于Cz向手术侧旁开1cm处；

3. 记录参数　如下：

带通滤波范围：30～3 000Hz；

分析时间：50ms；

50Hz陷波滤波器：打开；

灵敏度：$50\mu V$～1mV。

4. 刺激参数　如下：

刺激脉宽：50～$500\mu s$；

串刺激数：3～4个/次；

刺激频率：250～500Hz；

刺激强度：100～200V或50～100mA。

5. FNMEP图形　是由串刺激引出，且潜伏期>10ms的多相波（图26-21）。单脉冲刺激引起或潜伏期远<10ms的波形，是容积传导兴奋面神经远端所致。

（四）运动诱发电位监测麻醉方案选择

TCE-MEP监测技术受麻醉的影响很大，生理学管理（如血压、体温等）和麻醉药物（肌松剂、吸入性麻醉药、静脉麻醉药）的选择都会影响神经元的功能和MEP的反应。采用静吸复合麻醉，MAC（吸入麻醉深度计量单位）值在0.4～0.5能满足监测需要，诱导后不再给予肌松剂；患者术前如有肢体肌力Ⅳ级及以下，建议全静脉麻醉或静吸复合麻醉，MAC≤0.2。

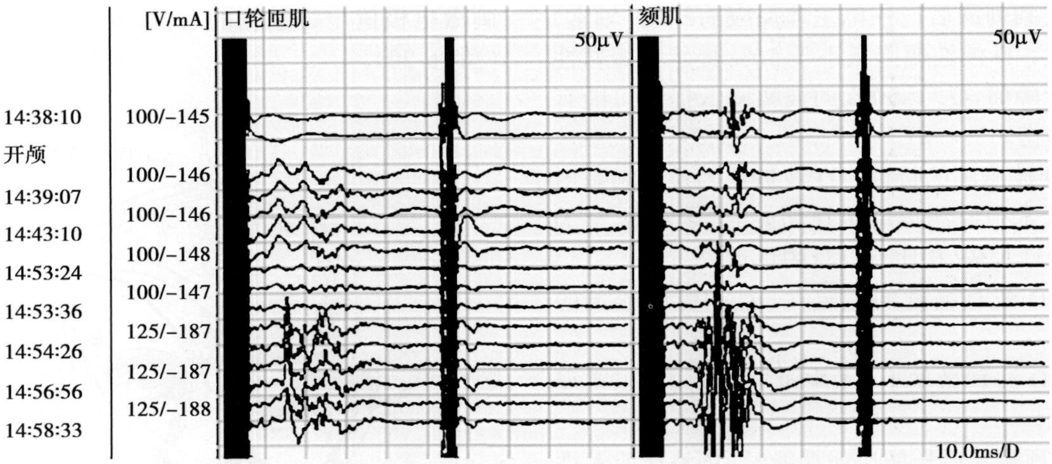

图 26-21 FNMEP 图形示例

（五）运动诱发电位监测术中报警标准

MEP 目前没有统一的报警标准，多采用"全或无"判定。但一旦信号消失后再报警，很可能为时已晚。大部分学者认为可在波幅下降 50% 时预警，根据实际情况决定手术对策，但这样会增加假阳性的结果。其他可以参考的报警标准包括 MEP 波幅降低、刺激阈值水平显著变化、MEP 波形由多相波转成单相波。FNMEP 波幅下降 60% 应高度重视、严密观察分析原因。

（六）运动诱发电位术中监测注意事项

TCE-MEP 虽然在很多方面还存在争议，技术上有待进一步改进，但与其他监测技术的联合应用为提高手术成功率、降低致残率、提高患者术后生活质量发挥越来越大的作用。

（1）刺激电极的极性与常规神经电生理刺激不同，是阳极作用。在 MEP 中就是阳极刺激引起对侧肌群反应。

（2）严重颈椎病、肢体无力、肌肉萎缩患者，MEP 本身就可能不能检出，因此术前检查定位非常必要。要在手术前做到心中有数，术中可以采取应对措施。

（3）有些患者不能产生可靠的反应时，经颅电刺激可以用双串刺激，即在监测刺激前用一个串的预刺激增加 α-MN 的兴奋性，再给予监测串刺激，两串间隔在 10~35ms。这样能够增加 MEP 的反应性。

（4）D 波反应双侧皮质脊髓束功能，在单侧功能障碍时依然可以引出 D 波。

（5）在进行 MEP 之前必须先测 TOF 值，反应在 75% 以上肌源性 MEP 才有可靠性。

（6）要结合其他模式共同监测才对手术更有帮助。

（7）经颅电刺激的相对禁忌证：癫痫病史、皮质损伤、颅骨缺损、颅内电极、血管夹或分流器、心脏和脑起搏器及其他植入的生物医学装置。

（8）经颅电刺激会引起下颌关节的被动咬合，监测中要保护口腔，防止舌唇咬伤，建议使用牙垫。

三、躯体感觉诱发电位

躯体感觉诱发电位（SEP）可用于监测深感觉通路的完整性。SEP 信号容易获得，也是最早应用于术中监测的技术之一，在脊髓脊柱手术、脑干肿瘤手术、脑血管手术等术中监测中发挥着不可替代的作用。

（一）操作方法

1. 刺激电极的安放 采用一对表面电极，负极为刺激电极，置于向心端，正极置于远心端，正负极电极间隔为 2~3cm。上肢 SEP 刺激上肢腕部正中神经/尺神经；下肢 SEP 刺激下肢内踝胫神经（图 26-22）。

2. 记录电极的安放及导联方法 采用皮下针电极，按照国际脑电 10/20 系统标准安放记录电极，地线置于一侧肩峰或大腿外侧（图 26-23）。

术中监测上下肢 SEP 的电极记录部位与门诊检测相同，上肢常规监测 C3'/C4'-Fpz 和 Erb's 电位（可选），还可加测 C4'-C3'、C5s-Fpz；下肢常规监测 Cz'-Fpz 和腘窝电位（可选），还可加测 C5s-Fpz。不同之处在于电极安放和固定方法。

3. 记录参数 如下：
带通滤波范围：30~1 000Hz；

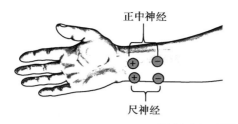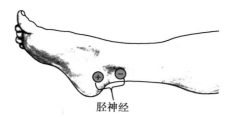

图 26-22 SEP 刺激部位的示意

注：左图为上肢 SEP 刺激部位、右图为下肢 SEP 刺激部位。

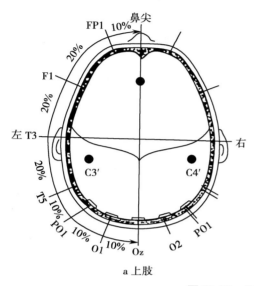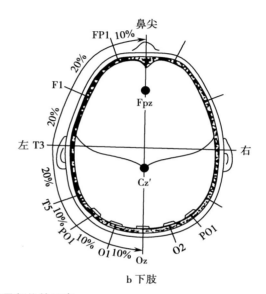

a 上肢　　　　　　　　　　　b 下肢

图 26-23 SEP 记录部位的示意

分析时间：上肢 SEP 50/100ms、下肢 SEP 100ms；
50Hz 陷波滤波器：关闭；
灵敏度：1～10μv。

4. 刺激参数 如下：
刺激方式：恒压单脉冲刺激；
刺激脉宽：200μs（100～300μs）；
刺激频率：2～5Hz；

刺激强度：上肢 15～25mA，下肢 25～35mA；
刺激强度不宜超过 40mA。

5. SEP 图形示例 图 26-24 显示刺激正中神经在 C4′-C3′、C2s-Fpz、C4′-Fpz 三个导联同时记录的左侧上肢 SEP。

图 26-25 显示刺激胫神经在 Cz′-Fpz、C2s-Fpz、腘窝三个导联同时记录的右侧下肢 SEP。

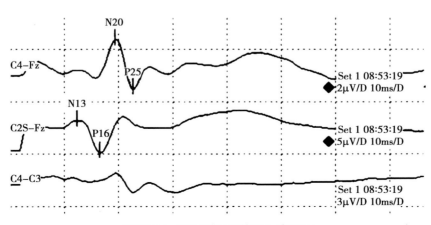

图 26-24 三导联记录的左上肢 SEP

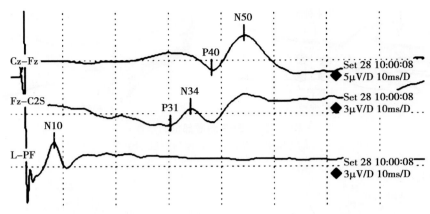

图 26-25　三导联记录的右下肢 SEP

（二）麻醉方案的选择

SEP 不受肌松剂的影响，但吸入性麻醉药物和静脉麻醉药物对其有多种影响。与外周、脊髓、皮质下电位相比，皮质电位更容易受麻醉药物的影响。吸入麻醉剂量依赖性地降低 SEP 波幅及延长 SEP 潜伏期，推荐使用七氟醚，最高浓度维持在 0.3～0.9MAC，并且保持吸入浓度的稳定。静脉麻醉药推荐使用异丙酚，推荐剂量 120～200μg/（kg·min），此范围对 SEP 影响很小。术中监测的麻醉方式多采用静吸复合麻醉，对于 SEP 波幅较小的患者，全程静脉麻醉更适合术中连续 SEP 监测。

（三）报警标准

术中监测常以体位摆放后或排放脑脊液后的波形作为基线，观察 SEP 波幅、潜伏期的变化。上肢 SEP 参考正中神经 N20 潜伏期及 N20-P25 波幅变化，下肢 SEP 参考胫后神经 P40 潜伏期及 P40-N50 波幅变化。报警标准遵循经典的 50/10 法则：排除麻醉和生理学因素影响的情况下，波幅降低 50% 和 / 或潜伏期延长 10% 时报警。

（四）术中应用

SEP 的技术优势在于术中能够连续监测且不影响术者操作。获取可识别的、可重复的波形是监测成功的基础。刺激引起相应肌肉颤搐可证实刺激电极放置的位置恰当。出现过度干扰时，可微调刺激频率以避开干扰提高 SEP 波形质量。当 SEP 双侧或全部波形同时发生变化时，术中麻醉药物或生理学参数因素的可能性大，而手术操作或技术因素造成的变化常常是单侧的。

（五）注意要点

1. SEP 反映脊髓后索感觉传导通路的功能，不能反映运动功能，也不能反映神经根的功能，要结合其他的监测模式加以评估才是全面的。

2. SEP 的影响因素除环境因素外，不仅受麻醉的影响，还受体温、血压、肢体缺血、肢体体位不正等因素的影响。在监测中要密切注意患者的生命体征并作出准确的判断。

3. 在周围神经病变如糖尿病等，术前 SEP 就会有异常，所以会影响整条神经通路功能的评估。建议在手术前作术前神经电生理的检测，能更好地帮助术中评估。

4. 在 IOM 中，波幅是 SEP 主要观察指标，与实验室里常规检查不同，后者更注重潜伏期的异常。

5. IOM 监测 SEP 与术前常规 SEP 的波形可不一致，可能因为术中监测是在麻醉后、肌肉放松状态下，刺激量较常规刺激量大；麻醉药物抑制一级皮质后功能，使后续波形分化不出来。

（六）麻醉后 SEP 皮质电位波形分析

比较正常人、植物状态和术中监测麻醉后 SEP 的波形成分：上肢以 N35 为界、下肢以 N50 为界，N35/N50 之前的波形三者差异不大，但 N35/N50 及其后续波在植物状态和麻醉后的表现极其相似。麻醉状态下 N35/N50 及后续波波幅下降或消失现象是对 SEP 波形成分神经发生源判定、短 / 中 / 长潜伏期波形成分划分、上下肢 SEP 波形成分对应关系、植物状态电生理异常改变特征的支持。

四、脊髓刺激的诱发电位监测

脊髓刺激的诱发电位是指直接兴奋脊髓的监测技术。将刺激电极经皮置于椎板、置于暴露的椎板 / 横突或脊髓表面，记录电极置于头皮、脊髓或外周神经记录相应的诱发生物电信号。

（一）脊髓刺激下行神经源性诱发电位

下行神经源性诱发电位（descending neurogenic evoked potentials，DNEP）指刺激脊髓、记录外周神经诱发反应电位。

1．刺激技术　DNEP 是在两个邻近椎骨水平的椎板、棘突、棘间韧带或椎间盘插入针电极作为刺激电极，非选择性地通过骨性组织或者软组织间接刺激脊髓。刺激参数：

（1）经棘突、椎板刺激脊髓：使用 12mm 针尖部分裸露的绝缘针。

（2）经皮椎板刺激脊髓：使用 60～75mm 针尖部分裸露的绝缘针。

（3）刺激电极极性：正极为参考电极置于头侧，负极为活动电极置于下一节段椎板上。

（4）刺激强度：电流刺激 <100mA；电压刺激 <400V；刺激脉宽为 0.5～1.0ms；

刺激频率为 4.7Hz。

2．记录技术　记录电极放置在腘窝处（针电极、表面电极均可）。记录参数：

带通滤波范围：30～2 000Hz；

分析时间：100ms；

50Hz 陷波滤波器：关闭；

重复信号平均次数：10～30 次。

（二）外周刺激脊髓诱发电位

在下肢刺激周围神经，在高位段脊髓（胸、颈段）的硬膜外记录。其优点是在脊髓记录的反应波形大（图 26-26），叠加次数少，同时受麻醉影响小，并可在多个节段记录，可以判断脊髓损伤水平。刺激技术和刺激参数设置参照常规下肢胫神经 SEP 监测。

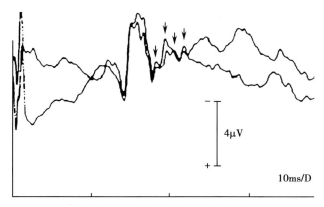

图 26-26　脊髓 SEP：外周 - 脊髓
注：刺激内踝胫神经、T₁₀ 记录（箭头）。

（三）脊髓刺激脊髓记录的诱发电位

直接刺激脊髓 - 记录脊髓的诱发电位反应的方法，可以评估上行、下行传导束和脊髓固有束的完整性（图 26-27）。该方法优点是很小电流量就可以监测，不依赖于外周神经和肌肉的功能状态，在外周神经有损伤时是很好的选择，该方法不需叠加、不受麻醉的影响，主要监测胸、腰髓手术。但是此法不能明确所记录的电位反应是来自感觉后索还是运动的皮质脊髓束，而且该种方法应用上技术要求较高，如电极的放置位置等。且多数情况下将电极置于术野内会影响手术操作或操作可能会引起电极移动而影响记录，因此在实际应用中受到限制。

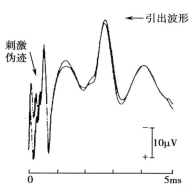

图 26-27　脊髓 SEP：脊髓 - 脊髓
注：在 T₁₀ 刺激、T₃ 记录，也可以交换刺激和记录位置，图形也随之翻转。其潜伏期非常短，需与刺激伪迹分辨开。

（四）脊髓刺激皮质诱发电位

在脊髓尾端（胸椎尾部）刺激，在头皮记录。目的是用脊髓替代外周神经刺激，在外周神经有病变时可以选用该方法。其优点为刺激强度小、叠加次数少、波形清晰（图 26-28），主要是用于监测颈髓的功能。

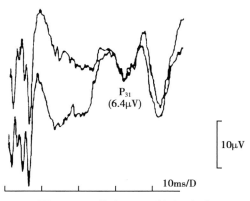

图 26-28　脊髓 SEP：脊髓 - 皮质
注：T₁₁ 刺激，头皮（Cz）记录。

脊髓刺激或脊髓记录的不足是电极安放位置不安全，有可能移位；低强度刺激即会引起脊旁肌剧烈抽动，影响手术操作。

五、脑干听觉诱发电位

脑干听觉诱发电位（BAEP）反映的是听神经及脑干段听觉传导通路的功能状态，在手术中可以监测听神经及脑干的部分功能，是颅底手术IOM最常应用的监测技术之一。

（一）操作方法

BAEP具体操作方法：

1. 刺激器 术中采用声音转换器（图26-29），需要通过海绵塞-橡胶管连接于患者的外耳道，再用手术贴膜将橡胶管及耳机盒固定好以免脱落。通常蓝色刺激盒连接左耳，红色刺激盒连接右耳（设备相关）。需要注意橡胶管不可扭曲、折叠或有液体堵塞以免影响声音信号的传入。

2. 记录电极的安放及导联方式 如下：

记录（-）：一般置于耳后乳突（左耳A1；右耳A2)，术中监测多数置于耳屏前；

参考（+）：Cz；

地线：肢体；

导联方式：左耳A1-Cz；右耳A2-Cz。

3. 刺激参数设置 如下：

声音类型：短声刺激（click）；

刺激频率：11～15Hz；

刺激极性：疏波刺激；

刺激强度：90～105dB。

刺激侧别：手术侧耳刺激。

4. 记录参数设置 如下：

带通滤波范围：100～5 000Hz；

分析时间：10ms，术前BAEP证实V波潜伏期延长者则用15ms；

灵敏度：0.5～1μV；

50Hz陷波滤波器：打开；

叠加次数：500～1 000次。

5. BAEP波形示例如图26-30。分别测量Ⅰ、Ⅲ、V波的潜伏期、Ⅰ-Ⅲ、Ⅲ-V、Ⅰ-V峰间期及V波

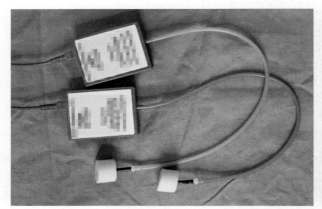
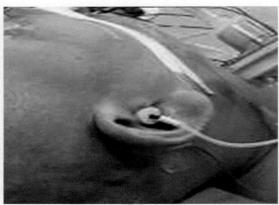

图26-29 声音转换器、橡胶管、海绵塞

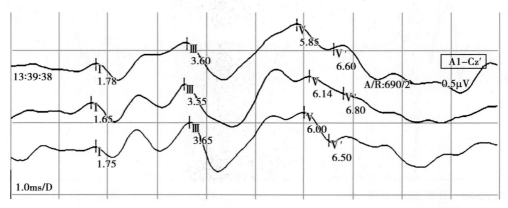

图26-30 BAEP波形示例

的波幅。

（二）麻醉方案的选择

BAEP 一般不受麻醉药物的影响。

（三）报警标准

术中监测常以排放脑脊液后采集的波形作为基线，最常用的报警标准是 BAEP 与基线波幅相比降低 50%；潜伏期变化延长 0.6～1ms（V 波的绝对潜伏期延长或 I-V 峰间期延长）。

（四）术中应用

BAEP 操作简便，特异性高，且不受睡眠和麻醉的影响，可持续重复监测。监测期间 BAEP 发生变化首先应分析是否由于技术因素造成的，最多见的技术因素为耳机盒或耳塞的脱落导致各波波形消失。血压下降、缺氧、低温等生理因素也会引起 BAEP 变化，这时变化是双侧的，同时其他监测项目也会发生变化。牵拉、解剖、分离听神经或脑干、骚扰内听动脉或椎基底动脉影响听神经及脑干供血时，需要持续监测 BAEP 变化、及时报警。监测信号的持续变化可以预测神经功能损伤，但信号没有变化时并不能保证脑干功能的完整性。应采用 BAEP 联合其他监测技术如 SEP、MEP 的多模式联合监测，以提高评估脑干功能的敏感性。

六、侧方扩散反应

侧方扩散反应即对面神经一个分支进行电刺激，可在另一分支的支配肌记录到异常肌电反应，是面肌痉挛患者常见的电生理异常表现。LSR 不仅具有诊断价值，在 HFS 面神经微血管减压（microvascular decompression，MVD）术中能帮助手术医师判断责任血管，防止责任血管遗漏，减少寻找责任血管所花费的时间，并在判断 MVD 手术预后及提高术后的远期效果中发挥着重要作用。

（一）操作方法

LSR 获得方式有两种（图 26-31）：①下颌缘支 - 眼轮匝肌法，刺激下颌缘支，在眼轮匝肌上记录；②颞支 - 额肌法，刺激颞支，在额肌上记录。

1. 刺激和记录电极的安放

（1）下颌缘支 - 眼轮匝肌法：采用成对皮下针电极、间隔 1cm 以上、互为参考，刺激患侧面神经下颌缘支，刺激点位于下颌角。采用成对皮下针电极，置于患侧的眼轮匝肌，针电极互为参考，间隔 1cm 以上（图 26-31）。

（2）颞支 - 额肌法：采用成对皮下针电极、间

隔 1cm 以上、互为参考，刺激患侧面神经颞支，刺激点位于耳屏与颧弓连线 1/2 处。采用成对皮下针电极，置于患侧的额肌，针电极互为参考，间隔 1cm 以上（图 26-31）。

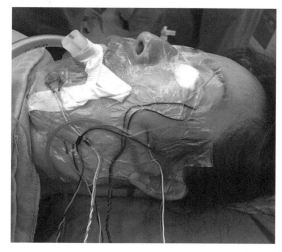

图 26-31 LSR 记录和刺激部位的示意

2. 记录参数 如下：

带通滤波范围：30～3 000Hz；

分析时间：50ms；

50Hz 陷波滤波器：打开；

灵敏度：0.5mV～50mV。

3. 刺激参数 如下：

刺激方式：单脉冲电流刺激；

波宽：50～500μs；

刺激频率：0.5Hz～2Hz；

刺激强度：5～50mA。

4. LSR 图形示例 如图 26-32 所示。

（二）麻醉方案的选择

LSR 受肌松剂影响最大，麻醉诱导后不再给予肌松剂，维持吸入性麻醉药物的深度不能太深。一般情况采用静吸复合麻醉方式，最高 MAC 值在 0.5～0.6 能满足需要。

（三）报警标准

术中监测期间，LSR 波幅下降、消失、出现都需要报告（报警）。LSR 消失常出现在以下不同时段：垫入垫片分开责任血管时（最多）、排放脑脊液时（次之）、牵拉小脑绒球时（最少）。术中监测人员要在观看术中录像的同时，时刻与术者保持互动，发生变化时及时沟通交流。

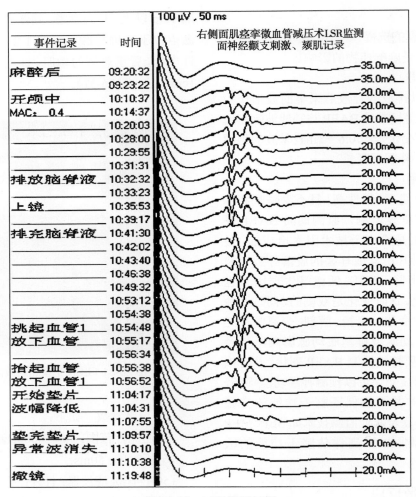

图 26-32　LSR 图形示例

（四）术中应用

尽管把 LSR 消失作为评价 MVD 疗效的参考指标仍有争议，很多研究表明 LSR 波幅消失或波幅下降程度与术后疗效呈正相关。有报道认为尽管 LSR 在 MVD 术中消失，但有些患者面肌痉挛症状在术后不一定立刻消失，而是在随访的时间内逐渐消失。近年的 meta 分析（涉及 978 病例）显示：LSR 消失的患者 HFS 治愈的可能性比 LSR 未消失的患者高出 4.2 倍。故在大多数情况下，LSR 监测仍是面肌痉挛 MVD 术后预测结果的有效方法。

七、术中监测干扰排除及注意事项

在 IOM 中，监测人员不仅要会选择每种手术的监测模式以及具体方法，识别各种波形中的伪差也同样十分重要。如果手术中一发现疑似报警标准的波形就不加分辨地报警，那么过多的假阳性会导致术者无所适从，不仅会影响他们的信心和手术的速度，还会误导手术改变方案。因此在监测行业中广泛流传：不合格的监测比没有监测还要糟糕。

通常在手术中遇到的报警情况要从以下几个方面加以分析。

（一）其他医疗设备对监测波形的影响

对监测有影响的常见设备：电刀、手术电钻、麻醉仪、静脉泵、加温仪、体外循环仪、电子显微镜、手术吸引器、X 线设备、磁共振仪、血液回收仪、超声仪、置顶灯等。一般在电刀使用的时候，应该停止监测。在手术台基本固定好以后，为了减少设备的干扰，在不妨碍手术进行的情况下，将手术台的电源断开。

（二）患者自身的因素

患者自身皮肤电阻过高（表面电极易出现此情况）；胸部电极会记录到规则的心电活动；麻醉

过浅出现体动；患者体温过低；患者血压过低；患者体位不当；患者的感觉和运动中枢为非交叉支配者。

（三）监测人员的因素

IOM 不同于门诊神经电生理检查，如果发现阻抗过高，不可以重新安置术野附近的电极。因此在手术开始前安置电极要十分注意，一定要彻底固定好电极，防止翻身、手术室人员不小心牵拉导致电极脱落。在安置完电极后，第一时间检测阻抗，确保电极牢固且阻抗合适。要保证电极安置正确并正确插入头盒，如果记录电极和刺激电极位置安置不准确，记录的波形就会失真，无法判断。在手术中如果发现一个导联突然出现很大的干扰或波形突然消失，要首先考虑是电极松动或设备故障，判断是哪条记录还是刺激电极的问题，如果可能，在不影响无菌的情况下置换可能有问题的电极。

（四）麻醉的因素

若使用肌松剂和吸入麻醉，在手术诱导麻醉后，记录每一次麻醉用量的改变。在关键步骤尽量不用肌松剂，将吸入麻醉的 MAC 值控制在 0.5 以下。建议每一次追加或减少麻醉用量之前要将所有的监测模式记录一遍。监测医生在 IOM 中，需要主动向麻醉医生报告麻醉深度，给予他们参考是否要追加麻醉剂。在麻醉过浅的时候，各个导联都会出现不规则肌电活动，提醒麻醉医生追加麻醉剂量防止体动。

（五）手术操作的因素

术者摆放体位不恰当，尤其是上肢过伸或者受到压迫；监测血压的袖带捆绑不良，过度充气；手术医生不小心压到患者肢体；吸引器靠神经根过近；神经牵拉过度；神经组织分辨不清切断神经；手术中止血纱布或明胶海绵压迫过度；术中出血量大而没有尽快补充到位；置入物位置不当；椎弓根钉穿透椎弓根壁；脊柱矫形过度；椎管压力过高，减压过快；脊髓肿瘤切除过度；术后血肿造成新的压迫等等。

在以上 5 个方面中，对第 5 条的识别和报警意义尤为重大，且需与其他 4 条鉴别和排除障碍。在手术室这样复杂和苛刻的条件下，减少假阳性和假阴性的报警是对监测医生技术水平的考验。除了要有过硬的神经电生理专业知识及设备操作基本功外，还要熟悉手术室环境，与手术团队、麻醉团队、护理团队以及手术室其他人员进行良好沟通，使监测工作得到大家的认可和支持，才能完成好每一台手术的监测。

第二节　神经外科的术中监测

一、脑血管手术的术中监测

脑血管外科中最常应用术中神经电生理监测（IOM）的手术包括颈动脉内膜剥脱术及动脉瘤夹闭术。手术侧脑灌注不足、脑循环微栓子脱落、脑缺血是影响手术疗效的主要因素。IOM 能早期发现手术操作引起的潜在神经损伤，并在其发展至不可逆性改变前及时提示术者采取干预措施，对减少手术并发症十分重要。

（一）术中监测方案和实施

1. 术中监测项目　脑血管外科手术主要监测 SEP 和 TCE-MEP。

（1）躯体感觉诱发电位：SEP 能早期发现大脑皮质感觉区缺血。感觉皮质的血供主要来自大脑前动脉和大脑中动脉。大脑前动脉供应下肢感觉运动皮质区，涉及此区操作时可重点关注下肢 SEP；大脑中动脉供应头面部及上肢感觉运动皮质区，涉及此区操作可重点关注上肢 SEP。监测时应同时记录双上肢正中神经 SEP、双下肢胫后神经 SEP，可互为对照。

（2）经颅电刺激运动诱发电位：TCE-MEP 能发现由于手术操作损伤基底节穿支血管而导致的缺血，弥补 SEP 监测的不足，在监测后循环动脉瘤手术过程中价值更大。监测应同时记录双侧上、下肢的运动诱发电位。

2. 麻醉方案选择　推荐采用全凭静脉麻醉，麻醉诱导后不再使用肌松剂。

3. 监测过程中的注意事项及事件标记　临时阻断颈内动脉、分离或夹闭瘤颈，阻断时间过长容易发生脑缺血；动脉瘤夹放置位置不当导致载瘤动脉狭窄或误夹邻近动脉；术中对脑组织牵拉过重；术中操作导致的脑血管痉挛。如术中监测指标变化达到报警标准可提示术者采取相应干预措施，如：松开临时阻断夹、调整动脉瘤夹位置、局部罂粟碱棉片浸泡缓解血管痉挛、松弛脑压板、减轻对脑组织的牵拉以及适当升高血压等措施，待电生理信号改善后再继续手术。术中应连续监测直至手术结束，出现异常改变迅速查找原因并及时采取干预措施，经干预处理后电生理信号仍不能恢复正常则提示术后可能出现神经功能障碍。以动脉瘤夹闭术为例，监测过程中应标记的事件包括：①麻醉后（确认各项监测技术结果与临床实际相符，方法无误）；②摆好体位后；③开颅；④上显微镜（调整刺激量，以减小体动，实现术中持续监测）；⑤剪开硬膜（确立术中对照的基线）；⑥分离暴露动脉瘤；⑦临时阻断载瘤动脉；⑧夹闭动脉瘤；⑨夹闭结束；⑩去临时阻断夹；⑪止血完毕；⑫缝合硬脑膜。影响监测结果的各种变化随时标记。

4. 术中监测报警 采用 SEP 和 TCE-MEP 变化分别报警方式。

（1）SEP 报警标准遵循经典的"50/10"法则：排除麻醉和生理学因素的情况下，波幅降低 50% 和/或潜伏期延长 10% 应报警。

（2）术中 TCE-MEP 波幅较基线水平下降 20%～30% 时，应密切关注后续变化，并尝试排查原因；当波幅较基线水平降低 50% 或潜伏期较基线水平延长 10% 时，监测人员应立即向手术医师提出预警，以便手术医师调整手术操作使 MEP 恢复。

（二）病例分析

1. 病例 26-1，动脉瘤夹闭术。

（1）病例摘要：患者女性，45 岁，间断性头痛 10 余年，发现颅内动脉瘤 1 个月。查体示神志清楚，心、肺和神经系统查体均无异常。诊断：右侧大脑中动脉分叉处动脉瘤。

（2）术前影像：头颅 MRA 示颅内动脉瘤。CTA 示右侧大脑中动脉分叉处动脉瘤，右侧椎动脉颅内段纤细（图 26-33）。

（3）麻醉情况及手术方式：麻醉诱导给予异丙酚、舒芬太尼、顺式阿曲库铵、依托咪酯；插管后麻醉维持采用异丙酚、瑞芬太尼、七氟醚，MAC

值为 0.4。手术方式采取右额颞入路动脉瘤夹闭术。

（4）IOM 的变化情况：麻醉后测定基线，动脉瘤夹闭后持续监测 SEP 和 TCE-MEP，30 分钟后左侧上肢 SEP 波幅下降继而消失，同时左上肢 TCE-MEP 不出波，提醒术者，术者调整动脉夹的位置后左侧上肢 SEP 和 TCE-MEP 波幅回升到夹闭前水平。患者术后第 1 天，四肢肌力 Ⅳ 级，肌张力正常。至术后第 6 天，四肢肌力 Ⅴ 级，肌张力正常。

（5）术中监测图形如图 26-34 所示。

2. 病例 26-2，颈动脉内膜剥脱术。

（1）病例摘要：患者男，67 岁，发作性头晕伴记忆力减退 1 年余。查体示神志清楚，心、肺和神经系统查体均无异常。诊断：左侧颈动脉狭窄。

（2）术前影像：辅助检查：CTA 示右侧颈总动脉上段至颈内动脉起始部支架术后，管腔不规则变细；左侧颈总动脉分叉处-颈内动脉起始处混合斑块，管腔明显狭窄；左侧椎动脉纤细，颅内段断续；右侧椎动脉起始处支架术后，局部管腔及颅内段多发狭窄；双侧锁骨下动脉轻度狭窄（图 26-35）。

（3）麻醉情况及手术方式：麻醉诱导给予舒芬太尼、顺式阿曲库铵、异丙酚。插管后麻醉维持采取瑞芬太尼、异丙酚全凭静脉麻醉，MAC 值为 0。手术方式为颈内动脉内膜剥脱术。

（4）IOM 变化情况：临时阻断前做 SEP 和 TCE-MEP 基线，阻断后右侧 SEP 和 TCE-MEP 波幅下降，提醒术者，术者要求麻醉医师升高血压并加快手术进程剥离斑块，及时快速撤除阻断夹，撤除阻断夹后右侧 SEP 波幅开始回升，9 分钟后右侧 TCE-MEP 恢复。术后患者无肢体活动不利、失语等表现，四肢肌力 Ⅴ 级。

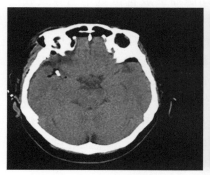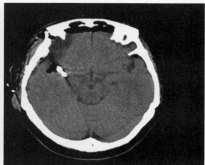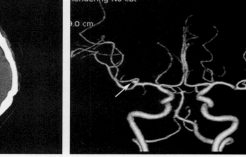

图 26-33 病例 26-1 术前影像学结果

a 双上肢

b 左侧上肢

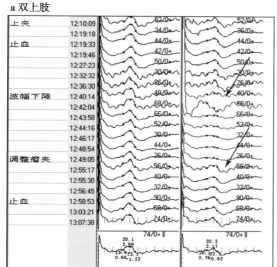
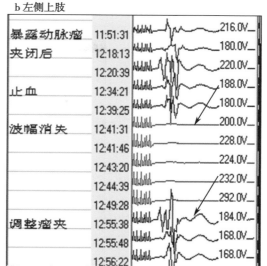

图 26-34　病例 26-1 患者术中双上肢 SEP 和左侧上肢 TCE-MEP 波形变化

注：箭头为观察波形变化的位置。

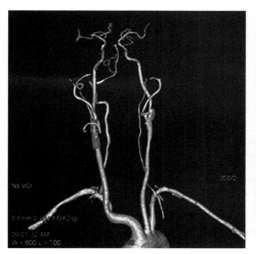
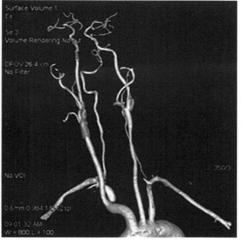

图 26-35　病例 26-2 患者影像学表现

（5）术中监测图形如图 26-36、26-37 所示。

二、小脑桥脑角（CPA）肿瘤手术术中监测

　　CPA 肿瘤手术涉及重要的脑神经及脑干，最常见的是听神经瘤切除术，IOM 有助于保护脑神经及脑干功能的完整性。手术切除 CPA 肿瘤的方法虽然不尽相同，但术中监测方法大同小异。此部分以听神经瘤为例，叙述 IOM 在 CPA 肿瘤切除术中的应用。

（一）术中监测方案和实施

1. 监测项目

　　听神经瘤术中监测方案如表 26-5 所示，各项目注意事项分述如下：

　　（1）自由肌电、诱发肌电：用于监测脑神经，包括三叉神经、面神经、迷走神经。一般在开始切瘤时先用诱发肌电图探测肿瘤表面有无具有功能的神经；切瘤中持续监测自由肌电图。如遇到肿瘤与神经不易分辨时，可再用诱发肌电图辨明可疑组织是否为神经组织。

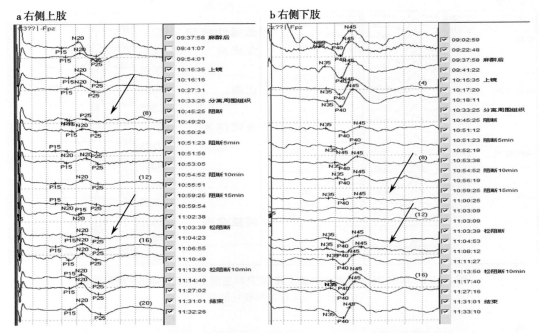

图26-36 病例26-2患者术中监测右侧上、下肢SEP的波形及其变化

注：箭头为观察波形变化的位置。

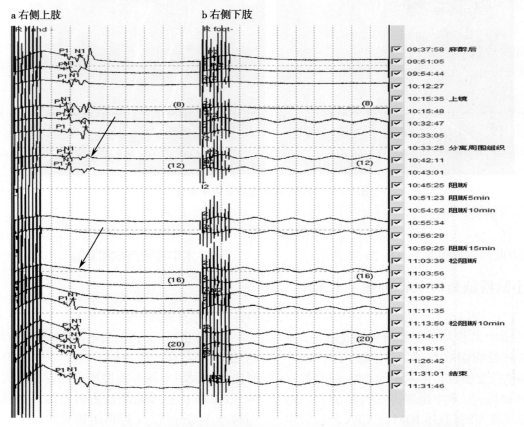

图26-37 病例26-2患者术中监测右侧上、下肢TCE-MEP的波形及其变化

注：箭头为观察波形变化的位置。

表 26-5 听神经瘤手术推荐监测方案

监测技术	监测内容
free-EMG	三叉神经（咬肌）、面神经（眼、口、额）、迷走神经（环甲肌）
trigger-EMG	三叉神经（咬肌）、面神经（眼、口、额）
Tce-MEP	FNMEP
SEP	双上肢 SEP
BAEP	双侧或健侧

（2）双上肢体感诱发电位和脑干听觉诱发电位：SEP、BAEP 联合应用监测脑干功能：BAEP 一般监测双侧，如果术前手术侧听力丧失，术中可通过监测对侧 BAEP 来监测脑干的部分功能。

（3）面神经的经颅电刺激运动诱发电位：FNMEP 用于监测面神经传导通路的完整性。可实时监测，不受面神经暴露与否限制，且手术操作无须停顿，但刺激导致的肢体抖动对手术进程有影响。

2. 麻醉方案选择 一般情况采用静吸复合麻醉，MAC 值在 0.3 以下，如果条件许可，建议全静脉麻醉，诱导后不再给予肌松剂。

3. 监测过程中注意事项和应标记的事件 听神经瘤切除术的主要危险包括：脑干损伤——直接牵拉或挤压；脑神经损伤，特别是面神经损伤。free-EMG 及 FNMEP 在切瘤全程都是监测重点，一般以排放脑脊液后记录的波形作为基线，切除内听道端肿瘤时可增加术侧 BAEP 监测频率，切除脑干端肿瘤时可增加双上肢 SEP 监测频率，瘤体切除过程中影响监测结果的各种变化随时标记。

4. 监测过程中应标记的事件 包括：①麻醉后（确认各项监测技术结果与临床实际相符，方法无误）；②摆好体位；③开颅；④上显微镜（调整刺激量，以减小体动，实现术中持续监测）；⑤剪开硬脑膜（确立术中对照的基线）；⑥开始切瘤；⑦切除内听道肿瘤；⑧切除脑干端肿瘤；⑨肿瘤完全切除；⑩止血完毕；⑪缝合硬脑膜。

5. 术中监测报警

（1）双上肢 SEP：术中观察 N20 潜伏期和波幅，潜伏期延长 10% 和 / 或波幅下降 50% 时报警；波形完全消失随时报警。

（2）FNMEP：术中观察 CMAP 的波幅，波幅下降 20%～30% 时密切关注，持续性改变时通知术者；当波幅下降 50% 以上立即报警；CMAP 消失、多次加大刺激量后仍未引出立即报警。

（3）BAEP：连续测量、标记 V 波潜伏期，V 波波幅降低 50% 为警戒阈，V 波潜伏期延长 0.6ms，需及时提醒手术者。

（4）free-EMG：单个动作电位频繁出现，通知术者知晓；高频连续爆发立即报警。

（二）病例分析

病例 26-3，听神经瘤。

（1）病历摘要：患者女，23 岁，右耳听力下降 6 年，发现右 CPA 占位 4 年。查体示右耳听力粗测较左耳减退，余神经系统查体无异常。

（2）术前影像：头 MRI 示右 CPA 占位，神经鞘瘤可能（图 26-38）。

（3）麻醉方式及手术方式：麻醉诱导给予异丙酚，舒芬太尼，顺式阿曲库铵；插管后麻醉维持采取异丙酚，瑞芬太尼全静脉麻醉，MAC 值为 0。手术方式：经乙状窦后入路开颅肿瘤切除术。

（4）IOM 内容：free-EMG、trigger-EMG、双上肢 SEP、FNMEP、BAEP。

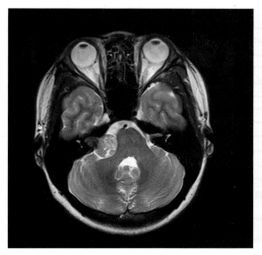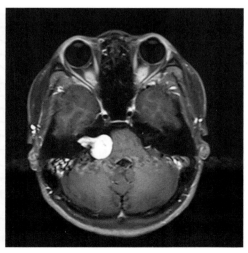

图 26-38 病例 26-3 患者术前影像表现

（5）IOM 变化情况：在切瘤过程中，牵拉面神经后面肌反应强烈，面肌 EMG 出现爆发肌电反应，提醒术者，术者在面神经上覆盖棉片予以保护，术中 BAEP、FNMEP 未见明显变化。患者术后面纹、面部感觉对称。

（6）术中监测图形如图 26-39～图 26-43 所示。

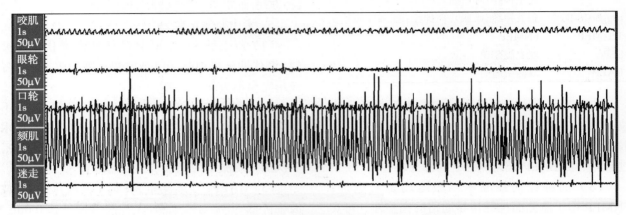

图 26-39　病例 26-3 患者术中监测 free-EMG 的波形

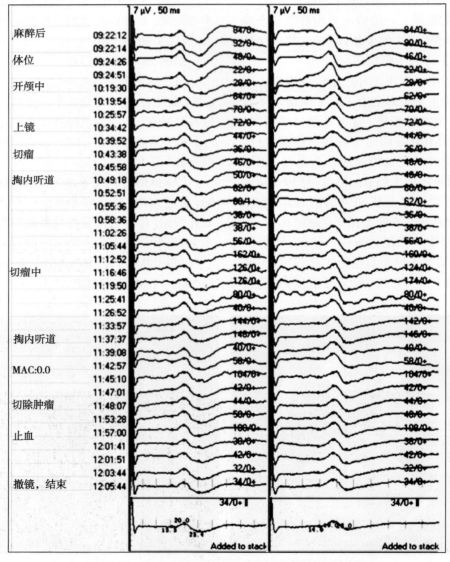

图 26-40　病例 26-3 患者术中监测双上肢 SEP 的波形

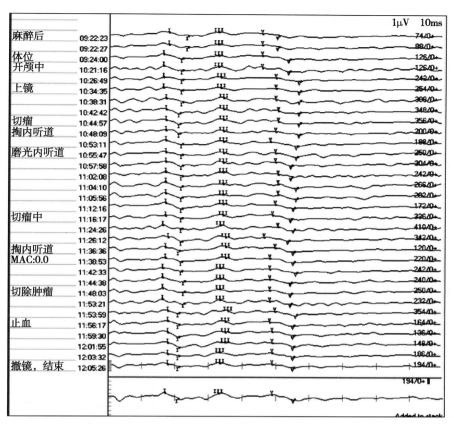

图 26-41　病例 26-3 患者术中监测左侧 BAEP 的波形

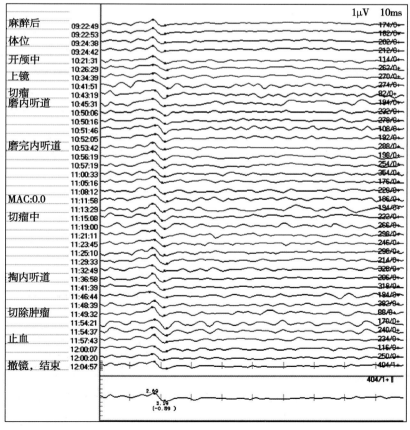

图 26-42　病例 26-3 患者术中监测右侧 BAEP 的波形

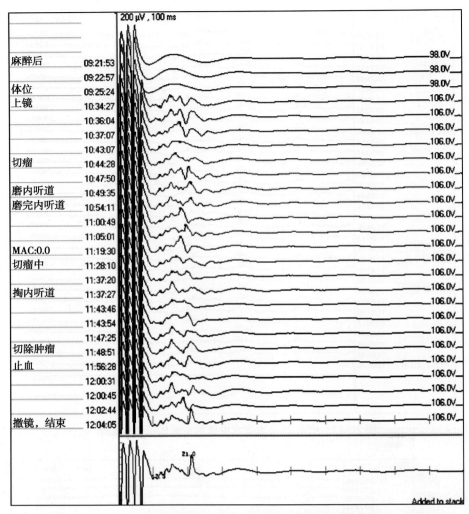

图 26-43　病例 26-3 患者术中监测面神经的 FNMEP 的波形

三、面肌痉挛微血管减压术术中监测

微血管减压术治疗面肌痉挛不但能消除面肌痉挛的症状，而且能完整保留面神经功能。IOM 作为一种有效的辅助手段，在判断 MVD 的预后以及提高术后的远期效果中发挥着重要作用。

（一）术中监测方案和实施

1. 神经电生理监测项目　侧方扩散反应（LSR）；脑干听觉诱发电位（BAEP）；面神经支配肌 free-EMG；

（1）LSR：术中 LSR 消失常提示责任血管得到有效减压，术后面肌痉挛症状会得到明显改善。常规联合监测颞支和下颌缘支 LSR。

（2）BAEP：是听神经及脑干功能比较敏感的客观监测指标，可降低患者术后听力受损的发生概率，常规记录患侧的 BAEP。

（3）free-EMG：是对牵拉面神经特别敏感的客观监测指标，可在手术中保护面神经，避免面神经被过度牵拉受损，常规记录眼轮匝肌、口轮匝肌、额肌的自由肌电图。

2. 麻醉方法的选择　采用静吸复合的麻醉方式，MAC 值控制在 0.4～0.5，诱导后不再给予肌松剂。

3. 监测过程中的注意事项及事件标记　面神经 MVD 监测，神经电生理监测人员要与手术医生保持密切互动，发现变化和异常及时报告术者。术中 LSR 消失或波幅下降常提示责任血管得到有效减压，加大刺激量后 LSR 仍不出现则预示减压成功。

4. 监测过程中应标记的事件　包括：①麻醉后；②体位后；③开颅；④剪开硬膜（确立术中对照基线）；⑤排放脑脊液；⑥牵拉小脑绒球；⑦寻找责任血管；⑧分离血管；⑨开始垫片；⑩垫完垫片；⑪止血；⑫缝合硬膜。整个 IOM 过程中影响监测结果的各种变化随时标记。

5．术中监测报警标准

（1）LSR 持续监测，有变化（波幅下降、消失、出现）及时报告术者。

（2）BAEP 持续监测，标记 I 波和 V 波的潜伏期、I-V 波的峰间潜伏期、I 波和 V 波波幅，连续两次监测，只要潜伏期延长 1ms 或波幅降低至少50%，表明有位听神经损伤；I-V 波的峰潜伏间期延长 1ms 也被认为将发生位听神经损伤，通常要向手术医生报警，需要及时提醒手术者。

（3）free-EMG 有反应及时报告术者，并报告反应的程度。

（二）病例分析

病例 26-4，面肌痉挛微血管减压术。

（1）病例摘要：患者女，53 岁，右侧眼睑下及唇周不自主抽动 5 年。

（2）术前影像：MRI 提示脑内散在点状缺血性白质病变；部分空蝶鞍（图 26-44）。

（3）麻醉情况及手术方式：麻醉方案为全静脉麻醉；手术方式为微血管减压术。

（4）IOM 变化情况：麻醉后测定基线，肌松剂代谢完全后，两种方法均引出异常波。寻找责任血管时，挑起责任血管，颧支刺激引出异常波，波幅下降如图黑色箭头处，并告知术者，术者判断此为责任血管，开始垫片，垫片过程中异常波消失直至垫完垫片，术中面神经牵拉较少，左侧 BAEP 也未有明显变化。术后恢复顺利，面肌痉挛症状基本消失。

（5）IOM 过程及图形如图 26-45～图 26-47 所示。

四、中央沟定位

中央沟定位即应用 SEP 中央前、后回位相翻转的特点来准确定位中央沟，最大限度地减少术中对神经组织的误伤，降低致残率、提高患者的生存质量，同时尽可能地切除病灶，提高手术疗效。

（一）中央沟定位监测方案

1．体感诱发电位　刺激正中神经或胫神经、在中央前回和后回放置皮层电极记录电位活动。皮层多点记录 SEP 波形，两记录点之间波形位相倒置的即可定位中央沟位置。

（1）刺激部位及参数：刺激电极可选择表面电

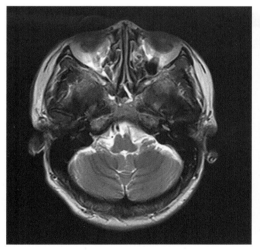 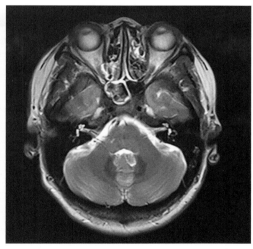

图 26-44　病例 26-4 患者的头部 MRI 影像表现

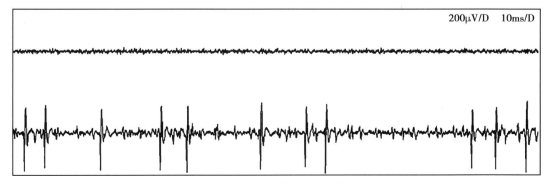

图 26-45　病例 26-4 患者术中监测面神经的自由肌电图表现

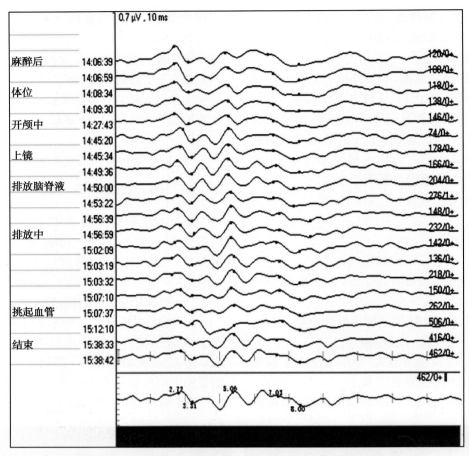

图26-46　病例26-4患者术中监测左侧BAEP的波形及其变化

极或皮下针电极，常用刺激部位为正中神经，需特别注意侧别选择，如左侧额、顶叶手术应选择右侧正中神经作为刺激点。对于靠近中线部位的额、顶叶手术则可以依据手术需求选择胫神经作为刺激点。

（2）记录电极及放置：常用硬膜下硅胶带状或格栅状电极，电极表面有金属触点采集皮质生物电，均有多种规格供手术选择，电极的放置方向与中央静脉垂直。

参考电极通常采用皮下针电极置于额极（Fpz）部位或手术切口靠近额侧皮瓣上。

地线：电极通常放置在手术一侧上肢的三角肌位置。

（3）导联方式：常用的导联方式为单极导联，即活动电极与参考电极之间形成导联，以四触点皮层记录电极为例，则导联设置为：

第一导联：E1（−）-Fpz（+）；

第二导联：E2（−）-Fpz（+）；

第三导联：E3（−）-Fpz（+）；

第四导联：E4（−）-Fpz（+）；

此外，也可选择双极导联方式，即活动电极与活动电极之间形成导联，互为参考电极。

（4）记录参数：

滤波范围：30～1 000Hz；

分析时间：50～100ms；

信号平均次数：20～50次。

2．麻醉方案选择　麻醉诱导给予异丙酚，舒芬太尼，顺式阿曲库铵；插管后麻醉维持采取异丙酚，瑞芬太尼全静脉麻醉，MAC值为0。

3．监测过程中的注意事项及事件标记　一般在切开硬脑膜后寻找到肿瘤时，确定中央沟大概位置，直接使用条状电极垂直中央沟方向摆放，利用SEP在中央前回和中央后回存在位相倒置的原理进行中央沟定位。监测过程中应标记的事件包括：①麻醉后；②体位后；③开颅；④上显微镜；⑤剪开硬脑膜；⑥切瘤之前；⑦开始切瘤；⑧肿瘤完全切除；⑨止血；⑩缝合硬脑膜。

4．术中监测报警标准　发现通道与通道之间SEP位相倒置，提示中央沟位于该两通道之间，立即告知主刀医师。对于完全位于中央后回的肿瘤，选择不能引出SEP的皮质切开，若肿瘤表面皮层均能

下颌缘支刺激-颏肌记录CMAP　　　　　　　下颌缘支刺激-眼轮匝肌LSR波

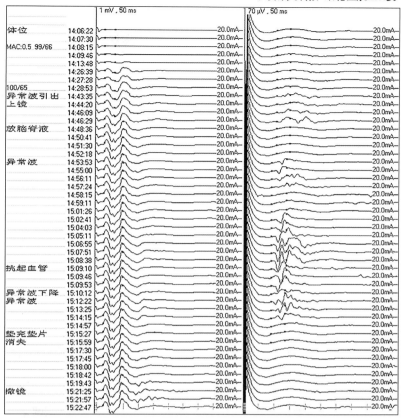

颧支刺激-眼轮匝肌记录CMAP　　　　　　　颧支刺激-颏肌LSR波

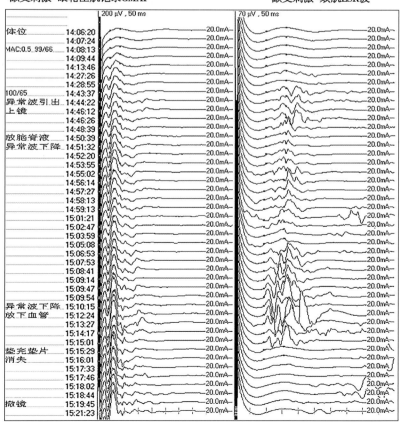

图 26-47　病例 26-4 患者术中监测患侧 LSR 的波形及其变化

引出 SEP，则选择 N20 波幅最低的位置切开皮质。

（二）病例分析

病例 26-5，颅内占位性病变。

（1）病历摘要：患者男，21 岁，反复发作左上肢发麻、抽搐 3 个月余。发作表现：左拇指发麻、抽动→左手、左前臂发麻→左上肢抽动，持续约 5 分钟，发作过程无意识障碍，发作后左上肢无力，持续 5～10 分钟。

（2）术前影像：MRI：头颅 MRI 示右侧顶枕颞叶多发占位伴周围水肿（图 26-48）。

（3）麻醉方式及手术方式：麻醉诱导给予异丙酚，舒芬太尼，顺库阿曲库铵；插管后麻醉维持采取异丙酚，瑞芬太尼全静脉麻醉，MAC 值为 0。

（4）术中神经电生理监测内容：术中监测四肢

SEP 及条状电极测定中央沟。

（5）术中监测图形：定位中央沟图形如下：SEP 波形翻转出现在通道 4 和通道 5 之间，因此判断中央沟位于通道 4 和通道 5 之间（图 26-49）。

（三）中央沟定位应用价值

术中皮层诱发电位中央沟定位监测能准确地定位功能区，最大限度地减少术中对神经组织的误伤，降低病残率、提高患者的生存质量，同时尽可能最大限度切除病灶，提高手术疗效。

第三节　脊柱与脊髓手术监测

随着医疗水平的发展和人们对生活质量提高的要求，脊柱手术的数量大幅增加。据统计，在过

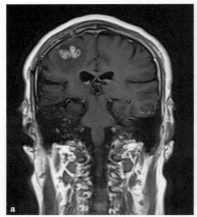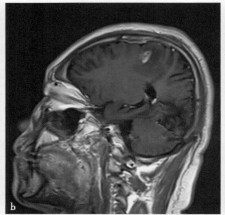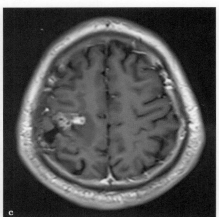

图 26-48　病例 26-5 患者头颅 MRI 表现

注：a. 冠状位；b. 矢状位；c. 轴位。

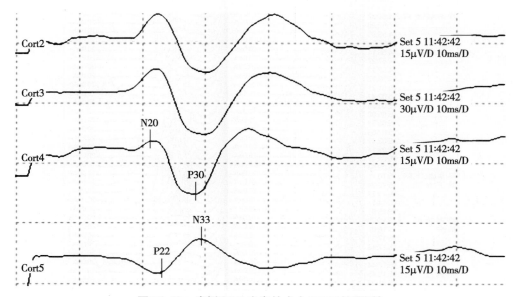

图 26-49　病例 26-5 患者的术中 SEP 波形翻转

去的 10 年中，美国的脊柱手术量增加 2.4 倍，在中国的数量更甚于此。脊柱手术主要包括脊柱侧弯、脊柱骨折、脊柱肿瘤、后纵韧带骨化、脊髓肿瘤、颈椎和腰椎手术、脊髓栓系手术、选择性脊神经后根切除术等，手术矫形中强大的外力、置入的钢板都会作用于脊柱，可能会影响脊髓造成损伤；手术中失血也会导致脊髓缺血；椎弓根钉穿透椎体骨皮质会使附近的神经根受损；脊柱手术中很多操作和过程都可能损伤脊髓、神经根、周围神经导致手术的并发症。手术的并发症与手术范围及复杂程度有关。为了保障手术安全，提高手术成功率，减少术后神经系统并发症，常规开展 IOM 势在必行。

一、脊柱与脊髓手术监测项目特点

（一）常规监测项目

用于脊柱外科的 IOM 项目无外乎上文介绍的常规 MEP、SEP 和 D 波监测，以及 free-EMG 和 trigger-EMG。在用于脊柱脊髓监测时亦有与用于神经外科术中监护不同的关注重点和技术特点。

1. MEP 在脊柱手术中，MEP 已成为必备监测模式之一。

（1）肌源性 MEP：对于脊柱外科有重要意义。其信噪比高、无须叠加，评估的范围从大脑皮质到肢体的皮质脊髓束系统，与术后早期的运动功能预后有显著的相关性。在手术中对脊髓的损伤 MEP 较 SEP 敏感，并能预警绝大部分的脊髓运动系统损伤，可显著降低脊髓损伤的并发症。

基线设置时应注意先评估患者是正常交叉支配还是非交叉支配，这使操作者能发现最大的阳性波形利于监测。

（2）脊髓 D 波：单次经颅电刺激可以在脊髓硬膜外或硬膜下监测到下行皮质脊髓束的电生理活动称为 D 波。D 波的优点是相对不受麻醉的影响；其信噪比高，有高度的准确性和快速的重复性；髓内肿瘤术后长期运动功能预后与其有显著相关性。

2. 体感诱发电位（SEP）监测 颈部脊柱手术需要监测上肢 SEP，因下肢也存在风险，建议同时监测下肢 SEP；胸段脊柱手术也要同时监测四肢 SEP；腰骶椎手术推荐监测下肢 SEP。如术中需要评估 $C_7 \sim C_8$ 脊髓风险时，建议用尺神经刺激替代正中神经刺激。

推荐以头皮作为皮质诱发电位的记录点，将皮质下电位或外周神经 SEP 作对照，SEP 必须有重复性，在最佳信噪比中叠加 50～100 次较合适，这样可以缩短反馈时间。

皮质 SEP 通过导联选择进一步优化，监测时要选择信噪比最好的导联，或者说是波幅最显著的导联进行监测。在有足够通道时，进行皮质下电位、周围神经监测以辅助解读监测结果，皮质下电位产生在颈髓交界处，不受吸入麻醉的影响。

3. free-EMG 监测 脊柱手术中会产生 8%～10% 再发神经根损伤，表现为神经根支配的皮节区感觉异常、根性无力、括约肌功能障碍等，但其中只有不到 10% 会发展成术后永久损伤。其中最常见 L_5 神经根损伤导致新发的足下垂，因此在手术中保护神经根的功能同样非常重要。利用 free-EMG 监测对手术操作骚扰神经根的敏感，可在神经根出现轻微的激惹现象就及时报警，使术者采取措施避免进一步损伤。手术全过程都要密切进行 free-EMG 监测。注意要点为：

（1）神经根交叉重叠支配肌肉，若要确定某一神经根受损，要联合分析该神经根的数块支配肌的反应。

（2）高度注意神经根被快速切断时可能会没有肌电反应。需要结合 MEP 判断。

（3）神经根受到机械刺激和电刺激时会有强烈的反应，这种反应在刺激结束后可能会持续存在，此时要注意鉴别，不需要持续报警影响手术操作。

（4）需鉴别监测肌肉异常放电是术前神经根损伤，还是术中新发神经根损伤，测定术前基线非常重要。

4. trigger-EMG 监测 脊柱脊髓外科手术时，可出现术野中组织辨识困难，特别是因神经根辨识困难而误伤。trigger-EMG 监测可用于神经辨识、减小损伤概率、降低术后并发症发生率。

目前脊柱微创手术开展得越来越多，新的手术方法也在不断涌现。如经腰椎极外侧入路进行腰椎置入固定物并进行腰椎滑脱复位，无疑是对患者术后机体功能的最大保护，且手术中出血量极少，是值得推广的新型手术方式。但是在入路分离肌肉的过程中也有伤及腰部神经的可能，在此过程中同样可以用单极刺激器给予 8mA 左右的电流刺激，了解入路中神经距离手术操作的远近，防止操作的入径离神经过近引发术后并发症。手术过程除关键的位置需要 trigger-EMG 监测,手术全过程都要密切进行 free-EMG 监测。

(二)椎弓根钉刺激技术的应用

国外文献报道经过尸检研究,约 20% 的椎弓根螺钉方向有误,穿出椎弓根骨壁之外,5%～10% 的病例因为椎弓根放置不当刺激或损伤邻近的神经根导致术后疼痛的症状。用 trigger-EMG 技术较放射检查等方法更为敏感,特异性更高,能够用极小的电流发现骨皮质是否被穿透。

监测在腰骶椎手术中植入椎弓根钉时可联合椎弓根钉探查和 trigger-EMG,对神经根进行全面的保护。要注意在探查的时候不能使用肌松剂。

(三)麻醉管理的重要性

肌松剂严重影响 free-EMG 和 trigger-EMG 的监测结果,而脊髓/脊柱手术中肌松剂使用又是必不可少的,所以手术全过程密切监测 TOF,合理安排肌松剂的使用和停用。

同时,为保证 SEP 和 MEP 监测的可靠性,手术全程应监测吸入麻醉剂使用量,保持较低 MAC 值。

二、脊柱手术典型步骤和监测示例

(一)推荐的术中监测方法

1. IOM 监测项目　free-EMG 和 trigger-EMG、SEP、肌源性 MEP 和 D 波为常规监测项目,必要时加椎弓根刺激监测。

2. IOM 监测流程

(1)术前准备:每位患者在手术前均应进行神经系统评估,全面了解病史、进行体格检查和神经电生理检查,帮助了解是否存在周围神经病(如脊柱侧弯患者)。术前 SEP 和 MEP 是否缺失,对术中选择监测方法、解读监测结果有很大帮助。同时帮助排除监测禁忌证,并向家属和患者介绍监测情况,并签署 IOM 知情同意书。麻醉后神经监测医生提醒麻醉医生对口腔进行保护,防止唇舌咬伤。麻醉前向手术医生介绍监测对麻醉的要求,与麻醉医生进行良好的术前沟通。一般要求设备 16 通道以上才能进行全面的监测。记录电极最好选择一次性皮下针电极。

(2)手术过程:麻醉后立即安置固定皮下针电极并做好标记。摆好体位后将电极准确地接到记录头盒和刺激盒,检测电阻(<5kΩ)。调整监测模式菜单,记录基础事件包括生命体征、麻醉剂量、监测模式修改、与手术团队和麻醉团队沟通等。在手术开始前完成所有模式的基础监测,定

好基线后报告手术医生可以进行手术。避开电刀等大型电器干扰,一般情况下,free-EMG 实时持续监测;SEP 监测频率每 2～5 分钟 1 次;MEP 监测会引起患者"抖动",监测前需与术者沟通,常规情况下每 10 分钟 1 次即可,重要手术事件应随时进行记录。发现有报警的波形要首先排除设备、周围环境的干扰,分析是否为全身因素(血压、体温、失血等)、麻醉因素等影响,尽可能避免假阳性报警事件,在确定是病理性因素的情况下报警术者,并将报警事件和术者的反馈处理记录下来。

(3)手术结束:患者恢复体位后检查口腔保护情况,完整去除所有记录及刺激电极,核查电极完整性及数量,止血(尤其头皮容易出血)。重复使用的术中电刺激探头等,需消毒处理。清洁和消毒记录头盒和刺激头盒。待患者清醒后行简单的神经系统查体,了解术后患者的早期情况。

(二)病例分析

1. 病例 26-6,颈椎病。

(1)病历摘要:患者男,41 岁,右前臂、右手麻木疼痛伴尺侧三指无力 5 个月。查体示右手尺侧三指肌力 IV 级,余上肢肌力、肌张力正常。

(2)术前影像如图 26-50 所示。

(3)麻醉方式及手术方式:采取静吸复合的麻醉方式;手术方式为颈前路颈 6 椎体次全切除减压、椎间植骨融合术(ACCF)。

(4)IOM 内容:四肢 SEP、四肢 TCE-MEP。

(5)术中监测过程:麻醉后测定 SEP 和 TCE-MEP 基线,摆好体位后未有明显变化。术中持续监测 SEP 和 TCE-MEP,减压过程中未有明显变化,减压结束后双侧上肢 SEP 波幅缓慢下降,但 TCE-MEP 未有变化,提醒术者。术者做术中 CT 未见明显异常,术毕待患者苏醒后,查体示四肢肌力均正常,送麻醉恢复室观察。患者在麻醉恢复室内突发四肢瘫痪及感觉丧失,随即送回手术室做探查手术。再次麻醉后测定 SEP 和 TCE-MEP 基线,SEP 和 TCE-MEP 均未引出肯定波形,并告知术者。术者立即进行探查、清除血肿,随后 SEP 慢慢恢复,TCE-MEP 未引出肯定波形,判断为脊髓缺血,遂升高血压,TCE-MEP 逐渐恢复,再次重新放置钛笼,持续监测至手术结束。术后双上肢近端肌力 V 级,右手尺侧三指肌力 3 级,余上肢肌力、肌张力正常。

(6)术中监测图形:第一次手术时双上肢 SEP

CT：C₅~C₆椎体稍变扁，C₄~C₅、C₅~C₆椎间隙狭窄、椎间盘向后突出

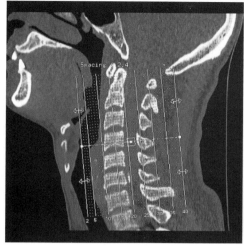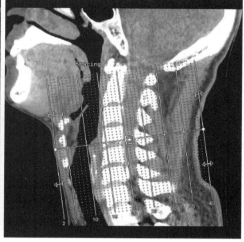

MRI：C₅~C₆、C₆~C₇椎间盘突出，C₆~C₇水平黄韧带增厚，C₆~C₇椎间盘水平椎管狭窄

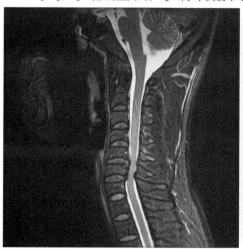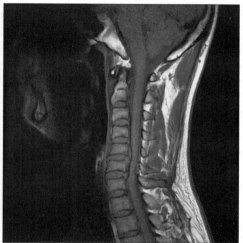

图 26-50　病例 26-6 患者的 CT、MRI 影像表现

及其变化见图 26-51；第二次探查手术时四肢 SEP、TCE-MEP 波形及其变化见图 26-52～图 26-54。

2. 病例 26-7，腰椎椎间盘突出。

（1）病例摘要：患者男，53 岁，右侧下肢疼痛，感觉麻木。拟行 L₄-L₅ 椎管减压、髓核摘除、椎间植骨融合内固定术。

（2）术中监测情况：麻醉后右下肢 SEP 基线潜伏期延长，波幅较对侧明显降低。手术缝合前，右下肢 SEP 明显改善，双侧 SEP 基本相同（图 26-55）。

（3）术后改变：患者术后 2 小时述右腿疼痛消失，但左腿疼痛难忍，床旁急查 SEP 显示：双下肢 SEP 波幅明显降低伴潜伏期延长，临床分析为术后血肿压迫可能（患者有轻度凝血功能障碍）。立即再次手术，术中发现血肿并清除，双下肢 SEP 有逐渐恢复的趋势（图 26-56），术毕未完全恢复到第一次手术结束状态，术后患者疼痛消失。

三、脊髓手术典型步骤和监测示例

大部分脊髓手术是脊髓肿瘤切除术。脊髓肿瘤分为硬膜外肿瘤、髓外硬膜内肿瘤和髓内肿瘤。脊髓手术中更加关注脊髓功能的完整性。

（一）推荐的术中监测方法

1. IOM 监测项目　free-EMG 和 trigger-EMG、SEP、肌源性 MEP 和 D 波为常规监测项目，必要时加测外周-脊髓、脊髓-脊髓、脊髓-皮质诱发电位。

2. IOM 监测流程

（1）术前准备：术前评估脊髓损伤导致的肢体功能障碍情况，同时明确周围神经是否同时存在病变，筛查监测禁忌证。如需安置脊髓记录电极，交由术者完成。

（2）手术过程中：麻醉后测定基线。脊髓手术通常四肢 SEP 和 MEP 均需要监测。进行 MEP 监

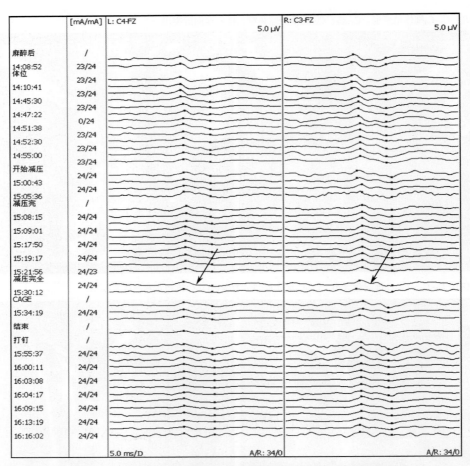

图 26-51 病例 26-6 患者双上肢 SEP 波幅自箭头处开始缓慢下降

注：箭头为观察波形变化的位置。

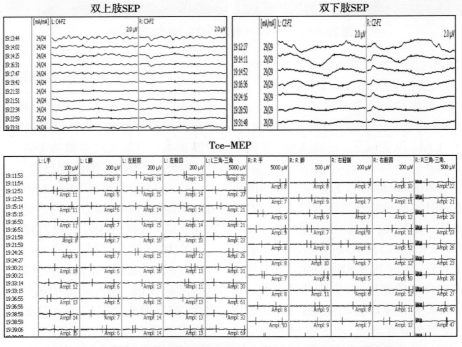

图 26-52 病例 26-6 患者麻醉后四肢 SEP 和 TCE-MEP 未引出波形

注：SEP、TCE-MEP 均未引出肯定波形。

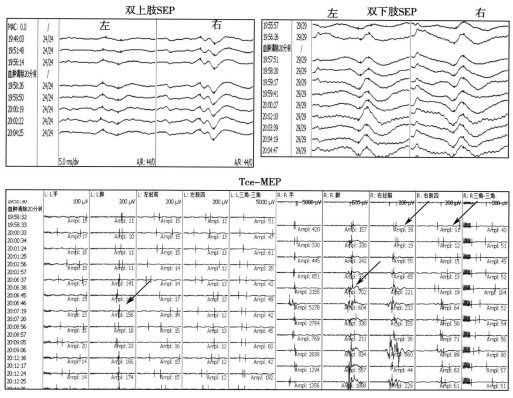

图 26-53　病例 26-6 患者清除血肿 20 分钟后 SEP 和 TCE-MEP 波形逐渐恢复

注：双下肢 SEP、右侧经颅 TCE-MEP 引出肯定波形（箭头处）。

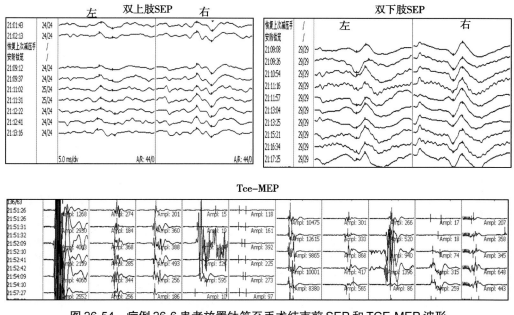

图 26-54　病例 26-6 患者放置钛笼至手术结束前 SEP 和 TCE-MEP 波形

注：双上肢 SEP、双下肢 SEP、四肢 TCE-MEP 均引出肯定波形。

测刺激前要告知术者准备，以免突然的体动使关键操作失控。所有监测模式中，出现报警"现象"时，首先排除各种干扰，考虑"报警"是否真实。确定报警后，由神经监测医生解读并向术者报警，改进手术操作或修改手术方案等。

（3）手术结束：完整去除所有记录、刺激电极，核对电极数量。检查患者口腔保护情况。及时了解患者感觉、运动功能保留情况。

（二）病例分析

病例 26-8，髓内占位性病变切除术。

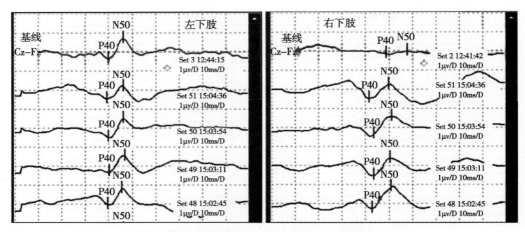

图 26-55　病例 26-7 患者第一次监测 SEP 波形

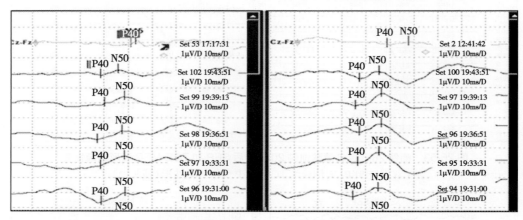

图 26-57　病例 26-7 患者第二次监测 SEP 波形

（1）病历摘要：患者男，59 岁，6 年前无明显诱因出现胸痛，胸背部束带感伴双下肢麻木无力，加重 2 年，左下肢无力明显，以椎管内占位病变（$T_3 \sim T_5$ 髓内）收入院。神经系统查体齐乳头水平以下浅感觉减退，左下肢肌力Ⅲ级，右下肢肌力Ⅳ级，双上肢肌力Ⅴ级。

（2）术前影像：胸椎 MRI 示（图 26-57）：$T_3 \sim$ T_5 髓内占位性病变，胶质瘤？肿瘤大小约 3.0cm × 1.5cm × 1.0cm；$T_1 \sim T_2$ 及 T_5 脊髓水肿。

（3）麻醉情况及手术方式：麻醉诱导给予舒芬太尼、顺式阿曲库铵、异丙酚，插管后麻醉维持采取瑞芬太尼、异丙酚全凭静脉麻醉，MAC 值为 0。患者采

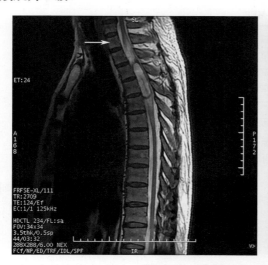
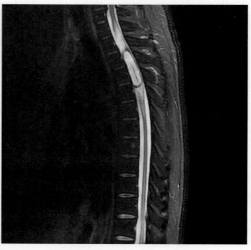

图 26-57　病例 26-8 患者的胸椎 MRI 影像表现

取俯卧位, 手术方式为后正中入路脊髓肿瘤切除术。

（4）术中监测内容：四肢 SEP、四肢 TCE-MEP 如图 26-58、图 26-59 所示。

（5）术中 IOM 变化情况：麻醉及摆完体位后, 测定双上肢 SEP 基线均正常, 双下肢 SEP 波形分化差, 右侧波幅低平, 左侧波形不肯定。在切皮、取下椎板后, 四肢 SEP 信号无变化, 四肢 TCE-MEP 正常引出。剪开硬膜切除肿瘤约 20 分钟时, 右下肢 TCE-MEP 突然消失, 及时报警告知手术医师, 并持续监测。肿瘤切除完毕, 右下肢 TCE-MEP 正常引出, 波幅较切除肿瘤前下降约 80%。缝合硬膜后四肢 TCE-MEP 均正常引出, 波幅基本恢复基线水平; 四肢 SEP 信号术后同术前无明显变化。术后患者情况良好, 四肢肌力同术前。

（6）术中监测图形如图 26-58、图 26-59 所示。

四、脊柱侧弯矫正手术

脊柱侧弯畸形是一种常见的疾病, 患者通常伴有脊柱横向偏移和旋转, 可能需要脊柱矫形手术来改善预后, 防止限制性肺部疾病、肺高压、肺心病、疼痛和神经损害等并发症的发生, 而这些并发症在患者 50 岁之后可能是极为致命的。

脊柱畸形的严重程度依据 Cobb 角进行分类, 当 Cobb 角大于 50° 时就有手术指征。脊柱矫形手术通常涉及大部分胸椎及腰椎, 在矫形和拉伸的过程中可能会发生脊髓缺血。IOM 已经成为脊柱矫形手术的常规监测手段。大量数据评估显示使用神经功能监测之后术后瘫痪率由 4% 下降至 0.55%。由于 IOM 可以明显降低术后并发症的发生率, IOM 已经成为脊柱畸形矫正手术的重要组成部分。

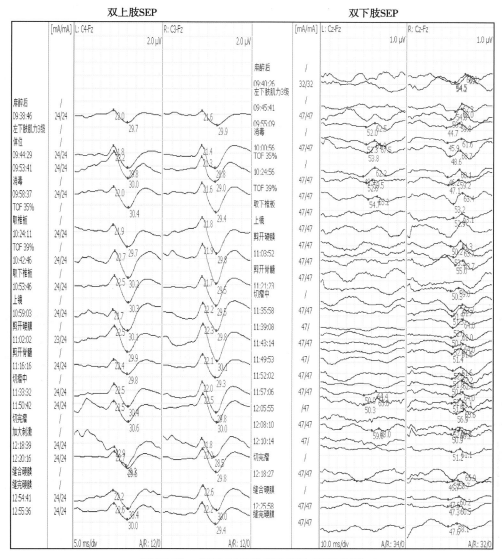

图 26-58　病例 26-8 脊髓肿瘤的 SEP 监测

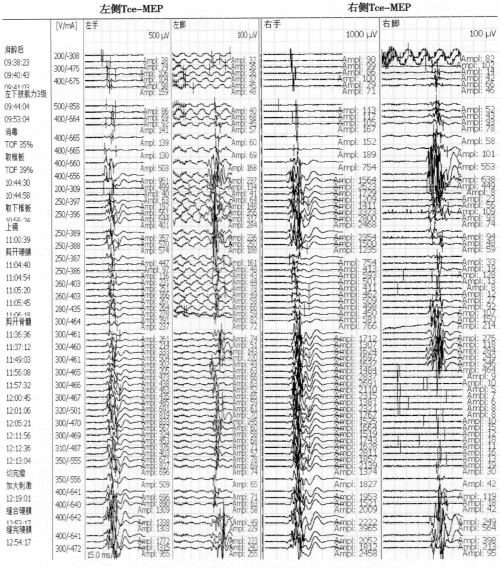

图 26-59 病例 26-8 脊髓肿瘤的 TCE-MEP 监测

脊柱侧弯固定矫正手术危险较高的操作步骤：①椎板下穿过金属钢丝；②侧弯曲度矫正 - 分离、压缩、反旋脊柱；③脊柱部分骨切除；④节段性血管阻断、结扎（前入路手术）；⑤放置金属钩及植入椎弓根金属螺丝。

（一）脊柱侧弯手术常规监测方案

1. SEP 监测　脊柱侧弯手术监测 SEP 首选胫后神经，该神经容易放置刺激电极，刺激引发的信号比较明显且重复性好，刺激引起的肢体抖动很小，不影响手术进行。同时在腘窝处放置记录电极，记录外周神经信号作为对照。一般来说胫神经 SEP 皮质下电位 C2s-Fz 受麻醉影响小、波形稳定，如果仅有皮质电位波幅降低而没有皮质下电

位的波幅改变，首先应考虑麻醉及血压等其他因素的影响。

此外，在后入路手术中，患者俯卧位时间比较长，双上肢向前上方伸展，如果体位姿势不当会容易造成臂丛神经损伤，因此术中应同时监测尺神经 SEP，依据尺神经 SEP 变化情况，及时调整肩部和上肢的姿势，防止不必要的神经损伤发生。

2. MEP 监测　SEP 主要反映脊髓后索神经功能的完整性，不能直接评估运动神经系统的功能状态，因此脊柱侧弯矫正这种脊髓处于高危状态的手术同时监测 MEP 非常重要。具体方法学同前述。需要指出的是刺激电压在大多数儿童患者为 150～200V，成人为 200～400V，伴有脊

髓病变（非特异性损害）的成年人可能需要大于600V。

（二）病例分析

1. 病例26-9，脊柱侧弯矫形术

（1）病例摘要：患者女，15岁，全脊柱正侧位片示脊柱侧弯畸形，Cobb角50°。诊断青少年特发性脊柱侧凸，手术方式脊柱后路非选择性矫形内固定融合术。

（2）术前及术后影像如图26-60所示。

（3）麻醉情况及手术方式：麻醉诱导给予舒芬太尼、丙泊酚、咪达唑仑、维库溴铵，插管后维持用瑞芬太尼、丙泊酚、右美托咪定、阿曲库铵全凭静脉麻醉。患者俯卧位，手术方式为后入路胸腰椎融合术。

（4）术中神经电生理监测：摆完体位后开始监测，记录患者双下肢SEP、MEP。手术过程中持续监测，术中电生理情况平稳，术后患者下肢感觉、肌力正常。

（5）术中监测波形如图26-61所示。

植入双侧椎弓根螺钉后，常规进行肌电图监测以保证椎弓根的位置正确。术者逐一进行椎弓根螺钉测试，所有的肌电图刺激阈值均大于8mA，确认未有螺钉破坏椎弓根的内侧壁而接近及脊髓或神经根。

2. 病例26-10，脊柱侧后凸畸形矫形术

（1）病例摘要：患者女，12岁，行全脊柱X线

检查提示脊柱侧后凸畸形。诊断先天性脊柱侧后凸畸形。

（2）术前及术后影像如图26-62所示。

（3）麻醉情况及手术方式：麻醉诱导给予舒芬太尼、丙泊酚、咪达唑仑、维库溴铵，插管后维持用瑞芬太尼、丙泊酚、右美托咪定、阿曲库铵全静脉麻醉。患者术前诊断脊柱侧后凸畸形，拟施手术脊柱后路截骨矫形植骨融合内固定术。

（4）术中IOM：麻醉及摆完体位后开始监测，手术过程中持续监测，暴露后测定双下肢SEP、MEP基线正常。置钉过程中IOM平稳，后开始截骨，接近截骨完成时双下肢TCE-MEP突然消失，并持续无法引出，及时报警告知台上医生并继续持续监测。台上适度操作，及时上钉棒，约20分钟后双下肢TCE-MEP均正常引出，基本恢复基线水平。术后复苏患者肌力正常。

（5）术中监测波形如图26-63所示。

五、脊髓栓系手术

脊髓栓系手术是手术解除先天性脊髓马尾末端被"栓"在骨头或其他硬组织上。脊髓栓系累及脊髓末端、马尾神经根的代谢和血运的变化，造成下肢感觉和运动功能障碍、肛门与尿道括约肌功能障碍的疾病。这种手术包括谨慎地分离松解粘连的神经根、解除栓系或去除病灶组织。在手术分离过程中可能会损伤支配下肢或括约肌的神经

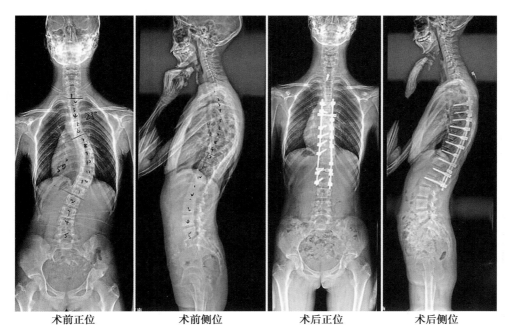

| 术前正位 | 术前侧位 | 术后正位 | 术后侧位 |

图26-60 病例26-9患者脊柱侧弯术前、术后影像资料

双下肢SEP

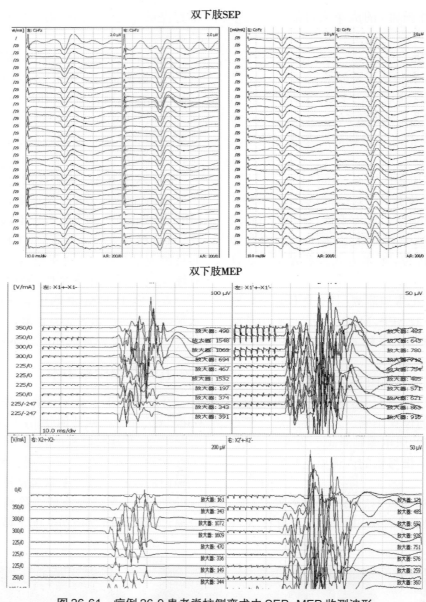

双下肢MEP

图 26-61 病例 26-9 患者脊柱侧弯术中 SEP、MEP 监测波形

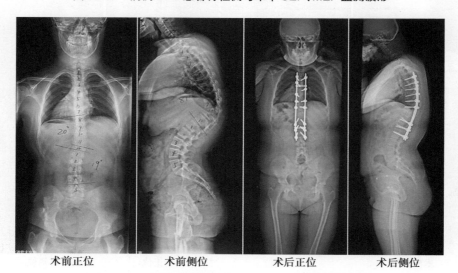

| 术前正位 | 术前侧位 | 术后正位 | 术后侧位 |

图 26-62 病例 26-10 患者脊柱侧弯术前后影像资料

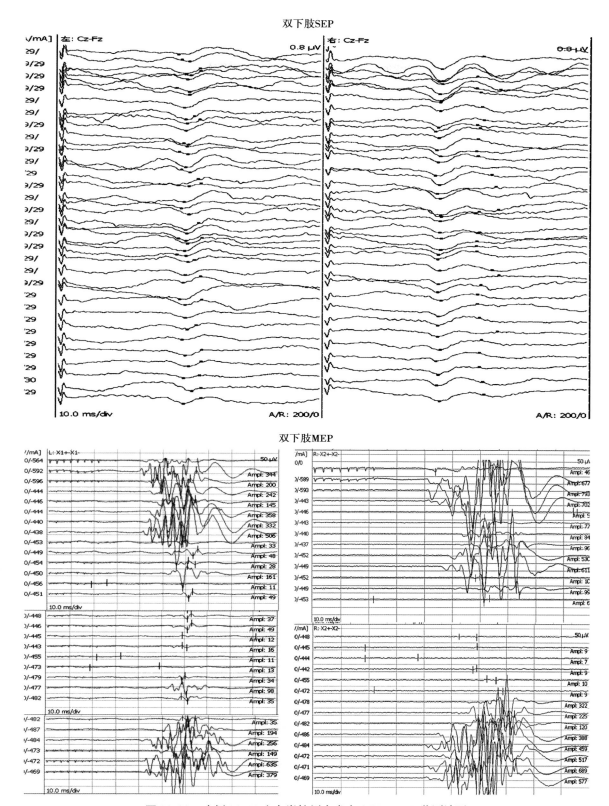

图 26-63　病例 26-10 患者脊柱侧弯术中 SEP、MEP 监测波形

根。IOM 是尽可能降低泌尿和生殖系统功能障碍风险的有效手段。

本小节介绍的监测技术，同样适用于马尾恶性/良性占位（如马尾神经鞘瘤、马尾脂肪瘤、马尾囊肿等）手术的 IOM 监护。

（一）马尾和阴部神经的特殊监测技术

1. PSEP 监测　将刺激的正负电极放在阴茎/阴蒂上刺激，在头皮的 Cz'-Fpz 记录。刺激参数一般设置为刺激脉宽 0.1~0.5ms，刺激电流 5~25mA，刺激频率 4.1~5.7Hz。方法上要尽量保持外阴干燥后安装电极。引出波形如图 26-64 所示。

2. 马尾运动根监测　由手术医生手持钩状刺激电极钩出马尾神经根，给予 0.5~5mA 单脉冲刺激，观察 trigger-EMG 监测的各神经根代表性肌肉 CMAP 引出情况，可判定马尾神经前根序列。

3. 马尾神经定位 SEP 监测　参照 PSEP 记录方法和记录参数设置，由术者用钩状刺激电极钩出疑似马尾神经后根给予刺激，观察是否记录到 SEP 电位，可对马尾后根加以辨识。

4. 肛门外括约肌监测　患者麻醉后，在肛门括约肌左右安置同侧上、下皮下针电极，左右两侧的电极之间用干纱布或棉球隔开固定。整个手术中全程监测其自由 EMG，也可以在做 PMEP 时做记录电极。

5. 球海绵体肌反射（BCR）监测　BCR 是通过 S_1~S_3 节段传导的多突触反射。在阴茎/阴蒂上刺激，在肛门外括约肌记录。BCR 有时用单次刺激就能产生良好的反应。一般用串刺激，刺激用 4~5 串，刺激间隔时间 3ms。在单次刺激反应不明显的情况下，叠加 5~10 次就可有很好的波形。值得注意的是，不是所有人都可以记录到 BCR 反应，吸入麻醉会降低其反应，即使如此 BCR 仍是泌尿生殖系统很受欢迎的监测方法（图 26-65）。

6. 尿道外括约肌监测和逼尿肌测压法　尿道外括约肌监测需要用特殊的尿道记录电极，由泌尿科医生帮助安置。

逼尿肌测压法在手术时插入连有三通适配器的 Foley 导尿管连上测压计来测量。该项监测烦琐，需要术前评估泌尿系统。手术中需在术野进行持续高频刺激来诱导逼尿肌收缩。

（二）脊髓栓系手术监测模式

1. IOM 监测项目　free-EMG 和 trigger-EMG、SEP、肌源性 MEP 为常规监测项目，必要时加测上述反映马尾和阴部神经功能的项目。

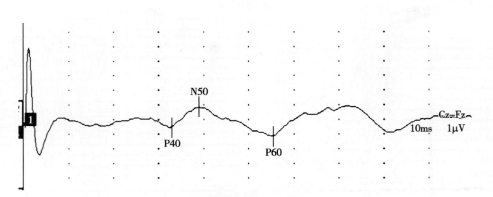

图 26-64　阴部 SEP

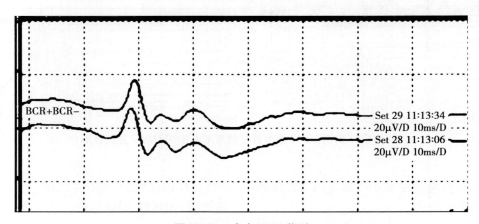

图 26-65　术中 BCR 监测

2. IOM 监测流程

（1）术前准备：术前需进行神经电生理评估。问询病史，进行临床体检，筛查监测的禁忌证。

（2）手术过程中：术中监测所有涉及的神经根支配的肌肉。推荐经典的监测肌肉：股外侧肌、胫前肌、腓肠肌内侧头、半腱肌、臀大肌和肛门括约肌。在进行 MEP 监测前要告诉手术医生准备，以免患者突然体动。

（3）手术结束：恢复体位后检查口腔的保护情况，完整去除所有的记录、刺激电极，并止血，了解患者感觉及运动功能保护情况。

第四节　选择性脊神经后根切断术

选择性脊神经后根切断术（selective dorsal rhizotomy，SDR）是用于治疗脑瘫患儿双下肢痉挛性状态的主要外科方法。目的是降低下肢脊髓兴奋性传入，减少神经前根肌张力信号传出，缓解肌群痉挛状态，改善患者的运动功能。在康复等保守治疗效果不理想时，可以选择该手术。手术是选择性地离断易诱发下肢肌群痉挛反应的感觉脊髓后根（小根），而保护运动性前根及功能正常的感觉神经后根（小根），因此 IOM 对于术中神经根（小根）的离断操作至关重要。

近十年来，SDR 操作往往都采用单椎板切除（single-level laminectomy，SL-SDR）入路。术中打开椎板前于 L$_1$～L$_2$ 间隙行超声再次明确手术入路位于圆锥远端；切除 L$_2$ 部分椎板，保护椎间小关节，硬膜切开 10mm，充分暴露马尾神经，用双极逐个单脉冲刺激神经根（电流脉宽 0.2ms，运动性前根的阈值一般在 0.1mA 以下）以鉴别运动性前根及感觉性后根（图 26-66）。

目前 SL-SDR 术中离断协议主要有两个方案。

TS.Park 教授采用的是"五分法"神经电生理术中协议：一旦确认是感觉性后根，则开始串刺激（电流脉宽 0.2ms，电流强度为单刺激时的阈值，频率为 50Hz，时长为 1 秒）。根据肌电表现决定是否离断及离断比例（表 26-6）。

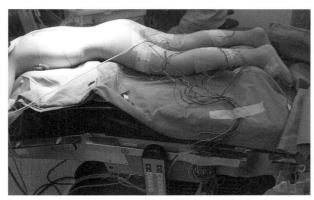

监测双下肢主要肌群和肛门括约肌

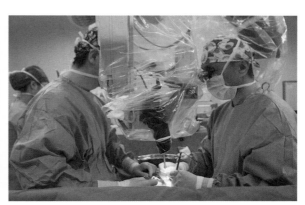

马尾神经根探测在显微镜下操作

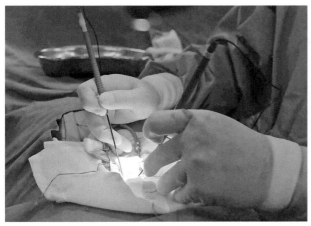

钩状探测电极操作细节

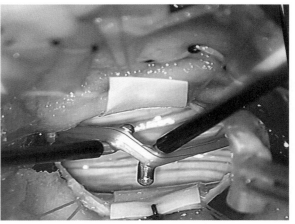

镜下所见钩状电极钩起神经根

图 26-66　SL-SDR 术中操作

表 26-6　串刺激后肌电表现及"五分法"神经电生理离断协议

分级	串刺激后 EMG 肌电反应	处理方案
0	非持续性同侧肌电活动	不做处理
1+	仅出现同侧节段相应肌电持续活动	不做处理
2+	对应节段、相邻节段均出现相应同侧肌电持续活动	不做处理
3+	持续性肌电活动表现出同侧多节段、跨节段特点	离断 50%
4+	对侧肌群也出现相应的肌电持续活动	离断 75%

肖波教授及 S.Browd 教授则采用的是术前标记痉挛肌群，也就是目标肌群，再结合 IOM 肌电反应的"三分法"离断协议。术中一旦发现单刺激神经后根（小根）诱发主要目标肌群电活动（波幅首先达到 200uV），则开始串刺激（电流脉宽 0.2ms，电流强度为单刺激时的阈值，频率为 50Hz，时长为 1 秒），根据 EMG 肌电反应决定离断比例（表 26-7）。

表 26-7　串刺激后肌电表现及"三分法"神经电生理离断协议

串刺激后 EMG 肌电反应	处理方案
非目标肌群	不做处理
目标肌群；无对侧累及	离断 50%
目标肌群；对侧累及	离断 75%

为保证刺激在相同麻醉条件下进行，尽量避免使用肌松剂，用静脉维持麻醉的方法进行监测。术中麻醉的 MAC 值建议始终保持在 0.5；术中需监测患儿核心体温，体温建议始终维持在 36.0～36.5℃（避免因体温变化导致的肌肉神经电生理反应）；术中针刺记录电极建议监测双侧股内收肌、股二头肌、股直肌、股内侧肌、股外侧肌、胫前肌、腓肠肌及肛门括约肌等。

一、推荐的 IOM 模式

选择性脊神经后根切断术最重要的操作是鉴别异常神经根，区分前、后根，切除异常的神经根，所以 IOM 模式必须包含神经根的监测。整个手术中全程监测 free-EMG，同时鉴别异常神经时需使用 trigger-EMG。为了确保手术切除的准确性要区分前根和后根。用刺激阈值作比较进行判断。刺激阈值是指能引起神经根支配的肌肉有可视性反应的最小电刺激量，与后根传入神经比较，前根只需要后根刺激量的 1%～2% 就能达到阈值，即后根的刺激阈值是前根刺激阈值的 50～100 倍。由

于后根需要的刺激量大，所以一般刺激用 0.1ms 波宽，30～50Hz，持续 0.5～1s 的串刺激进行。用 30V 的刺激量刺激感觉神经根而无反应的就可以认为是正常的神经根。

1．手术前准备　术者应与监测医生确定监测的神经范围。常用的监测肌肉包括：双侧股内收肌、股二头肌、股直肌、股内侧肌、股外侧肌、胫前肌、腓肠肌内外侧头、腓骨长短肌及肛门括约肌等。进行临床体检，筛查监测的禁忌证。因术者依靠监测医生所提供信息设计哪条后根将被分离、哪条神经根将被切除。这种类型的手术更注重于指导术者的手法，因此术者与监测医生之间的交流必须充分。

2．单椎板入路手术过程中　free-EMG 全程监测所有涉及神经根支配的肌肉。术者在完成 L_2 椎板切除及硬脊膜打开后，对所有的马尾神经进行逐一电刺激。监测医生要完全配合术者的操作，报告测试数据并给出解读意见，双方讨论结果决定切除哪条神经根。

3．手术结束　恢复体位后去除所有记录、刺激电极，注意电极刺入部位的止血。了解患者神经功能情况。

二、病例分析

病例 26-11，左侧痉挛性偏瘫。

（1）病历摘要：患者男，5 岁半，足月顺产，出生时有缺氧史；6 个月时发现左侧肢体肌张力高，即开始进行康复治疗。就诊时：左下肢小腿背侧肌群肌张力高，且已出现跟腱挛缩表现；左上肢情况较好。

目标肌群：左侧腓肠肌及比目鱼肌，肌力均为 Ⅳ 级；

粗大运动分级：Ⅰ 级；

头颅 MRI：右侧 PVL；

腰骶部 MRI：正常。

（2）术中离断协议："三分法"神经电生理离断协议。

（3）术中神经电生理肌电表现：图 26-67 显示，单刺激（左）确认诱发肌电来源于左侧腓肠肌群，串刺激（右）并未引出对侧肌群肌电反应。

（4）手术效果（术后 3 个月）：术后 3 个月随访时显示左侧腓肠肌及比目鱼肌的肌张力情况已明显降低（肌张力均为 Ⅰ 级）；步态分析检查也显示左侧踮脚步态显著改善（图 26-68）。

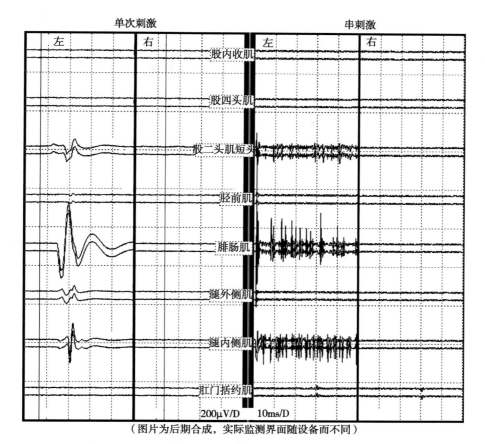

（图片为后期合成，实际监测界面随设备而不同）

图 26-67　病例 26-11 患者单刺激确认神经小根来源

注：左侧腓肠肌为术前标记目标肌群，单刺激引起腓肠肌肌电波幅最大、串刺激不引起右下肢肌群电活动的神经后根满足离断标准。

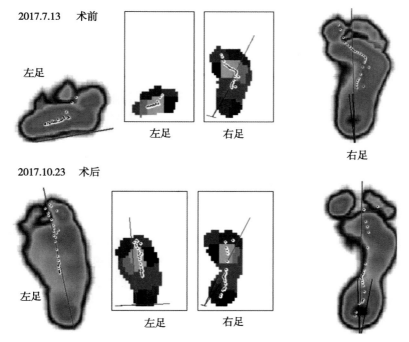

图 26-68　病例 26-11 患者步态分析对比（术前及术后 3 个月）

注：步态分析足底压力对比：术后 3 个月左下肢步行时足跟着地情况较术前明显改善。本图原始图为彩色图片，具体使用参照仪器显示。

第五节　手外科术中神经电生理监测

手外科 IOM 属 IOM 的一个应用分支。通常指在术前诊断基础上，术中运用神经电生理检测技术，进一步确定周围神经连续性及功能的方法，已成为手外科神经手术中不可或缺的辅助手段。

手外科手术属于显微外科、周围神经外科范畴。主要包括臂丛神经损伤及四肢周围神经损伤的探查修复术。诊疗程序一般为：术前综合检查判断损伤平面、程度，确定手术位置，制定手术方案。术中探查、暴露神经，根据损伤类型确定修复方式。对神经损伤的修复手段包括：瘢痕、粘连松解；断伤神经的移植修复、移位修复等。其中，臂丛神经因其解剖结构复杂，造成术前对损伤平面，和损伤程度的判断困难；周围神经损伤后神经轴突是否连续、有无再生、功能如何；周围神经肿瘤是否影响神经功能等等，这些问题直接影响手术医生的判断。简而言之，手外科 IOM 的目的：帮助判别因受限于解剖位置等客观原因，肉眼不能分辨受损神经是否连续；或者对尚有连续性的损伤神经功能进行检测，为手术医生选择合适的术式提供客观依据。

术中肌电图仪与术前的可通用。导线根据手术需要一般应准备无菌刺激电极、针电缆（包括同心圆针电极）、接地电缆。由于手术室大型仪器众多，对导线的屏蔽干扰性能要求更高，并对手术室有设置良好接地装置的要求。

判断神经是否连续，手术中有两方面客观因素制约。一是解剖结构限制，如椎间孔内神经根的状态；二是神经外膜连续，但判断其内存在轴索断伤可能，如神经沙漏样病变段。

判断神经功能的检测主要包括：卡压段神经，如腕管段正中神经；神经瘤对神经功能影响；健侧颈 7 移位术中对健侧颈 7 神经根的判断等。

一、监测项目和方法学

神经电生理技术用于手外科术中监护的项目原理和方法，既与前述电生理基本原理和神经外科、脊柱外科有相通之处，也有其方法学特点。

（一）混合神经动作电位

混合神经动作电位（compound nerve action potential，CNAP）即刺激损伤远端神经干，于损伤近端记录的动作电位。应用于神经外膜连续的轴索损伤及其他神经功能判断。根据神经再生速度

1mm/d 推测，如手术时损伤的神经轴索尚未能再生至终板，重新支配肌纤维，可行 CNAP 检测，即损伤段近端记录电极位置不变，向近端移动刺激电极，直至引出 CNAP 波形。此方法可明确判断神经再生长度（图 26-69）。技术要点包括：

（1）刺激、记录电极之间至少保证 4cm 间距。

（2）刺激波宽 0.05ms。

（3）初次刺激强度 3～4mA，在神经损伤严重情况下，刺激量可增至 25mA。

（二）复合肌肉动作电位

复合肌肉动作电位（CMAP）即刺激损伤段近端神经干，于支配肌记录的动作电位。应用于神经功能判断。技术要点包括：

（1）刺激波宽 0.1ms，根据需要可增至 0.5ms。

（2）初次刺激强度 3～4mA，在神经损伤严重情况下，刺激量可大于 50mA。

（3）麻醉诱导使用肌松剂，但维持时最好不使用肌松剂。肌松剂作用于神经肌肉接头处的乙酰胆碱受体，可逆性地阻断神经肌肉间兴奋传递，使骨骼肌松弛。因此，在肌松剂作用周期内，CMAP 不能作为检测手段。

（三）躯体感觉诱发电位

刺激暴露神经，于上肢（C3/C4）、下肢（Cz）对应皮质区域记录诱发电位。主要应用于椎间孔内臂丛神经根连续性判定及腰骶丛神经损伤的检测。技术要点包括：

（1）刺激波宽 0.1～0.2ms。

（2）刺激强度 3～4mA。

（3）全身麻醉时，静脉推注麻醉药或吸入麻醉药的作用是阻断神经冲动在脑突触部位的传递及选择性抑制脑干网状激活系统，使外周传入冲动受阻，达到抑制觉醒和遗忘作用。所以，SEP 监测会因全麻药物影响，出现潜伏期延长，波幅下降。因此，推荐术中 SEP 以有或无的定性指标来参考。

二、臂丛神经损伤手术的术中监测

（一）臂丛神经根性损伤

臂丛神经根性损伤包括两个平面，一是指臂丛神经根在椎间孔外段的损伤，二是颈神经根在肉眼不能判断连续性存在与否的椎间孔内、与脊髓之间的损伤。

1. 监测流程

（1）术前于患肢对侧 C3/C4 区放置记录电极，Fpz 放置参考电极。

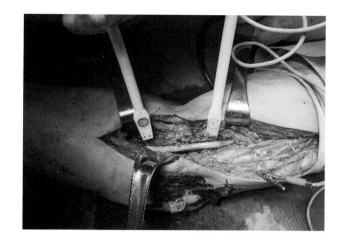

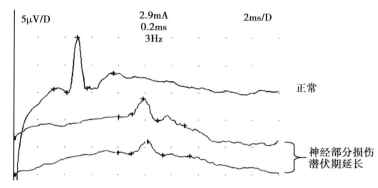

图 26-69 术中 CNAP 监测方法及图形

（2）无菌刺激电极端交予手术医生，插座端接入刺激器。

（3）刺激臂丛神经根，记录 SEP。

（4）用两副钩状电极监测 CNAP，刺激电极放置在臂丛神经干，记录电极放置在臂丛神经根近端。结果判断如图 26-70。

2．注意事项

（1）刺激强度不宜过大，放置刺激电极时注意勿触碰邻近神经根，造成假阴性。

（2）吸入麻醉状态下，皮质投射抑制较为明显，必要时关闭吸入麻醉，等待出现自主呼吸时再行 SEP 监测。

3．结果判断

（1）SEP 消失，提示近端感觉后根完全损伤，进而推断颈神经根完全损伤可能。

（2）SEP 正常，提示近端神经根功能正常，损伤可能位于远端臂丛神经。

（3）SEP 未引出，同时 CNAP 亦未引出，考虑不仅有神经根损伤，神经干亦有损伤。

（二）臂丛神经干损伤

由于臂丛神经干长度较短，损伤状态下解剖

条件限制，如不能暴露至少 4cm 距离以供 CNAP 监测，则选择 SEP 监测替代；在确定臂丛神经干连续性存在情况下，可行 CMAP 监测，利用 CMAP 观察松解效果，判断预后。

1．监测流程

（1）于患肢对侧 C3/C4 区放置记录电极，Fpz 放置参考电极。

（2）无菌刺激电极端、针极端交予手术医生，插座端分别接入刺激器和放大器。

（3）刺激臂丛神经干损伤远端，记录 SEP。

（4）用两副钩状电极监测 CNAP，刺激电极放置在臂丛神经干损伤远端，记录电极放置在损伤近端。

（5）刺激臂丛神经干，相应靶肌肉记录 CMAP。

2．结果判断

（1）SEP 消失，考虑神经干完全损伤，须除外神经根性损伤，方法同上。

（2）臂丛神经根经证实其连续性和功能均正常的情况下，CNAP 未引出则提示臂丛神经干断伤。

（3）臂丛神经松解术后，CMAP 重现或者较术

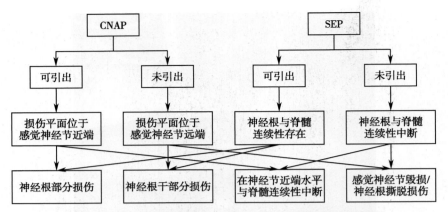

图 26-70　手外科术中监测 CNAP 和 SEP 异常定位判定方法

前改善均提示预后良好。

（三）束支部臂丛神经损伤

束支部臂丛神经自锁骨下延续至腋部，行径较长，存在长段损伤可能，因此可行 SEP 检测判定损伤起止端；行 CNAP、CMAP 监测判定束支部神经的连续性及功能。

1. 监测流程

（1）于患肢对侧 C3/C4 区放置记录电极，Fpz 放置参考电极。

（2）无菌刺激电极端、针极端交予术者，插座端分别接入刺激器和放大器。

（3）用寸移方式刺激束支部臂丛神经损伤交界段，记录 SEP。

（4）用两副钩状电极监测 CNAP，刺激电极放置在束支部臂丛神经损伤远端，记录电极放置在损伤近端。

（5）刺激束支部臂丛神经，相应靶肌肉记录 CMAP。

2. CMAP 记录肌群

（1）外侧束 - 正中神经：旋前圆肌；肌皮神经：肱二头肌。

（2）内侧束 - 正中神经：拇短展肌；尺神经：小指展肌。

（3）后束 - 桡神经：三头肌、肱桡肌、指总伸肌；腋神经：三角肌。

3. 结果判断

（1）用寸移方式由近至远刺激束支部臂丛神经损伤起始段，SEP 在由正常转为潜伏期延长、波幅下降，甚至消失点即为轴索损伤起始处。

（2）SEP 正常、CNAP 未引出提示监测段束支部臂丛神经轴索断伤。

（3）刺激束支部臂丛神经损伤近端，相应靶肌肉记录，如未引出 CMAP，可快速提示损伤。根据神经再生速度推测，如手术时，部分损伤的神经轴索尚未能再生重新支配肌纤维，可由 SEP、CNAP 监测判断再生水平（图 26-71）。

（4）臂丛神经松解术后，CMAP 重现或者较术前改善均提示预后良好。

三、单根神经损伤的术中监测

（一）单神经损伤

单神经损伤多由明确外伤所致，判断损伤平面并不困难。监测目的是判定被疤痕包裹卡压的神经功能。可行损伤段的 CNAP 及相应靶肌肉 CMAP 测定。

1. 监测流程

（1）无菌刺激电极端、针极端交予手术医生，插座端分别接入刺激器和放大器。

（2）用两副钩状电极监测 CNAP，刺激电极放置在神经损伤远端，记录电极放置在损伤近端。

（3）刺激神经损伤近端，相应靶肌肉记录 CMAP。

2. CMAP 记录肌群　原则上记录肌肉选择神经损伤水平以远支配肌。

3. 结果判断

（1）CNAP 未引出或离散的波形不能被辨识，提示监测段神经轴索断伤或通过损伤段神经轴突数量少并伴有严重脱髓鞘变。

（2）刺激神经损伤近端，相应靶肌肉记录，如未引出 CMAP，可快速提示损伤。但不能就此判定神经断伤。因为，当手术时，神经轴突再生尚未到达运动终板，CMAP 亦不能引出（图 26-72）。

（3）神经松解术后：CMAP 重现或者较术前改善均提示预后良好。

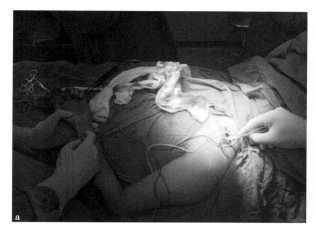
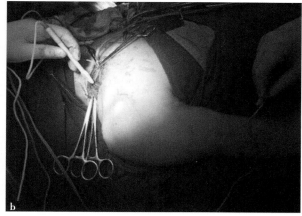

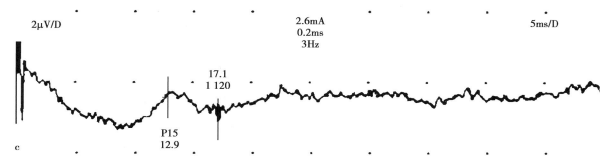

图 26-71　臂丛神经手术 SEP 监测

注：a、b 为刺激方法；c 为臂丛 SEP 图形。

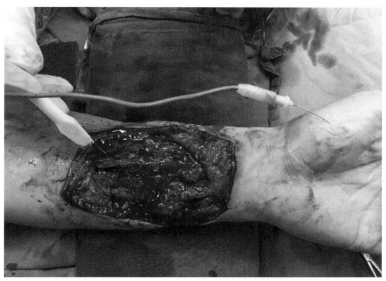

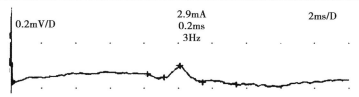

图 26-72　单神经损伤 CMAP 监测及图形

（二）神经卡压

　　神经卡压因病程及卡压程度不同，术中电生

理监测的目的亦不相同。对于卡压较轻的神经，远端神经尚未沃勒变性，肌肉未失去神经支配，松解后卡压段神经血供可即刻恢复，术中CMAP潜伏期与波幅可有明显改善。但对于卡压较重的神经，由于变性明显、肌肉萎缩，松解完即刻测定，CMAP较术前改善不明显。这时，电刺激神经是促进神经轴突有序再生最有效的治疗手段，这是手外科术中电生理的又一重要作用。术中CMAP监测条件与术前不尽相同，刺激位置可以复制术前，但记录电极却只能使用针电极。因此，如需同术前数据比较，CMAP潜伏期的变化更有意义。

1. 监测流程

（1）无菌刺激电极端、针极端交予手术医生，另一插座端分别接入刺激器和放大器。

（2）刺激神经卡压段近端，相应靶肌肉记录CMAP与术前比较。可用于腕管综合征、肩胛上神经卡压等松解手术。

（3）分别刺激神经卡压近、远端，相应靶肌肉记录CMAP，输入刺激点之间距离，可计算出卡压段MCV。可用于肘管综合征、腓骨小头段腓总神经卡压、跗管综合征等松解手术。

（4）电刺激治疗时，可使用超强刺激，适当增加刺激频率至3Hz，持续刺激不超过3分钟。

2. CMAP记录肌群　原则上记录肌肉可选择与术前相同或神经卡压水平以远支配肌。

3. 结果判断　CMAP潜伏期缩短、波幅增加，MCV增快均提示松解术后神经功能改善。

（三）神经瘤

神经纤维瘤和神经鞘瘤是常见的周围神经原发肿瘤，两者的手术方案截然不同。神经纤维瘤原则上不能根治，且部分恶性肿瘤无包膜，一般做切除术，需视神经缺损常做神经吻合或移植修复。纤维瘤对神经兴奋性、传导性并无阻滞。神经鞘瘤来源于周围神经鞘，因其包膜完整可完全摘除。体积较大的鞘瘤会对瘤体段神经产生卡压，因此术中电生理可参照前述"神经卡压"监测。

创伤性神经瘤是外周神经受损之后，损伤段瘢痕增生，与残存神经纤维交织卷曲成团块状瘤样物。对于这类神经瘤，判断其间通过的纤维数量，决定是否切除或松解，CNAP有重要作用。原则上，创伤性神经瘤内有神经轴突通过，CNAP就可引出，但是如果通过数量太少，兴奋不同步可导致波形离散不能被辨识。这种情况下需要做神经瘤切除修复手术。CMAP能否引出同样因为关系到神经轴突是否再生至运动终板，所以未引出CMAP不能作为完全损伤的标准。结合CNAP和CMAP判断的原则是：损伤至手术时间较短，CNAP可引出，CMAP未引出，可以松解等待神经再生；但这种情况出现在病程较长的神经瘤上，则需考虑切除神经瘤，移植修复损伤段（图26-73）。

监测流程、CMAP记录肌群及结果判断同前述"单神经损伤"。

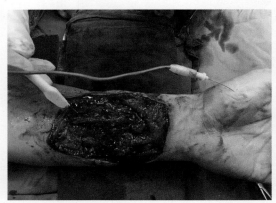

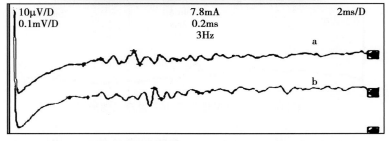

10μV/D	7.8mA	2ms/D
0.1mV/D	0.2ms	
	3Hz	

图26-73　神经瘤NAP与新生NAP的比较

注：a. 神经瘤NAP；b. 新生NAP。

（四）炎性神经病

神经炎性疾病可以是单神经病，也可以为多数单神经病。多数伴有显著疼痛，部分病例与免疫因素相关，缺乏病毒或细菌致病的直接证据。手术治疗是病程后期重要的对症处理方案。受累神经的病变位置不固定，从前臂段至根干部损害均有涉及。损害也不以一处为限，可以接连或间隔很长距离出现数个病灶。从术中对病变神经外形观察，可分为肿胀和沙漏样改变或兼而有之。电生理诊断回顾性分析提示：肿胀类神经炎，神经功能部分得以保留；而缩窄的沙漏样改变（图 26-74），系神经轴索自发扭转所致，可以造成轴索完全断裂，电生理上通常表现为神经完全损伤。因此，术中应行 CNAP 检测，精准判断残存神经轴索功能，以确定是否切除病变段行神经移植修复。考虑到多发病灶可能，术区近远端神经功能正常与否应通过 SEP，CMAP 证实。

1．监测流程

（1）术前于患肢对侧 C3/C4 区放置记录电极，Fpz 放置参考电极。

（2）无菌刺激电极端、针极端交予手术医生，另一插座端分别接入刺激器和放大器。

（3）用两副钩状电极监测 CNAP，刺激电极放置在神经病灶远端，记录电极放置在病灶近端。

（4）刺激病灶近端，记录 SEP。

（5）刺激神经病灶远端，相应靶肌肉记录 CMAP。

2．CMAP 记录肌群　原则上记录肌肉选择神经损伤水平以远支配肌。

3．结果判断

（1）CNAP 离散的波形不能被辨识或未引出，提示监测段神经轴索断伤或通过病变段神经轴突数量少。

（2）病灶近端 SEP 正常与否用以判断近段神经功能。

（3）刺激神经病灶近端，相应靶肌肉记录，观察 CMAP 形态数据，判断病灶远端神经功能。

（4）神经松解术后：CMAP 重现或者较术前改善均提示预后良好。

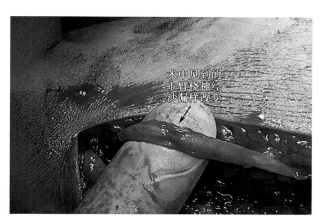

术中见到的上臂桡神经沙漏样改变

图 26-74　神经沙漏样改变

参 考 文 献

1. 李国彰. 神经生理学[M]. 北京：人民卫生出版社，2007.

2. 钟世镇，于春江，贾旺. 神经外科临床解剖学图谱[M]. 济南：山东科学技术出版社，2006.

3. 朱长庚. 神经解剖学[M]. 北京：人民卫生出版社，2009.

4. 卢祖能等. 实用肌电图学[M]. 北京：人民卫生出版社，2000：24-25.

5. 王真真，陈文明，卢祖能，等. 单纤维肌电图对糖尿病周围神经病的诊断价值[J]. 临床神经病学杂志，2001，14（5）：284-286.

6. 庄立. 同心圆针电极记录的单纤维肌电图[J]. 中国神经精神疾病杂志，2012，38（7）：446-448.

7. 王新德. 神经系统临床电生理学（下）：神经病学（第2卷）[M]. 北京：人民军医出版社，2002.

8. 何颖，邵西仓，李晓裔. 脑卒中偏瘫患者上肢H反射与痉挛的相关性研究[J]. 2013，19（12）：1159-1162

9. 潘映辐. 临床诱发电位学[M]. 北京：人民卫生出版社，1999.

10. 柏树令. 系统解剖学[M]. 8版. 北京：人民卫生出版社，2013.

11. 李晓裔，邵西仓，陈戈雨，等. 不同亚型轻度认知功能障碍听觉事件相关电位随访研究[J]. 中华物理医学与康复杂志，2013，35（10）：806-809.

12. 李晓裔，邵西仓，陈戈雨，等. 听觉事件相关电位对轻度认知功能障碍的诊断价值[J]. 临床神经病学杂志，2013，26（4）：244-247.

13. 方俐，李晓裔，邵西仓，等. 单侧颈内动脉重度狭窄或闭塞后侧支循环开放对认知功能影响的经颅多普勒超声和P300研究[J]. 中华物理医学与康复杂志，2018，40（7）：521-525.

14. 李晓裔，邵西仓，周华东. 神经电生理检查在轻度认知功能障碍中的研究进展[J]. 中国现代医学杂志，2014，24（5）：61-64.

15. 李晓裔，邵西仓，吴云，等. 成人部分性癫痫患者睡眠结构与听觉事件相关电位的特征及关系研究[J]. 中国全科医学，2013，16（34）：3336-3338.

16. 李晓裔，邵西仓. 听觉靶和非靶刺激序列听觉诱发相关电位与年龄的相关性[J]. 中华老年医学杂志，2014，33（11）：1198-1201.

17. 李晓裔，邵西仓，陈戈雨，等. 多奈哌齐干预对轻度认知功能障碍患者听觉事件相关电位的影响[J]. 中华物理医学与康复杂志，2011，33（11）：851-855.

18. 张雄伟. 脑动脉狭窄及侧支循环评估与解读——经颅多普勒检测技术[M]. 北京：人民卫生出版社，2015.

19. 吕传真，周良辅主编. 实用神经病学[M]. 上海：上海科学技术出版社，2014.

20. 刘明生，崔丽英，徐丹，等. 脂质沉积性肌病患者肌电图与肌力和肌酸磷酸激酶的相关性[J]. 中华神经科杂志，2014（6）：392-395.

21. 许春伶，伍文清，李伟荣，等. 神经性肌强直的临床及肌电图表现[J]. 临床和实验医学杂志，2015，14（1）：56-60.

22. 黄宏燕，杨兴隆，徐严明. 强直性肌营养不良1型患者的临床特征和遗传学研究[J]. 中华医学遗传学杂志，2018，35（2）：175-178.

23. 豪瑟，约瑟芬. 哈里森临床神经病学[M]. 2版. 北京：北京大学医学出版社，2011.

24. 吴江，贾建平. 神经病学[M]. 北京：人民卫生出版社，2015.

25. 王维治. 神经病学[M]. 北京：人民卫生出版社，2006.

26. 张敏，王建平，赵源征，等. 单纤维肌电图对儿童重症肌无力的诊断价值[J]. 实用儿科临床杂志，2012，27（17）：1354-1355.

27. 邵西仓，李晓裔，黄巍. 周围神经运动纤维末梢传导速度的研究[J]. 现代电生理学杂志，2011，18（1）：8-11.

28. 魏天. 神经肌电图检测应用于臂丛神经损伤诊断研究[J]. 医学综述，2015（13）：2474-2476.

29. 陈德松，曹光富. 周围神经卡压性疾病[M]. 上海：上海医科大学出版社，1999.

30. 柳三凤，田东，黄霄云，等. 肌电图在腕管综合征早期诊断中的应用价值[J]. 中华手外科杂志，2019，35（4）：297-298.

31. 柳三凤，刘春华，庄智勇，等. 肌电图在腕管综合征分期诊断及鉴别诊断中的应用价值[J]. 实用手外科杂志，2017，31（2）：224-225，228.

32. 王琰，李勇强，王琨，等. 肌电图在周围性面瘫患者评估中的作用[J]. 中华物理医学与康复杂志，2018，40（6）：465-466.

33. 张桐，汤继宏. 腓骨肌萎缩症一家系报告并文献复习[J]. 临床儿科杂志，2021，39（1）：69-73.

34. 王红芬，陈朝晖，凌丽，等. 肌电图对颈髓髓内肿瘤和炎性脱髓鞘病的鉴别诊断研究[J]. 中华内科杂志，2014，53（6）：469-472.

35. 史玉泉，周孝达. 实用神经病学[M]. 3版. 上海：上海科学技术出版社，2004.

36. 田宇. 神经系统副肿瘤综合征患者的肌电图特点观察[J]. 实用癌症杂志，2015（4）：593-596.

37. 王必佳，陈康宁，李勇湧，等. 肌电图在鉴别诊断运动神经元病、腓骨肌萎缩症和脊髓灰质炎后综合征中的价值[J]. 第三军医大学学报，2012，34（21）：2218-2219.

38. 彭烈标，谭峰. 140例运动神经元病患者胸锁乳突肌肌电图的特征[J]. 当代医学，2012，18（18）：65-66.

39. 胡凡，屈新辉，金光华，等. 皮肤交感反应和肛门括约肌肌电图在帕金森病患者诊断中的价值[J]. 中国老年学杂志，2017，37（19）：4776-4777.

40. 韦倩娜，林诗映，王玲. 皮肤交感反应、肛门括约肌肌电图和瞬目反射在帕金森病诊断中的应用[J]. 基础医学与临床，2019，39（11）：1607-1611.

41. 何颖，李晓裔，邵西仓，等. 瞬目反射和脑干听觉诱发电位在意识障碍患者脑干功能评估中的应用[J]. 中国康复理论与实践，2017，23（10）：1176-1179.

42. 张磊，陈娜，潘华，等. 颏舌肌针极肌电图在检测肌萎缩侧索硬化中的应用[J]. 中华神经科杂志，2019，52（6）：452-456.

43. 郭静松. 浅析肌电图检查在法医鉴定中的应用[J]. 医学与法学，2014（4）：44-45.

44. 陈欣，田德润，王植，等. 神经肌电图与MRI诊断早期腕管综合征的功用[J]. 中华手外科杂志，2016，32（1）：12-15.

45. 王维治. 神经系统脱髓鞘性疾病[M]. 北京：人民卫生出版社，2011.

46. 刘会林，喻廉，殷晓梅，等. 神经电生理监测技术在听神经瘤显微外科手术中的应用[J]. 立体定向和功能性神经外科杂志，2008，21（5）：266-268.

47. 冯淑艳，李六一，朱愈，等. 肌电图在腰骶神经根压迫性损伤定位诊断中的价值[J]. 中华物理医学与康复杂志，2014，36（8）：614-616.

48. 顾爱明，任宇连，沈卫峰. 诱发肌电图刺激电流阈值与螺钉位置关系模型建立及影响因素分析[J]. 临床骨科杂志，2014（3）：271-273.

49. 邵西仓，李晓裔，何颖，等. 面神经侧方扩散反应在鉴别不同病因面肌痉挛和脑干及其周围肿瘤中的作用[J]. 中华神经外科杂志，2019，35（8）：837-840.

50. 王勇强，陈民，王杭州. 肌电图监测在儿童脊髓栓系松解术中的应用[J]. 临床小儿外科杂志，2018，17（12）：922-926.

51. 刘海涛，庞立香，武育梅. 球形细胞脑白质营养不良一例[J]. 中国小儿急救医学，2010，17（6）：521.

52. 赵思佳，孙唐娜，丁家琦，等. 三例肾上腺脊髓神经病患者的临床特点分析[J]. 中华神经医学杂志，2021，20（4）：393-397.

53. 吴若豪，唐文婷，李栋方，等. 一例晚期婴儿型异染性脑白质营养不良病患儿的ARSA基因变异分析[J]. 中华医学遗传学杂志，2020，37（1）：12-16.

54. 杨坤芳. 异染性脑白质营养不良[J]. 国际儿科学杂志，2018，45（10）：752-755，760.

55. 包新华，田加美，季涛云，等. Farber病一例并文献复习[J]. 中华儿科杂志，2017，55（1）：54-58.

56. 李慧，杨志仙，钱萍，等. ASAH1基因突变致脊髓性肌萎缩症伴进行性肌阵挛癫痫1例并文献复习[J]. 中华实用儿科临床杂志，2018，33（6）：470-474.

57. 冯艺杰，毛姗姗. 脊髓性肌萎缩症的药物治疗研究进展[J]. 中华儿科杂志，2020，58（10）：858-861.

58. 黄美欢，曹建国，韩春锡，等. 脊髓性肌萎缩症的诊断及多学科综合管理进展[J]. 中华物理医学与康复杂志，2020，42（7）：665-670.

59. 欧阳世佳，瞿宇晋. 脊髓性肌萎缩症生物标志物的研究进展[J]. 中华儿科杂志，2022，60（1）：70-73.

60. 邢燕蒙，刘沛东，李京红，等. 脊髓性肌萎缩症一特殊家系报道[J]. 中华神经科杂志，2016，49（9）：692-696.

61. 中华医学会神经病学分会肌电图与临床神经电生理学组，中华医学会神经病学分会神经肌肉病学组. 中国肌萎缩侧索硬化诊断和治疗指南[J]. 中华神经科杂志，2012，45（7）：531-533.

62. 廉羚，姚晓黎. 运动神经元病的鉴别诊断[J]. 中华神经科杂志，2019，52（10）：841-846.

63. 张云茜，章印红，和璇，等. 85 例脊髓性肌萎缩症临床、神经电生理特征与基因诊断分析[J]. 中华神经医学杂志，2016，15（10）：1036-1041.

64. 中华医学会医学遗传学分会遗传病临床实践指南撰写组. 脊髓性肌萎缩症的临床实践指南[J]. 中华医学遗传学杂志，2020，37（3）：263-268.

65. 北京医学会罕见病分会，北京医学会医学遗传学分会，北京医学会神经病学分会神经肌肉病学组，等. 脊髓性肌萎缩症多学科管理专家共识[J]. 中华医学杂志，2019，99（19）：1460-1467.

66. 北京医学会医学遗传学分会，北京罕见病诊疗与保障学会. 脊髓性肌萎缩症遗传学诊断专家共识[J]. 中华医学杂志，2020，100（40）：3130-3140.

67. 刘银芝，廖镇宇，杨志明，等. 新生儿脊髓性肌萎缩症临床特征分析[J]. 中国医师杂志，2021，23（3）：416-419.

68. 刘芳，牛丰南，宋建敏，等. 婴儿型脊髓性肌萎缩症 39 例[J]. 中华实用儿科临床杂志，2015，30（24）：1873-1876.

69. 樊东升，陈璐. 运动神经元病的诊断和分类[J]. 中华神经科杂志，2019，52（12）：1065-1067.

70. 复旦大学附属华山医院骨科，北京大学第三医院骨科，《中华骨科杂志》编辑部，等. 平山病临床诊疗规范国际指南[J]. 中华骨科杂志，2019，39（8）：452-457.

71. 岳伟，纪勇. 路易体痴呆百年史[J]. 中国现代神经疾病杂志，2015，15（7）：514-517.

72. 郭起峰，戚晓昆，邱峰. 多系统萎缩的影像研究现状与展望[J]. 中华老年心脑血管病杂志，2020，22（2）：219-221.

73. GREENSTEIN B G. Color Atlas of Neuroscience: Neuroanatomy and Neurophysiology[M]. New York: Thieme，2011.

74. JOZEFOWICZ D L F F. 奈特人体神经解剖彩色图谱[M]. 北京：人民卫生出版社，2006.

75. PEASE W S H L，JOHNSON E W. Johnson's Practical Electromyography[M]. 4th ed. New York: Lippincott Williams & Wilkins，2007.

76. OH S J，JEONG D，LEE I，et al.Repetitive nerve stimulation test in myasthenic crisis[J]. Muscle Nerve，2019，59（5）：544-548.

77. N E T T E R F H. Atlas of Neuroanatomy and Neurophysiology: Selections from the Netter Collection of Medical Illustrations[M]. Teterboro: Icon Custom Communications，2002.

78. KIMURA J. Electrodiagnosis in Diseases of Nerve and Muscle: Principles and Practice[M]. 3rd ed. Tokyo: Oxford University Press，2002.

79. TANKISI H，BURKE D，CUI L，et al.Standards of instrumentation of EMG[J]. Clin Neurophysiol，2020，131（1）：243-258.

80. KATIRJI B. Electromyography in clinical practice: a case study approach[M]. 2nd ed. Kansas: Mosby，2007.

81. BUSCHBACHER R M P N D. Manual of Nerve Conduction Studies[M]. 2nd ed. New York: Demos Medical Publishing，2006.

82. ROE S M，JOHNSON C D，TANSEY E A.Investigation of physiological properties of nerves and muscles using electromyography[J]. Adv Physiol Educ，2014，38（4）：348-354.

83. RYAN C S，CONLEE E M，SHARMA R，et al.Nerve conduction normal values for electrodiagnosis in pediatric patients[J]. Muscle Nerve，2019，60（2）：155-160.

84. ARTURO LEIS，VICENTE C. Atlas of Electromyography[M]. New York: Oxford University Press，2000.

85. STRAKOWSKI J A，REDD D D，JOHNSON E W，et al.H reflex and F wave latencies to soleus normal values and side-to-side differences[J]. Am J Phys Med Rehabil，2001，80（7）：491-493.

86. SANDERS D B，CAO L，MASSEY J M，et al.Is the decremental pattern in Lambert-Eaton syndrome different from that in myasthenia gravis?[J]. Clin Neurophysiol，2014，125（6）：1274-1277.

87. EL DAMATY A，ROSENSTENGEL C，MATTHES M，et al.The value of lateral spread response monitoring in predicting the clinical outcome after microvascular decompression in hemifacial spasm: a prospective study on 100 patients[J]. Neurosurg Rev，2016，39（3）：455-466.

88. WEI Y，YANG W，ZHAO W，et al.Microvascular decompression for hemifacial spasm: can intraoperative lateral spread response monitoring improve surgical efficacy?[J]. J Neurosurg，2018，128（3）：885-890.

89. CHUNG Y H，KIM W H，CHUNG I S，et al.Effects of partial neuromuscular blockade on lateral spread response monitoring during microvascular decompression surgery[J]. Clin Neurophysiol，2015，126（11）：2233-2240.

90. CUI Z，LING Z.Advances in microvascular decompression for hemifacial spasm[J]. J Otol，2015，10（1）：1-6.

91. JERATH N，KIMURA J.F wave，A wave，H reflex，and blink reflex[J]. Handb Clin Neurol，2019，160：225-239.

92. SCHICATANO E J.The Effects of Attention on the Trigeminal Blink Reflex[J]. Percept Mot Skills，2016，122（2）：444-51.

93. SIMIONI V，CAPONE J G，SETTE E，et al.Intraoperative monitoring of sensory part of the trigeminal nerve using blink reflex during microvascular decompression for trigeminal neuralgia[J]. Acta Neurochir（Wien），2018，160（1）：165-169.

94. SAMANCI B，ALTIOKKA-UZUN G，KOCASOY ORHAN E，et al.Trigeminal Hyperexcitability in Idiopathic Intracranial Hypertension: A Blink Reflex Study[J]. J Clin Neurophysiol，2018，35（5）：408-414.

95. UNAL Z，DOMAC F M，BOYLU E，et al.Blink reflex in migraine headache[J]. North Clin Istanb，2016，3（1）：1-8.

96. GREANEY J L，KENNEY W L.Measuring and quantifying skin sympathetic nervous system activity in humans[J]. J Neurophysiol，2017，118（4）：2181-2193.

97. REVANAPPA K K，MOORTHY R K，ALEXANDER M，et al.Recovery of sympathetic skin response after central corpectomy in patients with moderate and severe cervical spondylotic myelopathy[J]. Br J Neurosurg，2017，31（2）：199-204.

98. XIA J D，HAN Y F，ZHOU L H，et al.Sympathetic skin response in patients with primary premature ejaculation[J]. Int J Impot Res，2014，26（1）：31-34.

99. XIA J，CHEN T，CHEN J，et al.The sympathetic skin response located in the penis as a predictor of the response to sertraline treatment in patients with primary premature ejaculation[J]. J Sex Med，2014，11（11）：2801-2808.

100. THOMAS-POHL M，WEGLINSKI L，SALGA M，et al.[Sympathetic skin response and multiple sclerosis: descriptive and prospective study，and association with neuroperineal disorders][J]. Prog Urol，2014，24（11）：691-696.

101. DONADIO V，CORTELLI P，GIANNOCCARO M P，et al.Muscle and skin sympathetic activities in Ross syndrome[J]. Clin Neurophysiol，2012，123（8）：1639-1643.

102. SKINNER S A，VODUšEK D B.Intraoperative recording of the bulbocavernosus reflex[J]. J Clin Neurophysiol，2014，31（4）：313-322.

103. WANG Z Y，CHEN Y H，XU Y Y，et al.Altered bulbocavernosus reflex in patients with multiple system atrophy[J]. Neurol Res，2016，38（2）：138-143.

104. CAI Z Y，NIU X T，PAN J，et al.The value of the bulbocavernosus reflex and pudendal nerve somatosensory evoked potentials in distinguishing between multiple system atrophy and Parkinson's disease at an early stage[J]. Acta Neurol Scand，2017，136（3）：195-203.

105. NIU X，WANG X，HUANG H，et al.Bulbocavernosus Reflex Test for Diagnosis of Pudendal Nerve Injury in Female Patients with Diabetic Neurogenic Bladder[J]. Aging Dis，2016，7（6）：715-720.

106. HWANG H，WANG K C，BANG M S，et al. Optimal stimulation parameters for intraoperative bulbocavernosus reflex in infants[J]. J Neurosurg Pediatr，2017，20（5）：464-470.

107. HUANG H J，ZHU X Y，WANG X，et al.The Bulbocavernosus Reflex in the Differential Diagnosis of Multiple System Atrophy with Predominant Parkinsonism and Parkinson's Disease[J]. Front Neurol，2017，5（8）：697.

108. NIU X，WANG X，NI P，et al.Bulbocavernosus reflex and pudendal nerve somatosensory evoked potential are valuable for the diagnosis of cauda equina syndrome in male patients[J]. Int J Clin Exp Med，2015，8（1）：1162-1167.

109. DAUBE J R. Clinical Neurophysiology[M]. 3rd ed. Oxford: Oxford University Press，2009.

110. PELLICCIONI G，PILONI V，SABBATINI D，et al.Sex differences in pudendal somatosensory evoked potentials[J]. Tech Coloproctol，2014，18（6）：565-569.

111. ÖRMECI B，AVC E，KASPAR Ç，et al.A Novel Electrophysiological Method in the Diagnosis of Pudendal Neuropathy: Position-related Changes in Pudendal Sensory Evoked Potentials[J]. Urology，2017，99：288.e1-288.e7.

112. ZHAO Y X，MIAO S H，TANG Y Z，et al.Trigeminal somatosensory-evoked potential: A neurophysiological tool to monitor the extent of lesion of ganglion radiofrequency thermocoagulation in idiopathic

trigeminal neuralgia: A case-control study[J]. Medicine (Baltimore), 2017, 96(3): e5872.

113. ABANOZ Y, ABANOZ Y, GüNDüZ A, et al.Trigeminal somatosensorial evoked potentials suggest increased excitability during interictal period in patients with long disease duration in migraine[J]. Neurosci Lett, 2016, 612: 62-65.

114. KANE N, OWARE A.Somatosensory evoked potentials aid prediction after hypoxic-ischaemic brain injury[J]. Pract Neurol, 2015, 15(5): 352-360.

115. DEVIC P, PETIOT P, MAUGUIERE F.Diagnostic utility of somatosensory evoked potentials in chronic polyradiculopathy without electrodiagnostic signs of peripheral demyelination[J]. Muscle Nerve, 2016, 53 (1): 78-83.

116. HOLDEFER R N, MACDONALD D B, SKINNER S A.Somatosensory and motor evoked potentials as biomarkers for post-operative neurological status[J]. Clin Neurophysiol, 2015, 126(5): 857-865.

117. SABY J N, MELTZOFF A N, MARSHALL P J.Beyond the N1: A review of late somatosensory evoked responses in human infants[J]. Int J Psychophysiol, 2016, 110: 146-152.

118. KOUTLIDIS R M, AYRIGNAC X, PRADAT P F, et al.Segmental somatosensory-evoked potentials as a diagnostic tool in chronic inflammatory demyelinating polyneuropathies, and other sensory neuropathies[J]. Neurophysiol Clin, 2014, 44(3): 267-280.

119. BUONOCORE M, DEMARTINI L.Inhibition of Somatosensory Evoked Potentials During Different Modalities of Spinal Cord Stimulation: A Case Report[J]. Neuromodulation, 2016, 19(8): 882-884.

120. SUN Y, YU J, WU J, et al.Predictive value of somatosensory evoked potentials for patients with severe traumatic brain injury[J]. Neurosurgery, 2014, 61 (Suppl 1): 171-174.

121. SCHRAFL-ALTERMATT M, DIETZ V.Task-specific role of ipsilateral pathways: somatosensory evoked potentials during cooperative hand movements[J]. Neuroreport, 2014, 25(18): 1429-1432.

122. MONCHO D, POCA M A, MINOVES T, et al.Interside Latency Differences in Brainstem Auditory and Somatosensory Evoked Potentials. Defining Upper Limits to Determine Asymmetry[J]. J Clin Neurophysiol,

2015, 32(5): 424-427.

123. GENEVA I E, KRASTEVA M B, KOSTIANEV S S.Somatosensory evoked potentials in full-term neonates with perinatal asphyxia[J]. Folia Med(Plovdiv), 2014, 56(2): 88-95.

124. MENG X L, WANG L W, ZHAO W, et al.Effects of different etomidate doses on intraoperative somatosensory-evoked potential monitoring[J]. Ir J Med Sci, 2015, 184(4): 799-803.

125. SILVERSTEIN J W, EP T, CNCT, et al. Contemporaneous Evaluation of Intraoperative Ulnar and Median Nerve Somatosensory Evoked Potentials for Patient Positioning: A Review of Four Cases[J]. Neurodiagn J, 2016, 56 (2): 67-82.

126. ABRAHAM A, GOTKINE M, DRORY V E, et al.Effect of neck flexion on somatosensory and motor evoked potentials in Hirayama disease[J]. J Neurol Sci, 2013, 334(1-2): 102-105.

127. HOULDEN D A, BOULOS M I, MURRAY B J, et al.Giant Somatosensory Evoked Potentials Coincident With Epileptiform Discharges in Acutely Comatose Patients[J]. Can J Neurol Sci, 2015, 42(5): 317-323.

128. KIRIMOTO H, TAMAKI H, MATSUMOTO T, et al.Effect of transcranial static magnetic field stimulation over the sensorimotor cortex on somatosensory evoked potentials in humans[J]. Brain Stimul, 2014, 7(6): 836-840.

129. HöFFKEN O, TANNWITZ J, LENZ M, et al.Influence of parameter settings on paired-pulse-suppression in somatosensory evoked potentials: a systematic analysis [J]. Clin Neurophysiol, 2013, 124(3): 574-580.

130. WASAKA T, KIDA T, KAKIGI R.Modulation of somatosensory evoked potentials during force generation and relaxation[J]. Exp Brain Res, 2012, 219(2): 227-233.

131. URASAKI E, TSUDA M, NAKANE S, et al.Spinal cord stimulation for intractable pain evaluated by a collision study using somatosensory evoked potentials: a preliminary report[J]. Neuromodulation, 2014, 17(8): 746-752.

132. WOLTER T, GIERTHMUEHLEN M.In response to paresthesia coverage for comparing the inhibition of somatosensory evoked potentials by spinal cord stimulation and transcutaneous electrical nerve

stimulation[J]. Pain Physician, 2013, 16(6): E802-E803.

133. KAMBLE N, SHUKLA D, BHAT D.Peripheral Nerve Injuries: Electrophysiology for the Neurosurgeon[J]. Neurol India, 2019, 67(6): 1419-1422.

134. SILVA L, MAGLIARO F, CARVALHO A, et al.Maturation of long latency auditory evoked potentials in hearing children: systematic review[J]. Codas, 2017, 29(3): e20160107.

135. RADELOFF A, CEBULLA M, SHEHATA-DIELER W.[Auditory evoked potentials: basics and clinical applications][J]. Laryngorhinootologie, 2014, 93(9): 625-637.

136. SMALL S A, ISHIDA I M, STAPELLS D R.Infant Cortical Auditory Evoked Potentials to Lateralized Noise Shifts Produced by Changes in Interaural Time Difference[J]. Ear Hear, 2017, 38(1): 94-102.

137. TELLES S, DEEPESHWAR S, NAVEEN K V, et al.Long Latency Auditory Evoked Potentials during Meditation[J]. Clin EEG Neurosci, 2015, 46(4): 299-309.

138. RODRIGUEZ R A, BUSSIèRE M, FROESCHL M, et al.Auditory-evoked potentials during coma: do they improve our prediction of awakening in comatose patients?[J]. J Crit Care, 2014, 29(1): 93-100.

139. WASHNIK N J, ANJUM J, LUNDGREN K, et al.A Review of the Role of Auditory Evoked Potentials in Mild Traumatic Brain Injury Assessment[J]. Trends Hear, 2019, 23: 1-13

140. RADWAN H M, EL-GHARIB A M, ERFAN A A, et al.Auditory brain stem response and cortical evoked potentials in children with type 1 diabetes mellitus[J]. Acta Otolaryngol, 2017, 137(5): 511-515.

141. PIARULLI A, CHARLAND-VERVILLE V, LAUREYS S.Cognitive auditory evoked potentials in coma: can you hear me?[J]. Brain, 2015, 138(Pt 5): 1129-1137.

142. ROSBURG T, SöRöS P.The response decrease of auditory evoked potentials by repeated stimulation--Is there evidence for an interplay between habituation and sensitization?[J]. Clin Neurophysiol, 2016, 127(1): 397-408.

143. SUPPIEJ A, CAINELLI E, CAPPELLARI A, et al.Neonatal Cortical Auditory Evoked Potentials Are Affected by Clinical Conditions Occurring in Early Prematurity[J]. J Clin Neurophysiol, 2015, 32(5): 419-423.

144. ALMEIDA R P, MATAS C G.Long latency auditory evoked potentials in malnourished children[J]. Codas, 2013, 25(5): 407-412.

145. LUO J J, KHURANA D S, KOTHARE S V.Brainstem auditory evoked potentials and middle latency auditory evoked potentials in young children[J]. J Clin Neurosci, 2013, 20(3): 383-388.

146. KUHNLE G E, HORNUSS C, LENK M, et al.Impact of propofol on mid-latency auditory-evoked potentials in children[J]. Br J Anaesth, 2013, 110(6): 1001-1009.

147. PURDY S C, SHARMA M, MUNRO K J, et al.Stimulus level effects on speech-evoked obligatory cortical auditory evoked potentials in infants with normal hearing[J]. Clin Neurophysiol, 2013, 124(3): 474-480.

148. MARKEWITZ R, ENGEL S, LANGGUTH B, et al.Effects of Acoustic Paired Associative Stimulation on Late Auditory Evoked Potentials[J]. Brain Topogr, 2019, 32(3): 343-353.

149. POJDA-WILCZEK D, MARUSZCZYK W, SIREK S.Flash visual evoked potentials(FVEP) in various stimulation conditions[J]. Doc Ophthalmol, 2019, 138(1): 35-42.

150. MAHJOOB M, HERAVIAN SHANDIZ J, MIRZAJANI A, et al.Normative values of visual evoked potentials in Northeastern of Iran[J]. J Optom, 2019, 12(3): 192-197.

151. ZHU R T, LIU X B, XU X M, et al.[Comparison of Pattern-pulse and Pattern-reversal Multifocal Visual Evoked Potentials in Normal Individuals][J]. Fa Yi Xue Za Zhi, 2016, 32(1): 35-39.

152. WANG M, YU X Y, CHEN J M, et al.[Contrast Visual Evoked Potentials under Pattern Stimulus in Ocular Trauma][J]. Fa Yi Xue Za Zhi, 2017, 33(1): 21-24.

153. TAI T.Visual Evoked Potentials and Glaucoma[J]. Asia Pac J Ophthalmol(Phila), 2018, 7(5): 352-355.

154. CARBAJAL-VALENZUELA C C, SANTIAGO-RODRíGUEZ E, HARMONY T, et al.Visual Evoked Potentials in Infants With Diffuse Periventricular Leukomalacia[J]. Clin EEG Neurosci, 2014, 45(4): 269-273.

155. OMLAND P M, UGLEM M, HAGEN K, et al.Visual evoked potentials in migraine: Is the "neurophysiological

hallmark" concept still valid?[J]. Clin Neurophysiol, 2016, 127(1): 810-816.

156. TSUBOYAMA M, LEE KAYE H, ROTENBERG A.Biomarkers Obtained by Transcranial Magnetic Stimulation of the Motor Cortex in Epilepsy[J]. Front Integr Neurosci, 2019, 13: 57.

157. HALLETT M. Magnetic Stimulation in Clinical Neurophysiology[M]. 2nd ed. Philadelphia: Elsevier, 2005.

158. IMPEY D, DE LA SALLE S, BADDELEY A, et al.Effects of an NMDA antagonist on the auditory mismatch negativity response to transcranial direct current stimulation[J]. J Psychopharmacol, 2017, 31 (5): 614-624.

159. LI X, SHAO X, WANG N, et al.Correlation of auditory event-related potentials and magnetic resonance spectroscopy measures in mild cognitive impairment[J]. Brain Res, 2010, 1346: 204-212.

160. TODD J, HARMS L, SCHALL U, et al.Mismatch negativity: translating the potential[J]. Front Psychiatry, 2013, 4: 171.

161. FEATHERSTONE R E, MELNYCHENKO O, SIEGEL S J.Mismatch negativity in preclinical models of schizophrenia[J]. Schizophr Res, 2018, 191: 35-42.

162. DAVID C. PRESTON B E. Electromyography and Neuromuscular Disorders: ClinicalElectrophysiologic Correlations[M]. 3rd ed. Philadelphia: Saunders, 2012.

163. GIANNOCCARO M P, DI STASI V, ZANESINI C, et al.Sensitivity and specificity of single-fibre EMG in the diagnosis of ocular myasthenia varies accordingly to clinical presentation[J]. J Neurol, 2020, 267(3): 739-745.

164. CHIOU-TAN F Y, GILCHRIST J M.Repetitive nerve stimulation and single-fiber electromyography in the evaluation of patients with suspected myasthenia gravis or Lambert-Eaton myasthenic syndrome: Review of recent literature[J]. Muscle Nerve, 2015, 52(3): 455-462.

165. ABRAHAM A, ALABDALI M, ALSULAIMAN A, et al.Repetitive nerve stimulation cutoff values for the diagnosis of myasthenia gravis[J]. Muscle Nerve, 2017, 55(2): 166-170.

166. ABRAHAM A, ALABDALI M, ALSULAIMAN A, et al.Repetitive facial nerve stimulation in myasthenia gravis 1min after muscle activation is inferior to testing a second muscle at rest[J]. Clin Neurophysiol, 2016, 127 (10): 3294-3297.

167. BOU ALI H, SALORT-CAMPANA E, GRAPPERON A M, et al.New strategy for improving the diagnostic sensitivity of repetitive nerve stimulation in myasthenia gravis[J]. Muscle Nerve, 2017, 55(4): 532-538.

168. LEE T H, LI Y.Consideration of repetitive nerve stimulation of the median nerve in patients being evaluated for myasthenia gravis[J]. Muscle Nerve, 2019, 60(6): 658-661.

169. LIANG C L, HAN S.Neuromuscular junction disorders [J]. PM R, 2013, 5(5 Suppl): S81-S88.

170. HOWARD J F.Electrodiagnosis of disorders of neuromuscular transmission[J]. Phys Med Rehabil Clin N Am, 2013, 24(1): 169-192.

171. YUAN J, ZHANG J, ZHANG B, et al.The clinical features of patients concurrent with Guillain-Barre syndrome and myasthenia gravis[J]. Neurosciences (Riyadh), 2018, 23(1): 66-70.

172. CHERIAN A, BAHETI N N, IYPE T.Electrophysiological study in neuromuscular junction disorders[J]. Ann Indian Acad Neurol, 2013, 16(1): 34-41.

173. HALLETT M. Movement Disorders: Handbook of Clinical Neurophysiology[M]. Amsterdam: Elsevier, 2003.

174. BERRY J A, ELIA C, SAINI H S, et al.A Review of Lumbar Radiculopathy, Diagnosis, and Treatment[J]. Cureus, 2019, 11(10): e5934.

175. LIU Z, JIA Z R, WANG T T, et al.Preliminary study on the lesion location and prognosis of cubital tunnel syndrome by motor nerve conduction studies[J]. Chin Med J (Engl), 2015, 128(9): 1165-1170.

176. ALEMDAR M.Ulnar to median nerve minimum F-wave latency difference in confirmation of ulnar neuropathy at elbow[J]. J Clin Neurophysiol, 2013, 30(4): 411-414.

177. BUCHTHAL F, KüHL V.Nerve conduction, tactile sensibility, and the electromyogram after suture or compression of peripheral nerve: a longitudinal study in man[J]. J Neurol Neurosurg Psychiatry, 1979, 42(5): 436-451.

178. SATTARI S, MR E.Changes in ulnar nerve conduction velocity across the elbow in different angles of elbow flexion[J]. Electromyogr Clin Neurophysiol, 2007, 47 (7-8): 373-376.

179. ERNST G，CANALES J，GARCIA E.Two novel methods to assess ulnar nerve conduction across the elbow［J］. J Electromyogr Kinesiol, 2016, 30：126-130.

180. ULUC K，AKTAS I，SUNTER G，et al.Palmar cutaneous nerve conduction in patients with carpal tunnel syndrome［J］. Int J Neurosci, 2015, 125（11）：817-822.

181. MOON P P，MAHESHWARI D，SARDANA V，et al.Characteristics of nerve conduction studies in carpal tunnel syndrome［J］. Neurol India, 2017, 65（5）：1013-1016.

182. MIN L，ZHANG W，TAO B，et al.Hypertension and Diabetes Are Associated With Clinical Characteristics in Patients Undergoing Microvascular Decompression for Hemifacial Spasm［J］. J Craniofac Surg, 2020, 31（2）：468-471.

183. JIN J，HU F，QIN X，et al.Very Early Neurophysiological Study in Guillain-Barre Syndrome［J］. Eur Neurol, 2018, 80（1-2）：100-105.

184. DEVLIKAMOVA F I.［Cocarnit in the treatment of diabetic polyneuropathy］［J］. Zh Nevrol Psikhiatr Im S S Korsakova, 2016, 116（11）：64-68.

185. GARCíA A，SEDANO M J，ÁLVAREZ-PARADELO S，et al.Reversible conduction failure on the deep tendon reflex response recording in early Guillain-Barré syndrome［J］. Clin Neurophysiol Pract, 2018, 3：159-163.

186. TAFAKHORI A，TAJDINI M，AGHAMOLLAII V.Diabetic ketoacidosis as a rare complication of electromyography and nerve conduction velocity examination［J］. Neurol Neurochir Pol, 2012, 46（6）：607.

187. SERAJI-BZORGZAD N，PAULSON H，HEIDEBRINK J.Neurologic examination in the elderly［J］. Handb Clin Neurol, 2019, 167：73-88.

188. LOVELAND P，WONG A，VIVEKANANDAM V，et al.Subacute combined degeneration of the spinal cord masking motor neuron disease：a case report［J］. J Med Case Rep, 2019, 13（1）：336.

189. BOUCHAL S，MIDAOUI A E，BERRADA K，et al.［Comparing data from ultrasound with electroneuromyography in the diagnosis of carpal tunnel syndrome］［J］. Pan Afr Med J, 2019, 34：50.

190. TEPELI B，KARATAş M，COşKUN M，et al.A Comparison of Magnetic Resonance Imaging and Electroneuromyography for Denervated Muscle Diagnosis［J］. J Clin Neurophysiol, 2017, 34（3）：248-253.

191. RICHARD S，SNELL M，D. 局部临床解剖学［M］. 北京：世界图书出版公司, 2009.

192. GRASSO G，LANDI A，ALAFACI C.Multimodal Intraoperative Neuromonitoring in Aneurysm Surgery［J］. World Neurosurg, 2017, 101：763-765.

193. SIMON M. Intraoperative Neurophysiology：A Comprehensive Guide to Monitoring and Mapping［M］. New York：Demos Medical, 2009.

194. TOLEIKIS J R，American Society of Neurophysiological Monitoring.Intraoperative monitoring using somatosensory evoked potentials. A position statement by the American Society of Neurophysiological Monitoring［J］. J Clin Monit Comput, 2005, 19（3）：241-258.

195. STECKER M M.Evoked potentials during cardiac and major vascular operations［J］. Semin Cardiothorac Vasc Anesth, 2004, 8（2）：101-111.

196. 叶露梅，施惠平，张为民，等 . 球形细胞脑白质营养不良一例［J］. 中华儿科杂志, 1997, 35（12）：630.

197. 中华医学会 . 中国慢性炎性脱髓鞘性多发性神经根神经病诊治指南 2019［J］. 中华神经科杂志, 2019（11）：883-888.

附录1

临床常用检测项目基本参数设置

【使用说明】

1. 收录临床常用项目的基本参数，不同厂商的特有参数设置和特种检测项目请参阅仪器使用说明书或由厂商服务工程师提供。

2. 由常用项目派生出的其他检测项目，大部分参数与基本参数相同，仅需根据所观察指标修改部分参数。

3. 部分特殊检测项目正文中已有参数设置，未在此列出。

4. 表中各参数"调节范围"是指检测中可能实际调整的范围，而非仪器的可调范围。

附表 1-1　EMG(针极肌电图)检测参数设置参考表

子项目	参数名称	默认设置	调节范围	说明
QEMG 自发电活动	灵敏度 /（mV/D）	0.1	0.05～0.5	
	扫描速度 /（ms/D）	10	5～200	
	显示线数 / 个	5	1～10	
	异常电位自动识别	开	开 / 关	视设备而定
MUP 运动单位电位	灵敏度 /（mV/D）	0.2	0.1～10	
	扫描速度 /（ms/D）	10	5～20	
	显示线数 / 个	5	1～10	
	MUP 自动分析	开	开 / 关	视设备而定
IP 最大用力分析	灵敏度 /（mV/D）	1	0.5～10	
	扫描速度 /（ms/D）	100	20～200	
	显示线数 / 个	1	1～5	
各子项目 共用参数	高频截止 /Hz	3 000	1 000～10 000	
	低频截止 /Hz	20	10～30	
	扬声器输出	开	开 / 关	
	叠加平均 / 次	关闭	关闭	
	50Hz 陷波	开	开 / 关	
	放大倍率 / 倍数	自适应 /500	50/500/5 000	视设备而定
	多导同时采集	1	1～4	视设备而定

附表 1-2　MCV(运动神经传导速度)检测参数设置参考表

参数名称	默认设置	调节范围	说明
灵敏度 /（mV/D）	2	0.1～10	
扫描速度 /（ms/D）	3	1～20	
实时显示线数 / 个	1	1～5	
总显示线数 / 个	5	1～20	视设备而定

续表

参数名称	默认设置	调节范围	说明
多导同时采集	否	可/否	
多线重合显示	否	可/否	
多线再平均	否	可/否	
潜伏期显示	绝对	绝对/相对	
多线独立速度计算	可选	不支持/可选	视设备而定
多线相对速度计算	是	是/否	视设备而定
高频截止/Hz	3 000	1 000～10 000	
低频截止/Hz	20	10～30	
刺激脉宽/ms	0.1	0.05～1	
主刺激极性	负极	负极/正极	
初始刺激强度/mA	0	0.1～20	
刺激频率/Hz	1	单次,0.5～3	
叠加平均次数	不支持	不支持/1～100	视设备而定
扬声器输出	开	开/关	
50Hz陷波	开	开/关	
放大倍率	自适应	自适应/固定	视设备而定
长时窗高分辨数据缓冲区*	开	开/关	视设备而定

注:*参数为笔者设计的应具备功能参数,现有设备均不支持。

附表1-3　SCV(感觉神经传导)检测参数设置参考表

参数名称	默认设置	调节范围	说明
平均灵敏度/(μV/D)	5	0.1～10	
实时灵敏度/(μV/D)	20	2～50	
扫描速度/(ms/D)	2	1～10	
实时显示线数/个	1	1～5	
平均后显示线数/个	5	1～10	
多导同时采集	否	可/否	视设备而定
多线重合显示	否	可/否	
多线再平均	否	可/否	视设备而定
潜伏期显示	绝对	绝对/相对	
多线独立速度计算	是	是/否	视设备而定
多线相对速度计算	可选	不支持/可选	视设备而定
高频截止/Hz	3 000	1 000～10 000	
低频截止/Hz	20	10～30	
刺激脉宽/ms	0.1	0.05～0.5	
刺激极性	负极	负极/正极	
初始刺激强度/mA	0	0.1～10	
刺激频率/Hz	1.7	单次,1～5	
叠加平均/次	50	10～200	
扬声器输出	关	开/关	
50Hz陷波	开	开/关	
放大倍率	自适应	自适应/固定	视设备而定

附表 1-4 H 反射检测参数设置参考表

参数名称	默认设置	调节范围	说明
灵敏度 /(mV/D)	0.5	0.1～10	
扫描速度 /(ms/D)	10	5～50	
实时显示线数 / 个	1	1	
总显示线数 / 个	10	10～30	视设备而定
多线重合显示	可选	不支持 / 可选	视设备而定
多线再平均	否	可 / 否	
高频截止 /Hz	3 000	1 000～10 000	
低频截止 /Hz	20	10～30	
刺激脉宽 /ms	0.1	0.05～0.5	
刺激极性	负极	负极 / 正极	
刺激重复次数	10	10～30	
初始刺激强度 /mA	0～5	0.1～20	
刺激强度自动增量 /mA	0.5	0.1～5	
刺激频率 /Hz	1	单次, 0.5～3	
叠加平均 / 次	0/ 关	0/ 关	
扬声器输出	关	开 / 关	
50Hz 陷波	开	开 / 关	
放大倍率	自适应	自适应 / 固定	视设备而定

附表 1-5 F 波检测参数设置参考表

参数名称	默认设置	调节范围	说明
M 灵敏度 /(mV/D)	1	0.1～10	
F 灵敏度 /(mV/D)	0.2	0.05～1	
M/F 分界 /ms	15/20	0～100	
扫描速度 /(ms/D)	5	3～30	
实时显示线数 / 个	1	1	
总显示线数 / 个	10	10～30	视设备而定
多线重合显示	可选	不支持 / 可选	视设备而定
多线再平均	否	可 / 否	视设备而定
高频截止 /Hz	3 000	1 000～10 000	
低频截止 /Hz	20	10～30	
刺激脉宽 /ms	0.1	0.05～0.5	
刺激极性	负极	负极 / 正极	
刺激重复次数	10	10～30	
初始刺激强度 /mA	0	0.1～20	
刺激频率 /Hz	1	单次, 0.5～3	
叠加平均 / 次	0/ 关	0/ 关	
扬声器输出	关	开 / 关	
50Hz 陷波	开	开 / 关	
放大倍率	自适应	自适应 / 固定	视设备而定
长时窗高分辨数据缓冲区 *	开	开 / 关	视设备而定

注：* 参数为笔者设计的应具备功能参数，现有设备均不支持。

附表 1-6　RNS（重复电刺激试验）检测参数设置参考表

参数名称	默认设置	调节范围	说明
灵敏度 /（mV/D）	0.5	0.1～10	
扫描速度 /（ms/D）	3	1～10	
实时显示线数 / 个	1	1	
总显示线数 / 个	10	10～30	视设备而定
多线重合显示	可选	不支持 / 可选	视设备而定
高频截止 /Hz	3 000	1 000～10 000	
低频截止 /Hz	20	10～30	
刺激脉宽 /ms	0.1	0.05～0.5	
刺激极性	负极	负极 / 正极	
刺激重复次数	10	10～30	
初始刺激强度 /mA	0～5	0.1～20	
刺激频率 /Hz	1	单次，1～30	
叠加平均 / 次	0/ 关	0/ 关	
扬声器输出	关	开 / 关	
50Hz 陷波	开	开 / 关	
放大倍率	自适应	自适应 / 固定	视设备而定

附表 1-7　BR（瞬目反射）检测参数设置参考表

参数名称	默认设置	调节范围	说明
灵敏度 /（mV/D）	0.5	0.1～5	
扫描速度 /（ms/D）	10	5～20	
实时显示线数 / 个	2	2	
总显示线数 / 个	10	10～30	视设备而定
多线重合显示	可选	不支持 / 可选	视设备而定
左右分屏	可选	不支持 / 可选	视设备而定
刺激测显示位置	顺序	顺序 / 交替	视设备而定
高频截止 /Hz	3 000	1 000～10 000	
低频截止 /Hz	20	10～30	
刺激脉宽 /ms	0.1	0.05～0.5	
刺激极性	负极	负极 / 正极	
刺激重复次数	5	0～10	
初始刺激强度 /mA	0	0.1～20	
刺激频率 /Hz	1	单次，1～3	
叠加平均次数 / 次	0/ 关	0/ 关	
扬声器输出	关	开 / 关	
50Hz 陷波	开	开 / 关	
放大倍率	自适应	自适应 / 固定	视设备而定

附表 1-8 SSR（皮肤交感反应）检测参数设置参考表

参数名称	默认设置	调节范围	说明
灵敏度 /（mV/D）	0.2	0.05～5	
扫描速度 /（s/D）	1	0.5～2	
实时显示线数 / 个	4	4	
总显示线数 / 个	12	4～20	视设备而定
多线重合显示	可选	不支持 / 可选	视设备而定
左右分屏	可选	不支持 / 可选	视设备而定
高频截止 /Hz	100	20～300	
低频截止 /Hz	0.1	0.1～1	
刺激脉宽 /ms	0.2	0.05～1	
刺激极性	负极	负极 / 正极	
初始刺激强度 /mA	0	0.1～20	
刺激频率 /Hz	单次	单次	
叠加平均次数 / 次	0/ 关	0/ 关	
扬声器输出	关	开 / 关	
50Hz 陷波	开	开 / 关	
放大倍率	自适应	自适应 / 固定	视设备而定

附表 1-9 SEP（体感诱发电位）及相关项目检测参数设置参考表

子项目	参数名称	默认设置	调节范围	说明
TSEP	扫描速度 /（ms/D）	5	5～20	
上肢 SEP	扫描速度 /（ms/D）	10	5～20	
下肢 SEP	扫描速度 /（ms/D）	10	10～30	视设备而定
PSEP	扫描速度 /（ms/D）	10	10～20	
	实时灵敏度 /（μV/D）	5	1～50	
	平均灵敏度 /（μV/D）	2	0.5～20	
	总显示线数 / 个	4	12～20	视设备而定
	左右分屏显示	可	可 / 否	
	左右重合显示	否	可 / 否	
	多导同时采集	可	可 / 否	
	多线重合显示	否	可 / 否	
	多线再平均	否	可 / 否	
	波幅计算方式	峰 - 谷	峰 - 谷/峰 - 基线	支持自定义
	波形平滑	关	开 / 关	
各子项目 共用参数	实时缓冲后处理 *	可选	不支持 / 可选	视设备而定
	高频截止 /Hz	3 000	1 000～10 000	
	低频截止 /Hz	10	10～30	
	刺激脉宽 /ms	0.1	0.05～0.5	
	刺激极性	负极	负极 / 正极	
	初始刺激强度 /mA	0	0.1～20	
	刺激频率 /Hz	2.7	单次，1～5	
	叠加平均次数 / 次	500	50～1 000	
	扬声器输出	关	开 / 关	
	50Hz 陷波	开	开 / 关	
	放大倍率	自适应	自适应 / 固定	视设备而定
	长时窗高分辨	开	开 / 关	视设备而定
	数据缓冲区 *			

注：* 参数为笔者设计的应具备功能参数，现有设备均不支持。

附表 1-10　BAEP（听觉诱发电位）检测参数设置参考表

参数名称	默认设置	调节范围	说明
实时灵敏度 /（μV/D）	2	1～20	
平均灵敏度 /（μV/D）	1	0.1～2	
扫描速度 /（ms/D）	1	1～2	
实时显示线数 / 个	2	1～2	
总显示线数 / 个	10	10～20	视设备而定
左右分屏显示	可	可 / 否	
左右重合显示	否	可 / 否	
多导同时采集	可	可 / 否	
多线重合显示	否	可 / 否	
多线再平均	否	可 / 否	
波幅计算方式	峰 - 谷	峰 - 谷 / 峰 - 基线	支持自定义
波形平滑	关	开 / 关	
实时缓冲后处理 *	可选	不支持 / 可选	
高频截止 /Hz	5 000	2 000～20 000	
低频截止 /Hz	100	50～500	
刺激声类型	短声	短声 / 短纯音 / 滤波短声	
刺激声方向	疏波	疏波 / 密波 / 双向	
刺激声强度 / dB SPL	105	95～120	
初始刺激声强度 / dB SPL	50	0～95	
刺激频率 /Hz	13	10～15	
叠加平均次数 / 次	1 000	500～2 000	
扬声器输出	关	开 / 关	
50Hz 陷波	开	开 / 关	
放大倍率	自适应	自适应 / 固定	视设备而定

注: * 参数为笔者设计的应具备功能参数, 现有设备均不支持。

附表 1-11　VEP（视觉诱发电位）检测参数设置参考表

子项目	参数名称	默认设置	调节范围	说明
PRVEP	视野选择	全视野	全视野 / 半视野 / 象限 / 栅条	视设备而定
	刺激棋盘格比例	16×12	8×6, 32×24	
FVEP	闪光颜色	白光	白光 / 红光	视设备而定
	刺激脉宽	自动	部分可调	视设备而定
各子项目共用参数	实时灵敏度 /（μV/D）	20	5～100	
	平均灵敏度 /（μV/D）	10	2～20	
	扫描速度 /（ms/D）	30	20～50	
	实时显示线数 / 个	3	1～3	
	总显示线数 / 个	12	12～24	视设备而定
	左右分屏显示	可	可 / 否	
	左右重合显示	否	可 / 否	
	多导同时采集	可	可 / 否	
	多线重合显示	否	可 / 否	
	多线再平均	否	可 / 否	
	波幅计算方式	峰 - 谷	峰 - 谷 / 峰 - 基线	支持自定义
	波形平滑	关	开 / 关	

续表

子项目	参数名称	默认设置	调节范围	说明
	实时缓冲后处理 *	可选	不支持 / 可选	
	高频截止 /Hz	100	50～500	
	低频截止 /Hz	1	1～10	
	刺激频率 /Hz	1.7	单次,1～5	
各子项目	叠加平均次数 / 次	200	50～500	
共用参数	扬声器输出	关	开 / 关	
	50Hz 陷波	开	开 / 关	
	放大倍率	自适应	自适应 / 固定	视设备而定
	长时窗高分辨	开	开 / 关	视设备而定
	数据缓冲区 *			

注: * 参数为笔者设计的应具备功能参数,现有设备均不支持。

附表 1-12 MEP(运动诱发电位)检测参数设置参考表

参数名称	默认设置	调节范围	说明
灵敏度 /(mV/D)	2	0.1～10	
扫描速度 /(ms/D)	10	1～20	
实时显示线数 / 个	4	1～4	
总显示线数 / 个	12	12～24	视设备而定
多导同时采集	否	可 / 否	
多线重合显示	否	可 / 否	
多线再平均	否	可 / 否	
潜伏期显示	绝对	绝对 / 相对	
高频截止 /Hz	3k	1k～10k	
低频截止 /Hz	20	10～30	
刺激脉宽 /ms	0.3	0.1～1	
刺激极性	正极	正极 / 负极	
刺激触发方式	被动	主动 / 被动	
初始刺激强度 /%	70	0～80	外置刺激器
刺激频率 /Hz	单次	单次,0.5～2	设置
叠加平均 / 次	0/ 关	0/ 关	
扬声器输出	开	开 / 关	
50Hz 陷波	开	开 / 关	
放大倍率	自适应	自适应 / 固定	视设备而定

注: 本参数表用于检测中枢运动传导通路功能；用于治疗、研究等目的的 rTMS(重复磁刺激)参数设置请参阅仪器使用说明或相关临床资料。

附表 1-13 音频 P300(音频刺激事件相关电位)检测参数设置参考表

参数名称	默认设置	调节范围	说明
实时灵敏度 /(μV/D)	10	5～100	
平均灵敏度 /(μV/D)	5	1～10	
扫描速度 /(ms/D)	100	20～1 000	
实时显示线数 / 个	2	2	
总显示线数 / 个	10	10～20	视设备而定
多导同时采集	可	可 / 否	

续表

参数名称	默认设置	调节范围	说明
多线重合显示	否	可 / 否	
多线再平均	否	可 / 否	
波幅计算方式	峰 - 谷	峰 - 谷 / 峰 - 基线	支持自定义
波形平滑	关	开 / 关	
波形后处理	可选		
高频截止 /Hz	200	50～500	
低频截止 /Hz	0.1	0.1～50	
刺激声类型	短纯音		
刺激声脉宽	自动	自动 / 自定义	
刺激声强度 /dB SPL	105	95～120	
靶刺激声频率 /Hz	2 000	2 000～8 000	
非靶刺激声频率 /Hz	1 000	500～2 000	
靶刺激百分比 /%	25	15～30	
刺激（给声）速率 /Hz	0.9	0.1～1	
叠加平均次数 / 次	靶刺激数	自定义	
扬声器输出	关	开 / 关	
50Hz 陷波	开	开 / 关	
放大倍率	自适应	自适应 / 固定	视设备而定

正常参考值

需再次强调，正常参考值的使用一定更注重其"参考"意义，不能机械地套用，更不能视为不可逾越的"正常"界限。本附录中所列各项目数据表，均为笔者实验室临床工作中参考数值，主要来源于笔者所在实验室各专项研究的统计处理结果，部分借鉴文献汇总、国内各实验室实际使用数据，再经笔者实验室试验、修正。还需要注意的是，电生理大多数检测项目的检测值与实验环境、仪器设备、甚至与操作者的操作习惯有关，所以，推荐读者在使用本附录中数据时，可根据自己实验室的实测做相应调整，目的还是要保证报告的准确性。

各项目数据表中空白栏意为由项目原理决定的或年龄所限不能、不用测的数据。所用缩写说明如下：

PL：潜伏期；IPL：峰间潜伏期；ILD：双侧潜伏期差；数值在未特别说明时指高限值，有其他意义时将在表注中特别说明。

CV：传导速度，含 MCV、SCV、EMCV（单点刺激）；数值在未特别说明时指低限值。

Amp：波幅，数值在未特别说明时指低限值。

一、针极肌电图计量法 MUP

MUP 正常参考值使用说明：

1. 新生儿期原则上观察采用发放频率观察法，不作定量 MUP。

2. 成人躯干肌原则上不采用计量法观察MUP。所有受检肌，均应在计量 MUP 各参数时，同时观察肌肉从不用力转换为轻用力过程中 MUP 的发放规律，即募集过程。

3. 各年龄段的时限、波幅低限值作为肌源性损害判定界限，段内数值范围与年龄段采用线性匹配法；高限作为神经源性损害判定界限，用法同低限。

附表 2-1 1~36 个月四肢部分肌 MUP 正常参考值

肌肉名称	1~12 个月					12~36 个月				
	时限 /ms		波幅 /μV		多相 /%	时限 /ms		波幅 /μV		多相 /%
	低限	高限	低限	高限		低限	高限	低限	高限	
三角肌	6.2	9.1	243	390	25	6.5	9.8	254	408	25
肱二头肌	6.2	8.6	220	359	30	6.4	9.3	251	407	30
前臂屈肌群	6.4	9.0	200	329	25	6.6	9.6	265	428	25
前臂伸肌群	5.7	8.6	221	354	25	5.9	8.6	232	380	25
拇短展肌	5.5	8.5	190	309	20	5.6	8.3	243	390	20
小指展肌	5.6	8.1	210	345	20	5.6	7.9	227	367	20
股四头肌	6.9	9.7	269	439	30	7.2	10.4	269	436	30
胫前肌	7.6	10.1	256	417	25	7.7	10.5	298	482	25
腓肠肌	5.7	7.9	270	441	25	6.0	8.4	267	429	25
趾短伸肌	5.7	7.9	231	375	20	6.0	8.4	234	374	20
踇外展肌	5.9	9.1	243	390	20	6.2	9.2	255	417	20

附表 2-2　3~12岁四肢部分肌 MUP 正常参考值

肌肉名称	3~5岁					6~12岁				
	时限/ms		波幅/μV		多相/%	时限/ms		波幅/μV		多相/%
	低限	高限	低限	高限		低限	高限	低限	高限	
三角肌	6.8	9.4	257	420	25	7.4	11.1	260	464	20
肱二头肌	6.7	9.9	256	414	30	7.2	10.6	269	466	30
前臂屈肌群	6.9	10.0	266	430	25	7.4	10.4	298	499	20
前臂伸肌群	6.2	9.1	288	461	25	6.6	9.4	297	508	20
拇短展肌	5.7	8.7	255	416	20	6.5	9.7	266	467	15
小指展肌	5.7	8.6	232	376	20	6.5	9.9	243	426	15
股四头肌	7.6	10.9	294	470	30	7.9	11.5	327	605	15
胫前肌	7.9	10.8	301	484	25	8.1	11.4	317	549	30
腓肠肌	6.3	9.2	275	441	25	7.8	10.9	298	509	20
趾短伸肌	6.3	9.0	265	428	20	6.8	9.6	278	481	15
拇外展肌	6.5	9.9	277	445	20	6.9	9.9	289	504	15

附表 2-3　13~40岁四肢部分肌 MUP 正常参考值

肌肉名称	13~20岁					21~40岁				
	时限/ms		波幅/μV		多相/%	时限/ms		波幅/μV		多相/%
	低限	高限	低限	高限		低限	高限	低限	高限	
三角肌	7.9	11.7	269	480	20	8.7	12.7	311	533	30
肱二头肌	7.8	11.2	298	519	30	8.6	12.2	313	541	35
前臂屈肌群	8.1	11.7	286	513	20	9.0	13.0	298	515	25
前臂伸肌群	7.2	11.0	317	541	20	7.9	11.5	358	612	25
拇短展肌	7.2	10.1	286	493	15	7.4	10.4	301	590	20
小指展肌	7.2	10.2	275	476	15	7.3	10.4	291	565	20
股四头肌	8.1	12.6	355	625	15	9.5	13.8	365	628	30
胫前肌	8.5	12.5	321	556	30	9.4	13.7	353	600	35
腓肠肌	7.3	11.2	317	542	20	8.1	12.1	370	634	30
趾短伸肌	7.3	10.3	290	505	15	8.1	11.5	314	540	20
拇外展肌	7.5	11.2	297	516	15	8.2	12.2	310	537	20

附表 2-4　41~60岁以上四肢部分肌 MUP 正常参考值

肌肉名称	41~60岁					>60岁				
	时限/ms		波幅/μV		多相/%	时限/ms		波幅/μV		多相/%
	低限	高限	低限	高限		低限	高限	低限	高限	
三角肌	9.4	13.1	337	572	30	9.9	14.1	376	676	30
肱二头肌	9.2	13.2	322	557	35	9.8	14.5	352	634	35
前臂屈肌群	9.1	13.4	334	571	25	9.3	13.4	378	676	25
前臂伸肌群	8.5	12.6	370	634	25	9.2	13.2	390	699	25
拇短展肌	8.9	13.0	381	651	20	10.1	14.7	415	755	20
小指展肌	8.4	12.0	369	632	20	9.9	14.1	429	767	20
股四头肌	9.8	13.8	382	645	30	10.4	15.3	432	762	30
胫前肌	9.7	13.9	407	684	35	10.3	14.3	450	793	35
腓肠肌	8.6	13.2	396	675	30	9.7	14.2	440	776	30
趾短伸肌	9.3	12.9	391	661	20	10.5	15.4	487	853	20
拇外展肌	9.4	13.4	387	656	20	10.7	14.9	465	811	20

附表 2-5　20 ~ 60 岁颜面部肌肉 MUP 正常参考值

肌肉名称	时限 /ms		波幅 /μV		多相 /%
	低限	高限	低限	高限	
额肌	4.7~5.8	8.1~9.5	213~267	423~537	35
口轮匝肌	4.9~6.0	8.2~10.1	231~259	478~556	35
下唇方肌	4.8~5.7	7.3~9.9	234~275	491~602	35
咬肌	5.1~6.2	8.5~11.4	254~295	502~610	30

二、MCV

各 MCV 表中均为同心针电极记录数据，波幅（Amp）为峰 - 峰值。单 - 神经 Amp 检测值低于子表中数值可判异常，双侧同名神经对比下降超 55% 可判异常，病理意义需综合分析。

附表 2-6　0 ~ 20 岁部分常用神经 MCV 正常参考值

神经名称	记录部位	刺激部位	1~30天 CV	1~30天 Amp	1~12个月 CV	1~12个月 Amp	13~36个月 CV	13~36个月 Amp	3~5岁 CV	3~5岁 Amp	6~12岁 CV	6~12岁 Amp	13~20岁 CV	13~20岁 Amp
尺神经	小指展肌	腕（PL）	1.3~2.0*	1.3~1.9	2.0~2.2*	1.5~2.1	2.2~2.5*	1.5~2.1	2.5~3.0*	1.7~2.2	3.0~3.4*	1.7~2.2	3.4*	1.7~2.2
		肘 下	19~27		28~35		38~41		41~50		48~50		50~56	
		肘 上					41~45		45~55		53~56		46~50	
		腋	20~28		29~37		41~45		45~55		55~56		57~59	
		Erb's											61~59	
正中神经	拇短展肌	腕（PL）	2.0~2.2*	1.3~1.9	2.5~3.0*	1.5~2.2	3.0~3.2*	1.5~2.1	3.2~3.3*	1.8~2.3	3.4~3.6*	1.7~2.2	3.6~3.8*	1.7~2.2
		肘	20~28		29~37		38~41		42~50		50~52		52~55	
		腋					41~45		45~55		55~56		56~57	
		Erb's											61~59	
桡神经	示指固有伸肌	前臂（PL）		1.1~1.5		1.2~1.6		1.2~1.6		1.5~1.9	3.5~4.4*	1.5~1.9	5.5~6.5*	1.5~1.9
		螺旋沟	23~30		31~42		42~54		54~55		55~56		56~57	
肌皮神经	肱二头肌	Erb's	25~31	1.2~1.7	33~44	1.2~1.7	45~52	1.2~1.7	54~56	1.6~2.0	57~59	1.6~2.0	60	1.6~2.0
腋神经	三角肌	Erb's		1.2~1.7		1.5~1.8			56~58	1.8~2.1	58~60	1.8~2.1	60	1.8~2.1
腓总神经	趾短伸肌	踝前（PL）	2.7~2.1*	1.5~1.8	2.1~1.6*	1.5~2.0	1.5~1.8*	1.7~1.9	2.1~2.6*	1.7~1.9	2.3~3.7*	1.8~2.1	3.8~4.4*	1.5~2.0
		小头 下	21~23		23~32		32~39		39~40		42~48		43~50	
		小头 上									40~42		42~45	
		腘窝									39~40		42~45	
腓浅神经														
胫神经	踇外展肌	内踝（PL）	3.2~2.4*	1.8~2.0	2.4~2.1*	1.8~2.0	2.3~2.7*	1.9~2.1	2.8~3.5*	1.9~2.3	3.5~4.0*	1.9~2.3	4.0~5.5*	1.9~2.3
		腘窝	21~22		21~30		30~38		38~40		40~41		41~43	
股神经	股内肌	腹股沟	28~30	2.0~2.5	30~45	2.0~2.5	45~50	2.2~2.6	50~55	2.3~2.7	55~58	2.3~2.8	58~63	2.3~2.8

注：CV 单位为 m/s；Amp 单位为 mV；CV 列中带"*"者与刺激部位栏中带有（PL）行交叉数据为远端潜伏期值，其他行数据均为速度值。

附表2-7　成年后各年龄段常用神经MCV正常参考值

年龄段		21～40岁		41～60岁		>60岁	
神经名称	刺激部位	CV	Amp	CV	Amp	CV	Amp
尺神经	腕（PL）	3.4～3.6*	1.9～2.8	3.5*	2.7～3.2	3.6*	3.3～3.8
	肘下	56～55		53～52		52	
	肘上	50～49		49～48		46	
	腋	58～57		57～56		55	
	Erb's	60～58		58～57		56	
正中神经	腕（PL）	3.9～4.0*	1.9～2.8	4.1～4.2*	2.7～3.2	*4.2	3.3～3.8
	肘	55～54		54～53		52	
	腋	57～56		56～55		55	
	Erb's	59		59		58	
桡神经	前臂（PL）	1.5～1.8*	1.5～1.9	1.8～2.0*	1.5～1.9	2.0*	1.5～1.9
	螺旋沟	57～56		56～55		55	
	Erb's	60～59		59～58		58	
肌皮神经	腋/Erb's	60	1.6～2.0	58	1.6～2.0	56	1.6～2.0
腋神经	Erb's	55～54	1.8～2.1	54～53	1.8～2.1	55	1.8～2.1
肩胛上神经	Erb's	60～59	1.5～2.0	59～58	1.5～2.0	58	1.5～2.0
腓总神经	踝前（PL）	4.4～5.0*	2.2～2.6	5.0～5.3*	2.3～2.8	5.5*	2.4～2.9
	小头下	45～44		44～43		43	
	小头上	45～43		43～40		40	
腓浅神经	小头	45～43	1.7～2.0	43～40	1.7～2.0	40	1.7～2.0
胫神经	内踝（PL）	4.5～4.8*	2.2～2.6	4.8～5.0*	2.3～2.8	5.2*	2.4～2.9
	腘窝	43～40		40～39		39	
股神经	腹股沟	63～58	2.3～2.8	58～56	2.3～2.8	55	2.3～2.8

注：CV单位为m/s；Amp单位为mV；CV列中带"*"者与刺激部位栏有（PL）行交叉数据为远端潜伏期值，其他行数据均为速度值。

附表2-8　成人部分非常用神经MCV正常参考值

神经和刺激		分支和记录		CV/（m/s）	Amp/mV
尺神经	肘/腋	尺侧腕屈肌支	尺侧腕屈肌	56	2.0
正中神经	肘/腋	旋前方肌支	旋前方肌	55	1.8
		掌长肌支	掌长肌	55	1.9
		桡侧腕屈肌支	桡侧腕屈肌	56	2.1
桡神经	螺旋沟（桡神经沟）	指总伸肌支	指总伸肌	59	1.9
		尺侧腕伸肌支	尺侧腕伸肌	59	2.0
		桡侧腕伸肌支	桡侧腕伸肌	60	2.0
		肱桡肌支	肱桡肌	60	2.1
	Erb's	肱三头肌支	肱三头肌	65	2.3
腓深神经	小头/腘	胫前肌支	胫前肌	40	2.2
胫神经	腘窝	腓肠肌支	腓肠肌内/外头	40	1.9
股神经	腹股沟	股外肌支	股外肌	60	2.7
		股直肌支	股直肌	60	2.3
胸内侧神经	Erb's		胸大肌肋骨部	60	1.8
胸长神经	Erb's点内上8cm		前锯肌	60	1.7
胸背神经	Erb's		背阔肌	63	1.9
副神经	胸锁乳突肌后缘		斜方肌中/下部	60	2.0
膈神经	锁骨内头上		第7肋间腋前线	53	1.3
面神经	耳前	颞（额）支	额肌	41	1.0
		颧支	口轮匝肌	39	0.9
		下颌缘支	下唇方肌	40	0.8

三、SCV

附表 2-9　0～20 岁部分常用神经 SCV 正常参考值

神经名称	记录部位	刺激部位	1～30 天		1～12 个月		13～36 个月		21～40 岁		41～60 岁		>60 岁	
			CV	Amp	CV	Amp	CV	Amp	CV	Amp	CV	Amp	CV	Amp
尺神经	腕	指5桡	15～25	3	33～37	3	38～40	3	40～48	3	48～52	5	50～52	5
正中神经	腕	指2尺	25～25	3	33～37	3	38～40	3	40～48	3	48～52	5	50～52	5
桡(浅)神经	腕上	指1背	20～30	2	30～40	2	40～50	2	50～53	2	52～54	3	53～55	3
腓浅神经	足背	踝前上	20～28	5	25～30	5	31～38	5	38～40	7	40～42	7	41～42	7
腓肠神经	外踝下	踝后上	20～26	7	25～30	7	31～38	8	38～40	10	41～43	8	42～45	8

注：CV 单位为 m/s；Amp 单位为 μV。

附表 2-10　成年后各年龄段部分常用神经 SCV 正常参考值

神经名称	记录部位	刺激部位	21～40 岁		41～60 岁		>60 岁	
			CV	Amp	CV	Amp	CV	Amp
尺神经	腕	指5桡	52～50	5	50～48	4	48	3
正中神经	腕	指2尺	52～50	4.5	50～48	3.5	48	3
桡(浅)神经	腕上	指1背	55～52	4	52～50	3	50	2
腓浅神经	足背	踝前上	42～40	3	40～38	3	38	3
腓肠神经	外踝下	踝后上	45～42	8	42～40	8	40	5

注：CV 单位为 m/s，CV 值由大至小是随年龄增大而速度减慢；Amp 单位为 μV。

附表 2-11　成人部分非常用神经或节段 SCV 正常参考值

神经名称	记录部位		刺激部位	CV/(m/s)	Amp/μV
尺神经	腕		指5尺	50.0	3.0
			指4尺	50.0	3.0
	腕、肘下		指5(环)	52.0	2.5
	肘下、肘上		指5(环)	48.0	2.3
	肘上、腋		指5(环)	55.0	2.4
	背皮支	腕上背侧	指5背	48.0	2.8
正中神经	腕		指1尺	50.0	3.0
			指2桡	50.0	3.0
			指3桡	50.0	3.0
			指3尺	50.0	3.0
			指4桡	50.0	3.0
	腕、肘		指2(环)	54.0	2.5
	肘、腋		指2(环)	57.0	2.5
前臂内侧皮	内上髁下		内上髁上	50.0	3.0
股外侧皮	腿外侧		髂前上棘	47.0	3.0
隐神经	胫骨前嵴/腹股沟韧带		内踝上/股骨内上髁	55.0	2.0
足底内侧	内踝		趾1(环)	40.0	2.5
足底外侧	内踝		趾5(环)	40.0	2.5

注："环"代表环状电极刺激。

四、F 波

附表 2-12　各年龄段常用神经 F 波潜伏期 / 侧差高限正常参考值

单位：ms

神经	刺激部位	3～5 岁	6～12 岁	13～20 岁	21～40 岁	21～60 岁	>60 岁
尺神经	腕	14.0/0.2	20.5/0.6	23.8/0.9	26.6/1.3	29.4/1.5	30.0/1.6
	肘				23.5/0.8	26.8/1.2	28.0/1.3
正中神经	腕	14.0/0.3	20.0/0.8	23.1/1.0	26.6/1.4	29.0/1.6	29.0/1.7
	肘				23.0/0.9	27.8/1.1	27.8/1.3
腓总神经	踝前	21.0/1.2	36.0/1.4	43.0/1.8	48.0/2.0	50.0/2.4	50.0/2.5
	腘窝				40.0/1.3	43.0/1.6	43.0/1.8
胫神经	内踝	25.0/1.0	35.0/1.4	42.0/1.5	47.0/1.9	50.0/2.2	50.0/2.4
	腘窝				40.0/1.2	43.0//1.4	43.0/1.7

附表 2-13　各年龄段部分常用神经 F 波引出率正常参考值

单位：%

神经	刺激部位	3～5 岁	6～12 岁	13～20 岁	21～40 岁	41～60 岁	>60 岁
尺神经	腕	60	70	70	70	70	60
正中神经	腕	70	70	80	80	80	70
腓总神经	踝前	50	50	60	60	60	50
胫神经	内踝	70	70	80	80	80	70
桡神经	前臂				60	70	70	60
股神经	股前内				60	70	70	60

五、H 反射

附表 2-14　各年龄段 H 反射潜伏期 / 侧差高限正常参考值

单位：ms

神经	刺激部位	记录部位	13～20 岁	21～40 岁	41～60 岁	>60 岁
胫神经	腘窝	腓肠肌	28.7/1.1	29.9/1.3	31.5/1.5	33.1/1.7

六、皮肤交感反应

附表 2-15　成年人 SSR 起始潜伏期高限及波幅低限正常参考值

年龄	手掌			足底			备注
	PL/s	ILD/s	AMP/μV	PL/s	ILD/s	AMP/μV	
18～60 岁	1.4～1.6	0.15	200	2.0～2.2	0.31	150	年龄增加 10 岁
>60 岁	1.6～1.8	0.16	175	2.2～2.4	0.33	125	PL+0.05～0.07s

七、瞬目反射

附表 2-16　成年人瞬目反射潜伏期正常参考值

潜伏期 /ms						波幅 /μV		
R1	R2	R2′	R2/R2′-R1	R1$_{ILD}$	R2/R2′$_{ILD}$	R1	R2	R2′
10.0	29.2	29.3	19.2	0.9	2.8	450	327	263

八、重复电刺激试验

附表2-17　成人RNS正常参考值

单位：%

受检肌肉	1Hz		3Hz		5Hz		10Hz		30Hz	
	递减	递增	递减	递增	递减	递增	递减	递增	递减	递增
眼轮匝肌	9～13	>30	10～15	>45	11～16	>50	11～16	>80	11～16	>100
三角肌	10～13	>30	11～16	>45	13～18	>50	13～18	>80	13～18	>100
小指展肌	11～15	>30	13～18	>45	15～20	>50	15～20	>80	15～20	>100

注：表中数据为第四或第五波幅与第一波幅增/减百分比；位于数据区间（如11～16）者判可疑/可能阳性，大于高限者判阳性。

九、躯体感觉诱发电位类

附表2-18　新生儿至儿童期上肢常规（刺激腕部正中神经）SEP各波正常参考值

导联	波形成分		1～30天	1～12个月	13～36个月	3～5岁	6～12岁
C3/4-Fpz	N20	PL/ms	16.1～15.9	15.7～16.1	15.9～15.3	15.5～16.1	16.1～17.5
		AMP/μV	1.6	2.1	2.3	2.5	2.8
		ILD/ms	1.2	1.3	1.3	1.4	1.6
Cli-Clc（Erb's）	N9	PL/ms			5.1～5.9	6.0～7.2	7.3～8.1
		AMP/μV			3.0	4.0	4.0

附表2-19　男性上肢常规（刺激腕部正中神经）SEP各波正常参考值

导联	波形成分		13～20岁	21～40岁	41～60岁	61～80岁	>80岁
C3/4-Fpz	N20	PL/ms	17.5～19.7	19.8～21.3	20.4～22.1	22.6～22.9	23.1
		AMP/μV	2.9	3.0	3.1	3.8	3.9
		ILD/ms	0.4～1.3	0.6～1.9	0.6～1.7	0.7～1.7	1.8
Cli-Clc（Erb's）	N9	PL/ms	8.2～9.7	9.8～10.4	10.5～11.0	11.1～11.9	12.2
		AMP/μV	4.3	5.0	6.0	5.4	2.3

附表2-20　女性上肢常规（刺激腕部正中神经）SEP正常参考值

导联	波形成分		13～20岁	21～40岁	41～60岁	61～80岁	>80岁
C3/4-Fpz	N20	PL/ms	17.3～18.2	18.3～19.2	19.3～20.1	21.2～22.3	22.6
		AMP/μV	2.8	2.9	3.1	2.8	2.7
		ILD/ms	0.4～1.2	1.7	0.6～1.5	0.7～1.5	1.6
Cli-Clc（Erb's）	N9	PL/ms	7.4～9.3	9.4～10.2	10.3～11.0	11.1～11.5	11.6
		AMP/μV	4.3	5.6	7.1	5.5	5.0

附表2-21　成人上肢其他神经SEP正常参考值

导联	波形成分		尺神经	桡神经	肌皮神经
			腕部	桡浅神经	前臂外侧
C3/4-Fpz	N20	PL/ms	21.2	19.8	17.7
		AMP/μV	3.1	1.5	1.4

附表 2-22 新生儿至儿童期下肢常规（刺激胫神经）SEP 各波正常参考值

导联	波形成分		1～30 天	1～12 个月	13～36 个月	3～5 岁	6～12 岁
Cz-Fpz	P40	PL/ms	21.1～20.8	20.0～20.9	21.0～25.3	25.4～25.9	26.0～35.9
		AMP/μV	1.3	2.2	2.1	2.1	2.2
		ILD/ms	0.8	0.8	0.8	0.7	0.8
腘窝	N8	PL/ms			4.5～5.1	5.2～6.0	6.1～7.5
		AMP/μV			2.6	3.0	4.1

附表 2-23 男性下肢常规（刺激内踝胫神经）SEP 各波正常参考值

导联	波形成分		13～20 岁	21～40 岁	41～60 岁	61～80 岁	>80 岁
Cz-Fpz	P40	PL/ms	36.4～39.1	39.2～41.1	41.2～41.9	42.0～42.9	43.0
		AMP/μV	2.2	2.3	2.5	2.7	2.1
		ILD/ms	2.2	2.4	2.5	2.7	2.9
腘窝	N8	PL/ms	7.6～8.9	9.0～9.9	10.1～11.2	11.3～11.9	12.0
		AMP/μV	6.1	7.0	6.8	6.5	4.5

附表 2-24 女性下肢常规（刺激内踝胫神经）SEP 各波正常参考值

导联	波形成分		13～20 岁	21～40 岁	41～60 岁	61～80 岁	>80 岁
Cz-Fpz	P40	PL/ms	36.1～38.6	38.7～40.6	40.7～41.5	41.6～42.5	42.6
		AMP/μV	2.2	2.3	2.5	2.7	2.1
		ILD/ms	2.1	2.2	2.4	2.6	2.8
腘窝	N8	PL/ms	6.9～8.5	8.6～9.4	9.5～10.5	10.6～11.4	11.5
		AMP/μV	8.6	7.1	6.1	4.6	4.1

附表 2-25 成人下肢其他神经 SEP 正常参考值

导联	波形成分		腓浅神经 踝前	腓肠神经 外踝后下	隐神经 内踝前上	股外皮神经 大腿外侧
CZ-Fpz	P40	PL/ms	41.4	42.1	42.2	33.1
		AMP/μV	1.5	1.7	1.4	1.5

附表 2-26 成人阴部神经 SEP（PSEP）P40 正常参考值

导联	男（刺激阴茎）		女（刺激阴蒂）	
	PL/ms	AMP/μV	PL/ms	AMP/μV
CZ-Fpz	41.9	0.8	41.5	0.7

注：PSEP 参数与正常下肢常规 SEP 比较更有意义（详见正文）。

附表 2-27 成人三叉神经 SEP（TSEP）正常参考值

三叉神经分支	PL/ms						AMP/μV	
	P3/N3			N8/P8		P15/N15	P3-N8/N3-P8	
	平均	高限	侧差	平均	高限	平均	低限	低/高
第一支（P）	2.48	4.55	0.31	4.95	5.52	8.91	4.5	0.5
第二支（P）*	2.98	4.95	0.30	8.25	9.77	14.85	4.2	0.5
第三支（N）*	2.98	4.95	0.30	8.22	9.57	14.85	2.9	0.5

注：*P 和 N 示意第二、三支的"针锋相对"关系，即第二支的 P3 对应第三支的 N3；记录导联为 C5/6-Fpz；TSEP 双侧对比更有意义（详见正文）。

十、听/视觉诱发电位类

附表 2-28　不同年龄段 BAEP 各波潜伏期主要观察指标正常参考值

年龄段	峰潜伏期（PL/ms）			侧差/ms	峰间潜伏期（IPL/ms）		
	I	III	V	V-ILD	I-III	III-V	I-V
1～30天	2.15～1.98	5.27～5.01	7.83～7.24	0.52	3.12～3.03	2.56～2.23	5.68～5.26
1～3个月	1.97～1.91	4.73～4.35	7.06～6.77	0.47	2.77～2.44	2.43～2.33	5.09～4.86
4～6个月	1.90～1.86	4.34～4.26	6.76～6.53	0.45	2.45～2.40	2.42～2.27	4.87～4.65
7～12个月	1.85～1.83	4.25～4.19	6.52～6.35	0.39	2.41～2.36	2.27～2.16	4.67～4.52
13～36个月	1.83～1.80	4.18～3.92	6.34～6.22	0.36	2.36～2.12	2.26～2.13	4.51～4.45
3～5岁	1.80～1.78	3.94～4.07	6.21～6.19	0.33	2.25～2.29	2.21～2.12	4.43～4.41
6～12岁	1.78～1.77	3.92～3.89	6.17～6.06	0.30	2.24～2.12	2.25～2.17	4.39～4.29
13～20岁	1.77～1.80	3.88～3.91	6.05～5.93	0.29	2.23～2.11	2.17～2.02	4.28～4.13
21～40岁	1.81～1.86	3.92～3.98	5.92～6.01	0.31	2.23～2.12	2.01～2.03	4.11～4.15
41～60岁	1.87～2.01	3.99～4.07	6.02～6.19	0.31	2.22～2.06	2.03～2.12	4.15～4.18
61～80岁	2.02～2.09	4.09～4.24	6.20～6.29	0.32	2.17～2.15	2.11～2.05	4.18～4.20
>80岁	2.10	4.25	6.30	0.37	2.25	2.05	4.21

注：记录导联为 Cz-A1/2；刺激为喀啦声；刺激速率为 11～13Hz。

附表 2-29　婴幼儿至青少年期 FVEP-P100 主要观察指标正常参考值

年龄段	PL/ms	ILD/ms	AMP/μV	波幅比（低/高）
1～30天	195～156	10.2	3.5	0.50
1～3个月	155～142	7.9	3.5	0.50
4～6个月	143～136	7.6	4.0	0.50
7～12个月	135～130	7.1	4.0	0.50
13～36个月	129～123	6.7	4.5	0.45
3～5岁	124～122	6.3	4.5	0.45
6～12岁	118～116	6.2	4.5	0.40
13～20岁	115～117	4.9	4.2	0.40

附表 2-30　少年至老年 PRVEP 各波潜伏期主要观察指标正常参考值

年龄段	N75	P100					N145
	PL/ms	PL/ms	ILD/ms	AMP/μV	波幅比（低/高）		PL/ms
6～12岁	89～79	112～101	4.2	4.5	0.40		159～147
13～20岁	79～83	101～105	3.9	4.2	0.40		146～148
21～40岁	82～85	105～107	3.1	4.0	0.45		147～150
41～60岁	83～86	107～109	3.3	4.3	0.45		149～153
61～80岁	84～88	109～113	3.4	4.1	0.50		152～157
>80岁	90	114	4.0	3.5	0.50		160

注：表中为男性数据，女性潜伏期可减去 0.5～1ms，其他数据不变。

十一、事件相关电位类

附表2-31　各年龄段P300正常参考值

事件	观察指标		5~12岁	13~20岁	21~40岁	41~60岁	61~80岁	>80
非靶	N100	PL/ms	116~111	112~104	103~109	105~122	123~125	128
		AMP/μV	4.5	4.9	5.3	5.5	5.3	4.9
靶	P300	PL/ms	595~515	510~420	415~450	451~510	511~565	570
		AMP/μV	5.7	5.3	6.1	6.0	5.9	5.3
	反应时间/ms		612~476	473~417	416~435	436~451	452~495	>495
	正确反应率/%		90	93	97	95	90	80

注：记录导联为Cz-A2；刺激方式为音频，高音靶刺激；低音，非靶刺激。

附录3

缩略词中英文对照

缩写	英文全称	中文全称
A		
ABR	auditory brainstem response	听觉脑干反应
Ach	acetylcholine	乙酰胆碱
AchE	acetylcholinesterase	乙酰胆碱酯酶
AchR	acetylcholine receptor	乙酰胆碱受体
AchR-Ab	acetylcholine receptor antibody	乙酰胆碱受体抗体
ACTH	adrenocorticotrophic hormone	促肾上腺皮质激素
ADEM	acute disseminated encephalomyelitis	急性播散性脑脊髓炎
AERP	auditory event-related potential	听觉刺激事件相关电位
AHLE	acute hemorrhagic leukoencephalitis	急性出血性脑白质炎
AINS	anterior interosseous nerve syndrome	骨间前神经综合征
AIDP	acuteinflammatory demyelinating polyneuropathies	急性炎性脱髓鞘性多发性神经病
AIDS	acquired immunodeficiency syndrome	获得性免疫缺陷综合征
ALD	adrenoleukodystrophy	肾上腺脑白质营养不良
ALS	amyotrophic lateral sclerosis	肌萎缩侧索硬化症
AMAN	acute motor axonal neuropathy	急性运动轴索型神经病
AMN	adrenomyeloneuropathy	肾上腺脊髓神经病
Amp	amplitude	波幅
AMR	abnormal muscle response	异常肌反应
AMSAN	acute motor sensory axonal neuropathy	急性运动感觉轴索性神经病
B		
BAEP	brainstem auditory evoked potential	脑干听觉诱发电位
BCR	bulbocavernosus reflex	球海绵体肌反射
BMD	Becker muscular dystrophy	Becker 型肌营养不良
BR	Blink reflex	瞬目反射
C		
CAEP	cortical auditory evoked potential	皮质听觉诱发电位

CB	conduction block	传导阻滞
CERA	cortical electial response audiometry	皮质电反应测听
CIDP	chronic inflammatory demyelinating polyradiculoneuropathy	慢性炎性脱髓鞘性多发性神经根神经病
CIM	critical illness myopathy	危重症性肌病
CIP	critical illness neuropathy	危重症性神经病
CMAP	compound muscle action potential	复合肌肉动作电位
CMCT/CMCS	central motor conduction test/study	中枢运动传导检测或研究
CMN	cortical motor neuron	皮质运动神经元
CMT	charcot marie tooth	腓骨肌萎缩症
CNAP	compound nerve action potential	混合神经动作电位
CNV	contingent negative variation	伴随负反应
CPA	cerebellopontine angle tumor	小脑桥脑角肿瘤
CPEO	chronic progressive external ophthalmoplegia	慢性进行性眼外肌麻痹
CPM	central pontine myelinolysis	脑桥中央髓鞘溶解症
CRDs	complex repetitive discharge	复合重复放电
CRIP	chronic recurrent inflammatory neuropathy	慢性复发性炎性神经病
CTS	carpal tunnel syndrome	腕管综合征

D

DM	dermatomyositis	皮肌炎
DM	myotonic dystrophy	强直性肌营养不良症
DMD	Duchenne muscular dystrophy	杜氏肌营养不良
DNEP	descending neurogenic evoked potentials	下行神经源性诱发电位
DPN	diabetic peripheral neuropathy	糖尿病性周围神经病
DSPN	distal symmetric polyneuropathy	远端型对称性多发性神经病
DSS	Dejerine-Sottas syndrome	德热里纳 - 索塔斯综合征
Dys	dystrophin	肌营养不良蛋白

E

EDMD	Emery-Dreifuss muscular dystrophy	埃 - 德二氏肌营养不良
EEG	electroencephalography	脑电图
EMG	electromyography	肌电图
ERP	event related potential	事件相关电位
ET	essential tremor	特发性震颤

F

| FAP | familial amyloidotic polyneuropathy | 家族性淀粉样多发性神经病 |
| FFT | fast Fourier transform | 快速傅里叶转换 |

FNMEP	facial nerve motor evoked potential	面神经运动诱发电位
free-EMG	free electromyography	自由肌电图
FSHD	facioscapulohumeral muscular dystrophy	面肩肱型肌营养不良症
FVEP	flash visual evoked potential	闪光视觉诱发电位
F&P	fibrillation potential and Positive sharp wave	纤颤电位和正锐波
FW	F wave	F 波

G

| GBS | Guillain-Barre syndrome | 吉兰 - 巴雷综合征 |

H

HFS	hemifacial spasm	面肌痉挛
HIE	hypoxic-ischemic encephalopathy	缺氧缺血性脑病
HL	hearing level	听力级
HMSN	hereditary motor sensory neuropathy	遗传性运动感觉性神经病
HNPP	hereditary neuropathy with liability to pressure palsies	遗传性压力易感性周围神经病
HR	H reflex	H 反射
HSAN	hereditary sensory and autonomic neuropathy	遗传性感觉性自主神经病

I

IBM	inclusion body myositis	包涵体肌炎
ILD	interside latency difference	侧间潜伏期差值
IOM	intraoperative neurophysiological monitoring	术中神经电生理监测
IPL	interpeak latency	峰间潜伏期

K

| KSS | Kearns-Sayre syndrome | 卡恩斯 - 塞尔综合征 |

L

LBD	Lewy body disease	路易小体病
LEMS	Lambert-Eaton myasthenia syndrome	蓝伯 - 伊顿肌无力综合征
LMN	lower motor neuron	下运动神经元
LSR	lateral spread response	侧方扩散反应

M

MCI	mild cognitive impairment	轻度认知障碍
MCV	motor nerve conduction velocity	运动神经传导速度
MELAS	mitochondrial encephalomyopathy with lactic acidosis and stroke-like episodes	线粒体脑肌病伴高乳酸血症和卒中样发作

MEP	motor evoked potential	运动诱发电位
MERRF	myoclonus epilepsy ragged-red fibers	肌阵挛性癫痫伴破碎红纤维
MG	myasthenia gravis	重症肌无力
MLD	metachromatic leukodystrophy	异染性脑白质营养不良
MMC	myelomeningoeele	脊髓脊膜膨出
MMN	multifocal motor neuropathy	多灶性运动神经病
MMN-ERP	mismatch negativity-ERP	非匹配负波事件相关电位
MND	motor neuron disease	运动神经元病
MS	multiple sclerosis	多发性硬化
MSA	multiple system atrophy	多系统萎缩
MU	motor unit	运动单位
MUP	motor unit potential	运动单位电位
MVD	microvascular decompression	微血管减压

N

NCV	nerve conduction velocity	神经传导速度
NMJ	neuromuscular junction	神经肌肉接头
NMO	neuromyelitis optica	视神经脊髓炎

O

ON	optic neuritis	视神经炎
OPCA	olivopontocerebellar atrophy	橄榄体脑桥小脑萎缩

P

PAN	polyarteritis nodosa	结节性多动脉炎
PBP	progressive bulbar palsy	进行性延髓麻痹
PD	Parkinson disease	帕金森病
PL	period latent	潜伏期
PET	positron emission tomography	正电子发射断层扫描
PLS	primary lateral sclerosis	原发性侧索硬化症
PLV	poliovirus	脊髓灰质炎病毒
PM	polymyositis	多发性肌炎
PMA	progressive spinal muscular atrophy/progressive muscular atrophy	进行性脊髓性肌萎缩 / 进行性肌萎缩
PMD	progressive muscular dystrophy	进行性肌营养不良
PMEP	pudendal motor evoked potential	阴部运动诱发电位
PNS	paraneoplastic neurological syndrome	神经系统副肿瘤综合征
POEMS	POEMS syndrome	POEMS 综合征
PPS	post-poliomyelites syndrome	小儿麻痹后综合征

PRVEP	pattern-reversal visual evoked potential	模式翻转视觉诱发电位
PSEP	pudendal nerve somatosensory evoked potentials	阴部神经体感诱发电位
PTS	pronator teres syndrome	旋前圆肌综合征

R

RA	rheumatoid arthritis	风湿性关节炎
RNS	repetitive nerve stimulation	重复神经刺激
RRF	ragged-red fibers	破碎红纤维
RT	response time	反应时间
rTMS	repetitive transcranial magnetic stimulation	重复经颅磁刺激

S

SCD	subacute combined degeneration	亚急性联合变性
SCDS	superior canal dehiscence syndrome	上半规管裂孔综合征
SCV	sensory nerve conduction velocity	感觉神经传导
SDR	selective dorsal rhizotomy	选择性脊神经后根切断术
SEP	somatosensory evoked potential	躯体感觉诱发电位
SFEMG	single fiber electromyography	单纤维肌电图
SIL	sound intensity level	声强级
SL	sensation level	感觉级
SLE	systemic lupus erythematosus	系统性红斑狼疮
SL-SDR	single-level laminectomy	单层椎板切除术
SLSEP	short latency somatosensory evoked potentials	短潜伏期体感诱发电位
SLVEP	short latency visual evoked potentials	短潜伏期视觉诱发电位
SMA	spinal muscular atrophy	脊肌萎缩症
SNAP	sensory nerve action potential	感觉神经动作电位
SND	striatal-substantia nigra degeneration	纹状体 - 黑质变性
SPL	sound pressure level	声压级
SS	Sicca syndrome	干燥综合征
SSc	systemic sclerosis	系统性硬化
SSR	sympathetic skin response	皮肤交感反应

T

TCD	transcranial doppler sonography	经颅多普勒超声
TCE-MEP	transcranial electrical stimulation motor evoked potential	经颅电刺激运动诱发电位
TES-MEP	transcranial electrical stimulation motor evoked potential	经颅电刺激运动诱发电位
TCS	tethered cord syndrome	脊髓栓系综合征

TES	transcranial electric stimulation	经颅电刺激
TIA	transient ischemic attack	短暂性脑缺血发作
TMS	transcranial magnetic stimulation	经颅磁刺激
TMS-MEP	transcranial magnetic stimulation motor evoked potential	经颅磁刺激运动诱发电位
TOF	train-of-four stimulation	四个成串刺激
TOS	thoracic outlet syndrome	胸廓出口综合征
Trigger-EMG	trigger-electromyography	诱发肌电图
TSEP	trigeminal somatosensory evoked potential	三叉神经体感诱发电位

V

| VEMP | vestibular myogenic evoked potential | 前庭肌源性诱发电位 |
| VEP | visual evoked potential | 视觉诱发电位 |

W

| WHO | World health organization | 世界卫生组织 |

附录4

部分神经肌肉检测图示

一、使用说明

S_M ：常用MCV检测刺激点

S_M ：非常用MCV检测刺激点

$S_{M/F/H}$：MCV、F波和H反射检测共用刺激点

R_M ：MCV检测记录肌

$R_{M/F}$ ：MCV和F波检测共用记录肌

S_S ：常用SCV检测刺激点

S_S ：非常用SCV检测刺激点

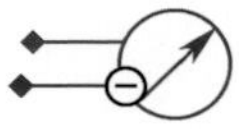

：SCV记录电极位置，圆圈中"–"标志者为主记录电极

C_5······ ：蓝色字表示神经根

$[C_5/C_6/C_7/C_8······]$ ：肌肉的神经根支配

附图 4-1　图例说明

二、头颈部

（左）面神经、三叉神经及其支配肌肉检测

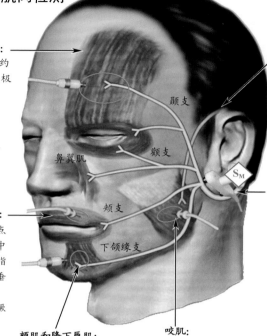

额肌：
进针：自额中线同侧约10mm向外侧进针，电极与皮肤平行。
动作：眉毛上抬

三叉神经：（运动支）
第 **V** 颅神经。MCV非常规检测

颞支

颧支

鼻翼肌

S_M

面神经：
第 **VII** 颅神经。由耳后下方茎乳突孔出颅。至耳前分支

口轮匝肌：
进针：鼻唇沟上下中点向外至鼻唇沟与口角中点。检测者拇指、示指水平方向捏起上唇，垂直进针。
动作：嘴唇前突（"嘟嘴"）

颊支

下颌缘支

颏肌和降下唇肌：
进针：合称下唇方肌，自下颌中线同侧约0.5cm向外侧进针或下颌角向内侧进针，电极与皮肤平行。
动作：下唇向下（"咧嘴"）

咬肌：
进针：下颌角与颧骨中点连线中下1/3，垂直进针、不可过深。
动作：闭合下颌（"咬牙"）

（左）舌下神经和舌肌

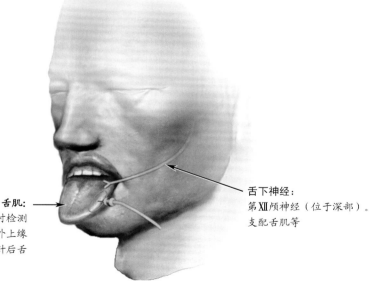

舌肌：
进针：受检者主动伸舌，必要时检测者手持无菌纱布固定舌体，舌外上缘进针，注意避开可见血管。进针后舌收回口内为放松状态。
动作：向外伸舌

舌下神经：
第 **XII** 颅神经（位于深部）。支配舌肌等

附图4-2 面神经、三叉神经、舌下神经及其支配肌检测

三、项背部

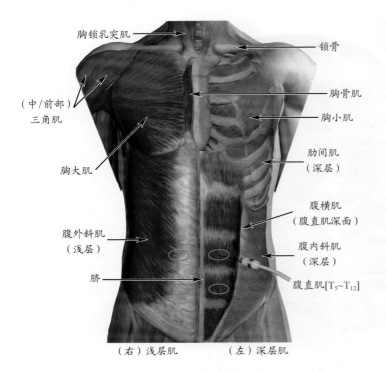

胸锁乳突肌

锁骨

（中／前部）
三角肌

胸骨肌

胸小肌

胸大肌

肋间肌
（深层）

腹横肌
（腹直肌深面）

腹外斜肌
（浅层）

腹内斜肌
（深层）

脐

腹直肌[T₅~T₁₂]

（右）浅层肌　　（左）深层肌

颈、胸、腹部肌肉总览及腹直肌检测

腹直肌：
起点：耻骨联合上缘和耻骨嵴
止点：第5~7肋软骨和剑突

进针：垂直刺入皮肤后，改为
15°~30°角。不可过浅/深。不建
议检测上部腹直肌
作用：在脊旁肌检测因体位受
限等不能进行时，脐周上下腹
直肌，可作为T₉/T₁₀脊神经根或
脊髓节段损害定位的辅助检测肌
要点：理解其异常的特殊性与局
限性，解读不可绝对化

颈部、背部及臀部肌肉总览

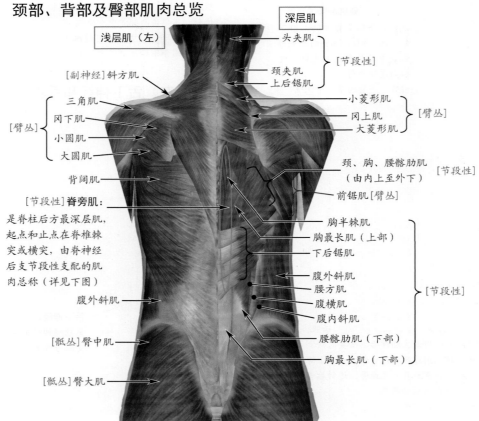

深层肌

浅层肌（左）

头夹肌

[节段性]

[副神经]斜方肌

颈夹肌
上后锯肌

三角肌

小菱形肌

[臂丛]

冈下肌

冈上肌

[臂丛]

小圆肌

大菱形肌

大圆肌

背阔肌

颈、胸、腰髂肋肌
（由内上至外下）

[节段性]

前锯肌[臂丛]

[节段性]脊旁肌：
是脊柱后方最深层肌，
起点和止点在脊椎棘
突或横突，由脊神经
后支节段性支配的肌
肉总称（详见下图）

胸半棘肌

胸最长肌（上部）

下后锯肌

腹外斜肌

腹外斜肌

腰方肌

[节段性]

腹横肌

腹内斜肌

腰髂肋肌（下部）

[骶丛]臀中肌

胸最长肌（下部）

[骶丛]臀大肌

附图 4-3　颈及胸腹部肌肉总览和腹直肌检测

740

脊旁肌的层次结构和进针范围示意

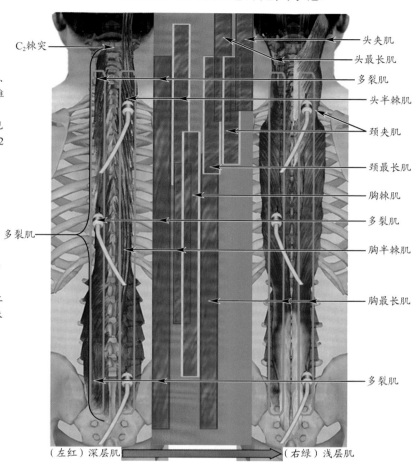

多裂肌：

有称为"旋椎肌"

为椎体后最深层肌

起点：骶骨背面，腰、胸椎横突和第4~7颈椎关节突

止点：L~5~C~2~棘突，规律：均为起点向上第2个椎体棘突

多裂肌进针：

棘突旁开1.5~2.5cm

深度：针尖达横突后回退3~5mm

方向：3~6棘突斜向上胸、腰段垂直于皮肤

棘突体表定位：

上：颈部下最突出处为C~7~棘突

下：平髂嵴水平处为L~3~棘突

C~2~棘突

多裂肌

（左红）深层肌　（右绿）浅层肌

头夹肌
头最长肌
多裂肌
头半棘肌
颈夹肌
颈最长肌
胸棘肌
多裂肌
胸半棘肌
胸最长肌
多裂肌

脊旁肌检测除俯卧位外的可选体位

在最深层的多裂肌上层，为头半棘肌、胸半棘肌、胸棘肌；再上层为头、颈、胸最长肌；

下颈部与上胸部最长肌再上层，有头夹肌和颈夹肌。这些肌肉位于棘突旁的部分，与多裂肌共同构成肌电图检测的"脊旁肌"。故脊旁肌进针时，只要穿过斜方肌、背阔肌、胸段的上/下后锯肌、大/小菱形肌等浅层肌即可。脊旁肌也称为"椎旁肌"

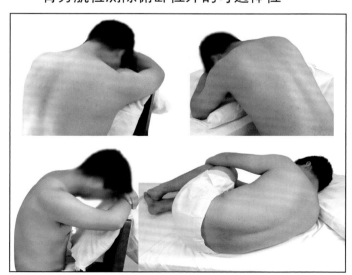

附图4-4　脊旁肌分层结构及检测

741

（右）副神经及支配肌检测（背面观）

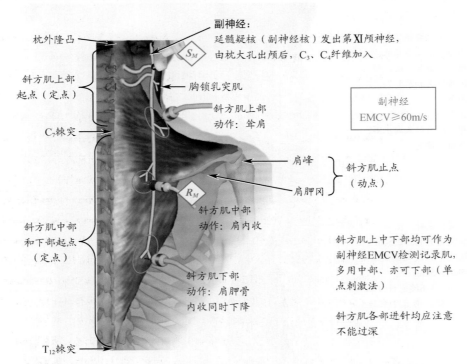

枕外隆凸

斜方肌上部
起点（定点）

C₄

C₇棘突

斜方肌中部
和下部起点
（定点）

T₁₂棘突

副神经：
延髓疑核（副神经核）发出第XI颅神经，
由枕大孔出颅后，C₃、C₄纤维加入

Sₘ

胸锁乳突肌

斜方肌上部
动作：耸肩

副神经
EMCV≥60m/s

肩峰
肩胛冈

斜方肌止点
（动点）

Rₘ

斜方肌中部
动作：肩内收

斜方肌下部
动作：肩胛骨
内收同时下降

斜方肌上中下部均可作为
副神经EMCV检测记录肌，
多用中部、亦可下部（单
点刺激法）

斜方肌各部进针均应注意
不能过深

（右）副神经支配肌与周边关系（侧面观）

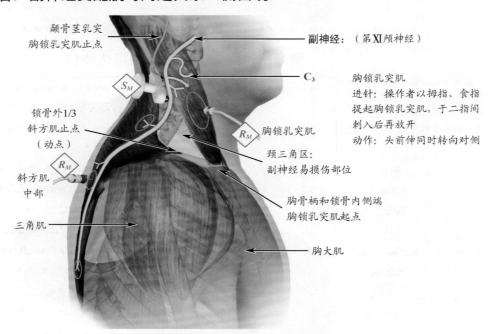

颞骨茎乳突
胸锁乳突肌止点

Sₘ

锁骨外1/3
斜方肌止点
（动点）

Rₘ

斜方肌
中部

三角肌

副神经：（第XI颅神经）

C₃

Rₘ

胸锁乳突肌

胸锁乳突肌
进针：操作者以拇指、食指
提起胸锁乳突肌，于二指间
刺入后再放开
动作：头前伸同时转向对侧

颈三角区：
副神经易损伤部位

胸骨柄和锁骨内侧端
胸锁乳突肌起点

胸大肌

附图 4-5　副神经及其支配肌检测

（右）膈神经传导和膈肌肌电图检测

膈神经为颈丛分支，由C_3/C_4及C_5少量纤维组成，经纵隔下行支配膈肌

刺激：锁骨上、胸锁乳突肌胸骨头外侧。若靠后、靠外，则易兴奋臂丛神经

记录：表面电极或皮下电极，主记录电极置于腋前线与锁骨中线间、第7/8肋间隙，参考电极置于其下肋骨面

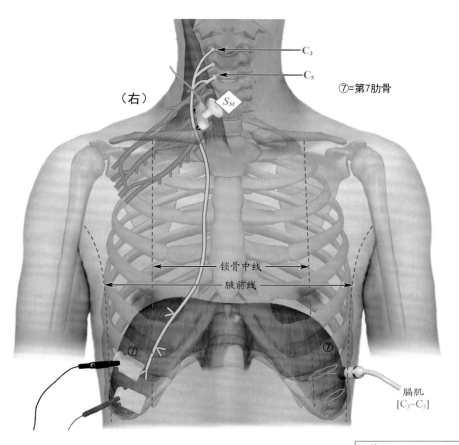

膈肌：分割胸、腹腔的向上穹隆状阔肌

起点：胸廓底部双侧前外和后外

止点：前部：剑突和第6/7对肋软骨

后部：腱膜弓和附于脊椎的膈肌脚

进针：腋前线与锁骨中线间、第8/9/10肋骨上缘垂直刺入皮肤约1.5cm

要点：膈神经MCV和膈肌针极肌电图均不作为常规检测项目。

除单纯的膈神经外伤（包括手术造成的医源性损伤）和以神经性呼吸功能障碍为主要症状的系统性疾病外，其他系统性神经疾病、$C_3/C_4/C_5$脊髓或根病，建议选择其他肌肉替代

附图4-6　膈神经及其膈肌检测

四、臂丛和上肢

（右）臂丛神经正面观（与锁骨和胸廓关系模式图）

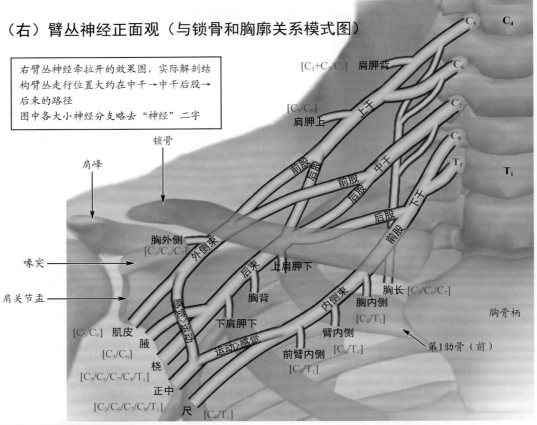

右臂丛神经牵拉开的效果图，实际解剖结构臂丛走行位置大约在中干→中干后股→后束的路径

图中各大小神经分支略去"神经"二字

（右）臂丛神经背面观

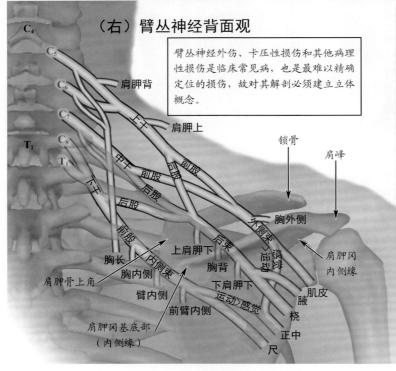

臂丛神经外伤、卡压性损伤和其他病理性损伤是临床常见病，也是最难以精确定位的损伤，故对其解剖必须建立立体概念。

臂丛神经由 C_5~C_8 和 T_1 共5个脊神经根前支组成，位于锁骨后（下）、胸廓前（上）。臂丛神经由5个神经根纤维反复交叉组合，再分支，依次分为5根、3干、6股、3束、6支，形成腋神经、肌皮神经、桡神经、正中神经、尺神经5大神经。在臂丛神经的锁骨下部位有胸内/外测神经、臂内侧/前臂内侧皮神经、胸背神经和上/下肩胛下神经，这些分支或其支配肌可用于鉴别臂丛束性和干性受损。臂丛锁骨上部分分支较少，"幸运的是"在上干和 C_5 神经根有肩胛上神经和肩胛背神经发出，可用于鉴别束性和干性受损，而臂丛上干受损概率远大于中下干。胸长神经及其支配的前锯肌是鉴别臂丛根性受损的关键肌肉

附图4-7 臂丛神经结构及邻近部分骨性标志模式图

（右）臂丛背面观和肩胛背神经支配肌检测

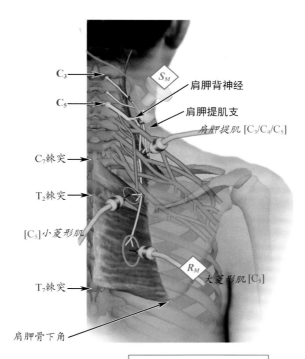

C₅根部发出纤维形成肩胛背神经
肩胛背神经的C₅成分与C₃和C₄
（或C₄和C₆）部分纤维形成肩胛
提肌支；主干依次支配小菱形肌
和大菱形肌
理论上三块肌肉是定位C₅损害的
理想肌肉，但不易准确定位深度

大小菱形肌
肌肉起止点参照图中骨性标志
肩胛提肌进针：肩胛骨上角向内
1.5cm、向上2cm
动作：上提肩胛骨
小菱形肌进针：肩胛冈基底部向
内、向上各1.5cm
体位：俯卧，上臂内旋、肘关节
半屈位，手背置于背部
动作：手自背部上抬

C₃ 肩胛背神经
S_M
C₅ 肩胛提肌支
肩胛提肌 [C₃/C₄/C₅]
C₇棘突
T₂棘突
[C₅]小菱形肌
T₇棘突
R_M
大菱形肌 [C₅]
肩胛骨下角

肩胛背神经EMCV≥60m/s

（右）肩胛上神经支配肌检测（背面观）

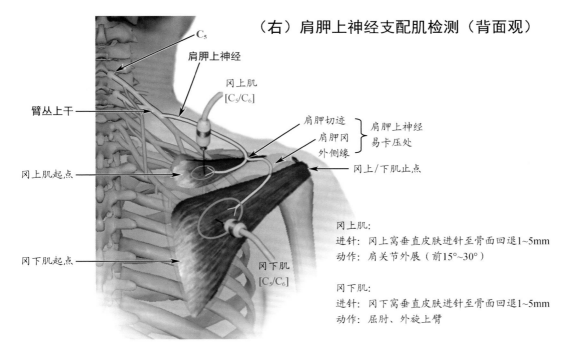

C₅
肩胛上神经
冈上肌 [C₅/C₆]
臂丛上干
肩胛切迹
肩胛冈
外侧缘
冈上/下肌止点
冈上肌起点
肩胛上神经易卡压处
冈下肌起点
冈下肌 [C₅/C₆]

冈上肌：
进针：冈上窝垂直皮肤进针至骨面回退1~5mm
动作：肩关节外展（前15°~30°）

冈下肌：
进针：冈下窝垂直皮肤进针至骨面回退1~5mm
动作：屈肘、外旋上臂

附图4-8 臂丛背面观和肩胛背及肩胛上神经支配肌检测

（右）肩胛上神经和腋神经（肩上方侧后观）

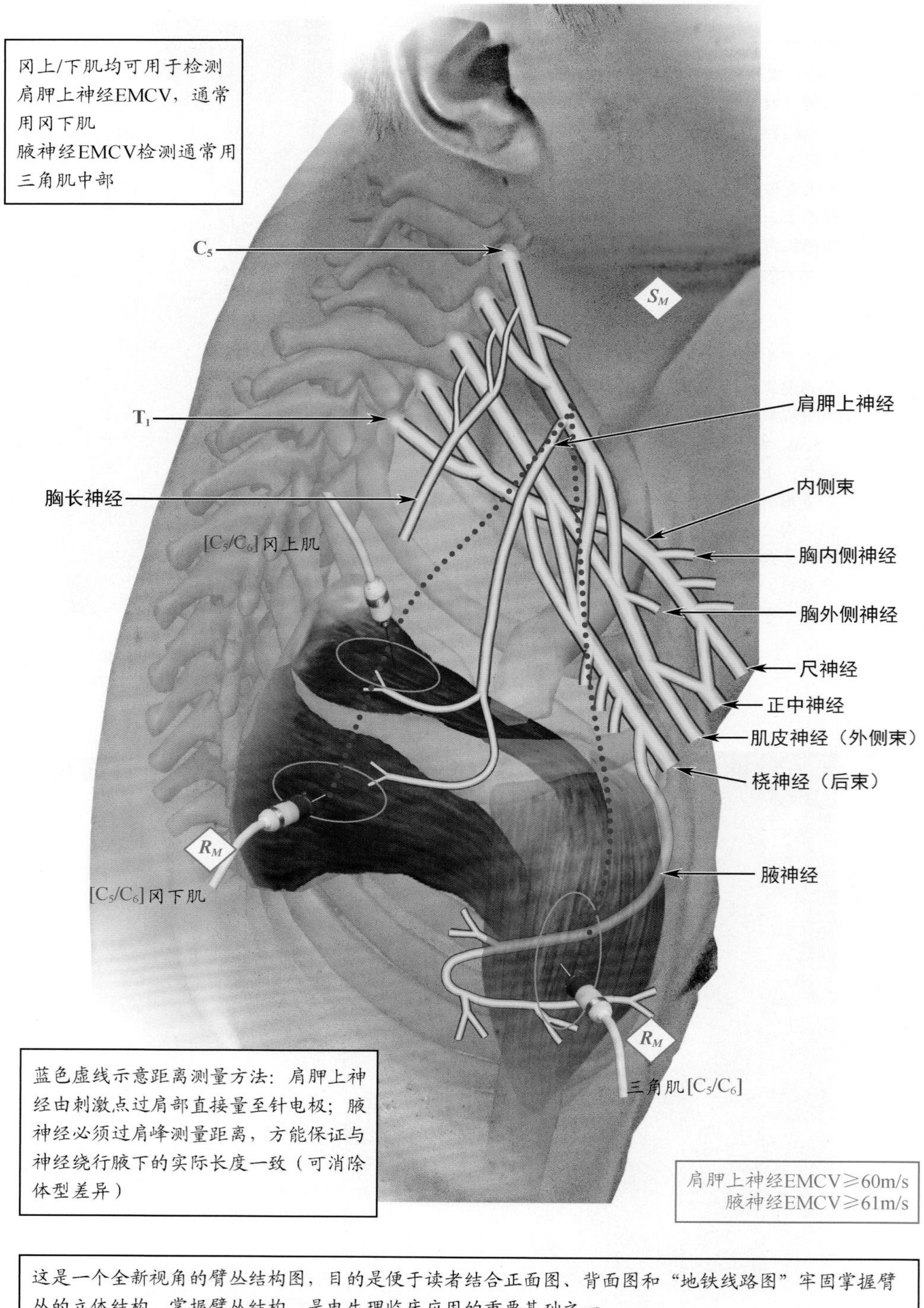

冈上/下肌均可用于检测肩胛上神经EMCV，通常用冈下肌
腋神经EMCV检测通常用三角肌中部

C_5

S_M

T_1

胸长神经

[C_5/C_6] 冈上肌

R_M

[C_5/C_6] 冈下肌

肩胛上神经

内侧束

胸内侧神经

胸外侧神经

尺神经

正中神经

肌皮神经（外侧束）

桡神经（后束）

腋神经

R_M

三角肌 [C_5/C_6]

蓝色虚线示意距离测量方法：肩胛上神经由刺激点过肩部直接量至针电极；腋神经必须过肩峰测量距离，方能保证与神经绕行腋下的实际长度一致（可消除体型差异）

肩胛上神经EMCV≥60m/s
腋神经EMCV≥61m/s

这是一个全新视角的臂丛结构图，目的是便于读者结合正面图、背面图和"地铁线路图"牢固掌握臂丛的立体结构。掌握臂丛结构，是电生理临床应用的重要基础之一

附图 4-9 肩胛上神经和腋神经及其支配肌肉检测（侧后上观）

（右）三角肌各部检测、肩周围各肌肉毗邻关系及腋神经走行（侧面观）

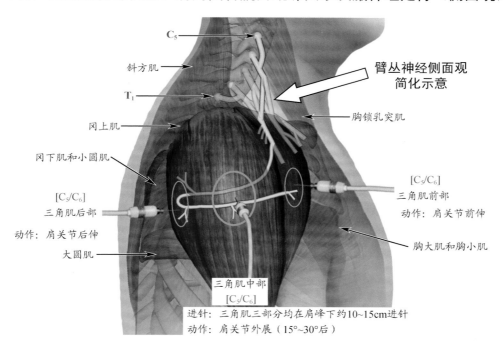

C₅

斜方肌

臂丛神经侧面观
简化示意

T₁

胸锁乳突肌

冈上肌

冈下肌和小圆肌

[C₅/C₆]
三角肌后部

动作：肩关节后伸

[C₅/C₆]
三角肌前部

动作：肩关节前伸

胸大肌和胸小肌

大圆肌

三角肌中部
[C₅/C₆]

进针：三角肌三部分均在肩峰下约10~15cm进针
动作：肩关节外展（15°~30°后）

（右）腋神经后面观及四边孔示意

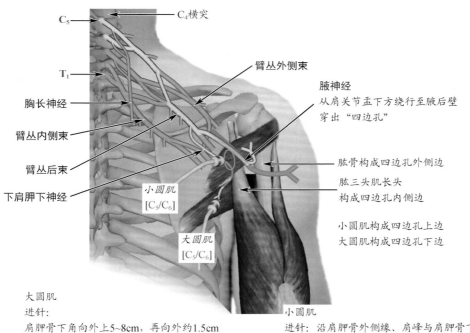

C₅　　　C₄横突

臂丛外侧束

腋神经
从肩关节盂下方绕行至腋后壁
穿出"四边孔"

T₁

胸长神经

臂丛内侧束

臂丛后束

下肩胛下神经

小圆肌
[C₅/C₆]

大圆肌
[C₅/C₆]

肱骨构成四边孔外侧边

肱三头肌长头
构成四边孔内侧边

小圆肌构成四边孔上边
大圆肌构成四边孔下边

大圆肌
进针：
肩胛骨下角向外上5~8cm，再向外约1.5cm
体位：俯卧，上肢置于身旁
动作：上臂内旋、内收

小圆肌
进针：沿肩胛骨外侧缘、肩峰与肩胛骨下角
连线的上1/3处进针
动作：受检者外旋上臂

附图4-10　腋神经及其支配肌肉检测（侧面和后面）

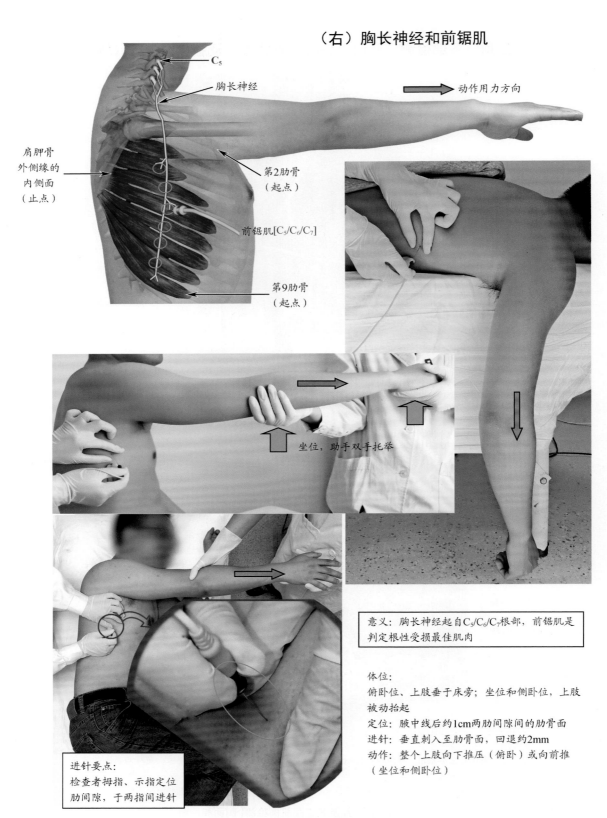

（右）胸长神经和前锯肌

C₅

胸长神经

肩胛骨
外侧缘的
内侧面
（止点）

第2肋骨
（起点）

前锯肌[C₅/C₆/C₇]

第9肋骨
（起点）

动作用力方向

坐位，助手双手托举

意义：胸长神经起自C₅/C₆/C₇根部，前锯肌是
判定根性受损最佳肌肉

体位：
俯卧位、上肢垂于床旁；坐位和侧卧位，上肢
被动抬起
定位：腋中线后约1cm两肋间隙间的肋骨面
进针：垂直刺入至肋骨面，回退约2mm
动作：整个上肢向下推压（俯卧）或向前推
（坐位和侧卧位）

进针要点：
检查者拇指、示指定位
肋间隙，于两指间进针

附图4-11　胸长神经及其前锯肌检测

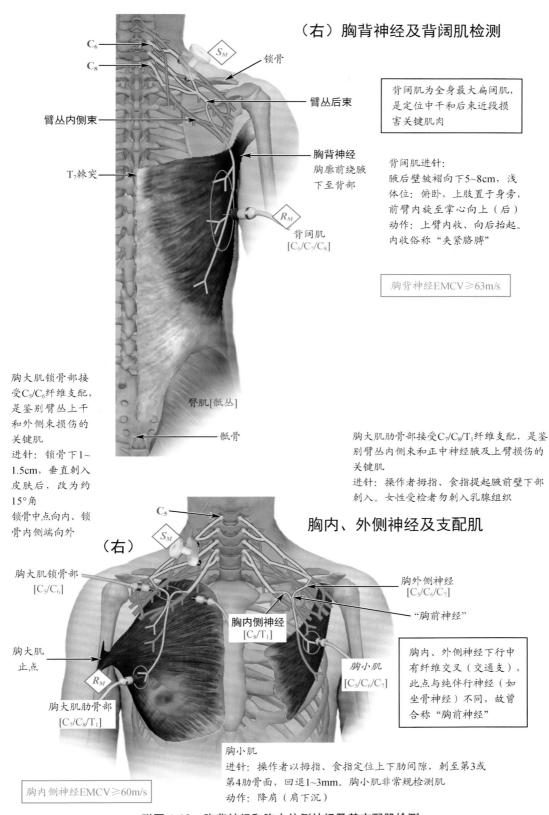

（右）胸背神经及背阔肌检测

C_6
C_8
S_M
锁骨
臂丛后束
臂丛内侧束
胸背神经
胸廓前绕腋
下至背部
T_7棘突
R_M
背阔肌
[C_6/C_7/C_8]

背阔肌为全身最大扁阔肌，是定位中干和后束近段损害关键肌肉

背阔肌进针：
腋后壁皱褶向下5~8cm，浅
体位：俯卧，上肢置于身旁，前臂内旋至掌心向上（后）
动作：上臂内收、向后抬起。
内收俗称"夹紧胳膊"

胸背神经EMCV≥63m/s

臀肌[骶丛]
骶骨

胸大肌锁骨部接受C_5/C_6纤维支配，是鉴别臂丛上干和外侧束损伤的关键肌
进针：锁骨下1~1.5cm，垂直刺入皮肤后，改为约15°角
锁骨中点向内、锁骨内侧端向外

胸大肌肋骨部接受C_7/C_8/T_1纤维支配，是鉴别臂丛内侧束和正中神经腋及上臂损伤的关键肌
进针：操作者拇指、食指提起腋前壁下部刺入。女性受检者勿刺入乳腺组织

C_5
S_M
（右）

胸内、外侧神经及支配肌

胸大肌锁骨部
[C_5/C_6]
胸外侧神经
[C_5/C_6/C_7]
"胸前神经"
胸内侧神经
[C_8/T_1]
胸大肌
止点
R_M
胸小肌
[C_5/C_6/C_7]
胸大肌肋骨部
[C_7/C_8/T_1]

胸内、外侧神经下行中有纤维交叉（交通支），此点与纯伴行神经（如坐骨神经）不同，故曾合称"胸前神经"

胸小肌
进针：操作者以拇指、食指定位上下肋间隙，刺至第3或第4肋骨面，回退1~3mm。胸小肌非常规检测肌
动作：降肩（肩下沉）

胸内侧神经EMCV≥60m/s

附图4-12 胸背神经和胸内外侧神经及其支配肌检测

（右）肌皮神经及其支配肌（一）

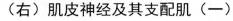
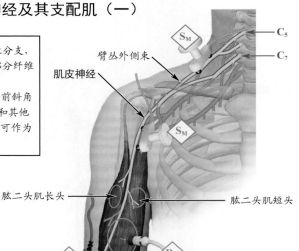

肌皮神经是臂丛神经锁骨下5大分支的最高位分支，绝大部分纤维来自C_5~C_6、仅喙肱肌支有少部分纤维来自C_7

C_5~C_6水平脊髓和神经根受损、上干型TOS（前斜角肌综合征）肌皮神经支配肌均可异常，后者和其他类型臂丛上干受损可致肌皮神经MCV减慢，可作为鉴别指标

S_M　C_5
臂丛外侧束　C_7
肌皮神经

S_M

肱二头肌长头　肱二头肌短头

S_S
R_M

前臂外侧皮神经

肱二头肌
[C_5/C_6]

肱二头肌
进针：上臂前面中点至中下1/3处，进针不宜过深
中上1/3水平中线两旁可分别检测肱二头肌长头和短头
动作：肘关节屈曲

（右）前臂内侧皮神经检测

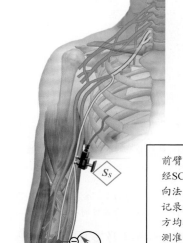

S_S

前臂内、外侧皮神经SCV检测无论顺向法，还是逆向法，记录和刺激电极下方均有肌肉、不易测准，非临床常规检测项目，初学者可根据图示实践中练习，必要时应用

（右）肌皮神经及其支配肌（二）

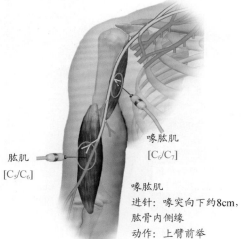

喙肱肌
[C_6/C_7]

肱肌
[C_5/C_6]

喙肱肌
进针：喙突向下约8cm，肱骨内侧缘
动作：上臂前举

前臂内侧皮神经逆向SCV：
　刺激：肱动脉内侧、肱骨内上髁上方4~5cm
　记录：前臂内侧、肱骨内上髁下方7~8cm
调换图中刺激、记录电极位置可测顺向SCV

肱肌
进针：肱骨干中下1/4、前外45°，刺至肱骨干
动作：前臂旋前位时屈肘

附图 4-13　肌皮神经及其支配肌肉检测

（右）桡神经走行及其支配肌

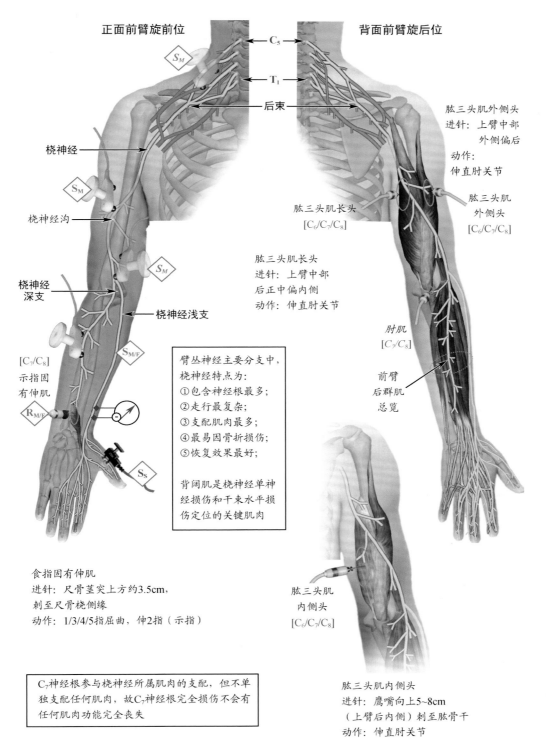

正面前臂旋前位　　　　　　　　背面前臂旋后位

C₅

T₁

后束

桡神经

桡神经沟

桡神经深支

桡神经浅支

[C₇/C₈]
示指固有伸肌

臂丛神经主要分支中，桡神经特点为：
①包含神经根最多；
②走行最复杂；
③支配肌肉最多；
④最易因骨折损伤；
⑤恢复效果最好；

背阔肌是桡神经单神经损伤和干束水平损伤定位的关键肌肉

肱三头肌外侧头
进针：上臂中部外侧偏后

动作：伸直肘关节

肱三头肌外侧头
[C₆/C₇/C₈]

肱三头肌长头

肱三头肌长头
进针：上臂中部后正中偏内侧
动作：伸直肘关节

肘肌
[C₇/C₈]

前臂后群肌总览

食指固有伸肌
进针：尺骨茎突上方约3.5cm，刺至尺骨桡侧缘
动作：1/3/4/5指屈曲，伸2指（示指）

C₇神经根参与桡神经所属肌肉的支配，但不单独支配任何肌肉，故C₇神经根完全损伤不会有任何肌肉功能完全丧失

肱三头肌内侧头
[C₆/C₇/C₈]

肱三头肌内侧头
进针：鹰嘴向上5~8cm
（上臂后内侧）刺至肱骨干
动作：伸直肘关节

附图4-14　桡神经及其支配肌肉检测（一）

（右）桡神经支配前臂肌检测

检测体位采用肘关节伸直或半屈位前臂充分旋前（仰卧位或坐位掌心向下置于床面）

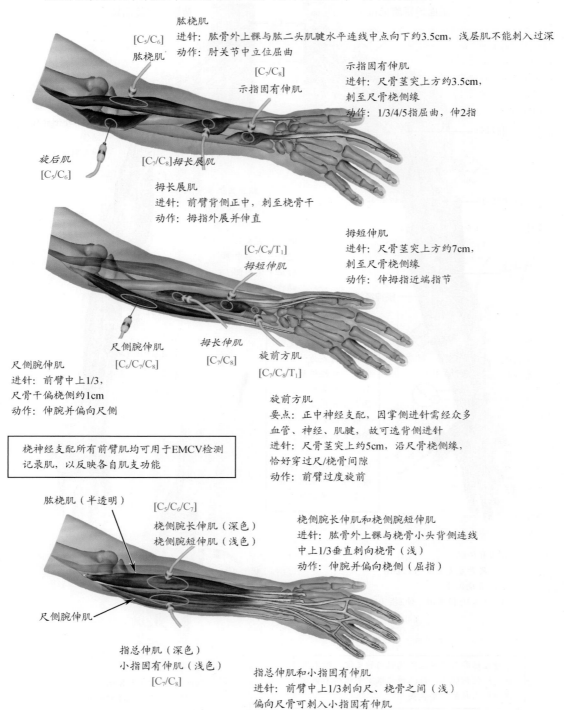

肱桡肌
[C5/C6]
进针：肱骨外上髁与肱二头肌腱水平连线中点向下约3.5cm，浅层肌不能刺入过深
动作：肘关节中立位屈曲
肱桡肌

[C7/C8]
示指固有伸肌

示指固有伸肌
进针：尺骨茎突上方约3.5cm，刺至尺骨桡侧缘
动作：1/3/4/5指屈曲，伸2指

旋后肌
[C5/C6]

[C7/C8]拇长展肌

拇长展肌
进针：前臂背侧正中，刺至桡骨干
动作：拇指外展并伸直

拇短伸肌
[C7/C8/T1]
拇短伸肌
进针：尺骨茎突上方约7cm，刺至尺骨桡侧缘
动作：伸拇指近端指节

尺侧腕伸肌
[C6/C7/C8]
拇长伸肌
[C7/C8]
旋前方肌
[C7/C8/T1]

尺侧腕伸肌
进针：前臂中上1/3，尺骨干偏桡侧约1cm
动作：伸腕并偏向尺侧

旋前方肌
要点：正中神经支配，因掌侧进针需经众多血管、神经、肌腱，故可选背侧进针
进针：尺骨茎突上约5cm，沿尺骨桡侧缘，恰好穿过尺/桡骨间隙
动作：前臂过度旋前

桡神经支配所有前臂肌均可用于EMCV检测记录肌，以反映各自肌支功能

肱桡肌（半透明）
[C5/C6/C7]
桡侧腕长伸肌（深色）
桡侧腕短伸肌（浅色）

桡侧腕长伸肌和桡侧腕短伸肌
进针：肱骨外上髁与桡骨小头背侧连线中上1/3垂直刺向桡骨（浅）
动作：伸腕并偏向桡侧（屈指）

尺侧腕伸肌

指总伸肌（深色）
小指固有伸肌（浅色）
[C7/C8]

指总伸肌和小指固有伸肌
进针：前臂中上1/3刺向尺、桡骨之间（浅）
偏向尺骨可刺入小指固有伸肌
动作：伸2~5指

附图4-15　桡神经及其支配肌肉检测（二）

（右）正中神经走行和传导检测及其支配的部分前臂肌检测

正中神经也包括C₅~T₁神经根发出的纤维，感觉纤维来自C₅~C₇经外侧束分出的正中神经外支、少部分来自内侧束；运动纤维主要来自C₈和T₁经内侧束分出的正中神经内支、少部分来自C₆~C₇行经外支。此特点是经典型胸廓出口综合征正中神经MCV和手部肌肉异常而SCV正常的解剖基础，也可用于臂丛局部刺伤的精确定位

正中神经在上臂无支配肌，胸大肌肋骨部是定位上臂正中神经受损或臂丛神经下干/内侧束的关键肌

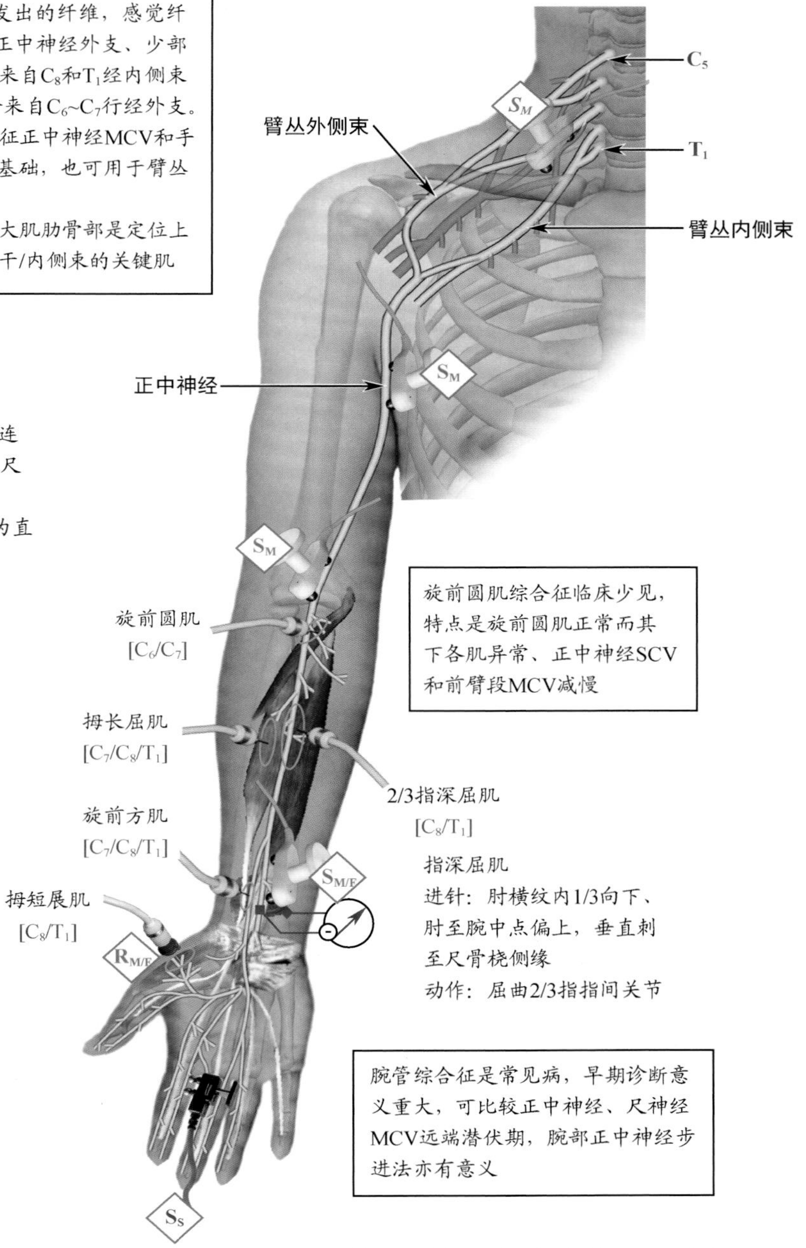

臂丛外侧束

正中神经

C₅

T₁

臂丛内侧束

S_M

S_M

旋前圆肌
进针：肱骨内上髁-肱二头肌腱连线中点向下约3.5cm，垂直刺至尺骨干，回退1~2mm
动作：前臂旋前（掌心向上转为直立或向下）

拇长屈肌
进针：肘横纹外1/3向下、肘至腕中点偏上，垂直刺至桡骨尺侧缘
动作：屈曲拇指间关节

旋前方肌
进针：腕横纹中点上约5cm，垂直刺入皮肤后针尖偏向内/外刺向尺/桡骨干
动作：前臂旋前
（掌心向上转为直立）

拇短展肌
进针：掌心向上，针电极与掌心呈约30°角，垂直刺入第1掌骨中点上方肌肉（在该肌肉中横向刺入）
动作：拇指向掌侧外展
（拇指抬离床面）

S_M

旋前圆肌
[C₆/C₇]

拇长屈肌
[C₇/C₈/T₁]

旋前方肌
[C₇/C₈/T₁]

拇短展肌
[C₈/T₁]

$S_{M/E}$

$R_{M/E}$

S_S

旋前圆肌综合征临床少见，特点是旋前圆肌正常而其下各肌异常、正中神经SCV和前臂段MCV减慢

2/3指深屈肌
[C₈/T₁]

指深屈肌
进针：肘横纹内1/3向下、肘至腕中点偏上，垂直刺至尺骨桡侧缘
动作：屈曲2/3指指间关节

腕管综合征是常见病，早期诊断意义重大，可比较正中神经、尺神经MCV远端潜伏期，腕部正中神经步进法亦有意义

正中神经SCV推荐顺向法检测，逆向法易受1/2蚓状肌肌电活动影响逆向法可用于腕以下正中神经感觉支精确定位步进法检测

附图4-16　正中神经及其支配肌肉检测(一)

（右）正中神经支配部分前臂肌检测

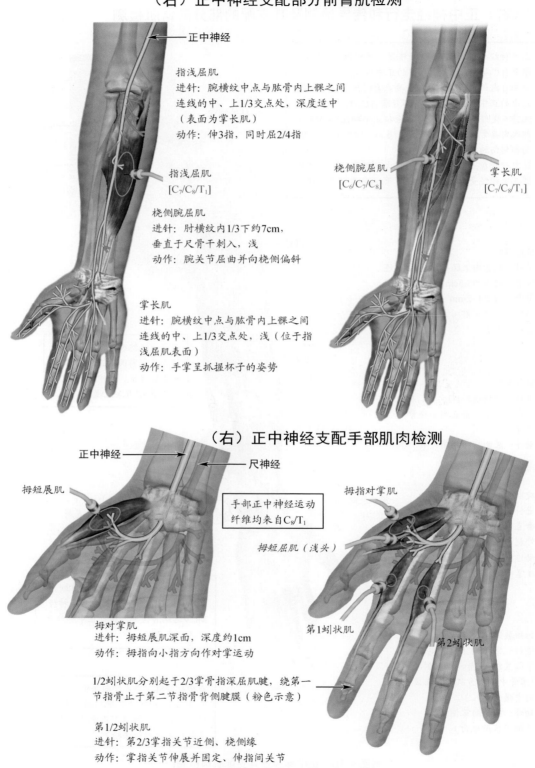

正中神经

指浅屈肌
进针：腕横纹中点与肱骨内上髁之间
连线的中、上1/3交点处，深度适中
（表面为掌长肌）
动作：伸3指，同时屈2/4指

指浅屈肌
$[C_7/C_8/T_1]$

桡侧腕屈肌
进针：肘横纹内1/3下约7cm，
垂直于尺骨干刺入，浅
动作：腕关节屈曲并向桡侧偏斜

掌长肌
进针：腕横纹中点与肱骨内上髁之间
连线的中、上1/3交点处，浅（位于指
浅屈肌表面）
动作：手掌呈抓握杯子的姿势

桡侧腕屈肌
$[C_6/C_7/C_8]$

掌长肌
$[C_7/C_8/T_1]$

（右）正中神经支配手部肌肉检测

正中神经

尺神经

拇短展肌

拇指对掌肌

手部正中神经运动
纤维均来自C_8/T_1

拇短屈肌（浅头）

拇对掌肌
进针：拇短展肌深面，深度约1cm
动作：拇指向小指方向作对掌运动

1/2蚓肌分别起于2/3掌骨指深屈肌腱，绕第一
节指骨止于第二节指骨背侧腱膜（粉色示意）

第1/2蚓状肌
进针：第2/3掌指关节近侧、桡侧缘
动作：掌指关节伸展并固定、伸指间关节

第1蚓状肌

第2蚓状肌

附图4-17　正中神经及其支配肌肉检测（二）

（右）尺神经走行及其支配肌

尺神经全部纤维均来自C_8和T_1神经根。胸廓出口综合征（TOS）尺神经MCV和SCV均异常。尺神经在上臂亦无支配肌。

尺神经"不合理地"由凸侧通过肘关节，是肘管综合征成为常见病、多发病的解剖学基础。肘管综合征极易被误诊为颈椎病，但也可发生C_8和T_1神经根卡压和肘部尺神经卡压同时发生的"双卡综合征"

尺神经在Struthers弓处卡压易与TOS和肘管综合征误诊，需谨慎鉴别，肘及肘上尺神经步进法可提供依据

Guyon管综合征与肘管综合征鉴别的关键是尺神经背皮支SCV，但二者同时发生时尺神经前臂段MCV减慢程度和远端潜伏期延长程度的"匹配性"是鉴别关键依据

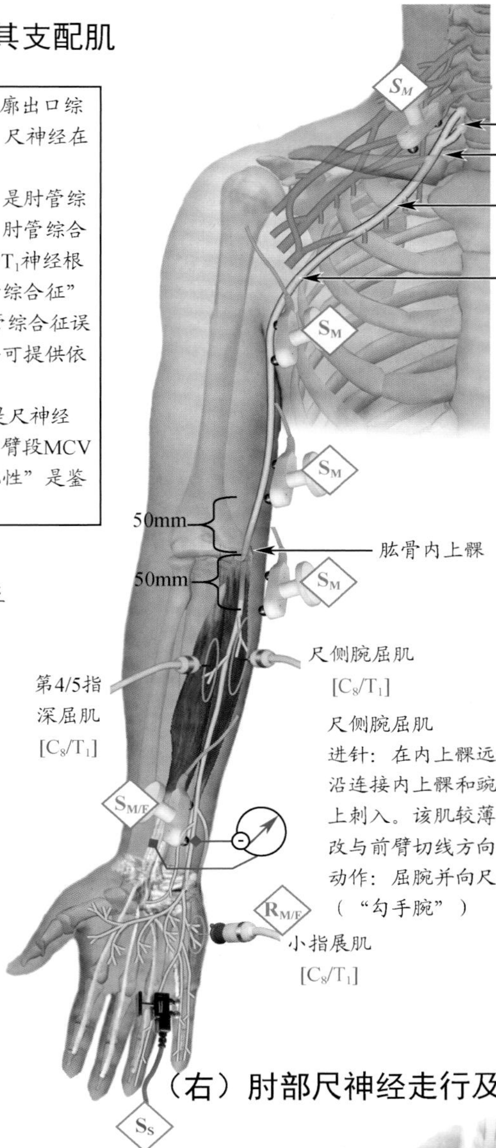

第4/5指深屈肌
进针：肘横纹内1/3向下、肘至腕中点偏上，垂直刺至尺骨
动作：屈曲4/5指指间关节

S_M
T_1
下干
内侧束
尺神经
S_M
S_M
50mm
肱骨内上髁
50mm
S_M
尺侧腕屈肌
$[C_8/T_1]$

第4/5指
深屈肌
$[C_8/T_1]$

尺侧腕屈肌
进针：在内上髁远侧5~8cm，沿连接内上髁和豌豆骨的直线上刺入。该肌较薄，刺入后可改与前臂切线方向进针
动作：屈腕并向尺侧偏斜
（"勾手腕"）

$S_{M/E}$
$R_{M/E}$
小指展肌
$[C_8/T_1]$
S_S

（右）尺侧腕屈肌定位方法

适用于手中立位、
旋前位和旋后位

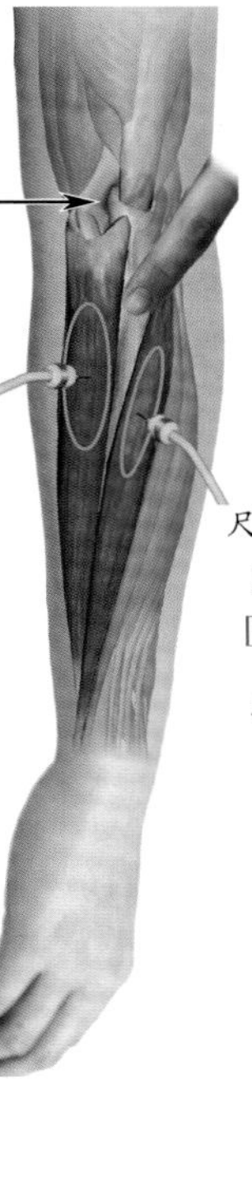

肱骨内上髁
尺侧腕屈肌
$[C_8/T_1]$
尺侧腕伸肌
[桡神经]
$[C_6/C_7/C_8]$

操作者手指扣及尺骨干
前面为尺侧腕屈肌
后面为尺侧腕伸肌

（右）肘部尺神经走行及周围结构关系

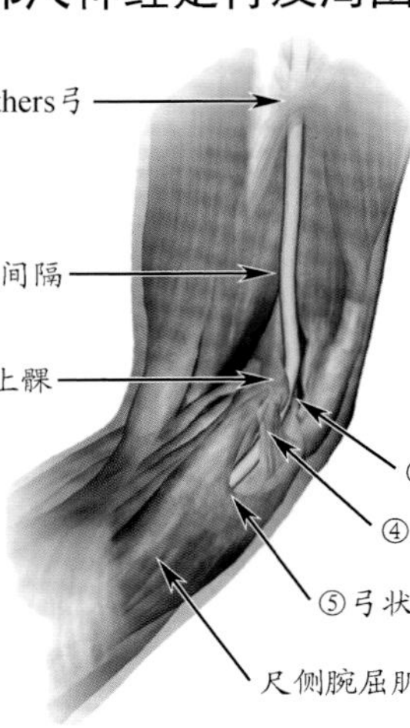

①Struthers弓
内侧肌间隔
②肱骨内上髁
③尺神经沟
④尺肱韧带
⑤弓状韧带
尺侧腕屈肌

①~⑤为可发生肘上下尺神经卡压性损害部位，③最为常见

附图 4-18　尺神经及其支配肌肉检测（一）

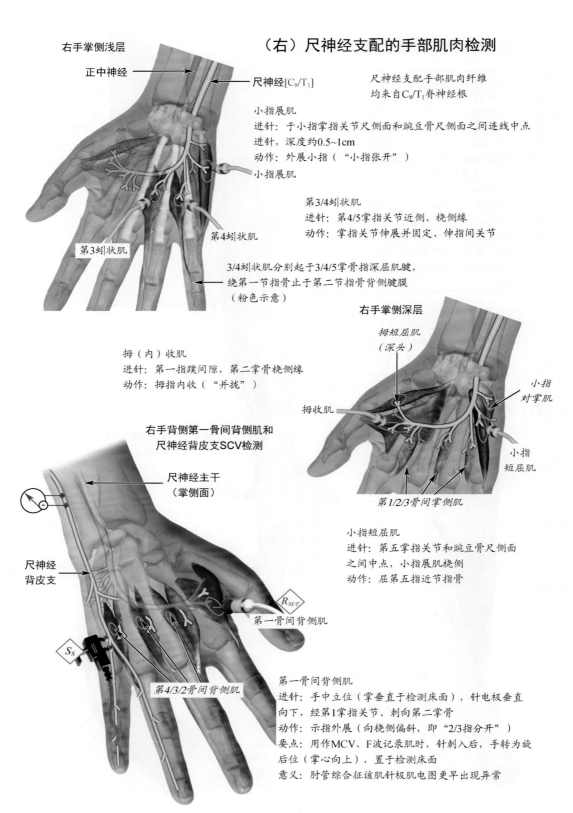

右手掌侧浅层

正中神经

尺神经[C₈/T₁]

（右）尺神经支配的手部肌肉检测

尺神经支配手部肌肉纤维
均来自C₈/T₁脊神经根

小指展肌
进针：于小指掌指关节尺侧面和豌豆骨尺侧面之间连线中点
进针，深度约0.5~1cm
动作：外展小指（"小指张开"）

小指展肌

第3/4蚓状肌
进针：第4/5掌指关节近侧、桡侧缘
动作：掌指关节伸展并固定、伸指间关节

第4蚓状肌

第3蚓状肌

3/4蚓状肌分别起于3/4/5掌骨指深屈肌腱，
绕第一节指骨止于第二节指骨背侧腱膜
（粉色示意）

右手掌侧深层

拇短屈肌
（深头）

拇（内）收肌
进针：第一指蹼间隙，第二掌骨桡侧缘
动作：拇指内收（"并拢"）

拇收肌

小指
对掌肌

小指
短屈肌

第1/2/3骨间掌侧肌

右手背侧第一骨间背侧肌和
尺神经背皮支SCV检测

尺神经主干
（掌侧面）

尺神经
背皮支

小指短屈肌
进针：第五掌指关节和豌豆骨尺侧面
之间中点，小指展肌桡侧
动作：屈第五指近节指骨

第一骨间背侧肌

第4/3/2骨间背侧肌

第一骨间背侧肌
进针：手中立位（掌垂直于检测床面），针电极垂直
向下，经第1掌指关节、刺向第二掌骨
动作：示指外展（向桡侧偏斜，即"2/3指分开"）
要点：用作MCV、F波记录肌时，针刺入后，手转为旋
后位（掌心向上），置于检测床面
意义：肘管综合征该肌针极肌电图更早出现异常

附图4-19　尺神经及其支配肌肉检测（二）

五、腰骶丛和下肢

（右）腰丛神经根构成及主要分支走行和感觉运动传导检测概览

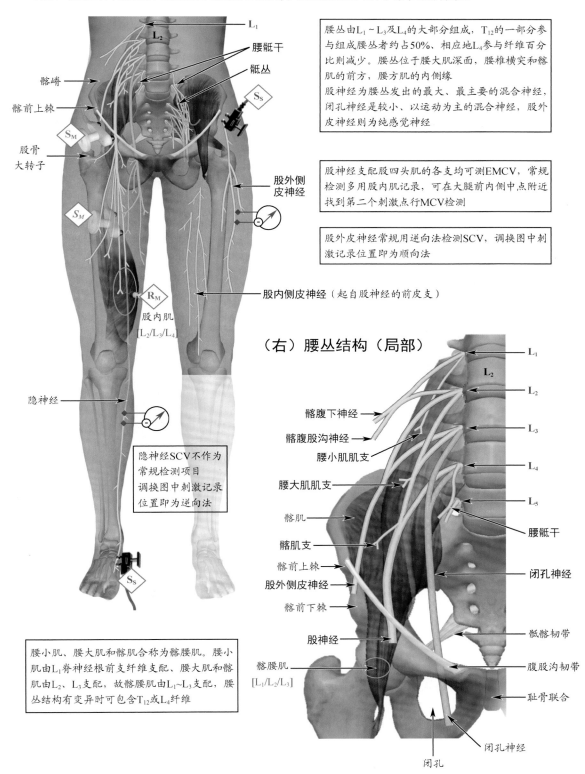

腰丛由L_1~L_3及L_4的大部分组成，T_{12}的一部分参与组成腰丛者约占50%，相应地L_4参与纤维百分比则减少。腰丛位于腰大肌深面，腰椎横突和髂肌的前方，腰方肌的内侧缘

股神经为腰丛发出的最大、最主要的混合神经，闭孔神经是较小、以运动为主的混合神经，股外皮神经则为纯感觉神经

股神经支配股四头肌的各支均可测EMCV，常规检测多用股内肌记录，可在大腿前内侧中点附近找到第二个刺激点行MCV检测

股外皮神经常规用逆向法检测SCV，调换图中刺激记录位置即为顺向法

隐神经SCV不作为常规检测项目调换图中刺激记录位置即为逆向法

腰小肌、腰大肌和髂肌合称为髂腰肌。腰小肌由L_1脊神经根前支纤维支配、腰大肌和髂肌由L_2、L_3支配，故髂腰肌由L_1~L_3支配，腰丛结构有变异时可包含T_{12}或L_4纤维

标注（左图）： L_1、L_2、腰骶干、骶丛、髂嵴、髂前上棘、股骨大转子、股外侧皮神经、股内侧皮神经（起自股神经的前皮支）、股内肌 [L_2/L_3/L_4]、隐神经

（右）腰丛结构（局部）

标注（右图）： L_1、L_2、L_3、L_4、L_5、髂腹下神经、髂腹股沟神经、腰小肌肌支、腰大肌肌支、髂肌、髂肌支、髂前上棘、股外侧皮神经、髂前下棘、股神经、髂腰肌 [L_1/L_2/L_3]、腰骶干、闭孔神经、骶髂韧带、腹股沟韧带、耻骨联合、闭孔神经、闭孔

附图 4-20 腰骶丛结构总览及隐神经和股外皮神经检测

股神经支配肌检测（一）

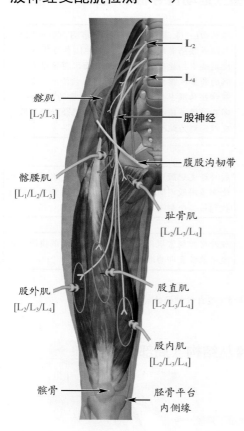

髂肌
[L₂/L₃]

髂腰肌
[L₁/L₂/L₃]

股外肌
[L₂/L₃/L₄]

股内肌
[L₂/L₃/L₄]

髌骨

L₂

L₄

股神经

腹股沟韧带

耻骨肌
[L₂/L₃/L₄]

股直肌
[L₂/L₃/L₄]

股内肌
[L₂/L₃/L₄]

胫骨平台
内侧缘

要点：股神经支配肌中，股四头肌为全身容积最大的肌肉，是肌电图检测最常用肌之一，其中股内肌尤为常用。股中间肌位于深部，除非特殊股神经损伤，通常不用于肌电图检测。耻骨肌和髂腰肌及缝匠肌可进针的位置，分别位于股动脉的内外侧，位置不准确时，易伤及血管，不建议作为常规检测

耻骨肌
进针：仰卧。检测者用手指扪及股动脉不要移开；股动脉向内约3cm、耻骨结节旁
动作：受检者内收大腿（"大腿夹紧"）

髂腰肌
进针：检测者用手指扪及股动脉不要移开；股动脉向外约3cm、腹股沟韧带下1.5cm
动作：受检者屈髋关节（大腿）并最大限度屈膝关节

股神经支配肌检测（二）

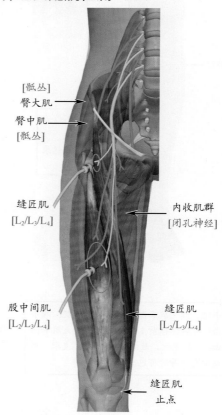

[骶丛]
臀大肌

臀中肌
[骶丛]

缝匠肌
[L₂/L₃/L₄]

股中间肌
[L₂/L₃/L₄]

内收肌群
[闭孔神经]

缝匠肌
[L₂/L₃/L₄]

缝匠肌
止点

股四头肌
进针：仰卧。由髂前上棘至髌骨连线，股直肌连线1/2至中下1/3，股外肌连线中下1/3向外旁开8cm，股内肌连线中下1/4向内旁开4cm，股中间肌位于股直肌下方，刺至股骨干、回退约0.5cm
动作：伸直膝关节（仰卧位膝关节向检查床面压）

缝匠肌
进针：仰卧位。在髂前上棘与胫骨内侧髁的连线上，于髂前上棘以远约6~8cm，紧挨股动脉外侧进针，深度约为3.8cm
动作：屈曲、外展并外旋大腿

附图4-21　股神经及其支配肌检测

闭孔神经支配肌检测

要点：闭孔神经由L_3/L_4脊神经根纤维构成，在系统性周围神经病、脊髓和脊神经根病变时，其支配肌不作为首选肌肉检测。在骨盆骨折、局部锐器伤等时，可用于确定单纯或合并的闭孔神经损伤

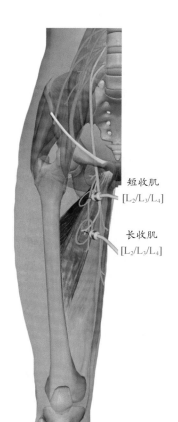

短收肌
[L_2/L_3/L_4]

长收肌
[L_2/L_3/L_4]

短收肌
进针：大腿内侧、长收肌腱起点远端5~7cm，深度大于4cm
动作：大腿内收（并拢）

长收肌
进针：大腿内侧，耻骨结节的肌腱起点远端6~8cm
动作：大腿内收（并拢）

大收肌
进针：大腿内侧，耻骨结节和股骨内上髁连线中点，深部
动作：大腿内收（并拢）

股薄肌
进针：大腿内侧，耻骨结节和股骨内上髁连线中上1/3，浅层
动作：大腿内收并屈膝

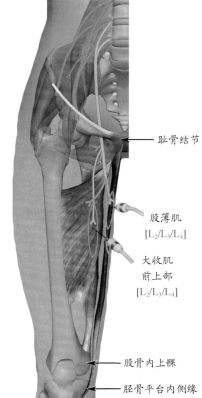

耻骨结节

股薄肌
[L_2/L_3/L_4]

大收肌
前上部
[L_2/L_3/L_4]

股骨内上髁

胫骨平台内侧缘

附图4-22　闭孔神经及其支配肌检测

（右）骶丛的神经根构成及主要分支

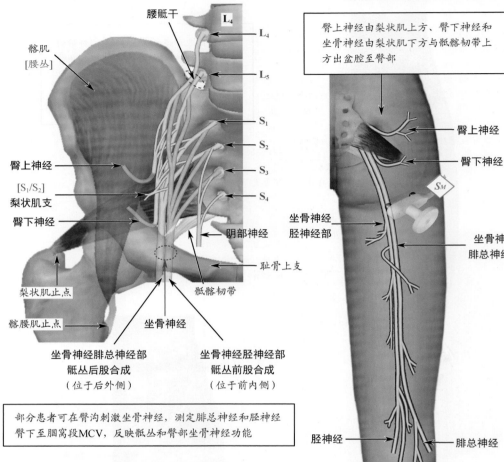

- 腰骶干
- 髂肌 [腰丛]
- 臀上神经
- [S₁/S₂] 梨状肌支
- 臀下神经
- 梨状肌止点
- 髂腰肌止点
- L₄
- L₄
- L₅
- S₁
- S₂
- S₃
- S₄
- 阴部神经
- 耻骨上支
- 骶髂韧带
- 坐骨神经

坐骨神经腓总神经部
骶丛后股合成
（位于后外侧）

坐骨神经胫神经部
骶丛前股合成
（位于前内侧）

部分患者可在臀沟刺激坐骨神经，测定腓总神经和胫神经臀下至腘窝段MCV，反映骶丛和臀部坐骨神经功能

骶丛由L₄/L₅和S₁~S₃脊神经前根组成，L₄/L₅先汇成腰骶干，然后再分支。骶丛分为前后股（不同颜色示意），L₄/L₅和S₁/S₂四个根发出后股，五个根均发出前股。骶丛前股汇成坐骨神经的胫神经部，后股除最终汇成腓总神经部外，尚发出由L₄/L₅和S₁组成的臀上神经、由L₅和S₁/S₂组成的臀下神经，后股的S₁/S₂还发出纤维汇合形成支配梨状肌的分支。臀上神经由梨状肌上部出盆腔，坐骨神经和臀下神经在梨状肌下方、骶髂韧带上方穿出。S₂/S₃也发出部分纤维与S₄构成阴部神经

腓肠神经由腓总神经和胫神经各发出部分感觉纤维再合成支配足外侧感觉，可能具有其特殊生物学意义

腓肠神经SCV常规用逆向法检测，亦可调换刺激和记录位置即为顺向法

（右）坐骨神经走行和
腓肠神经检测（后面观）

臀上神经由梨状肌上方、臀下神经和坐骨神经由梨状肌下方与骶髂韧带上方出盆腔至臀部

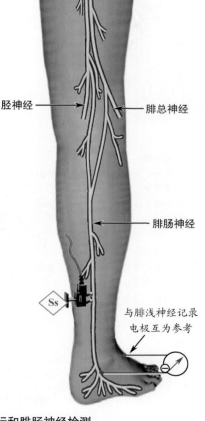

- 臀上神经
- 臀下神经
- Sₘ
- 坐骨神经胫神经部
- 坐骨神经腓总神经部
- 胫神经
- 腓总神经
- 腓肠神经
- Ss
- 与腓浅神经记录电极互为参考

附图 4-23　骶丛结构与坐骨神经走行和腓肠神经检测

（右）骶丛的神经根构成及出闭孔（盆腔）方式（后面观）

人群中约60%坐骨神经经由梨状肌下缘、骶髂韧带上部穿出盆腔，约有35%穿出形式有变异。骶丛无论以何种形式穿出盆腔，最终都汇合成坐骨神经。在坐骨神经内，胫神经部和腓总神经部再无纤维的交叉，故坐骨神经为"解剖部位神经"，是由腓总神经和胫神经两个"功能神经相伴而行、共用（大）外膜"构成。该结构特点，是梨状肌出口综合症、骨盆骨折、坐骨神经锐器伤、注射外伤等可仅累及腓总神经或胫神经的解剖基础

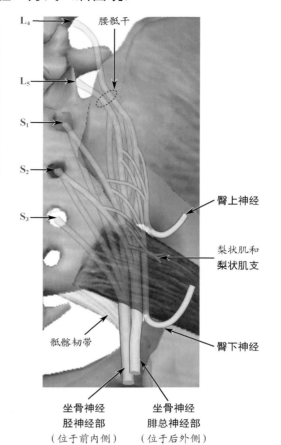

（右）臀大、中、小肌和梨状肌肌电图检测

臀大/中/小肌为鉴别骶丛（后股）与根性受损的重要肌肉。

臀大肌
[L5/S1/S2]

臀大肌
进针：俯卧。股骨大转子与骶骨连线中点刺入，深度3~8cm
动作：（屈膝位）髋关节后伸（大腿抬离床面）

臀中肌
[L4/L5/S1]

臀中肌覆盖于臀小肌上方，同属臀上神经支配，肌电图定位价值相同，可视为同一块肌肉检测

臀中肌和臀小肌
进针：俯卧。髂后上棘与股骨大转子连线中点刺入，浅层为臀中肌、刺至骨面回退为臀小肌
动作：外展大腿

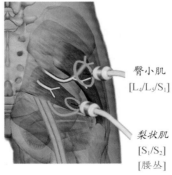

臀小肌
[L4/L5/S1]

梨状肌
[S1/S2]
[腰丛]

要点：梨状肌出口综合征梨状肌肌电图正常

梨状肌
进针：俯卧。髂后下棘与股骨大转子连线中点刺至骨面回退少许
动作：外旋大腿

附图4-24　坐骨神经出盆腔的常见模式和臀部肌肉检测

（右）坐骨神经出盆腔的变异（后面观）

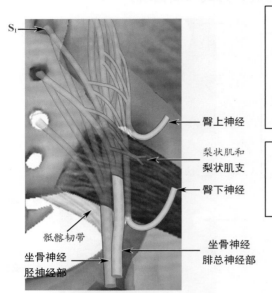

S₁

臀上神经

梨状肌和
梨状肌支

臀下神经

骶髂韧带

坐骨神经
胫神经部

坐骨神经
腓总神经部

人群中有约30%坐骨神经腓总神经部由梨状肌上下两部分（也称为梨状肌两个头）之间出盆腔，约5%坐骨神经两部分共同穿过梨状肌两个头出盆腔。梨状肌痉挛性收缩可致穿过二头间的神经受损称为梨状肌出口综合征，可见该病腓总神经受累多见。梨状肌肌电图正常而股二头肌短头异常可协助诊断该病，但因梨状肌过于深在不易准确进针，常用脊旁肌肌电图鉴别

要点：股二头肌短头是腓总神经（坐骨神经腓总神经部）在腘窝以上支配的唯一肌肉，对腓总神经损害定位于臀（髋）、骶丛（后股）、神经根水平受损具有特殊价值（结合臀肌和脊旁肌）

（右）股二头肌短头检测和
大腿后群肌毗邻关系

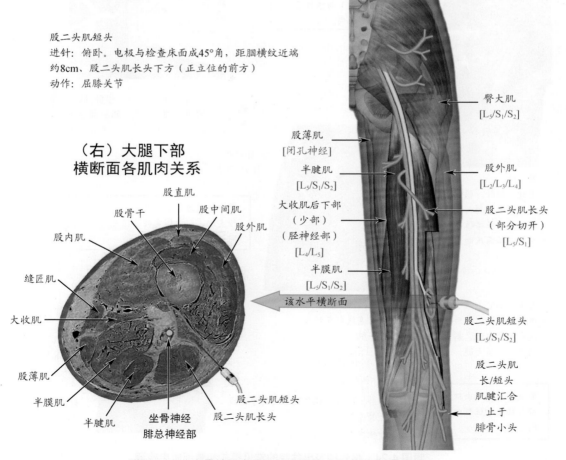

股二头肌短头
进针：俯卧。电极与检查床面成45°角，距腘横纹近端约8cm、股二头肌长头下方（正立位的前方）
动作：屈膝关节

（右）大腿下部
横断面各肌肉关系

股直肌

股骨干 股中间肌

股内肌 股外肌

缝匠肌

大收肌

股薄肌

半膜肌

半腱肌 坐骨神经
腓总神经部

股二头肌短头

股二头肌长头

臀大肌
[L₅/S₁/S₂]

股薄肌
[闭孔神经]

半腱肌
[L₅/S₁/S₂]

大收肌后下部
（少部）
（胫神经部）
[L₄/L₅]

半膜肌
[L₅/S₁/S₂]

股外肌
[L₂/L₃/L₄]

股二头肌长头
（部分切开）
[L₅/S₁]

该水平横断面

股二头肌短头
[L₅/S₁/S₂]

股二头肌
长/短头
肌腱汇合
止于
腓骨小头

附图 4-25 坐骨神经出盆腔的变异模式和大腿后群肌检测

（右）胫神经支配大腿后群肌检测

要点：大腿后群肌除股二头肌短头外均由坐骨神经胫神经部支配，是定位坐骨神经臀（髋）水平受损的关键肌

坐骨神经
胫神经部

大收肌后下部
（少部）
（胫神经部）
[L₄/L₅]

股二头肌长头
进针：俯卧。坐骨结节与腓骨小头连线
1/2处外侧
动作：膝关节屈曲（小腿向后抬起）

大收肌胫神经部
进针：大腿后内侧，坐骨结节与胫骨平台内侧缘连线中上1/3~1/2
动作：内收并后抬大腿

股二头肌长头
[L₅/S₁]

半腱肌
进针：俯卧。坐骨结节
与股骨内上髁连线中点
刺入，深度3~8cm
动作：（屈膝位）髋关
节后伸（大腿抬离床面）

胫骨平台
内侧缘

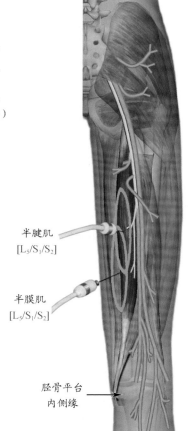

半腱肌
[L₅/S₁/S₂]

半膜肌
[L₅/S₁/S₂]

胫骨平台
内侧缘

半膜肌
进针：俯卧。大腿中段、坐骨结节与股骨内上髁连线
中下1/3内后45°角进针
动作：膝关节屈曲（小腿向后抬起）

要点：半腱肌和半膜肌止点相同、功能相近，故常合称为"半腱半膜肌"，肌电图检测可视为同一块肌肉；大收肌后部检测易刺入闭孔神经支配部分，故不作为反映坐骨神经胫神经部的常规检测肌

附图 4-26　胫神经支配大腿后群肌检测

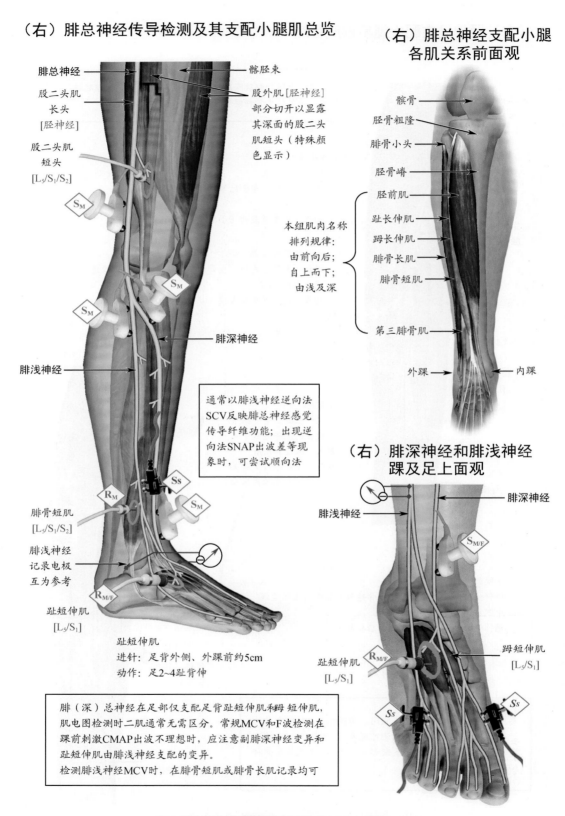

（右）腓总神经传导检测及其支配小腿肌总览

腓总神经
髂胫束
股二头肌长头 [胫神经]
股外肌 [胫神经] 部分切开以显露其深面的股二头肌短头（特殊颜色显示）
股二头肌短头 [L5/S1/S2]
腓深神经
腓浅神经

通常以腓浅神经逆向法SCV反映腓总神经感觉传导纤维功能；出现逆向法SNAP出波差等现象时，可尝试顺向法

腓骨短肌 [L5/S1/S2]
腓浅神经记录电极互为参考
趾短伸肌 [L5/S1]

趾短伸肌
进针：足背外侧、外踝前约5cm
动作：足2~4趾背伸

腓（深）总神经在足部仅支配足背趾短伸肌和姆短伸肌，肌电图检测时二肌通常无需区分。常规MCV和F波检测在踝前刺激CMAP出波不理想时，应注意副腓深神经变异和趾短伸肌由腓浅神经支配的变异。
检测腓浅神经MCV时，在腓骨短肌或腓骨长肌记录均可

（右）腓总神经支配小腿各肌关系前面观

髌骨
胫骨粗隆
腓骨小头
胫骨嵴
胫前肌
趾长伸肌
姆长伸肌
腓骨长肌
腓骨短肌
第三腓骨肌
外踝
内踝

本组肌肉名称排列规律：
由前向后；
自上而下；
由浅及深

（右）腓深神经和腓浅神经踝及足上面观

腓深神经
腓浅神经
趾短伸肌 [L5/S1]
姆短伸肌 [L5/S1]

附图4-27 腓总神经传导检测及其支配肌检测（一）

（右）腓总神经支配小腿肌检测

股二头肌
长头
[L₅/S₁]

股二头肌短头
[L₅/S₁/S₂]
（再次强调其定位）

要点：腓总神经支配小腿前群肌，
功能为踝关节背屈、外翻

胫前肌
[L₄/L₅]

趾长伸肌
[L₅/S₁]

腓骨长肌
[L₅/S₁/S₂]

腓骨短肌
[L₅/S₁/S₂]

胫前肌（胫骨前肌）
进针：胫骨粗隆下方
约10cm，胫骨嵴外侧
约1.5cm，范围较宽
动作：足背屈

趾长伸肌
进针：胫骨粗隆下方约
10cm，腓骨正前方垂直
刺至腓骨面回退1~2mm
动作：足2~5趾背伸

腓骨长肌
进针：小腿正外侧、腓骨头下
方约5cm，刺至腓骨面，回退
动作：足跖屈、外翻
（向下、向外"勾"脚）

腓骨短肌
进针：小腿正外侧、外踝上方约
7cm，腓骨长肌腱前，刺至腓骨
面，回退
动作：足外翻（向外下"勾"脚）

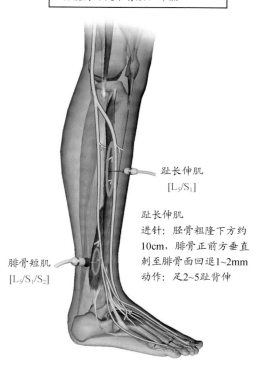

姆长伸肌
进针：内、外踝连线中点上方约
7cm，胫骨嵴外侧，斜刺至腓骨
内侧面前缘
动作：足姆趾背伸

姆长伸肌[L₅/S₁]

第三腓骨肌[L₅/S₁]

要点：
针电极位于胫前肌深部时，肌肉由松弛
状态转换至收缩状态，可能会拉弯甚至
折断针电极。松弛状态观察完自发放电
后，针电极退至皮下，令受检者维持轻
收缩状态，逐点向深部刺入，观察MUP

胫前肌MUP正常情况下多相电位较多，
分析时应加以考虑

附图4-28　腓总神经传导检测及其支配肌检测（二）

（右）胫神经走行及传导和支配肌检测（内侧后下面观）

胫神经支配全部小腿后群肌，功能为踝关节跖屈、内翻
足底全部肌肉均由胫神经支配，包括所有蚓状肌和骨间肌（注意与手部的区别）

腓肠肌
进针：腘横纹线下约15cm，中线内侧为内侧头、外侧为外侧头，深度可达3.5cm
动作：膝关节伸直位，足跖屈（向下勾脚）

（右）足底神经和肌肉

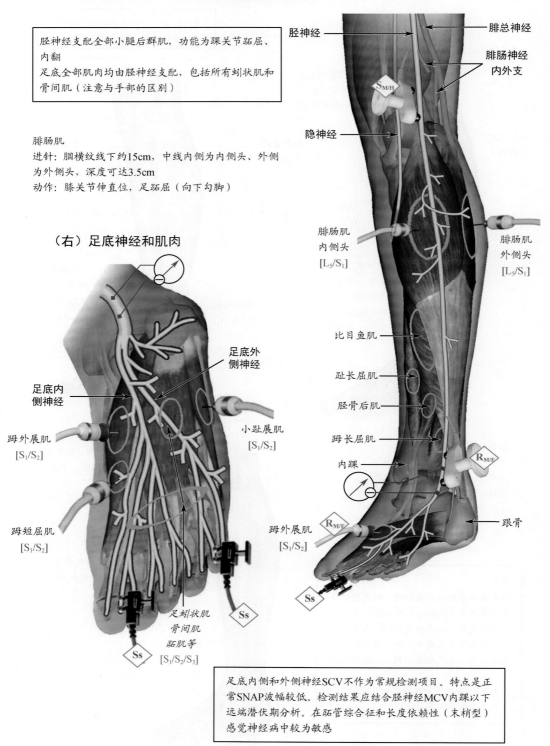

胫神经

腓总神经

腓肠神经内外支

$S_{M/H}$

隐神经

腓肠肌内侧头 $[L_5/S_1]$

腓肠肌外侧头 $[L_5/S_1]$

比目鱼肌

趾长屈肌

胫骨后肌

姆长屈肌

内踝

$R_{M/E}$

姆外展肌 $[S_1/S_2]$

$R_{M/E}$

Ss

跟骨

足底外侧神经

足底内侧神经

姆外展肌 $[S_1/S_2]$

小趾展肌 $[S_1/S_2]$

姆短屈肌 $[S_1/S_2]$

足蚓状肌骨间肌跖肌等 $[S_1/S_2/S_3]$

Ss

足底内侧和外侧神经SCV不作为常规检测项目。特点是正常SNAP波幅较低。检测结果应结合胫神经MCV内踝以下远端潜伏期分析。在跗管综合征和长度依赖性（末梢型）感觉神经病中较为敏感

附图4-29　胫神经传导检测及其支配肌检测（一）

（右）胫神经走行及传导和支配肌检测（侧后下面观）

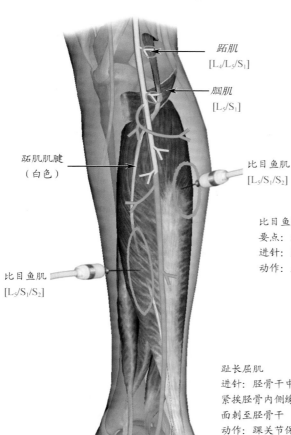

跖肌
[L₄/L₅/S₁]

腘肌
[L₅/S₁]

跖肌肌腱
（白色）

比目鱼肌
[L₅/S₁/S₂]

比目鱼肌
[L₅/S₁/S₂]

胫骨后肌
进针：内踝上约15cm，电极与小腿内侧面呈45°角，
自后内侧刺至胫骨干，回退少许
动作：踝关节跖屈并内翻（向下向内勾脚踝）

姆长屈肌
进针：跟骨的跟腱附着点上约7cm，自跟腱内侧
斜刺向腓骨方向，深度恰至跟腱前面
动作：姆趾跖屈（向下勾大脚趾）

跖肌和腘肌易刺入膝关节囊
不建议检测针极肌电图

比目鱼肌
要点：此肌位于腓肠肌深面，合称小腿三头肌
进针：股骨内上髁与内踝连线中点，垂直小腿内侧面刺入
动作：足跖屈（向下勾脚）

趾长屈肌
进针：胫骨干中部，
紧挨胫骨内侧缘的后
面刺至胫骨干
动作：踝关节保持不
动，足趾跖屈（向下
勾脚趾头）

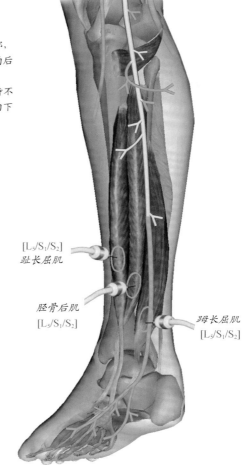

[L₅/S₁/S₂]
趾长屈肌

胫骨后肌
[L₅/S₁/S₂]

姆长屈肌
[L₅/S₁/S₂]

附图4-30　胫神经传导检测及其支配肌检测（二）

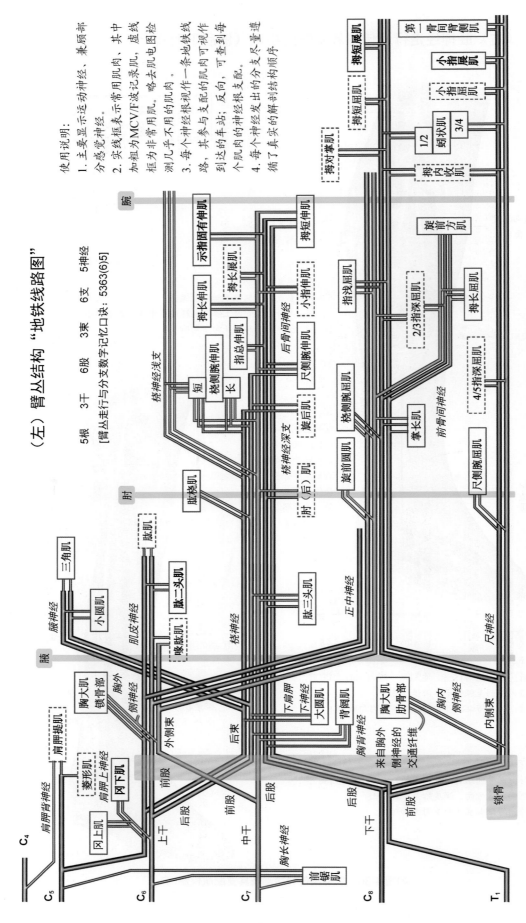

六、其他

（左）臂丛结构"地铁线路图"

5根 3干 6股 3束 6支 5神经
[臂丛走行与分支数字记忆口诀：5363(6)5]

使用说明：
1. 主要显示运动神经，兼顾部分感觉神经。
2. 实线框表示常用肌，其中加粗为MCV/F波记录肌，虚线框仅为非常用肌。略去肌电图检测几乎不用的肌肉。
3. 每个神经根视作一条地铁线路，其多与支配肌肉可视作一个肌肉的车站；反向，可查到每个肌肉的神经支配。
4. 每个神经发出的分支尽量遵循了真实的解剖结构顺序。

附图 4-31 臂丛神经根分布、主要分支结构及主要支配肌（地铁线路）示意图

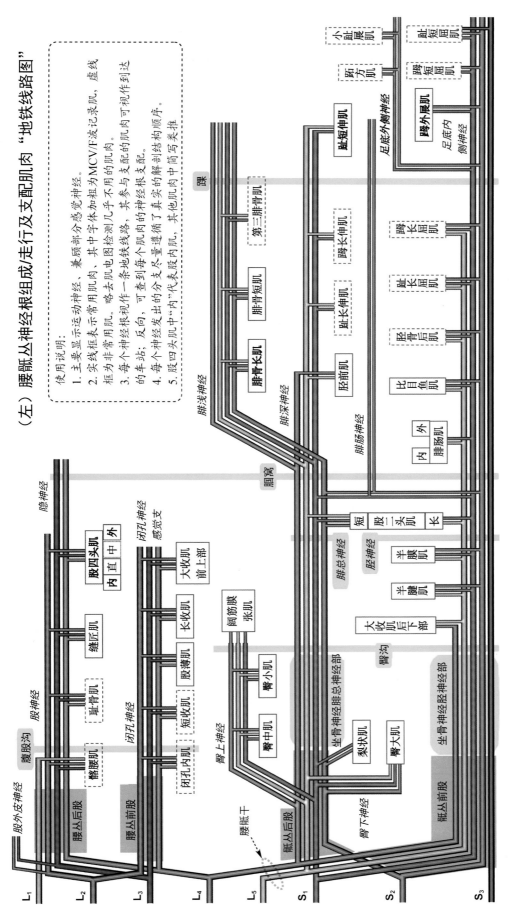

（左）腰骶丛神经根组成/走行及支配肌肉"地铁线路图"

使用说明：
1. 主要显示运动神经，兼顾部分感觉神经。
2. 实线框表示常用肌，其中字体加粗加黑为MCV/F波记录肌。虚线框为非常用肌，略去肌电图检测几乎不用的肌肉。
3. 每个神经根视作一条地铁线路，其参与支配的肌肉可视作到达的车站；反向，可查到每个肌肉的神经根支配。
4. 每个神经发出的分支尽量遵循了真实的解剖结构顺序。
5. 股四头肌中仅"内"代表股内肌，其他肌肉中简写类推

附图 4-32　腰骶丛神经根分布、主要分支结构及主要支配肌（地铁线路）示意图

769

神经电生理检测报告格式示例

附表 5-1 基本信息

姓名		性别		年龄		病区		床号		门诊号 / 住院号	
科室		申请医师		检查日期						肌电图编号	
临床诊断											
简要病史											

附表 5-2 针极肌电图（EMG）记录单

针极肌电图（EMG）：

侧别	肌肉名称	自发放电				MUP			最大用力	
		纤颤	正锐	束颤	其他	时限 /ms	波幅 /μV	多相 /%	波幅 /mV	干扰相

附表 5-3 运动神经传导速度（MCV）记录单

运动神经传导速度（MCV）：

侧别	神经名称	记录部位	刺激部位	潜伏期 /ms	波幅 /mV	距离 /mm	速度 /(m/s)

附表 5-4 感觉神经传导速度（SCV）记录单

感觉神经传导速度（SCV）：

侧别	神经名称	记录部位	刺激部位	潜伏期 /ms	波幅 /mV	距离 /mm	速度 /(m/s)

附表 5-5 F 波（FW）记录单

F 波（FW）：

侧别	神经名称	刺激部位	M 潜伏期 / ms	F 最短潜伏期 /ms	F 最长潜伏期 /ms	F 平均潜伏期 /ms	F-M 潜伏期 /ms	出波率 /%

附表 5-6 H 反射（HR）记录单

H 反射（HR）：

侧别	神经名称	刺激部位	M 潜伏期 ms	H 最短潜伏期 /ms	H 最长潜伏期 /ms	H 平均潜伏期 /ms	H-M 潜伏期 /ms	H 最大刺激强度 /mA

附表 5-7 上肢躯体感觉诱发电位（USEP）记录单

上肢躯体感觉诱发电位（USEP）：

侧别	神经名称	刺激部位	记录部位	N9		N20		P25		N35		刺激强度/mA
				潜伏期/ms	波幅/μV	潜伏期/ms	波幅/μV	潜伏期/ms	波幅/μV	潜伏期/ms	波幅/μV	

附表 5-8 下肢躯体感觉诱发电位（LSEP）记录单

下肢躯体感觉诱发电位（LSEP）：

侧别	神经名称	刺激部位	记录部位	N8		P40		N50		P60		刺激强度/mA
				潜伏期/ms	波幅/μV	潜伏期/ms	波幅/μV	潜伏期/ms	波幅/μV	潜伏期/ms	波幅/μV	

附表 5-9 阴部神经诱发电位（PSEP）记录单

阴部神经诱发电位（PSEP）：

侧别	神经名称	刺激部位	记录部位	P40		N50		P60		刺激强度/mA
				潜伏期/ms	波幅/μV	潜伏期/ms	波幅/μV	潜伏期/ms	波幅/μV	

附表 5-10 脑干听觉诱发电位（BAEP）记录单

脑干听觉诱发电位（BAEP）：

侧别	潜伏期/ms | 波幅/μV			潜伏期差/ms			波幅比/%	V ILD/ms	刺激强度/dB SPL
	I	III	V	I-III	I-V	III-V	V/I		

附表 5-11 视觉诱发电位（PRVEP）记录单

视觉诱发电位（PRVEP）：

侧别	刺激模式	记录部位	N75		P100		N145	
			潜伏期/ms	波幅/μV	潜伏期/ms	波幅/μV	潜伏期 ms	波幅/μV

附表 5-12 瞬目反射（BR）记录单

瞬目反射（BR）：

侧别	R1		R2		R2′		刺激强度
	潜伏期/ms	波幅/μV	潜伏期/ms	波幅/μV	潜伏期/ms	波幅/μV	

附表 5-13 皮肤交感反应（SSR）记录单

皮肤交感反应（SSR）：

刺激部位	左手		右手		左足		右足		刺激强度/mA
	潜伏期/ms	波幅/μV	潜伏期/ms	波幅/μV	潜伏期/ms	波幅/μV	潜伏期/ms	波幅/μV	

附表 5-14 重复电刺激试验（RNS）记录单

重复电刺激试验（RNS）：

侧别	肌肉名称	波比序号	刺激速率					刺激强度/mA
			1Hz	3Hz	5Hz	10Hz	30Hz	

附表 5-15 肌电图诱发电位检测报告实例

某某医科大学附属医院

神经电生理中心

肌电图诱发电位检测报告

姓名	王某某	性别	男	年龄	43	病区	1	床号	2x	门诊号/住院号	
科室	神经科	申请医师		检查日期		2021-08-11		肌电图编号		2021×××	
临床诊断	吉兰-巴雷综合征										
简要病史	15天前突发四肢无力入院，肌电图提示"符合多发周围神经近心端损害"，复查。										

针极肌电图（EMG）：

侧别	肌肉名称	自发放电				MUP			最大用力	
		纤颤	正锐	束颤	其他	时限/ms	波幅/μV	多相/%	波幅/mV	干扰相
右	拇短展肌	+	++	−	−	10.5	1 007	10		
右	小指展肌	−	+	−	−	9.2	572	0		
左	趾短伸肌	−	+	−	−	8.7	860	21		
左	踇外展肌	−	+	−	−	11.3	735	0		
右	踇外展肌	−	+	−	−	10.6	932	0		

运动神经传导速度（MCV）：

侧别	神经名称	记录部位	刺激部位	潜伏期/ms	波幅/mV	距离/mm	速度/(m/s)
右	正中神经	拇短展肌	腕	4.1	7.2		
			肘	9.4	5.9	246	46.1
			腋	13.5	4.9	175	42.7
右	尺神经	小指展肌	腕	3.5	15.5		
			肘下	6.8	10.7	178	54.3
			肘上	9.1	8.9	99	43.6
			腋	12.8	8.6	167	44.6
左	腓总神经	趾短伸肌	踝	4.4	9.6		
			腓骨头下	11.5	7.3	320	45.1
左	胫神经	踇外展肌	内踝	4.7	13.1		
			腘窝	14.4	8.9	431	44.5
右	胫神经	踇外展肌	内踝	4.9	14.0		
			腘窝	14.5	11.6	423	43.9

感觉神经传导速度（SCV）：

侧别	神经名称	记录部位	刺激部位	潜伏期/ms	波幅/mV	距离/mm	速度/(m/s)
	腓浅神经	足背	踝前上15cm	4.2	10.2	177	42.5
	腓肠神经	外踝后	踝后上10cm	3.6	24.1	156	43.6

F波（FW）：

侧别	神经名称	刺激部位	M潜伏期/ms	F最短潜伏期/ms	F最长潜伏期/ms	F平均潜伏期/ms	F-M潜伏期/ms	出波率/%
右	正中神经	腕	3.9	30.1	30.1	30.1	26.2	40
右	尺神经	腕	3.1	38.9	41.2	40.1	37.0	60
左	腓总神经	踝前	4.3	61.0	75.5	69.9	65.6	30
左	胫神经	内踝	4.6	69.6	71.2	70.4	65.8	70
右	胫神经	内踝	4.8	67.9	74.1	70.9	66.1	60

附图区（略）

检查所见：

EMG：所检肌均可见失神经电位，各肌 MUP 减少、时限、波幅变化不明显。

NCV：右正中神经、尺神经 MCV 减慢（上臂段尤著）、各神经 CMAP 离散；所测各神经 F 波潜伏期延长、出波率下降；所测各神经 SCV 正常范围。

结论：多发性周围神经损害（以近心端受累为著；脱髓鞘伴失轴索变）。

建议：必要时 1～3 个月复查。

操作者/报告者（签字）　　　　　　　审核者（签字）　　　　　　　报告日期：

后　记

2003年，欲总结从事神经电生理工作十余年的经验，建立了电脑文档《肌电图诱发电位检查诊断学（暂名、草）》。然虽"牛犊初生"，奈"虎山难逾"，仅粗列提纲，即行文涩滞。2008年又续写三月有余，仍感底薄识浅、唯恐误人。此后发奋实践、勤于思考，经验日积、感悟日深，遂于2014年元旦再"提笔"。纲举目张、渐感笔畅，夜以继日、闻鸡就寝，待掩稿时先后逾一十九载矣！

学博以通，精于勤。

1978年起在山西医科大学第二附属医院外科教研室工作期间，利用业余时间先后修完山西医科大学夜大学4年医学检验、山西广播电视大学3年计算机专业双大专学历。广泛、多学科知识累积，为此后专业工作打下了坚实基础。感恩此间得到山西医科大学第二附属医院各级领导和前辈及诸多同事的帮助、鼓励和鞭策。尤其感恩已故良师尹国年教授，他品高业精，堪为人生楷模。感谢我的同学、好友廖平川教授助我于1990年顺利转岗肌电图。感恩已故北京友谊医院潘映辐教授的电生理专业引导，感恩马景昆、包尚恕、刘玉玺、高富贵、朵振顺、李光来、梁炳生等教授的各学科临床专业指导和知识传授，感恩雷成功教授领导的综合检查科全体同仁的帮助，使我的专业工作日渐精进。

2007年转职贵州省人民医院，感谢院长孙兆林教授的高格远眺，着力打造省内领先、西南著名、国内知名的临床神经电生理平台。感谢历任院领导和各职能部门、临床各科的大力支持，感谢电生理科全体同仁共同努力，幸不辱命。

术固于专，长于蓄。

点滴进步离不开汤晓芙教授、沈定国教授、宋新光教授等诸位前辈的提点；也有赖于崔丽英、樊东升、王玉平、黄旭升、乔慧、卢祖能、潘华、管宇宙、郑重、诸寅、田东、齐华光和胡勇等教授以及他们领导的神经电生理团队的无私分享和帮助；还得益于国际友人朱愈（美）、郭兰君（美）、侯永进（美）、Sanjeev Nandedkar（美）、Devon I. Rubin（美）、Jaime Lopéz（美）、Andrea Szelényi（德）、Michal Holub（瑞典）等知名学者的交流。谨致崇高敬意和感谢！

最后深深感激本书合著者、我的夫人李晓裔女士，她以渊博的临床知识、扎实的电生理基本功、精通的英文能力查阅了大量国内外文献和动态，撰写了本书临床部分内容、核定了基础部分和方法学内容。

二〇二二年四月收笔有感、记之

邸西会

773